Σχόλια σχετικά με το βιρλίο
Ένας Πονοκέφαλος στην Πύελο

«Όταν βλέπω ασθενείς που έχουν διαβάσει το βιβλίο συχνά διαπιστώνω μια αλλαγή στα πρόσωπά τους»

Αυτό είναι ένα βιβλίο που βοηθά τους ασθενείς να ενισχυθούν με στόχο την αυτοθεραπεία τους. Με αυτό το βιβλίο οι ασθενείς μαθαίνουν πώς να αποκτούν τον έλεγχο του χρόνιου πυελικού τους άλγους. Δεν προσφέρει μία μαγική λύση· είναι ένα μακροπρόθεσμο πρόγραμμα που πρέπει να προσαρμοστεί στην καθημερινή ρουτίνα του ασθενούς. Έχω υπάρξει αυτόπτης μάρτυρας του πως οι ασθενείς που είναι αποφασισμένοι να αλλάξουν τη συμπεριφορά τους, τελικά καταφέρνουν να θεραπευτούν... όταν βλέπω ασθενείς αφότου έχουν διαβάσει το βιβλίο συχνά διαπιστώνω μια αλλαγή στα πρόσωπά τους. Η συνειδητοποίηση ότι μπορούμε να επηρεάσουμε τη πορεία μας προς την ίαση μπορεί να μας αλλάξει τη ζωή.

—Ράτζι Ντογκβάιλερ, MD Αναπληρωτής Καθηγητής
Διευθυντής Νευρο-Ουρολογίας και Ολιστικής Ιατρικής, Τομέας Ουρολογίας
Πανεπιστημίου του Τεννεσί, Knoxville, TN

«Έχει πραγματικά γίνει η "Βίβλος" των ασθενών που πάσχουν από δυσλειτουργία των μυών του πυελικού εδάφους»

Μετά την ανάγνωση της 6ης έκδοσης του «Ένας Πονοκέφαλος στην Πύελο», το μόνο που μπορώ να πω είναι «Ουάου» ...οι Δρες Γουάιζ και Άντερσον πέτυχαν για ακόμα μια φορά! Το βιβλίο αυτό έχει πραγματικά γίνει η "Βίβλος" για τους ασθενείς, άνδρες και γυναίκες, που υποφέρουν από δυσλειτουργία των μυών του πυελικού εδάφους. Το βιβλίο απομυθοποιεί μια κατάσταση που τόσο συχνά παραβλέπεται και πολλές φορές αντιμετωπίζεται λανθασμένα στην κλινική πράξη. Δίνει στον ασθενή τη δυνατότητα να φροντίσει ο ίδιος τον εαυτό του, ενώ ενθαρρύνει τις συνεργασίες με κλινικούς γιατρούς οι οποίοι μπορούν να βοηθήσουν τρομερά στην πορεία του ασθενή προς τη βελτίωση των συμπτωμάτων του. Το βιβλίο «Ένας Πονοκέφαλος στην Πύελο» βρίσκεται στην κορυφή της λίστας των συστάσεών μου.

—Ρόμπερτ Μόλντγουιν, MD
Συγγραφέας, Οδηγός Επιβίωσης της Διάμεσης Κυστίτιδας

«...προσφέρει μια θεραπευτική επιλογή που μπορεί να προσφέρει ανακούφιση σε πολλούς ασθενείς»

Πολλοί ασθενείς με πυελικό άλγος πηγαίνουν από γιατρό σε γιατρό, από ειδικό σε ειδικό, χωρίς βελτίωση, νιώθοντας συχνά εγκαταλελειμμένοι. Η πλειονότητα των ασθενών με χρόνιο πυελικό άλγος δεν ανταποκρίνεται στις συμβατικές θεραπείες (αντιβιοτικά και αντι- φλεγμονώδη φάρμακα), αφήνοντας ένα τεράστιο κενό. Ο Δρ. Γουάιζ και Άντερσον προσφέρουν μια θεραπευτική επιλογή που μπορεί να προσφέρει ανακούφιση σε πολλούς ασθενείς.

—Μπαρτ Γκέρσμπαϊν, MD
Κλινικός Εκπαιδευτής
Τομέας Ουρολογίας
Ιατρική Σχολή Πανεπιστημίου της Καλιφόρνια, Σαν Φρανσίσκο, Καλιφόρνια

«ένα από τα πιο χρήσιμα βιβλία για τα άτομα που υποφέρουν από χρόνιο άλγος του πυελικού εδάφους»

Η έκτη έκδοση του «Ένας Πονοκέφαλος στην Πύελο» από τους Δρες Ρόντνεϊ Άντερσον και Ντέιβιντ Γουάιζ εξακολουθεί να αποτελεί ένα από τα πιο χρήσιμα βιβλία για τα άτομα που υποφέρουν από χρόνιο άλγος του πυελικού εδάφους. Το βιβλίο αναλύει μία μέθοδο αντιμετώπισης του πυελικού άλγους μέσω αποκατάστασης των μυών του πυελικού εδάφους που συχνά δυσλειτουργούν εξαιτίας του άγχους ή της αντίδρασης στο τραύμα ή μια χειρουργική επέμβαση. Αυτή η νέα έκδοση έρχεται να συμπληρώσει πολλές απαντήσεις σε θέματα που τέθηκαν μετά τη δημοσίευση της πρώτης έκδοσης αυτού του βιβλίου το 2003... .Αυτό το νέο θεραπευτικό μοντέλο βασίζεται στην εργασία των Δρων Ρόντνεϊ Άντερσον και Ντέιβιντ Γουάιζ στο Ιατρικό Κέντρο του Πανεπιστημίου Stanford.

—Έρικ Πέπερ, PhD
Καθηγητής
Ινστιτούτο Μελετών Ολιστικής Υγείας του
Κρατικού Πανεπιστημίου του Σαν Φρανσίσκο

«αυτό το βιβλίο έχει αλλάξει τον τρόπο με τον οποίο σκέπτομαι σχετικά με το πυελικό άλγος»

Οι Δρες Γουάιζ και Άντερσον έχουν αναθεωρήσει το σπουδαίο βιβλίο τους με θέμα το πυελικό άλγος. Αυτό το έργο τους έχει αλλάξει τον τρόπο με τον οποίο σκέπτομαι σχετικά με το πυελικό άλγος. Τώρα πλέον μπορώ να βρω εκείνα τα στοιχεία που κατά την κλινική εξέταση (πυελικός μυϊκός σπασμός) προηγουμένως διέλαθαν. Η ανάγνωση αυτού του βιβλίου είναι απαραίτητη για κάθε γιατρό που αντιμετωπίζει ασθενείς με πυελικό άλγος.

—Στέφεν Μπέαργκ, MD
Μαιευτήρας-Γυναικολόγος
Πρώην Διευθυντής Τμήματος Μαιευτικής και Γυναικολογίας ,
Γενικού Νοσοκομείου Μαρίν, Κέντφιλντ, Καλιφόρνια

«μια πρωτοποριακή μέθοδος, που δίνει στους ασθενείς τη δυνατότητα ...να κατανοήσουν και να βοηθηθούν ώστε να μειώσουν τον πόνο και τα συμπτώματά τους.»

Το «Ένας Πονοκέφαλος στην Πύελο» είναι ένα εξαιρετικό βιβλίο που αναβλύζει ζεστασιά, συμπόνια και ενόραση. Περιγράφει μια πρωτοποριακή μέθοδο που δίνει τη δυνατότητα στους ασθενείς με πυελικό άλγος να κατανοήσουν και να βοηθηθούν ώστε να μειώσουν τον πόνο και τα συμπτώματα. Αποτελεί το καλύτερο είδος ιατρικής, υπό την έννοια ότι διδάσκει στους ασθενείς πώς να μειώσουν μόνοι τους τα δικά τους *συμπτώματα. Αυτό το βιβλίο απευθύνεται σε άτομα που πάσχουν από πυελικό άλγος και στα μέλη των οικογενειών τους που νοιάζονται για αυτούς·απευθύνεται επίσης στο ιατρικό προσωπικό που εργάζεται με τέτοιους ασθενείς .*

—Μαρλέν Κρέσκι Κοέν, PhD
Διευθύντρια, Συμπεριφορικές Επιστήμες
Ειδίκευση Οικογενειακής Ιατρικής περιοχής Valley, Καθηγήτρια Modesto,
Εθελοντικό Προσωπικό του Τμήματος Οικογενειακής Ιατρικής
Πανεπιστημίου της Καλιφόρνια, Ντέιβις

«φανός στο σκοτάδι των ανθρώπων που πάσχουν από χρόνιο πυελικό άλγος»

Το «Ένας Πονοκέφαλος στην Πύελο» είναι ένας φανός στο σκοτάδι του ανθρώπου που υποφέρει από χρόνιο πυελικό άλγος. Αυτό το βιβλίο είναι ένα πολύτιμο σύγγραμμα το οποίο θα βοηθήσει πολλούς ανθρώπους.

—Ρόμπερτ Μπλουμ, MD
Πρώην Διευθυντής, Τμήμα Νευροχειρουργικής του Γενικού
Νοσοκομείου Μαρίν, Κομητεία Μαρίν, Καλιφόρνια

«αυτό το βιβλίο πρέπει να διαβαστεί και να ξαναδιαβαστεί»

Προτείνω αυτό το βιβλίο ανεπιφύλακτα σε συναδέλφους, πελάτες και φίλους συνεχώς. Κάνει μια εξαιρετική δουλειά εξηγώντας τη σύνδεση ανάμεσα στη μυϊκή τάση και τα συμπτώματα του πόνου ...θεωρώ ότι μετά την πρώτη ανάγνωση, το βιβλίο πρέπει να διαβαστεί και να ξαναδιαβαστεί......

—Μέριλυν Φρίντμαν, PT DPT BCB-PMD CAPP
Πιστοποίηση Επιτεύξεων στην Πυελική Φυσιοθεραπεία

«νέα και πρωτοποριακή προσέγγιση»

Αυτή η συναρπαστική κατανόηση του συνδρόμου του χρόνιου πυελικού άλγους προσφέρει μια νέα και πρωτοποριακή προσέγγιση για την ανακούφισή του.

—Φρανκ Γουέρμπλιν, PhD
Καθηγητής Νευροεπιστημών
Πανεπιστήμιο της Καλιφόρνια, Μπέρκλεϋ

**«Για πέντε λεπτά ήμουν χωρίς πόνο, απόλυτα χαλαρός.
Ήταν η αρχή της επιστροφής...»**

...Ήταν 5 το πρωί ένα ζοφερό πρωινό του χειμώνα του 2006, ανήμπορος να κοιμηθώ, όταν ψάχνοντας για άλλη μια φορά στο διαδίκτυο για κάποια ερμηνεία της χρόνιας πάθησης που είχε βυθίσει τη ζωή μου στη δυστυχία, βρήκα τυχαία ένα απόσπασμα από ένα βιβλίο με τον άσχημο τίτλο «Ένας Πονοκέφαλος στην Πύελο». Εκείνη τη στιγμή, μετά από δύο χρόνια δαπανηρών επισκέψεων σε γιατρούς και επεμβατικών διαγνωστικών εξετάσεων, βρήκα επιτέλους μια ακριβή περιγραφή της δυστυχίας μου.

Οι συγγραφείς Ντέιβιντ Γουάιζ και Ρόντνεϊ Άντερσον απαριθμούσαν 23 συμπτώματα, τα οποία είχαν την τάση κατά τα λεγόμενα τους «να αποκτούν τη δική τους αυτόνομη ύπαρξη». Είχα 16 από αυτά, μεταξύ των οποίων οσφυαλγία, συνεχώς μεταβαλλόμενο κοιλιακό πόνο, συχνή νυχτερινή ούρηση και οξείς πόνους στα πόδια και το περίνεο. Το αποκαλούσαν σύνδρομο χρόνιου πυελικού άλγους και κατέληγαν: «Οι επιδράσεις στη ζωή του πάσχοντα έχουν παρομοιαστεί με εκείνες της καρδιακής προσβολής, της στηθάγχης, ή της νόσου Κρον. Οι πάσχοντες τείνουν να ζουν μια ζωή σιωπηρής απόγνωσης. Άγχος, κατάθλιψη και «καταστροφικές σκέψεις» είναι ο κανόνας.»

Χάρηκα φοβερά όταν το διάβασα αυτό. ...... Για δύο χρόνια ταλαντευόμουν μεταξύ την πεποίθησης ότι είχα καρκίνο, ή ότι η κατάσταση μου ήταν ψυχοσωματική ...

Καθώς κάθε ιατρική εξέταση αποδείκνυε ότι δεν είχα καρκίνο, περίμενα ότι θα αισθανόμουν γρήγορα καλύτερα. Όμως όχι... ... οι γιατροί πρότειναν να διανοίξουν ένα κανάλι μέσα στον προστάτη μου ανοίγοντας μόνιμα τον πάνω από τους δύο σφιγκτήρες που ελέγχουν την ούρηση. Αυτό δε θα μου απάλυνε τους πόνους, τους οποίους δεν κατανοούσαν ή έδειχναν να μην τους προβληματίζουν, αλλά τουλάχιστον θα ουρούσα καλύτερα, σκέφτηκαν.

Επαναστάτησα. Καμία από τις ιατρικές εξετάσεις δεν υποδείκνυε προβλήματα με τον προστάτη μου. Στο διαδίκτυο, πολλές γυναίκες φάνηκε να έχουν την ίδια κατάσταση. Και τώρα, στο «Ένας Πονοκέφαλος στην Πύελο», διαβάζω: «95 τοις εκατό των ασθενών με προστατίτιδα δεν έχουν λοίμωξη ή φλεγμονή που μπορεί να εξηγήσει τα συμπτώματα τους . . . ο προστάτης δεν είναι το θέμα . . . δεν έχουμε δει ποτέ μια επιτυχή χειρουργική επέμβαση για αυτούς τους πόνους».

Τί να κάνω; Είχα παρατήσει τη συμβατική ιατρική. Τα φάρμακα με αρρώσταιναν. Οι εγχειρήσεις απειλούσαν τον ανδρισμό μου χωρίς να υπόσχονται ανακούφιση. ... τώρα το «Ένας Πονοκέφαλος στην Πύελο» έλεγε ότι το χρόνιο αγχωτικό κυνήγι της επιτυχίας, η καθιστική ζωή του γραφείου και μία οχυρωμένη ψυχική στάση με είχαν οδηγήσει στο να σφίγγω τόσο τους μυς του πυελικού εδάφους μου ώστε να έχουν ατροφήσει και να πιέζουν τα νεύρα που τους διασχίζουν από την ουροδόχο κύστη, το πέος και τον προστάτη. ... σίγουρα υπέφερα αρκετά. Και η περιέργεια μου αυξανόταν. Ανάσκελα, επιτρέποντας με αυτόν τον τρόπο την αναπνοή να δημιουργήσει το δικό της ρυθμό, εξαλείφοντας όλες τις λέξεις από το μυαλό σου, εστιάζεις την προσοχή σου στην ένταση του σώματος και κάνοντας, δηλαδή, τίποτα, απλά την αφήνεις να υπάρχει. Πας να συναντήσεις τον ίδιο τον πόνο, και ξανά απλά τον αφήνεις να υπάρχει.

Μου πήρε πολλούς μήνες...θα θυμάμαι για το υπόλοιπο της ζωής μου την ημέρα όπου από την ξηρή, κομπιασμένη σύσπαση του μετώπου μου, ορθώθηκε ένα μεγάλο θερμό κύμα που έσκασε πάνω στο στήθος και τα άκρα μου, σαρώνοντας τα πάντα στο διάβα του: σκέψεις, ένταση, πόνο. Για πέντε λεπτά δεν πονούσα, ήμουν απόλυτα χαλαρός. Ήταν η αρχή της επιστροφής....

—Εφημερίδα Τάιμς του Λονδίνου

«είχα την ευκαιρία να διαπιστώσω τα θεραπευτικά
οφέλη αυτού του βιβλίου»

Από την πρώτη του έκδοση , το «Ένας Πονοκέφαλος στην Πύελο» έχει γίνει δεκτό με ενθουσιασμό από τους ασθενείς που πάσχουν από σύνδρομα ουρολογικού χρόνιου πυελικού άλγους (Σ.Ο.Χ.Π.Α.), οι οποίοι μπορεί να είχαν προηγουμένως διαγνωσθεί με προστατίτιδα ή διάμεση κυστίτιδα/ σύνδρομο επώδυνης κύστης.

Έχω ειδικευτεί στο Σ.Ο.Χ.Π.Α. για πάνω από 15 χρόνια, και έχω εντυπωσιαστεί από την εκπαιδευτική αξία αυτού του βιβλίου, το οποίο προσφέρει εμπεριστατωμένες ιατρικές πληροφορίες στον ασθενή χωρίς να οξύνει φόβους ή ανησυχίες. Πράγματι, είχα την ευκαιρία να διαπιστώσω τα θεραπευτικά οφέλη αυτού του βιβλίου, καθώς προσφέρει τεκμηρίωση στους ασθενείς μαζί με στρατηγικές διαχείρισης της ενδυνάμωσής τους. Το «Ένας Πονοκέφαλος στην Πύελο» αντιμετωπίζει τόσο τις σωματικές όσο και τις συναισθηματικές πτυχές της Σ.Ο.Χ.Π.Α. με ένα στοργικό και μεθοδικό τρόπο, τον οποίο οι ασθενείς βρίσκουν κατανοητό και βοηθητικό. Αποτελεί ένα εξαιρετικό βοήθημα στη φυσιοθεραπεία και αυτοθεραπεία, καθώς και ένα εργαλείο στήριξης όσων ζουν στο άμεσο περιβάλλον ενός άνδρα ή γυναίκας με Σ.Ο.Χ.Π.Α.

Μολονότι εγώ συστήνω το «Ένας Πονοκέφαλος στην Πύελο» σε όλους τους ασθενείς μου, έχω με χαρά διαπιστώσει ότι όλο και περισσότεροι φυσιοθεραπευτές συστήνουν το βιβλίο στους παραπέμποντες γιατρούς και στους ασθενείς τους. Με πολλούς τρόπους αυτό το βιβλίο επικοινωνεί αποτελεσματικά με ένα ευρύ κοινό, καθώς είναι αφενός μεν κατανοητό και ενδυναμωτικό για τους ασθενείς, αφετέρου δε ενδιαφέρον και πληροφοριακό για τους παρόχους υγειονομικής περίθαλψης .

—Τζανέτ Ποτς, MD
Διευθύντρια, Κέντρο Πυελικού Άλγους, Υπηρεσίες
Εναλλακτικής και Ιατρικής Ουρολογίας
Ουρολογικό Ινστιτούτο
Πανεπιστημιακό Νοσοκομείο του Κλίβελαντ
Πανεπιστήμιο Κέης Γουέστερν Ριζέρβ, Κλίβελαντ, Οχάιο

«Το Ένας Πονοκέφαλος στην Πύελο αποτελεί μια πολύ σημαντική συμβολή στην κατανόηση και αντιμετώπιση του πυελικού άλγους»

Αποτελεί επίσης μια διαφωτιστική συζήτηση για τη σχέση και αλληλεπίδραση ψυχής και σώματος στην παθογένεση της ασθένειας, καθώς και ένα εγχείρημα πραγματικά ολιστικής αντιμετώπισης μιας νόσου, που μπορεί επίσης να βρει εφαρμογή σε ένα ευρύ φάσμα νοσηρών καταστάσεων της εποχής μας.

—Ντόναλντ Λ. Φινκ , MD
Ομότιμος Καθηγητής
Ιατρική Σχολή του Πανεπιστημίου της Καλιφόρνια, Σαν Φρανσίσκο

«... πρωτοπορεί στην κατανόηση των λεπτομερειών της ενότητας πνεύματος και σώματος»

Το έργο που περιγράφεται εδώ από τους Δόκτορες Γουάιζ και Άντερσον πρωτοπορεί στην κατανόηση και θεραπεία των συνδρόμων του χρόνιου πυελικού άλγους όπως της προστατίτιδας. Η προσέγγισή τους βλέπει τη μεγάλη εικόνα αυτών των διαταραχών και πρωτοτυπεί στην κατανόηση των λεπτομερειών της ενότητας του πνεύματος και του σώματος.

—Α. Σ. Χάντλαντ, MD
Πρώην Διευθυντής της Υπηρεσίας Ολιστικής Ιατρικής
Αντιμετώπισης Πόνου
Κάιζερ Περμανέντε

«Οι πληροφορίες που περιέχονται στο «Ένας Πονοκέφαλος στην Πύελο» θα είναι απαραίτητες για αυτούς τους ασθενείς»

Είναι σημαντικό για τον ασθενή να μάθει όλα όσα μπορεί για την ασθένειά του, κυρίως αν έχει προστατίτιδα / σύνδρομο χρόνιου πυελικού άλγους. Αυτό είναι δύσκολο γιατί οι γιατροί σπάνια συμφωνούν όσον αφορά την αιτία, την αγωγή ή τη θεραπεία. Οι πληροφορίες που περιέχονται στο «Ένας Πονοκέφαλος στην Πύελο» θα είναι απαραίτητες για τους ασθενείς.

—Μάικ Χέννενφεντ
Πρόεδρος του ιδρύματος The Prostatitis Foundation

«Πέρυσι τέτοια εποχή δεν θα μπορούσαμε καν να ονειρευτούμε ότι θα ήταν ποτέ δυνατόν να δούμε ένα παρόμοιο βιβλίο στα ράφια των βιβλιοπωλείων»

Αυτό το βιβλίο είναι κάτι διαφορετικό, κάτι που δεν έχουμε ξαναδεί στο γνωστικό αντικείμενο της προστατίτιδας / χρόνιου πυελικού άλγους. Αυτό το βιβλίο θα σας μεταφέρει σε ένα μέρος όπου δεν έχετε ξαναβρεθεί ποτέ, όσον αφορα την προστατίτιδα/ σύνδρομο χρόνιου πυελικού άλγους Οι τεχνικές χαλάρωσης, οι ασκήσεις και η Ελευθέρωση των Εναυσματικών Σημείων Πόνου περιγράφονται και επεξηγούνται λεπτομερώς. Τα παραδείγματα που χρησιμοποιούνται για να εξηγήσουν διάφορα θέματα είναι πραγματικά εξαιρετικά και διαφωτιστικά. Πάρτε αυτό το βιβλίο και θα μεταφερθείτε σε ένα κόσμο χαλάρωσης, ηρεμίας και πάνω απ' όλα σε ένα δρόμο που πιθανόν μπορεί να αμβλύνει τα συμπτώματά σας. Οι συγγραφείς έχουν δημιουργήσει μια νέα πύλη εισόδου στην κατάσταση και σας εξηγούν μέσω του βιβλίου τι ακριβώς κάνουν για να βοηθήσουν τους πάσχοντες ώστε να καλυτερεύσουν. Ξαπλώστε, χαλαρώστε και δε θα μπορέστε να το αφήσετε από τα χέρια σας. Το να αντιληφθείτε ξαφνικά το πυελικό άλγος σας με τους τρόπους που περιγράφονται σε αυτό το βιβλίο είναι μια πραγματικά διαφωτιστική εμπειρία. Πέρυσι τέτοια εποχή, δεν θα μπορούσαμε καν να ονειρευτούμε ότι θα ήταν ποτέ δυνατόν να δούμε ένα βιβλίο σαν αυτό στο ράφι .

Ένας από τους συγγραφείς αυτού του βιβλίου σας μιλά σχετικά με το δικό του 22ετή αγώνα (που κέρδισε) με το σύνδρομο του χρόνιου πυελικού άλγους (Ένας Πονοκέφαλος στην Πύελο) γι' αυτό το λόγο υιοθετεί την οπτική γωνία του πάσχοντα. Κάποιες στιγμές θα αναφωνήσετε ΝΑΙ έτσι αισθάνομαι όταν διαβάζω αυτό το βιβλίο και θα χαμογελάσετε απλά και μόνο επειδή θα αισθάνεστε ένα πράγμα· οι συγγραφείς κατανοούν το πρόβλημα μου. Κάθε Βρετανός ουρολόγος πρέπει να διαβάσει αυτό το βιβλίο. Εάν μπορείτε να το πληρώσετε, αγοράστε ένα αντίτυπο για το γιατρό σας.

—Βρετανικός Σύλλογος Υποστήριξης Προστατίτιδας

Ένας Πονοκέφαλος στην Πύελο

Μια νέα θεώρηση και αντιμετώπιση
Για τα σύνδρομα χρόνιου πυελικού άλγους

νέα και αναθεωρημένη έκδοση
2015

Ντέιβιντ Γουάιζ, PhD
Ρόντνεϊ Ο. Άντερσον, MD

Μετάφραση: Δρ. Ιωάννης Ζούμπος, Χειρουργός
Ουρολόγος - Ανδρολόγος

Ενας Πονοκεφαλος στην Πυελο:
Μια νέα θεώρηση και αντιμετώπιση
για την προστατίτιδα και τα σύνδρομα χρόνιου πυελικού άλγους

Ταχυδρομική Διεύθυνση: National Center for Pelvic Pain Research
(Εθνικό Κέντρο για την Έρευνα του Πυελικού Άλγους)
P.O. Box 54
Occidental, CA 95465 USA

Τηλέφωνο: +1 (707) 332-1492, +1 (707) 874-2225, +1 (415) 550-6455
Χωρίς χρέωση: +1 (866) 874-2225 (μόνο Η.Π.Α.)
Fax: +1 (707) 874-2335

E-mail: dovidl@sonic.net
ahip@sonic.net
namaste@sonic.net

Ιστοσελίδα: www.pelvicpainhelp.com

Σχεδίαση εξωφύλλου Μπομπ Λι Χίκσον

\Καταλογογράφηση δεδομένων κατά την έκδοση από τον εκδότη

Γουάιζ, Ντέιβιντ Τόμας, 1945-

Πονοκέφαλος στην Πύελο : μια νέα θεώρηση και αντιμετώπιση για την προστατί-
τιδα και τα σύνδρομα του χρόνιου πυελικού άλγους / Ντέιβιντ Γουάιζ, Ρόντνει Ο.
Άντερσον.. - 6η έκδ. – Οκσιντένταλ, Καλιφόρνια: Εθνικό Κέντρο Έρευνας για το
Πυελικό Άλγος, c2008.

p. , cm.

ISBN: 978-1-942955-00-9
E-book ISBN: 978-1-942955-01-6

Προηγούμενη έκδ. 2008.

1. Πυελικό Άλγος 2. Πυελικό Άλγος- Θεραπεία 3. Πύελος-Ασθένειες.
4. Προστατίτιδα-Θεραπεία. Ι. Άντερσον, Ρόντνεϊ, Ο. ΙΙ Τίτλος.
RC946 .W55 2010
617.5/5 -Dc22 2010 2010925908

Αναθεωρημένη & διευρυμένη έκτη έκδοση

2015

Αφιέρωση

Αυτό το βιβλίο αφιερώνεται στους πολυάριθμους γενναίους άνδρες και γυναίκες που υποφέρουν καθημερινά από πυελικό άλγος.

Πίνακας Περιεχομένων

ΠΡΟΛΟΓΟΣ ΠΡΩΤΗΣ ΕΚΔΟΣΗΣ

Ως άνθρωπος που υπέφερε για είκοσι δύο χρόνια από πυελικό άλγος και δυσλειτουργία, πραγματοποίησα μια πολύ μακρά και προσωπική έρευνα σχετικά με το θέμα αυτού του βιβλίου. Σήμερα, είμαι ευγνώμων που εδώ και χρόνια δεν παρουσιάζω συμπτώματα.

Στη διάρκεια των πρώτων ετών χωρίς πόνο, ήμουν απρόθυμος να μιλήσω ανοικτά για αυτό το θέμα. Αυτή η απροθυμία γεννήθηκε από κάποιου είδους δεισιδαιμονία μου ότι εάν πω την ιστορία μου, κατά κάποιο τρόπο θα χανόταν η ευλογία του να μην υποφέρω πια από τον πόνο. Ήμουν επίσης διστακτικός στο να μοιραστώ τα πολύ προσωπικά στοιχεία που σχετίζονται με το πυελικό άλγος σε ένα δημόσιο φόρουμ.

Με την πάροδο των ετών, καθώς αντιμετώπιζα άλλους ασθενείς με πυελικό άλγος στο Στάνφορντ και είδα πολλούς από αυτούς να βελτιώνονται, με την έννοια της πραγματικής βελτίωσης όπως η δική μου, που πολύ σπάνια είχα συναντήσει με οποιαδήποτε άλλη θεραπεία, έγινα πιο σίγουρος ότι η μέθοδος που χρησιμοποίησα για τη δική μου ανάρρωση ήταν σημαντική και θα έπρεπε να κοινοποιηθεί σε ανθρώπους που υπέφεραν, όπως εγώ. Η επιθυμία μου να βοηθήσω τα άτομα που δεν είχαν να στραφούν πουθενά, οι οποίοι υπέφεραν όπως εγώ, με βοήθησε να ξεπεράσω την αμηχανία μου να μοιραστώ πράγματα που οι περισσότεροι άνθρωποι δεν μοιράζονται με άλλους.

Συνεργάστηκα με τον Δρ. Ρόντεϊ Άντερσον, το φημισμένο νευρο-ουρο-λόγο στην Ιατρική Σχολή του Πανεπιστημίου του Στάνφορντ, ο οποίος αποτελούσε την τελευταία καταφυγή για πολλούς ανθρώπους με πυελικό άλγος. Ο Δρ. Άντερσον και εγώ εργαστήκαμε από κοινού για οκτώ χρόνια πάνω στην ανάπτυξη του πρωτοκόλλου που έφερα στο Στάνφορντ. Αυτό το βιβλίο είναι το αποτέλεσμα της συνεργασίας μας.

Όταν βλέπω ασθενείς οι οποίοι περιγράφουν τη δυστυχία που ζούν επειδή πονούν συνεχώς, μπορώ να τους καταλάβω. Για χρόνια, πονούσα διαρκώς. Αμέτρητες φορές θυμάμαι να ξυπνάω μέσα στη νύχτα με δάκρυα στα μάτια, γιατί ο πόνος μου ήταν αφόρητος και δε μπορούσα να τον αντιμετωπίσω.

Οι γιατροί που επισκεπτόμουν βρίσκονταν στο σκοτάδι σχετικά με την κατάστασή μου και κανείς απ' όσους γνώριζα, εκτός από έναν φίλο με τον οποίο έχουμε χαθεί, δεν είχε ιδέα του τι περνούσα.

Δεν υπήρχε Ίντερνετ εκείνη την εποχή, ούτε ομάδες υποστήριξης, και η πρόσβαση σε οποιαδήποτε πληροφορία σχετικά με την κατάστασή μου ήταν πολύ περιορισμένη. Πήγαινα στην ιατρική βιβλιοθήκη του τοπικού νοσοκομείου ή την ιατρική βιβλιοθήκη του ιατρικού κέντρου του Πανεπιστημίου της Καλιφόρνια, και εντρυφούσα σε παλιά ιατρικά περιοδικά αναζητώντας κάποιο στοιχείο που θα μπορούσε να με βοηθήσει. Στη συνέχεια, με λίγη τύχη, βρήκα κάτι που δούλευε. Παρακάτω μοιράζομαι με τον αναγνώστη ένα μικρό κομμάτι του ταξιδιού μου.

Όταν ήμουν 28 χρονών, θυμάμαι ότι καθόμουν στο νέο μου γραφείο με μια ενοχλητική αίσθηση στο ορθό. Ένιωθα σαν να υπάρχει μια μπάλα του γκολφ σφηνωμένη μέσα την οποία δε μπορούσα να βγάλω. Ανεξάρτητα από το πώς κινιόμουν, τι άσκηση έκανα ή τι διατροφή δοκίμαζα, η αίσθηση αυτή επέμενε. Μαζί με τον πόνο στο ορθό, ένιωθα την ανάγκη να ουρώ συχνά. Με θλίψη διαπίστωνα ότι η κύστη μου δε φαινόταν να αδειάζει τελείως μετά την ούρηση. Η σεξουαλική επαφή μερικές φορές ήταν δυσάρεστη και συχνά φαινόταν να επιδεινώνει τα συμπτώματά μου.

Επισκέφτηκα έναν ουρολόγο, ο οποίος μου είπε τόσο καλά όσο και κακά νέα. Τα καλά νέα ήταν ότι δεν βρήκε κάτι παθολογικό. Δεν υπήρχε μόλυνση, ούτε όγκος ή άλλη ανωμαλία του προστάτη ή της γύρω περιοχής. Τα κακά νέα ήταν ότι δε μπορούσε να βρεί κάτι και συνεπώς δε μπορούσε να με βοηθήσει. Αποκάλεσε αυτό που είχα «προστατισμό», που σήμαινε, όπως πίστευα εκείνη την εποχή, ότι η ενόχληση και η συχνουρία και η επιτακτικότητα που ένιωθα με κάποιο τρόπο προερχόταν από τον προστάτη αδένα, αλλά ο αδένας ήταν κανονικός.

Ήμουν τυχερός που είχα βρει έναν καλοσυνάτο γιατρό. Λέω ότι ήμουν τυχερός έχοντας συναντήσει πολλούς ασθενείς, κάποιοι από τους οποίους επισκέφτηκαν γιατρούς που τους υπέβαλαν σε επεμβατικές πράξεις, χειρουργικές επεμβάσεις και συνεχείς αντιβιώσεις επί χρόνια χωρίς αποτέλεσμα. Ο γιατρός που είχα εμπιστευτεί ήταν τουλάχιστον αρκετά συνετός, ώστε να αναγνωρίσει ότι δεν ήξερε τι μου συνέβαινε χωρίς να μου προτείνει ηρωικά μέτρα παρόλο που υπέφερα.

Επισκεπτόμουν το γιατρό τακτικά, μερικές φορές κάθε τρεις ή έξι μήνες. Μου έκανε ψηλάφηση του προστάτη, λάμβανε προστατικό υγρό, το οποίο πήγαινε σε έναν άλλο χώρο και το εξέταζε με μικροσκόπιο, και στη συνέχεια επέστρεφε στη μικρή αίθουσα εξέτασης που ήμουν και έλεγε "είναι καθαρό, δεν υπάρχει μόλυνση». Το ρώταγα «υπάρχει κάτι νέο που είναι υπό δοκιμή, κάποια νέα έρευνα;». Εκείνος απαντούσε: «Όχι, όχι τώρα, αλλά νομίζω ότι βελτιώνεται καθώς μεγαλώνεις και υπάρχει λιγότερη σεξουαλική δραστηριότητα.»

Τα σχόλιά του ήταν καθησυχαστικά, ειδικά το σχόλιο ότι θα καλυτέρευα. Ωστόσο, το σχόλιο του ότι η κατάσταση καλυτερεύει με την ηλικία δεν ήταν σωστό, μολονότι ακόμη εκτιμώ αυτή την ανακριβή διαπίστωση. Παρατήρησα ότι όσο μεγάλωνε το άγχος μου, τόσο χειροτέρευαν τα συμπτώματά μου. Ως άνθρωπος με ροπή προς το άγχος, πιστεύω ότι θα πέρναγα ακόμα πιο δύσκολα χωρίς τα ευγενικά αλλά ανακριβή καθησυχαστικά σχόλια αυτού του γιατρού.

Δοκίμασα τα πάντα. Ξεκίνησα με τις καθιερωμένες ιατρικές πρακτικές των αντιβιοτικών, οι οποίες δε με βοήθησαν. Πειραματίστηκα με διατροφή, διακοπή αλκοόλ, καφέ και πικάντικων φαγητών σύμφωνα με τις συμβουλές του γιατρού που με παρακολουθούσε. Δεν υπήρχε όφελος. Κάποιος μου είπε ότι πιέζοντας κάποια ρεφλεξολογικά σημεία πίεσης κοντά στον αστράγαλο θα μπορούσα να βοηθηθώ. Πίεζα αυτά τα σημεία για πολλούς μήνες μέχρι έντονου πόνου ελπίζοντας σε κάποια ανακούφιση. Διάβασα κάπου ότι η ανεπάρκεια ψευδαργύρου μπορεί να ευθύνεται για το δικό μου πρόβλημα και έτσι λάμβανα τακτικά συμπληρώματα ψευδαργύρου. Δοκίμασα πολλές συνεδρίες βελονισμού, ψυχοθεραπείας, καθοδηγούμενη οπτικοποίηση εικόνων, χειροπρακτική και προσευχή. Τίποτα δεν είχε αποτέλεσμα στην δική μου κατάσταση.

Υπήρχαν κάποια πράγματα που βοηθούσαν για λίγο και μετά καθόλου. Το ζεστό μπάνιο μερικές φορές μου απάλυνε τον πόνο. Κάποιες φορές, η μάλλαξη του προστάτη μείωνε προσωρινά τα συμπτώματα, αλλά μόνο για λίγες ώρες. Τελικά όταν επέστρεφα στο γιατρό, η μάλλαξη του προστάτη αποτύγχανε να με ανακουφίσει.

Η αλήθεια είναι, όπως το βλέπω τώρα, ότι στην πραγματικότητα τίποτα δε με βοηθούσε με τρόπο διαρκή. Ενώ σχεδόν πάντα υπήρχε ένα αίσθημα ενόχλησης στο παρασκήνιο, όταν συνέβαιναν οι υποτροπές, συχνά μετά το σεξ, διαρκούσαν για πολλούς μήνες. Πολλοί ασθενείς με έχουν ρωτήσει πώς κατάφερα κι έζησα με αυτά τα συμπτώματα για είκοσι δύο χρόνια. Όπως το ξανασκέφτομαι τώρα, δεν υπήρχε τίποτα μαγικό. Στις δύσκολες περιόδους ήμουν αναστατωμένος. Το τίμημα στην ποιότητα ζωής μου ήταν πολύ υψηλό. Όταν τα συμπτώματά μου ήταν έντονα, ήμουν αφηρημένος και κλεινόμουν στον εαυτό μου μακριά από κοινωνικές καταστάσεις και τους αγαπημένους μου.

Ως εκ θαύματος, ποτέ δεν παράτησα τη δουλειά, αν και μπορώ να καταλάβω πολύ καλά κάποιον που θα το έκανε. Στη γλώσσα της σύγχρονης Αμερικής «κάνεις αυτό που πρέπει να κάνεις».

Τα συμπτώματά μου είχαν εξάρσεις και υφέσεις, αλλά ποτέ δεν υποχωρούσαν πραγματικά. Μετά από πολλά χρόνια με αυτά συμπτώματα, βρέθηκα στην ευχάριστη θέση να μη χρειάζεται να εργάζομαι. Το είχα ονειρευτεί για πολλά χρόνια και με κάποιον τρόπο κατέστη πραγματικότητα.

Η επίπτωση της νεόκοπης ελευθερίας μου στο πυελικό άλγος δεν ήταν αυτή που περίμενα. Ποτέ δεν μου πέρασε από το μυαλό ότι το άγχος μου θα αυξανόταν. Στην πραγματικότητα τα συμπτώματα επιδεινώθηκαν σε μεγάλο βαθμό. Επιπλέον, σταθεροποιήθηκαν σε υψηλή ένταση και δε μπορούσα να βρω ανακούφιση ούτε τη μέρα, ούτε τη νύχτα. Θυμάμαι καλά να είμαι ξαπλωμένος στο κρεβάτι κατά τη διάρκεια μιας καταρρακτώδους βροχής. Το να βρίσκομαι σε ένα ζεστό κρεβάτι και να ακούω τη βροχή πάνω στην στέγη ήταν κάτι που πάντα απολάμβανα, αλλά εκείνη τη στιγμή καμία απόλαυση δεν υπήρχε αφού δεν μπορούσα να διαφύγω από το συνεχή πόνο που ένιωθα.

Στην απόγνωσή μου, άρχισα να τηλεφωνώ σε γιατρούς και ερευνητές σε όλο τον κόσμο τα ονόματα των οποίων αντλούσα από την ιατρική βιβλιογραφία. Με αυτήν την απελπισμένη αναζήτηση ανακάλυψα τελικά έναν τρόπο για να σταματήσουν επιτέλους τα συμπτώματα μου.

Μετά από αρκετούς μήνες εφαρμογής του πρωτοκόλλου που περιγράφεται σε αυτό το βιβλίο, περιστασιακά δεν αισθανόμουν την ανάγκη να πάω στην τουαλέτα για τέσσερις ή πέντε ώρες. Αυτή ήταν μια καταπληκτική αίσθηση. Καθώς περνούσε ο καιρός, παρατηρούσα ότι δεν ένιωθα πόνο για σύντομες περιόδους. Αυτές οι περίοδοι σταδιακά αυξήθηκαν. Αργότερα, πέρναγαν εβδομάδες όπου δεν είχα συμπτώματα.

Προς απογοήτευσή μου, υπήρχαν ακόμη πολλές υποτροπές και τα συμπτώματα επέστρεφαν σε όλη τους την ένταση. Οι εξάρσεις, ωστόσο, διαρκούσαν μόνο ένα κλάσμα του χρόνου σε σχέση με πριν. Καλυτέρευα. Ασυναίσθητα, η συνήθης μου κατάσταση έπαψε να εμπεριέχει το πυελικό άλγος ή τη δυσλειτουργία.

Ένιωθα φυσιολογικά. Ήμουν απερίγραπτα ευγνώμων για την αίσθηση ότι τα πάντα στο εσωτερικό μου λειτουργούσαν σωστά. Η χαρά της φυσιολογικής αίσθησης στην ουροδόχο κύστη μου δε μπορεί να εκφραστεί με λόγια. Η φράση "νιώθω φυσιολογικός" περιέργως δεν αποδίδει ακριβώς αυτό που ένιωθα, γιατί ειλικρινά δε φτάνουν οι λέξεις για να περιγράψουν την άνεση και ευχαρίστηση που αισθάνθηκα για κάτι που οι περισσότεροι άνθρωποι ούτε καν προσέχουν και απλά θεωρούν δεδομένο. Και πέρα από κάποιους στενούς φίλους που ήταν χαρούμενοι επειδή αισθανόμουν καλά, διαισθάνθηκα ότι κανείς δεν μπορούσε να με νιώσει τώρα που μέσα μου ένιωθα απλά φυσιολογικός.

Χρειάστηκαν πάνω από δύο χρόνια για να εξαφανιστούν όλα τα συμπτώματα. Μέχρι σήμερα, συνεχίζω να χρησιμοποιώ το πρωτόκολλο χαλάρωσης και πιστεύω ότι παίζει ουσιαστικό ρόλο στο να παραμείνω καλά.

Ελπίζουμε ότι αυτό το βιβλίο θα συμβάλλει στο να αποκτήσουν οι άνθρωποι που υποφέρουν από πυελικό άλγος κατεύθυνση και ξεκάθαρη εικόνα. Έχει γραφεί για άτομα που δεν έχουν εξοικείωση με ιατρική ορολογία ή έρευνα και δεν περιλαμβάνει ούτε υποσημειώσεις, ούτε βιβλιογραφία, αν και έχουμε συμπεριλάβει μια απλοποιημένη ανασκόπηση της βιβλιογραφίας.

Ντέιβιντ Γουάιζ, PhD
Σεμπάστοπολ, Καλιφόρνια
Μάρτιος 2003

* * * * *

Πριν από πολλά χρόνια, είχα το προνόμιο και την ευχαρίστηση να έχω ως μέντορα έναν από τους γίγαντες της Αμερικανικής Ουρολογίας. Ο Δρ Τόμας Α. Στάμεϊ, Διευθυντής του Τμήματος Ουρολογίας στο Πανεπιστήμιο Στάνφορντ, με εισήγαγε ως ειδικευόμενο ιατρό στα προβλήματα που ταλαιπωρούν τους άνδρες με χρόνια προστατίτιδα. Πιο σημαντικό είναι το γεγονός ότι με εισήγαγε σε έναν τρόπο αξιολόγησης των ασθενών με σχολαστική λεπτομέρεια, με περιέργεια και προσοχή σε κάθε λεπτή πτυχή ενός συμπτώματος και ευρήματος. Επαναλάμβανε συνεχώς πόσο σημαντικό είναι να προσέχεις τη λεπτομέρεια και να λειτουργείς ως «σκεπτόμενος» ουρολόγος και όχι να χορηγείς φάρμακα χωρίς πολλή σκέψη ή να δίνεις πρόχειρες λύσεις σε ένα πρόβλημα. Μου έδειξε επίσης μέσα από τις δικές του μεθόδους κλινικής έρευνας ότι είναι πολύ καλύτερο να μελετάς λίγους ασθενείς και λεπτομερειακά, παρά πολλούς και επιδερμικά.

Ο Δρ. Στάμεϊ με δίδαξε πως να αναγνωρίζω με το μικροσκόπιο τα φλεγμονώδη κύτταρα στο προστατικό υγρό ασθενών που πάσχουν από προστατίτιδα. Ήταν αρκετά ενθουσιασμένος καθώς μου έδειχνε τα πλήρη λίπους μακροφάγα με τη χαρακτηριστική εμφάνιση δίκην «Μαλτέζικου σταυρού» στη μικροσκόπηση με πολωμένο φως. Μου έδειξε πώς με προσοχή να εξετάζω τα δείγματα ούρων χωριστά από το προστατικό υγρό, ώστε να τεκμηριώνεται κατά πόσο ένας ασθενής έχει αληθή βακτηριακό αποικισμό του προστάτη ή κάποια μικροβιακή επιμόλυνση. Η δημοσίευση που έκανε για το θέμα αυτό μαζί με έναν άλλο συνάδελφο, τον Δρ. Έντουιν Μίαρς, παραμένει μέχρι σήμερα η βασικότερη μέθοδος διάγνωσης των προστατικών λοιμώξεων.

Δυστυχώς, όσο και αν έχουμε μελετήσει το πρόβλημα της χρόνιας προστατίτιδας και του συνδρόμου του χρόνιου πυελικού άλγους, τόσο σε άνδρες όσο και σε γυναίκες, τρεις δεκαετίες αργότερα εξακολουθούμε να μην έχουμε κατανοήσει γιατί συμβαίνει και πώς να το προλαμβάνουμε. Ευτυχώς ο συνεργάτης μου Δρ. Ντέιβιντ Γουάιζ, ένας οξυδερκής ψυχολόγος, ήρθε και μου περιέγραψε την εμπειρία του και όσα εκείνος ανακάλυψε ότι συνέβαλλαν στην υποχώρηση των συμπτωμάτων του κατά τη δική του πολυετή μάχη με την ασθένεια. Από τότε έχω εντυπωσιαστεί με το γεγονός ότι αυτή η προσέγγιση βοηθά πολύ περισσότερα άτομα από ότι τα φάρμακα ή οι χειρουργικές επεμβάσεις.

Αυτό το μικρό βιβλίο αποτελεί τη δική μας προσπάθεια να γνωστοποιήσουμε στους ασθενείς που πάσχουν από σύνδρομα χρόνιου πυελικού άλγους το γνήσιο ενδιαφέρον μας για την ευεξία τους και να περιγράψουμε τις εμπειρίες μας με μια εναλλακτική προσέγγιση που στόχο έχει τη βελτίωση ή την εξάλειψη των συμπτωμάτων τους. Ταυτόχρονα, προσπαθούμε να συμβάλουμε στην αποσαφήνιση και επεξήγηση των διαφωνιών και ιατρικών ερευνών που διεξάγονται για τη διερεύνηση της βιολογικής βάσης αυτών των παραπόνων.

Ρόντνεϊ Ο. Άντερσον, MD, FACS
Στάνφορντ, Καλιφόρνια
Μάρτιος 2003

ΠΡΟΛΟΓΟΣ ΔΕΥΤΕΡΗΣ ΕΚΔΟΣΗΣ

Σε χρονικό διάστημα λίγο μεγαλύτερο του ενός εξαμήνου έχει ήδη εξαντληθεί η πρώτη σκληρόδετη έκδοση του βιβλίου μας. Η ανταπόκριση του κοινού στο βιβλίο μας έχει ξεπεράσει κατά πολύ τις προσδοκίες μας. Το βιβλίο μας έχει παραγγελθεί σχεδόν από κάθε Πολιτεία των Η.Π.Α. και σε πολλές χώρες από κάθε ήπειρο του κόσμου. Τα ηλεκτρονικά μηνύματα που λάβαμε απέδειξαν πώς το πρόβλημα που περιγράφουμε δεν περιορίζεται σε εθνικά σύνορα, πολιτισμούς, ή φυλές. Όλοι οι άνθρωποι που υποφέρουν από τα σύνδρομα του χρόνιου πυελικού άλγους αισθάνονται τα ίδια συμπτώματα και υποφέρουν από τον ίδιο πόνο, την ίδια δυσλειτουργία, και την ίδια αγωνία.

Οι περισσότερες από τις επιστολές που λάβαμε εκφράζουν την ευγνωμοσύνη των ανθρώπων γιατί τους προσφέρθηκε ένας νέος τρόπος θεώρησης και αντιμετώπισης ορισμένων τύπων χρόνιου πυελικού άλγους. Πράγματι, οι αναγνώστες συχνά αναφέρουν ότι τα συμπτώματα τείνουν να μειωθούν μετά από μια απλή ανάγνωση του βιβλίου μας. Αυτό ίσως συμβαίνει επειδή η απλή διαβεβαίωση ότι αυτό που έχουν δεν απειλεί τη ζωή τους μπορεί να οδηγήσει συχνά στην βραχυπρόθεσμη ανακούφιση των συμπτωμάτων.

Σε αυτή τη νέα έκδοση, έχουμε συμπεριλάβει αρκετές προσθήκες. Έχουμε ενημερώσει την ανασκόπηση της έρευνας με τα πλέον πρόσφατα αξιόλογα ερευνητικά ευρήματα. Έχουμε προσθέσει ένα κεφάλαιο που περιλαμβάνει αναφορές από ασθενείς που έχουν εφαρμόσει τη θεραπεία μας και οι οποίοι εξακολουθούν να εφαρμόζουν το πρωτόκολλό μας. Έχουμε προσθέσει περισσότερες διατάσεις που έχουν αποδειχθεί χρήσιμες. Έχουμε συμπεριλάβει ένα τμήμα που περιγράφει την τεχνική αναπνοής με Αναπνευστική Φλεβοκομβική Αρρυθμία που χρησιμοποιείται πριν από την Παράδοξη Χαλάρωση. Και το πιο σημαντικό, έχουμε επιλέξει να κυκλοφορήσουμε αυτή την έκδοση χαρτόδετη στοχεύοντας σε ένα σημαντικά χαμηλότερο κόστος.

Ντέιβιντ Γουάιζ, PhD
Ρόντνεϊ Γ. Άντερσον, MD, FACS
Σεπτέμβριος 2003

ΠΡΟΛΟΓΟΣ ΤΡΙΤΗΣ ΕΚΔΟΣΗΣ

Το βιβλίο συνεχίζει να γίνεται δεκτό με μεγάλο ενθουσιασμό από πολλούς ανθρώπους που υποφέρουν από χρόνιο πυελικό άλγος. Συνεχίζουμε να λαμβάνουμε αλληλογραφία από ανθρώπους από πολλές διαφορετικές χώρες, οι οποίοι εκφράζουν την ευγνωμοσύνη τους για τις δυνατότητες που ανοίγονται με το βιβλίο μας .

Αυτή η τρίτη έκδοση είναι σημαντική διότι έχουμε συμπεριλάβει μια εκτεταμένη γραπτή και εικονογραφημένη παρουσίαση του πρωτοκόλλου φυσιοθεραπείας μας. Έχουμε ανανεώσει το τμήμα σχετικά με την έρευνα για να συμπεριληφθούν οι τελευταίες μελέτες πάνω στο πυελικό άλγος. Έχουμε συμπεριλάβει ένα κεφάλαιο σχετικά με αυτό που εμείς πιστεύουμε πως συνιστά κοινή προέλευση του χρόνιου πυελικού άλγους και άλλων παθήσεων όπως των αιμορροΐδων, ραγάδων του πρωκτικού δακτυλίου και δυσκοιλιότητας, και την πιθανή χρήση του Πρωτοκόλλου Γουάιζ-Άντερσον για αυτές τις ενοχλήσεις. Έχει συμπεριληφθεί μια εκτενέστερη συζήτηση της βιοανάδρασης, καθώς επίσης και μια διευρυμένη περιγραφή της τεχνικής της Παράδοξης Χαλάρωσης.

Κατά τη περίοδο κυκλοφορίας της δεύτερης έκδοσης του βιβλίου, ξεκινήσαμε να προσφέρουμε θεραπεία για το πυελικό άλγος με τη μορφή ενός 6-ήμερου, 30ωρου εντατικού κλινικού σχολείου στην Καλιφόρνια κατά το οποίο παρέχεται στο χώρο μας τόσο η τεχνική της Παράδοξης Χαλάρωσης όσο και φυσιοθεραπεία. Αυτή η μορφή έχει αποδειχθεί η πιο αποτελεσματική από όσες έχουμε χρησιμοποιήσει. Έχουμε επίσης δημιουργήσει ένα νέο δικτυακό τόπο, τον www.pelvicpainhelp.com που περιέχει πολλές πληροφορίες σχετικά με διάφορες πτυχές της εργασίας μας. Είμαστε πιο ενθουσιώδεις από ποτέ για τη δουλειά μας και υπάρχει ένα αργό αλλά αυξανόμενο ενδιαφέρον από την πλευρά της ιατρικής κοινότητας.

Έχουμε πρόσφατα υποβάλει για δημοσίευση σε ιατρικό περιοδικό την ανάλυση της εμπειρίας και τα αποτελέσματα μας σε πάνω από 100 άνδρες οι οποίοι έχουν χρησιμοποιήσει το πρωτόκολλο μας. Η πολιτική του περιοδικού δε μας επιτρέπει να δημοσιεύσουμε αυτές τις πληροφορίες τώρα, αλλά είμαστε πολύ ευχαριστημένοι με τα αποτελέσματα και ανυπομονούμε να τα δημοσιοποιήσουμε σύντομα.

Ντέιβιντ Γουάιζ, PhD
Ρόντνεϊ Ο. Άντερσον, MD, FACS
Φεβρουάριος 2004

ΠΡΟΛΟΓΟΣ ΤΕΤΑΡΤΗΣ ΕΚΔΟΣΗΣ

Είμαστε πολύ ευτυχείς που είμαστε σε θέση να παρουσιάσουμε την 4η έκδοση του Ένας Πονοκέφαλος στην Πύελο. Αυτή η έκδοση είναι πολύ σημαντική. Από τη δημοσίευση της 3ης έκδοσης, έχουμε παρουσιάσει τα αποτελέσματά μας στον Αμερικανική Ουρολογική Εταιρεία και στις συναντήσεις των Εθνικών Ινστιτούτων Υγείας για το πυελικό άλγος. Έχουμε δημοσιεύσει δύο άρθρα στο ιατρικό περιοδικό The Journal of Urology σχετικά με τα αποτελέσματα της θεραπείας μας. Έχουν πραγματοποιηθεί τριάντα περίπου 6-ημερα εντατικά κλινικά σχολεία στα οποία συνεχώς ωριμάζουμε και μαθαίνουμε πώς να εκπαιδεύουμε όλο και πιο αποτελεσματικά τους ασθενείς στο πρωτόκολλο μας.

Αυτό που ξεχωρίζει έντονα στην παρούσα έκδοση είναι η επικέντρωση στο γυναικείο πυελικό άλγος που περιλαμβάνεται σε ξεχωριστό κεφάλαιο. Αναλύουμε τη διάμεση κυστίτιδα, τη σχέση και τις πιθανές διασυνδέσεις μεταξύ άγχους, διέγερσης νευρικού συστήματος και φλεγμονής της κύστης. Παρουσιάζουμε αυτό που θεωρούμε ότι αποτελεί την πιο ολοκληρωμένη σχηματική απεικόνιση των εξωτερικών και εσωτερικών εναυσματικών σημείων πόνου που σχετίζονται με το γυναικείο πυελικό άλγος και έχουμε επεκτείνει τον αριθμό των εικόνων για τα πολύ σημαντικά εναυσματικά σημεία στον πρόσθιο ανελκτήρα του πρωκτού και τον τετράγωνο οσφυϊκό μυ. Σημαντικό επίσης στοιχείο είναι η παρουσίαση των παρατηρήσεων μας σχετικά με τον κατάλληλο βαθμό ασκούμενης πίεσης κατά την ελευθέρωση εναυσματικών σημείων πόνου, καθώς και το πολύ σημαντικό θέμα της υπερερεθιστικότητας και πώς αυτό πρέπει να αντιμετωπίζεται.

Προσπαθήσαμε να απλοποιήσουμε περαιτέρω τη γλώσσα και να κάνουμε τη συχνά δύσκολη τεχνική ανάλυση της έρευνας και θεραπείας για το πυελικό άλγος κατανοητή στο μέσο άνθρωπο. Με αυτό κατά νου, έχουμε επεκτείνει το κεφάλαιο της έρευνας για να συμπεριλάβει τα πιο πρόσφατα σχετικά ευρήματα. Έχουμε επεκτείνει τη συζήτηση για την Παράδοξη Χαλάρωση και τα λεπτά σημεία της πρακτικής εφαρμογής της, που δημιουργεί μια ποιοτική διαφορά στο αποτέλεσμα της μεθόδου αυτής. Έχουμε εισάγει την ιδέα ότι το πυελικό άλγος είναι μέρος της αίσθησης ενός εσωτερικού κόμπου που το προκαλεί, και της εμπειρίας του να μην αισθάνεσαι ήρεμα και να μη μπορείς να απολαύσεις τη ζωή γενικά.

Τέλος, έχουμε συμπεριλάβει περισσότερες ιστορίες ασθενών με δικά τους λόγια που έχουν πρόσφατα υποβληθεί για το πρωτόκολλο μας. Ελπίζουμε ότι αυτή η έκδοση θα προσφέρει περαιτέρω βοήθεια σε εκείνους που την αναζητούν για το πυελικό άλγος.

Ντέιβιντ Γουάιζ, PhD
Ρόντνεϊ Ο. Άντερσον, MD, FACS
Νοέμβριος 2006

ΠΡΟΛΟΓΟΣ ΠΕΜΠΤΗΣ ΕΚΔΟΣΗΣ

Καθώς πλησιάζουμε στην 5η έκδοση του βιβλίου μας βρισκόμαστε στην ευχάριστη θέση να αναφέρουμε ότι πολλοί άνδρες και γυναίκες που πάσχουν από σύνδρομα χρόνιου πυελικού άλγους έχουν λάβει σοβαρά υπόψιν τις ιδέες και τις προτάσεις μας και έχουν σημειώσει σημαντική πρόοδο στην προσπάθεια υπέρβασης της δυλειτουργίας τους. Μολονότι κανένα βιβλίο από μόνο του δε μπορεί να λύσει τα θέματα όλων των πασχόντων από χρόνιο πόνο, έχουμε ενθαρρυνθεί από τις θετικές γνώμες της πλειονότητας των ασθενών που το έχουν διαβάσει.

Είμαστε πάρα πολύ τυχεροί που μπορούμε να προσφέρουμε θεραπεία σε ασθενείς κάθε μήνα στα 6-ημερα κλινικά σχολεία (immersion clinics), μια νέα μορφή θεραπείας των συνδρόμων του πυελικού άλγους. Η μορφή αυτών των κλινικών σχολείων μας έχει χαρίσει μια πληθώρα πολύτιμων εμπειριών με την αντιμετώπιση πολλών ασθενών κάθε μήνα, με το ίδιο πρόβλημα, σε ένα εντατικό πλαίσιο. Η παρούσα έκδοση αντικατοπτρίζει τις νέες ιδέες και τις αλλαγές και βελτιώσεις που έχουμε επιφέρει στη μέθοδο με τη διαρκή αντιμετώπιση ασθενών μετά από τη δημοσίευση της τελευταίας έκδοσης.

Πιο συγκεκριμένα, αυτή η έκδοση προσθέτει ένα τμήμα με συμβουλές προς τους συντρόφους και τους οικείους των ανθρώπων με πυελικό άλγος, πρακτικές συμβουλές για την ελαχιστοποίηση του κινδύνου του πυελικού άλγους κατά τον τοκετό, μια διευρυμένη συζήτηση για την ενδεχόμενη χρήση ενός τροποποιημένου Πρωτοκόλλου Γουάιζ-Άντερσον για τις ραγάδες του πρωκτικού δακτυλίου, το σύνδρομο ευερέθιστου εντέρου, τη δυσκοιλιότητα και άλλες ορθοπρωκτικές διαταραχές, περαιτέρω διευκρ ιστικά σχόλια για το μέσο άνθρωπο με προστατίτιδα σχετικά με τους συγχυτικούς όρους που χρησιμοποιούνται στην ασθένειά του, συζήτηση για την επίδραση τροφών και ροφημάτων στη διάμεση κυστίτιδα, περαιτέρω συζήτηση για το ρόλο του άγχους ως πρόσφορο έδαφος για την εμφάνιση πυελικού άλγους, την κεντρική σημασία της εξάσκησης της προσοχής στη χαλάρωση του πυελικού εδάφους, τη χρήση της Αναπνευστικής Φλεβοκομβικής Αρρυθμίας στην αναπνοή κατά την Ελευθέρωση των Εναυσματικών Σημείων του Πόνου, περαιτέρω αναλύσεις σχετικά με την πρακτική της Παράδοξης Χαλάρωσης, νέα σχεδιαγράμματα που απεικονίζουν φυσιοθεραπευτικούς χειρισμούς της αυτο-θεραπείας του Πρωτοκόλλου Γουάιζ-Άντερσον, την επεξήγηση για πρώτη φορά του πόνου μετά τον περισταλτισμό του εντέρου που σχετίζεται με το πυελικό άλγος, την επικαιροποίηση της βιβλιογραφίας για την ιατρική έρευνα που διεξάγεται για να βοηθήσει τα άτομα που πάσχουν από πυελικό άλγος σε όλο τον κόσμο, και πολλά περισσότερα.

Ντέιβιντ Γουάιζ, PhD
Ρόντνεϊ Ο. Άντερσον, MD, FACS
Μάιος 2008

ΠΡΟΛΟΓΟΣ ΕΚΤΗΣ ΕΚΔΟΣΗΣ

Αυτή η 6η έκδοση του βιβλίου μας αντιπροσωπεύει τη συνεχή μελέτη και κατανόηση της δυσλειτουργίας του πυελικού άλγους μυϊκής αιτιολογίας. Εξελισσόμαστε και ωριμάζουμε τόσο στην κατανόηση, όσο και στη θεραπεία, διότι έχουμε το προνόμιο της συνεχούς ροής ασθενών με πυελικό άλγος που συμμετέχουν κάθε μήνα στα 6-ημερα κλινικά μας σχολεία. Κάθε μήνα, αυτή η εμπειρία της θεραπείας των διαφόρων παραλλαγών και τύπων πυελικού άλγους σε άτομα που έρχονται να μας δουν από όλο τον κόσμο επιβεβαιώνει, βαθαίνει, εξευγενίζει και ξεκαθαρίζει πώς μπορούμε να βοηθήσουμε τους ασθενείς μας πιο αποτελεσματικά. Μετά από την τελευταία έκδοση αυτού του βιβλίου, έχουμε δημοσιεύσει ένα άρθρο στο ιατρικό περιοδικό The Journal of Urology, τεκμηριώνοντας για πρώτη φορά με κλινικά δεδομένα τη συσχέτιση ανάμεσα στην εντόπιση των εναυσματικών σημείων του πόνου μέσα και γύρω από το πυελικό έδαφος και την εντόπιση και το είδος των ενοχλήσεων που αναφέρονται από τους ασθενείς που υποφέρουν από αυτή την πάθηση. Όλο και περισσότερο, αντιλαμβανόμαστε την ανάγκη να αποκτήσουν οι ασθενείς μας τη δυνατότητα να κάνουν ολόκληρη τη θεραπεία μόνοι τους. Από τη δημοσίευση του βιβλίου μας, έχουμε δώσει το θεραπευτικό ραβδί για την απενεργοποίηση των εσωτερικών εναυσματικών σημείων πόνου σε πάνω από 200 ασθενείς οι οποίοι μας απέδειξαν ότι είναι δυνατόν μόνοι τους να μειώσουν σημαντικά την ευαισθησία των εσωτερικών εκλυτικών σημείων πόνου και περιοχών ιστικής σύσπασης του πυελικού εδάφους και τον πόνο, στην άνεση του σπιτιού τους, σε περιοχές του σώματος που μέχρι τώρα ήταν απρόσιτες για αυτο-θεραπεία. Συζητούμε το ειδικό θεραπευτικό ραβδί μας σε αυτή την έκδοση. Έχουμε αναθεωρήσει το τμήμα για το γυναικείο πυελικό άλγος, έχουμε συμπεριλάβει ιστορίες από γυναίκες ασθενείς, έχουμε ενημερώσει το τμήμα που αναφέρεται στην ιατρική επιστήμη του πυελικού άλγους με τις πιο πρόσφατες εξελίξεις, παρουσιάζουμε μια ερμηνεία της πιθανής βιολογικής βάσης των συνδρόμων του πυελικού άλγους ως σύνδρομα της «ουράς-κάτω-από-τα-σκέλια», παρουσιάζουμε μια θεωρία στο γιατί μια ομάδα ανδρών αναπτύσσει πυελικό άλγος μετά

33

από μια αγχωτική σεξουαλική επαφή, και συζητάμε τη σχέση μεταξύ της ψυχαναγκαστικής σεξουαλικής δραστηριότητας, της πορνογραφίας και του πυελικού άλγους. Έχουμε συμπεριλάβει ένα δοκίμιο που επεξηγεί την ετόπιση και λειτουργία του πυελικού εδάφους με τον πλέον απλοποιημένο τρόπο. Συνεχίζουμε να εργαζόμαστε με έντονο ενδιαφέρον και ενθουσιασμό πάνω στο πυελικό άλγος και είμαστε ευγνώμονες για το γεγονός ότι το ενδιαφέρον για τη δουλειά μας συνεχίζει να μεγαλώνει σε όλον τον κόσμο.

Ντέιβιντ Γουάιζ, PhD
Ρόντνεϊ Ο. Άντερσον, MD, FACS
Μάιος 2010

ΤΟ ΠΡΩΤΟΚΟΛΛΟ ΓΟΥΑΪΖ-ΑΝΤΕΡΣΟΝ ΚΑΙ ΤΟ ΠΡΩΤΟΚΟΛΛΟ ΣΤΑΝΦΟΡΝΤ

Στα μέσα της δεκαετίας του 1990, ο Ντέιβιντ Γουάιζ, ένας ψυχολόγος από την Καλιφόρνια ο οποίος ανάρρωνε από το σύνδρομο του χρόνιου πυελικού άλγους από το οποίο υπέφερε για πολλά χρόνια, ήρθε σε επαφή με τον Ρόντνεϊ Άντερσον, Καθηγητή της Ουρολογίας στην Ιατρική Σχολή του Στάνφορντ και έναν από τους ειδήμονες στο αντικείμενο του πυελικού άλγους στο Στάνφορντ. Ο Δρ. Γουάιζ μοιράστηκε τη μέθοδο που χρησιμοποίησε για να επιλύσει το πυελικό του άλγος με τον Δρ. Άντερσον, ο οποίος διηύθυνε την ιατρείο χρόνιου πυελικού άλγους στο Τμήμα Ουρολογίας της Ιατρικής Σχολής του Πανεπιστημίου Στάνφορντ. Μετά τη συνάντηση, ο Δρ. Γουάιζ άρχισε να συνεργάζεται ως επισκέπτης ερευνητής με τον Δρ. Άντερσον στην Ιατρική Σχολή του Πανεπιστημίου Στάνφορντ στο Τμήμα Ουρολογίας σε ασθενείς με πυελικό άλγος. Για 8 χρόνια ο Ρόντνεϊ Άντερσον και ο Ντέιβιντ Γουάιζ υπήρξαν πρωτοπόροι στην ανάπτυξη της θεραπείας που ο Ντέιβιντ Γουάιζ είχε χρησιμοποιήσει για τη δική του ανάρρωση. Η θεραπεία στο Στάνφορντ έγινε σε μεμονωμένα περιστατικά με μια συμβατική ιατρική μορφή.

Σε αυτά τα πρώτα χρόνια, το πρωτόκολλο παρουσιάστηκε κατά τη διάρκεια των συνεδρίων των ερευνητών της προστατίτιδας στα Εθνικά Ινστιτούτα Υγείας και σε άλλες επιστημονικές συναντήσεις. Το 2003, ο Δρ Γουάιζ και ο Δρ Άντερσον δημοσίευσαν την πρώτη έκδοση του «Ένας Πονοκέφαλος στην Πύελο» περιγράφοντας το πρωτόκολλο που είχαν αναπτύξει στο Στάνφορντ κατά τα τελευταία 8 έτη. Στην πρώτη έκδοση του «Ένας Πονοκέφαλος στην Πύελο», το παρόν πρωτόκολλο αποκαλούνταν το *Πρωτόκολλο Γουάιζ-Άντερσον*. Καθώς το πρωτόκολλο διαδιδόταν σε ευρύτερη κλίμακα, στο διαδίκτυο άρχισαν να το αποκαλούν το *Πρωτόκολλο του Στάνφορντ*. Στις μετέπειτα εκδόσεις αυτού του βιβλίου, το Πρωτόκολλο Γουάιζ- Άντερσον είχε αναφερθεί ως το *Πρωτόκολλο του Στάνφορντ* επειδή ο όρος συνέχισε να χρησιμοποιείται ευρέως στο διαδίκτυο. Σε αυτή την έκδοση έχουμε επιστρέψει στη χρήση του αρχικού όρου *Πρωτόκολλο Γουάιζ Άντερσον*. Το *Πρωτόκολλο Γουάιζ-Άντερσον* και το Πρωτόκολλο του Στάνφορντ για το πυελικό άλγος είναι ένα και το αυτό.

Το 2003 ο Δρ. Γουάιζ εγκατέλειψε το Στάνφορντ και άρχισε να εφαρμόζει το πρωτόκολλο που ο ίδιος και ο Δρ. Άντερσον είχαν αναπτύξει στο Στάνφορντ σε ένα 6-ημέρο κλινικό σχολείο (immersion clinic) στην κομητεία της Σονόμα στην Καλιφόρνια. Ασθενείς συχνά έρχονται από πολύ μακριά για να διδαχτούν το Πρωτόκολλο Γουάιζ- Άντερσον στα εντατικά κλινικά σχολεία και να εκπαιδευτούν, ώστε να μπορέσουν να εφαρμόζουν το πρωτόκολλο σε καθημερινή βάση, χωρίς τη βοήθεια επαγγελματιών υγείας. Η απόκτηση επάρκειας στην αυτο-θεραπεία έχει αποδειχτεί ο πιο αποτελεσματικός τρόπος χρήσης του πρωτοκόλλου. Τα 6-ημέρα κλινικά σχολεία, που συνεχίζουν να προσφέρονται σε μηνιαία βάση από το 2003 μέχρι και σήμερα, δεν έχουν σχέση με το Στάνφορντ. Ο δρ. Άντερσον συνεχίζει να αξιολογεί πολλούς ασθενείς στο Στάνφορντ και να τους παραπέμπει στα κλινικά σχολεία όταν θεωρηθούν κατάλληλοι υποψήφιοι. Από το 2003 μέχρι σήμερα, ο Ρόντνεϊ Άντερσον, ο Ντέιβιντ Γουάιζ και ο Τιμ Σόγιερ συνεργάζονται ενεργά και με ενθουσιασμό στην έρευνα για τους ασθενείς που παρακολουθούν τα κλινικά σχολεία που πραγματοποιούνται σήμερα στη Σάντα Ρόζα της Καλιφόρνια. Από το 2003, οι Άντερσον, Γουάιζ και Σόγιερ έχουν δημοσιεύσει άρθρα στο ιατρικό περιοδικό The Journal of Urology με δεδομένα που προέρχονται από ασθενείς που έχουν παρακολουθήσει και αντιμετωπίσει ως ομάδα. Ο Δρ. Γουάιζ υπήρξε προσκεκλημένος ομιλητής στα Εθνικά Ινστιτούτα Υγείας το 2005 παρουσιάζοντας έρευνα σχετική με το Πρωτόκολλο Γουάιζ- Άντερσον, και πρόσφατα παρουσίασε το πρωτόκολλο στο πλαίσιο της Διεθνούς Εταιρείας Εγκράτειας (ICS). Ο Δρ. Άντερσον παρουσίασε ερευνητικά δεδομένα σχετικά με το πρωτόκολλο κατά τις συνεδριάσεις της Αμερικανικής Ουρολογικής Εταιρείας και σε άλλες ιατρικές συναντήσεις. Πρόσφατα, οι Άντερσον, Σόγιερ και Γουάιζ δημοσίευσαν ένα πρωτοποριακό άρθρο στο ιατρικό περιοδικό The Journal of Urology που καταδεικνύει τη σχέση ανάμεσα στην εντόπιση των εναυσματικών σημείων του πόνου και στα συμπτώματα των ασθενών με πυελικό άλγος χρησιμοποιώντας τα δεδομένα από τα κλινικά σχολεία (immersion clinics) που πραγματοποιούνται στη Σάντα Ρόζα. Σήμερα οι Άντερσον, Γουάιζ και Σόγιερ ετοιμάζουν ένα άρθρο σχετικά με την αποτελεσματικότητα του νέου θεραπευτικού ραβδιού (wand) για τα εσωτερικά εναυσματικά σημεία του πόνου με σκοπό την αυτο-θεραπεία από τον ασθενή στα σημεία αυτά. Αυτό αναλύεται στην παρούσα έκδοση.

ΕΥΧΑΡΙΣΤΙΕΣ

Θα θέλαμε να εκφράσουμε την ευγνωμοσύνη μας στα ακόλουθα άτομα που βοήθησαν και μας ενέπνευσαν στην συγγραφή του βιβλίου :

Ελέιν Όρενμπεργκ Άντερσον, Χάρολντ Γουάιζ, Μέριλυν Φρίντμαν, Έρικ Πέπερ, Τζον Μόουζες, Ρουθ Ντρέιερ, Τιάγκα Λάινερ, Φρανκ Γουέρμπλιν, Τζανέτ Ποτς, Ράτζι Ντογκβάιλερ, Τζένιφερ Τιέν, Πατ Λάχμαν, Κλώντια Φιόρι, Χίλαρι Γκαρσία, Ελέιν Κορν, Αμανίτα Ρόσενμπους, Νταν Πόιντερ, Σούζαν Πρέγκερσον, Σάρα Σίμπερτ-Σόγιερ, Ντάρα Γκέτε, Σούσαν Πέιτζ, Στίβεν Χάντλαντ, Άννεκε Βαντερβέν, Ρόμπερτ Μόλντγουιν, Γουόλτερ Μπλουμ Ραμάνα Μαχάρσι, Τζην Κλάιν, Τζέιν Κρέιμερ, Μιτς Φέλντμαν, Κάθυ Χάρρις, Ρικ Χάρβεϊ, Αλλαουντίν Ματιέ, Λάρι Ράμπον, Νέιθαν Σίγκαλ, Τζόζεφ Σίγκαλ, Κλαιρ Σάττον, Λίντυ Γούντγουορντ, Μπαρτ Γκερσμπαϊν, Τζουν Γουάιζ, Σέρα Γουάιζ Σίλβερ, Τεντ Σίλβερ, Μπέντζαμιν Σίλβερ, Λίο Σίλβερ, Φέι Νέιθανσον, Λόρενς Νέιθανσον, Μπράιαν Νέιθανσον, Ρίτσαρντ Γκεβίρτζ, Μπάιρον Κέιτι, Μέρι Κέννεϊ, Χάρρυ Κέννεϊ, Στηβ Γουόλ, Τζερόμ Ουάις, Αν-Μαρί Κόσμπυ, Ντόναλντ Φινκ, Ντάνιελ Φινκ, Τζούντιθ Κλίνμαν, Ζεπόρα Γκλας, Σίνναμον Γουάιζ, Έλεν Γουάιζ, Σάιμον Γουάιζ, Φρανσίν Σαπίρο, Φρέντερικ Περλς, Τζιμ Σίμκιν, Μάρτιν Σβαρτς, Τζούντιθ Σβαρτς, Άλαν Λέβετον, Ανν Άρμστρονγκ, Ανν Ντρέυφους, Λήο Ζεφφ, Γουόλτερ Κάουφμαν, Μίλτον Ρόζενμπεργκ, Έντμουντ Τζέικομπσον, Ελέιν Μόρκος, Ρίτσαρντ Μίλλερ, Ανν Μίλλερ, Λάρρυ Μπλούμπεργκ, Εντ Σάμπσον, Φιλ Κουρκουρούτο, Χάουαρντ Γκλέιζερ, Νάντια Νουρχουσεϊν, Ρόντα Κοταρίνος, Έλεν Βάντενμπεργκ, Τζούντιθ Γκόλμαν, Ρικ Λαρού, Ντόουν Λαρού, Δόννα Σπίτζερ, Ντάνιελ Γκόλμαν, Νταϊάνα Σάουφλερ, Πατρίσια Σπέιερ, Μαρλέν Κοέν, Σούζαν Τοντ, Τσέρι Κουίνσι, Τζοέλ Άλτερ, Άλαν Ντρέυφους, Τζον Αντάιρ, Λάρρυ Τοντ, Στέφανι Ρόσενκρανς και Σύνθια Φρανκ. Ιδιαίτερες ευχαριστίες στη Μέριλυν Φρίντμαν για τη βοήθειά της στις ενότητες για το πυελικό άλγος και τον τοκετό και τις ορθοπρωκτικές διαταραχές. Θα θέλαμε να εκφράσουμε τη βαθιά μας εκτίμηση για το σημαίνον έργο του Δρ. Έντμουντ Τζέικομπσον στο βιβλίο του Προοδευτική Χαλάρωση και της Δρ. Τζάνετ Τραβέλ και Ντέιβιντ Σίμονς για το έργο τους σχετικά με την ελευθέρωση των εναυσματικών σημείων του πόνου. Είμαστε ιδιαίτερα ευγνώμονες στο φυσιοθεραπευτή Τιμ Σόγιερ, για τη μεγάλη του επιδεξιότητα, ταλέντο και εμπειρία στην Ελευθέρωση των Εναυσματικών Σημείων που σχετίζονται με το πυελικό άλγος, ο οποίος απετέλεσε τον κύριο σύμβουλο φυσιοθεραπευτή καθόλη την εργασία μας στο Στάνφορντ και τον αρχιτέκτονα της φυσιοθεραπευτικής μεθοδολογίας του Πρωτοκόλλου Γουάιζ- Άντερσον. Πολλές ευχαριστίες για τις πολύτιμες υπηρεσίες τους στις Ντάνα Κόε, Σιμόν Πίτερς, Λώρα Σάντερ και Έιμι Νγκούγιεν.

1

ΙΣΤΟΡΙΕΣ ΑΣΘΕΝΩΝ ΜΕ ΔΙΚΑ ΤΟΥΣ ΛΟΓΙΑ

Ξεκινάμε το βιβλίο με κάποιες ιστορίες από ασθενείς που με την πάροδο των ετών έχουν εκπαιδευτεί στο Πρωτόκολλο Γουάιζ - Άντερσον, το οποίο αποτελεί το θέμα του βιβλίου που πρόκειται να διαβάσετε. Αυτές οι αφηγήσεις των ασθενών με δικά τους λόγια είναι δυνατότερες από οποιαδήποτε περιγραφή του πρωτοκόλλου μας. Το μεγαλύτερο μέρος αυτών των ασθενών παρακολούθησαν τα 6-ημερα κλινικά σχολεία. Παρακάτω κάθε ασθενής γράφει την εμπειρία του αφού διένυσε ένα ορισμένο χρονικό διάστημα εφαρμογής του πρωτοκόλλου. Πιστεύουμε ότι τα αποτελέσματα τους μπορούν να συνεχίσουν να βελτιώνονται καθώς εμβαθύνουν τις ικανότητές τους στην τεχνική της χαλάρωσης και οι πυελικοί μύες τους χαλαρώνουν. Πολλές από αυτές τις ιστορίες γράφτηκαν από ασθενείς οι οποίοι δεν είχαν το πλεονέκτημα της χρήσης του θεραπευτικού ραβδιού εσωτερικών εκλυτικών σημείων πόνου, που προσφάτως εγκρίθηκε από τον Αμερικανικό Οργανισμό Τροφών και Φαρμάκων (FDA).

Η περίπτωση ενός 52χρονου γιατρού

Είμαι ένας 52χρονος παθολόγος (οικογενειακός γιατρός για ενήλικες) με ένα ιατρείο μεγάλου κύκλου εργασιών στο Λος Άντζελες, παντρεμένος και πατέρας 2 μικρών παιδιών (ηλικίας 4 και 9 ετών). Εκτός από όλες τις ευθύνες του δικού μου ιατρείου, οι συνεταίροι μου και εγώ ξεκινήσαμε να οργανώνουμε μια μετακόμιση των συστεγασμένων ιατρείων μας μερικά μίλια παραπέρα (στην πραγματικότητα ο σχεδιασμός ξεκίνησε τον Ιανουάριο του 2005). Αυτή η διαδικασία άρχισε να καταναλώνει ένα υπερβολικό ποσοστό του ελεύθερου χρόνου μου. Θα ήθελα να προσθέσω επίσης ότι συμμετέχω ενεργά στη φροντίδα των παιδιών μου. Το λιγότερο που μπορώ να πω είναι ότι ήμουν πολύ απασχολημένος. Ένιωθα πάντα ότι μέχρι πρότινος είχα χειριστεί το άγχος πολύ αποτελεσματικά. Είχα πάντα ένα σχέδιο δράσης και κατά κάποιο τρόπο έφερνα εις πέρας τα διάφορα καθήκοντα μεθοδικά. Σε καμία περίπτωση πριν από τον Ιούνιο του 2005 δε θυμάμαι να είχα σωματικά συμπτώματα που σχετίζονται με το άγχος εκτός από κάποιες περιστασιακές αϋπνίες. Συνεπώς, πιάστηκα εντελώς εξ' απροόπτου από τα συμπτώματα που επρόκειτο να αναπτύξω.

Ξύπνησα ένα πρωί τον Ιούνιο του 2005, περίπου στις 06.00 π.μ. εντελώς απότομα (συνήθως ξυπνάω γύρω στις 6:30 π.μ.). Είχε αναπτυχθεί ένας πόνος βαθιά στην πύελο κάπου μεταξύ του ορθού και των όρχεων. Σηκώθηκα να ουρήσω και ανακουφίστηκα καθώς ο πόνος υποχώρησε αμέσως. Πριν από αυτό το συγκεκριμένο πρωί, είχα μία στο τόσο ένα επεισόδιο αυτού που αποκαλείται προστατίτιδα. Περιστασιακά είχα κάποια ήπια δυσουρία (πόνος κατά την ούρηση) και έπαιρνα για 7 έως 10 ημέρες ένα αντιβιοτικό - συνήθως το Cipro (που είναι επίσης γνωστό και με το όνομα της δραστικής ουσίας σιπροφλοξασίνη). Αυτό το επεισόδιο διέφερε στο ότι δεν είχα καμία δυσουρία - απλώς πυελικό πόνο. Ξεκίνησα το φάρμακο Cipro και πάλι για 10 ημέρες, αλλά παρατήρησα ότι είχα περιοδικά επεισόδια πυελικού πόνου παρά τα αντιβιοτικά. Τα επεισόδια αυτά εμφανιζόταν κατά διαστήματα και τον επόμενο μήνα, αλλά χωρίς να αναπτυχθούν άλλα συμπτώματα. Κάποιες φορές πέρναγε σχεδόν μια εβδομάδα χωρίς πόνο και απλώς ήλπιζα ότι οποιαδήποτε «φλεγμονή» υπήρχε θα περνούσε από μόνη της. Ταξίδεψα αεροπορικώς ανατολικά τον Ιούλιο του 2005 για να περάσω μερικές ημέρες στην ακτή του Νιού Τζέρσεϊ με τον αδελφό μου και ένα φίλο μου από την ιατρική σχολή. Ο πόνος γινόταν ολοένα και πιο συχνός και άρχισε να με ξυπνά τη νύχτα. Γινόμουν ολοένα και πιο ανήσυχος πιστεύοντας ότι μάλλον είχα προσβληθεί από κάτι αρκετά σοβαρότερο από μια «προστατίτιδα». Δεν ήθελα να το πω στο φίλο και συμφοιτητή μου, καθώς θα με κατεύθυνε (δικαίως) να εξεταστώ περαιτέρω (κατάλληλα) και φοβόμουν μήπως ανακάλυπτα ότι είχα καρκίνο στα μέσα της ζωής μου!

Όταν επέστρεψα στο Λος Άντζελες μετά από αυτές τις διακοπές ο πόνος έγινε πιο συχνός και άρχισε να με ξυπνά σχεδόν κάθε βράδυ. Άρχισα να παίρνω αντι-φλεγμονώδη φάρμακα (ιμπουπροφένη είναι η δραστική ουσία και πωλείται στις Η.Π.Α. με τις εμπορικές ονομασίες Advil, Motrin, καθώς και άλλες) αλλά δεν φαινόταν να βοηθά τον πόνο. Τότε άρχισα να αισθάνομαι πόνο χαμηλά και στη μέση της πλάτης και αυτό ανέβασε την ανησυχία μου σε επίπεδο πανικού. Προσπαθούσα να σκεφτώ κάποιον ασθενή με αυτό το σύμπλεγμα συμπτωμάτων, μα δε μου ερχόταν κανένας στο μυαλό.

Όλα αυτά τα χρόνια είχα συναντήσει ως γιατρός πολλούς ασθενείς που έπασχαν από αυτό που θεωρούσα ότι ήταν «προστατίτιδα» και τους αντι-μετώπιζα με αντιβιοτικά - μερικές φορές για μήνες, αλλά δεν εκτιμούσα ότι είχαν τόσο σοβαρό πόνο. Περιστασιακά τους παρέπεμπα σε ουρολόγους, οι οποίοι συνέχιζαν τα αντιβιοτικά και τους πρότειναν να κάνουν ζεστά μπάνια και να κάνουν τακτικά σεξ. Αλλά όταν η οσφυαλγία εντάθηκε, αισθάνθηκα ότι πράγματι είχα κάτι πιο απειλητικό από μια προστατίτιδα. Έκανα ακτινογραφίες σπονδυλικής στήλης που ήταν εντελώς εντός φυσιο-λογικών ορίων, αλλά λόγω της σοβαρότητας του πόνου έκανα στη συνέχεια και μία μαγνητική τομογραφία σπονδυλικής στήλης και πυέλου.

Υπέθεσα σε αυτό το σημείο ότι είχα μεταστατικό καρκίνο και ότι η μαγνητική τομογραφία θα ήταν βασικά μια θανατική ποινή. Εξέτασα την τομογραφία με αρκετούς ακτινολόγους και όλοι θεωρούσαν ότι δεν υπήρχαν παθολογικά ευρήματα. Παρά τις φυσιολογικές εξετάσεις ήμουν ακόμα πεπεισμένος ότι είχα μάλλον κάποια, τουλάχιστον ακόμα, αδιάγνωστη κακοήθεια εξαιτίας της σοβαρότητας των συμπτωμάτων. Ο πόνος γινόταν συνεχής και πλέον δυσκολευόμουν πολύ να καθίσω. Έπρεπε να μετατοπίζω συνεχώς το βάρος του σώματός μου μπρος-πίσω, διαφορετικά αν καθόμουν με λάθος τρόπο θα εκλυόταν ή θα χειροτέρευε ο πόνος. Η διάθεσή μου γινόταν ολοένα και πιο μελαγχολική αφού πίστευα ότι είχα μια αδιάγνωστη θανατηφόρα ασθένεια.

Άρχισα να παίρνω υπνωτικά χάπια (Ambien κλπ.) που μου επέτρεπαν να κοιμηθώ για μερικές ώρες της νύχτας χωρίς πόνο, αλλά πάντα ξυπνούσα απότομα λόγω του πόνου. Δυστυχώς, όταν έπαιρνα αυτά τα χάπια για περισσότερες από 2 ή 3 συνεχόμενες νύχτες γινόταν αναποτελεσματικά και δεν μπορούσα να σκεφτώ καθαρά στη διάρκεια της ημέρας. Δεν έλειψα ποτέ από την εργασία μου, αλλά σταμάτησα να χρησιμοποιώ τα πατίνια μου (συνήθως έκανα περίπου 30 μίλια την εβδομάδα) καθώς ένιωθα ότι αυτό θα μπορούσε κατά κάποιο τρόπο να πυροδοτεί την κατάσταση. Μια μέρα παρατήρησα ότι τα ούρα μου ήταν σκούρα, τα εξέτασα για ύπαρξη αίματος και ήταν θετικά. Τότε πείστηκα ότι είχα καρκίνο του ουροποιητικού (νεφροί, ουροδόχος κύστη, προστάτης κλπ.) και έπεσα σε κατάθλιψη.

Δεν είχα άλλη επιλογή από το να ζητήσω την γνώμη ενός συναδέλφου ουρολόγου, που θα έκανε τις κατάλληλες εξετάσεις και θα μου έλεγε ότι είχα καρκίνο. Το μόνο πρόβλημα με όλες αυτές τις σκέψεις ήταν ότι δε μπορούσα να θυμηθώ ούτε έναν ασθενή στην πάνω από ένα τέταρτο του αιώνα σταδιοδρομία μου, ο οποίος να είχε πυελικό άλγος όπως εγώ και να είχε διαγνωστεί με καρκίνο. Στην πραγματικότητα, ο καρκίνος του προστάτη σχεδόν ποτέ δεν προκαλεί πόνο στην περιοχή προέλευσης του στην πύελο (αν και ένας ουρολόγος που συμβουλεύτηκα μου είπε ότι γνώριζε μια τέτοια περίπτωση!). Προκαλεί οσφυαλγία αφού έχει εξαπλωθεί, αλλά τότε οι ακτινογραφίες είναι παθολογικές - κι οι δικές μου δεν ήταν. Με πολύ φόβο συμβουλεύτηκα ένα συνάδελφο ουρολόγο, ο οποίος ήταν πολύ ευγενικός και ενδιαφέρθηκε. Τελικά υποβλήθηκα έστω και καθυστερημένα σε δακτυλική εξέταση του προστάτη (με δάκτυλο καλυμμένο με γάντι) από τον ουρολόγο, ο οποίος με διαβεβαίωσε ότι ο προστάτης μου ήταν φυσιολογικός (εκτός από το γεγονός ότι η ίδια η εξέταση ήταν αρκετά επώδυνη). Στην πραγματικότητα, ο προστάτης μου είχε κανονικό μέγεθος, που πραγματικά είναι κάπως ασυνήθιστο όταν έχεις φτάσει τα πενήντα. Οι περισσότεροι άνδρες μέχρι τότε εμφανίζουν κάποιου βαθμού μη καρκινωματώδη διόγκωση του προστάτη αδένα που είναι γνωστή ως καλοήθης υπερπλασία του προστάτη αδένα (ΚΥΠ). Το PSA μου (ειδικό προστατικό αντιγόνο) και άλλες εργαστηριακές εξετάσεις ήταν φυσιολογικές.

Το ειδικό προστατικό αντιγόνο (PSA) είναι μια εξέταση που χρησιμο-ποιείται για να βοηθήσει στη διάγνωση του καρκίνου του προστάτη. Ο ουρολόγος ωστόσο εξακολουθούσε να είναι προβληματισμένος για την παρουσία αίματος στα ούρα (δικαίως), αλλά μου είπε ότι είχε συναντήσει το φαινόμενο σε ασθενείς που λάμβαναν υπερβολικές ποσότητες αντι-φλεγμονωδών φαρμάκων (ιμπουπροφένη). Ήμουν πανικοβλημένος και υποβλήθηκα σε αξονική τομογραφία (CAT) νεφρών, ουροδόχου κύστης και του υπόλοιπου ουροποιογεννητικού συστήματος. Δυστυχώς, η αξονική έδειξε κάποια ανωμαλία στη βάση της ουροδόχου κύστης. Ο ουρολόγος με καθησύχασε ότι αυτό πιθανόν να ήταν μια ανατομική παραλλαγή, αλλά λόγω της αιματουρίας και του πόνου μου συνέστησε κυστεοσκόπηση. Η διαγνωστική αυτή εξέταση έχει γίνει σε πολλούς ασθενείς μου και σπάνια έχω ακούσει ότι ήταν ιδιαίτερα δυσάρεστη. Χρησιμοποιείται συχνά για τη διαγνωστική διερεύνηση της αιματουρίας. Ένας πολύ μακρύς και λεπτός σωλήνας που περιέχει οπτικές ίνες εισάγεται από την κορυφή του πέους και προωθείται μέχρι να οπτικοποιηθεί η κύστη. Είναι κάτι το οποίο δε θα ήθελα να ξαναπεράσω ποτέ! Ήταν εξαιρετικά επώδυνη και τα συμπτώματά μου τις επόμενες ημέρες ήταν ακόμα χειρότερα από ότι πριν. Τώρα βρισκόμουν σε απόλυτη αγωνία.

Γινόμουν ολοένα και πιο καταθλιπτικός. Είχα σχεδόν συνεχή πυελικό και κατώτερο οσφυϊκό πόνο και κοιμόμουν λίγο. Άρχισα να φοβάμαι να πέσω για ύπνο, με αποτέλεσμα να είμαι εξαντλημένος όλη την ημέρα. Ο ουρολόγος με είχε διαβεβαιώσει ότι δεν υπήρχε καμία ένδειξη καρκίνου με βάση τα φυσιολογικά ευρήματα της κλινικής εξέτασης, των εργαστηριακών και απεικονιστικών εξετάσεων και της κυστεοσκόπησης. Κατέληξε στο συμπέρασμα ότι είχα χρόνια προστατίτιδα, αλλά ήταν προβληματισμένος γιατί «οι περισσότεροι από αυτούς τους τύπους είναι πραγματικά αγχωμένοι.» Είπε ότι ο προστάτης μου ήταν συμφορημένος και χρειαζόταν να αποσυμφορηθεί. Μου συνέστησε συχνά ζεστά μπάνια, συχνές εκσπερματίσεις και έναν δοκιμαστικό κύκλο φαρμακευτικής αγωγής. Η συνιστώμενη αγωγή θα ήταν είτε «α-αναστολείς» όπως Flomax (ταμσουλοσίνη), Hytrin (τεραζοσίνη), Cardura (δοξαζοσίνη), ή Uroxatral (αλφουζοσίνη) ή φάρμακα που συρρικνώνουν τον προστάτη όπως Proscar (φιναστερίδη) ή Avodart (δουταστερίδη). Οι α-αναστολείς χρησιμοποιούνται συνήθως για να βοηθήσουν στην ανακούφιση της συχνουρίας και της μειωμένης ροής των ούρων που προκαλούνται από την ΚΥΠ.

Έχω πολλές φορές συνταγογραφήσει τα φάρμακα αυτά σε πολλούς ασθενείς μου στο πέρασμα των χρόνων. Δοκίμασα 2 από τα φάρμακα αυτά, ακριβώς μία φορά το καθένα, για να διαπιστώσω αν θα με βοηθούσαν στα συμπτώματά μου. Αμέσως ανέπτυξα ταχυκαρδία και αίσθημα ζάλης και με τα 2 φάρμακα και αναγκάστηκα να τα διακόψω. Φυσικά, δεν είχαν απολύτως κανένα αποτέλεσμα στον πόνο. Στη συνέχεια ξεκίνησα το Proscar (επίσης χρησιμοποιείται για τα συμπτώματα της ΚΥΠ) έχοντας προειδοποιηθεί ότι θα πρέπει να ληφθεί για μήνες προκειμένου να είναι αποτελεσματικό για την προστατίτιδα. Ανησυχούσα για τις πιθανές ανεπιθύμητες ενέργειες του φαρμάκου, που περιλαμβάνουν τη στυτική δυσλειτουργία και τη γυναικομαστία (διόγκωση του στήθους στους άνδρες)! Παρότι ανησυχούσα για τις παρενέργειες, τα συμπτώματα με αυξανόμενο ρυθμό μου κατέστρεφαν τη ζωή και αισθάνθηκα ότι έπρεπε να κάνω κάτι, αφού δεν θα ήθελα πια να ζω εφόσον αυτό συνεχιζόταν κι άλλο.

Έτσι άρχισα να παίρνω το Proscar. Είχα σταματήσει τη λήψη της ιμπουπροφένης λόγω γαστρικών διαταραχών και επειδή ούτως ή άλλως δεν είχε κανένα αποτέλεσμα στον πόνο. Έπαιρνα υπνωτικά φάρμακα περίπου κάθε τρίτη νύχτα. Ήταν ένα είδος «λιχουδιάς» γιατί έτσι μπορούσα να κοιμηθώ περισσότερο από 2 ώρες χωρίς να ξυπνήσω με πόνο. Δυστυχώς, ο πόνος ήταν συνεχής και πλέον έκλαιγα ώρες-ώρες. Αυτό καθιστούσε δύσκολη τη ζωή στο σπίτι και στη δουλειά. Το καλοκαίρι τελείωσε και τα παιδιά επέστρεψαν στο σχολείο και εγώ ήμουν δυστυχισμένος. Στη συνέχεια άρχισε η συχνουρία. Ξεκίνησε σταδιακά, αλλά μέσα στους επόμενους μήνες δημιουργήθηκε η ανάγκη να ουρώ σχεδόν κάθε ώρα. Στη χειρότερη φάση έπρεπε να ουρώ κάθε 15 λεπτά και ήταν δύσκολο να βλέπω ασθενείς. Το προσωπικό του ιατρείου μου καταλάβαινε ότι κάτι δεν πήγαινε καλά γιατί έπρεπε να χρησιμοποιώ διαρκώς το μπάνιο. Τα πράγματα χειροτέρευαν καθώς δε μπορούσα να αδειάσω εντελώς την κύστη μου, ενώ περιστασιακά έβρεχα τα εσώρουχα και το παντελόνι μου ερχόμενος σε μεγάλη αμηχανία. Άρχισα να καταλαβαίνω γιατί μερικοί άνθρωποι με σοβαρά ιατρικά προβλήματα μπορεί να σκεφτούν την αυτοκτονία. Επιπλέον, έχανα βάρος αφού η διάθεση μου είχε επιδεινωθεί και δεν ήθελα να φάω.

Συμβουλεύτηκα αρκετούς άλλους ουρολόγους εκείνη την περίοδο. Ήταν γιατροί της τοπικής κοινωνίας μου, τους οποίους γνώριζα και υπολειπτόμουν.

Θεωρούσαν ότι είχα χρόνια προστατίτιδα και με προειδοποίησαν ότι τα συμπτώματα θα μπορούσαν να συνεχιστούν για αρκετό χρονικό διάστημα. Δε μου άρεσε να το ακούω αυτό. Ο ένας μου πρότεινε να πίνω μεγάλες ποσότητες υγρών και θεώρησε ότι η μπύρα ήταν ιδιαίτερα κατάλληλη για αυτό το σκοπό. Υπακούοντας αύξησα την πρόσληψη υγρών (όχι όμως μπίρας - έκανε την άσκηση της ιατρικής λίγο δύσκολη), που δυστυχώς απλώς επιδείνωσε τη συχνουρία μου. Ένας άλλος ουρολόγος συνέστησε ένα συμπλήρωμα που ονομάζεται «Κερσετίνη» το οποίο και άρχισα υπάκουα. Το αυξημένο σεξ που ήταν άκρως συνιστώμενο από όλους (ακούγεται φοβερή ιδέα γενικά) δε φαινόταν να βοηθάει, αλλά αντίθετα γινόταν δυσάρεστο. Δεν είχα καμία δυσκολία στην επίτευξη στύσης, αλλά αυτή ήταν επώδυνη και ο οργασμός ενοχλητικός. Είχα φτάσει στο έσχατο όριο της απελπισίας. Είχα πλέον αρχίσει να εμφανίζω δυσκοιλιότητα και χρησιμοποιούσα υπακτικά, συμπληρώματα με φυτικές ίνες και συχνά υπόθετα.

Η κορύφωση του δράματος συνέβη το Νοέμβριο. Είχα εισιτήρια για τη συναυλία ενός ροκ συγκροτήματος που είχα δει αρκετές φορές από τη δεκαετία του εβδομήντα. Θα έπαιζαν στο Λος Άντζελες για μία μόνο βραδιά στο θέατρο Κόντακ (εκεί όπου γίνεται η τελετή των Βραβείων Όσκαρ τα τελευταία χρόνια). Είχα αρχίσει να νιώθω νευρικότητα λόγω του ότι η θέση μου δεν ήταν στο διάδρομο και φοβόμουν μήπως χρειαστεί να πηγαίνω στο μπάνιο συχνά και ενοχλώ τους άλλους θεατές. Επίσης δεν ήμουν σίγουρος ότι θα μπορούσα να αντέξω ολόκληρο το ταξίδι με την κίνηση του Λος Άντζελες χωρίς να χρειαστεί να σταματήσω για τουαλέτα! Τελοσπάντων, καθώς παιζόταν το πρώτο τραγούδι ένιωσα πως έπρεπε να ουρήσω. Οι σειρές των καθισμάτων ήταν τόσο κοντά η μία στην άλλη που έπρεπε να σηκωθούν όλοι για να περάσω. Μέχρι να φτάσω στο διάδρομο έκλαιγα απαρηγόρητα. Κατάφερα να μείνω μέχρι τα μισά της συναυλίας, αλλά στο λόμπι. Δε μπορούσα να αντέξω να επιστρέψω στη θέση μου και γύρισα στο σπίτι πολύ καταβεβλημένος. Είχα αληθινά φτάσει στα όρια μου.

Η σύζυγός μου άρχισε να επισκέπτεται ιστότοπους στο διαδίκτυο για να δει αν υπήρχε κάτι νέο για να θεραπεύσει τη «χρόνια προστατίτιδα». Οφείλω να ομολογήσω ότι δεν ενθάρρυνα τη σύζυγό μου όσον αφορά το θέμα αυτό. Θεωρούσα (λανθασμένα εκ των υστέρων) ότι ήταν απίθανο να βρεθεί βοήθεια για μένα. Ως γιατρός με είκοσι πέντε χρόνια εμπειρία και αφού είχα συμβουλευτεί αρκετούς ουρολόγους πίστευα ότι ήταν απίθανο να βρεθεί βοήθεια εκεί. Θυμάμαι επίσης πόσοι ασθενείς μου έφερναν άχρηστες πληροφορίες από το διαδίκτυο σχετικά με τα προβλήματα υγείας τους. Η σύζυγός μου εκτύπωσε μερικές σελίδες από την ιστοσελίδα του Δρ. Γουάιζ (www.pelvicpainhelp.com) και τις έβαλε στο γραφείο μου στο σπίτι. Μου επεσήμανε ότι το σύμπλεγμα των συμπτωμάτων μου ήταν σχεδόν ακριβώς αυτό που περιέγραφε ο Δρ Γουάιζ. Διάβασε για το Πρωτόκολλο του Στάνφορντ και ορθά κατέληξε στο συμπέρασμα ότι τα συμπτώματά μου σχετίζονταν με το άγχος και ότι ίσως εκείνος θα μπορούσε να με βοηθήσει.

Ακόμα δεν ήμουν έτοιμος να δεχτώ ότι είχα μια διαταραχή που σχετιζόταν με άγχος. Απρόθυμα αγόρασα το βιβλίο (δεν είχα αγοράσει ποτέ στη ζωή μου ένα βιβλίο αυτοβοήθειας). Όταν το βιβλίο έφτασε επιτέλους, άρχισα να το διαβάζω αλλά αναγκάστηκα να το σταματήσω, όταν διαπίστωσα ότι κάποιοι άνθρωποι είχαν αυτά τα συμπτώματα για δεκαετίες. Δεν το ήξερα αυτό και με έκανε να αποθαρρυνθώ ακόμα περισσότερο σε σημείο που ένιωθα ότι δε μπορούσα να συνεχίσω την ανάγνωση! Εντωμεταξύ, τα συμπτώματά μου συνέχιζαν αμείωτα. Η ζωή μου περιστρεφόταν γύρω από τον πόνο, τη συχνουρία, τη δυσκοιλιότητα, και την αυξανόμενη κατάθλιψη. Δεν έβρισκα απόλαυση σε τίποτα, συμπεριλαμβανομένων και των παιδιών μου.

Πλέον ήταν Νοέμβριος του 2005 και δεν ήξερα πού να στραφώ. Η σύζυγός μου τελικά με καλόπιασε να τηλεφωνήσω στο Δρ Γουάιζ και να δω εάν θα μπορούσε να προσφέρει την όποια βοήθεια. Εγώ ήμουν αρκετά επιφυλακτικός. Υπέθετα ότι, αν είχε την απάντηση - όλοι θα το γνώριζαν. Οι αποτελεσματικές θεραπείες για ασθένειες δεν αποτελούν μυστικά και, αν είναι επιτυχείς, όλοι τις αντιλαμβάνονται αργά ή γρήγορα. Οι ουρολόγοι που είχα συμβουλευτεί θα είχαν την ίδια πληροφόρηση, σωστά; Όταν μίλησα με τον Δρ Γουάιζ το Νοέμβριο φαινόταν να κατανοεί τα συμπτώματά μου σε αρκετή λεπτομέρεια και ότι η μόνη μου ανακούφιση (όσο προσωρινή και αν ήταν) βρισκόταν στα υπνωτικά χάπια. Αυτή η ανακούφιση από τα υπνωτικά χάπια οφείλεται, εν μέρει, στην επίδρασή τους ως μυοχαλαρωτικά. Άλλα φάρμακα που περιλαμβάνονται σε αυτή τη γενική κατηγορία είναι οι βενζοδιαζεπίνες, όπως το Valium (διαζεπάμη), Ativan (λοραζεπάμη), και Xanax (απραζολάμη). Ποτέ δεν είχα πάρει κανένα από αυτά τα φάρμακα καθώς χρησιμοποιούνται γενικά στις αγχώδεις διαταραχές.

Ακόμα δεν πίστευα ότι τα συμπτώματα μου σχετιζόταν με κάτι τέτοιο. Σε κάθε περίπτωση, ο Δρ Γουάιζ έκρινε ότι θα μπορούσε να με βοηθήσει και με προέτρεψε να πάω μέχρι το Σεμπάστομπολ για το κλινικό σχολείο του Πρωτοκόλλου του Στάνφορντ. Δήλωσα συμμετοχή στη συνεδρία του Δεκεμβρίου 2005. Ένιωσα κάποια σύντομη ανακούφιση στα συμπτώματα μετά από αυτήν τη συνομιλία - ενδέχεται να σχετιζόταν με κάποια χαλάρωση λόγω της αίσθησης ότι ίσως υπάρχει κάποια βοήθεια εν τέλει και ότι θα έκανα κάτι για αυτό το θέμα . Άνοιξα και πάλι το Ένας Πονοκέφαλος στην Πύελο και συνέχισα το διάβασμα πριν το ταξίδι μου προς το Βορρά. Η σύντομη και μικρή βελτίωση στα συμπτώματα κράτησε εξαιρετικά λίγο όσο πλησίαζε ο καιρός να πάω για το Πρωτόκολλο του Στάνφορντ. Μου φαινόταν απλά χάσιμο χρόνου και χρημάτων και ήμουν τελείως απελπισμένος, αν και είχα κάποια αμυδρή έστω ελπίδα ότι ίσως αυτή η θεραπεία με βοηθήσει.

Ο καιρός έφτασε. Ταξίδεψα αεροπορικώς στην περιοχή Μπέι και νοίκιασα ένα αυτοκίνητο για να δω ένα ουρολόγο ο οποίος επιβεβαίωσε τη διάγνωση του συνδρόμου του «χρόνιου πυελικού άλγους» . Στην αναμονή για να τον δώ, θυμάμαι ότι πήγα έξω να φάω (αν και δεν είχα πλέον καθόλου όρεξη) για να πάρω δυνάμεις και ένιωθα ότι έπρεπε απλά να κάνω στροφή και να γυρίσω πίσω στο σπίτι μου γιατί πραγματικά πίστευα ότι δε θα μπορούσε να γίνει τίποτα. Οδήγησα μέχρι τη Μποντέγκα Μπέι και πέρασα τη νύχτα απολύτως απελπισμένος σε μια πολύ όμορφη και γαλήνια τοποθεσία. Δε μπορούσα να απολαύσω ακόμα και αυτό το πανέμορφο περιβάλλον και ένιωθα ότι εάν δε μπορώ να βοηθηθώ ούτε εδώ, τότε δεν υπάρχει καμία λύση. Όταν έφτασα στο Σεμπάστοπολ έπαιρνα Proscar, Κερσετίνη και Cipro (σε περίπτωση που αυτό ήταν μία πραγματική λοίμωξη!), ορυκτέλαιο, psyllium (συμπληρώματα διατροφής με φυτικές ίνες), υπόθετα (στην περίπτωση που το λάδι και το psyllium δεν έκαναν δουλειά), και, φυσικά, τα υπνωτικά μου χάπια.

Οδήγησα το πρώτο πρωί μέχρι το χώρο του Δρ Γουάιζ χωρίς να περιμένω τίποτα νιώθοντας γελοίος που είχα κάνει όλο αυτό το ταξίδι. Γνώρισα τους άλλους δώδεκα περίπου ασθενείς οι οποίοι έκαναν επίσης το ταξίδι με συμπτώματα λίγο-πολύ παρόμοια με αυτά που αντιμετώπιζα εγώ - πολλοί από αυτούς είχαν συμπτώματα για χρόνια! Το τοπίο ήταν γαλήνιο και ο χώρος που είχε δημιουργήσει ο Δρ. Γουάιζ και το επιτελείο του απέπνεε αρκετή θαλπωρή. Περάσαμε πολλές ώρες της ημέρας μαζί κάνοντας ομαδική χαλάρωση, μαθαίνοντας διατάσεις και κάνοντας Ελευθέρωση Εναυσματικών Σημείων Πόνου με τον Τιμ Σόγιερ. Από το τέλος της πρώτης ημέρας παρατήρησα ότι κατά κάποιον τρόπο η ανάγκη να ουρώ είχε βελτιωθεί ελαφρώς και ότι δεν ήμουν αναγκασμένος να σηκώνομαι διαρκώς κατά τη διάρκεια των συνεδριών. Επίσης παρατήρησα ότι ο πόνος μειωνόταν (αν και στην αρχή μόνο προσωρινά) μετά τις συνεδρίες Ελευθέρωσης Εναυσματικών Σημείων Πόνου.

Είχα ακόμη σύμπτωματα εκείνο το πρώτο απόγευμα αλλά και ένα ψήγμα ελπίδας ότι ίσως κάτι πετύχω με αυτές τις παρεμβάσεις. Σίγουρα δεν ήμουν έτοιμος να σταματήσω το οποιοδήποτε χάπι μου ακόμα! Υπήρχαν τέσσερις επιπλέον ημέρες με συνεδρίες χαλάρωσης, διατάσεις, Ελευθέρωση Εναυσματικών Σημείων του Πόνου (αυτή η τεχνική συνίσταται στην άσκηση άμεσης πίεσης με το δάκτυλο και τη χρήση γαντιού και λιπαντικού σε ευαίσθητες περιοχές στο ορθό που με τη σειρά τους μεταδίδουν πίεση προς τους υποκείμενους μυς που βρίσκονται σε σπασμό) και συζήτηση. Το τρίτο πρωί ξύπνησα (μετά από 2 ημέρες θεραπείας) και είχα την πρώτη κανονική κένωση μετά από μήνες. Αυτό συνήθως δεν αποτελεί λόγο για πανηγυρισμούς αλλά είχα ένα ελπιδοφόρο συναίσθημα. Ένιωθα προοδευτική βελτίωση κατά τις επόμενες ημέρες του προγράμματος με μείωση όλων των συμπτωμάτων που είχα. Τα συμπτώματα είχαν εξάρσεις και υφέσεις και ήμουν αισιόδοξος όταν βελτιώνονταν, αλλά θλιμμένος όταν επέστρεφαν. Σταμάτησα εντελώς τα φάρμακα Proscar, Κερσετίνη και Cipro, την τελευταία νύχτα. Κατέληξα στο συμπέρασμα ότι δεν έπαιζαν κανένα απολύτως ρόλο σε αυτή τη διαταραχή. (Η άλλη εκδοχή μολονότι εξαιρετικά απίθανη είναι ότι ξαφνικά όλα αυτά τα φάρμακα «με θεράπευσαν» -τα είχα πάρει για αρκετό καιρό πια!).

Ο πόνος, η δυσκοιλιότητα, η συχνουρία και το σημαντικότερο, η διάθεσή μου είχαν βελτιωθεί εντυπωσιακά. Θυμάμαι χαρακτηριστικά να κάθομαι στον τερματικό σταθμό του αεροδρομίου του Όκλαντ επιστρέφοντας στο Λος Άντζελες και να αισθάνομαι την απόλυτη ευφορία! Δεν είχα καθόλου συμπτώματα! Ποτέ δεν είχα απολαύσει την παραμονή μου σε ένα αεροδρόμιο τόσο πολύ σε όλη μου τη ζωή. Δε χρειάστηκε να χρησιμοποιήσω το μπάνιο ούτε μία φορά από την άφιξη στο αεροδρόμιο μέχρι να προσγειωθούμε στο Λος Άντζελες (πιθανότατα 3 ώρες συνολικά). Αυτό ήταν το μακρύτερο διάστημα σε 3-4 μήνες ίσως.

Δυστυχώς, όπως είχε προβλέψει ο Δρ Γουάιζ, η ευφορία και η έλλειψη συμπτωμάτων δεν κράτησαν πολύ. Όταν επέστρεψα στο Λος Άντζελες και στο άγχος της καριέρας και της ζωή μου τα συμπτώματα επανήλθαν σε διάστημα περίπου μιας εβδομάδας, αν και όχι στο βαθμό που ήταν πριν από το κλινικό σχολείο του Πρωτοκόλλου του Στάνφορντ. Συνέχισα να ακούω τα ηχογραφημένα μηνύματα όσο το δυνατόν περισσότερο και να κάνω τις διατάσεις που είχα διδαχθεί 3-4 φορές την ημέρα. Ήταν χρονοβόρο και προσπαθούσα να κάνω όλα όσα είχα διδαχθεί συμπεριλαμβανομένης της μείωσης εργασίας και του προσωπικού άγχους που είναι πιθανώς το δυσκολότερο πράγμα να ελέγξεις. Τα συμπτώματα βελτιώθηκαν και πάλι εντός των επομένων μηνών χρησιμοποιώντας τις ηχογραφήσεις και τις διατάσεις και ένιωθα ότι υπάρχει ελπίδα, αν και συνεχιζόταν η αυξομείωση των συμπτωμάτων μου.

Αρχικά δεν εφάρμοζα την Ελευθέρωση Εναυσματικών Σημείων του Πόνου όταν επέστρεψα στο Λος Άντζελες καθώς προσπαθούσα να δω αν θα μπορούσα να τα καταφέρω χωρίς αυτή. Είχα βελτιωθεί σημαντικά αλλά τώρα ήλπιζα σε πλήρη απαλλαγή από τα συμπτώματα μου. Ρώτησα τον φυσιοθεραπευτή μου (τον οποίο γνώριζα και χρησιμοποιούσα για χρόνια για μια ποικιλία ασήμαντων μυοσκελετικών καταστάσεων) εάν ήταν πρόθυμος να μάθει την τεχνική. Του έδωσα να διαβάσει ένα αντίγραφο του Ένας Πονοκέφαλος στην Πύελο. Μετά από αρκετές συνεδρίες ήταν σε θέση να εκτελέσει αποτελεσματικά την Ελευθέρωση Εναυσματικών Σημείων του Πόνου. Για καλή μου τύχη είχε προηγουμένως χρησιμοποιήσει τεχνικές

Ελευθέρωσης Εναυσματικών Σημείων του Πόνου εκτενώς σε ποικίλες μυοσκελετικές καταστάσεις και ήταν αρκετά ευαίσθητος στον προφανή λεπτό χαρακτήρα αυτού του συγκεκριμένου τύπου παρέμβασης. Ξεκίνησα τη θεραπεία Ελευθέρωσης Εναυσματικών Εκλυτικών Σημείων του Πόνου εβδομαδιαία στο Λος Άντζελες το Μάρτιο του 2006 (περίπου τρεις μήνες μετά την αναχώρηση μου από το Σεμπάστομπολ). Με αυτή την προσθήκη στις καθημερινές μου διατάσεις και τα ηχογραφημένα μηνύματα χαλάρωσης 2-3 φορές την εβδομάδα είχα ελάχιστα συμπτώματα από τις αρχές Μαΐου 2006. Αποδίδω όλη την επιτυχία στη μέθοδο που ο Δρ Γουάιζ και οι συνάδελφοί του έχουν ανακαλύψει. Δεν παίρνω καμιά απολύτως φαρμακευτική αγωγή πλέον και δεν εμφανίζω δυσκοιλιότητα, συχνοουρία, και σχεδόν καθόλου πόνο. Επίσης μπορώ να καθίσω σε οποιαδήποτε καρέκλα χωρίς μαξιλαράκι (το οποίο παρέλειψα να αναφέρω ότι έπαιρνα μαζί σε εστιατόρια όταν τα συμπτώματα μου ήταν σε έξαρση).

Ίσως θα ήταν ωραίο εάν υπήρχε «απλούστερη προσέγγιση» που να είναι επιτυχής. Ποιός δε θα ήθελε την επίλυση ενός τέτοιου προβλήματος με κάνα-δυό χάπια για μια εβδομάδα ή δύο; Δυστυχώς, δεν πιστεύω ότι υπάρχει κάτι τέτοιο. Στην πραγματικότητα θεωρώ ότι είναι αξιοσημείωτο το γεγονός ότι η θεραπεία (με την πρώτη ματιά φαίνεται κάπως περίπλοκη) ήταν δυνατό να βρεθεί. Απαιτεί μία πολυπαραγοντική προσέγγιση για μεγάλο χρονικό διάστημα. Δεν αποτελεί μια απλή θεραπεία που μπορεί να δοθεί σε μία 15λεπτη επίσκεψη. Όπως ανακάλυψα όταν προσπαθούσα να περιορίσω την Ελευθέρωση Εναυσματικών Σημείων του Πόνου, είναι σαφές ότι όλες οι συστάσεις από τον Δρ Γουάιζ είναι αναγκαίες (τουλάχιστον ήταν για μένα). Πιστεύω επίσης ακράδαντα πως η εντατική αρχική προσέγγιση αυτής της διαταραχής (όπως το Πρωτόκολλο του Στάνφορντ) είναι απαραίτητη. Θεωρώ ότι αν είχα δοκιμάσει όλα τα μέρη αποσπασματικά πάλι θα είχα βελτίωση αλλά μάλλον θα χρειαζόταν πολύ περισσότερος χρόνος... ίσως δε θα βελτιωνόμουν ποτέ.

Ως γιατρός είμαι συγκλονισμένος από την έλλειψη γνώσης και τις γελοίες προτάσεις σχετικά με την παρούσα διαταραχή από τους ουρολόγους που συμβουλεύτηκα. Ανέφερα νωρίτερα τη σύσταση να πίνω μπύρα. Ορισμένες από τις άλλες συστάσεις σχετικά με τη σεξουαλική επαφή είναι σχεδόν κωμικές , όπως το «μην κρατιέσαι» κατά την επαφή και να έχεις επαφές ακριβώς 3 φορές την εβδομάδα. Προς τιμήν τους, δε φάνηκε να προσβλήθηκαν όταν τους πρόσφερα ένα αντίγραφο του βιβλίου του Δρ Γουάιζ. Όπως υπογράμμισε ο Δρ Γουάιζ στο βιβλίο του, υπάρχει μια πληθώρα λόγων που οι ουρολόγοι δεν ενημερώνονται σχετικά με την παρούσα διαταραχή γεγονός το οποίο είναι πράγματι λυπηρό, διότι είναι ένα από τα πιο κοινά νοσήματα για τα οποία απευθύνεται κανείς σε ουρολόγο. Φυσικά έχω αλλάξει τον τρόπο με τον οποίο αντιμετωπίζω τους ασθενείς με αυτή διαταραχή. Ως γιατρός πρωτοβάθμιας περίθαλψης είμαι ο πρώτος γιατρός που βλέπει πολλούς ασθενείς με αυτή τη διαταραχή. Μετά από την κατάλληλη αξιολόγηση και σαφή διάγνωση τους συστήνω το βιβλίο του Δρ Γουάιζ. Τους παραπέμπω σε ουρολόγο μόνο αν υπάρχει κάτι ασυνήθιστο που απαιτεί την παρέμβαση που μόνο ένας ουρολόγος μπορεί να προσφέρει. Ας ελπίσουμε ότι θα υπάρξει περαιτέρω έρευνα σχετικά με αυτή τη διαταραχή αλλά κατά τη γνώμη μου δεν υπάρχει αμφιβολία ότι η προσέγγιση του Δρ Γουάιζ είναι η σωστή για όσους ταλαιπωρούνται από αυτή την κατάσταση.

Δεν έχει περάσει ούτε μέρα από τότε που επέστρεψα από τη Σεμπάστομπολ που να μην αναλογιστώ την εμπειρία μου και πόσο ευγνώμων είμαι στον Δρ Γουάιζ που κατάφερα να επιστρέψω στη παλιά μου ζωή.

Η περίπτωση ενός 20-χρονου ασθενούς το 2014

Ήμουν 20 ετών όταν ξεκίνησαν τα συμπτώματά μου σαν να με εκδικούνταν. Βρισκόμουν σε συνεχή πόνο, πονώντας βαθιά στην πύελο και έχοντας συνεχή επιθυμία για ούρηση μέρα-νύχτα. Επί μήνες δεν νομίζω πως κοιμήθηκα για πάνω από μία ώρα συνεχόμενα (συνήθως με διαλείμματα των 20-40 λεπτών), ακόμη και με υπνωτικά. Ωστόσο, από τότε που διάβασα αυτό το βιβλίο και είχα την τύχη να παρακολουθήσω την κλινική, εφαρμόζοντας ενεργά τις μεθόδους που διδάχτηκα, σημείωσα τρομακτική βελτίωση. Τα συμπτώματά μου ελαττώθηκαν κατά 75%, κατά μια συντηρητική εκτί-μηση, ενώ μερικές φορές δεν έχω συμπτώματα. Όλα αυτά ήταν για μένα απλά ένα όνειρο όταν άρχισε αυτό το βασανιστήριο. Έτσι λοιπόν για όσους βρίσκονται σε απόγνωση, όπως και εγώ κάποτε, υπάρχει ελπίδα, και για πολλούς η ελπίδα βρίσκεται στην ενεργητική εφαρμογή των μεθόδων που διδάσκονται σε αυτό το βιβλίο.

Η περίπτωση μιας 39χρονης γυναίκας

Έχω παλέψει με τον πόνο κατά τη διάρκεια της σεξουαλικής συνεύρεσης από τα 17 μου έτη όταν και έχασα την παρθενιά μου. Εκείνη η πρώτη φορά ήταν εξαιρετικά επώδυνη και συνέχισε να είναι έτσι για σχεδόν 20 χρόνια. Για πολλά χρόνια, δεν είχα ιδέα ότι δε θα έπρεπε να πονώ. Ήμουν σε κατάσταση μεγάλης άρνησης για την αντιμετώπιση αυτού του πολύ προσωπικού και ευαίσθητου θέματος. Αν και πάντα άκουγα τους άλλους (σε προσωπικό επίπεδο και στα μέσα μαζικής ενημέρωσης) να μιλάνε για τις χαρές του σεξ, εγώ δε μπορούσα να τις νιώσω. Το σεξ για μένα ήταν μια εμπειρία γεμάτη με αγωνία, φόβο και κυριολεκτικό σωματικό πόνο. Αισθανόμουν αμηχανία και ντροπή όταν άκουγα άλλους να μιλάνε για σεξ (καθώς και κατά τις δικές μου επαφές, επειδή δε μπορούσα ποτέ να είμαι ειλικρινής με τους συντρόφους μου).

Όταν γνώρισα το σύζυγό μου στην ηλικία των 34 ετών, αντιμετώπισα τελικά αυτή την κατάσταση. Σκέφτηκα μια χειρουργική επέμβαση αλλά λίγο μετά έμεινα έγκυος (κατόπιν επώδυνης συνεύρεσης). Δεδομένου ότι οι γιατροί πίστευαν ότι ένας κολπικός τοκετός μπορούσε να βοηθήσει τον πόνο μου, με συμβούλεψαν να περιμένω μέχρι να γεννήσω. Δυστυχώς, έκανα καισαρική. Λίγους μήνες αργότερα, ο σύζυγός μου και εγώ επισκεφθήκαμε την κλινική του Δρ Γουάιζ στη Σεμπάστομπολ. Αφού διδάχθηκα και έκανα τη φυσιοθεραπεία και τις ασκήσεις αναπνοής για λίγες εβδομάδες, είχαμε επαφές σχεδόν χωρίς καθόλου πόνο και έμεινα έγκυος ξανά! Συνέχισα με τις ασκήσεις αναπνοής και τη φυσιοθεραπεία καθημερινά για τους επό-μενους 9 μήνες. Η χαλάρωση που επιτυγχάνεται από αυτές τις ασκήσεις πιστεύω ότι με βοήθησε να έχω έναν κολπικό τοκετό χωρίς απολύτως κανένα φάρμακο (αυτό ήταν μόλις 12 μήνες μετά από μία καισαρική που είχαν χρειαστεί φάρμακα!). Ο κολπικός τοκετός έκανε τεράστια διαφορά σε μένα. Τις περισσότερες φορές πλέον δεν υποφέρω από πόνο ή ενόχληση κατά τη συνεύρεση. Ελπίζω ότι συνεχίζοντας με το πρωτοκόλλο του Δρ Γουάιζ θα είμαι 100% χωρίς πόνο στο εγγύς μέλλον.

Το πρωτοκόλλο του Δρ Γουάιζ δεν είναι μια εύκολη διόρθωση του προβλήματος. Απαιτεί χρόνο, υπομονή και επιμονή. Ωστόσο, πιστεύω ότι βοηθά να αλλάξει η αγχώδης αντίδραση στην οποία έχει συνηθίσει το σώμα μου μετά από σχεδόν 20 χρόνια επώδυνων συνευρέσεων. Με έχει βοηθήσει να αισθάνομαι πιο άνετα με το σώμα μου και να συνδεθώ σεξουαλικά με το σύζυγό μου με περισσότερη άνεση, ευχαρίστηση και, συνεπώς, οικειότητα.

Η περίπτωση ενός 27χρονου επιχειρηματία

Το πυελικό άλγος άρχισε από το αριστερό άκρο του πέους μου. Πήγα σε πάνω από είκοσι γιατρούς, έκανα επείγουσα εισαγωγή στο νοσοκομείο, έκανα αξονική τομογραφία, υπερήχους και πολλά άλλα για να βρώ την αιτία του πόνου. Σταδιακά ο πόνος εξαπλώθηκε και το να καθίσω, να κοιμηθώ, να περπατήσω και κάθε δραστηριότητα της καθημερινής μου ζωής ήταν επώδυνη. Μέσα από μια έρευνα στο διαδίκτυο πίστεψα ότι μπορεί να έχω σύνδρομο παγίδευσης του έσω αιδοιϊκού νεύρου (ΣΠΕΑΝ). Έκανα μια νευροφυσιολογική μελέτη του έσω αιδοιϊκού νεύρου. Βγήκε θετική, δείχνοντας ακανόνιστες απαντήσεις του νεύρου. Το ΣΠΕΑΝ ήταν ένας όρος που μου προκάλεσε τρόμο. Οι πληροφορίες στο διαδίκτυο ανέφεραν ότι με αυτά τα αποτελέσματα εξετάσεων δεν θα μπορούσα ποτέ να έχω σεξουαλικές επαφές απαλλαγμένες από πόνο, το να κάθομαι θα ήταν πάντα επώδυνο, και καθώς περνούσε ο καιρός θα υπήρχε επιδείνωση. Διάβασα στο διαδίκτυο ότι μερικοί άνθρωποι δοκίμαζαν νέες τεχνικές φυσιοθεραπείας για να βελτιώσουν την κατάσταση τους.

Βρήκα μια φυσιοθεραπεύτρια στην περιοχή μου και άρχισα να κάνω θεραπείες μαζί της. Άρχισα να αισθάνομαι κάπως καλύτερα με την ελευθέρωση των εσωτερικών εναυσματικών σημείων πόνου. Ωστόσο, παρά την προσωρινή ανακούφιση, ο πόνος πάντα επέστρεφε. Μου έδωσε να διαβάσω μια στοίβα βιβλία. Ένα από αυτά ήταν το *Ένας Πονοκέφαλος στην Πύελο*. Ήμουν συνεπαρμένος με το γεγονός ότι υπήρχε ένα βιβλίο εκεί έξω που περιέγραφε την κατάστασή μου με πλήρη λεπτομέρεια. Η θεραπευτική προσέγγιση έβγαζε *νόημα για μένα. Παρακολούθησα το κλινικό σχολείο και διδάχθηκα έναν πλήρη οδηγό αυτοθεραπείας.*

Μου δόθηκε η δύναμη να πάρω τον έλεγχο της κατάστασής μου. Αφιέρωσα τη ζωή μου στη θεραπεία. Πέρναγα περίπου τέσσερις έως οκτώ ώρες την ημέρα κάνοντας Παράδοξη Χαλάρωση, διατάσεις, ρολάρισμα του δέρματος, τρέξιμο και ζεστά μπάνια. Επένδυσα χρήματα για την αγορά ενός τζακούζι και ενός κυλιόμενου τάπητα γυμναστικής. Τόσο αφοσιωμένος ήμουν. Μέσα σε τέσσερις μήνες είχα απαλλαχτεί από τον πόνο. Μέσα από αυτή τη διαδικασία, συνειδητοποίησα πολλά. Το πιο σημαντικό ήταν ότι, προκειμένου να αναρρώσεις πλήρως σε ελάχιστο χρόνο, το πρωτόκολλο έπρεπε να ακολουθηθεί ευλαβικά. Αν έκανα τρία από τα τέσσερα βήματα, θα έβρισκα ανακούφιση, αλλά όχι πλήρη ανάρρωση. Αξιολόγησα τη θεραπεία μου, και προσπάθησα να τη βελτιώσω. Συνειδητοποίησα ότι δε μπορούσα να κάνω ρολάρισμα του δέρματος στην πλάτη μου τόσο αποτελεσματικά όσο ένας θεραπευτής. Έτσι, πήγα σε ένα φυσιοθεραπευτή μόνο για το ρολάρισμα του δέρματος. Βεβαιότατα αυτό ήταν το κομμάτι που έλειπε για να συμπληρωθεί το παζλ. Κάποια στιγμή κατάφερα και συμμορφώθηκα κατά 100 % με τις αρχές του πρωτοκόλλου. Αισθάνθηκα 100% καλύτερα. Θα ήθελα απλώς να σας ευχαριστήσω ξανά Δρ Γουάιζ, έχετε σώσει τη ζωή μου, χωρίς το πρωτόκολλο πιθανότατα θα συνέχιζα να υφίσταμαι σωματικό και ψυχικό πόνο για πάντα, ΣΑΣ ΕΥΧΑΡΙΣΤΩ!

Η περίπτωση μιας 41χρονης γυναίκας στέλεχος επιχείρησης

Όλα ξεκίνησαν σε ένα πάρτυ για το Χάλογουιν το 2009 όπου έπαιζε το συγκρότημα του συντρόφου μου. Οι πόνοι στην κοιλιακή χώρα ήταν τόσο έντονοι που αναγκάστηκα να φύγω πριν το συγκρότημα καν ξεκινήσει. Και έτσι ξεκίνησε αυτό που αργότερα άρχισα να αποκαλώ η Οδύσσεια της Κύστης μου 2010. Την επόμενη ημέρα επρόκειτο να φύγω για μια δημόσια ομιλία που είχε τεντώσει τα νεύρα μου, αλλά ο πόνος δε μου το επέτρεψε. Αντ' αυτού, επισκέφθηκα το γενικό γιατρό μου ο οποίος συνέστησε μια σειρά εξετάσεων. Τελικά διαγνώστηκα με ελικοβακτηρίδιο του πυλωρού, μια μόλυνση στο στομάχι που είναι η κυριότερη αιτία της δημιουργίας έλκους.

Μου συνταγογράφησε μια δεκαήμερη θεραπεία με ισχυρά αντιβιοτικά που με έκαναν να αισθάνομαι σα μεθυσμένη, σα να υπήρχε μια ομίχλη στο κεφάλι μου. Παρά το γεγονός αυτό και το ότι δεν είχα πάρει αντιβιοτικά για πάνω από 20 χρόνια, ο γιατρός μου με ενθάρρυνε να ολοκληρώσω τη θεραπεία. Μη θέλοντας να αναγκαστώ να ξεκινήσω από την αρχή αυτά τα απαίσια φάρμακα, τήρησα το πρόγραμμα και η λοίμωξη του ελικοβακτηριδίου του πυλωρού υποχώρησε.

Αφού ολοκλήρωσα τη φαρμακευτική αγωγή, αισθάνθηκα αδύναμη και εξαντλημένη. Επέστρεφα στο σπίτι από τη δουλειά και σωριαζόμουν στον καναπέ με το παλτό και τα γυαλιά ηλίου και με έπαιρνε ο ύπνος καθιστή. Μέχρι εκείνη το στιγμή της ζωής μου, ήμουν πάντα πολύ υγιής και δραστήρια και αυτή η απώλεια ενέργειας με ώθησε να αναζητήσω τη φροντίδα ενός ολιστικού ιατρικού κέντρου για την εξισορρόπηση της χημείας του σώματος μου.

Ένα μήνα αφού τελείωσα τα αντιβιοτικά, ένα Σάββατο βράδυ, άρχισα να έχω συμπτώματα ουρολοίμωξης. Η επόμενη μέρα, Κυριακή, ήταν ίσως η πιο επώδυνη ημέρα της ζωής μου. Ήμουν διπλωμένη από τον πόνο όλη την ημέρα, αλλά περίμενα μέχρι τη Δευτέρα για να δώ το γιατρό μου στο ολιστικό ιατρικό κέντρο. Η ανάλυση ούρων αποκάλυψε ότι, πράγματι, είχα μια λοίμωξη στην ουροδόχο κύστη και μου συνταγογραφήθηκε άλλος ένας κύκλος αντιβιοτικών. Ήταν το τελευταίο πράγμα που ήθελα να πάρω, μετά από αυτό που μου είχε κάνει ο τελευταίος κύκλος αντιβιοτικών, αλλά ήθελα να απομακρυνθεί η ουρολοίμωξη. Περίμενα μερικές ημέρες πριν ξεκινήσω τα αντιβιοτικά με την ελπίδα ότι η ουρολοίμωξη θα πέρναγε από μόνη της. Όταν δεν πέρασε και δε μπορούσα να αντέξω άλλο τον πόνο, κατέρρευσα και τα πήρα. Τα συμπτώματα μειώθηκαν, αλλά δεν απομακρύνθηκαν εντελώς. Μια άλλη ανάλυση ούρων αποκάλυψε ότι εξακολουθούσα να έχω μια ήπια μόλυνση για την οποία συνταγογραφήθηκαν περισσότερα αντιβιοτικά. Όταν ολοκληρώθηκε και αυτός ο κύκλος αντιβιοτικών, η λοίμωξη απομακρύνθηκε, αλλά ακόμα είχα επιτακτικότητα και συχνουρία.

Οι γιατροί στο ολιστικό ιατρικό κέντρο ανέφεραν ότι πιθανόν να είχα διάμεση κυστίτιδα, αλλά ότι η ιατρική πράξη για τη διάγνωση της, η κυστεοσκόπηση, συχνά μπορεί να προκαλέσει πιο περίπλοκα κυστικά προβλήματα. Επίσης, η βελονίστρια μου στο κέντρο διαγνώστηκε με ουρολοίμωξη οκτώ χρόνια νωρίτερα και κατάφερε να θεραπευτεί μόνη της με βότανα. Εκ των υστέρων, θεωρώ ότι ήμουν τυχερή. Αν και αποδείχθηκε ότι δεν είχα διάμεση κυστίτιδα, τουλάχιστον οι γιατροί μου δεν επιδείνωσαν την κατάσταση μου όπως γίνεται στην περίπτωση πολλών ασθενών με σύνδρομο χρόνιου πυελικού άλγους (Σ.Χ.Π.Α.). Πιάστηκα από αυτή την πληροφορία, ότι δηλαδή η βελονίστρια μου είχε θεραπευτεί μόνη της, και άρχισα την αναζήτηση θεραπείας. Εάν μπορούσε να το κάνει εκείνη, τότε θα μπορούσα και εγώ.

Αν δε γνώριζα την περίπτωση της βελονίστριας μου, θα μπορούσα να είχα βυθιστεί σε βαθιά κατάθλιψη. Βέβαια, είχα το δικό μου μερίδιο καταστροφικών σκέψεων. Ανησυχούσα για τη συνέχεια της σταδιοδρομίας μου επειδή απουσίαζα τόσο πολύ από τη δουλειά. Ανησυχούσα για τη σχέση μου επειδή είχα γίνει τόσο βαρετή. Και, φυσικά, πολλές φορές ανησυχούσα ότι μπορεί να μην καλυτερεύσω. Ποτέ. Ωστόσο, σε σύγκριση με πολλούς άλλους, εγώ διατηρούσα μια σχετικά καλή ψυχική κατάσταση καθώς έψαχνα για μια απάντηση και εάν η βελονίστρια μου δε μου είχε πει για τη δική της εμπειρία με τον κυστικό πόνο, η κατάσταση θα ήταν πολύ πιο δύσκολη. Αντίθετα, αφοσιώθηκα στην επίλυση του μυστηρίου της κατάστασης μου. Ήξερα ότι δεν ήθελα να ζήσω έτσι ούτε για ένα ακόμα λεπτό, για να μην πω για το υπόλοιπο της ζωής μου, αλλά δεν ήθελα να πεθάνω κιόλας. Έτσι, δεν υπήρχε άλλη επιλογή από το να γίνω υγιής ξανά.

Στους επόμενους μήνες, επισκέφθηκα μια σειρά από θεραπευτές εναλλακτικής ιατρικής στις Η.Π.Α. αναζητώντας θεραπεία για το φοβερό κυστικό μου πόνο. Διάβαζα ό,τι έπεφτε στα χέρια μου σχετικά με τη διάμεση κυστίτιδα και ήρθα σε επαφή με πολλούς ασθενείς τους οποίους γνώρισα μέσω του διαδικτύου. Επικεντρώθηκα στις ιστορίες επιτυχίας και απομακρύνθηκα από την πληθώρα των τραγωδιών που μαστίζει το διαδίκτυο. Δεν επισκέφθηκα ποτέ μου ουρολόγο. Η εμπειρία του πατέρα μου με τον καρκίνο του προστάτη μου άφησε μια καλοπροαίρετη δυσπιστία για τους ουρολόγους. Περιόρισα τη διατροφή σε ό,τι ενδείκνυται για την διάμεση κυστίτιδα. Βασικά, κατέληξα στο ψάρι, κοτόπουλο και μη όξινα λαχανικά· έχασα 9 κιλά σε τρεις μήνες. Η διατροφή και ο πόνος μου είχαν μπερδέψει απίστευτα την κοινωνική μου ζωή και έτσι αποσύρθηκα από το προσκήνιο. Στην αρχή απογοητεύτηκα, αλλά τελικά το δέχτηκα ως ένα πολύ αναγκαίο διάστημα για προσωπικό αναστοχασμό. Βοήθησε το ότι πίστευα ότι η κατάσταση μου ήταν προσωρινή.

Είναι αξιοσημείωτο το γεγονός ότι, ακόμη και αν οι γιατροί δεν είχαν διαγνώσει σωστά την κατάσταση μου, όλοι μου είπαν ότι χρειαζόταν να χαλαρώσω. Είχα μια δουλειά με υψηλά ποσοστά άγχους που δεν ταίριαζε στην προσωπικότητά μου και με έκανε να νιώθω δυστυχισμένη. Όλοι πρότειναν να βρω μια νέα εργασία, κάτι που ήταν αδύνατο λόγω του οικονομικού κλίματος της εποχής, αλλά πήρα σοβαρά υπόψιν αυτές τις προτάσεις και προέβη σε ορισμένες αναπροσαρμογές στις εργασιακές μου συνήθειες, που βελτίωσαν τα συμπτώματά μου. Ωστόσο, παρόλο που δεν ένιωθα αβάσταχτο πόνο, ακόμη είχα μια ενοχλητική πίεση και επιτακτικότητα με εξάρσεις και υφέσεις.

Μία μέρα, περίπου έξι μήνες μετά το πάρτυ του Χάλογουιν, είδα μια διαφήμιση σε ένα τοπικό περιοδικό φυσικής διατροφής για έναν φυσιοθεραπευτή ο οποίος εξειδικευόταν στην υγεία των γυναικών και το πυελικό άλγος. Δε θα ξεχάσω τη στιγμή που μπήκα στο γραφείο της φυσιοθεραπεύτριάς μου για πρώτη φορά μετά από μια ιδιαίτερα αγχωτική μέρα στη δουλειά. Τα συμπτώματά μου είχαν ενταθεί και δεν ήξερα τι να περιμένω από την επίσκεψη αυτή. Όταν μου εξήγησε τα εσωτερικά εναυσματικά σημεία του πόνου και τις τεχνικές μυοσκελετικής ελευθέρωσης, αιφνιδιάστηκα αλλά ήμουν απελπισμένη και πρόθυμη να δοκιμάσω οτιδήποτε εκτός από εργαλεία μέσα στην ουρήθρα μου. Μία ώρα αργότερα έφυγα από το θεραπευτήριο με δραστικά μειωμένο πόνο και την επόμενη μέρα για πρώτη φορά ήμουν απαλλαγμένη από πόνο από τότε που εμφανίστηκαν όλα αυτά. Είχα βρει κάτι.

Συνέχισα να βλέπω τη φυσιοθεραπεύτριά μου και με εκπαίδευσε στη δυσλειτουργία του πυελικού εδάφους. Μου δάνεισε ένα αντίτυπο του «Ένας Πονοκέφαλος στην Πύελο» και το διάβασα μονορούφι. Αυτοί οι άνθρωποι, οι Δρ Γουάιζ και Άντερσον, έχουν βρει την απάντηση. Τη στιγμή που τελείωσα το βιβλίο, τηλεφώνησα στο γραφείο του Δρ Γουάιζ και εξεπλάγην όταν απάντησε το τηλέφωνο. Η ήρεμη φωνή του ήταν καθησυχαστική και αμέσως είχα ελπίδες ότι αυτός ο θεραπευτής θα μπορούσε να με βοηθήσει. Δε θα ξεχάσω ποτέ όταν μου είπε ότι με θεωρούσε κατάλληλη υποψήφια για το κλινικό του σχολείο και ρώτησα «εννοείτε ότι υπάρχει πιθανότητα τα προβλήματα μου να εντοπίζονται εκτός της ουροδόχου κύστης μου, και όχι μέσα της;» και είπε απλά, «Ναι». Η καρδιά μου αναπήδησε. Αυτό είχα ελπίσει από την αρχή και είχα αποφασίσει ότι αυτός ο δρόμος άξιζε να διερευνηθεί. Ήμουν τόσο ευτυχής όταν έμαθα ότι η υποχρεωτική ουρολογική εξέταση με το Δρ. Σμιθ κατά την έναρξη του κλινικού σχολείου του Δρ. Γουάιζ δεν περιλαμβάνει κανενός είδους εισαγωγή εργαλείων στην ουρήθρα, γιατί αυτό θα ήταν αιτία για διακοπή της συμφωνίας μας. Ο Δρ Γουάιζ και εγώ ήμασταν στο ίδιο μήκος κύματος.

Παρακολούθησα το κλινικό σχολείο τον Αύγουστο του 2010 και από τότε η ζωή μου άλλαξε. Πήγα γνωρίζοντας ότι η φυσιοθεραπεία ήδη απέδιδε σε μένα, και ενώ ανυπομονούσα να διδαχθώ τις τεχνικές αυτο-θεραπείας για την ελευθέρωση των εναυσματικών σημείων πόνου, ενδιαφερόμουν κυρίως να μάθω τις τεχνικές της Παράδοξης Χαλάρωσης, γιατί έχω παλέψει με το άγχος όλη μου τη ζωή· το να μάθω να ελέγχω το άγχος μου ήταν ελκυστικό. Το ίδιο ήταν και μια μη επεμβατική αυτο- θεραπεία, με εστίαση στις διατάσεις και στη χαλάρωση. Η ουρολογική μου εξέταση από τον Δρ. Σμιθ ήταν εκπληκτική, κάτι που πολλοί άνθρωποι δεν αναφέρουν για τις ουρολογικές εξετάσεις. Στο τέλος της εξέτασης δήλωσε ότι, σύμφωνα με τις γνώσεις του, δεν είχα διάμεση κυστίτιδα και ότι τα προβλήματα μου σχετίζονταν με χρόνια μυϊκή σύσπαση στην πύελό μου. Αυτά ήταν τα καλύτερα νέα που είχα λάβει σε όλη μου τη ζωή! Το υπόλοιπο κλινικό σχολείο ήταν ένα όνειρο. Ήταν μεγάλη ανακούφιση να βρίσκεσαι σε ένα δωμάτιο γεμάτο με ανθρώπους που κατανοούσαν την απογοήτευση του να ζεις με χρόνιο πυελικό άλγος και ένιωσα ενδυναμωμένη μαθαίνοντας τις τεχνικές ανάρρωσης από τον Δρ Γουάιζ και τον Τιμ.

Μετά από το κλινικό σχολείο, τα συμπτώματα μου μειώθηκαν απότομα. Μέσα σε δύο μήνες ένιωθα φυσιολογικά σχεδόν σε τακτική βάση. Ξεκίνησα να δοκιμάζω τρόφιμα που δεν είχα φάει για μήνες και προς έκπληξη μου τα ανεχόμουν. Ακόμα έχω περιστασιακές εξάρσεις, αλλά είναι πολύ ηπιότερες απ' ότι ήταν πριν από το κλινικό σχολείο και συμβαίνουν μία φορά κάθε τρεις με τέσσερις εβδομάδες. Τον υπόλοιπο καιρό νιώθω εντελώς φυσιολογικά. Περιμένω ότι κάποια μέρα θα νιώθω εντελώς φυσιολογικά. Το καλύτερο είναι ότι δεν πανικοβάλλομαι όταν αρχίζω να αισθάνομαι μία έξαρση. Αντ' αυτού, εξασκώ το πρωτόκολλο και λέω στον εαυτό μου να χαλαρώσει από την ένταση που προκαλεί ο πόνος. Οι εξάρσεις σταματούν εντός της ημέρας. Το κατ' οίκον πρόγραμμα είναι χρονοβόρο και ανησυχούσα για τον πως θα το χωρούσα στο πολύ φορτωμένο πρόγραμμά μου, αλλά κατά κάποιον τρόπο το έχω καταφέρει και ανυπομονώ να το κάνω όταν επιστρέφω σπίτι από τη δουλειά κάθε μέρα. Δεν έχω επανέλθει στις συνηθισμένες σωματικές μου δραστηριότητες, όπως τα ταξίδια με ένα σακίδιο στην πλάτη, την ποδηλασία, ή το πιλάτες, αλλά είμαι σίγουρη ότι θα το κάνω μία μέρα. Αυτή μου η πεποίθηση κάνει αυτή την περίοδο ανάπαυλας υποφερτή. Για την ώρα περπατώ και κάνω γιόγκα.

Αυτό που έμαθα από όλα αυτά είναι ότι δεν έχω αντιμετωπίσει το άγχος πολύ καλά σε όλη μου τη ζωή και ότι το σώμα και το μυαλό μου δεν έχουν κατασκευαστεί για να αντέχουν μακροπρόθεσμο άγχος. Συνεχίζω να μειώνω το στρες στο χώρο εργασίας μου λαμβάνοντας μέτρα για να επαναπροσδιορίσω τη σταδιοδρομία μου, ώστε να βρω μια άλλη δουλειά. Είμαι πλέον αρκετά καλά ώστε να μπορώ να δω το Σ.Χ.Π.Α. ως ένα δώρο. Αν δεν είχα αναγκαστεί να εξετάσω τον τρόπο ζωής μου, μπορεί να μην είχα κάνει αυτές τις πολύ αναγκαίες για την υγεία μου αλλαγές. Αισθάνομαι αιώνια ευγνώμων προς το προσωπικό του Εθνικού Κέντρου Έρευνας για το Πυελικό Άλγος για τις ικανότητες που μου έδωσε ώστε να αναρρώσω από το Σ.Χ.Π.Α. Επίσης, είμαι βαθύτατα ευγνώμων στο δικό μου φυσιοθεραπευτή ο οποίος με κατεύθυνε σε αυτούς. Τέλος, είμαι ευγνώμων για το οξυδερκές μου ένστικτο ώστε να βρω το σωστό δρόμο προς τη θεραπεία μέσα σε ένα ιατρικό σύστημα που δεν έχει ρυθμιστεί για να βοηθήσει ανθρώπους με χρόνιο πυελικό άλγος. Ειλικρινά, ελπίζω αυτό κάποτε να αλλάξει, ώστε οι υπόλοιποι να μπορούν να βρίσκουν τη φροντίδα που χρειάζονται άμεσα και όχι μετά από αναμονή ετών ή δεκαετιών ή ίσως χωρίς να τη βρούν ποτέ.

Η περίπτωση ενός άνδρα ασθενή μετά από έξι χρόνια

Έχουν περάσει σχεδόν έξι χρόνια από τότε που πρωτογνώρισα τον Δρ Γουάιζ και κρατάμε ακόμα επαφή. Μια ή δύο φορές το χρόνο του στέλνω μήνυμα ηλεκτρονικού ταχυδρομείου για να ρωτήσω για τη συνεχιζόμενη σπουδαία δουλειά του για άτομα με πυελικό άλγος. Σε αυτά τα μηνύματα ρωτάω το Δρ Γουάιζ για νέα ηχογραφημένα μηνύματα χαλάρωσης. Μέσα από αυτά τα ηχογραφημένα μηνύματα ο συνδετικός μας κρίκος ενισχύεται. Αλήθεια, τί χαρά εξακολουθεί να είναι το να βάζεις τα πάντα στην άκρη και να χαλαρώνεις με ένα ηχογραφημένο μήνυμα από τον Ντέιβιντ. Ακόμα τα ακούω τακτικά, αν και έχω αφήσει πίσω μου τις επώδυνες μέρες. Κάθε φορά που ολοκληρώνω μία συνεδρία υπόσχομαι να κάνω την επόμενη όσο πιο σύντομα γίνεται. Τα ηχογραφημένα μηνύματα χαλάρωσης του Ντέιβιντ με έχουν θεραπεύσει από το πυελικό άλγος και μου έχουν προσφέρει ένα εργαλείο, ώστε να μπορώ να απαλλαγώ από εντάσεις και άγχος. Δε μπορώ να τον ευχαριστήσω αρκετά για αυτό!

Η περίπτωση ενός 44χρονου χρηματο-οικονομικού διαχειριστή hedge fund

Σκόπευα να σας γράψω μία επιστολή εδώ και αρκετό καιρό. Έχω ωφεληθεί τα μέγιστα από το πρόγραμμά σας και τα συμπτώματα μου έχουν μειωθεί στο επίπεδο του να είναι ασήμαντα. Συνεχίζω το πρωτόκολλο και έχω αρχίσει γιόγκα σε τακτική βάση προκειμένου να βελτιώσω τις διατάσεις μου. Έχω χρησιμοποιήσει τις τεχνικές χαλάρωσης επανειλημμένα για να βοηθηθώ στην αντιμετώπιση του άγχους που βιώνω στη δουλειά μου. Ενώ αυτή ίσως να ήταν η χειρότερη χρονιά στην καριέρα μου έχοντας χάσει σημαντικά χρηματικά ποσά στην επιχείρησή μου (διαχειρίζομαι ένα hedge fund), το πυελικό άλγος έχει εξαφανιστεί με τη χρήση του πρωτοκόλλου σας. Παλιότερα ένιωθα ενόχληση ενώ καθόμουν και δεν το έχω ξαναζήσει αυτό από τον Οκτώβριο. Επιπλέον, η ούρησή μου έχει επιστρέψει στο κανονικό. Συνεχίζω να κάνω διατάσεις και χαλάρωση και ενώ έχω μειώσει τη συχνότητα, εξακολουθώ να εξασκώ την ελευθέρωση των εσωτερικών εναυσματικών σημείων του πόνου. Το κυριότερο, έχω τη βεβαιότητα ότι διαθέτω τα εργαλεία για να αντιμετωπίσω τα συμπτώματα, εάν επανέλθουν. Η ζωή μου ήταν μια κόλαση για μερικούς μήνες κατά το πρώτο εξάμηνο του 2008 λόγω του πυελικού άλγους. Η εργασιακή μου ζωή έχει γίνει κόλαση από το Σεπτέμβριο λόγω της κατάρρευσης του χρηματιστηρίου, αλλά είμαι τόσο ευγνώμων που έχω την υγεία και ευημερία μου και μου προκαλεί κατάπληξη το γεγονός ότι μπόρεσα να καλυτερεύσω, ενώ αντιμετώπιζα το σοβαρό άγχος που προκαλείται από την άθλια πορεία του χρηματιστηρίου. Για μια ακόμη φορά σας ευχαριστώ και εύχομαι ευτυχισμένο το Νέο Έτος.

Η περίπτωση μιας 47χρονης γυναίκας

Πήρα στα χέρια μου τη δεύτερη έκδοση αυτού του βιβλίου και δε μπορούσα να το αφήσω. Για πρώτη φορά κάποιος καταλάβαινε, έμπαινε κατευθείαν στην καρδιά του θέματος. Μετά από 30 χρόνια ήπιου πόνου και μετά από 7 έτη χρόνιου εξαντλητικού πόνου ήξερα ότι ήμουν στο σωστό δρόμο. Είχε γίνει αντιληπτό από χρόνια ότι βρισκόμουν σε συναισθηματική απομόνωση, ανήμπορη να μοιραστώ το βαθμό του πόνου με οποιοδήποτε θα μπορούσε να γνωρίζει τι πραγματικά εννοούσα.

Είχα διαβάσει άρθρα που παρουσίαζαν τους πάσχοντες από πυελικό άλγος ως τους λεπρούς του ιατρικού κόσμου. Οι ειδικοί με είχαν κάνει να νιώθω ψυχωτική, αθεράπευτη, και μια «πολύ ενδιαφέρουσα και συγκεχυμένη» υπόθεση. Οι εναλλακτικοί θεραπευτές και οι φυσιοθεραπευτές ήταν υποστηρικτικοί και πραγματικά βοηθούσαν.

Ωστόσο, πολλά χρόνια και 30.000 λίρες αργότερα, συμπλήρωσα μερικά κομμάτια του παζλ και είχα αρχίσει να σημειώνω κάποια πρόοδο προς την κατεύθυνση της πλήρους ανάρρωσης αλλά μόνο όταν διάβασα αυτό το βιβλίο προέκυψε η πλήρης εικόνα.

Ήταν ώρα να αναλάβω το κόστος και να μεταφέρω το πυελικό μου άλγος χιλιάδες μίλια μακριά στο σεμινάριο του Δρ Γουάιζ. Μία απόφαση που δε θα μετάνιωνα. Έφτασα στην Καλιφόρνια και συνάντησα δεκατέσσερις άνδρες και γυναίκες με κοινό παρονομαστή το πυελικό άλγος και τις εξουθενωτικές επιπτώσεις του στη ζωή μας. Ωστόσο, δεν παρασυρθήκαμε σε αμοιβαία λύπηση, διότι κάθε ένας από εμάς ήταν θετικά διακείμενος στο να επανέλθει σε μία πλήρως υγιή κατάσταση.

Μερικοί φοβούνταν ότι μια μικτή ομάδα ασθενών με πυελικό άλγος θα ήταν άβολη, αλλά γρήγορα γνωριστήκαμε και αναπτύξαμε σεβασμό για την ιδιωτικότητα των άλλων. Μιλούσαμε ειλικρινά και μάλιστα υπήρχαν και στιγμές χιούμορ σχετικά με τον πόνο μας.

Αποκαλούσαμε το πρωτόκολλο «σεμινάριο» αντί για κλινικό σχολείο, εξασφαλίζοντας έτσι διακριτικότητα. Αν κάποιος κοίταζε μέσα στο δωμάτιο με τα καλοστρωμένα στρωματάκια, τα μαξιλάρια και τις κουβέρτες θα αναρωτιόταν τι συνέβαινε. Αυτός ήταν ο χώρος της Παράδοξης Χαλάρωσης όπου ο Δρ. Γουάιζ με ψύχραιμο τρόπο μας ανέλυε τη διαδικασία μέσα από την τεράστια γνώση αυτού του αντικειμένου. Εκεί επίσης μας δίδαξε την τέχνη της Παράδοξης Χαλάρωσης. Στριφογυρνούσαμε, γρατζουνίζαμε, ροχαλίζαμε και κινούμασταν νευρικά αλλά τελικά, ο ένας μετά τον άλλο, βρήκαμε ειρηνικές στιγμές όπου μπορούσαμε πραγματικά να βυθιστούμε και να αφεθούμε, αποδεχόμενοι πώς ένιωθαν τα σώματα μας και εγκαταλείποντας τη μάχη για τον έλεγχο του πόνου. Πολλοί από μας συνειδητοποιήσαμε ότι όλη μας τη ζωή παλεύαμε· για την τελειότητα, για να διακριθούμε, να πετύχουμε και ... για να γίνουμε καλά. Είχαμε δουλέψει σκληρά για να γίνουμε καλά ...πολύ σκληρά, και τώρα μαθαίναμε ότι το μυστικό ήταν ακριβώς το αντίθετο· ότι δεν έπρεπε να δουλεύουμε σκληρά για αυτό! Εδώ στη Σάντα Ρόζα ήταν η αρχή της συνειδητοποίησης ότι για να γίνουμε καλά χρειαζόταν να αφήσουμε οτιδήποτε κάναμε, να δεχθούμε τον πόνο μας και να μάθουμε πώς να χαλαρώνουμε βαθιά.

Κάθε μέρα του πρωτοκόλλου όλοι είχαμε μια συνεδρία με τον Τιμ Σόγιερ, επικεφαλής φυσιοθεραπευτή του πρωτοκόλλου. Αναρωτιόμουν αν ο Τιμ είχε ονειρευτεί ποτέ ως παιδί να γίνει φυσιοθεραπευτής. Ένας φυσιοθεραπευτής που θα διέπρεπε στη διδασκαλία ασθενών στο αυτο-μασάζ πυελικών μυών που βρίσκονται βαθιά μέσα στα «απόκρυφα μέρη» τους. Πιθανώς όχι. Και όμως τι δώρο έδωσε σε όλους μας. Μας δίδαξε να βρίσκουμε τα εναυσματικά σημεία του πόνου, αυτές τις περίπλοκες ερεθισμένες περιοχές που πυροδοτούσαν πόνο αλλού. Δεν υπήρχε καμία άβολη στιγμή χάρη στον επαγγελματισμό του και τώρα αισθάνομαι πολύ ικανή εφαρμόζοντας αυτή την περίεργη αλλά υπέροχα ανακουφιστική δεξιότητα.

Πέντε ημέρες αργότερα έφυγα από τη Σάντα Ρόζα νιώθοντας ανανεωμένη στο πνεύμα και γνωρίζοντας ότι είχε ξεκινήσει ένα ταξίδι που θα μπορούσε να οδηγήσει σε πλήρη ανάρρωση. Έντεκα μήνες μετά την επίσκεψή μου είμαι 90% καλύτερα. Έχω μάθει να αναγνωρίζω τις εντάσεις και να χαλαρώνω, όχι μόνο όταν ακούω τα ηχογραφημένα μηνύματα, αλλά καθώς ανεβαίνω σκάλες, περπατώ στους δρόμους, δουλεύω, βρίσκομαι στο κρεβάτι , παρακολουθώ τηλεόραση και κάνω τις καθημερινές δουλειές. Το επίπεδο αντίληψής μου έχει αυξηθεί και είμαι σε θέση να αναγνωρίζω τι μπορεί να προκαλέσει μία «έξαρση» και πώς να την αποφύγω. Μαζί με την Κλέρ, τη φυσιοθεραπεύτρια μου στο Ηνωμένο Βασίλειο, έχω μάθει να ασκούμαι ξανά, να αναπνέω σωστά και να δυναμώνω τους άλλους μύες που παρέμειναν αδύναμοι όσο οι υπερβολικά ισχυροί πυελικοί μύες καταπονούνταν. Μαθαίνω να αντικαθιστώ τις παλιές συνήθειες που πυροδοτούσαν το πυελικό άλγος με νέες, να βυθίζομαι στο πρωτόκολλο του Δρ Γουάιζ και να δουλεύω σκληρά με αυτό αντί να «το προσπαθώ».

Δεν μπορείς να νικήσεις αυτόν τον πόνο, προσπαθώντας, παλεύοντας ή πιέζοντας για τη θεραπεία. Πρέπει να συμβιώσεις μαζί του, να τον ανεχτείς, σχεδόν να γίνεις φίλος του και στη συνέχεια σιγά-σιγά υποχωρεί· αυτό είναι το εκπληκτικά παράδοξο.

Η περίπτωση ενός 25χρονου άνδρα δικηγόρου

Το 2001, όταν ήμουν είκοσι τριών χρονών, περπατούσα προς την αίθουσα μαθήματος όταν άρχισα να αισθάνομαι έναν πόνο στην άκρη του πέους μου. Ήταν κάτι ανάμεσα σε τσούξιμο και κάψιμο, και πονούσε τρομερά καθώς τριβόταν πάνω στα ρούχα μου. Υπέθεσα ότι είχα μια ουρολοίμωξη, και πήγα στο ιατρείο της σχολής να δω ένα γενικό γιατρό. Ο γιατρός δε διαπίστωσε μόλυνση, και με παρέπεμψε σε ουρολόγο. Ο ουρολόγος δε διαπίστωσε επίσης καμία μόλυνση, και είπε ότι δεν έβλεπε τίποτα παθολογικό. Κατά κάποιο τρόπο, ήθελα να τον πιστέψω με όλη μου την καρδιά.

Φυσικά, ο πόνος εξακολουθούσε. Για πάνω από ένα χρόνο, απλώς υπέμενα τον πόνο, αποφεύγοντας να φοράω τζιν παντελόνια ή άλλα σκληρά ρούχα. Μερικές φορές ο πόνος δεν ήταν τόσο άσχημος, άλλες φορές ήταν τρομερά ενοχλητικός. Ανέπτυξα και άλλα συμπτώματα: πόνο στην ουρήθρα κατά την εκσπερμάτιση και, μετά, συχνουρία και επιτακτικότητα. Αν και δεν το συνέδεα τότε με τον πόνο μου, ένα άλλο σύμπτωμα που είχα αντιμετωπίσει ως έφηβος ήταν νεύρωση στομάχου, ότι δηλαδή πάντα είχα κένωση πριν από κάποιο αγχωτικό ή πιεστικό γεγονός. Ωστόσο, η σοβαρότητα των συμπτωμάτων παρέμενε πάντοτε διαχειρίσιμη, και συνέχισα να μην εκμυστηρεύομαι σε κανέναν τα συμπτώματά μου.

Ήμουν πάντα ένας δημοφιλής και επιτυχημένος νέος. Τα πήγαινα πολύ καλά στη σχολή και είχα πάντα μια πληθώρα φίλων και σχέσεων. Δεν είχα ποτέ άγχος κοινωνικού τύπου, και ήμουν πάρα πολύ κοινωνικός και εξωστρεφής. Αναπολώντας το παρελθόν, ωστόσο, είναι σαφές ότι αντιπετώπιζα υπερβολικό άγχος. Έχω μια έντονη, τύπου Α προσωπικότητα, νιώθοντας πάντα την ανάγκη να κάνω περισσότερα και όλο και περισσότερα, και καμία δόση εργασίας ή πίεσης ή δραστηριότητας δεν ήταν ποτέ αρκετή. Ζούσα σχεδόν μανιακά στην επαγγελματική και προσωπική μου ζωή, και δεν μπορούσα να χορτάσω αρκετά σε οποιαδήποτε πτυχή της ζωής μου. Αναζητούσα κάτι, αλλά δεν είχα ιδέα τί ήταν αυτό. Και πάλι, ενθυμούμενος το παρελθόν, μπορώ να καταλάβω ότι ο πόνος και τα συμπτώματά μου, σε συνδυασμό με τη μανιακή και ανήσυχη προσωπικότητα μου, προκαλούσαν βαθιά συναισθηματικά και ψυχολογικά προβλήματα στη ζωή μου. Έχασα την επαφή με ανθρώπους που αγαπούσα πολύ. Άρχισα να αποσύρομαι από τον κοινωνικό μου περίγυρο, και περνούσα όλο και περισσότερο χρόνο μόνος μου.

Όταν αποφοίτησα από τη σχολή και άρχισα την επαγγελματική μου πορεία, ο πόνος μου άρχισε να επιδεινώνεται. Ήμουν σε μία εργασία με υψηλά ποσοστά άγχους και ο πόνος άρχισε να εξαπλώνεται στα πόδια, το περίνεο, τα ισχία και τη ράχη. Από το 2001 έως το 2004 (όταν ανακάλυψα το Πρωτόκολλο του Στάνφορντ), πήγα σε πολλούς διαφορετικούς ουρολόγους, και βασικά έπαιρνα την ίδια θεραπεία όπως και οι περισσότεροι άνδρες που έχουν διαγνωστεί με προστατίτιδα: αντιβιοτικά, αντιφλεγμονώδη, μέχρι και αντικαταθλιπτικά για «ψυχοσωματικό» πόνο. Τίποτα δεν βοηθούσε. Τα φάρμακα στην πραγματικότητα χειροτέρευαν τα πράγματα επειδή σκέπαζαν τη φυσική μου αίσθηση για το τι συνέβαινε με μένα. Στο τέλος, ο πόνος έφτασε στο αποκορύφωμά του, και δεν μπορούσα πλέον να συνεχίσω την καθημερινότητά μου, ήμουν σε τόσο μεγάλη απελπισία. Πονούσα 24 ώρες την ημέρα, 7 ημέρες την εβδομάδα, και έπεσα σε σοβαρή κατάθλιψη. Ειλικρινά πίστευα ότι η ζωή μου είχε τελειώσει. Βαθιά νύχτα σκέπασε την ψυχή μου.

Στη συνέχεια, βρήκα το «Ένας Πονοκέφαλος στην Πύελο» στο διαδίκτυο. Το διάβασα και περιέγραφε τέλεια αυτό που βίωνα. Πράγματι, δεν είχα ποτέ αμφιβολία από την αρχή όσον αφορά τη μυϊκή βάση του Πρωτοκόλλου του Στάνφορντ, καθώς είχα καταπονήσει τον εαυτό μου στο Λύκειο με τους παλιούς τρόπους άθλησης με άρση βαρών και μυϊκή σύσπαση. Ολόκληρο το σώμα μου, και ιδιαίτερα η πύελος, έβριθαν από εκλυτικά σημεία πόνου. Αμέσως πήγα στην Καλιφόρνια και παρακολούθησα ένα κλινικό σχολείο. Διδάχθηκα την Παράδοξη Χαλάρωση από τον Δρ. Γουάιζ και τα βασικά στοιχεία της θεραπείας ελευθέρωσης των εναυσματικών σημείων του πόνου από τον Τιμ Σόγιερ, τόσο εσωτερικά, όσο και εξωτερικά. Αμέσως αισθάνθηκα καλύτερα, αλλά ήξερα ότι είχα να διανύσω ένα πολύ μακρύ δρόμο πριν να μειώσω σταθερά τα συμπτώματα μου.

Κατά τη διάρκεια αυτών των δύο τελευταίων ετών που εφαρμόζω το Πρωτόκολλο το Στάνφορντ, έχουν υπάρξει πολλά σκαμπανεβάσματα. Ωστόσο, ποτέ δεν αμφέβαλα για την αποτελεσματικότητα του προγράμματος και γνώριζα ότι αυτά τα σκαμπανεβάσματα ήταν αναγκαία για να επέλθει αληθινή ανάρρωση. Τα φάρμακα είναι η εύκολη λύση και συγκαλύπτουν το πρόβλημα· η αληθινή ανάρρωση χρειάζεται πίστη, αφοσίωση, και συμπόνια για τον εαυτό σου. Συνεχίζω διαρκώς να βελτιώνομαι. Στην πραγματικότητα, τα πισωγυρίσματά μου δεν ήταν ότι σωματικά ένιωθα χειρότερα, αλλά μάλλον ότι έπρεπε να ελέγξω την οργή μου για το ότι ποτέ κανείς δε μου δίδαξε αυτές τις υπέροχες αλήθειες σχετικά με τους μυς μου, και πώς αυτό συνδέεται με τη διέγερση του κεντρικού νευρικού συστήματος στη ζωή μου. Με είχε τρελάνει το ότι δεν είχα μεγαλώσει με τις αρχές του «Ένας Πονοκέφαλος στην Πύελο».

Φυσικά, η Παράδοξη Χαλάρωση βοηθάει αφάνταστα όταν αυτές οι καταπιεσμένες συναισθηματικές αντιδράσεις αρχίζουν να βγαίνουν στην επιφάνεια. Οι πυελικοί μου μύες έχουν, θα έλεγα, κατά περίπου 97% επουλωθεί, και θεωρώ ότι κατά τη διάρκεια του επόμενου έτους, σιγά σιγά η σύσπαση θα εξαλειφθεί.

Η περίπτωση μιας 82χρονης γυναίκας

Μπορεί να με έχετε ξεχάσει αφού έχουμε να επικοικωνήσουμε τηλεφωνικά από την άνοιξη του 2004. Είναι καιρός να σας αναφέρω την πρόοδό μου.

Με τη σύσταση της Δρ. Τζανέτ Ποτς της Κλινικής του Κλίβελαντ, είχατε συμφωνήσει να μου δώσετε οδηγίες τηλεφωνικά αναλύοντας το θαυμάσιο πρόγραμμα σας για το πυελικό άλγος. Εκείνη τη χρονική στιγμή δεν μπορούσα να ταξιδέψω στην Καλιφόρνια εξαιτίας του διαρκούς έντονου πόνου μου. Το έχω μετανιώσει, φυσικά, και ξέρω ότι θα είχα ωφεληθεί σημαντικά.

Ωστόσο, θα ήθελα να ξέρετε ότι από το 2004 έχω κυριολεκτικά εμβριθήσει στα ηχογραφημένα μηνύματα, τις ασκήσεις και το βιβλίο σας. Άκουγα ένα ηχογραφημένο μήνυμα και έκανα ασκήσεις κάθε μέρα και ένα θεραπευτικό μασάζ σχεδόν κάθε εβδομάδα, μέχρι το τέλος του 2007.

Όλη μου η νοοτροπία έχει αλλάξει . Όσο αυξάνονταν οι γνώσεις μου τόσο το σώμα μου ηρεμούσε. Η χρόνια προσπάθειά μου για τελειότητα έχει αμβλυνθεί σημαντικά. Κοιτάζοντας πίσω στο παρελθόν βλέπω την ένταση που δημιούργησα στον εαυτό μου. Και τελικά αποδέχθηκα ότι εγώ ήμουν αυτή που έπρεπε να αλλάξει και να βρώ το χρόνο να επανεκπαιδεύσω τον εαυτό μου.

Και έχει πάρει χρόνο. Δεν πονάω πια εδώ και πάνω από πέντε μήνες. Αυτό είναι απολύτως υπέροχο αφότου ξεκίνησα με την κατάσταση αυτή το 1988.

Συνεχίζω τα ηχογραφημένα μηνύματα και τις ασκήσεις αρκετές φορές την εβδομάδα και από καιρό σε καιρό διαβάζω λίγες σελίδες του βιβλίου σας.

Αυτά τα πράγματα φαίνονται ότι είναι απαραίτητα για να διατηρήσω την καλή μου υγεία, κ.λ.π. Τώρα που πλησιάζω τα 81 (!) ελπίζω να υπάρξουν μερικά επιπλέον καλά χρόνια!

Θα ήθελα να απευθύνω τις ειλικρινείς μου ευχαριστίες σε σας και την Δρ. Ποτς, καθώς επίσης και τη Μπέτσυ Ο' Ν. και τη θεραπεύτρια μασάζ μου. Όλοι σας έχετε συμβάλει στο να είμαι τόσο καλά. Σας εκτιμώ όλους και εύχομαι η καλή σας δουλειά να συνεχίσει να βοηθά και άλλους ανθρώπους. Αμέλησα να αναφέρω πόσο υποστηρικτικός είναι ο θαυμάσιος σύζυγός μου. Έχει περάσει πολλά μαζί μου.

Η περίπτωση ενός 22χρονου άνδρα

Παρακολούθησα το κλινικό σχολείο που πραγματοποιήσατε τον περασμένο Δεκέμβριο και θα ήθελα να σας ενημερώσω σχετικά με την εξέλιξή μου.

Όταν ήρθα σε σας ήμουν σε φρικτή κατάσταση. Είχα πιθανώς δει 20 γιατρούς, είχα περάσει μήνες με φυσιοθεραπεία, και είχα κάνει μία επέμβαση «επανόρθωσης του πυελικού εδάφους», χωρίς κανένα θετικό αποτέλεσμα και με μια αυξανόμενη απογοήτευση και κατάθλιψη. Έπαιζα ποδόσφαιρο όλη μου τη ζωή και ήμουν πάντα ένα δραστήριο άτομο. Αδυνατούσα να κάνω οτιδήποτε σχετιζόταν με άσκηση για περίπου δύομισυ χρόνια από τότε που τα συμπτώματα έφτασαν στο αποκορύφωμά τους. Αναγκάστηκαα να διακόψω το ποδόσφαιρο και τελικά εγκατέλειψα τη σχολή. Η παρακολούθηση του κλινικού σας σχολείου ήταν πραγματικά η τελευταία μου απόπειρα να βελτιωθώ πριν παραιτηθώ σε μια ζωή αδράνειας και αφόρητης κατάθλιψης.

Είμαι ακόμα έκπληκτος από την επικέντρωσή μου στο πρωτόκολλο, ακόμα και όταν μετά από ένα ή δύο μήνες δεν είχα δει βελτίωση. Πραγματικά, δε θα ήθελα να περιγράψω σε περίληψη την ανάρρωσή μου, γιατί δεν αισθάνομαι αρκετά αποστασιοποιημένος για να την επανεξετάσω. Αλλά πριν από ένα-δυο μήνες άρχισα να παρατηρώ βελτίωση και τώρα νιώθω σχεδόν φυσιολογικά. Όπως είπα σε έναν φίλο από το κλινικό σχολείο με τον οποίο έχω κρατήσει επαφή, αν ήμουν περίπου 50 % καλύτερα όταν έφτασα στην Καλιφόρνια, θα έλεγα ότι είμαι περίπου 90-95 % τώρα, και ακόμη βελτιώνομαι. Έχω αναθερμάνει τις περισσότερες σχέσεις που είχα διακόψει κατά τη διάρκεια των συμπτωμάτων και έχω την αίσθηση ότι μόνο καλά πράγματα με περιμένουν. Θα επιστρέψω στο κολλέγιο το φθινόπωρο και σχεδιάζω να παίξω ποδόσφαιρο για τη σχολή.

Δεν υπάρχουν λόγια για να εκφράσω πόσο ευγνώμων είμαι σε εσάς και το προσωπικό σας. Δεν ξέρω πραγματικά τι να πώ πέρα από το ότι ειλικρινά πιστεύω ότι το πρωτόκολλο με έσωσε από μια άσχημη συναισθηματική κατάσταση, το λιγότερο που μπορεί να πει κανείς. Ξέρω ότι το ευχαριστώ μπορεί να φαίνεται πολύ λίγο, αλλά σας ευχαριστώ.

Η περίπτωση ασθενούς μετά από 2 χρόνια εφαρμογής του πρωτοκόλλου

Το καλοκαίρι του 1998 στην ηλικία των εικοσιενός χρονών άρχισα να νιώθω συχνουρία. Ξεκίνησε ήπια. Τα πρωινά ξυπνούσα για να ουρήσω και μετά ξαναξάπλωνα στο κρεβάτι νιώθοντας ότι δεν είχα αδειάσει εντελώς την κύστη μου. Στην αρχή δεν έδωσα σημασία, αλλά επειδή αυτό συνεχίστηκε για μία-δύο εβδομάδες κατέληξα ότι κάτι δεν πήγαινε καλά και επισκέφτηκα έναν ουρολόγο. Ξεκίνησα να παίρνω αντιβιοτικά και αρχικά φαινόταν να βοηθάνε - τα πρώτα από μυριάδες δαπανηρά και περιττά φάρμακα που στην αρχή φαινόταν να βοηθάνε. Πριν ολοκληρώσω τη φαρμακευτική αγωγή τα συμπτώματα επέστρεψαν και μετά το τέλος της παρέμειναν.

Ο ουρολόγος μου δεν ήταν σε θέση να μου προτείνει κάτι άλλο. Ο επόμενος ουρολόγος, που συμβουλεύτηκα το Δεκέμβριο του 1998, με έβαλε να ουρήσω σε ένα μηχάνημα που λέγεται ουρορόμετρο για να μετρήσει τη ροή των ούρων μου. Εκτύπωσε ένα ωραίο μικρούλι γράφημα που έδειχνε ότι η ροή ήταν κάτω από το μέσο όρο και με ενημέρωσε ότι είχα ουρηθρικό στένωμα που θα απαιτούσε διαστολή με γενική αναισθησία και λήψη του φαρμάκου τεραζοσίνη. Θέλοντας απεγνωσμένα να ξεφορτωθώ τα συμπτώματά μου, υποβλήθηκα πρόθυμα στην επέμβαση. Η βελτίωση διήρκεσε για περίπου 2 εβδομάδες μόνο.

Όταν επικοινώνησα με τον ουρολόγο αρκετές εβδομάδες αργότερα για να ρωτήσω για την επανεμφάνιση των συμπτωμάτων μου με συμβούλεψε να συνεχίσω να παίρνω το φάρμακο, το οποίο και έκανα για αρκετούς μήνες χωρίς κανένα όφελος. Τα συμπτώματα σταδιακά επιδεινώθηκαν, αλλά δεν είχα καθόλου πόνο - μόνο συχνουρία.

Μετακόμισα στο Σαν Φρανσίσκο τον Αύγουστο του 1999 και έκλεισα ραντεβού με ένα γιατρό διακεκριμένου πανεπιστημίου, που ειδικευόταν μεταξύ άλλων στα σύνδρομα χρόνιου πυελικού άλγους. Θεωρούσε ότι μάλλον έχω διάμεση κυστίτιδα και μου συνέστησε να υποβληθώ σε κυστεοσκοπική υδροδιάταση της κύστης υπό γενική αναισθησία για να επιβεβαιωθεί η διάγνωση. Το Φεβρουάριο του 2000 υποβλήθηκα στην επέμβαση και τα πορίσματα δεν ήταν καταληκτικά. Έπασχα από διάμεση κυστίτιδα. Σίγουρα δεν είχα τα κλασσικά συμπτώματα της διάμεσης κυστίτιδας (απουσία πόνου και έντονων τροφικών αλλεργιών), αλλά ο γιατρός δε μπορούσε να σκεφτεί κάτι άλλο ως πιθανό αίτιο των συμπτωμάτων μου.

Σύντομα ξεκίνησα να δοκιμάζω νέες φαρμακευτικές αγωγές, στην αρχή ενθουσιαζόμουν που έκαναν δουλειά και γρήγορα απογοητευόμουν, καθώς τα συμπτώματά μου επέστρεφαν και παρέμεναν. Η συχνουρία σταδιακά έγινε χειρότερη από ποτέ, αλλά τουλάχιστον ήταν μόνο συχνουρία και όχι πόνος. Η συχνουρία ήταν αφόρητη κατά καιρούς (15-20 επισκέψεις στην τουαλέτα την ημέρα και 4-6 φορές τη νύχτα) αλλά δεν είχε εμφανιστεί τίποτα που θα μπορούσε να χαρακτηριστεί ως πόνος. Επίσης, μόλις τότε είχα ξεκινήσει μια νέα δουλειά, η οποία ήταν πολύ αγχωτική. Εκ των υστέρων, πιστεύω ότι αυτό το γεγονός αποτέλεσε ένα σημαντικό παράγοντα στην επιδείνωση των συμπτωμάτων μου, μαζί με την κλιμάκωση της απελπισίας μου καθώς κάθε νέο φάρμακο που δοκίμαζα αποτύγχανε να με βοηθήσει. Δοκίμασα να λάβω ένα συνδυασμό φαρμάκων που χορηγούνται στη δια-μέση κυστίτιδα και μετά από 6 μήνες, όταν φάνηκε ότι δεν έφεραν κανένα αποτέλεσμα, άρχισα να δοκιμάζω κι άλλα σκευάσματα, όπως αμέτρητα μη συνταγογραφούμενα φυτικά εκχυλίσματα και βότανα, συνταγογραφούμενα αντιβιοτικά διαφόρων τύπων, το αντιϋπερτασικό φάρμακο αμλοδιπίνη® κ.λ.π. κ.λ.π.

Υπολογίζω ότι δοκίμασα 20 με 25 διαφορετικά φάρμακα ή σκευάσματα κατά τη διάρκεια των συμπτωμάτων μου, κανένα από τα οποία δε με βοήθησε σε σημαντικό βαθμό. Δοκίμασα τη διαδερμική ηλεκτροδιέγερση του περονιαίου νεύρου. Υποβλήθηκα σε δύο ουροδυναμικούς ελέγχους σε δύο διαφορετικά πανεπιστήμια (που απαιτούν καθετηριασμό χωρίς αναισθησία) χωρίς να προκύψουν αξιόλογα ευρήματα από κανέναν. Πέρασα αμέτρητες ώρες χτενίζοντας το Διαδίκτυο και την πανεπιστημιακή ιατρική βιβλιοθήκη για επιπρόσθετα ψήγματα πληροφοριών που θα μπορούσαν να φανούν χρήσιμα.

Τελικά έπεσα πάνω σε ένα άρθρο γραμμένο από το Ντέιβιντ Γουάιζ στο διαδικτυακό forum www.prostatitis.org που ονομαζόταν «η Νέα Θεωρία της Προστατίτιδας ως Διαταραχή Τάσης». Ήρθα σε επαφή με τον Ντέιβιντ και δεδομένου ότι ήταν στην περιοχή μου πήγα να τον δω το Νοέμβριο του 2000. Έκανα κάποιες προσπάθειες με μισή καρδιά να ξεκινήσω τη θεραπεία χαλάρωσης στο σπίτι, αλλά δεν ασχολήθηκα αρκετά σοβαρά μέχρι τις αρχές Ιανουαρίου του 2001. Στην αρχή ήταν πολύ δύσκολο να καθίσω ήρεμα στη διάρκεια ενός ολόκληρου ηχογραφημένου μηνύματος καθώς στριφογύριζα και κουνιόμουν νευρικά καθ' όλη τη διάρκειά του. Η θεραπεία σίγουρα διδάσκει υπομονή. Τότε άρχισα επίσης να βλέπω έναν φυσιοθεραπευτή που συνιστούσε ο Ντέιβιντ και ο οποίος ειδικεύεται στο Σ.Χ.Π.Α.

Ο συνδυασμός χαλάρωσης δύο φορές την ημέρα και φυσιοθεραπείας μία φορά την εβδομάδα επέφερε μια σταθερή βελτίωση στη συχνουρία μου μέσα σε διάστημα αρκετών εβδομάδων. Συνήθως αισθανόμουν καλύτερα για μια μέρα ή δύο και στη συνέχεια χειροτέρευα πάλι για μια σειρά ημερών, αλλά με τον καιρό οι καλές μέρες άρχισαν να ξεπερνούν κατά πολύ τις κακές. Αυτές οι καλές μέρες ήταν οι καλύτερες που είχα ζήσει για πάνω από ένα χρόνο. Ήταν εξαιρετικά ενθαρρυντικές και η μνήμη τους είναι αυτό που με κράτησε στη διάρκεια των άσχημων ημερών, αν και μετά από πολλές συνεχόμενες άσχημες ημέρες ήταν εύκολο να πιστεύω ότι απλά ξεγελιόμουν.

Όταν, όμως, ερχόταν οι καλές μέρες, αναμφισβήτητα τα συμπτώματά μου βελτιώνονταν. Είχα πολλά καλά διαστήματα που παρουσιάζονταν με αυξανόμενη συχνότητα όλο το Μάρτιο, τον Απρίλιο και το Μάιο, και ως τον Ιούνιο του '01 για πρώτη φορά από τότε που είχαν αρχίσει, αισθάνθηκα ότι είχα σταθερό έλεγχο των συμπτωμάτων μου - ότι ήμουν στο σωστό μονοπάτι προς την πλήρη ανάρρωση. Κατά καιρούς ξεθάρρευα και σταματούσα τη χαλάρωση ή τις διατάσεις. Τα συμπτώματα δεν επέστρεφαν αμέσως αλλά, αν εξακολουθούσα να βρίσκομαι σε μια χρόνια κατάσταση άγχους για κάποιο χρονικό διάστημα χωρίς να προσέχω τι συνέβαινε στην πύελο μου, τότε προοδευτικά επανέρχονταν απαιτώντας την προσοχή μου. Πραγματικά μπορώ να πω ότι ακόμη αυτό συμβαίνει - κατά καιρούς νιώθω συμπτώματα ήπιας έντασης που όμως δε φοβάμαι πια, γιατί καταλαβαίνω τους παράγοντες που οδηγούν στην επανεμφάνιση τους και αυτούς που οδηγούν στη μείωση τους. Επιπλέον, η ένταση τους είναι πολύ, πολύ μικρότερη σε σύγκριση με αυτό που ήταν στο αποκορύφωμα της δυστυχίας μου. Όταν τα συμπτώματα εκδηλώνονται, είναι τόσο ανεπαίσθητα που δύσκολα μπαίνουν στη συνείδηση μου και προσωπικά νιώθω ότι έχω μια εντελώς φυσιολογική κύστη.

Εφαρμόζω την επίσημη τεχνική της χαλάρωσης λιγότερο συχνά πλέον (2 έως 5 φορές την εβδομάδα ανάλογα με το πώς εξελίσσονται τα πράγματα) και η πύελος μου φαίνεται να είναι απόλυτα ευχαριστημένη με αυτό. Ζω συνολικά πιο χαλαρά και αυτό κάνει τη διαφορά.

Θεωρώ τον εαυτό μου τυχερό όταν διάβαζω τις ιστορίες άλλων για τις εμπειρίες τους με το Σ.Χ.Π.Α.. Ωστόσο, δε θα δίσταζα καθόλου να περιγράψω την εμπειρία μου σαν το ξύπνημα από έναν εφιάλτη. Θυμάμαι στο μέσο της πορείας αυτής να επιστρέφω σπίτι από τη δουλειά εξαντλημένος και να σωριάζομαι στον καναπέ με δάκρυα στα μάτια, χωρίς να ξέρω αν θα μπορούσα να κρατήσω τη δουλειά μου, αν θα αναγκαζόμουν να μετακομίσω πίσω στο σπίτι με τη μητέρα μου κ.λ.π. Η κοινωνική μου ζωή είχε πληγεί σοβαρά. Παρέλειπα αμέτρητες δραστηριότητες επειδή ένιωθα άβολα και επειδή έτρεμα ότι θα έπρεπε να με βλέπουν να πηγαίνω στην τουαλέτα κάθε 30 λεπτά. Δε βγήκα με κοπέλα για 3 χρόνια. Βυθιζόμουν όλο και περισσότερο στην εξαθλίωση και την απελπισία και πιστεύω ότι τα συμπτώματα μου θα συνέχιζαν να χειροτερεύουν, αν δεν είχα βρει το άρθρο του Ντέιβιντ στο διαδίκτυο.

Οι τεχνικές χαλάρωσης ήταν ένα θεόσταλτο δώρο για μένα. Η βοήθειά τους δεν έχει περιοριστεί μόνο στη μείωση των συμπτωμάτων μου. Νιώθω πιο επικεντρωμένος τώρα, πιο ήρεμος εν γένει. Από μία άποψη θεωρώ τα συμπτώματα μου ένα δώρο, γιατί είναι το μόνο πράγμα που θα μπορούσε να με κάνει να αφιερώσω τόσο πολύ από το χρόνο μου στη χαλάρωση, την οποία - εκ των υστέρων κρίνοντας - χρειαζόμουν απελπισμένα, αν και δε με θεωρούσα νευρικό άνθρωπο. Πάλεψα με την κατάθλιψη μόνο ως αποτέλεσμα των συμπτωμάτων μου. Έχω νιώσει ήπια αγωνία από καιρό σε καιρό, πάντα ως αποτέλεσμα εξωτερικών παραγόντων. Ωστόσο, τώρα πιστεύω ότι έχω γενετική προδιάθεση να εκτονώνω την ένταση που νιώθω στους πυελικούς μου μυς. Πιστεύω ότι είναι μια γενετική προδιάθεση λόγω της ομοιότητας των δικών μου συμπτωμάτων με του παππού από την πλευρά της μητέρας μου και την ύπαρξη κυστικών προβλημάτων γενικά στην πλευρά της οικογένειας της.

Μια παρομοίωση που βρήκα χρήσιμη είναι ότι ο πόνος είναι σαν μια πυξίδα - προσπαθεί να σε οδηγήσει εκεί που πρέπει. Η ιστορία του δικού μου αγώνα ήταν κατά μία έννοια η ιστορία του να μάθω να διαβάζω την προσωπική μου πυξίδα, να την εμπιστεύομαι και να τη συμβουλεύομαι κάθε λίγο και λιγάκι με τελικό στόχο να μη χρειάζεται να τη συμβουλεύομαι καθόλου, επειδή την ακολουθώ συνεχώς χωρίς προσπάθεια. Όταν υπέφερα σωματικά, ήταν σα να κολλούσε κάποιος την πυξίδα στο πρόσωπό μου και εφάρμοζα με ενθουσιασμό τη χαλάρωση. Όταν τα συμπτώματα καταλάγιαζαν, άρχιζα να απομακρύνομαι από το σωστό δρόμο, αλλά όπως είπα αυτό ήταν ένα αναγκαίο βήμα για να μάθω. Τώρα, η εικόνα της πυξίδας μου είναι πολύ πιο ξεκάθαρη ακόμα και όταν δεν υποφέρω και μπορώ πλέον να πλοηγηθώ ενστικτωδώς.

Περιληπτικά, υπέφερα από προστατίτιδα/Σ.Χ.Π.Α. για τρία χρόνια και η ζωή μου είχε καταντήσει απόλυτα αξιοθρήνητη. Μου δόθηκαν τέσσερις διαφορετικές διαγνώσεις από τέσσερις ουρολόγους, δοκίμασα πάνω από 20 συνταγογραφούμενα φάρμακα, βιταμίνες και βότανα, και υποβλήθηκα σε αρκετές πολύ ενοχλητικές και δαπανηρές ιατρικές πράξεις, που δεν πρόσφεραν καμία βελτίωση στα συμπτώματά μου, τα οποία σταδιακά εντείνονταν με το πέρασμα του χρόνου. Χρησιμοποιώντας το πρωτόκολλο που περιγράφεται στο «Ένας Πονοκέφαλος στην Πύελο», σιγά-σιγά άρχισα να θεραπεύω τον εαυτό μου χωρίς φαρμακευτική αγωγή. Έξι μήνες αργότερα τα συμπτώματα είχαν υποχωρήσει σημαντικά και εννέα μήνες αργότερα ένιωσα ότι είχα θεραπευτεί. Έχουν περάσει δυόμιση χρόνια από τότε που άρχισα να εφαρμόζω αυτές τις μεθόδους και πιστεύω ότι έχω ελευθερωθεί από αυτήν τη φρικτή κατάσταση.

Υπάρχουν πολλές σχολές σκέψης σχετικά με αυτό το σύνδρομο και τις μελέτησα όλες με πάθος κάποια στιγμή. Πιστεύω ακράδαντα, ωστόσο, ότι μέσα στα επόμενα χρόνια οι ιδέες που περιγράφονται σε αυτό το βιβλίο θα επισκιάσουν τα άλλα μοντέλα αντιμετώπισης αυτής της ασθένειας και θα αναγνωριστούν ως οι πιο ισχυρές μέθοδοι αντιμετώπισής της καθώς όλο και περισσότεροι άνθρωποι φαίνεται να έχουν σταθερά και μακροχρόνια οφέλη. Η δικιά μου μαρτυρία δε θα είναι και η τελευταία που θα δείτε. Πρέπει να αναφέρω όμως ότι δεν πρόκειται για μια απλή και γρήγορη λύση, αντιθέτως απαιτεί πολλή αφοσίωση, αλλά οι πιθανότητες είναι ότι το τελικό αποτέλεσμα θα είναι η ελευθερία σας. Η συμβουλή μου σε όσους υποφέρουν ακόμη είναι «καλή τύχη και μην εγκαταλείπετε την ελπίδα μέχρι να δοκιμάσετε αυτές τις μεθόδους με την πιο ειλικρινή σας προσπάθεια.»

Η περίπτωση ενός ασθενή μετά από εφαρμογή του πρωτοκόλλου για 8 μήνες

Είμαι ένας 35χρονος άνδρας που μέχρι πρόσφατα υπέφερα από χρόνια προστατίτιδα για πάνω από δεκαπέντε χρόνια. Σας γράφω για να μοιραστώ την εμπειρία μου, με την ελπίδα ότι ίσως και κάποιος άλλος που πάσχει από αυτή τη δύσκολη πάθηση θα μπορέσει να θεραπευτεί όπως εγώ.

Από την ηλικία των δεκαοκτώ, άρχισα να παρατηρώ συμπτώματα συχνουρίας και μια έντονη αίσθηση επιτακτικότητας όταν ένιωθα την ανάγκη να ουρήσω. Όταν έφτασα στην ηλικία των εικοσιτεσσάρων ετών, είχα φθάσει στο σημείο να νιώθω πολύ άβολα την περισσότερη μέρα εξαιτίας των συμπτωμάτων αυτών. Είχα δει πολλούς γιατρούς, συμπεριλαμβανομένων αρκετών ουρολόγων, οι οποίοι πραγματοποίησαν πολλές επεμβάσεις. Οι διαγνώσεις κυμαίνονταν από χρόνια προστατίτιδα μέχρι στένωση του αυχένα της ουροδόχου κύστης. Οι γιατροί μου έλεγαν ότι εκτός από τη χορήγηση α-αδρενεργικών αναστολέων δεν μπορούσαν να κάνουν κάτι άλλο για εμένα.

Με κάποιο τρόπο κατάφερα να τα βγάζω πέρα με τα συμπτώματά μου. Καθόμουν πάντα σε θέση στο διάδρομο του κινηματογράφου ή του αεροπλάνου λόγω των πολυάριθμων επισκέψεων στην τουαλέτα. Όταν έμπαινα σε ένα νέο εμπορικό κέντρο ή κάποιο άλλο άγνωστο μέρος, πρώτα έψαχνα να εντοπίσω τις τουαλέτες. Απέφευγα κάθε περίσταση όπου δε θα είχα εξασφαλισμένη πρόσβαση ανά ώρα σε τουαλέτα. Συνήθως ένιωθα την ανάγκη να ουρήσω κάθε ώρα κατά τη διάρκεια της ημέρας. Και τη νύχτα οι επισκέψεις ήταν πολλές. Προσπαθούσα να εξασφαλίσω περισσότερο χρόνο για ύπνο γιατί η ποιότητά του ήταν τόσο κακή.

Τον Οκτώβριο του 2002, τα δυσάρεστα και ενοχλητικά συμπώματα της κατάστασής μου μετατράπηκαν σε επίμονο πόνο. Η ούρηση δε ανακούφιζε τον πόνο και την επιτακτικότητα ούτε καν προσωρινά. Ένιωθα πόνο μέσα και γύρω από την ουρήθρα, την κύστη και τον προστάτη. Οι πολυάριθμες επισκέψεις μου σε αρκετούς ουρολόγους είχαν ως αποτέλεσμα να τεθεί η διάγνωση της «χρόνιας προστατίτιδας.» Άρχισα να παίρνω οποιοδήποτε φάρμακο πρότειναν οι γιατροί, συμπεριλαμβανομένων αντιβιοτικών, άλφα-αναστολέων, Ambien® για να κοιμάμαι τη νύχτα, μυοχαλαρωτικών καθώς και αντιφλεγμονωδών. Κανένα από αυτά δε βοήθησε. Μέχρι τη Γιορτή των Ευχαριστιών, δεν ήμουν σε θέση να κοιμηθώ περισσότερο από μερικές ώρες το βράδυ. Άρχισα να απουσιάζω από τη δουλειά. Περνούσα ολόκληρες ημέρες κλαίγοντας. Υπέφερα από κρίσεις πανικού. Πήγα στα επείγοντα. Άρχισα να αποφεύγω τους ανθρώπους όσο το δυνατόν περισσότερο. Η αυξανόμενη αγωνία μου χειροτέρευε τον πόνο ακόμη περισσότερο.

Θυμάμαι το Δεκέμβριο του 2002 να σκέφτομαι ότι όλα όσα είχα προσπαθήσει να πετύχω σε όλη μου τη ζωή έφταναν στο τέλος. Είχα ένα μεταπτυχιακό στη Διοίκηση Επιχειρήσεων από το Χάρβαρντ. Είχα μια εξαιρετική δουλειά.

Είχα μια στοργική σύζυγο και δύο παιδιά. Είχα μια ισχυρή σχέση με το Θεό. Ωστόσο, δεν ήξερα πώς θα επιβίωνα. Δεν ήξερα πώς θα ήταν δυνατόν να διατηρήσω τη δουλειά μου με αυτό το πόνο. Δεν πίστευα καν ότι θα μπορούσα να απολαύσω το μεγάλωμα των παιδιών μου. Το σεξ ήταν εκτός συζήτησης, διότι απλώς επιδείνωνε τα συμπτώματα. Θα αποχωριζόμουν ευχαρίστως όλα τα χρήματα και τα υλικά μου αγαθά για να θεραπευτώ από τον έντονο πόνο που δηλητηρίαζε την κάθε μου στιγμή.

Μέσα στην απελπισία μου στράφηκα στο διαδίκτυο. Ευτυχώς, έμαθα για το έργο των Δρ Γουάιζ και Άντερσον. Σε αντίθεση με πολλές άλλες προσεγγίσεις που διάβασα στο διαδίκτυο, η δική τους μου ταίριαξε επειδή:

- Είχε μια θεμελιώδη βάση. Με άλλα λόγια, ήταν λογικό ότι ο πόνος που ένιωθα ήταν το αποτέλεσμα περιοριστικής σύσπασης στην πυελική περιοχή.

- Δεν περιλάμβανε φαρμακευτική αγωγή ή χειρουργική επέμβαση. Ένα χειρουργείο είναι μόνιμο. Τα φάρμακα δεν είχαν αποτέλεσμα και έφερναν παρενέργειες. Ήμουν αποφασισμένος να μην καταφύγω στα ναρκωτικά οποιουδήποτε είδους.

- Η προσέγγισή τους μου επέτρεπε να αναλάβω δράση σχετικά με τον πόνο. Μερικοί ιστότοποι υποστηρίζουν ότι η χρόνια προστατίτιδα προκαλείται από μια ως τώρα αταυτοποίητη και μη ιάσιμη λοίμωξη. Τι καλό θα μου έκανε να πείσω τον εαυτό μου ότι είχα μια ανίατη λοίμωξη;

- Τα συμπτώματα και ο τρόπος με τον οποίο τα ένιωθα ταίριαζαν με αυτά που περιγράφονται στο *Ένας Πονοκέφαλος στην Πύελο*.

- Τα συμπτώματά μου έχουν ιστορικά συνδεθεί με το άγχος. Η αίσθηση αυξημένης έντασης στην πύελο σε περιόδους άγχους φαινόταν επίσης να ταιριάζει με το προφίλ μου.

Η σύζυγός μου με πήγε οδικώς στο Σαν Φρανσίσκο για να ξεκινήσει η θεραπεία. Πρώτα είδα έναν ουρολόγο ο οποίος απέκλεισε άλλες πιθανότητες και επιβεβαίωσε ότι θα μπορούσα να επωφεληθώ από αυτήν τη θεραπεία. Έκανα καθημερινή φυσιοθεραπεία με ένα φυσιοθεραπευτή εκπαιδευμένο σε αυτές τις τεχνικές. Εκτός από τις εσωτερικές διατάσεις που εκτελούσε ο φυσιοθεραπευτής, είχα μπει σε ένα καθημερινό πρόγραμμα διατάσεων διαφόρων μυών και περιτονιών. Ξεκίνησα την εκμάθηση της χαλάρωσης «λεπτό προς λεπτό». Ξεκίνησα επίσης να μαθαίνω και να εφαρμόζω την τεχνική της Παράδοξης Χαλάρωσης. Μέσα σε μια εβδομάδα, ήμουν πολύ καλύτερα. Επιστρέψαμε οδικώς με τη σύζυγό μου σπίτι μας στο Λος Άντζελες, όπου συνέχισα τη φυσικοθεραπεία δύο φορές την εβδομάδα και κατόπιν μία φορά την εβδομάδα για τρεις περίπου μήνες. Βελτιώθηκα στην εφαρμογή της «λεπτό προς λεπτό» χαλάρωσης των πυελικών μυών, σε σημείο που δε χρειαζόταν πλέον να σκέφτομαι ότι πρέπει να χαλάρωσω αυτούς τους μυς. Συνεχίζω καθημερινά την Παράδοξη Χαλάρωση με τη χρήση των ηχογραφημένων μηνυμάτων που παρέχονται από το Δρ. Γου-άιζ. Ως εκ θαύματος ο πόνος υποχωρεί κάθε εβδομάδα που περνάει. Ενώ υπάρχουν περιστασιακές εξάρσεις, η γενική τάση ήταν και εξακολουθεί να είναι προς βελτίωση.

Έχουν περάσει οχτώ μήνες από τότε που άρχισα αυτό το πρόγραμμα. Έχω αφιερώσει σημαντικό χρόνο στην προσπάθεια αυτή. Ωστόσο, αισθάνομαι σα να μου έχει συμβεί ένα θαύμα. Η συχνουρία μου έχει μειωθεί σε μόνο μία φορά τη νύχτα και μία φορά ανά δύο ώρες στη διάρκεια της ημέρας. Νιώθω λίγο, αν όχι καθόλου, πόνο. Δε νιώθω σχεδόν καθόλου πόνο μετά το σεξ. Είμαι καλύτερα από ό,τι έχω υπάρξει για πάνω από 15 χρόνια!

Ανάρρωση ασθενούς χωρίς καμία φυσιοθεραπεία ή επίσημη εκπαίδευση στη χαλάρωση

Αν και οι περισσότεροι ασθενείς χρειάζονται τόσο εκπαίδευση στην τεχνική της Παράδοξης Χαλάρωσης όσο και ενδοπυελική Ελευθέρωση των Εναυσματικών Σημείων του Πόνου, έχουμε λάβει πολλά ηλεκτρονικά μηνύματα από άτομα που αναφέρουν ότι τα συμπτώματα τους βελτιώθηκαν μετά από την ανάγνωση του βιβλίου μας και της εμφάνισης πιθανής λύσης για το πρόβλημά τους. Ακολουθεί η ιστορία ενός τέτοιου ασθενή.

Ένιωσα τα πρώτα σημάδια προστατίτιδας όταν ήμουν περίπου 23 ετών. Βασικά, αναπτύχθηκε ένας αρκετά έντονος πόνος στην αριστερή βουβωνική μου περιοχή που με τρέλαινε και δεν υποχωρούσε. Πολλοί ουρολόγοι είχαν διαγνώσει επιδιδυμίτιδα, αλλά το περίεργο ήταν ότι δεν ανταποκρινόταν ιδιαίτερα στα αντιβιοτικά που μου συνταγογραφούσαν. Εξάλλου, είχε τη μάλλον παράξενη τάση κατά καιρούς να μεταφέρεται στη δεξιά πλευρά, οπότε ο ισχυρός πόνος που ένιωθα στα αριστερά εξαφανιζόταν. Για περίπου ένα χρόνο, εκδηλωνόταν κυρίως στη δεξιά πλευρά. Στη συνέχεια, επέστρεφε στα αριστερά. Η ενόχληση σε γενικές γραμμές δεν εξαφανιζόταν, αν και με τον καιρό, η αρχική αίσθηση ενός αρκετά ξεκάθαρου πόνου στο όσχεο μετατράπηκε σε ένα πιο γενικευμένο αίσθημα ενόχλησης. Με ακολουθούσε σε όλη τη διάρκεια των σπουδών μου. Ακόμη και στην πρώτη μου δουλειά στο γραφείο ήταν εκεί, χωρίς κανένα σημάδι ανακούφισης. Βασικά, όχι μόνο με ενοχλούσε αλλά και με ανησυχούσε φοβερά.

Μετά από οκτώ περίπου χρόνια, είχα αποδεχτεί ότι έπρεπε να ζω με αυτή την κατάσταση επ' αόριστον, μια καθόλου ρόδινη εικόνα. Ευτυχώς, εκείνη την περίοδο, το διαδίκτυο είχε εξελιχθεί σε μια ζωτική πηγή ιατρικών πληροφοριών. Έχοντας δει πολλές ιστοσελίδες, ανακάλυψα τυχαία τα ευρήματα του Δρ Γουάιζ. Δύο πράγματα μου έκαναν τρομερή εντύπωση. Το πρώτο ήταν μια εκπληκτικά ακριβής περιγραφή της κατάστασής μου μέσα από αυτά που έγραφε. Φαινόταν να έχει κατανοήσει το τι συνέβαινε, ότι δηλαδή αυτή η «κατάσταση» αποτελούσε μια κατηγορία από μόνη της. Το δεύτερο πράγμα ήταν πραγματικά επαναστατικό: η πιθανότητα ότι η τελική πηγή αυτής της ενόχλησης δεν ήταν κάποια μόλυνση, ούτε κάποια πιθανή κατασκευαστική ανωμαλία, αλλά απλά μια ΕΝΤΑΣΗ, ένα μυϊκό σφίξιμο που περιόριζε το σύνολο των δομών που επηρέαζε.

Εν συντομία, αυτή η μικρή γνώση ήταν τίποτε λιγότερο από μια επανάσταση για μένα. Με μεγάλη ανυπομονησία ήρθα σε επαφή με το Δρ Γουάιζ, για να μάθω όσα μπορούσα για τις «θεωρίες» του. Με ικανοποιούσε ότι το δικό του μοντέλο προστατίτιδας αντανακλούσε με ακρίβεια όλες τις λεπτές ιδιότητες αυτής της περίεργης κατάστασης με την οποία ζούσα. Για παράδειγμα, παρατήρησα ότι οι ενοχλήσεις αυξανόταν δραματικά όταν κατανάλωνα καφεΐνη, ή όταν αγχωνόμουν για κάτι. Η πιο σημαντική ανακάλυψη του Δρ Γουάιζ ήταν η γνώση ότι αυτή η κατάσταση πήγαζε τελικά από το δικό μου μυαλό, ή από την ψυχική κατάσταση της ασθένειας. Ως τέτοια, ήξερα ότι θα μπορούσα να τη διορθώσω από μόνος μου, απλά «χαλαρώνοντας» κατά κάποιο τρόπο.

Μέσα σε περίπου ένα εξάμηνο από τότε που απλά έμαθα τί συνέβαινε στην πραγματικότητα, διαπίστωσα ότι τα συμπτώματα εξαφανίζονταν. Με άλλα λόγια, η απλή συνειδητοποίηση ότι οι σκέψεις και οι πεποιθήσεις μου ήταν η ρίζα αυτής της κατάστασης αποδείχτηκε το καλύτερο φάρμακο. Ως εκ θαύματος, ο πόνος εξαφανίστηκε απλά και μόνο με το να μην ανησυχώ και να δείχνω κατανόηση στην κατάσταση μου! Αυτό βέβαια δεν σημαίνει ότι έγινε χωρίς προσπάθεια, ή ότι συνέβη σε μια νύχτα. Αλλά το μόνο πράγμα που είναι ξεκάθαρο είναι το εξής: όσο λιγότερο αβοήθητος ένιωθα για την κατάσταση μου, τόσο περισσότερο βελτιωνόμουν. Στην ουσία, το πρώτο βήμα ήταν απλά και μόνο ότι ήξερα ότι «δε συνέβαινε τίποτα» και το δεύτερο ήταν μια συντονισμένη προσπάθεια να χαλαρώσω και να δουλέψω και να αποδεχθώ τον πόνο, ενώ ήταν ακόμα εκεί. Βλέποντας τον πόνο ως κάτι αποδεκτό, ας το πούμε έτσι, κατάφερα να τον βγάλω από το μυαλό μου. Όταν πραγματικά κατάφερα να είμαι σε θέση να μην τον σκέφτομαι (που είναι πολύ πιο εύκολο όταν γνωρίζεις ότι δεν έχει καμία «σωματική» βάση, τουλάχιστον όχι με τη μορφή ιού), απλά εξαφανίστηκε! Βασικά, πλέον έχω αναρρώσει από την προστατίτιδα.

Η περίπτωση ασθενούς μετά από 2 χρόνια εφαρμογής του πρωτοκόλλου

Τον Οκτώβριο του 2000 υποβλήθηκα σε βαζεκτομή από έναν ουρολόγο στο Τορόντο. Πριν από την επέμβαση ζήτησα να πληροφορηθώ για το πόσο ασφαλής ήταν και τις πιθανές παρενέργειες. Μου ειπώθηκε ότι ήταν υπόθεση ρουτίνας και δε θα υπήρχε κανένα πρόβλημα. Τον Ιούνιο του 2001, ξεκίνησαν έντονοι πόνοι στους όρχεις μου. Ήταν τόσο σοβαροί ώστε αναγκάστηκα να εγκαταλείψω την εργασία μου. Για πολλούς μήνες δεν ήμουν σε θέση να κάνω τίποτα περισσότερο από το να μένω στο κρεβάτι. Εκτός από τον πόνο, δεν μπορούσα να έχω εκσπερμάτιση. Επισκέφτηκα έναν ουρολόγο στο νοσοκομείο Όρος Σινά του Τορόντο ο οποίος συνέστησε επέμβαση αναστροφής της βαζεκτομής. Προγραμματίστηκε η επέμβαση, αλλά καθώς ο πόνος εξαπλωνόταν από τους όρχεις στο περίνεο και σε ολόκληρη την πυελική περιοχή, ο ουρολόγος έκρινε ότι η αναστροφή μπορούσε να προκαλέσει περισσότερη ζημιά παρά βελτίωση.

Αντί να με χειρουργήσει, με παρέπεμψε στην κλινική πόνου του νοσοκομείου. Μου χορηγήθηκαν μεγάλες δόσεις οπιούχων, 36 mg υδρομορφίνης την ημέρα, που μετρίαζαν τον πόνο αλλά δεν έκαναν τίποτα για την υφιστάμενη κατάσταση. Το Νοέμβριο του 2001, βρήκα το άρθρο σας, «Η νέα θεωρία ότι η προστατίτιδα είναι μια διαταραχή τάσης». Μίλησα με τον Δρ Γουάιζ αρκετές φορές στο τηλέφωνο και το Δεκέμβριο του 2001 πήγα στην Καλιφόρνια. Με είδε ο ουρολόγος Δρ. Ρόντνεϊ Άντερσον, και ο φυσιοθεραπευτής Τιμ Σόγιερ. Η σύζυγός μου με συνόδευσε στην επίσκεψη και έμαθε την τεχνική της μυοπεριτονιακής ελευθέρωσης στο εσωτερικό του πυελικού εδάφους από τον Τιμ Σόγιερ.

Στην αρχή η σύζυγός μου δεν μπορούσε να εκτελέσει το εσωτερικό μασάζ επειδή ήταν πολύ οδυνηρό, αλλά μετά από ένα μήνα εξωτερικού μασάζ, σταδιακά κατόρθωσε να κάνει και το εσωτερικό. Το έκανε δυο φορές την εβδομάδα για περίπου δύο μήνες. Σταδιακά έγινε πιο εύκολο και, τελικά, η συχνότητα του μασάζ περιορίστηκε πολύ. Ταυτόχρονα, ξεκίνησα καθημερινές ασκήσεις χαλάρωσης, χρησιμοποιώντας μια σειρά ηχογραφημένων μηνυμάτων. Έκανα επίσης διάφορες διατάσεις που συνιστούσε ο Τιμ Σόγιερ.

Ο πόνος μειώθηκε βαθμιαία κατά τη διάρκεια του 2002 και σταδιακά μείωσα τη δόση των αναλγητικών που χρησιμοποιούσα. Τους τελευταίους μήνες του 2002 έφτασα να παίρνω μόνο 1mg αναλγητικού την ημέρα. Από τον Ιανουάριο του 2003 δε χρησιμοποιώ αναλγητικά σε τακτική βάση. Επισκέφτηκα ξανά το Δρ. Γουάιζ και τον Τιμ Σόγιερ το Μάρτιο του 2003. Ο Τιμ μπόρεσε να διαπιστώσει μια σημαντική χαλάρωση στο εσωτερικό του πυελικού εδάφους. Συνεχίζω να νιώθω κάποιο πόνο κάθε μέρα αλλά σπάνια ο πόνος είναι τόσο δυνατός που να χρειαστώ οπιοειδή. Η ένταση του πόνου ποικίλλει από μέρα σε μέρα σε σημαντικό βαθμό. Κάποιες μέρες δεν πονάω καθόλου και απλά υπάρχει μια περιστασιακή δυσφορία στην περιοχή της πυέλου· κάποιες μέρες ο πόνος υπάρχει για μεγαλύτερα διαστήματα και σε μεγαλύτερη ένταση. Συνήθως υπάρχει κάποιος πόνος κατά τη διάρκεια και μετά την επαφή, αλλά οι εκσπερματίσεις είναι φυσιολογικές. Περιστασιακά παίρνω ασπιρίνη ή ιμπουπροφένη.

Σε γενικές γραμμές θα έλεγα ότι δεν πονάω περίπου τα τρία τέταρτα με επτά- όγδοα του χρόνου. Για το εναπομένον τέταρτο ή όγδοο ο πόνος είναι παρών αλλά υποφερτός. Για ένα μεγάλο χρονικό διάστημα, έπαιρνα ένα φάρμακο που λέγεται Imovane (ζοπικλόνη) για να κοιμάμαι τη νύχτα. Το σταμάτησα πριν από ένα μήνα περίπου, αλλά ξυπνάω πλέον συχνά από την ανάγκη να ουρήσω κατά τη διάρκεια της νύχτας, το οποίο είναι ένα ενοχλητικό πρόβλημα. Μου έχει δοθεί η συμβουλή να δοκιμάσω τη λήψη ταμσουλοσίνης, κάτι που έκανα στην κορύφωση της κατάστασής μου αλλά σταμάτησα περίπου ένα χρόνο πριν.

Οι ασκήσεις χαλάρωσης, μυοπεριτονιακής ελευθέρωσης και οι διατάσεις φαίνεται ότι με έχουν βοηθήσει να μειώσω τον πόνο μου πολύ σημαντικά. Μολονότι δεν έχω επιστρέψει σε καθεστώς πλήρους απασχόλησης, είμαι πλέον σε θέση να εργάζομαι με μερική απασχόληση ως σύμβουλος και διδάσκων σε πανεπιστήμιο. Η ανακούφιση του πόνου με έχει οπωσδήποτε κάνει σε μεγάλο βαθμό να νιώθω ότι αξίζει να ζω τη ζωή μου. Είμαι ευγνώμων για τον υπομονή, την κατανόηση και τη στήριξή σας.

Η περίπτωση άνδρα ασθενή μετά από 4 χρόνια εφαρμογής του πρωτοκόλλου

Ξεκίνησα το 1992 (σε ηλικία 27 ετών), να βιώνω περιστασιακά πυελικό άλγος, κυρίως στην δεξιά πλευρά σε μια περιοχή που ξεκινά από τη βουβωνική χώρα και επεκτείνεται προς τα πάνω. Ήταν ένας υπόκωφος πόνος. Είμαι στρατιωτικός δικηγόρος. Επισκέφτηκα έναν πολίτη ουρολόγο ο οποίος διεξήγαγε μια ενδελεχή κλινική εξέταση της πυέλου και του προστάτη και κατέληξε ότι δεν υπάρχει τίποτε το παθολογικό (εκτός από μια μικρή, καλοήθη, και μη σημαντική σπερματοκήλη στο επάνω μέρος του δεξιού όρχη). Εξέτασε το προστατικό μου υγρό στο μικροσκόπιο και τα αποτελέσματα ήταν αρνητικά. Το πυελικό άλγος ήταν εντονότερο λίγο πάνω και δεξιά από το ηβικό οστό και στην κατώτερη κοιλιακή χώρα.

Όταν υπηρετούσα στο εξωτερικό την περίοδο 1994-1996, ο πόνος έγινε σταδιακά χειρότερος. Είχα την τάση να πονώ βαθιά στην πύελο ακριβώς πάνω από το ηβικό οστό και δεξιά. Ο πόνος χειροτέρευε αν έπρεπε να μείνω όρθιος για μεγάλο χρονικό διάστημα (π.χ. σε μια αίθουσα δικαστηρίου ή στο μετρό). Έφτασα σε σημείο να θέλω να καθίσω για να ανακουφιστώ από τον πόνο, παρόλο που η φυσική μου κατάσταση ήταν καλή και δεν ένιωθα κουρασμένος. Ταυτόχρονα με το πυελικό άλγος, ένιωθα έναν πόνο που ακτινοβολούσε προς τα κάτω, στην εσωτερική επιφάνεια του δεξιού σκέλους, του γλουτού και των οπισθίων, μερικές φορές πολύ κάτω μέχρι τη γάμπα.

Ένα άλλο σύμπτωμα ήταν ότι η ροή των ούρων μου ήταν τυπικά πολύ, πολύ ασθενής. Μερικές φορές εξασθενούσε τόσο που διακοπτόταν και όταν συνέβαινε αυτό είχα μάθει να παίρνω βαθιά ανάσα και να εκπνέω την ώρα της ούρησης, ώστε η ροή να δυναμώσει ελαφρώς. Συνήθως, η ούρησή μου διαρκούσε πολύ και μετά το τέλος της εξακολουθούσα να αισθάνομαι την κύστη μου γεμάτη. Θυμάμαι ότι στις πρώτες μου δίκες το 1995, είχα μια επιτακτικότητα ακόμη και μετά από μια ούρηση, σε σημείο που αισθανόμουν ότι θέλω να ουρώ όλη τη μέρα. Την εποχή εκείνη άρχισα να νιώθω έναν περιστατικό, αιφνίδιο, οξύ πόνο στο εσωτερικό του ορθού. Ο πόνος κρατούσε περίπου 30 δευτερόλεπτα και σταδιακά υποχωρούσε από μόνος του. Μερικές φορές ήταν τόσο έντονος και οξύς που κυριολεκτικά με γράπωνε και δε μπορούσα να κουνηθώ μέχρι να με αφήσει. (φανταστείτε μια ισχυρή κράμπα του ποδιού μέσα στο ορθό). Το επίπεδο έντασης του πόνου κυμαινόταν μεταξύ του 0 έως 4 ή 5 σε μια δεκαβάθμια κλίμακα, συνήθως μεταξύ του 1 και 3.

Εκτός από το πυελικό άλγος, τον πόνο στο εσωτερικό των μηρών, και την αργή ούρηση, ένιωθα επίσης συχνά ένα σφίξιμο στην περιοχή μεταξύ των όρχεων και του ορθού για περίπου μία ώρα μετά την επαφή, σα να είχε σφίξει ή φράξει η δίοδος του σπέρματος. Το 1996 μετακόμισα στη Δυτική Ακτή των Η.Π.Α. και αυτά τα συμπτώματα συνεχίστηκαν.

Πήγα σε αρκετούς στρατιωτικούς ουρολόγους, τόσο στο εξωτερικό όσο και στην Καλιφόρνια, που μου διέγνωσαν χρόνια προστατίτιδα. Το 1997 τα συμπτώματα επανέρχονταν περιστασιακά. Το 1998 τα συμπτώματα χειροτέρευσαν. Μου συνταγογράφησαν Ciprofloxin® 500 για περίπου 75 ημέρες για τη χρόνια προστατίτιδα. Οι γιατροί δε βρήκαν ποτέ καμία απόδειξη για την ύπαρξη μικροβιακής λοίμωξης στο προστατικό μου υγρό. Ένας γιατρός ακόμα τοποθέτησε ένα ενδοσκόπιο με φως μέσα στην ουρήθρα και εξέτασε το μονοπάτι που οδηγεί στα νεφρά και την ουροδόχο κύστη - όλοι οι ιστοί ήταν υγιείς. Μετά από τα αντιβιοτικά και τις εξετάσεις, είχα ακόμη πόνο στην πύελο, και έκανα ακόμη «διπλή ούρηση» (σύμφωνα με την συμβουλή ενός γιατρού, να ξαναουρώ 10 λεπτά αφού έχω ουρήσει, προκειμένου να αδειάζω εντελώς την κύστη). Τα πλευρά μου πονούσαν σχεδόν όλη την ώρα και κανείς δεν ήξερε γιατί.

Ευτυχώς, ο στρατιωτικός ουρολόγος είχε ακούσει για μια δημοσίευση από τον Δρ. Ρόντνεϊ Άντερσον σε ένα συνέδριο για τη μάλαξη του προστάτη. Πίστευε ότι ο Δρ. Άντερσον ίσως μπορούσε να με βοηθήσει, κι έτσι με παρέπεμψε στο Ιατρικό Κέντρο του Στάνφορντ. Ο Δρ. Άντερσον μου έκανε μια ολοκληρωμένη κλινική εξέταση. Η εξέταση ανέδειξε μια σπερματοκήλη άνευ σημασίας, αλλά το κυριότερο κάποια εναυσματικά σημεία πόνου μετά από πίεση. Ο Δρ. Άντερσον με παρέπεμψε αμέσως στον Δρ Ντέιβιντ Γουάιζ.

Όταν για πρώτη φορά άρχισα τη θεραπεία ήμουν σκεπτικός και δε μπορούσα να πιστέψω ότι ο πόνος μου ήταν αποτέλεσμα ενός ασυναίσθητου αυτοτραυματισμού. Αφού έμαθα να έχω συναίσθηση του σώματός μου και να αναλογίζομαι την πίεση και το σφίξιμο της πυέλου μου και τον πόνο που ένιωθα, τελικά πείστηκα. Μου πήρε χρόνο, μήνες, χωρίς να θυμάμαι πότε ακριβώς πέρασα τη γραμμή, αλλά είμαι απολύτως σίγουρος ότι τα συμπτώματά μου ανακουφίστηκαν με τη χρήση του πρωτοκόλλου.

Κατά τη διάρκεια του έτους της κατάρτισής μου στην προοδευτική (παράδοξη) χαλάρωση, έμαθα να χαλαρώνω εντελώς νου και σώμα. Όταν υποβλήθηκα σε θεραπεία μυοπεριτονιακής ελευθέρωσης από έναν φυσιοθεραπευτή που μου υποδείχτηκε από το Δρ. Γουάιζ, μπορούσα κυριολεκτικά να νιώσω την ελευθέρωση της τάσης μέσω της διάτασης των ιστών, υπήρχε μια άμεση και ευχάριστη ανακούφιση όταν ένα «σφιχτό» σημείο διατεινόταν. Έφτασα στο σημείο να μπορώ να αισθάνομαι τη θέση του σημείου πίεσης και να κατευθύνω το θεραπευτή προς τα εκεί γρήγορα. Η σύζυγός μου έχει επίσης εκπαιδευτεί στην θεραπεία μυοπεριτονιακής ελευθέρωσης και περιστασιακά μου έκανε θεραπεία το 1999 και στις αρχές του 2000, αλλά σταμάτησε όταν ο πόνος υποχώρησε. Είναι διαρκώς σε ετοιμότητα να αρχίσει και πάλι το πρωτόκολλο εφόσον ο πόνος αναζωπυρωθεί.

Τα τελευταία τέσσερα χρόνια, έχω κάνει τη μέθοδο της χαλάρωσης μέρος της ζωής μου. Κάθε μέρα, εξασκώ τη λεπτό προς λεπτό χαλάρωση και τη βαθιά χαλάρωση, διατάσεις (που διδάχτηκα από το φυσιοθεραπευτή), και την αναπνοή σε συνδυασμό με χαλάρωση. Προσπαθώ να βρω χρόνο για μία ολοκληρωμένη συνεδρία προοδευτικής (παράδοξης) χαλάρωσης κάθε μέρα, αλλά η τωρινή μου θέση δε μου το επιτρέπει πάντα.

Αυτή τη στιγμή, πραγματοποιώ μία ολοκληρωμένη συνεδρία των 45-55 λεπτών 2-3 φορές την εβδομάδα, και μία μικρότερη των 15-25 λεπτών τις άλλες μέρες. Εξασκούμαι επίσης στο να μην καταβάλλω συνειδητά προσπά-θεια με χαλάρωση της πυέλου κατά τη διάρκεια της μέρας, και εφαρμόζω τις συσπάσεις και διατάσεις, που διδάχτηκα από το φυσιοθεραπευτή. Κάνω επίσης μια συνεχή, σχεδόν ασυνείδητη σειρά ελέγχων στη διάρκεια της μέρας με στόχο την αναζήτηση και απενεργοποίηση οποιουδήποτε σφιξίματος και πιασίματος στο σώμα μου, ειδικά στην πύελο και τις πλευρές του προσώπου μου. Όταν εφαρμόζω την τεχνική της χαλάρωσης στο σώμα μου, το κεφάλι και ο λαιμός χαλαρώνουν σε τέτοιο βαθμό που το κεφάλι μου αναπηδά απαλά και ασυναίσθητα συντονισμένα με τη ροή του αίματος. Αυτή η χαλάρωση έχει ως αποτέλεσμα τα αγγεία μου να χαλαρώνουν και να διαστέλλονται, και μετά από λίγα λεπτά, τα χέρια και τα πόδια φουσκώνουν με αίμα.

Εξαιτίας της εργασίας μου στο στρατό καθώς και της έλλειψης ιδιωτικό-τητας στην Ουάσιγκτον, έχω προσαρμοστεί και έχω μάθει να εφαρμόζω μια πλήρη συνεδρία προοδευτικής (παράδοξης) χαλάρωσης με το κεφάλι ξαπλωμένο σε μια πετσέτα στο γυμναστήριο- με τις φωνές ενός παιχνιδιού μπάσκετ στο διπλανό γήπεδο, ή ξαπλωμένος στο πεζοδρόμιο ή στο χορτάρι με αεροπλάνα να προσγειώνονται στον Εθνικό Αερολιμένα πάνω από το κεφάλι μου. Αυτές οι συνθήκες δεν είναι ιδανικές για χαλάρωση, αλλά αυτή λειτουργεί καλά. Επειδή έχω διδαχτεί αποτελεσματικά να μην καταβάλλω προσπάθεια, μπορώ να επικεντρωθώ στην αναπνοή μου και τους καρδιακούς μου παλμούς αντί στο θόρυβο. Δεν αγωνιώ ούτε αγχώνομαι για το θόρυβο γύρω μου, ας είναι εκεί καθώς παρασύρομαι. Έχω κάνει το ίδιο πράγμα σε πλοίο -με κουδούνια να χτυπάνε και αναγγελίες να πραγματοποιούνται από το μεγάφωνο. Έχω μάθει να χαλαρώνω βαθιά.

Συνήθως δεν υποφέρω από πυελικό άλγος. Συνήθως είναι ανύπαρκτο, αλλά σπάνια παρουσιάζεται σε χαμηλή ένταση εάν αγχωθώ πολύ ή έχω φόρτο εργασίας. Αυτό έρχεται σε πλήρη αντίθεση με την κατάσταση που βρισκόμουν πριν αρχίσω το πρωτόκολλο, όταν ο πόνος ήταν παρών διαρκώς και ενίοτε σε μεγάλη ένταση.

Ένα από τα πιο σημαντικά πλεονεκτήματα είναι ότι είμαι σίγουρος για την πηγή του πόνου, έχοντας επίγνωση της αίσθησης και της τάσης να σφίγγω και να κρατώ την πύελο ασυνείδητα. Τώρα νιώθω πώς προκαλώ (και πώς μπορώ να επικεντρωθώ στην απενεργοποίηση) της έντασης. Έχω επίσης επίγνωση του τρόπου με τον οποίο η ένταση του πόνου συνδέεται με το ρυθμό του άγχους στη ζωή μου. Κάτι ακόμα: μέχρι που το έγραψα αυτό, είχα ξεχάσει την συναισθηματική και ψυχική αγωνία και τον φόβο που είχα για αυτόν το μυστηριώδη πόνο και τα συμπτώματα του. Τώρα νιώθω ότι έχω τον έλεγχο, το άγχος και ο φόβος έχουν εξαφανιστεί. Γνωρίζω πολύ καλά τη συνταγή για να γίνω καλά - πειθαρχία στην καθημερινή άσκηση χαλάρωσης.

Μέχρι που το έγραψα αυτό, είχα επίσης ξεχάσει την αργή ροή ούρων που είχα- έκανα να ουρήσω όσο χρόνο χρειαζόταν τέσσερις ή πέντε άλλοι άνθρωποι. Η ροή των ούρων μου πλέον είναι ισχυρή. Είχα επίσης ξεχάσει την αίσθηση της επιτακτικότητας αμέσως μετά την τελευταία ούρηση. Τώρα, έχω την αίσθηση μιας εντελώς άδειας και άνετης κύστης. Η ενόχληση μετά την επαφή έχει υποχωρήσει εκτός από σπάνιες περιπτώσεις - τώρα παρουσιάζεται περίπου δυο φορές το χρόνο. Αυτή η θεραπεία και το πρωτόκολλο έχουν αλλάξει τη ζωή μου.

Η περίπτωση μιας μητέρας ενός 20 χρονου άνδρα

Ο 20χρονος γιος μου συμμετείχε στο σεμινάριο πέρυσι τον Ιούνιο. Θα ήθελα απλώς να ευχαριστήσω όλους σας που του δώσατε τα εργαλεία για να αποκτήσει ξανά τον έλεγχο της ζωής του.

Σήμερα μόλις βγήκε από το σπίτι για να πάει στην παραλία με τους φίλους του. Διδάσκει ιστιοπλοΐα σε νέους σε μια τοπική λέσχη και παρακολουθεί μαθήματα σε ένα κολλέγιο της Νέας Υόρκης. Χρησιμοποιεί τα ηχογραφημένα μηνύματα διαλογισμού και άλλες ασκήσεις, αλλά η εμφάνιση ενοχλήσεων γίνεται όλο και πιο σπάνια.

Από τον περασμένο Ιούνιο έχει πάρει περίπου 4,5 κιλά και πλέον απολαμβάνει τα περισσότερα φαγητά. Συγκεκριμένες τροφές, όπως τα κρεμμύδια, οι ντομάτες και η μπύρα, εξακολουθούν να είναι ερεθιστικές. Επίσης ασκείται τακτικά και αποκτά μια καλύτερη φυσική κατάσταση.

Ένα εκατομμύριο ευχαριστώ.

Η περίπτωση μιας 39χρονη γυναίκας που γέννησε

Ήθελα να σας γράψω, για να σας ενημερώσω ότι γέννησα ένα υγιέστατο αγοράκι στις 1/6/2011. Ήταν ευτυχώς τελειόμηνο, απλά γεννήθηκε ελάχιστα πρόωρα (12 μέρες). Έκανα καισαρική που αποδείχτηκε το πιο σωστό για μένα (το πρώτο μου μωρό γεννήθηκε φυσιολογικά προκαλώντας πολλά τραύματα στην πυελική περιοχή). Αναρρώνω πολύ καλά από το χειρουργείο και δεν είχα καμία έξαρση πυελικού πόνου. Πράγματι, το επίπεδο του πόνου μειώθηκε σημαντικά όταν κατά τη 30η εβδομάδα της κύησης έμεινα κλινήρης λόγω βράχυνσης του τραχήλου. .... Θέλω να σας ευχαριστήσω για την υποστήριξή σας σε μια περίοδο δοκιμασίας. Φοβήθηκα πραγματικά κατά την έξαρση του πόνου αλλά ευτυχώς, παρά την ένταση του, δεν επηρέασε την πρόοδο της εγκυμοσύνης μου. Ελπίζω να αποτελέσω *πηγή ελπίδας για τις γυναίκες που υποφέρουν από τη δική μου κατάσταση και σχεδιάζουν να κάνουν παιδιά. Μέχρι στιγμής, δεν έχω ξαναρχίσει να εφαρμόζω τις εσωτερικές ασκήσεις αφού ακόμα δεν έχω σαραντήσει (το διάστημα που συνιστάται ανάπαυση της πυέλου). Ωστόσο, σκοπεύω να ξαναρχίσω μετά από την επίσκεψη των 6 εβομάδων στο γυναικολόγο. Ίσως σας τηλεφωνήσω τότε για να με κατευθύνετε ως προς το πώς θα πρέπει να αρχίσω ξανά.*

Και πάλι ευχαριστώ για ό,τι έχετε κάνει για να βοηθήσετε τους ανθρώπους με αυτή την κατάσταση. Ειλικρινά, θα ήθελα να πω ότι, χωρίς το πρωτό-κολλο του Στάνφορντ, μπορεί να μην είχα το θάρρος να ξαναπροσπαθήσω για άλλο μωρό.

Η περίπτωση ενός 22χρονου άνδρα

Ήθελα απλά να εκφράσω την ευγνωμοσύνη μου για όλα όσα κάνατε για μένα και για τη συνεχή στήριξή σας σε όλη τη διάρκεια της ανάρρωσής μου.

Για να σας δείξω έμπρακτα την ευγνωμοσύνη μου, έφτιαξα αυτό το μικρό βίντεο αναθεωρώντας την εμπειρία μου και πώς κατάφερα να αναρρώσω. Σήμερα είμαι σε πολύ καλή φυσική κατάσταση, υγιής, ασκούμαι καθημερινά και δεν παίρνω καθόλου φάρμακα.

Θα είμαι πάντα ευγνώμων για τη βοήθειά σας και χαίρομαι που σας γνώρισα. Ελπίζω ότι κάποια μέρα θα συναντηθούμε ξανά.

Η περίπτωση ασθενούς μετά από 5 χρόνια εφαρμογής του πρωτοκόλλου

Στα τέλη Σεπτεμβρίου του 1997, δύο χρόνια μετά τη συνταξιοδότηση μου, ξεκίνησαν τα προβλήματα στην ούρηση. Ένα «ίζημα» καφέ χρώματος εμφα-νίστηκε κατά το τέλος της ούρησης και τότε άρχισε ο πόνος. Τον εντόπιζα στο ορθό και στην περιοχή του προστάτη. Όταν ξυπνούσα το πρωί γενικά δεν υπήρχε πόνος, αλλά αυξανόταν στη διάρκεια της μέρας και χειροτέρευε τα βράδια. Ο γενικός γιατρός μου συνταγογράφησε ένα αντιβιοτικό και με παρέπεμψε σε ουρολόγο. Ο ουρολόγος συνταγογράφησε μια παραδοσιακή θεραπεία για λοίμωξη του προστάτη που περιλάμβανε αντιβιοτικά και ιμπουπροφένη. Μετά από έξι εβδομάδες θεραπείας δεν υπήρχε σχεδόν καμία πρόοδος. Σε αυτό το διάστημα παρατήρησα ότι δε με ανακούφιζαν καθόλου τα παυσίπονα αλλά, αντιθέτως, τα μυοχαλαρωτικά με βοηθούσαν. Ο ύπνος στο πάτωμα ήταν το μόνο πράγμα που φάνηκε να βοηθάει.

Τα συμπτώματα κατέστρεφαν τη ζωή μου και κάποιες φορές ήμουν κατα-βεβλημένος. Έχανα βάρος και δεν φαινόταν να υπάρχει φως στο τούνελ.

Ένας στενός μου φίλος μου έκλεισε ραντεβού στα μέσα του Δεκεμβρίου 1997 με το Δρ. Τομ Στάμεϊ, πρωτοπόρο της ουρολογίας που ήταν ακόμη στο Στάνφορντ. Ο Δρ. Στάμεϊ μέσα σε μία ώρα ξεκαθάρισε ότι δεν υπήρ-χαν στοιχεία λοίμωξης στον προστατικό αδένα και με παρέπεμψε στον Δρ. Άντερσον και Δρ. Γουάιζ. Δεν είχα ιδέα τι μορφή θεραπείας θα παρείχαν.

Ο Δρ. Άντερσον με παρέπεμψε σε έναν φυσιοθεραπευτή που ειδικευόταν στην ανακούφιση από τον μυοπεριτονιακό πόνο στο πυελικό έδαφος. Ασχολούνταν με τα «εναυσματικά σημεία πόνου» σε διάφορους μυς του πυελικού εδάφους και δίδαξε τη διαδικασία στη σύζυγό μου που τυχαίνει να είναι επίσης φυσιοθεραπεύτρια. Αγόρασα ιατρικά βιβλία με θέμα το μυοπεριτονιακό άλγος και διάβασα εκτενώς για το θέμα.

Ο Δρ. Γουάιζ με δίδαξε την Παράδοξη Χαλάρωση. Σταδιακά άρχισα να σημειώνω πρόοδο. Μία από τις δυσκολίες είναι ότι η πρόοδος είναι μια διαδι-κασία με σκαμπανεβάσματα. Θυμάμαι ότι πολλές φορές έχανα το κουράγιο μου και τηλεφωνούσα στο Δρ Γουάιζ. Ο ήρεμος, σταθερός τρόπος που με καθησύχαζε ήταν πολύ χρήσιμος. Μια μέρα, λίγους μήνες μετά την έναρξη της θεραπείας, τον ρώτησα πόσο καιρό θα πάρει για να τελειοποιήσω την τεχνική του. Δίστασε για λίγο αλλά τελικά είπε «περίπου δύο χρόνια».

Μετά από δύο μήνες είχα σημειώσει αρκετή πρόοδο για να ξέρω ότι τα πράγματα ήταν στο σωστό δρόμο. Περίεργως, γνωρίζοντας ότι η θεραπεία ενδέχεται να διαρκέσει δύο χρόνια ήταν ενθαρρυντικό, καθώς ήξερα τι να περιμένω και δεν πίστευα ότι θα θεραπευτώ μέσα σε ένα μήνα. Σταθερά βελτιωνόμουν και μετά από ένα χρόνο ήμουν 80% καλύτερα. Μετά από δύο χρόνια ένιωθα ότι είχα μειώσει τα συμπτώματά μου κατά 90%.

Έχουν περάσει περίπου πέντε χρόνια από τότε που άρχισα τη θεραπεία με τους Δρ Άντερσον και Γουάιζ. Νιώθω ότι έχω αναρρώσει κατά 99% αλλά το πιο σημαντικό είναι ότι γνωρίζω πώς να αντιμετωπίσω τα συμπτώματα αν επανέλθουν. Ευτυχώς, σπάνια σκέφτομαι το πρόβλημα πλέον.

Η περίπτωση ενός 44χρονου γιατρού

Γνώρισα για πρώτη φορά το Δρ Γουάιζ σε ηλικία 44 ετών με ένα δεκαπενταετές ιστορικό επιτακτικότητας στην ούρηση και υπερηβικής ενόχλησης. Τα συμπτώματά μου χειροτέρευαν από οποιαδήποτε άσκηση που απαιτεί να κάθεσαι, όπως η κωπηλασία και όλες οι μορφές ποδηλασίας. Επίσης, η δυσκοιλιότητα και οι επαφές επιδείνωναν τα συμπτώματά μου όπως και τα άβολα καθίσματα, συμπεριλαμβανομένου και του καθίσματος αυτοκινήτου. Είχα πάρει πολλά αντιβιοτικά, Hytrin (τεραζοσίνη), Elavil (αμιτριπτυλίνη) και Flomax (ταμσουλοσίνη) χωρίς να σημειώνεται κάποια βελτίωση. Έκανα μια κυστεοσκόπηση με υδροδιάταση και διαγνώστηκα με ήπια διάμεση κυστίτιδα. Η κυστεοσκόπηση μου προκάλεσε μια σοβαρή ουρηθρίτιδα που δεν κράτησε πολύ, αλλά βελτίωσε τα συμπτώματα μου κατά περίπου 75 % για δύο μήνες.

Μετά τη συνάντηση με το Δρ Γουάιζ άρχισα να κάνω φυσιοθεραπευτικό μασάζ κάθε δύο εβδομάδες για τους εξωτερικούς πυελικούς ιστούς που βοήθησε κάπως. Έκανα επίσης και εσωτερική θεραπεία με έναν φυσιοθεραπευτή σε εβδομαδιαία βάση για ένα μήνα - συνολικά περίπου δέκα συνεδρίες σε διάστημα ενός έτους με συνεχή ήπια βελτίωση. Άργησα να ξεκινήσω τα ηχογραφημένα μηνύματα αλλά τα κατάφερα. Περίπου πριν από ένα χρόνο έκανα δύο συνεδρίες τη μία μετά την άλλη με τη Μέριλιν Φρίντμαν και είχα σημαντική βελτίωση. Εκείνη πρόσθεσε μερικές διατάσεις και βασικές ασκήσεις ενδυνάμωσης. Έμεινα κάπως πίσω, αλλά ξαναεπισκέφθηκα τη Μέριλιν το Δεκέμβριο του 2005 για δύο επιπρόσθετες συνεδρίες που και πάλι με βοήθησαν πολύ. Κάνω ένα είδος καρδιαγγειακής προπόνησης κάθε μέρα και ένα ελαφρύ πρόγραμμα με βάρη τέσσερις φορές την εβδομάδα. Έχω προσθέσει καθίσματα (χωρίς βάρη) στο πρόγραμμα άσκησής μου και πιστεύω ότι ενισχύοντας τους τετρακέφαλους ελαφραίνω την πίεση στήριξης μου από την πύελο, δεδομένου ότι περνάω το μεγαλύτερο μέρος της μέρας μου όρθιος στη δουλειά. Με θρησκευτική ευλάβεια κάνω τις διατάσεις της πυέλου και τις έχω συνδυάσει με τεχνικές χαλάρωσης κάθε βράδυ πριν κοιμηθώ. Κάνω τέσσερις ή πέντε βαθιές διατάσεις συμπεριλαμβανομένης της παιδικής στάσης, των γλουτιαίων μυών και του βαθιού καθίσματος. Η διαδικασία αυτή συνδυάζεται με ήρεμη αναπνοή και διαρκεί περίπου είκοσι λεπτά. Γενικά, πιστεύω ότι υπάρχει μία βελτίωση κατά 90+% και μετά από 15+ χρόνια πυελικού άλγους είμαι πολύ ευγνώμων για αυτό.

2

ΟΡΙΣΜΟΙ ΚΑΙ ΚΑΤΗΓΟΡΙΕΣ

Εκατομμύρια άνδρες και γυναίκες υποφέρουν από πυελικό άλγος, ενόχληση, ή δυσλειτουργία. Αυτές οι διαταραχές, οι οποίες μπορούν να ονομαστούν σύνδρομα χρόνιου πυελικού άλγους (ΣΧΠΑ), συνήθως περιλαμβάνουν ένα ή περισσότερα συμπτώματα από τα εξής: ενόχληση ή πόνο στο ορθό, στα γεννητικά όργανα ή την κοιλιά, αυξημένη δυσφορία ή πόνο σε καθιστή θέση, δυσφορία ή πόνο κατά τη διάρκεια ή μετά από σεξουαλική δραστηριότητα, και τακτική συχνουρία, επιτακτικότητα και δισταγμό στην έναρξη της ούρησης. Ιστορικά, έχουν αποδοθεί πολλές διαφορετικές ονομασίες σε αυτές τις καταστάσεις.

Το Πρωτόκολλο Γουάιζ-Άντερσον βοηθά τη μεγάλη πλειονότητα των κατάλληλα επιλεγμένων ασθενών

Συνεπώς, θεωρήθηκε ότι οφείλονται σε πολλά αίτια. Στις περισσότερες περιπτώσεις, οι γιατροί δεν κατορθώνουν να βρουν παρά λίγη ή καθόλου κλινική αιτιολόγηση για τα συμπτώματα και οι περισσότερες ή όλες οι εξετάσεις συνήθως αποβαίνουν φυσιολογικές. Σε αυτό το βιβλίο, θα δείξουμε ότι υπάρχει μια απλή κλινική βάση για τα συμπτώματα και πως η φαινομενικά μεγάλη ποικιλία και διακύμανση των συμπτωμάτων είναι απλά μια διαφορετική έκφανση του ίδιου προβλήματος τόσο στους άνδρες όσο και στις γυναίκες. Έχει αναπτυχθεί ένα πρωτόκολλο θεραπείας, που ονομάζεται Πρωτόκολλο Γουάιζ-Άντερσον. Η θεραπεία μας δεν είναι απλά συμπτωματική· αντίθετα, αντιμετωπίζουμε τον εκλυτικό παράγοντα αυτών των συμπτωμάτων. Η προσέγγιση μας μειώνει σημαντικά ή καταστέλλει τα συμπτώματα στη μεγάλη πλειονότητα των ασθενών που κρίνονται κατάλληλοι και εφαρμόζουν πλήρως το πρωτοκόλλο, όπως έχουμε δείξει στις κλινικές μελέτες μας που έχουν δημοσιευθεί.

Στο βιβλίο αυτό θα χρησιμοποιούμε τους όρους, *πονοκέφαλος στην πύελο, σύνδρομο (-α) χρόνιου πυελικού άλγους, χρόνιο πυελικό άλγος, πυελικό άλγος* και *ΣΧΠΑ* ως συνώνυμα για να αναφερόμαστε σε όλες τις καταστάσεις υπό συζήτηση.

Παραδοσιακή ονοματολογία και διαγνωστικές κατηγορίες

Σε άνδρες

- Προστατίτιδα (κατηγορίες του Εθνικού Ινστιτούτου Υγείας)
  I οξεία βακτηριακή προστατίτιδα
  II χρόνια βακτηριακή προστατίτιδα
  IIIA ΣΧΠΑ μη βακτηριακή φλεγμονώδης προστατίτιδα
  IIIB ΣΧΠΑ μη βακτηριακή μη φλεγμονώδης προστατίτιδα
  IV ασυμπτωματική φλεγμονώδης προστατίτιδα
- Ορχεωδυνία και/ή επιδιδυμίτιδα
- Παροδική πρωκταλγία

Στις γυναίκες

- Ουρηθρικό σύνδρομο
- Αιδοιωδυνία

Σε άνδρες και γυναίκες

- Διάμεση κυστίτιδα
- Σύνδρομο ανελκτήρα πρωκτού
- Σύνδρομο παγίδευσης έσω αιδοιϊκού νεύρου

Τί είναι κοινό στις διάφορες ονομασίες

Η κεντρική ιδέα αυτού του βιβλίου είναι ότι υπάρχει *ένας κοινός παράγοντας που ενοποιεί τις διάφορες ονομασίες: ότι υπάρχει μια κοινή αποτελεσματική θεραπεία για πολλές από αυτές · και ότι το σώμα και το πνεύμα συνδέονται στενά με την αιτία και τη θεραπεία.*

Για πολλά χρόνια, τα σύνδρομα χρόνιου πυελικού άλγους έχουν αποτελέσει ένα αίνιγμα για την ιατρική κοινότητα. Η μη βακτηριακή προστατίτιδα, για παράδειγμα, συγχέεται κατά κόρον με την οξεία ή χρόνια βακτηριακή προστατίτιδα, έστω και αν μια ακριβής και εύκολη μέθοδος διάγνωσης είναι διαθέσιμη εδώ και χρόνια. Την ίδια στιγμή, η μη βακτηριακή προστατίτιδα, που αποτελεί τη συντριπτική πλειοψηφία των περιπτώσεων, τείνει να θεωρείται από τους γιατρούς μια διάγνωση δίκην «κουβά αχρήστων» για τα πυελικά συμπτώματα που δε μπορούν να κατανοήσουν ή δε γνωρίζουν πώς να θεραπεύσουν. Η μακροσκοπική παθολογία της περιοχής, όπως ερευνάται με τα πιο σύγχρονα ιατρικά όργανα, δεν έχει καταφέρει να εξηγήσει το βαθμό του πόνου που προκαλείται από αυτές τις διαταραχές.

Οι γιατροί συχνά λένε στους ασθενείς με σύνδρομα χρόνιου πυελικού άλγους ότι δε βρίσκουν τίποτε ή σχεδόν τίποτε παθολογικό σε αυτούς

Η έννοια που εισάγουμε σε αυτό το βιβλίο είναι ότι οι καταστάσεις αυτές μοιάζουν με τον πονοκέφαλο, αλλά σε αυτή την περίπτωση ο πονοκέφαλος εντοπίζεται στην πύελο. Γι> αυτό και ονομάσαμε το βιβλίο «*Ένας Πονοκέφαλος στην Πύελο*». Ένας επιπλέον συνειρμός του τίτλου είναι ότι αυτές οι διαταραχές είναι αποτέλεσμα χρόνιας μυϊκής τάσης, η οποία συχνά αποτελεί και την αιτία των πονοκεφάλων. Εάν τα σύνδρομα του χρόνιου πυελικού άλγους είναι πράγματι ένας πονοκέφαλος στην πύελο, τότε η αντιμετώπισή τους οφείλει να διαφέρει ριζικά από αυτό που παραδοσιακά εφαρμόζεται.

Ένας Πονοκέφαλος στην Πύελο είναι η ονομασία που αποδίδουμε στα σύνδρομα χρόνιου πυελικού άλγους όπου δεν έχει έχει διαπιστωθεί καμία υποκείμενη παθολογία. Αυτά τα σύνδρομα συχνά περιλαμβάνουν πόνο και δυσλειτουργίες που σχετίζονται με την ούρηση, την αφόδευση και τη σεξουαλική δραστηριότητα. Αυτή η δυσφορία, ο πόνος και η δυσλειτουργία μπορεί να εμφανίζονται τόσο σε άνδρες, όσο και σε γυναίκες. Ένα άτομο μπορεί να βιώνει μόνο ένα σύμπτωμα, ενώ ένα άλλο μπορεί να βιώνει όλα τα συμπτώματα μαζί. Μερικές φορές τα συμπτώματα ανεξήγητα ποικίλλουν από ημέρα σε ημέρα ή από εβδομάδα σε εβδομάδα. Τα συμπτώματα ορισμένες φορές ποικίλλουν, όπως επίσης και η ανατομική τους εντόπιση, ωστόσο πιστεύουμε ότι ο εκλυτικός παράγων αυτών των συμπτωμάτων είναι ο ίδιος και πιθανόν να υφίσταται μια κοινή αποτελεσματική θεραπεία για όλα αυτά.

Δεν είναι κάτι που συζητάμε σε ένα πάρτυ

Αν και πολλοί άνθρωποι υποφέρουν από έναν πονοκέφαλο στην πύελο, οι περισσότεροι από αυτούς αισθάνονται μόνοι στη δοκιμασία τους. Οι περιοχές του σώματος που σχετίζονται με τη γενετήσια λειτουργία, την ούρηση και την αφόδευση θεωρούνται πολύ προσωπικές και συχνά είναι δύσκολο να μιλήσουμε γι> αυτές, ακόμη και με στενούς φίλους και συγγενείς. Στην ουσία, οι περισσότεροι άνθρωποι επιθυμούν οι περιοχές των γεννητικών οργάνων και του ορθού να λειτουργούν καλά, αλλά δε θέλουν να γνωρίζουν πολλά πράγματα ή να στρέφουν την προσοχή τους σε αυτές.

Αυτές οι περιοχές του σώματος δεν αντιμετωπίζονται με πολύ σεβασμό. Αυτή είναι μια αλήθεια που γίνεται εύκολα αντιληπτή στη βωμολοχία. Πώς αποκαλούμε τους ανθρώπους με τους οποίους έχουμε θυμώσει; Συνήθως οι λέξεις ή οι έννοιες που σχετίζονται με την αφόδευση ή την αναπαραγωγή χρησιμοποιούνται με έναν υποτιμητικό τρόπο. Στην ουσία είναι λέξεις ή έννοιες που στόχο έχουν να προσβάλλουν. Στο δυτικό πολιτισμό, τα γεννητικά όργανα και το ορθό είναι συνυφασμένα με αισθήματα ντροπής και ενοχής. Όπως θα αναλύσουμε αργότερα, οι περιοχές των γεννητικών οργάνων και του ορθού είναι συχνά, ψυχολογικά και ενεργητικά, αποκηρυγμένες από τους ανθρώπους. Όντας οι απόκληρες του σώματος κατά κάποιο τρόπο, είναι σύνηθες να προκαλούν την αποστασιοποίηση των ανθρώπων από αυτές μέσω μιας αμυντικής σύσπασης. Όπως εύγλωττα επισημαίνει ο Στήβεν Λεβάιν, η επούλωση της ταλαιπωρημένης πυέλου εν μέρει συνεπάγεται την επαναφορά των γεννητικών οργάνων και του ορθού «πίσω στην καρδιά.» Αυτό σημαίνει αλλαγή της συναισθηματικής προσέγγισής μας προς αυτές τις περιοχές και μετάβαση από τη ντροπή, την ενοχή και την απόρριψη στη συμπόνια και την εκτίμηση.

Οι περισσότεροι άνθρωποι που πάσχουν από τον τύπο πυελικού άλγους που συζητούμε σε αυτό το βιβλίο δεν έχουν συναντήσει άλλον συμπάσχοντα, μολονότι εκατομμύρια άνθρωποι υποφέρουν από την πάθηση αυτή

Η αποστροφή προς αυτές τις περιοχές μπορεί να είναι τόσο ισχυρή που να αναστέλλει κάποιον να επισκεφτεί το γιατρό παρά μόνο εφόσον τα συμπτώματα είναι πολύ έκδηλα. Μερικές φορές ορισμένοι ασθενείς υποβαθμίζουν τα συμπτώματα θεωρώντας τα συνυφασμένα με τη διαδικασία της γήρανσης ή φυσιολογικές ενοχλήσεις και πόνους που πρέπει να ανέχονται. Μερικές φορές υπομένουν τα συμπτώματα για μεγάλο χρονικό διάστημα, εάν είναι σε θέση να τα αντέξουν, επειδή φοβούνται ότι αν επιδιώξουν να λάβουν μια διάγνωση, θα είναι κάτι που πραγματικά δε θέλουν να ακούσουν. Προτιμούν να μην ξέρουν. Δεδομένης της ντροπής που περιβάλλει τις περιοχές που τους ενοχλούν, της ανησυχίας για το που μπορούν να οδηγήσουν τα συμπτώματα και το κακό προηγούμενο πτωχής αποτελεσματικότητας ιατρικών θεραπειών, δεν ξαφνιάζει κανέναν ότι οι πάσχοντες από σύνδρομα χρόνιου πυελικού άλγους συχνά αισθάνονται απομονωμένοι.

Η σύγχυση των ονοματολογιών

Μια παλιά παραβολή που εξηγεί τη σημερινή σύγχυση

Μια φορά και έναν καιρό, δέκα τυφλοί, ο καθένας με το μπαστούνι του, πήγαν για περπάτημα σε ένα δρόμο που πέρναγε μέσα από μια ζούγκλα. Σύντομα συνάντησαν έναν ελέφαντα, και κάθε ένας πλησίασε ένα διαφορετικό σημείο του σώματος του ζώου. Ο ένας τυφλός αγγίζοντας τον ελέφαντα στο πόδι παρατήρησε, «Ω, αυτό το πλάσμα μοιάζει με τον κορμό του δέντρου». Ένας άλλος, ο οποίος βρισκόταν κάτω από το στομάχι του ελέφαντα, πίεσε προς τα πάνω και είπε: «Ω, όχι. Αυτό το πλάσμα είναι σαν μια μαλακή οροφή, χωρίς τίποτα άλλο στις πλευρές του». Ένας τρίτος που βρισκόταν στην ουρά, την τράβηξε και είπε, «Όχι, αυτό το πλάσμα είναι σαν ένα σχοινί δεμένο με ένα δέντρο». Ένας άλλος, αγγίζοντας την προβοσκίδα του ελέφαντα , είπε, «Όχι, αυτό το πλάσμα είναι σαν ένας μεγάλος, μαλακός σωλήνας». Ένας άλλος ακόμη, αγγίζοντας το χαυλιόδοντα του ελέφαντα είπε, «Όχι, αυτό το πλάσμα είναι σαν ένα καμπυλωτό δόρυ κολλημένο σε βράχο».

Η αντίληψη για το πυελικό άλγος μεταξύ των διαφόρων ιατρικών υπο-ειδικοτήτων μερικές φορές μοιάζει με την περιγραφή του ελέφαντα στην παραβολή με τους τυφλούς

Και συνέχισαν να διαφωνούν. Τι ήταν αυτό το πλάσμα που είχαν συναντήσει; Τελικά, ένας άλλος ταξιδιώτης που πέρναγε από κει άκουσε τις διαφωνίες τους. Παρατηρώντας αμέσως ότι ήταν τυφλοί, είπε , «Όχι, όλοι έχετε δίκιο και άδικο, γιατί αυτός είναι ένας ελέφαντας και κάθε ένας από εσάς αγγίζει μόνο ένα μέρος του, πιστεύοντας ότι το κάθε τμήμα αποτελεί το σύνολο».

Για λόγους που μπορούμε μόνο να εικάσουμε, έως τη συγγραφή αυτού του βιβλίου, τα συμπτώματα των συνδρόμων του χρόνιου πυελικού άλγους γίνονται αντιληπτά από τυφλούς ανθρώπους. Αυτό δεν έχει στόχο την υποβάθμιση των καλοπροαίρετων γιατρών και ερευνητών, που παλεύουν με αυτές τις καταστάσεις. Είναι, ωστόσο, ίδιο του χωρισμού της ιατρικής σε ειδικότητες ότι οι γιατροί προσεγγίζουν ένα πρόβλημα μόνο μέσα από πρίσμα του δικού τους γνωστικού αντικειμένου, και έτσι ανάλογα με την ειδίκευση του γιατρού που επισκέπτεστε, η πάθηση μπορεί να αποκαλείται με διαφορετικές ονομασίες.

Οι υποειδικότητες που σχετίζονται με το Πρωτόκολλο Γουάιζ-Άντερσον παραδοσιακά δεν είχαν σχεδόν καμία σχέση μεταξύ τους

Αυτό που ονομάζεται προστατίτιδα από έναν ουρολόγο μπορεί να ονομάζεται *κοκκυγωδυνία ή σύνδρομο συμπίεσης του έσω αιδοιϊκού νεύρου* από έναν ορθοκολικό χειρουργό. Άλλες ονομασίες που χρησιμοποιούνται από ειδικούς για να περιγράψουν την ίδια κατάσταση είναι *χρόνιο άλγος των γεννητικών οργάνων, προστατωδυνία, αμιγές ορθοπρωκτικό άλγος, ιδιοπαθές πυελικό άλγος, δυσλειτουργία του πυελικού εδάφους, μυαλγία πυελικού εδάφους, σύνδρομο ανελκτήρα του ορθού, σύνδρομο σπαστικού απιοειδούς μυός,* και άλλες.

Παρομοίως, αυτό που ονομάζεται *αιδοιωδυνία, σκληρυντικός λειχήνας, απλός λειχήνας, ή χρόνιος λειχήνας* από ένα δερματολόγο μπορεί να ονομάζεται *δυσπαρεύνια ή μυκητίαση* από ένα γυναικολόγο, ή *αγχώδης διαταραχή* από έναν ψυχίατρο. Αν πας σε τρεις διαφορετικούς γιατρούς για το χρόνιο πυελικό άλγος, τότε μπορείς εύκολα να πάρεις δύο ή τρεις διαφορετικές διαγνώσεις.

Ένας πολύ σημαντικός λόγος για αυτή την «τύφλωση στη συνολική θέαση του ελέφαντα» είναι η έλλειψη επικοινωνίας μεταξύ των πολυάριθμων ιατρικών ειδικοτήτων και το γεγονός ότι οι περισσότεροι γιατροί αδιαφορούν για τους μυς του πυελικού εδάφους. Αν επικοινωνούσαν μεταξύ τους και αντάλλασαν πληροφορίες, ίσως συνειδητοποιούσαν ότι συχνά περιγράφουν την ίδια κατάσταση. Οι συγγραφείς αυτού του βιβλίου ελπίζουμε να διευρύνουμε την οπτική με την οποία θεωρούμε αυτό το πρόβλημα. Φιλοδοξούμε να καταφέρουμε να δούμε ολόκληρο τον ελέφαντα.

Γενικά Συμπτώματα Χρόνιου Πυελικού Άλγους σε άνδρες

Διαλείπουσα ή σταθερή δυσφορία ή πόνος

Πολλοί πάσχοντες από πυελικό άλγος συνήθως λένε ότι δεν αισθάνονται πόνο, αλλά ενόχληση, ερεθισμό, βάρος, τσιμπήματα, κάψιμο ή κάποια άλλη δυσάρεστη αίσθηση. Οι περισσότεροι άνθρωποι σπάνια αισθάνονται έναν οξύ διαξιφιστικό πόνο. Συνήθως είναι αισθητός ένας εκνευριστικός πόνος, νυγμώδης, καυστικός ή συσφικτικός. Φυσικά, είναι απλά πόνος.

Και για τα δύο φύλα, όλα τα συμπτώματα που περιγράφονται παρακάτω μπορεί να είναι είτε διαλείποντα, είτε συνεχή, να παρουσιάζονται την ημέρα ή τη νύχτα, σε όρθια ή καθιστή θέση και να εντείνονται σε περιόδους αυξημένου άγχους. Τα συμπτώματα αυτά μπορεί να περιλαμβάνουν δυσφορία ή πόνο χωρίς καμία δυσλειτουργία στην ούρηση ή το σεξ, δυσφορία ή πόνο και συμπτώματα ούρησης χωρίς σεξουαλικά συμπτώματα ή και τα τρία μαζί. Η μεταβλητότητα στην έντασή τους τα καθιστά ιδιαίτερα περίπλοκα.

Όταν μιλάς σε άλλους ανθρώπους για τα συμπτώματα του χρόνιου πυελικού άλγους σου, λίγοι είναι αυτοί που μπορούν να τα κατανοήσουν

Στους άνδρες, το χρόνιο πυελικό άλγος περιλαμβάνει *δυσφορία ή πόνο στο ορθό ή το περίνεο*, ανάμεσα στο όσχεο και τον πρωκτό. Οι ασθενείς αναφέρουν ότι έχουν την αίσθηση μιας «μπάλας του γκολφ» στην περιοχή. Τα συμπτώματα συχνά περιλαμβάνουν *αυξημένη δυσφορία ή πόνο* όταν κάθονται. Πολλοί άνδρες νιώθουν ενόχληση στην περιοχή πάνω από το ηβικό οστό και γύρω και μέσα στην περιοχή της ουροδόχου κύστης, κάτι που ονομάζεται *υπερηβική δυσφορία ή πόνος*. *Δυσφορία ή πόνος στη βουβωνική χώρα* παρουσιάζεται τυπικά και μπορεί να εμφανιστεί ετερόπλευρα ή αμφοτερόπλευρα (από τη μία πλευρά ή και στις δύο πλευρές). *Δυσφορία ή πόνος στους όρχεις* ονομάζεται *ορχεωδυνία* και δεν είναι καθόλου ασυνήθιστος. *Δυσφορία ή πόνος στο πέος* είναι συχνά αισθητός στην άκρη της βαλάνου ή στην ουρήθρα. Μερικές φορές υπάρχει *κοκκυγική δυσφορία ή πόνος* (μέσα ή γύρω από τον κόκκυγα), ή *δυσφορία ή πόνος στην κατώτερη ράχη* ή, όχι σπάνια, *δυσφορία ή πόνος πίσω, στο πλάι ή μπροστά στο μηρό*, είτε από τη μία πλευρά, είτε και στις δύο.

Διαλείποντα ή σταθερά συμπτώματα του ουροποιητικού σε άνδρες

Διαταραχές στην ούρηση συχνά συνδέονται με το πυελικό άλγος. Συνήθως μαζί με το πυελικό άλγος, οι άντρες νιώθουν αυτό που ονομάζεται *δυσουρία*, δηλαδή πόνος, δυσφορία ή κάψιμο κατά την ούρηση. Μερικές φορές παραπονούνται για *μειωμένη ροή ούρων*, *συχνουρία* (κατά την οποία πρέπει να ουρούν κάθε μισή με δύο ώρες), *επιτακτικότητα* (κατά την οποία νιώθουν ότι πρέπει να ουρήσουν αμέσως μόλις προκύψει η ανάγκη), ή/και *νυκτουρία* (η ανάγκη να ουρούν συχνά τη νύχτα).

Διαλείπουσα ή σταθερή σεξουαλική δυσλειτουργία σε άνδρες

Αυξημένη δυσφορία ή πόνος κατά τη διάρκεια ή μετά την εκσπερμάτιση πολύ συχνά σχετίζεται με το πυελικό άλγος. Συνήθως, οι άνδρες παραπονιούνται για *μειωμένη ερωτική επιθυμία ή libido* και ενίοτε για στυτική δυσλειτουργία (περιστασιακή ή συχνή ανικανότητα για την επίτευξη ή διατήρηση στύσης), μειωμένη εκσπερμάτιση, χαλαρές στύσεις, και μειωμένη σεξουαλική ικανοποίηση. Ορισμένοι άνδρες παρατηρούν μείωση της εκσπερμάτισης. Συχνά αυτά τα συμπτώματα σχετίζονται με την επίδραση της χρόνιας σύσπασης του πυελικού εδάφους στη ροή του αίματος και τη λειτουργία των μυών. Συχνά η δυσφορία ή ο πόνος που σχετίζεται με την εκσπερμάτιση δρα ως ανασταλτικός παράγοντας στη σεξουαλική επιθυμία.

Διαλείποντα ή σταθερά ψυχολογικά συμπτώματα σε άνδρες

Σχεδόν καθολικά, οι άνδρες βιώνουν *άγχος* και διαφορετικά επίπεδα χαμηλής διάθεσης ή *κατάθλιψης*. Έχουν την αίσθηση ότι «υπάρχει κάτι παθολογικό μέσα μου που δεν απομακρύνεται και ίσως ποτέ να μην απομακρυνθεί». Είναι συνηθισμένο για τους άνδρες αυτούς να παραπονούνται για *δυσφορία* - να έχουν δηλαδή μειωμένο ενδιαφέρον για τη ζωή και τις διαπροσωπικές τους σχέσεις. Παρουσιάζεται ένας βαθμός αποστασιοποίησης από κοινωνικές περιστάσεις και μειωμένης αυτο-εκτίμησης.

Γενικά Συμπτώματα Χρόνιου Πυελικού Άλγους σε γυναίκες

(Για περισσότερες λεπτομέρειες σχετικά με το γυναικείο
πυελικό άλγος δείτε το κεφάλαιο 9)

Διαλείπουσα ή συνεχής δυσφορία ή πόνος σε γυναίκες

Στις γυναίκες, τα συμπτώματα που περιγράφονται μπορεί να είναι είτε
διαλείποντα, είτε συνεχή. Όπως οι άνδρες, έτσι και οι γυναίκες μπορούν να
νιώθουν δυσφορία ή πόνο ή σχετική δυσλειτουργία περισσότερο κατά τη
διάρκεια της νύχτας ή της ημέρας, το πρωί ή το απόγευμα, περισσότερο ή
λιγότερο κατά τον καταμήνιο κύκλο τους, και πιο συχνά σε περιόδους άγχους.

Η εντόπιση της δυσφορίας ή του πόνου σε γυναίκες

Οι γυναίκες μπορεί να νιώθουν δυσφορία ή πόνο στα γεννητικά όργανα
με τη μορφή *κολπικής / αιδοιϊκής δυσφορίας ή πόνου* (πόνος στην είσοδο
του κόλπου ή εσωτερικά). Σε ορισμένες περιπτώσεις, οι γυναίκες νιώθουν
κοκκυγική δυσφορία ή πόνο (στον κόκκυγα) και *ορθική δυσφορία ή πόνο*
(στην είσοδο ή στο εσωτερικό του ορθού). Σε άλλες περιπτώσεις, οι γυναίκες,
όπως και οι άνδρες, αναφέρουν *υπερηβική δυσφορία ή πόνο* (ακριβώς πάνω
στο ηβικό οστό, μέσα και γύρω από την περιοχή της κύστης), *βουβωνική
δυσφορία ή πόνο και δυσφορία ή πόνο όταν κάθονται*. Μερικές γυναίκες
παραπονούνται για δυσφορία ή πόνο στην υπο-ηβική περιοχή και *πόνο
στην κλειτορίδα*.

Διαλείποντα ή συνεχή συμπτώματα του ουροποιητικού σε γυναίκες

Τα συμπτώματα του ουροποιητικού μπορούν να συνυπάρχουν με πολλές
καταστάσεις πυελικού άλγους. Οι γυναίκες μπορεί να νιώθουν *συχνουρία,
επιτακτικότητα, ακόμα και ακράτεια ούρων, δυσουρία, μειωμένη ροή ούρων
και ατελή κένωση της ουροδόχου κύστης*.

Διαλείπουσα ή σταθερή σεξουαλική δυσλειτουργία σε γυναίκες

Επειδή συχνά υπάρχει κολπικό άλγος στην είσοδο ή στο εσωτερικό του κόλπου, η δυσπαρεύνια (πόνος κατά τη διάρκεια ή μετά την επαφή) παρουσιάζεται σχεδόν πάντα. Σε πιο σοβαρές περιπτώσεις, ιδιαίτερα οι γυναίκες που έχουν αιδοιωδυνία, αδυνατούν να έχουν επαφές. Αυτό μπορεί να αποτελεί και τη μόνη ενόχληση τους.

Το πυελικό άλγος ή δυσφορία συνήθως θέτει τη ζωή σε στάση: διαλείποντα ή συνεχή ψυχολογικά συμπτώματα

Δεδομένης της φύσης των συμπτωμάτων αυτών των καταστάσεων, είναι εύκολο να καταλάβει κανείς γιατί τα συναισθήματα άγχους και κατάθλιψης συνοδεύουν τόσο συχνά το πυελικό άλγος. Εξαιτίας της εμπλοκής του συγκεκριμένου μέρους του σώματος, καθώς και των σοβαρών επιπτώσεων στη σεξουαλικότητα, πολλές γυναίκες βιώνουν μια αναστολή να συνάψουν ερωτικές σχέσεις. Μπορεί να χάσουν τη διάθεσή τους για ζωή. Γενικά, όσο πιο έντονα και σταθερά τα συμπτώματα, τόσο πιο σοβαρή η δυσφορία. Φυσικά, η αυτοεκτίμηση πολλών γυναικών που υποφέρουν από αυτές τις καταστάσεις τείνει να είναι χαμηλή.

Ένας Πονοκέφαλος στην Πύελο σε Άνδρες

Στην ενότητα που ακολουθεί, θα εισαγάγουμε την ονομασία που χρησιμοποιείται παραδοσιακά για ένα συγκεκριμένο σύνδρομο πυελικού άλγους, ακολουθούμενη από μια απλή εξήγηση για το τι σημαίνει αυτή η ονομασία. Στη συνέχεια, θα συνοψίσουμε τα συμπτώματα που παραδοσιακά συμπεριλαμβάνονται σε αυτή την τυποποίηση, τον αριθμό των ατόμων που προσβάλλονται από αυτή την κατάσταση, τις παραδοσιακές θεραπείες που χρησιμοποιούνται, και πόσο χρήσιμες ή άχρηστες είναι. Μετά από αυτό, θα συζητήσουμε με περισσότερες λεπτομέρειες τα συμπτώματα και γενικά την κατάσταση.

Προστατίτιδα

Κατηγορία Ι - Οξεία Βακτηριακή Προστατίτιδα

Περιγραφή

Η Οξεία Βακτηριακή Προστατίτιδα είναι αρκετά ξακάθαρη και στη διά-γνωση και στη θεραπεία της. Η λοίμωξη και η φλεγμονή είναι έκδηλες και οι παραδοσιακές θεραπείες αποδίδουν καλά. Θεωρούμε ότι ίσως η χρόνια πυελική σύσπαση μπορεί να αποτελεί εκλυτικό παράγοντά της.

Μπορεί να εμφανιστεί σε οποιαδήποτε ηλικία και εκδηλώνεται με συμπτώματα όπως πυρετός, ρίγη, πόνος, και δυσλειτουργία του ουροποιητικού. Θετικά ευρήματα από τα ούρα, όπως λευκά αιμοσφαίρια και παθογόνα βακτήρια επιβεβαιώνουν τη διάγνωση.

Η Οξεία Βακτηριακή Προστατίτιδα αντιπροσωπεύει μόνο ένα πολύ μικρό μέρος όσων διαγνώστηκαν με προστατίτιδα και συνήθως εκριζώνεται πολύ γρήγορα με αντιβιοτικά. Οι περισσότεροι άνδρες με πυελικό άλγος δεν έχουν βακτηριακή προστατίτιδα.

Τα νεότερα αντιβιοτικά επιφέρουν καλά αποτελέσματα. Είναι σημαντικό αυτή η πάθηση να αντιμετωπίζεται άμεσα εξαιτίας του κινδύνου εξάπλωσης των βακτηρίων στο κυκλοφορικό σύστημα, της επίσχεσης ούρων, και της πιθανής δημιουργίας αποστήματος. Η οξεία βακτηριακή προστατίτιδα μπορεί να εξελιχθεί σε χρόνια εάν δεν αντιμετωπιστεί επαρκώς. Η θεραπεία με αντιβιοτικά θα πρέπει να καλύψει διάστημα 28 ημερών για να διασφα-λιστεί η εξάλειψη της λοίμωξης.

Συμπτώματα

- Πυρετός και ρίγη
- Προστατικός πόνος

* Δυσουρία
* Χαμηλή οσφυαλγία
* Πόνος στο περίνεο (*πόνος ανάμεσα στον πρωκτό και το όσχεο*)
* Δυσχέρεια ούρησης
* Επίσχεση ούρων

Λόγω της επίσχεσης ούρων εξαιτίας της εξοίδησης του προστάτη αδένα, μπορεί να τοποθετηθεί ένας καθετήρας μέσω του πέους ώστε να επιτρέψει την ομαλή ροή των ούρων. Ενώ ο καθετήρας μπορεί να αυξήσει τον κίνδυνο δημιουργίας αποστήματος ή μόλυνσης στον προστάτη αδένα, ο καθετηριασμός αποτελεί σημαντικό μέρος της θεραπείας όταν υπάρχει επίσχεση ούρων. Σε μερικούς άνδρες με οξεία επίσχεση μπορεί να αποδώσει καλύτερα ένας μικρός πλαστικός καθετήρας που εισάγεται άμεσα στην κύστη μέσω του δέρματος της υπερηβικής περιοχής.

Παράγοντες που σχετίζονται με την εμφάνισή της

* Η μετανάστευση των βακτηρίων μέχρι την ουρήθρα
* Πρωκτικό σεξ χωρίς προφύλαξη
* Διαταραχές του ανοσοποιητικού
* Κατακράτηση ούρων ή εισαγωγή εργαλείων στο ουροποιητικό

Συχνότητα

* Σχετικά σπάνια (*περίπου 5% των αναφερόμενων διαγνώσεων προστατίτιδας*)

Διαγνωστικές δοκιμασίες

* Ουρολογικές (*άμεση μικροσκόπηση*)
* Καλλιέργεια ούρων (*σημαντική και συχνά παραμελείπεται από τους γιατρούς*)

Παραδοσιακά χρησιμοποιούμενες θεραπείες

- Αντιβιοτικά (ενδομυϊκή ένεση αμινογλυκοσιδών ή πενικιλίνης, φθοροκινολόνες από το στόμα)

Η επιτυχία της παραδοσιακής θεραπείας

- Η επιτυχέστερα ιάσιμος τύπος προστατίτιδας

Κατηγορία II - Χρόνια Βακτηριακή Προστατίτιδα

Περιγραφή

Η Χρόνια Βακτηριακή Προστατίτιδα αποτελεί μια πιο δύσκολη πάθηση από την οξεία βακτηριακή προστατίτιδα. Η πλειονότητα των χρόνιων βακτηριακών προστατίτιδων αναπτύσσονται λόγω ανεπαρκούς αντιμετώπισης μιας οξείας προστατίτιδας.

Η Χρόνια Βακτηριακή Προστατίτιδα είναι σχετικά σπάνια

Οι άνδρες που έχουν επαναλαμβανόμενο βακτηριακό αποικισμό της ουρήθρας λόγω κακής υγιεινής, ανθυγιεινών σεξουαλικών πρακτικών, ή της ανάγκης για εισαγωγή εργαλείων μέσω της ουρήθρας μπορεί να αναπτύξουν βακτηριακό αποικισμό και λοίμωξη. Οι άνδρες οι οποίοι έχουν στενώματα ή ουλώδη ιστό στην ουρήθρα που εμποδίζουν τη ροή των ούρων μπορεί να είναι επιρρεπείς σε επαναλαμβανόμενες βακτηριακές μολύνσεις. Συχνά, δεν υπάρχει ανάπτυξη βακτηρίων στην ουροδόχο κύστη και μπορεί να είναι τελείως ασυμπτωματικοί μεταξύ των οξέων επεισοδίων, στη διάρκεια των οποίων τα βακτήρια αναπτύσσονται, εξαπλώνονται, και αρχίζουν να μολύνουν την ουροδόχο κύστη.

Αυτό είναι ένα χαρακτηριστικό της χρόνιας βακτηριακής προστατίτιδας. Οι άνδρες δεν έχουν συνήθως συμπτώματα μεταξύ αυτών των επεισοδίων.

Συμπτώματα (μπορεί να είναι διαλείποντα ή συνεχή)

- Συχνουρία (η ανάγκη ούρησης συχνότερα από κάθε δύο ώρες)
- Δυσουρία (πόνος ή κάψιμο κατά την ούρηση)
- Επαναλαμβανόμενη δυσλειτουργική ούρηση με χαμηλή ροή, δισταγμό και νυκτουρία (συχνή ούρηση τη νύχτα). Αυτά τα συμπτώματα μιμούνται την υπερπλασία του προστάτη αδένα.
- Τα συμπτώματα είναι διαλείποντα ανάλογα με το βακτηριακό φορτίο. Επαναλαμβανόμενα επεισόδια σε ένα άτομο τείνουν να συνδέονται με τα ίδια βακτήρια.

Παράγοντες που σχετίζονται με την έναρξη της νόσου

- Ανεπαρκώς αντιμετωπισθείσα οξεία βακτηριακή προστατίτιδα
- Προστατική λιθίαση
- Μη περιτομή, με κακή τοπική υγιεινή
- Μερική επίσχεση ούρων

Συχνότητα

- Σχετικά σπάνια (περίπου 5% των ανδρών με προστατίτιδα)

Διαγνωστικές δοκιμασίες

- Καλλιέργεια ούρων και προστατικού υγρού είναι πολύ σημαντικές, αλλά συχνά παραλείπονται από τους γατρούς
- Θετική καλλιέργεια υλικού από τον προστάτη στις περιόδους χωρίς συμπτώματα

Παραδοσιακά χρησιμοποιούμενες θεραπείες

- Έχει αποδειχθεί ότι οι φθοριοκινολόνες είναι τα πιο αποτελεσματικά αντιβιοτικά και συνήθως απαιτούν τουλάχιστον έξι εβδομάδες θεραπείας

• Η νιτροφουραντοΐνη μπορεί να καταστείλει τις εξάρσεις της μόλυνσης, αλλά δεν εξαλείφει τους μικροοργανισμούς

• Περιστασιακά, εξαιτίας της υπερπλασίας του προστάτη λόγω ηλικίας και της εμφάνισης πολυάριθμων λίθων στον προστάτη, ένας ασθενής μπορεί να ωφεληθεί από τη διουρηθρική εκτομή του καθ> υποτροπή μολυσμένου ιστού

Η επιτυχία της παραδοσιακής θεραπείας

• Τα αντιβιοτικά είναι συνήθως αποτελεσματικά στις οξείες υποτροπές

• Η εξάλειψη των υποτροπών είναι δύσκολη. Τα αντιβιοτικά που χρησιμοποιούνται για αυτή την κατάσταση μπορεί να καταστούν λιγότερο αποτελεσματικά με τον καιρό διότι τα βακτήρια μπορούν να μεταλλάσσονται και να γίνονται ανθεκτικά

Κατηγορία III - Χρόνια μη Βακτηριακή Προστατίτιδα

(Μερικές φορές με φλεγμονή τύπου IIIA, ή χωρίς φλεγμονή τύπου IIIB)

Περιγραφή

Η Χρόνια μη Βακτηριακή Προστατίτιδα αντιπροσωπεύει με διαφορά το μεγαλύτερο αριθμό περιπτώσεων ανδρών που διαγνώστηκαν με προστατίτιδα. Έχει υπολογιστεί ότι η κατηγορία αυτή περιλαμβάνει το 90-95 % όλων των περιπτώσεων που έχουν διαγνωστεί ως «προστατίτιδα». Σύμφωνα με στατιστικές από τις Ηνωμένες Πολιτείες, η παρούσα πάθηση επηρεάζει δεκάδες εκατομμύρια άνδρες κάποια στιγμή στη ζωή τους.

Η Χρόνια μη Βακτηριακή Προστατίτιδα είναι συντριπτικά ο πιο συχνός τύπος προστατίτιδας και δε συνεπάγεται παθολογία στον προστάτη

Η πρόσφατη έρευνα ολοένα και περισσότερο επισημαίνει ότι οι συμβατικές ιδέες και θεραπείες για τις μη βακτηριακές προστατίτιδες έχουν απλά αποτύχει τόσο στο να εξηγήσουν όσο και να θεραπεύσουν το πρόβλημα. Οι παραδοσιακές προσεγγίσεις αντιμετωπίζουν αυτό το είδος της προστατίτιδας ως λοίμωξη, αν και τα τελευταία χρόνια οι γιατροί έχουν αναγνωρίσει τη σύγχυση που επικρατεί σχετικά με τα αίτια και τη θεραπεία αυτής της πάθησης. Το 1995, τα Εθνικά Ινστιτούτα Υγείας, σε μια διάσκεψη ομοφωνίας για την προστατίτιδα αναγνώρισαν ότι οι όροι χρόνια μη βακτηριακή προστατίτιδα και προστατωδυνία ούτε μπορούσαν να ερμηνεύσουν, αλλά ούτε καν σχετίζοταν και με τα συμπτώματα. Μία νέα ονομασία υιοθετήθηκε στη συνέχεια για αυτή την πάθηση: σύνδρομο χρόνιου πυελικού άλγους (ΣΧΠΑ). Αλλάζοντας την ονομασία της πιο κοινής διαταραχής που συναντά ένας ουρολόγος, έγινε σαφές ότι ο προστάτης ίσως να μην είναι η αιτία αυτής της διαταραχής.

Η συντριπτική πλειονότητα των ανδρών που έχουν διαγνωστεί με προστατίτιδα δεν έχουν λοίμωξη του προστάτη. Για αυτό το λόγο, η αντιμετώπιση της φλεγμονής ή της λοίμωξης του προστάτη με αντιβιοτικά σπάνια βοηθά τα συμπτώματα μακροπρόθεσμα.

Οι μελέτες έχουν δείξει ότι αυτοί οι άντρες υποφέρουν από αισθητά χαμηλά επίπεδα αυτοεκτίμησης και από απώλεια της ικανότητας να απολαύσουν τη ζωή εν γένει, διότι ο πόνος και η διαταραχή στην ούρηση εισβάλουν στην προσωπική ζωή και τη διαταράσσουν. Η επίδραση της μη βακτηριακής προστατίτιδας στη ζωή ενός ανθρώπου έχει παρομοιαστεί με εκείνη της καρδιακής προσβολής, της στηθάγχης (έντονος πόνος στο στήθος), ή της νόσου του Κρον (αιμορραγία/φλεγμονή του εντέρου). Αν η μη βακτηριακή προστατίτιδα περάσει από μια ήπια και διαλείπουσα φάση σε χρόνια, τότε οι πάσχοντες τείνουν να ζουν μια ζωή βουβής απελπισίας. Μη έχοντας κανένα

110 ΕΝΑΣ ΠΟΝΟΚΕΦΑΛΟΣ ΣΤΗΝ ΠΥΕΛΟ

στον οποίο να μιλήσουν για το πρόβλημά τους, χωρίς να γνωρίζουν άλλους συμπάσχοντες, και χωρίς καμία βοήθεια από το γιατρό στην αντιμετώπιση ή τη θεραπεία, συχνά υποφέρουν από κατάθλιψη και άγχος.

Συμπτώματα (μπορεί να είναι διαλείποντα ή συνεχή και περιλαμβάνουν ένα ή περισσότερα από τα ακόλουθα)

- Δυσφορία/μούδιασμα/πόνος στο ορθό (συχνά περιγράφεται ως μια «μπάλα του γκολφ» στο ορθό)

- Η καθιστή θέση προκαλεί ή επιδεινώνει τη δυσφορία/τον πόνο/τα συμπτώματα

- Πόνος ή ενόχληση κατά τη διάρκεια ή μετά την εκσπερμάτιση

- Μειωμένη σεξουαλική επιθυμία (μειωμένο ενδιαφέρον για επαφή)

- Συχνουρία (συχνότερα από κάθε δύο ώρες)

- Επιτακτικότητα ούρησης (δυσκολία αναστολής της ούρησης αμέσως μόλις παρουσιάζεται η ανάγκη)

- Δυσφορία ή πόνος στο πέος (συνήθως στην κορυφή ή το σώμα)

- Τσιμπήματα/πόνος/ευαισθησία στους όρχεις

- Υπερηβική δυσφορία ή πόνος (πάνω από το ηβικό οστό)

- Περινεϊκή δυσφορία ή πόνος (ανάμεσα στο όσχεο και τον πρωκτό)

- Κοκκυγικός πόνος ή ενόχληση (μέσα και γύρω από τον κόκκυγα)

- Χαμηλή οσφυϊκή δυσφορία ή πόνος (στη μία πλευρά ή και στις δύο)

- Βουβωνική δυσφορία ή πόνος (στη μία πλευρά ή και στις δύο)

- Δυσουρία (πόνος ή κάψιμο κατά την ούρηση)

- Νυκτουρία (συχνή ούρηση τη νύχτα)

- Μειωμένη ροή ούρων

- Αίσθηση ατελούς κένωσης της κύστης

- Δισταγμός πριν ή κατά τη διάρκεια της ούρησης

- Άγχος για τη σεξουαλική επαφή

- Ενόχληση ή ανακούφιση μετά την αφόδευση
- Γενικευμένο άγχος
- Κατάθλιψη
- Κοινωνική απομάκρυνση και αδυναμία δημιουργίας στενών διαπροσωπικών σχέσεων
- Μειωμένη αυτοεκτίμηση

Η μη βακτηριακή προστατίτιδα είναι μια πάθηση που προκαλεί πολλή ταλαιπωρία στον ασθενή. Δεν υπάρχουν φάρμακα που να τη θεραπεύουν ή αποτελεσματικές χειρουργικές επεμβάσεις. *Επαναλαμβάνουμε πολλές φορές σε αυτό το βιβλίο ότι δεν έχουμε δει ποτέ μια εγχείρηση να βοηθά πραγματικά αυτήν την κατάσταση, αντιθέτως συνήθως την περιπλέκει και μερικές φορές τη χειροτερεύει. Τα αντιβιοτικά επίσης δε φαίνονται να είναι χρήσιμα σε αυτή την κατάσταση.*

Τα φάρμακα και οι χειρουργικές επεμβάσεις δεν προσφέρουν ιδιαίτερη βοήθεια στη μη βακτηριακή προστατίτιδα. Οι χειρουργικές επεμβάσεις για τη μη βακτηριακή προστατίτιδα δε βοηθούν σχεδόν ποτέ τα συμπτώματα και συχνά τα επιδεινώνουν

Πειραματικές θεραπείες έχουν δοκιμαστεί και έχουν επίσης αποτύχει. Αυτές οι θεραπείες περιλαμβάνουν βελονισμό, ρεφλεξολογία (άσκηση πίεσης στο πόδι), θεραπεία αποσυμπίεσης νεύρων, μαγνητοθεραπεία (μαγνήτες εντός του ορθού), κατανάλωση μπρόκολου, ακτινοθεραπεία με γεννήτρια οπτικών κβάντων, υπέρηχος μέσω του ορθού, γύρη μελισσών, κορτικοστεροειδή, λασποθεραπεία, ενδορθική ηλεκτροδιέγερση, saw palmetto (βότανο), και ψευδάργυρος (ιχνοστοιχείο).

Αυτό που συχνά αποβαίνει πιο επιζήμιο και από τα ίδια τα σωματικά συμπτώματα για τους άνδρες με αυτή την πάθηση, είναι η κατάθλιψη και η αποθάρρυνση που προέρχεται από τις καταστροφικές τους σκέψεις. Πολλοί γιατροί είναι απρόθυμοι να αντιμετωπίσουν τη μη βακτηριακή προστατίτιδα επειδή γνωρίζουν ότι δε μπορούν να προσφέρουν πολλά στον ασθενή. Αυτό κάνει συχνά τους ασθενείς να αισθάνονται ότι κανένας γιατρός δε τους αφιερώνει το χρόνο ή τη φροντίδα που χρειάζονται όταν αναζητούν βοήθεια για αυτό το πρόβλημα.

Οι περισσότεροι άνδρες με μη βακτηριακή προστατίτιδα *έχουν ροπή προς το άγχος*

Επιπλέον, είναι συνηθισμένο οι άνδρες με μη βακτηριακή προστατίτιδα να έχουν υψηλά ποσοστά άγχους γιατί φοβούνται ότι τα συμπτώματα υποδεικνύουν καρκίνο ή κάποια καταστροφική ασθένεια που δεν έχει ακόμα διαγνωστεί.

Οι άνδρες με μη βακτηριακή προστατίτιδα τείνουν να είναι άνθρωποι υπεύθυνοι, παραγωγικοί με υψηλές επιτεύξεις

Η απελπισία οδηγεί ορισμένους από αυτούς τους άνδρες σε γιατρούς που προβαίνουν σε ηρωικές και αδικαιολόγητες παρεμβάσεις. Στην κλινική μας έχουμε δει ασθενείς οι οποίοι υποβλήθηκαν σε εκτομή ή αφαίρεση προστατικού ιστού ή σε πολυετή χορήγηση αντιβιοτικών, απλά και μόνο για να «κάνουν κάτι» για αυτό το πρόβλημα.

Παράγοντες που σχετίζονται με την έναρξη της νόσου (μπορεί να περιλαμβάνει ένα ή περισσότερα από τα ακόλουθα)

- Περιόδους αυξημένου άγχους
- Άρση βάρους
- Χειρουργείο στην πύελο

- Στρεσογόνες σεξουαλικές επαφές
- Τραυματισμός στην περιοχή της πυέλου
- Βακτηριακή προστατίτιδα
- Ψυχαναγκαστική σεξουαλική δραστηριότητα ή αυνανισμός
- Παρατεταμένη καθιστική εργασία
- Παρατεταμένη ποδηλασία

Έχει υπολογιστεί ότι σχεδόν το 50 % των ανδρών έχουν συμπτώματα μη βακτηριακής προστατίτιδας κάποια στιγμή στη ζωή τους

Διαγνωστικές Δοκιμασίες

- Απουσία σημαντικού αριθμού βακτηρίων όπως προσδιορίζεται από καλλιέργεια προστατικού υγρού. Αυτό απαιτεί ανάλυση σε μικροβιο-λογικό εργαστήριο
- Μικροσκοπική ανάλυση προστατικού υγρού για τον προσδιορισμό παρουσίας λευκών αιμοσφαιρίων ή φλεγμονής. Αυτή η κατηγορία προστατίτιδας μπορεί να περιλαμβάνει φλεγμονή ή να είναι εντελώς χωρίς φλεγμονή
- Ανάλυση της λειτουργίας της ουροδόχου κύστης και του πυελικού εδάφους χρησιμοποιώντας ειδικές εξετάσεις (ουροδυναμική μελέτη) όπως ουροροομετρία, υπόλειμμα μετά ούρηση, μέτρηση της εξωστη-ριακής πίεσης της κύστης, και της δραστηριότητας των νεύρων
- Δακτυλική εξέταση του προστάτη από το ορθό και μέτρηση του ενζύμου PSA στον ορό για να αποκλειστεί η πιθανότητα καρκίνου ή άλλων ανωμαλιών στον προστάτη
- Ο διορθικός υπέρηχος (TRUS) μπορεί να φανεί χρήσιμος στην αξιολόγηση της εικόνας του προστάτη και των οργάνων αποθή-κευσης σπέρματος (σπερματοδόχες κύστες), αλλά κυρίως στην

πραγματοποίηση βιοψιών του προστάτη επί παθολογικών ευρημάτων του PSA ή της ψηλάφησης

Παραδοσιακά χρησιμοποιούμενες θεραπείες

- Τα αντιβιοτικά χορηγούνται σχεδόν πάντα, ανεξάρτητα από το αν υπάρχει ή όχι ένδειξη μόλυνσης, χωρίς να καταφέρνουν συνήθως να βοηθήσουν μακροπρόθεσμα.

- Μαλλάξεις προστάτη

- Αδρενεργικοί αναστολείς (άλφα αναστολείς) για να χαλαρώσουν το λείο μυϊκό ιστό του προστάτη και του αυχένα της ουροδόχου κύστης

- Αντικαταθλιπτικά σε χαμηλή δοσολογία (μικρές δόσεις Elavil®-αμιτριπτυλίνη)

- Μυοχαλαρωτικά/ Ηρεμιστικά (αντικαταθλιπτικά όπως Ladose®-φλουοξετίνη ή Paxil®-παροξετίνη)

Η επιτυχία της παραδοσιακής θεραπείας

- Τα αντιβιοτικά γενικά δεν είναι χρήσιμα

- Οι μαλλάξεις προστάτη περιστασιακά προσφέρουν ανακούφιση των συμπτωμάτων, αλλά με περιορισμένη επίδραση

- Οι άλφα αναστολείς (Hytrin®-τεραζοσίνη, Maguran®-δοξαζοσίνη, Omnic®-ταμσουλοσίνη) μερικές φορές προσφέρουν περιορισμένη ανακούφιση από τα συμπτώματα αλλά μπορεί να έχουν υψηλά ποσοστά ανεπιθύμητων ενεργειών

- Τα μυοχαλαρωτικά/ηρεμιστικά, ιδιαίτερα βενζοδιαζεπίνες όπως το Valium®-διαζεπάμη, προσφέρουν προσωρινή μείωση του πόνου αλλά, λόγω των παρενεργειών και της τάσης προς εξάρτηση, δεν είναι χρήσιμα ως βασική θεραπεία

Κατηγορία IV- Ασυμπτωματική Προστατίτιδα

Περιγραφή

Η Ασυμπτωματική Προστατίτιδα μπορεί να θεωρηθεί ως μια «λανθάνουσα κατάσταση» διότι ο πάσχων δε συνειδητοποιεί ότι νοσεί, καθώς δεν υπάρχουν υποκειμενικά συμπτώματα. Συνήθως γίνεται αντιληπτή όταν ο γιατρός βρίσκει ενδείξεις φλεγμονής είτε μέσω βιοψίας ή κατά τη μικροσκοπική ανάλυση προστατικού υγρού. Αυτή είναι μια σημαντική κατάσταση διότι υπάρχουν ενδείξεις ότι η φλεγμονή του προστατικού υγρού ή του σπέρματος μπορεί να προκαλέσει αύξηση των επιπέδων του PSA (ειδικού προστατικού αντιγόνου), που εξετάζεται τακτικά πλέον σε άνδρες άνω των 50 και θεωρείται ένδειξη πιθανού καρκίνου του προστάτη. Όταν η μόλυνση θεραπεύεται με αντιβιοτικά το PSA επανέρχεται στα φυσιολογικά επίπεδα, και σταματάει η ανησυχία για ύπαρξη καρκίνου. Συνεπώς, η διάγνωση αυτής της πάθησης αφαιρεί την ανάγκη για περαιτέρω έλεγχο για καρκίνο του προστάτη και βιοψία. Το PSA επίσης συνήθως αυξάνεται ανάλογα με τη διόγκωση του προστατικού αδένα.

Συμπτώματα (μπορεί να είναι διαλείποντα ή συνεχή)

- Έλλειψη υποκειμενικών συμπτωμάτων στον ασθενή
- Αυξημένο επίπεδο λευκών κυττάρων στο προστατικό υγρό ή σπέρμα
- Συχνά ανεβασμένο PSA (προστατικό ειδικό αντιγόνο που μερικές φορές όταν αυξάνεται υποδηλώνει καρκίνο του προστάτη)

Παράγοντες που σχετίζονται με την έναρξη της νόσου

- Άγνωστοι

Συχνότητα (αριθμός ατόμων)

- Άγνωστος αριθμός. Αυτή η πάθηση δεν έχει κατανοηθεί πλήρως και γίνεται συνήθως αντιληπτή μέσω ελέγχου του PSA ή ανάλυσης του προστατικού υγρού

Διαγνωστικές εξετάσεις

- Ανεβασμένο PSA
- Ενδείξεις φλεγμονής στο προστατικό υγρό/σπέρμα

Θεραπείες που χρησιμοποιούνται παραδοσιακά

- Τέσσερις εβδομάδες αντιβιοτικών

Η επιτυχία της παραδοσιακής θεραπείας

- Άγνωστη

Ένας Πονοκέφαλος στην Πύελο σε Γυναίκες

(Βλέπε επίσης κεφάλαιο 9)

Αιδοιωδυνία (Δυσαισθητική Αιδοιωδυνία)

Η αιδοιοδυνία είναι ένα σύνδρομο που χαρακτηρίζεται από πόνο στην είσοδο του κόλπου κατά την αφή. Υπάρχουν γυναίκες που έχουν αιδοιωδυνία με πόνο μόνο κατά την αφή και σε καμία άλλη στιγμή. Συνεπώς, πολλές γυναίκες που υποφέρουν από αυτό το απλό είδος αιδοιοδυνίας έχουν πόνο κατά την επαφή ή απλά αδυνατούν να έχουν επαφές. Πολλές αποφεύγουν να φορούν στενά ρούχα ή αποφεύγουν δραστηριότητες που ασκούν πίεση στην είσοδο του κόλπου.

Η αιδοιωδυνία επηρεάζει συνήθως νεαρές γυναίκες

Το άλλο είδος αιδοιωδυνίας ονομάζεται δυσαισθητική αιδοιωδυνία. Αυτή είναι μια πιο δύσκολη πάθηση διότι συνεπάγεται χρόνιο πόνο και αίσθηση καψίματος στο αιδοίο είτε κατά την αφή είτε όχι. Ο Δρ. Χάουαρντ Γκλέιζερ, ο ψυχολόγος που ανακάλυψε τη χρησιμότητα της βιοανανάδρασης για αυτή την πάθηση, διαπίστωσε ότι το σύνδρομο απλής αιδοιωδυνίας σχετίζεται με ασυνήθιστα έντονη σύσπαση των μυών του πυελικού εδάφους. Η δυσαισθητική αιδοιωδυνία, από την άλλη πλευρά, φαίνεται να συνδέεται με χαλάρωση των μυών του πυελικού εδάφους.

Συμπτώματα (μπορεί να είναι διαλείποντα ή συνεχή και οι γυναίκες μπορεί να έχουν ένα ή περισσότερα από τα παρακάτω συμπτώματα)

- *Πόνο κατά το άγγιγμα της εισόδου του κόλπου*

- *Πόνο στη σεξουαλική επαφή*

- *Ερύθημα (ερυθρότητα του ιστού στο κάτω μέρος της εισόδου του κόλπου)*

- *Χρόνιος πόνο (δυσαισθητική αιδοιωδυνία)*

Οι γυναίκες με αιδοιωδυνία συχνά επισκέπτονται πολλούς γιατρούς πριν τεθεί η σωστή διάγνωση. Οι γυναικολόγοι συχνά συγχέουν την αιδοιωδυνία με μυκητιάσεις. Στη συνέχεια, χορηγούν θεραπείες για μυκητίαση που επιδεινώνουν αντί να βελτιώνουν την κατάσταση. Κατά κάποιο τρόπο, η κατάσταση αυτή προσομοιάζει τους άνδρες που επισκέπτονται τον ουρολόγο για πυελικό άλγος και αυτόματα τους χορηγούνται αντιβιοτικά.

Απευθύνονται επίσης σε δερματολόγους για αυτό το πρόβλημα χωρίς ιδιαίτερο αποτέλεσμα. Οι ασθενείς πολλές φορές στρέφονται σε δερματολόγο επειδή η αιδοιωδυνία φαίνεται σαν δερματικό πρόβλημα, αλλά οι δερματικές θεραπείες σπάνια έχουν αποδειχθεί χρήσιμες.

Όπως έχει συμβεί με πολλές παθήσεις η αιτία των οποίων είναι ασαφής, έχουν προκύψει πολυάριθμες εναλλακτικές αγωγές. Τροποποιήσεις στη διατροφή (με περιορισμό τροφίμων που περιέχουν οξαλικά άλατα, σοκολάτα και καφεΐνη), βελονισμός, ρεφλεξολογία (πίεση βελονιστικών σημείων στο πόδι), και αναλγητικές κρέμες συγκαταλέγονται στις θεραπείες για αυτό το πρόβλημα. Ωστόσο, ούτε οι παραδοσιακές, ούτε οι εναλλακτικές θεραπείες έχουν προσφέρει ιδιαίτερη βοήθεια.

Παράγοντες που σχετίζονται με την έναρξη της νόσου (μπορεί να περιλαμβάνουν ένα ή περισσότερα από τα ακόλουθα)

- *Χρόνιες μυκητιάσεις και χρήση αντιμυκητιακών παραγόντων που ενίοτε συνδέονται με την εμφάνιση της νόσου*

- *Συχνή απουσία σαφών αιτιολογικών παραγόντων*

- Μεγαλύτερη συχνότητα σχετίζεται με σεξουαλικό τραύμα (βιασμός, σεξουαλική κακοποίηση)

Συχνότητα

- Περίπου στο 16% των γυναικών σε κάποια στιγμή της ζωής τους

Διαγνωστικές δοκιμασίες

- Οι ασθενείς αναφέρουν διαλείποντα ή συνεχή πόνο και/ή κάψιμο στην είσοδο του κόλπου κατά την αφή.

- Έντονη εαυσθησία κατά το άγγιγμα με βαμβακοφόρο στυλεό στην είσοδο του κόλπου

- Δυσπαρεύνια (πόνος κατά την επαφή)

Παραδοσιακά χρησιμοποιούμενες θεραπείες

- Χειρουργικές επεμβάσεις
- Τοπικές κρέμες οιστρογόνων
- Ψυχοθεραπεία

Η επιτυχία της παραδοσιακής θεραπείας

- Οι χειρουργικές επεμβάσεις είναι αμφιλεγόμενες με πολύ αντιφατικά αποτελέσματα
- Οι τοπικές κρέμες επιδρούν ελάχιστα στα συμπτώματα
- Η ψυχοθεραπεία χρησιμοποιείται επίσης, αλλά δε χρησιμεύει γενικά στη μείωση των συμπτωμάτων

Ουρηθρικό Σύνδρομο

Το *ουρηθρικό σύνδρομο* είναι μια άλλη πάθηση που πλήττει τις γυναίκες και δεν έχει κατανοηθεί ή αντιμετωπιστεί επαρκώς. Οι γυναίκες με ουρηθρικό σύνδρομο συχνά παραπονούνται για ένα ή περισσότερα από τα ακόλουθα συμπτώματα: δυσουρία, δυσχέρεια ούρησης, συχνουρία, επιτακτικότητα,

2: Ορισμοί και Κατηγορίες   119

δισταγμό στην έναρξη και κατά τη διάρκεια της ούρησης, ακράτεια, και ουρηθρικό ή υπερηβικό πόνο. Τα συμπτώματα μπορεί να είναι είτε διαλείποντα είτε συνεχή, να έχουν εξάρσεις και υφέσεις και να σχετίζονται με το άγχος.

Συμπτώματα (μπορεί να είναι διαλείποντα ή συνεχή)

- Δυσουρία (πόνος κατά την ούρηση)
- Συχνουρία (η ανάγκη ούρησης με ασυνήθιστη συχνότητα)
- Επικακτικότητα (επιτακτική ανάγκη ούρησης που με δυσκολία μπορεί να αναβληθεί)
- Δισταγμός κατά την ούρηση
- Ακράτεια (αδυναμία συγκράτησης των ούρων)
- Υπερηβικός πόνος (πόνος πάνω από το ηβικό οστό)

Ενώ το ουρηθρικό σύνδρομο μπορεί να υφεθεί χωρίς θεραπεία μετά από κάποιο χρονικό διάστημα, υπάρχουν γυναίκες που ζουν χρόνια με αυτό το πρόβλημα. Μερικές φορές επέρχεται ανακούφιση των συμπτωμάτων μετά από διαστολή της ουρήθρας με ένα λεπτό μεταλλικό διαστολέα, αν και αποτελεί μια αμφιλεγόμενη μέθοδο ανάμεσα στους ιατρικούς κύκλους. Όταν αυτή η διαδικασία δε βοηθήσει και ο γιατρός δε διαγνώσει κανένα εμφανές σωματικό πρόβλημα, η πάσχουσα από ουρηθρικό σύνδρομο είναι αναγκασμένη να αντιμετωπίσει τον αγανακτισμένο γιατρό της, ο οποίος μπορεί να κρίνει την πάθηση ως ψυχιατρική. Η ψυχοθεραπεία, όμως, όπως και σχεδόν σε όλες τις περιπτώσεις πυελικού άλγους, δεν αποδεικνύεται ιδιαιτέρως χρήσιμη στην επίλυση του προβλήματος.

Παράγοντες που σχετίζονται με την έναρξη της νόσου

- Άγνωστοι

Συχνότητα

- Άγνωστη

Διαγνωστικές δοκιμασίες

- Οι ασθενείς αναφέρουν συχνουρία, επιτακτικότητα, δισταγμό έναρξης ούρησης, ακράτεια
- Υπερηβικός πόνος (πόνος άνω του ηβικού οστού)

Παραδοσιακά χρησιμοποιούμενες θεραπείες

- Αντιβιοτικά
- Ουρηθρική διαστολή (εισαγωγή ενός μεταλλικού κηρίου στην ουρήθρα με σκοπό τη διάτασή της)

Η επιτυχία της παραδοσιακής θεραπείας

- Τα αντιβιοτικά τείνουν να μη βοηθούν
- Η ουρηθρική διαστολή βοηθά κάποιες γυναίκες

Ένας Πονοκέφαλος στην Πύελο σε άνδρες και γυναίκες

Διάμεση Κυστίτιδα και Σύνδρομο Επώδυνης Κύστης

(Βλέπε εκτεταμένη ανάλυση στο Κεφάλαιο 9)

Η Διάμεση Κυστίτιδα (ΔΚ) αποτελεί μια αμφιλεγόμενη διάγνωση. Μερικοί γιατροί πιστεύουν ότι πιθανώς δεν υφίσταται ως ξεχωριστή πάθηση. Άλλοι γιατροί πιστεύουν ότι αποτελεί μια ξεχωριστή και συγκεκριμένη διαταραχή που προκαλείται από τη φλεγμονή της ουροδόχου κύστης. Η διαχωριστική γραμμή μεταξύ του πόνου της κύστης και του πυελικού εδάφους είναι συχνά θολή.

Τα συνηθέστερα συμπτώματα της ΔΚ είναι υπερηβικός και περινεϊκός πόνος. Η δυσπαρεύνια αναφέρεται συχνά από τις γυναίκες που αντιμετωπίζουν αυτό το πρόβλημα. Ορισμένες τροφές, όπως αυτές που θεωρούνται πικάντικες, καθώς και το αλκοόλ και η καφεΐνη, φαίνεται να επιδεινώνουν τα συμπτώματα. Η συχνουρία και η αίσθηση καψίματος στην ουρήθρα απαντώνται σχεδόν σε όλες τις περιπτώσεις ΔΚ. Έχουμε δει ασθενείς οι οποίοι ουρούσαν τέσσερις φορές την ώρα, ημέρα και νύχτα.

Η συχνουρία έχει ολέθριες συνέπειες στις καθημερινές δραστηριότητες. Οι πάσχοντες χρειάζεται να μεταβούν στο μπάνιο πολύ συχνά όταν εργάζονται, όταν παρακολουθούν ένα συνέδριο ή μια συναυλία, και κατά τις μύριες άλλες δραστηριότητες που απαιτούν να μπορείς άνετα να κρατηθείς για εύλογο χρονικό διάστημα. Η συχνουρία πολύ συχνά οδηγεί σε διαταραχές του ύπνου.

Οι άνθρωποι με ΔΚ έχουν τυπικά ιστορικό μολύνσεων του ουροποιητικού. Στην περίπτωση της ΔΚ, ωστόσο, η φλεγμονή της ουροδόχου κύστης που πιστεύεται ότι είναι η αιτία των συμπτωμάτων δεν ταυτίζεται με τη φλεγμονή μιας συνηθισμένης μόλυνσης του ουροποιητικού που μπορεί να αντιμετωπιστεί με αντιβιοτικά.

Οι περισσότερες περιπτώσεις διάμεσης κυστίτιδας αφορούν γυναίκες

Η διάμεση κυστίτιδα θεωρούνταν «γυναικεία διαταραχή». Στις μέρες μας, αν και οι περισσότερες περιπτώσεις ΔΚ επηρεάζουν τις γυναίκες, υπάρχουν και άνδρες με τέτοια διάγνωση. Σύμφωνα με εκτιμήσεις, από το περίπου ένα εκατομμύριο ανθρώπων που πάσχουν από ΔΚ στις Ηνωμένες Πολιτείες, το 88% είναι γυναίκες και το 12% είναι άνδρες. Ωστόσο, οι εκτιμήσεις αυτές αντιπροσωπεύουν μόνο το 20% των ασθενών που έχουν διαγνωστεί.

Οι άνθρωποι με ΔΚ συχνά έχουν και άλλα προβλήματα. Έχει παρατηρηθεί ότι ορισμένες γυναίκες με ΔΚ μπορεί επίσης να υποφέρουν από ινομυαλγία και αιδοιωδυνία. Η ΔΚ τείνει να είναι πιο διαδεδομένη μεταξύ των Εβραίων και λιγότερο μεταξύ των Αφρο-Αμερικανών. Είναι δυνατόν να συνυπάρχει εντερική δυσφορία που μερικές φορές διαγιγνώσκεται ως σύνδρομο ευερέθιστου εντέρου, όπως συχνά συμβαίνει με τους περισσότερους από τους τύπους πυελικού άλγους που αναλύουμε.

Ενώ καμία συμβατική θεραπεία δε μπορεί να τη θεραπεύσει προς το παρόν, υπάρχουν κάποιες θεραπείες που μπορούν να μειώσουν τα συμπτώματα. Μία θεραπεία, για την οποία δεν υπάρχει καθολική συμφωνία, είναι συγχρόνως και διαγνωστική, παρόλο που η διαγνωστική της ακρίβεια αμφισβητείται τα τελευταία χρόνια. Αυτή είναι η κυστεοσκόπηση με χορήγηση αναισθησίας και υδροδιάταση της κύστης. Αυτό σημαίνει ότι ο ασθενής παίρνει γενική ή περιοχική (ραχιαία) αναισθησία, και ένας σωλήνας εισάγεται στην κύστη με μια κάμερα επιτρέποντας τη λήψη εικόνων του εσωτερικού τοιχώματος της κύστης αφού η ουροδόχος κύστη έχει φουσκώσει με νερό. Εάν ο ιστός ή η ουροθηλιακή επένδυση της κύστης δείχνει να σπάζει και να αιμορραγεί μετά την πτώση της πίεσης του νερού, τότε υπάρχει η ένδειξη χρόνιας φλεγμονής. Αυτή η διαγνωστική εξέταση από μόνη της μερικές φορές μετριάζει τα συμπτώματα για ένα χρονικό διάστημα, αφού περάσει ο πόνος που η ίδια προκαλεί.

Υπάρχουν ασθενείς με συμπτώματα διάμεσης κυστίτιδας που βελτιώνονται χωρίς θεραπεία

Σε μια μελέτη, ωστόσο, που αμφισβητεί αυτή την παραδοσιακή εξέταση για τη ΔΚ, κάποιες γυναίκες υποβλήθηκαν σε κυστεοσκόπηση με αναισθησία και υδροδιάταση της κύστης χωρίς να έχουν συμπτώματα ΔΚ. Ένα σημαντικό ποσοστό από αυτές εμφάνισε αιμορραγία στην κύστη όταν διεστάλησαν με τον ίδιο τρόπο με τις γυναίκες που ανέφεραν συμπτώματα που ομοιάζουν με τη ΔΚ. Αυτές οι γυναίκες, ωστόσο, δεν ανέφεραν ούτε πόνο ούτε συμπτώματα. Αυτή η παρατήρηση έθεσε σε αμφιβολία την τυπική διαδικασία διάγνωσης της ΔΚ. Αν κάποιοι άνθρωποι έχουν ευαίσθητες και εύθραυστες κύστεις αλλά δεν παραπονιούνται για κανένα απολύτως σύμπτωμα, τότε το ερώτημα που τίθεται είναι κατά πόσον αυτές οι κύστεις αποτελούν στην πραγματικότητα την αιτία του πόνου της ΔΚ. Υπάρχουν ενδείξεις ότι οι μισοί άνθρωποι με συμπτώματα ΔΚ βελτιώνονται αυτόματα χωρίς καμία θεραπεία. Επιπλέον, μια έρευνα στη Σκανδιναβία έδειξε ότι η πηγή του πόνου της ΔΚ δεν εντοπίστηκε στην ουροδόχο κύστη, αλλά

2: Ορισμοί και Κατηγορίες   123

κυρίως στους μυς του πυελικού εδάφους. Θα αναφερθούμε πιο εκτενώς στη ΔΚ στο Κεφάλαιο 9.

Συμπτώματα (μπορεί να είναι διαλείποντα ή συνεχή)

- Συχνουρία (η ανάγκη ούρησης συχνότερα από μία φορά κάθε δύο ώρες)
- Πόνος κατά την ούρηση (καθώς και πριν ή μετά την ούρηση)
- Υπερηβικός πόνος (πόνος πάνω από το ηβικό οστό) που εικάζεται ότι είναι πόνος στην κύστη
- Μερικοί ασθενείς αναφέρουν διατροφικές ευαισθησίες (πικάντικες τροφές, αλκοόλ, σοκολάτα, καφεΐνη) ενώ άλλοι όχι
- Εύθραυστο κυστικό τοίχωμα (όπως φαίνεται στην κυστεοσκόπηση υπό αναισθησία)
- Περινεϊκός πόνος (πόνος ανάμεσα στο όσχεο και το ορθό στους άνδρες, και μεταξύ του κόλπου και του ορθού στις γυναίκες) και πόνος στο πέος στους άνδρες
- Δυσπαρεύνια στις γυναίκες (πόνος κατά τη διάρκεια και μετά την επαφή)

Παράγοντες που σχετίζονται με την έναρξη της νόσου (μπορεί να περιλαμβάνονται ένα ή δύο από τα ακόλουθα)

- Περιστασιακή οξεία λοίμωξη της κύστης
- Συνήθως είναι άγνωστοι

Συχνότητα

- Περίπου ένα εκατομμύριο άνθρωποι στις Ηνωμένες Πολιτείες (90% γυναίκες, 10% άντρες)

Διαγνωστικές δοκιμασίες

- Οι ασθενείς αναφέρουν συχνουρία (ανάγκη ούρησης πολύ συχνά ή συχνότερα από μια φορά κάθε δύο ώρες σε τακτική βάση)

- Οι ασθενείς αναφέρουν επιτακτικότητα (η υποκειμενική αίσθηση
- επείγουσας ανάγκης για ούρηση)
- Οι ασθενείς αναφέρουν επιδείνωση των συμπτωμάτων με πικάντικες τροφές, αλκοόλ, σοκολάτα, και καφεΐνη
- Έλκη, διασχίσεις βλεννογόνου, τριχοειδικές αιμορραγίες (μικροαιμορραγίες κατά τη διαστολή) σε πολλά σημεία της ουροδόχου κύστης
- Υπερευαισθησία σε διάλυμα καλίου στην ουροδόχο κύστη

Παραδοσιακά χρησιμοποιούμενες θεραπείες

- Elmiron® (pentosan polysulfate, ένα σκεύασμα που εν μέρει εκκρίνεται στα ούρα για να βοηθήσει τη δημιουργία ενός προστατευτικού στρώματος στο τοίχωμα της κύστης)
- Elavil® (αμιτριπτυλίνη, ένα αντικαταθλιπτικό που καταστέλλει την απόκριση των ινών του πόνου)
- Αντιϊσταμινικά για την αναστολή της έκκρισης βιοχημικών παραγόντων (ισταμίνη) από τα μαστοκύτταρα
- Ενδοκυστικές εγχύσεις φαρμάκων όπως το DMSO (μια ουσία τύπου διαλύτη που λαμβάνεται από το ξύλο) απευθείας στην ουροδόχο κύστη-μπορεί να συνοδεύεται με κορτιζόνη και ηπαρίνη
- Διάταση της ουροδόχου κύστης (έγχυση νερού απευθείας στην ουροδόχο κύστη για να διαταθεί το τοίχωμα)
- Τροποποιήσεις στο διαιτολόγιο με περιορισμό τροφών που επιδεινώνουν τα συμπτώματα

Η επιτυχία της παραδοσιακής θεραπείας

- Οι περισσότερες θεραπείες βοηθούν ορισμένα άτομα για κάποιο χρονικό διάστημα
- Προσπάθειες για αυτο-βοήθεια όπως τροποποίηση διατροφής και διακοπή καπνίσματος τείνουν να μειώνουν τα συμπτώματα
- Δεν υπάρχει οριστική θεραπεία

Σύνδρομο Ανελκτήρα του Πρωκτού / Σπασμός

Στη δεκαετία του 1950 ο όρος *σύνδρομο σπαστικού απιοειδούς μυός* χρησιμοποιήθηκε για να περιγράψει μια διαταραχή με έντονο πόνο στην περιοχή του ορθού. Τόσο οι άνδρες όσο οι γυναίκες μπορεί να υποφέρουν σε διαλείπουσα ή μόνιμη βάση. Όταν οι πάσχοντες βρίσκονται σε συνεχή πόνο, η καθιστική θέση μπορεί να επιδεινώσει την κατάσταση. Ο διαλείπων πόνος μπορεί να πυροδοτηθεί σε καθιστή, όρθια, ή ξαπλωτή θέση. Μερικοί ασθενείς κάποιες φορές παραπονούνται επίσης για δυσκοιλιότητα. Εκτιμάται ότι η πλειονότητα των ασθενών αυτών είναι γυναίκες, και μεσήλικες εν γένει.

Όταν πραγματοποιείται μία δακτυλική εξέταση από το ορθό, ο πόνος εκλύεται κατά την πίεση μιας μικρής περιοχής εντός του ανελκτήρα του πρωκτού. Όταν ο γιατρός μετακινεί το δάχτυλο από πίσω προς τα εμπρός κατά μήκος του μυός, προσδίδεται η αίσθηση μιας σφιχτής δεσμίδας. Συχνά, αν και όχι πάντα, η ευαισθησία εντοπίζεται στη μία πλευρά.

> *Το σύνδρομο ανελκτήρα του πρωκτού είναι μια πάθηση που χαρακτηρίζεται από μυϊκής προελεύσεως ορθοκολικό πόνο που συνήθως επηρεάζει και άλλους πυελικούς μυς πέραν αυτού*

Το σύνδρομο ανελκτήρα του πρωκτού σπάνια συνδέεται με συμπτώματα ούρησης ή εκσπερμάτισης. Αν και οι πρωκτολόγοι (γιατροί που ειδικεύονται στις παθήσεις του παχέος εντέρου και ορθού) είναι φυσικό να βλέπουν περισσότερους ασθενείς με σύνδρομο ανελκτήρα του πρωκτού, γαστρεντερολόγοι, ουρολόγοι και φυσιοθεραπευτές επίσης βλέπουν τέτοια περιστατικά.

Τα τελευταία χρόνια, μια μικρή ομάδα γιατρών μετονόμασαν το αποκαλούμενο *σύνδρομο ανελκτήρα του πρωκτού* σε *σύνδρομο συμπίεσης του έσω αιδοϊκού νεύρου*. Αυτή η αμφιλεγόμενη θεωρία υποστηρίζει ότι ο ορθικός πόνος προέρχεται από τη συμπίεση του έσω αιδοϊκού νεύρου. Οι εν λόγω γιατροί υπερθεματίζουν υπέρ του αποκλεισμού του νεύρου και χειρουργικών επεμβάσεων που στοχεύουν σε μια πιθανή αποσυμπίεσή του. Τα αποτελέσματα από αυτές τις θεραπείες είναι διφορούμενα. Δεν υπάρχει επαρκής δημοσιευμένη έρευνα σχετικά με την αποτελεσματικότητα αυτών των διαδικασιών και, ίσως το πιο σημαντικό, είναι λιγοστά ή ανύπαρκτα τα στοιχεία που αφορούν τους κινδύνους του χειρουργείου. Οι εν λόγω κίνδυνοι περιλαμβάνουν την αποσταθεροποίηση της πυέλου ως αποτέλεσμα της διατομής του ισχιοϊερών συνδέσμων, καθώς και πόνο ή άλλα συμπτώματα τα οποία κάποιοι ασθενείς μας ανέφεραν ότι δεν προϋπήρχαν της επέμβασης.

Είναι σύνηθες για ασθενείς με σύνδρομο ανελκτήρα του πρωκτού να επισκέπτονται πολλούς γιατρούς και να ταξιδεύουν σε μακρινά μέρη ελπίζοντας σε κάποια ανακούφιση. Αρκετές διαφορετικές προσεγγίσεις έχουν χρησιμοποιηθεί για αυτό το πρόβλημα. Μερικοί γιατροί αποδίδουν την πάθηση σε κακή στάση του σώματος και εκπαιδεύουν τους ασθενείς τους να κάθονται με τρόπο που δεν πιέζει την περιοχή, αν και η κακή στάση του σώματος ως αιτία του συνδρόμου συμπίεσης του έσω αιδοιϊκού νεύρου παραμένει καθαρά υποθετική. Στα μέσα του 1930, μια σειρά από μελέτες ανέφεραν ότι η μάλλαξη του συνεσπασμένου ανελκτήρα του πρωκτού ήταν αποτελεσματική. Αργότερα, στη δεκαετία του 1950 και του 1960, και κάποιοι άλλοι ανέφεραν επιτυχία σε αυτόν τον τομέα.

Η ηλεκτροδιέγερση (η εισαγωγή ενός ατσάλινου ηλεκτροδίου στο ορθό και η διοχέτευση ηλεκτρικού ρεύματος στο μυϊκό τοίχωμα του ορθού) έχει χρησιμοποιηθεί από ορισμένους γιατρούς με αμφιλεγόμενα αποτελέσματα.

Η βιοανάδραση, κατά την οποία ένα ηλεκτρόδιο εισάγεται στο ορθό και συνδέεται σε ένα μηχάνημα με αισθητήρες που προκαλούν στον ασθενή ελεγχόμενης έντασης ήπιες συσπάσεις των εξωτερικών μυών του πρωκτικού σφιγκτήρα, έχει επίσης χρησιμοποιηθεί με αμφιλεγόμενα αποτελέσματα.

Συμπτώματα (μπορεί να είναι διαλείποντα ή συνεχή)

- Διαλείπων ή σταθερός πόνος στο ορθό
- Απουσία παθολογικών κλινικών ευρημάτων

Παράγοντες που σχετίζονται με την έναρξη της νόσου (μπορεί να περιλαμβάνει ένα ή περισσότερα από τα ακόλουθα)

- *Δυσκοιλιότητα σε ορισμένους ασθενείς*
- *Έντονη σύσπαση στην είσοδο του πρωκτού*
- *Χαλάρωση των εξωτερικών πρωκτικών μυών*

Συχνότητα

- *Η πλειονότητα είναι γυναίκες*
- *Άγνωστη*

Διαγνωστικές δοκιμασίες

- *Οι ασθενείς αναφέρουν ορθικό πόνο*
- *Πόνος κατά την πίεση του ανελκτήρα του πρωκτού*
- *Απουσία συμπτωμάτων από το ουροποιητικό*
- *Απουσία ενόχλησης κατά ή μετά την εκσπερμάτιση*

Παραδοσιακά χρησιμοποιούμενες θεραπείες

- *Διαβεβαίωση του ασθενή ότι η πάθηση δεν απειλεί τη ζωή του*
- *Επιλεκτική χρήση ηλεκτροδιέγερσης*
- *Επιλεκτική χρήση υπερήχων*
- *Επιλεκτική χρήση βιοανάδρασης*
- *Ζεστά μπάνια*
- *Ηρεμιστικά, μυοχαλαρωτικά*
- *Αντιφλεγμονώδη φάρμακα*

Η επιτυχία της παραδοσιακής θεραπείας

- *Η διαβεβαίωση του ασθενή ότι η πάθηση δεν είναι απειλητική για τη ζωή του είναι χρήσιμη και προσφέρει ανακούφιση αλλά όχι θεραπεία*

- Επιλεκτική χρήση ηλεκτρικής διέγερσης με ποικίλλο βαθμό αποτελεσματικότητας

- Επιλεκτική χρήση υπερήχου με ασαφή αποτελέσματα

- Επιλεκτική χρήση βιοανάδρασης με ανάμικτα αποτελέσματα

- Ζεστά μπάνια που συχνά μειώνουν τα συμπτώματα προσωρινά

- Ηρεμιστικά και μυοχαλαρωτικά φάρμακα, όπως η διαζεπάμη, αναφέρεται ότι μπορούν να ανακουφίσουν προσωρινά τα συμπτώματα

- Τα αντιφλεγμονώδη φάρμακα έχουν ασαφή αποτελέσματα

Παροδική Πρωκταλγία

Κάποιοι ασθενείς αναφέρουν περιστασιακό, έντονο πόνο που εντοπίζεται στο ορθό και διαρκεί από μερικά δευτερόλεπτα έως 10-12 λεπτά ή και περισσότερο. Αυτός ο πόνος/σπασμός ονομάζεται παροδική πρωκταλγία. Τα επεισόδια παροδικής πρωκταλγίας συχνά συμβαίνουν κατά τη διάρκεια της νύχτας και σύμφωνα με τη θεωρία μας συνδέονται με τον τρόπο που ανταποκρίνεται το ήδη συσπασμένο πυελικό έδαφος σε αγχώδη όνειρα. Περιστασιακά αυτού του είδους ο πόνος συνοδεύει τον οργασμό, του οποίου οι ηδονικές/ευχάριστες συσπάσεις μπορούν να πυροδοτήσουν οξύ πόνο σε ένα πυελικό έδαφος που είναι ιδιαίτερα συσπασμένο. Αυτά τα επεισόδια τρομοκρατούν ορισμένους ασθενείς που ζουν με το φόβο της επανεμφάνισης τους. Θεωρούμε ότι το άγχος επιδεινώνει τον πόνο αυτών των επεισοδίων.

Είναι μια αθώα κατάσταση, αν και ιδιαίτερα οδυνηρή σε σημείο που ορισμένοι ασθενείς έφτασαν στα όρια της λιποθυμίας λόγω του πόνου. Μέχρι να προλάβουν να πάρουν κάποιο φάρμακο, το επεισόδιο έχει ήδη περάσει εξαιτίας της σύντομης διάρκειάς του.

Τη θεωρούμε ως μια πάθηση κατά την οποία η χρόνια τάση στην πύελο δημιουργεί μια κατάσταση έντονης, επιτεινόμενης σύσπασης που εκλύεται από το άγχος, τον οργασμό ή άλλους παράγοντες και λειτουργεί σαν ένα είδος διακόπτη που ανοιγοκλείνει και οδηγεί τους μυς του πρωκτικού σφιγκτήρα, του ορθού και του πυελικού εδάφους σε μαζικό σπασμό ή κράμπα. Εξαιτίας της καλοήθους και βραχύβιας, επεισοδιακής φύσης αυτής της πάθησης, οι περισσότεροι ασθενείς συχνά δεν αναζητούν ιατρική βοήθεια. Όταν οι ασθενείς γνωρίζουν ότι η πάθηση είναι αθώα και δεν πανικοβάλλονται, τότε ελέγχουν καλύτερα τον πόνο. Χρήσιμα αποδεικνύονται μερικές φορές και τα ζεστά μπάνια ή το απαλό μασάζ στο πρωκτικό κανάλι με γάντι και λιπαντικό, κατόπιν καθοδήγησης από ειδικό, ο οποίος κατέχει αυτό το είδος παρέμβασης. Στις περιπτώσεις που υφίσταται έντονη ενόχληση και ο πάσχων επιθυμεί να αναλάβει ενεργό δράση, το πρωτόκολλό μας μπορεί να βοηθήσει στην εξάλειψη ή την ελάττωση της συχνότητας και της έντασης αυτών των επεισοδίων μέσω της αποκατάστασης της χρονίως συνεσπασμένης πυέλου. Οι πεποιθήσεις του κάθε ασθενούς σχετικά με την πάθησή του, καθορίζουν και το πλάνο δράσης του. Γι' αυτό το λόγο, είναι σημαντικό να εξεταστούν προσεκτικά.

Οι παραδοχές στις οποίες βασίζεται η θεώρηση της συμβατικής ιατρικής

Όπως θα αναλύσουμε στη συνέχεια, ένας από τους πιο σημαντικούς παράγοντες στη θεραπεία μιας πάθησης είναι πρώτα απ> όλα η κατανόηση της φύσης της. Στο επόμενο κεφάλαιο, θα παρουσιάσουμε τις τρέχουσες συμβατικές αντιλήψεις σχετικά με τα σύνδρομα χρόνιου πυελικού άλγους, προσπαθώντας να ξεκαθαρίσουμε τις συχνά αποσιωπημένες παραδοχές πάνω στις οποίες βασίζονται.

3
ΤΑ ΠΑΛΙΑ ΠΡΟΤΥΠΑ ΚΑΙ ΘΕΡΑΠΕΙΕΣ

«Δεν είναι καλή ιδέα να κάνεις επέμβαση ανοικτής καρδιάς, αν έχεις οπισθοστερνικό καύσο»

—Ανώνυμος

«Η απάντηση σε ένα άλυτο πρόβλημα σπάνια βρίσκεται στην επιστήμη που το μελετά. »

—Μάρτιν Σβάρτς, PhD

Ο τρόπος θεώρησης ενός προβλήματος είναι το κλειδί για την επίλυση του

Το δέκατο ένατο αιώνα, ένας Ούγγρος γιατρός, ο Ίγκναζ Σέμμελβαϊς, προσπάθησε να ανακαλύψει την αιτία της νόσου που σήμερα ονομάζουμε επιλόχειο πυρετό, μιας τρομερής ασθένειας που προκάλεσε το θάνατο πολλών νεαρών εγκύων γυναικών και των παιδιών που κυοφορούσαν. Μολονότι η πάθηση ήταν γνωστή καθ> όλη τη διάρκεια της ιστορίας της ιατρικής, η εμφάνισή της ήταν σχετικά σπάνια. Αυτή η ασυνήθης νόσος προσέλαβε διαστάσεις επιδημίας στα νοσοκομεία της Ευρώπης κατά το δέκατο έβδομο, δέκατο όγδοο και δέκατο ένατο αιώνα. Πράγματι, ο «πυρετός», που είναι μια στρεπτοκοκκική λοίμωξη, θα θεωρούνταν με τα σημερινά δεδομένα ως αποτέλεσμα μιας υπέρμετρα κακής υγιεινής. Η νόσος παρατηρούνταν σχεδόν αποκλειστικά στο κατάμεστα νοσοκομεία των αστικών περιοχών της Ευρώπης.

Οι γιατροί στα μεγάλα νοσοκομεία της Γαλλίας, της Γερμανίας, της Αγγλίας, και της Ιρλανδίας δε μπορούσαν να κατανοήσουν γιατί τόσες πολλές γυναίκες έχαναν τη ζωή τους από τον επιλόχειο πυρετό. Διάφορες θεωρίες *για την ερμηνεία του πυρετού ήταν στην επικαιρότητα εκείνη την εποχή. Υπήρχε η άποψη ότι ο πυρετός προερχόταν από τις εκκρίσεις της μήτρας, από τη συσσώρευση γάλακτος στο εσωτερικό του σώματος της μητέρας, από συσσώρευση χολής στο στομάχι, από αισθήματα φόβου και ντροπής, από την αύξηση του ινώδους στην κυκλοφορία του αίματος της μητέρας και από την επίδραση των καιρικών συνθηκών. Λαμβάνοντας υπόψη τις σημερινές αντιλήψεις περί υγιεινής και λοιμώξεων, αυτές οι ιδέες φαίνονται παράλογες, αλλά αποτελούσαν αποδεκτές απόψεις που ερμήνευαν τους θανάτους από τον πυρετό.*

Όταν ο Σέμμελβαϊς πρότεινε οι γιατροί να πλένουν τα χέρια τους πριν τον τοκετό, συνάντησε τεράστια αντίδραση από τους γιατρούς

Ο Σέμμελβαϊς διερεύνησε σχολαστικά την ασθένεια. Αρκετές ενδείξεις τον οδήγησαν να θεωρήσει τον πυρετό ως αποτέλεσμα μόλυνσης που προκαλούνταν από τις κακές συνθήκες υγιεινής. Παρατήρησε ότι οι γυναίκες, οι οποίες γεννούσαν έξω από το νοσοκομείο, συνήθως νόθα παιδιά, νοσούσαν σπάνια από τον πυρετό. Κατέληξε στο συμπέρασμα ότι το πρόβλημα εντοπιζόταν στο ίδιο το νοσοκομείο.

Δεύτερον, ο Σέμμελβαϊς πρόσεξε ότι ένας στενός του φίλος, ο οποίος έκανε ανατομή πτωμάτων για τα μαθήματα ανατομίας, αρρώστησε και απεβίωσε όταν κόπηκε με το νυστέρι που χρησιμοποιούσε για τα πτώματα. Τα συμπτώματά του ήταν όμοια με εκείνα των γυναικών που είχαν πεθάνει από τον πυρετό. Από αυτό και άλλα στοιχεία, ο Σέμμελβαϊς κατέληξε ότι ακάθαρτα σωματίδια από νεκροτομές σε πτώματα και μολυσματικές χειρουργικές επεμβάσεις μόλυναν τις έγκυες γυναίκες.

Εφοδιασμένος με τη νέα αυτή γνώση, ο Σέμμελβαϊς δημιούργησε ένα πρωτόκολλο για τους γιατρούς και το λοιπό νοσηλευτικό προσωπικό. Επιδίωξε να κάνει το περιβάλλον της αίθουσας τοκετών όσο το δυνατόν πιο καθαρό για την επίτοκο μητέρα. Ένα από τα μέτρα ήταν το υποχρεωτικό πλύσιμο των χεριών με ένα μείγμα από χυμό λάιμ και χλωρίου ως αντισηπτικού.

Αν και μας είναι δύσκολο να αντιληφθούμε πώς είναι δυνατόν κάποιος να έχει αντίρρηση σε ένα τέτοιο πρωτόκολλο, το οποίο απλά έδινε έμφαση στην καθαριότητα και στο συχνό πλύσιμο των χεριών μέσα και γύρω από το νοσοκομείο, ο Σέμμελβαϊς συνάντησε πραγματικά μεγάλη αντίδραση. Οι προτάσεις του δέχτηκαν σκληρές επιθέσεις και του προκάλεσαν μεγάλη ταλαιπωρία στη ζωή. Μεταξύ των επικριτών του συγκαταλεγόταν και ο άμεσος προϊστάμενος και επιβλέπων του, κάποιος Δρ. Κλάιν, ο οποίος τον παρεμπόδιζε και τον δυσκόλευε σε κάθε ευκαρία. Ο Κλάιν δεν ήταν ο μόνος. Ο Σέμμελβαϊς είχε να αντιμετωπίσει και πολλούς άλλους αντιπάλους, αν και η αποτελεσματικότητα των προσπαθειών του φαινόταν αδιαμφισβήτητη.

Αναλύοντας την περίπτωση του Σέμμελβαϊς σήμερα, φαίνεται ότι ο προϊστάμενός του, ο Δρ. Κλάιν, μπορεί να ένιωθε ότι απειλείται από την αποφασιστική εκστρατεία του Σέμμελβαϊς για τη μεταρρύθμιση των συνθηκών υγιεινής στο νοσοκομείο. Ίσως ο Κλάιν θεωρούσε ότι ο Σέμμελβαϊς έμμεσα τον κατηγορούσε για τους θανάτους των γυναικών που είχαν προσβληθεί από τον επιλόχειο πυρετό.

Οι νέες ιδέες στην ιατρική συχνά συναντούν αντιδράσεις από εκείνους που έχουν επενδύσει στις παλιές ιδέες

Από τη βιογραφία του Σέμμελβαϊς, ο Φρανκ Σλότερ παρατηρεί ότι, όταν μια *νέα ιδέα παρουσιάζεται για πρώτη φορά, συνήθως προσκρούει σε άρνηση και απόρριψη από δυνάμεις της της ιατρικής που έχουν επενδύσει στη διατήρηση του κατεστημένου.* Μόνο με το πέρασμα του χρόνου και την καθιέρωση της αποτελεσματικότητας της νέας ιδέας γίνεται αποδεκτή η εξέλιξη.

Η ιατρική γνώση και θεραπεία εξελίσσονται διαρκώς. Το ίδιο ισχύει και για την έρευνα σχετικά με το πυελικό άλγος και τη θεραπεία του. Μερικοί γιατροί έχουν επενδύσει σε ένα συγκεκριμένο τρόπο θεώρησης αυτής της πάθησης, και αντιστέκονται σε οποιαδήποτε αλλαγή, ειδικά εάν η νέα μεθοδολογία δεν εξαρτάται πλέον από τις γνώσεις τους και /ή δεν ωφελούνται οικονομικά.

Αν βρισκόμαστε στο ζεστό νερό για αρκετή ώρα, ξεχνούμε ότι είμαστε ζεστοί και βρεγμένοι

Όπως φαίνεται στην περίπτωση του Σεμμελβάϊς, είναι δύσκολο να εκριζωθούν οι παλιές πεποιθήσεις. Συχνά η ύπαρξη τους δε γίνεται καν αντιληπτή. *Όταν οι βάτραχοι τοποθετούνται σε ζεστό νερό και η θερμοκρασία σταδιακά αυξάνεται μέχρι το σημείο βρασμού, οι βάτραχοι παραμένουν στο νερό και βράζουν μέχρι θανάτου. Από την άλλη, όταν ένας βάτραχος τοποθετηθεί κατευθείαν σε ζεστό νερό, τότε αμέσως πετάγεται έξω.* Οι περισσότεροι από εμάς «κολυμπούμε» στους παλιούς τρόπους σκέψης και δεν αντιλαμβανόμαστε καν ότι είμαστε βρεγμένοι.

Ο τρόπος σκέψης μας οριοθετεί το κάθε πρόβλημα και υπαγορεύει το είδος των πιθανών λύσεων. Κατά το Μεσαίωνα, για παράδειγμα, θεωρούσαν ότι η έννοια της ασθένειας προκαλούνταν από τέσσερις χυμούς που δεν ήταν σε ισορροπία. Κατά συνέπεια, ήταν λογικό οι ασθένειες να θεραπεύονται με αφαίμαξη, αιμοκάθαρση και εμετό, επειδή πίστευαν ότι οι εν λόγω χειρισμοί εξυγίαιναν και εξισορροπούσαν το σύστημα. Σταδιακά ανακαλύψαμε ότι αυτός ο τρόπος σκέψης δε βασίζεται σε πραγματικά δεδομένα και ότι περιόριζε σημαντικά την αποτελεσματικότητα της θεραπείας. Οι αντιλήψεις μας περί ασθενειών και ιατρικής έχουν εξελιχθεί, και έχουν δημιουργήσει νέες και πιο αποτελεσματικές προσεγγίσεις.

Η ιστορία που εσύ πιστεύεις σχετικά με το πυελικό άλγος καθορίζει το πώς το αντιμετωπίζεις

Αλλάζοντας τις απόψεις μας περί νόσου αλλάζουμε και τον τρόπο με τον οποίο την αντιμετωπίζουμε. Σε προσωπικό επίπεδο, *οι πεποιθήσεις σχετικά με την πάθησή σας καθορίζουν τί θα κάνετε για να βοηθηθείτε.* Στην σύγχρονη εποχή έχουμε απορρίψει την ιδέα ότι η ασθένεια προκαλείται από χυμούς. Κανένας μας δε θα σκεφτόταν την αφαίμαξη ή τον υποκλυσμό για να βελτιώσουμε την υγεία μας. Είναι εξίσου σημαντικό, ωστόσο, να έχουμε μια ξεκάθαρη εικόνα των σκέψεων και των πεποιθήσεών μας σχετικά με το πυελικό άλγος, οι οποίες μας ωθούν προς τις θεραπείες της επιλογής μας.

Ο παλιός τρόπος σκέψης ενδυναμώνει τον ασθενή ή του προκαλεί φόβο και αβεβαιότητα;

Πριν από πενήντα χρόνια, δύο γαστρεντερολόγοι που έκαναν έρευνα σε ένα ιατρικό κέντρο κοντά στη Νέα Υόρκη πραγματοποίησαν ένα πείραμα για να αποδείξουν τις επιπτώσεις της νοητικής εικόνας που έχει ένας άνθρωπος σχετικά με μια κατάσταση του σώματός του πάνω στην ίδια την κατάσταση. Οι ερευνητές έκαναν ορθοσκόπηση σε ανυποψίαστους άνδρες ασθενείς. Εξετάζοντας το ορθό ενός ασθενούς, ένας από τους δύο παρόντες γιατρούς έλεγε αδιάφορα στον άλλο ώστε να ακουστεί και στον ασθενή, ότι κάτι μέσα στο ορθό φαινόταν ύποπτο για καρκίνο. Ο άλλος γιατρός συμφωνούσε και στη συνέχεια παρατηρούσαν τι συνέβαινε μέσα στο παχύ έντερο. Οι ερευνητές ανέφεραν ότι συνήθως το παχύ έντερο αντιδρούσε με άμεσο σπασμό. Αμέσως μόλις οι γιατροί καθησύχαζαν τον ασθενή ότι ήταν υγιής και δεν είχε καρκίνο, το συσπασμένο παχύ έντερο αμέσως ηρεμούσε. Αυτό το πείραμα απέδειξε πώς μια επιζήμια ιδέα σχετικά με την υγεία μπορεί να έχει άμεση και έντονη σωματική επίδραση.

Ο φόβος συνήθως χειροτερεύει τα συμπτώματα. Η ελπίδα και η θετική διαβεβαίωση συνήθως τα βελτιώνουν.

Ο αρνητικός και καταστροφικός τρόπος σκέψης ξεκάθαρα επιδεινώνει τη δυσφορία ή τον πόνο σε αυτούς έχουν διαγνωστεί με πυελικό άλγος. Πολλοί από τους άνδρες που βλέπουμε με προστατίτιδα ανησυχούν, σε κάποιο βαθμό, για το ενδεχόμενο να έχουν καρκίνο ή κάποια άλλη θανατηφόρα ασθένεια. Είναι σύνηθες για τους ασθενείς με πυελικό άλγος να βολοδέρνουν για πολλά *χρόνια με καταστροφικές σκέψεις σχετικά με τον πόνο, οι οποίες, όπως θα συζητηθεί παρακάτω, τον επιδεινώνουν και υποβιβάζουν την ποιότητα ζωής τους. Η διαβεβαίωση και μόνο ότι η πάθησή τους δεν είναι θανατηφόρα μπορεί να ανακουφίσει τα συμπτώματα βραχυπρόθεσμα.*

Η δύναμη της εμπιστοσύνης, της θετικής διαβεβαίωσης και της επίδρασης του ψευδοφαρμάκου

Το ψευδοφάρμακο (placebo) συνήθως είναι ένα χάπι ζάχαρης, ουσιαστικά πρόκειται για μια ουσία χωρίς κανένα ενεργό φαρμακευτικό συστατικό. Πιστεύεται ότι η ισχύς του απορρέει από την πεποίθηση του ασθενή ότι το χάπι θα βοηθήσει. Αυτή ακριβώς η πίστη ότι το χάπι πράγματι θα βοηθήσει είναι το κύριο συστατικό της δύναμης του ψευδοφαρμάκου.

Ωστόσο, τα περισσότερα ψευδοφάρμακα χορηγούνται σε τυχαιοποιημένες ελεγχόμενες κλινικές μελέτες και η συμμετοχή σε τέτοιες μελέτες προσθέτει ένα τεράστιο ποσοστό «εικονικής επίδρασης». Είναι μια μορφή συμπεριφορικής διαμόρφωσης.

Όταν συζητούμε για το φαινόμενο του ψευδοφαρμάκου, ουσιαστικά αναφερόμαστε στο αίσθημα ότι με απόλυτη βεβαιότητα «πρόκειται να είστε εντελώς εντάξει, όλα είναι ωραία, όλα θα τακτοποιηθούν, μην ανησυχείτε ή στεναχωριέστε καθόλου, δυνάμεις μεγαλύτερες από εσάς σας αγαπούν και θα εξασφαλίσουν ότι είστε ασφαλείς, υγιείς και ευτυχισμένοι». Η επίδραση του ψευδοφαρμάκου ισοδυναμεί με την επίδραση ότι «τα πάντα-θα-είναι-καλά». Η επίδραση του ψευδοφαρμάκου είναι το μεγάλο αντίδοτο στο άγχος και το φόβο. Το ψευδοφάρμακο, αναφορικά με την κατάσταση μας, μας επιτρέπει να ξαναείμαστε ανέμελοι όπως τα παιδιά. Κανένα αγχολυτικό φάρμακο δεν μπορεί να συγκριθεί με την επίδραση του ψευδοφαρμάκου.

Το γεγονός ότι το ψευδοφάρμακο έχει την τάση να ανακουφίζει προσωρινά το μυϊκής προελεύσεως πυελικό άλγος υποστηρίζει την άποψη ότι το άγχος και διάφοροι νοητικοί παράγοντες παίζουν καθοριστικό ρόλο σε αυτή την πάθηση

Κάποιοι υποστηρίζουν ότι η επίδραση του ψευδοφαρμάκου αποτελεί τη μεγαλύτερη απόδειξη αλληλεπίδρασης σώματος-πνεύματος. Πράγματι, ο συνδυασμός ψευδοφαρμάκων με αποτελεσματικές μεθόδους δε μπορεί παρά να βελτιώσει αυτές τις μεθόδους. Η ισχύς του ψευδοφαρμάκου επιβεβαιώνει τη δύναμη της σκέψης που μας καθησυχάζει ότι είμαστε ασφαλείς και όλα θα πάνε καλά. Επίσης, η ισχύς του ψευδοφαρμάκου επιβεβαιώνει έμμεσα τη δύναμη του φόβου στο να απορρυθμίζει το σώμα και το πνεύμα, διότι το ψευδοφάρμακο απλά αφαιρεί το φόβο και την αμφιβολία.

Η μετάδοση αυτού του τρόπου σκέψης αποτελεί ένα κύριο χαρακτηριστικό της ισχυρής επιρροής που ασκεί ένας ικανός γιατρός στον ασθενή. Η παρουσία ενός τέτοιου γιατρού εξανεμίζει το άγχος του ασθενή θεμελιώνοντας την πεποίθηση ότι όλα θα πάνε καλά. Αυτό προσομοιάζει με την πίστη που δείχνει το παιδί στους γονείς του ότι θα το φροντίσουν.

Εάν αντιμετωπίζετε πυελικό άλγος ή δυσφορία και το συνακόλουθο άγχος και σπασμό, φανταστείτε ότι ερχόταν κάποιος και σας έλεγε, «Θα το τακτοποιήσουμε. Θα γιατρευτείς πλήρως και θα γίνεις ξανά φυσιολογικός». Προσέξτε την επίδραση που θα μπορούσε να έχει στα συμπτώματά σας. Πολλοί άνθρωποι με πυελικό άλγος νιώθουν μείωση ή μερικές φορές εξάλειψη των συμπτωμάτων τους βραχυπρόθεσμα όταν δοκιμάζουν κάτι καινούργιο που νομίζουν ότι θα τους βοηθήσει. Αυτή είναι η επίδραση του ψευδοφαρμάκου.

Αποτελεί κοινή πεποίθηση των ερευνητών του κλάδου ότι υφίσταται σημαντική ψευδεπίδραση με οποιαδήποτε θεραπεία για το χρόνιο πυελικό άλγος. Για παράδειγμα, τα αντιβιοτικά αποτελούν ένα από τους πυλώνες της σύγχρονης ιατρικής θεραπείας. Όλοι μας τρέφουμε βαθύ σεβασμό για τα αντιβιοτικά και την ισχύ τους. Εμείς πιστεύουμε, ωστόσο, ότι η βραχυπρόθεσμη ανακούφιση που νιώθουν οι ασθενείς με μη βακτηριακές παθήσεις κατά τη λήψη αντιβιοτικών προέρχεται κατά κύριο λόγο από αυτή την τεράστια δημόσια εμπιστοσύνη σε αυτά και στην περίπτωση του πυελικού άλγους πρόκειται για ψευδεπίδραση. Στη δεύτερη έκδοση του βιβλίου μας, είχαμε αναφερθεί σε μια δημοσιευμένη μελέτη που επικυρώνει επιστημονικά την πάγια θέση μας. *Το Ciproxin® (σιπροφλοξασίνη), ένα από τα πιο ισχυρά αντιβιοτικά, μακροπρόθεσμα αποδεικνύεται τόσο αποτελεσματικό όσο ένα ψευδοφάρμακο για τη μη βακτηριακή προστατίτιδα.*

Όταν τα αντιβιοτικά βοηθούν μόνο βραχυπρόθεσμα σε άνδρες με μη βακτηριακή προστατίτιδα, τότε μπορεί να δρουν ως ισχυρά ψευδοφάρμακα

Η ισχύς των ψευδοφαρμάκων δεν είναι αμελητέα. Ένα δραματικό παράδειγμα αποτελεί ένας άνδρας ο οποίος υπέφερε από πυελικό άλγος για δέκα χρόνια. Ανέφερε ότι εισήλθε στο ιατρείο ενός γιατρού με έντονο πόνο. Ο γιατρός, τον οποίο ο ασθενής περιέγραψε ως ευγενικό και με αυτοπεποίθηση, ψηλάφησε τον προστάτη του ασθενή και δήλωσε «Ο προστάτης σας είναι εντελώς φυσιολογικός. Η εξέταση δεν αποκάλυψε τίποτα παθολογικό. Είστε απόλυτα υγιής σε εκείνο το σημείο. Βγείτε με τη γυναίκα σας στην πόλη το βράδυ και γιορτάστε την καλή σας τύχη». Ο ασθενής αυτός ανέφερε ότι έφυγε από το ιατρείο χωρίς καθόλου πόνο. Και παρέμεινε έτσι για μήνες, παρόλο που ο πόνος σταδιακά επέστρεψε. Δεν υπάρχει κανένα γνωστό φάρμακο που να μπορεί να ανακουφίσει το πυελικό άλγος για μήνες. Αυτό δείχνει ότι η επίδραση του ψευδοφαρμάκου και η πίστη ότι όλα θα πάνε καλά έχει την ικανότητα, βραχυπρόθεσμα, να χαλαρώσει το δεσμό της χρόνιας έντασης και του άγχους που συσφίγγει την πύελο.

Η χαλάρωση της έντασης και του άγχους που προκαλείται από ένα ψευδοφάρμακο είναι ανάλογη με τη χαλάρωση που αποτελεί το επίκεντρο της θεραπείας μας. Ωστόσο, τα ψευδοφάρμακα αποδίδουν μόνο όσο το άτομο είτε συνειδητά είτε ασυνείδητα πιστεύει ότι το πρόβλημα έχει λυθεί. Η διαφορά μεταξύ της δικής μας αγωγής και ενός ψευδοφαρμάκου είναι κρίσιμης σημασίας. Όπως θα αναλύσουμε, βοηθάμε ενεργά τους ασθενείς μας να αποκαταστήσουν τη δικιά τους ικανότητα να χαλαρώνουν την πύελο κατά βούληση. Αυτό αποτελεί το θεμέλιο λίθο ολόκληρου του τμήματος της αυτοπαρεχόμενης φυσιοθεραπείας του πρωτοκόλλου μας, καθώς και του τμήματος της χαλάρωσης και της γνωστικής θεραπείας, που όλα μαζί στοχεύουν να βοηθήσουν τον ασθενή να μειώσει την αγωνία και τον προβληματισμό που σχετίζεται με τη χρόνια πυελική ένταση.

Η μείωση του άγχους, του αισθήματος πως είμαι αβοήθητος και της σχετιζόμενης διέγερσης του νευρικού συσήματος στα περισσότερα άτομα με μυϊκής προελεύσεως πυελικό άλγος αποτελεί ένα από τα κλειδιά στην πορεία της ανάρρωσης τους

Στην κουλτούρα μας, ο γιατρός θεωρείται ότι είναι σε θέση να κατανοήσει την πραγματική διάσταση της ψυχικής και σωματικής κατάστασης του ασθενούς. Συνήθως, οι ασθενείς με πυελικό άλγος υιοθετούν την άποψη του γιατρού για την πάθησή τους καθώς και τις συνέπειες της διάγνωσής του. Η διάγνωση του γιατρού μπορεί να προστεθεί σε ένα αίσθημα φόβου και κάποιο προαίσθημα που οι ασθενείς κουβαλούν ήδη μαζί τους. Για παράδειγμα, η πρόταση ενός γιατρού ότι η προστατίτιδα μπορεί να είναι μια αυτοάνοση διαταραχή, μια πρόταση η οποία είναι απλώς θεωρία χωρίς ιδιαίτερα υποστηρικτικά δεδομένα, μπορεί εύκολα να τρομάξει τους ασθενείς οι οποίοι είναι ήδη μπερδεμένοι. Πολλοί γιατροί ξεχνούν πόσο βαθιά επηρεάζουνται οι ασθενείς από τις απόψεις τους. Ένα απότομο σχόλιο του γιατρού μπορεί να ταλαιπωρήσει τον ασθενή ή να τον ανακουφίσει για χρόνια.

Ένας ψυχίατρος στο Στάνφορντ ανακάλυψε ότι οι γυναίκες με καρκίνο του μαστού οι οποίες συμμετείχαν σε ομάδες υποστήριξης ζούσαν σημαντικά περισσότερο από εκείνες που δε συμμετείχαν. Αυτά τα δεδομένα ήταν εντυπωσιακά και απέδειξαν τη βαθιά θετική επίδραση των κοινωνικών/ ψυχολογικών παραγόντων στην εμφάνιση ασθενειών από τη μία πλευρά και την παράταση ζωής και ευημερίας από την άλλη.

Ο τρόπος που ονομάζεις αυτό που σου συμβαίνει μπορεί να σε βοηθήσει ή να σε βλάψει

Εάν η θετική σκέψη του να γνωρίζεις ότι μπορείς να μοιραστείς τα πιο προσωπικά σου αισθήματα βελτιώνει τόσο την ποιότητα όσο και τη διάρκεια της ζωής, όπως ήταν η περίπτωση της μελέτης του Στάνφορντ, το ίδιο επιζήμιες μπορούν να αποβούν και οι αρνητικές σκέψεις. Κάποιοι ερευνητές έχουν διαπιστώσει ότι η διάγνωση και μόνο του καρκίνου μπορεί να αποβεί τραυματική για τον ασθενή. Μελέτες έχουν δείξει ότι ορισμένα άτομα που έχουν διαγνωστεί με καρκίνο αργότερα παρουσιάζουν συμπτώματα της διαταραχής που καλείται μετατραυματικό στρες. Αυτά τα συμπτώματα δεν πηγάζουν από την ύπαρξη του καρκίνου αλλά από τον τρόμο που η διάγνωση πυροδοτεί.

Δεν είναι δύσκολο να καταλάβει κανείς γιατί η διάγνωση του καρκίνου είναι ένα τραυματικό γεγονός. Φανταστείτε τι θα σήμαινε για τη ζωή σας, εάν ο γιατρός σας έλεγε ότι έχετε καρκίνο. Η ζωή σας οπωσδήποτε θα άλλαζε καθώς θα εμπεδωνόταν μέσα σας το σοκ της διάγνωσης. Ακόμη και αν δεν ήταν αλήθεια και ο γιατρός είχε κάνει κάποιο λάθος, η διάγνωση και μόνο θα σας συντάραζε συθέμελα. *Ο τρόπος που αποκαλείς αυτό που σου συμβαίνει μπορεί να σε βοηθήσει ή να σε βλάψει.*

Μερικές φορές η διάγνωση που τίθεται αποβαίνει πιο τραυματική από την ίδια την πάθηση

Πριν δούμε τους ασθενείς, τους ζητάμε να συμπληρώσουν ένα ερωτηματολόγιο βαθμολογώντας το επίπεδο του πόνου και της δυσλειτουργίας του ουροποιητικού. Κατά το παρελθόν, αυτό ονομαζόταν «Βαθμολογία Συμπτωμάτων Χρόνιου Πυελικού Άλγους» και σκοπός του ήταν να αποκρυσταλώσει την άποψη του ασθενή για την πάθησή του. Όταν το αναπτύξαμε στην αρχική του μορφή, δε δώσαμε καμία προσοχή στην επίδραση που είχε ο τίτλος στον ασθενή. Υπό το πρίσμα της ανάλυσής μας, διαπιστώσαμε ότι οι ασθενείς έπρεπε να αντιμετωπίσουν τον όρο χρόνιο πυελικό άλγος και να αισθάνονται ως χρόνιοι πασχόντες κάθε φορά που επισκέπτονταν την κλινική.

Ο όρος χρόνιος σημαίνει διαρκής και συνεχής, και συνεπάγεται ότι η κατάσταση δεν θα αποκατασταθεί. Συνειδητοποιήσαμε ότι ο τίτλος του εντύπου ίσως έστελνε ένα μήνυμα στους ασθενείς μας ότι η κατάσταση τους δε θα εξαλειφθεί. Ενώ η δυσφορία ή ο πόνος των ασθενών μας μπορεί να ήταν χρόνιοι κατά το παρελθόν, δε μπορούσαμε να αποκλείσουμε ότι ο πόνος, η ενόχληση ή η δυσλειτουργία τους θα μπορούσαν να αποκατασταθούν στο μέλλον. Έτσι, αλλάξαμε τον τίτλο του ερωτηματολογίου σε «Βαθμολογία Συμπτωμάτων Πυελικού Άλγους».

Η διάγνωση συνήθως συνεπάγεται μια πρόγνωση

Γιατί ο οποιοσδήποτε ευσυνείδητος γιατρός να θέλει να χρησιμοποιήσει μια διάγνωση που καταδικάζει κάποιον σε ένα θλιβερό μέλλον, όταν ένα τέτοιο αρνητικό αποτέλεσμα δεν είναι σε καμία περίπτωση βέβαιο; Ο τίτλος του βιβλίου, *Ένας Πονοκέφαλος στην Πύελο*, αντικατοπτρίζει το ανθρώπινο ενδιαφέρον μας για την ανάλυση αυτών των δύσκολων παθήσεων με έναν αξιόπιστο τρόπο που δεν καταδικάζει τους ασθενείς σε ένα ζοφερό μελλοντικό αποτέλεσμα. Πράγματι, ο τίτλος μας αντικατοπτρίζει την αισιοδοξία μας για την πιθανότητα μιας επιτυχούς επίλυσης του προβλήματος.

Οι περιορισμοί του παλιού προτύπου

Όταν βλέπετε το σώμα σας ως μηχάνημα

Όταν επισκεπτόμαστε ένα γιατρό, η νοσηλεύτρια συχνά μας τοποθετεί σε ένα μικρό δωμάτιο χωρίς παράθυρα όπου περιμένουμε πάνω σε ένα εξεταστικό κρεβάτι ή μια καρέκλα. Κρατάμε τους εαυτούς μας απασχολημένους, συχνά νευρικά, διαβάζοντας ένα περιοδικό μέχρι να ακούσουμε την πόρτα να ανοίγει και να μπει ο γιατρός. Μας μιλάει για λίγα λεπτά, ίσως εξετάσει το σώμα μας, και στη συνέχεια μας δίνει ένα κομμάτι χαρτί, το οποίο πάμε στο φαρμακείο. Όταν όλα πάνε καλά, και μετά από μερικά χάπια, η ενόχληση απομακρύνεται.

Θεωρούμε δεδομένο ότι ο γιατρός συνήθως δε μας μιλάει για τις σκέψεις μας, τα συναισθήματα μας, την οικογενειακή και σεξουαλική μας ζωή, ή τις πνευματικές μας αναζητήσεις. Υποθέτουμε ότι είναι φυσιολογικό για το γιατρό να ενδιαφέρεται μόνο για το συγκεκριμένο πρόβλημα για το οποίο είμαστε στο ιατρείο του, ένα πρόβλημα που αφορά το σώμα μας. Επιπλέον, θεωρούμε δεδομένο ότι ο πραγματικός χρόνος που περνάμε με τον γιατρό θα είναι πιθανόν λίγα λεπτά ή λιγότερο.

Γνωρίζουμε ότι η σύγχρονη ιατρική συνήθως εξετάζει το σώμα σαν ένα μηχάνημα. Ωστόσο, οι συνέπειες της εν λόγω άποψης είναι βαθιές και εκτεταμένες. Εάν το σώμα είναι ένα μηχάνημα, τότε είναι ένα πράγμα, ένα αντικείμενο, ένα κομμάτι κρέας. Το σώμα, με κάποιο ανεξήγητο τρόπο, δε θεωρείται ότι έχει κανενός είδους επίγνωση, καμία νοημοσύνη, ή ότι πρέπει κανείς να το αφουγκράζεται προσεκτικά.

Σε πολλές περιπτώσεις, το χρόνιο πυελικό άλγος είναι αναστρέψιμο και δε χρειάζεται να παραμένει χρόνιο

Όταν το σώμα θεωρείται μια μηχανή, τότε ψάχνουμε να επισκευάσουμε το ελαττωματικό εξάρτημα. Ένα χαρακτηριστικό παράδειγμα αποτελεί η θεραπεία της αιδοιωδυνίας. Οι γιατροί παρατηρούν ερυθρότητα στο κάτω μέρος του κόλπου, το οποίο η γυναίκα χαρακτηρίζει ερεθισμένο. Για ορισμένους γιατρούς, η λύση σε αυτό το πρόβλημα ήταν η αφαίρεση αυτού του κόκκινου, ερεθισμένου ιστού με χειρουργική επέμβαση. Σύμφωνα με την εμπειρία μας, τα αποτελέσματα έχουν υπάρξει σε μεγάλο βαθμό απογοητευτικά.

Στο ιατρείο μας, έχουμε δει ασθενείς των οποίων οι προστάτες έχουν αφαιρεθεί, των οποίων οι πυελικοί μύες έχουν διαταμεί, των οποίων οι ουροδόχοι κύστεις έχουν αφαιρεθεί, των οποίων οι όρχεις έχουν αφαιρεθεί, των οποίων τα πυελικά νεύρα έχουν κοπεί και των οποίων οι πυελικοί σύνδεσμοι έχουν διαταμεί - όλα με στόχο να απαλλαγούμε από το μέρος του σώματος/μηχανήματος που πιστεύεται ότι είναι η πηγή του προβλήματος. Η πλειονότητα των ασθενών που είδαμε και έχουν υποβληθεί σε τέτοιες ιατρικές επεμβάσεις όχι μόνο δε θεραπεύτηκαν, αλλά κατέληξαν να υποφέρουν ακόμα περισσότερο εξαιτίας αυτών των χειρουργικών επεμβάσεων.

Ο υπόλοιπος άνθρωπος, όπου περιλαμβάνεται ο τρόπος σκέψης του/της, η συναισθηματική του κατάσταση, ο τρόπος ζωής του, οι αξίες του και, το σημαντικότερο, η πηγή του φόβου και της αγωνίας του - πράγματα που δεν είναι μετρήσιμα - τείνουν να έχουν μονάχα δευτερεύουσα σημασία κατά την επίσκεψη στο γιατρό. Όταν ο γιατρός εξετάζει τον ασθενή και σε κανένα μέρος του σώματος δεν προκύπτει κάποιο παθολογικό εύρημα, τότε συχνά καταλήγει στο συμπέρασμα ότι το πρόβλημα είναι ψυχοσωματικό. Στους ασθενείς που έχουμε δει, αυτό το είδος της διάγνωσης προκάλεσε αισθήματα απαξίωσης και κατάθλιψης και οι θεραπείες στις οποίες υποβλήθηκαν για τις επονομαζόμενες «ψυχικές» τους καταστάσεις συνήθως δεν κατάφεραν να τους βοηθήσουν.

Όταν η θεραπεία του πονεμένου πυελικού εδάφους γίνεται με τη θεώρηση του σώματος ως μηχάνημα, ο γιατρός μοιάζει να λέει στην πύελο σας: «Πρέπει να έχεις προσβληθεί από βακτήρια ή να έχεις μολυνθεί με κάποιο τρόπο. Θα χρησιμοποιήσω φάρμακα ή θα σε υποβάλω σε μια χειρουργική επέμβαση για να απαλλαγείς από τα βακτήρια ή τη φλεγμονή. Ο πόνος δε θα έπρεπε να υφίσταται εκεί. Δεν παρέχει καμία πληροφορία. Δε θα πρέπει να τον λάβουμε υπόψιν μας ούτε να τον αφουγκραστούμε παρά μόνο να τον ξεφορτωθούμε. Δε μας λέει τίποτα. Ο πόνος και η δυσλειτουργία σου δεν έχουν καμία σχέση με το πώς σκέφτεται, νιώθει, εργάζεται, κάνει σχέσεις και γενικά ζει ο ιδιοκτήτης σου και δεν έχω ούτε το χρόνο αλλά ούτε και κανένα ενδιαφέρον για τον τρόπο με τον οποίο συνδέεσαι με τη γενικότερη εικόνα της ζωής του ιδιοκτήτη σου. Η θεώρηση της εικόνας του ιδιοκτήτη σου ως ολοκληρωμένο σύνολο και πώς αυτό μπορεί να σε βοηθήσει είναι ιδέες ξένες προς εμένα. Το μόνο που με ενδιαφέρει είναι να σε κάνω να σιωπήσεις. Αν το καταφέρω, τότε έχω κάνει καλά τη δουλειά μου».

Πολλοί ασθενείς μας είπαν ότι μία από τις χειρότερες μέρες της ζωής τους ήταν όταν ο γιατρός τους ανακοίνωσε ότι θα πρέπει απλώς να μάθουν να ζουν με την πάθηση τους ή να πάνε σε ψυχίατρο

Όταν ο γιατρός εισάγει αυτή τη θεώρηση για τον πόνο του ασθενή με σύνδρομο χρόνιου πυελικού άλγους, τότε ο ασθενής συχνά υιοθετεί την ακόλουθη άποψη σχετικά με το πυελικό έδαφός του:

«Νιώθω την ενόχληση, το κάψιμο, τον πόνο, το σφίξιμο, τον ερεθισμό ή την ωμότητα των συμπτωμάτων και φοβάμαι. Ο γιατρός θέλει να απαλλαγεί από εσάς αλλά αδυνατεί. Δε φαίνεται να γνωρίζει τί συμβαίνει. Ο,τι κι αν έχω δοκιμάσει, δε με βοηθά να σας ξεφορτωθώ. Ίσως σημαίνετε τρομερά πράγματα. Ίσως σημαίνετε ότι δε θα μπορέσω ποτέ να έχω υγεία, ευτυχία, χαρά, αγάπη, σχέσεις, παιδιά, και ολοκλήρωση στη ζωή μου. Δε θα έπρεπε να είστε εδώ. Αποτελείτε ένα λάθος, ένα σφάλμα και ένα ελάττωμα μου. Δεν έχετε να μου πείτε τίποτα. Είστε μοχθηρά. Όποτε σας νιώθω, αισθάνομαι φόβο και αποθάρρυνση. Θέλω να απομακρυνθώ όσο το δυνατόν μακρύτερα από εσάς. Σας μισώ και θέλω να απαλλαγώ από σας».

Το σώμα σου επιθυμεί να γιατρευτεί

Το παλιό ιατρικό πρότυπο θεωρεί ότι το σώμα αποτελείται από αρθρωτά εξαρτήματα που μπορούν να αντικατασταθούν ή να επισκευαστούν όταν αποδειχθούν ελαττωματικά. Αυτό το μοντέλο φαίνεται να απορρίπτει την άποψη ότι το σώμα διαθέτει νοημοσύνη και συνείδηση και ότι μπορεί να γιατρευτεί από μόνο του.

Ο Δρ. Ντιν Όρνις δημιούργησε μια πρωτοποριακή θεραπεία που απορρέει από έναν δυναμικό και λειτουργικό τρόπο κατανόησης του σώματος. Η θεραπεία αυτή, η οποία απευθυνόταν σε άτομα με καρδιακή νόσο, τους έβαζε σε μια δίαιτα χαμηλών λιπαρών, με διδασκαλία γιόγκα και ομάδες στήριξης. Ανακάλυψε ότι, ακολουθώντας αυτή την πολυδιάστατη αγωγή, η απόφραξη των αρτηριών τους αναστράφηκε.

Ένα πυελικό έδαφος δεν επιθυμεί να πονά αλλά δεν έχει τον τρόπο να σας πεί τί χρειάζεται για να απαλλαχτεί από τον πόνο

Ο Δρ. Όρνις απέδειξε την αλήθεια ότι *ο οργανισμός έχει την ενδογενή ικανότητα αναγέννησης και αυτο-ίασης υπό τις κατάλληλες συνθήκες.* Με τον όρο ενδογενή, εννοούμε ότι αυτή η ικανότητα για αναζωογόνηση και αυτο-ίαση είναι έμφυτη στο ανθρώπινο σώμα. Σε αυτή τη διαδικασία, η πρόκληση είναι να μάθει κανείς πώς να παρέχει το πιο πρόσφορο περιβάλλον προκειμένου να επέλθει η ίαση.

Οι συνέπειες της άσκησης αποτελούν την επιτομή της δυναμικής και έξυπνης φύσης του σώματος. Εάν καθίσετε σε μια καρέκλα χωρίς να κινείστε για τρεις ή τέσσερις εβδομάδες, οι μύες σας θα ατροφήσουν. Ο καρδιακός μυς στην πραγματικότητα θα μειωθεί σε μέγεθος λόγω της μείωσης των απαιτήσεων για άντληση αίματος. Όσοι έχουν μείνει κλινήρεις για παρατεταμένη περίοδο γνωρίζουν πολύ καλά τις συνέπειες της άσκησης στο μυϊκό σύστημα, την αντοχή και τη γενικότερη ευεξία.

Όλοι μας έχουμε παρατηρήσει ότι όταν κοβόμαστε, καθαρίζουμε την πληγή, και τοποθετούμε έναν αυτοκόλλητο επίδεσμο πάνω της, συμβαίνει ένα μικρό θαύμα. Σε λίγες μέρες, το κόψιμο έχει επουλωθεί . Οι περισσότεροι από εμάς θεωρούμε αυτό το θαύμα δεδομένο και απλά περιμένουμε αυτή η εκπληκτική ευφυΐα του σώματος να πραγματοποιήσει το έργο της αυτο-ίασής της. Εάν ένα αυτοκίνητο μετά από ένα τρακάρισμα μπορούσε σταδιακά να επισκευάσει τα βαθουλώματά και τις γρατζουνιές που είχε υποστεί, τότε θα μέναμε έκπληκτοι και θα το θεωρούσαμε θαύμα.

Η θεραπεία του πυελικού άλγους συνεπάγεται κατανόηση και συνεργασία με ό,τι η επώδυνη πύελος χρειάζεται για να ιαθεί

Γνωρίζουμε ότι ένα κόψιμο δε χρειάζεται συνειδητή προσπάθεια ή κατευθύνσεις για να επουλωθεί. Η επούλωση είναι ενδογενής, φυσική, και αποτελεί μέρος της φύσης του ιστού. Υπάρχει, όμως, μια απαραίτητη προϋπόθεση για να πραγματοποιηθεί. *Το κόψιμο χρειάζεται το κατάλληλο περιβάλλον για να μπορέσει να γιατρευτεί.* Εάν το πειράζετε, εάν έρθει σε επαφή με σκόνη και βακτήρια, τότε η επούλωση θα καθυστερήσει. Το κλειδί είναι να καταλάβουμε τί απαιτείται για την επούλωση και να το πραγματοποιήσουμε. Αυτό είναι προφανές για ορισμένες παθήσεις αλλά όχι για άλλες.

Κατά το παρελθόν, οι άνθρωποι δε μπορούσαν να καταλάβουν ότι μικρόβια που δεν ήταν ορατά εισέρχονταν σε μια πληγή και τη μόλυναν, με αποτέλεσμα συχνά να αδυνατούν να δημιουργήσουν το κατάλληλο περιβάλλον για ίαση.

Η λέξη επούλωση χρησιμοποιείται σπάνια στην ανάλυση ή θεραπεία των συνδρόμων του χρόνιου πυελικού άλγους. Η λέξη «επουλώνω» (heal) προέρχεται από την παλαιά Αγγλική λέξη healen που σημαίνει «να κάνω πλήρες, υγιές και καλό.» Κατά τη δεύτερη εκδοση αυτού του βιβλίου, στην Εθνική Ιατρική Βιβλιοθήκη, σε πάνω από 5.000 ιατρικές μελέτες σχετικά με τα σύνδρομα του χρόνιου πυελικού άλγους που αναφέρονται σε αυτό το βιβλίο, η λέξη επούλωση εμφανίζεται μόνο 11 φορές. Οι σημερινοί ερευνητές αυτής της πάθησης δεν φαίνεται να επικεντρώνονται στο να αποκατασταθεί η πυελική περιοχή ως σύνολο. Στο βιβλίο μας προτείνουμε ότι προκειμένου να θεραπευτεί το πυελικό άλγος και η δυσλειτουργία πρέπει πρώτα να κατανοήσουμε τι χρειάζεται να γίνει για να να αποκατασταθεί η πυελική περιοχή εν γένει. *Προτείνουμε ότι το κλειδί για την επούλωση, γενικότερα, και την εξάλειψη ορισμένων ειδών πυελικού άλγους και δυσλειτουργίας, ειδικότερα, αποτελεί η εκμάθηση δεξιοτήτων που θα απελευθερώσουν τις δυνάμεις επούλωσης στο σώμα.*

Γενικότερα, η υποβοήθηση της επούλωσης του πυελικού άλγους μυϊκής προέλευσης συνίσταται στην ελευθέρωση της χρόνιας σύσπασης της πυέλου και του διεγερμένου νευρικού συστήματος που τροφοδοτεί αυτή τη σύσπαση

Εκτιμήστε την ευφυΐα του σώματός σας· δείτε τα συμπτώματά σας ως μια προσπάθεια του σώματός σας να σας μιλήσει με τη μορφή του πόνου και της δυσλειτουργίας

Όταν εκτιμήσετε την ευφυΐα του σώματός σας και δείτε τα συμπτώματα σαν μια προσπάθεια του σώματος να σας μιλήσει, θα αποκτήσετε διαφορετική άποψη από αυτή που προκύπτει από το συμβατικό ιατρικό πρότυπο. Από αυτή την οπτική γωνία, είναι σαν να λέτε στην πύελο σας, «αισθάνομαι το κάψιμο, τον πόνο, το σφίξιμο, τον ερεθισμό, ή την τραχύτητα και δεν αισθάνομαι καλά και ξέρω ότι το ίδιο συμβαίνει και με σένα. Ξέρω ότι νιώθεις καλύτερα όταν λειτουργείς σωστά. Ξέρω ότι δε θα παραπονιόσουν με αυτόν τον τρόπο χωρίς να υπάρχει λόγος. Ξέρω ότι θέλεις να γιατρευτείς, να αποτελείς ένα ολοκληρωμένο, υγιές σύνολο. Θέλω να καταλάβω αυτό που μου λες μέσω του πόνου και της δυσλειτουργίας και να ακούσω πώς μπορώ να σε βοηθήσω. Θέλω να σε θεωρήσω σαν παιδί δικό μου που δεν αισθάνεται καλά, που δε μπορεί να μιλήσει για να μου πει τί συμβαίνει, που χρειάζεται τη συμπόνια, την αγάπη, την άνευ όρων παρουσία και βοήθεια μου. Δε θέλω να διαχωριστώ από σένα, αλλά να παραμείνω κοντά σου σαν ένας στοργικός γονιός κοντά στο θλιμμένο παιδί του. Είμαι εδώ για σένα άνευ όρων και θα κάνω ό,τι μπορώ για να δημιουργήσω με αγάπη ένα εσωτερικό σπίτι όπου μπορείς να γίνεις καλύτερα. Νοιάζομαι για σένα».

Μια τέτοια άποψη επιφέρει ενότητα και όχι διαχωρισμό ανάμεσα σε εσάς και το πυελικό σας έδαφος. Επιφέρει μια στάση γαλήνης και κατανόησης προς τον πόνο και τη δυσλειτουργία. Δεν οδηγεί σε πόλεμο. Μια τέτοια στάση βοηθά τη χαλάρωση και όχι το σφίξιμο. Θεωρεί τη συσπασμένη περιοχή της πυέλου ως έναν φίλο δίχως φωνή που βρίσκεται σε ανάγκη και όχι ως εχθρό. Φέρνει αγάπη και όχι μίσος, ενότητα και όχι διαχωρισμό, συμπόνια, κατανόηση και όχι φόβο.

Η γλώσσα της επώδυνης πυέλου είναι δύσκολο να αποκρυπτογραφηθεί εάν δεν την ακούς προσεκτικά και δεν επιθυμείς να την κατανοήσεις

Ένας ασθενής που ανάρρωσε από πυελικό άλγος με τη χρήση του πρωτοκόλλου μας ανέφερε την εμπειρία που καταδεικνύει πώς τα σωματικά συμπτώματα αποτελούν μια γλώσσα που χρησιμοποιεί το σώμα. Να η ιστορία του.

«Δεν είχα κανένα πρόβλημα με τα δόντια μου για αρκετό διάστημα. Τα βούρ-τσιζα τακτικά και ο οδοντίατρος μου έλεγε ότι τα ούλα μου αντανακλούσαν την ιδιαίτερη φροντίδα μου προς αυτά. Μία μέρα, εντελώς ξαφνικά, διαπί-στωσα ότι ο άνω γομφίος μου ήταν πολύ ερεθισμένος. Ήμουν συγκλονισμένος. Πίστευα ότι έκανα τόσο καλή δουλειά με τα δόντια μου. Όποτε πήγαινα στον οδοντίατρο, πάντα μου κόστιζε πολλές εκατοντάδες δολάρια. Έτρεμα τον πόνο, τα έξοδα, και το χρόνο να τον επισκεφτώ για μια ακόμη φορά. Αγωνιούσα επίσης για το τι θα μπορούσε να σημαίνει αυτός ο πόνος σχετικά με την αντοχή των δοντιών μου δεδομένου ότι συνέβαινε παρά την άριστη φροντίδα που παρείχα στον εαυτό μου.

Αποθαρρυμένος, σήκωσα το τηλέφωνο και κάλεσα το οδοντιατρείο. Η γραμ-ματέας με ρώτησε ποιο ήταν το πρόβλημα και που εντοπιζόταν ο πόνος και πρότεινε να το ελέγξει ο οδοντίατρος. Καθώς έκλεινα το ραντεβού, πίεζα γύρω από την επώδυνη περιοχή του δοντιού και αισθάνθηκα ένα μικρό κομμάτι οδοντογλυφίδας κολλημένο εκεί. Είπα στη γραμματέα να περιμένει λίγο στη γραμμή καθώς απομάκρυνα το κομμάτι της οδοντογλυφίδας που είχε σφηνώσει ανάμεσα στα δόντια.

Προς μεγάλη μου έκπληξη ο πόνος ξαφνικά σταμάτησε. Δύσπιστος, ρώτησα τη γραμματέα εάν ένα κομμάτι οδοντογλυφίδας σφηνωμένο μεταξύ των δοντιών μπορούσε να προκαλέσει πόνο και μου απάντησε ναι. Της είπα ότι είχα απομακρύνει αυτό το κομμάτι οδοντογλυφίδας και ότι θα ακύρωνα το ραντεβού που μόλις είχα κλείσει γιατί μάλλον είχα εντοπίσει και λύσει το πρόβλημα.

Συνειδητοποίησα ότι ο πόνος στο δόντι ήταν ο μόνος τρόπος για να μου πει ότι κάτι δεν πήγαινε καλά. Ο πόνος δεν ήταν αυθαίρετος ή εκδικητικός. Ήταν απλά η γλώσσα του σώματός μου. Συνειδητοποίησα ότι συνήθως δεν παρακολουθώ τη γλώσσα του σώματος μου, ειδικά όταν υπάρχει πόνος. Συνήθως τρομοκρατούμαι από αυτό το είδος της σωματικής επικοινωνίας και απευθύνομαι σε κάποιον για να με διαβεβαιώσει ότι είμαι καλά.

Το πυελικό έδαφος δεν πρέπει να είναι χρονίως συσπασμένο. Όταν είναι χρονίως συσπασμένο, τότε προκαλούνται παράξενα είδη πόνου και δυσλειτουργίας

Ο αιφνιδιαστικός τρόπος με τον οποίο ο πόνος σταμάτησε, μου τόνισε τη νοημοσύνη και την ειλικρίνεια του σώματός μου. Μου έλεγε ότι κάτι είχε κολλήσει στο δόντι μου που έπρεπε να αφαιρεθεί. Ένιωσα την ανάγκη να ζητήσω συγγνώμη από το δόντι που αμφισβήτησα τον πόνο και δεν κατανόησα ότι ο πόνος ήταν φίλος μου και όχι εχθρός μου».

Κατά την άποψή μας, το πυελικό άλγος δεν είναι διαφορετικό από τον πονόδοντο που περιγράφεται παραπάνω. Αντιπροσωπεύει την πύελο που προσπαθεί να μας μιλήσει και να πει ότι κάτι χρειάζεται διόρθωση. Ο σκοπός του πυελικού άλγους που αντιμετωπίζουμε είναι να μας ενημερώσει ότι κάτι χρειάζεται την προσοχή μας, ώστε να μπορέσει να θεραπευτεί.

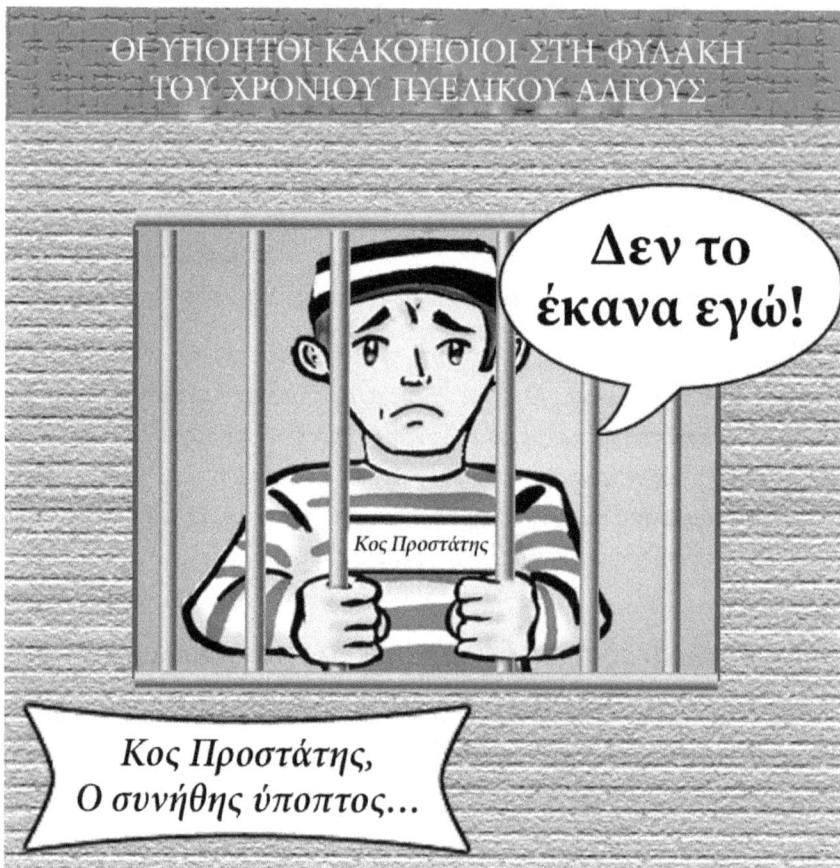

ΟΙ ΥΠΟΠΤΟΙ ΚΑΚΟΠΟΙΟΙ ΣΤΗ ΦΥΛΑΚΗ
ΤΟΥ ΧΡΟΝΙΟΥ ΠΥΕΛΙΚΟΥ ΑΛΓΟΥΣ

Δεν το
έκανα εγώ!

Κος Προστάτης

Κος Προστάτης,
Ο συνήθης ύποπτος...

Η Δρ. Τζανέτ Πότς είχε αρχικά την ιδέα να παρουσιάσει ένα προστάτη πίσω από τα κάγκελα, όπως στο παραπάνω σκίτσο, για να τονίσει ότι ο προστάτης έχει πέσει θύμα «πλεκτάνης» και ότι η πηγή του πόνου στους άνδρες που διαγνώστηκαν με προστατίτιδα είναι σχεδόν πάντα το χρόνια συσπασμένο πυελικό έδαφος και όχι ο προστάτης.

Περίπου το 90- 95% των ανδρών που έχουν διαγνωστεί με προστατίτιδα δεν έχουν καμία μόλυνση στον προστάτη. Παρακάτω παρουσιάζουμε την παλιά, και, κατά την άποψή μας, εσφαλμένη άποψη ότι οποιοδήποτε σύμπτωμα πυελικού άλγους και δυσλειτουργίας του ουροποιητικού στους άνδρες σχετίζεται αυτόματα με τον προστάτη.

Ο παλιός τρόπος θεραπείας της προστατίτιδας

Κάποιοι αναγνώστες του βιβλίου μας λανθασμένα πιστεύουν ότι το *Πρωτόκολλο Γουάιζ-Άντερσον* απευθύνεται κυρίως σε άνδρες. Στην πράξη, το μυϊκής προελεύσεως πυελικό άλγος είναι ένας εργοδότης που δίνει σε όλους ίσες ευκαιρίες και δεν κάνει διακρίσεις μεταξύ φύλων ή ηλικιών. Όπως θα αναλύσουμε αργότερα, το Πρωτόκολλο Γουάιζ-Άντερσον είναι εξίσου αποτελεσματικό στο πυελικό άλγος νευρομυϊκής προέλευσης, τόσο σε άνδρες, όσο και σε γυναίκες. Επειδή το αναπτύξαμε στο Πανεπιστήμιο του Στάνφορντ στον Τμήμα Ουρολογίας, η μεγάλη πλειονότητα των ασθενών που είδαμε ήταν άνδρες οι οποίοι είχαν διαγνωστεί με προστατίτιδα. Αυτή η διάγνωση καλύπτει ένα ευρύ φάσμα ασθενών που υποφέρουν από πυελικό άλγος και δυσλειτουργία του ουροποιητικού. Δεδομένου του μεγάλου αριθμού ανθρώπων με διάγνωση προστατίτιδας, θα συζητήσουμε για τη συγκεκριμένη ομάδα ατόμων με πυελικό άλγος σε αυτό το κεφάλαιο.

Περίπου ενενήντα (90%) με ενενήντα πέντε τοις εκατό (95%) από ό,τι ονομάζεται προστατίτιδα δεν είναι προστατίτιδα: η σύγχυση σχετικά με το τί είναι και τί δεν είναι προστατίτιδα

Οι περισσότεροι άνδρες που διαγνώστηκαν με προστατίτιδα δεν κατανοούν τη σύγχυση που επικρατεί στους γιατρούς σχετικά με το τί είναι και τί δεν είναι προστατίτιδα. Στην πραγματικότητα, ακόμη και πολλοί γιατροί δεν αντιλαμβάνονται αυτή τη σύγχυση. Ελπίζουμε να αποσαφηνίσουμε τις παρανοήσεις σε αυτό το κεφάλαιο.

Τα περισσότερα συμπτώματα που διαγιγνώσκονται ως «προστατίτιδα» δεν προκαλούνται από μια «ίτιδα» του προστάτη

Η συντριπτική πλειοψηφία των διαγνώσεων της προστατίτιδας δε φαίνεται να προκαλούνται από κάποιο γνωστό πρόβλημα του προστάτη αδένα. Εντούτοις, οι περισσότεροι ουρολόγοι συνεχίζουν να χρησιμοποιούν τον όρο προστατίτιδα και να αντιμετωπίζουν τα ενοχλήματα σχετικά με το πυελικό άλγος και τη δυσλειτουργία του ουροποιητικού σαν να είχαν προκληθεί από λοίμωξη ή φλεγμονή του προστάτη. Αν είχατε διαγνωστεί με προστατίτιδα από το γιατρό σας, μπορεί να νιώθατε σύγχυση και να ρωτούσατε, «καλά, τί σημαίνει ότι έχω διαγνωσθεί με προστατίτιδα;» Όπως θα συζητήσουμε περαιτέρω σε αυτό το βιβλίο, οι περισσότεροι άνδρες που έχουν διαγνωστεί με προστατίτιδα δεν έχουν πρόβλημα με τον προστάτη αδένα τους. Η θεραπεία του προστάτη τις τελευταίες δεκαετίες έδειξε ότι σε περίπου το 95% των ανδρών με τέτοια συμπτώματα, η θεραπεία για λοιμώξεις ή φλεγμονές δεν τους βοήθησε.

Ιστορικά, η συμβατική ιατρική θεώρηση συνήθως αποδίδει τις περισσότερες περιπτώσεις πυελικού άλγους και σχετιζόμενων δυσλειτουργιών του ουροποιητικού σε λοίμωξη ή/και φλεγμονή του προστάτη αδένα. Πράγματι, αυτό δηλώνει η ονομασία προστατίτιδα, δηλαδή μια «ίτιδα» του προστάτη. Οι συνηθέστερες συμβουλές πολλών ουρολόγων προς τους άντρες με διάγνωση προστατίτιδας λόγω αυξημένης σεξουαλικής δραστηριότητας βασίζονται στην πεποίθηση ότι υπάρχει φλεγμονή ή λοίμωξη στον προστάτη αδένα και ότι η πιο τακτική εκσπερμάτιση θα απομακρύνει από τον προστάτη τα βλαβερά πλασματάκια που τον έχουν μολύνει.

Δυστυχώς, πολλοί γιατροί θέτουν εσφαλμένες διαγνώσεις προστατίτιδας και χορηγούν αντιβιοτικά χωρίς να επιβεβαιώσουν την ύπαρξη λοίμωξης στον προστάτη

Όταν ένας ασθενής επισκέπτεται ένα ιατρείο και παραπονιέται για πόνο στην πύελο/στο ουροποιητικό/στο ορθό/στα γεννητικά όργανα ή/και συμτώματα ούρησης όπως συχνουρία, επιτακτικότητα, δυσουρία (πόνος κατά την ούρηση), πόνο σε καθιστή θέση ή ενόχληση στην εκσπερμάτιση, όπου δεν υπάρχει καμία ένδειξη δομικής διαταραχής κάποιου οργάνου, ο γιατρός συνήθως θεωρεί ως αιτία του προβλήματος μια λοίμωξη ή φλεγμονή στον προστάτη και τυπικά χορηγεί αντιβιοτικά.

Η προστατίτιδα, που σημαίνει μια λοίμωξη ή φλεγμονή στον προστάτη αδένα, προκύπτει συχνά ως διάγνωση χωρίς να πραγματοποιηθεί καμία εξέταση από το γιατρό ώστε να διαπιστωθεί η εγκυρότητα της. Όπως έχουμε δει σε μια μελέτη γιατρών στο Γουισκόνσιν, η μεγάλη πλειοψηφία των για- τρών θεωρούν την προστατίτιδα μια φλεγμονή ή βακτηριακή μόλυνση, και σχεδόν όλοι χορηγούν αντιβιοτικά ως θεραπεία. Οι περισσότεροι ουρολόγοι γνωρίζουν εκ πείρας ότι η αντιβίωση για την προστατίτιδα χωρίς ενδείξεις λοίμωξης κατά κανόνα δεν καταφέρνει να βοηθήσει τα συμπτώματα των ασθενών, παρόλα αυτά σχεδόν το 100 % των περιπτώσεων αυτού του είδους προστατίτιδας λαμβάνουν αντιβιοτικά. Μας προβληματίζει όταν ακούμε ότι οι ασθενείς που έρχονται σε μας έλαβαν μια διάγνωση ρουτίνας και αντιβιοτική αγωγή, χωρίς ο γιατρός τους ούτε καν να προσπαθήσει να τεκμηριώσει την παρουσία λοίμωξης.

Δε θεωρούμε ότι είναι καλή πρακτική να συνταγογραφούνται αντιβιοτικά για τα συμπτώματα αυτού που στους άνδρες αποκαλείται προστατίτιδα χωρίς επιβεβαίωση της παρουσίας λοίμωξης

Ελέγχουμε πάντα για στοιχεία λοίμωξης και φλεγμονής του προστάτη αδένα στο προστατικό υγρό των ανδρών που αιτιώνται πυελικό άλγος και δυσλειτουργική ούρηση. Όπως θα συζητήσουμε, τα αντιβιοτικά μπορεί να έχουν σοβαρές ανεπιθύμητες ενέργειες, ιδίως αν ληφθούν μακροπρόθεσμα. Και δεν είχαμε λίγα περιστατικά ανδρών που βασανίζονται από τις επιπτώσεις μιας μη ενδεδειγμένης μακρόχρονης αντιβιοτικής αγωγής.

Τα αντιβιοτικά είναι η καλύτερη θεραπεία για τη βακτηριακή προστατίτιδα ενώ τα αντιβιοτικά σπάνια βοηθούν τους άντρες χωρίς λοίμωξη του προστάτη

Θέλουμε να τονίσουμε ότι η αντιβιοτική θεραπεία της *βακτηριακής προστατίτιδας* αποτελεί επίτευγμα της σύγχρονης ιατρικής. Εάν υποφέρετε από βακτηριακή προστατίτιδα, τότε τα αντιβιοτικά είναι μια πολύ καλή θεραπεία - η μόνη σίγουρη θεραπεία. *Η συλλήβδην διάγνωση, ωστόσο, της όποιας παθολογικής κατάστασης του άνδρα χαρακτηρίζεται από πυελικό άλγος και δυσλειτουργία ως οξείας ή χρόνιας βακτηριακής προστατίτιδας αποτελεί εσφαλμένη θεραπευτική επιλογή. Παρά τις σαφείς επιστημονικές ενδείξεις για το αντίθετο και την κλινική εμπειρία σχεδόν κάθε ουρολόγου σχετικά με την αναποτελεσματικότητα των αντιβιοτικών στη μη βακτηριακή προστατίτιδα, είναι εκπληκτικό το γεγονός ότι η χορήγηση αντιβιοτικών αποτελεί κοινή πρακτική. Είναι πολύ σημαντικό αυτό να καταστεί σαφές, ιδιαίτερα εάν έχετε διαγνωσθεί με προστατίτιδα και δεν έχει διευκρινιστεί η παρουσία λοίμωξης ή φλεγμονής.* Εμείς θα θεωρούσαμε σκόπιμο για έναν ασθενή με διάγνωση προστατίτιδας να ρωτήσει το γιατρό του αν υπάρχει σαφής ένδειξη ύπαρξης βακτηριδίων, σε περίπτωση που χορηγηθούν αντιβιοτικά.

Δεν είναι δύσκολο να καθοριστεί εάν το προστατικό υγρό έχει λοίμωξη ή μόλυνση. Γίνεται με αυτόν τον τρόπο. Ο ουρολόγος κάνει μια μάλλαξη στον προστάτη, συλλέγει το υγρό που αποβάλλεται από το πέος και στη συνέχεια το επιστρώνει σε αντικειμενοφόρο πλάκα και το εξετάζει στο μικροσκόπιο.

Εναλλακτικά, μπορεί να εξεταστεί το ίζημα ενός δείγματος ούρων αμέσως μετά τη μάλαξη.

Ο έλεγχος για ύπαρξη λοίμωξης στον προστάτη αδένα δεν είναι δύσκολη υπόθεση

Όταν υπάρχει λοίμωξη ή φλεγμονή, τα λευκοκύτταρα είναι ορατά στο μικροσκόπιο και οι αριθμοί τους καταμετρώνται με ένα συμβατικό τρόπο κατ> οπτικό πεδίο που αναφέρεται ως «x» αριθμός πυοσφαιρίων κατ> οπτικό πεδίο. Δεν είναι ασυνήθιστο σε φυσιολογικό προστατικό υγρό να υπάρχουν κάποια λευκοκύτταρα και σε ορισμένες μελέτες οι άνδρες χωρίς συμπτώματα είχαν περισσότερα λευκά στο προστατικό τους υγρό από τους άνδρες με συμπτώματα. Μελέτες έχουν δείξει ότι στους άδρες με προστατικό υγρό χωρίς ένδειξη μόλυνσης, η φλεγμονή με τη μορφή των λευκοκυττάρων (πυοσπερμία) μπορεί να έρχεται και να φεύγει. *Το σημαντικότερο είναι ότι σε αυτούς τους άνδρες δεν υφίσταται καμία απόδειξη ότι η φλεγμονή σχετίζεται με τα συμπτώματα.* Το πιθανότερο είναι ότι τα συμπτώματα αυτού που ποικιλοτρόπως αποκαλείται αβακτηριακή προστατίτιδα, μη βακτηριακή προστατίτιδα, προστατωδυνία, δυσλειτουργία του πυελικού εδάφους ή σύνδρομο χρόνιου πυελικού άλγους δεν προκαλείται από φλεγμονή.

Όταν υπάρχει μεγάλος αριθμός λευκοκυττάρων, είναι σκόπιμο να στέλνεται δείγμα του προστατικού υγρού για καλλιέργεια σε εργαστήριο για να διαπιστωθεί η πιθανότητα ανάπτυξης βακτηρίων. Αν υπάρχουν βακτήρια, τότε η διάγνωση βακτηριακής προστατίτιδας είναι σωστή, και τα αντιβιοτικά είναι η ενδεδειγμένη θεραπεία. Ορισμένα βακτήρια αποτελούν πρόβλημα και κάποια όχι. Ορισμένα βακτήρια χρειάζονται περισσότερο χρόνο επώασης για να εντοπιστούν και άλλα απαιτούν λεπτομερειακές τεχνικές καλλιέργειας για να προσδιοριστούν με ακρίβεια.

Οι ουρολόγοι εκπαιδεύονται με επιμέλεια στις χειρουργικές δεξιότητες. Η εστίαση σε ένα μέρος του σώματος που είναι προβληματικό και χρειάζεται χειρουργική επέμβαση ή φάρμακα αποτελεί, σε μεγάλο βαθμό, την κύρια ενασχόληση αυτών των γιατρών. Πολλοί γιατροί με χειρουργική εκπαίδευση χλευάζουν την άποψη ότι το πυελικό άλγος που μοιάζει με προστατίτιδα μπορεί να εμπεριέχει κάποια σχέση ανάμεσα στο σώμα και το πνεύμα που πρέπει να αντιμετωπιστούν από κοινού κατά τη θεραπεία. Θέματα που φαίνονται να μη άπτονται της ιατρικής, όπως το άγχος, ένας αρνητικός και καταστροφικός τρόπος σκέψης, η σεξουαλική δραστηριότητα, το εργασιακό περιβάλλον και οι διαπροσωπικές σχέσεις είναι, στην πραγματικότητα, πολύ σημαντικά για τη διάγνωση και θεραπεία ορισμένων διαταραχών πυελικού άλγους. Δυστυχώς, οι περισσότεροι ουρολόγοι σπανίως ασχολούνται με αυτά τα θέματα. Θεωρούν ότι είναι περίπλοκα, δύσκολα στην αντιμετώπιση και δεν έχουν θέση στη συμβατική άσκηση της ουρολογίας, ούτε και στη βολική, 15λεπτη εξέταση κατά την οποία οι περισσότεροι ασθενείς αξιολογούνται και αντιμετωπίζονται.

Οι ασθενείς με πυελικό άλγος τους οποίους οι γιατροί αδυνατούν να βοηθήσουν βελτιώνονται όταν γίνονται συνήγοροι του εαυτού τους και αναζητούν τη θεραπεία τους μέσα στον περίπλοκο κόσμο του πυελικού άλγους χρησιμοποιώντας την κοινή λογική και τη διαίσθηση τους.

Το σύστημα αμοιβής των γιατρών για την παροχή των υπηρεσιών τους συμβάλλει καθοριστικά στον τρόπο με τον οποίο αντιμετωπίζεται ο ασθενής. Αρκετοί γιατροί μας έχουν εκμυστηρευθεί ότι οι ασθενείς με προστατίτιδα είναι οι πιο δύσκολοι, παραπονιούνται περισσότερο, και οι ασφαλιστικές τους εταιρείες αποζημιώνουν ελάχιστα. Πράγματι, στο μυαλό των περισσότερων γιατρών, υπάρχει μικρό οικονομικό κίνητρο στο να διερευνήσουν τι άλλο θα μπορούσε να συμβαίνει στη ζωή του ανθρώπου με προστατίτιδα ή στη σχέση ανάμεσα στο πνεύμα και το σώμα του. Είναι σημαντικό να τονίσουμε ότι υπάρχουν και ευαίσθητοι γιατροί, οι οποίοι εξετάζουν σε βάθος την κατάσταση του ασθενούς με πυελικό άλγος, παρά την έλλειψη οικονομικών κινήτρων. Πιστεύουμε, ωστόσο, ότι το σημερινό σύστημα, το οποίο δεν πληρώνει τους γιατρούς για να διαθέσουν επαρκή χρόνο να ακούσουν τι συμβαίνει στη ζωή του πάσχοντος από πυελικό άλγος, είναι ένας από τους λόγους για τους οποίους τόσοι πολλοί ασθενείς μας διαμαρτύρονται για τον άσχημο τρόπο με τον οποίο αντιμετωπίζονται και για το πόσο τους αγνοούν οι γιατροί στους οποίους είχαν απευθυνθεί.

Οι φαρμακευτικές εταιρείες και η αντίσταση στην αλλαγή του τρόπου σκέψης των ιατρών

Οι εταιρείες που εμπορεύονται φάρμακα και ιατρικό εξοπλισμό, οι οποίες τυγχάνει να αποτελούν μια σημαντική πηγή χρηματοδότησης της ιατρικής έρευνας στην Αμερική, προφανώς δεν ευνοούν εναλλακτικές μη φαρμακευτικές ή μη χειρουργικές θεραπείες για το πυελικό άλγος. Οι ερευνητικές τους προσπάθειες είναι εστιασμένες στην ανάπτυξη νέων φαρμάκων και ιατρικού εξοπλισμού, η πώληση των οποίων θα τους επιτρέψει να ευημερούν οικονομικά. Αυτή η οικονομική πραγματικότητα υποστηρίζει τη συνεχιζόμενη χρήση των παραδοσιακών μεθόδων θεραπείας και διαιωνίζει το πρότυπο ότι μόνο τα φάρμακα ή οι χειρουργικές επεμβάσεις είναι η απάντηση στις διαταραχές του χρόνιου πυελικού άλγους.

Νέες δυνάμεις αλλαγής

Ο Δρ. Λόρενς Τρου, παθολογοανατόμος στην Ιατρική Σχολή του Πανεπιστημίου της Ουάσιγκτον, ήταν μέρος μιας ομάδας που πραγματοποίησε πολλαπλές βιοψίες προστάτη σε 97 άνδρες, οι οποίοι ανέφεραν πυελικό άλγος και συμπτώματα προστατίτιδας. Ανακάλυψε ότι στο 95% των περιπτώσεων δεν υπήρχε ένδειξη κλινικά σημαντικής λοίμωξης ή φλεγμονής.

Σε μια μελέτη κλειδί δεν υπήρχε ένδειξη σημαντικής λοίμωξης ή φλεγμονής στο 95 % των περιπτώσεων ανδρών που είχαν διαγνωστεί με προστατίτιδα

Επιπλέον, διαπίστωσε ότι δεν υπήρχε καμία συσχέτιση μεταξύ ενδείξεων φλεγμονής ή λοίμωξης στο προστατικό υγρό και τυχόν φλεγμονής ή μόλυνσης στον ιστό του προστάτη. Κατέληξε ότι τα στοιχεία υποδεικνύουν στους ερευνητές να αναζητήσουν αλλού τα αίτια των συμπτωμάτων της προστατίτιδας.

Από την εμπειρία μας στο Στάνφορντ, διαπιστώσαμε ότι τα συμπτώματα ήταν πιο έντονα στους ασθενείς με προστατίτιδα *χωρίς καμία ένδειξη λοίμωξης ή σοβαρής φλεγμονής.*

Η αυξανόμενη απαίτηση για απαντήσεις : η δύναμη του Ίντερνετ

Όταν δημοσιεύτηκε η πρώτη έκδοση αυτού του βιβλίου, το 2003, το διαδίκτυο αποτελούσε ήδη μια μεγάλη δύναμη αλλαγής σε πολλούς τομείς, συμπεριλαμβανομένων και των παραδοσιακών απόψεων σχετικά με την προστατίτιδα και τα σύνδρομα χρόνιου πυελικού άλγους. Πριν από την έλευση του διαδικτύου, ήταν συνηθισμένο για έναν ασθενή με προστατίτιδα να επισκεφτεί έναν ουρολόγο, να του χορηγηθούν αντιβιοτικά που δε θα κατάφερναν να τον βοηθήσουν και στη συνέχεια να αποσυρθεί από την ιατρική παρακολούθηση επιλέγοντας να υποφέρει από τα συμπτώματα.

Η πλειονότητα των ανθρώπων που έχουμε βοηθήσει μας έχουν προσεγγίσει μέσω της δικής τους έρευνας

Με την έλευση του διαδικτύου και την απλοποίηση της εκτέλεσης ιατρικών αναζητήσεων από τον καθένα σχετικά με την πάθησή του, ολοένα και περισσότεροι άνδρες ή γυναίκες που πάσχουν από πυελικό άλγος, και δε λαμβάνουν βοήθεια από το γιατρό τους, στρέφονται στο διαδίκτυο για να βοηθηθούν. Αυτό ισχύει για όλες τις ιατρικές καταστάσεις. Η δημοτικότητα των ιστοχώρων που προσφέρουν ιατρικές πληροφορίες συνηγορεί σε αυτό. Η δυνατότητα αναζήτησης στο διαδίκτυο λύσεων σε προβλήματα, για τα οποία ο γιατρός ενός ασθενούς δεν έχει καθορίσει θεραπεία ή δεν τα έχει αναφέρει, αντιπροσωπεύει μια σημαντική αλλαγή στην άσκηση της ιατρικής. Ολοένα και περισσότερο, ο γιατρός παύει να έχει την τελευταία λέξη.

Η άνθιση των οργανώσεων υποστήριξης ασθενών

Το Διαδίκτυο έχει προσφέρει τη δυνατότητα στους πάσχοντες να δημιουργήσουν τις δικές τους ομάδες υποστήριξης. Ανεξάρτητα από το πόσο ακατανόητη είναι η πάθηση, ο καθένας μπορεί εύκολα να επισκεφτεί το «δίκτυο» και να βρει την κατάλληλη ομάδα.

Οι προσβάσιμες πληροφορίες σχετικά με το πυελικό άλγος σε κάποιες ιστοσελίδες δεν περιορίζονται στις παραδοσιακές απόψεις που υποστηρίζονται από τους περισσότερους γιατρούς. Τώρα συνυπάρχουν με απόψεις που οι ασθενείς δε θα μπορούσαν να είχαν ακούσει ποτέ πριν από περίπου δέκα χρόνια.

Οι διαχειριστές ιστοσελίδων ίσως καταλήγουν να είναι πλέον πιο ισχυροί στην επίδρασή τους σε ιατρικά θέματα από τους ίδιους τους γιατρούς διότι εκθέτουν με δημοκρατικό τρόπο διαφορετικές απόψεις, οι οποίες υπό άλλες συνθήκες δε θα ήταν διαθέσιμες στους ασθενείς.

Το μυϊκής προελεύσεως πυελικό άλγος είναι μια πάθηση στην οποία σώμα και πνεύμα συναντιούνται στο πυελικό έδαφος

Η λέξη «προστατίτιδα» αναζητείται στις μηχανές αναζήτησης πολλές χιλιάδες φορές κάθε μήνα. Αν λάβουμε υπόψη ότι χρειάζεται κανείς να είναι μορφωμένος και καλλιεργημένος για να κάνει μια τέτοια αναζήτηση, ακόμα και για να συλλαβίσει τη λέξη σωστά, είναι λογικό να υποθέσουμε ότι το πραγματικό μέγεθος του πληθυσμού των πασχόντων υπερβαίνει αυτόν τον αριθμό. Καθώς το διαδίκτυο επεκτείνεται, και γίνεται πιο προσβάσιμο στους απλούς ανθρώπους, η δύναμη αυτών των οργανώσεων θα αυξάνεται.

Μελέτη των περιορισμών του παλιού τρόπου θεώρησης των συνδρόμων χρόνιου πυελικού άλγους

Όταν μελετάμε τις παλιές απόψεις, οι περιορισμοί καθίστανται σαφείς. Όταν οι γιατροί εξειδικεύονται, οι υποθέσεις στις οποίες βασίστηκε ο παλιός τρόπος θεώρησης των συνδρόμων του χρόνιου πυελικού άλγους σπανίως αναλύονται. Οι ειδικευόμενοι γιατροί υιοθετούν αυτές τις υποθέσεις ως έναν τρόπο να γίνουν μέλη της ομάδας των ειδικών γιατρών. Στη συνέχεια θα θέσουμε μια σειρά αιχμηρών ερωτήσεων σχετικά με το παλιό τρόπο θεώρησης και θεραπείας των συνδρόμων του χρόνιου πυελικού άλγους. Αυτές οι ερωτήσεις αφορούν το ζήτημα του κατά πόσον οι παλιές ιδέες για τα σύνδρομα του χρόνιου πυελικού άλγους θεωρούν το σώμα ως ένα μηχάνημα και αν εξετάζουν «μη ιατρικά θέματα», όπως οποιαδήποτε σχέση μεταξύ σώματος και πνεύματος, τον τρόπο ζωής, τις διαπροσωπικές σχέσεις, το εργασιακό περιβάλλον, τη σεξουαλική συμπεριφορά, την πνευματική ζωή, την ευθύνη των ασθενών, και την ανάρρωση από το πυελικό άλγος.

4

ΜΙΑ ΝΕΑ ΘΕΩΡΗΣΗ ΤΩΝ ΣΥΝΔΡΟΜΩΝ ΧΡΟΝΙΟΥ ΠΥΕΛΙΚΟΥ ΑΛΓΟΥΣ ΟΔΗΓΕΙ ΣΕ ΜΙΑ ΑΠΟΤΕΛΕΣΜΑΤΙΚΗ ΘΕΡΑΠΕΙΑ

Σύνοψη της θεώρησής μας

Έχουμε προσδιορίσει μια ομάδα συνδρόμων χρόνιου πυελικού άλγους που πιστεύουμε ότι σχετίζονται με τον υπέρμετρο ζήλο του ανθρώπινου ενστίκτου να προστατεύει την περιοχή των γεννητικών οργάνων, του ορθού, και του περιεχόμενου της πυέλου από τραυματισμούς ή πόνο, με αποτέλεσμα τη χρόνια σύσπαση των πυελικών μυών. Αυτή η ενστικτώδης τάση μεγιστοποιείται σε ορισμένα άτομα με τέτοια προδιάθεση και σταδιακά καταλήγει σε χρόνιο πυελικό άλγος και δυσλειτουργία.

Σκεφτείτε το μυϊκής προελεύσεως πυελικό άλγος σαν ένα χρόνιο σπασμό στο πυελικό έδαφος που τροφοδοτείται από ένταση, πόνο, άγχος και ένα αίσθημα αυτοπροστασίας

Η κατάσταση της χρόνιας σύσπασης δημιουργεί εναυσματικά σημεία πόνου, σπασμό και χρόνια υπερτονία, μειωμένη ροή αίματος, και ένα αφιλόξενο περιβάλλον προς τα νεύρα, τα αγγεία , καθώς και τις δομές σε όλη την πυελική κοιλότητα. Αυτό έχει σαν αποτέλεσμα ένα φαύλο κύκλο έντασης, άγχους και πόνου, που δεν είχε προηγουμένως διαγνωστεί και θεραπευτεί.

Η κατανόηση αυτού του κύκλου έντασης, άγχους και πόνου μας επέτρεψε να δημιουργήσουμε μια αποτελεσματική θεραπεία. Το πρόγραμμα μας αποσκοπεί στο να σπάσει αυτόν τον κύκλο με την αποκατάσταση των βραχυμένων πυελικών μυών και του συνδετικού ιστού που υποστηρίζει τα πυελικά όργανα, και ταυτόχρονα με τη χρήση μιας συγκεκριμένης μεθοδολογίας στοχεύει να τροποποιήσει τη ροπή των πυελικών μυών να συσπώνται σε συνθήκες άγχους.

Είναι πεποίθησή μας ότι οι περισσότερες περιπτώσεις συνδρόμων χρόνιου πυελικού άλγους ξεκινούν από τη συνήθεια του ατόμου να συγκεντρώνει ένταση στους πυελικούς μυς. Αυτή η τάση προλειαίνει το έδαφος για την εμφάνιση της διαταραχής.

Αυτό που προκαλεί τα συμπτώματα του πυελικού άλγους μπορεί να είναι ένα συμβάν ψυχικού ή σωματικού στρες ή πολλές μορφές στρες που συμβαίνουν ταυτόχρονα

Οι στρεσογόνες αιτίες μπορεί να είναι ψυχολογικές ή σωματικές. Μόλις ενεργοποιηθούν, η αγωνία και η προστατευτική σύσπαση τροφοδοτούν τον πόνο και τη δυσλειτουργία και ξεκινά ένας φαύλος κύκλος που φαίνεται να αποκτά αυτόνομη ύπαρξη.

Ο λόγος για τον οποίο το χρόνιο άλγος και η δυσλειτουργία αντιστέκονται σε μια απλή τυπική θεραπεία είναι ότι προκύπτουν μέσα από μια μακρο-χρόνια συνήθεια άσκησης πίεσης στους πυελικούς μυς. Η αποκατάσταση των πυελικών μυών κρίνεται απαραίτητη όπως επίσης αναγκαία είναι η αλλαγή της προδιάθεσης για άσκηση πίεσης στην πύελο. Προκειμένου να γίνουμε σαφείς, παραθέτουμε μια αλληγορία και στη συνέχεια ακολουθεί μια ανάλυση αυτής της ιστορίας βήμα-προς-βήμα.

Μια αλληγορία

Μια φορά κι έναν καιρό, υπήρχε μια χώρα που ονομαζόταν πυελικό έδαφος και εξασφάλιζε την επιβίωση και την χαρά όλου του κόσμου. Το πυελικό έδαφος παρείχε υπηρεσίες ζωτικής σημασίας για τον κόσμο όπως το φιλτράρισμα και την εξάλειψη αποβλήτων, την παροχή σεξουαλικής ευχαρίστησης, και συνέβαλε στη στήριξη του κόσμου με διάφορες δραστηριότητες. Η χώρα του πυελικού εδάφους εκτελούσε αυτές τις υπηρεσίες καλύτερα όταν οι πολίτες της μοίραζαν τη ζωή τους ισορροπημένα ανάμεσα στην εργασία και την ξεκούραση.

Κάποια στιγμή ο κόσμος πέρασε μια περίοδο διαμάχης, και οι πολίτες του πυελικού εδάφους ήταν αναγκασμένοι να εργάζονται όλο και περισσότερο. Οι νυχτερινές βάρδιες έγιναν καθημερινότητα. Σε ορισμένες περιοχές της γης, οι πολίτες ήταν υποχρεωμένοι να εργάζονται εικοσιτέσσερις ώρες το εικοσιτετρά-ωρο, επτά ημέρες την εβδομάδα, χωρίς ξεκούραση.

Σύντομα οι πολίτες του πυελικού εδάφους ήταν πλήρως εξαντλημένοι και πολύ δυστυχισμένοι. Είχαν σταματήσει να κάνουν τη δουλειά τους καλά. Η συνηθισμένη επεξεργασία των αποβλήτων δε γινόταν πλέον αποδοτικά, και δε μπορούσαν να δώσουν χαρά στον κόσμο. Οι κραυγές απόγνωσής τους ακουγόταν όλο και δυνατότερα.

Έντονες διαμαρτυρίες εκφραζόταν από το πυελικό έδαφος, μαζί με αξιώσεις για επιστροφή στην ισορροπία ανάμεσα στην ξεκούραση και στην εργασία. Ο κόσμος, όμως, δε φαινόταν να κατανοεί τι προσπαθούσε να πει το πυελικό έδαφος.

Έτσι, ο κόσμος προσέλαβε έναν σύμβουλο που υποπτευόταν ότι η πηγή του προβλήματος ήταν ξένοι ταραχοποιοί και συνέστησε την αποστολή δυνά-μεων καταστολής. Οι ταραχοποιοί, πάντως, δε βρέθηκαν και το πρόβλημα συνεχίστηκε.

Η παγκόσμια κατάσταση έγινε απελπιστική και αποφασίστηκε να προσλη-φθεί ένας νέος σύμβουλος, ο οποίος είδε το πρόβλημα διαφορετικά. Ο νέος σύμβουλος είπε, «Εάν θέλετε να επιλύσετε αυτό το πρόβλημα, δε μπορείτε απλά να έχετε μια ιδέα για το τι είναι χωρίς να έχετε εντοπίσει τις ρίζες του. Για να κατανοήσετε το πρόβλημα και τη λύση του πρέπει να το γνωρίσετε στενά και να το αντιμετωπίσετε. Θα πρέπει να μεταβείτε στη χώρα του πυελικού εδάφους και να ακούσετε τα παράπονά του.» Ο κόσμος απάντησε, «αλλά δεν ξέρουμε πώς να μιλήσουμε στο πυελικό έδαφος ή να το καταλάβουμε. Δεν έχουμε συνομιλήσει ποτέ μαζί του.» Ο σύμβουλος απάντησε, «γνωρίζω τη γλώσσα του πυελικού εδάφους και θα σας διδάξω πώς να κατανοήσετε τί προσπαθεί να σας πει.»

Μετά από συναντήσεις με το πυελικό έδαφος και το σύμβουλο, ο κόσμος κατάλαβε επιτέλους ότι η συμμετοχή του στο πρόβλημα ήταν η απαίτησή του από το πυελικό έδαφος να εργάζεται συνεχώς. Έτσι, ο κόσμος αποφάσισε να το αλλάξει αυτό. Ωστόσο, ενώ συμφώνησε κατ> αρχήν να σταματήσει την απαίτηση για συνεχή εργασία, συχνά ξεχνούσε αυτή τη συμφωνία και επέστρεφε στην παλιά συνήθειά του με παράλογες απαιτήσεις εργασίας. Ο σύμβουλος έπρεπε να υπενθυμίζει διαρκώς στον κόσμο να σταματήσει να πιέζει το πυελικό έδαφος να δουλεύει ασταμάτητα Αυτό δεν ήταν εύκολο να το μάθει ο κόσμος.

Μετά από λίγο, ο κόσμος είπε στο σύμβουλο, «Η μέθοδος σου φαίνεται να λειτουργεί τον περισσοτερο καιρό, αλλά γιατί δεν έχουν επιστρέψει όλα στο φυσιολογικό;» Ο σύμβουλος απάντησε, «τόσο εσείς όσο και η χώρα του πυελικού εδάφους έχετε συνηθίσει αυτή τη θλιβερή κατάσταση. Εάν δε σας το υπενθυμίζουν, θα συνεχίσετε να πιέζετε τους πολίτες του πυελικού εδάφους να δουλεύουν χωρίς ξεκούραση.»

Ο κόσμος, όμως, δεν ήταν ο μόνος που διαιώνιζε το πρόβλημα. Το πυελικό έδαφος είχε επίσης συνηθίσει την αθλιότητα της ασταμάτητης εργασίας και είχε ξεχάσει πώς να ξεκουράζεται ακόμα και όταν ο κόσμος το επέτρεπε.

Ως εκ τούτου, ένα πρόγραμμα δράσης δημιουργήθηκε και για το πυελικό έδαφος. Οι πολίτες του πυελικού εδάφους επισκέφθηκαν ειδικές κλινικές όπου έμαθαν να διατείνουν τη σφιγμένη στάση που είχαν αναπτύξει λόγω της ασταμάτητης εργασίας. Αυτές οι διατάσεις και τα μαθήματα που παρακολούθησαν ώστε να μην επιστρέφουν στις παλιές τους συνήθειες τους επέτρεψαν να ξαναμάθουν από την αρχή πώς να χαλαρώνουν και να ηρεμούν όπως παλιά.

Καθώς ο κόσμος και το πυελικό έδαφος έμαθαν να συνυπάρχουν με ισορροπία ανάμεσα στην εργασία και την ξεκούραση, η χώρα του πυελικού εδάφους ξανάγινε ένας χαρούμενος τόπος.

Ένα απλό εγχειρίδιο για το πυελικό έδαφος

Ας ξεκινήσουμε με ένα πολύ βασικό ερώτημα πολλών ανθρώπων με πυελικό άλγος – Τί είναι και πού βρίσκεται το πυελικό έδαφος; Για κάποιον που δεν υπέφερε ποτέ από πυελικό άλγος ή ακόμη και για ανθρώπους που είχαν πόνο για μεγάλο χρονικό διάστημα, το πυελικό έδαφος είναι κάποιος ασαφής, μυστηριώδης τόπος.

Αν φανταστείτε την πύελο σαν ένα μπολ δημητριακών, τότε ο όρος πυελικό έδαφος αναφέρεται σε μια ομάδα μυών στο κάτω μέρος του μπολ. Σφίξτε τους μύς που θα χρησιμοποιούσατε για να διακόψετε την ούρηση και έχετε καταφέρει να σφίξετε τους μυς του πυελικού σας εδάφους. Όταν σφίγγετε τους πυελικούς μυς, σφίγγετε επίσης συχνά την κοιλιά, το διάφραγμα, το εσωτερικό των μηρών και τα πλευρά σας.

Οι ασκήσεις Κέγκελ γενικά δεν αποτελούν καλή ιδέα αν υποφέρετε από μυϊκής προελεύσεως πυελικό άλγος

Σε κάποιες ασκήσεις μυϊκών διατάσεων και ενδυνάμωσης, αυτοί οι μύες ανήκουν στους λεγόμενους μυς του κορμού. Είναι απαραίτητοι για την όρθια στάση, υποστηρίζοντας τη ράχη ώστε να διατηρεί το σώμα ευθύ και ορθό όταν τα χέρια και τα πόδια μετακινούνται προς τα έξω. Εάν αυτοί οι μύες δεν υπήρχαν για να σχηματίσουν μια συμπαγή μυώδη ζώνη, τότε θα σηκώναμε τα χέρια ή τα πόδια μας και θα πέφταμε κάτω. Κατά κάποιο τρόπο, αυτοί οι μύες μας σταθεροποιούν κατά την κίνηση και κρατούν τα εσωτερικά μας όργανα στη θέση τους. Χωρίς αυτούς δεν θα μπορούσαμε να περπατήσουμε, να κινηθούμε ή να σηκώσουμε οτιδήποτε. Αυτοί οι μύες διατηρούν το κέντρο του σώματος σταθερό για τις διάφορες δραστηριότητες της ζωής.

Γενικά, οι μύες του κορμού δε διαγράφονται εξωτερικά όπως οι δικέφαλοι βραχιόνιοι ή οι γαστροκνήμιοι. Μπορεί να συσπάσετε τους πυελικούς μύς και να μην το καταλάβει κανείς. Δεν είναι ορατοί στο μάτι αλλά διαδραματίζουν ουσιαστικό ρόλο στη ζωή. Στόχος των προγραμμάτων εκγύμνασης με διατάσεις και ασκήσεις ενδυνάμωσης, όπως η γιόγκα και η μέθοδος πιλάτες, είναι να διατηρηθούν ισχυροί και υγιείς. Αυτοί οι μύες βρίσκονται στα σημεία που συσπάμε όταν είμαστε αγχωμένοι. Έχω πυελικό άλγος γενικά σημαίνει να υπάρχει πιάσιμο σε αυτούς τους μυς. Η ύφεση του πυελικού άλγους σημαίνει χαλάρωση του συσπασμένου εσωτερικού μυϊκού κορμού.

Οι τρεις λειτουργίες του πυελικού εδάφους: στήριξη, άνοιγμα και κλείσιμο διάφορων οπών και διαχείριση της συμφωνίας της σεξουαλικής δραστηριότητας

Εδώ, θα αναφερθούμε σε συντομία στις λειτουργίες του πυελικού εδάφους. Μη νιώσετε να πελαγοδρομείτε από την ανάγνωση του κειμένου. Αυτό που θέλουμε είναι να σας μείνει η γενική εικόνα του τί είναι πυελικό έδαφος, πώς προκύπτει το πυελικό άλγος, και πώς να βοηθηθείτε.

Οι πυελικοί μύες καθιστούν δυνατό τον έλεγχο της ούρησης και/ή της αφόδευσης. Αν φανταστείτε τους μυς του πυελικού εδάφους σαν μια αιώρα συνδεδεμένη με τα πυελικά οστά, τρεις πολύ σημαντικές δομές διέρχονται μέσω αυτής. Αυτές είναι: ο γυναικείος κόλπος (του οποίου οι μύες συμμετέχουν στον τοκετό και υποδέχονται το πέος κατά τη συνουσία), η ουρήθρα, η οποία είναι ο μυϊκός σωλήνας που συνδέει την ουροδόχο κύστη και παρέχει δίοδο στα ούρα (και στους άνδρες ελέγχει το κλείσιμο της ουρήθρας και παρέχει δίοδο στο σπέρμα κατά τη διάρκεια της συνουσίας με ισχυρές, ρυθμικές συσπάσεις) και ο ορθοπρωκτικός σωλήνας που παρέχει δίοδο στα κόπρανα. Οι πυελικοί μύες επιτρέπουν τον εκούσιο έλεγχο τόσο της ούρησης όσο και της αφόδευσης, και όταν έχετε βήχα, προκαλείται μια ακούσια σύσπαση των μυών του πυελικού εδάφους για να αποτρέψουν τη διαφυγή ούρων ή κοπράνων που τείνει να προκαλέσει η αυξημένη εσωτερική πίεση του σώματος.

Όταν δεν έχετε μυϊκής προελεύσεως πυελικό άλγος, οι πυελικοί σας μύες δεν πονούν κατά την ψηλάφηση και είναι σε θέση να χαλαρώνουν συνδυαστικά και να συσπώνται φυσιολογικά

Γενικά, οι άνθρωποι οι οποίοι δεν υποφέρουν από πυελικό άλγος, διαθέτουν πυελικούς μυς που συσπώνται και στη συνέχεια χαλαρώνουν. Για τους ανθρώπους με πυελικό άλγος των οποίων το άγχος εκφράζεται με έντονη σύσπαση της πυέλου για μεγάλο διάστημα ή για εκείνους που είχαν κάποιο είδος τραυματισμού και πόνου που προκάλεσε την αντανακλαστική σύσπαση των πυελικών μυών, οι δικοί τους μύες δε χαλαρώνουν πλήρως μετά τη σύσπαση.

Παραμένουν σφιγμένοι ή συσπασμένοι και όταν οι πυελικοί μύες δε χαλαρώνουν, τότε εκδηλώνονται κάθε είδος παράξενα συμπτώματα, που δε μπορείς να γνωρίζεις εκ των προτέρων εάν δεν έχεις σπασμό στην πύελο για μεγάλο χρονικό διάστημα.

Κανείς δε θα επέλεγε να κρατήσει τους πυελικούς του μυς σφιγμένους για μία ώρα. Ο πάσχων από μυϊκής προελεύσεως πυελικό άλγος τους συσπά ακούσια, πολλές φορές για χρόνια

Επειδή οι πυελικοί μύες εμπλέκονται σε τόσες πολλές, σύνθετες και βασικές δραστηριότητες, η χρόνια σύσπασή τους μπορεί να δημιουργήσει χάος στην αλληλεπίδραση και επικοινωνία μεταξύ τους σε ζωτικές δραστηριότητες. Αυτό το γνωρίζουμε όλοι ενστικτωδώς, αν και μπορεί να μην ξέρουμε το γιατί.

Αν κάποιος σας ζητούσε να σφίξετε ενσυνείδητα του πυελικούς μυς που θα χρειαστείτε για να διακόψετε την ούρηση για μία ώρα, τότε το πιθανότερο είναι ότι κανείς σε ολόκληρο τον κόσμο δεν θα προσφερόταν εθελοντικά. Χωρίς να ξέρουμε το λόγο, ξέρουμε διαισθητικά ότι είναι κάτι που πρέπει να αποφύγουμε. Δε θέλουμε να σφίγγουμε τους πυελικούς μυς για μεγάλο χρονικό διάστημα. Οι ασθενείς με πυελικό άλγος συχνά διαπιστώνουμε ότι συσπούν χρονίως τους πυελικούς τους μυς.

Το πυελικό έδαφος σαν ένα μπολ δημητριακών

Φανταστείτε το πυελικό έδαφος σαν ένα μπολ δημητριακών που αποτελείται από δύο τμήματα. Υπάρχουν τα οστά της λεκάνης που είναι σχετικά ανελαστικά και οι μύες συνδεδεμένοι με τα οστά που συνθέτουν το κάτω μέρος του μπολ. Εάν η πύελος αποτελούνταν μονάχα από οστά και βάζατε μέσα δημητριακά και γάλα, τότε θα χυνόταν έξω. Μία από τις σημαντικές λειτουργίες του μπολ του πυελικού εδάφους είναι να συγκρατεί τα εσωτερικά όργανα.

Μην τρομοκρατηθείτε από την πολυπλοκότητα της περιγραφής που ακολουθεί, γιατί είναι περίπλοκη αλλά συνάμα και καταπληκτική για όλους. Μόνο και μόνο επειδή έχετε μελετήσει τη φυσιολογία και λειτουργία, δε σημαίνει ότι αναγκαστικά θα τα κατανοήσετε καλύτερα. Το πυελικό έδαφος εξακολουθεί να είναι κάτι εκπληκτικό και το μόνο που μπορείτε να κάνετε είναι να πείτε, «Είναι εκπληκτικό το πώς δουλεύει όλο αυτό το πράγμα». Για τους σκοπούς αυτής της ανάλυσης, επιθυμούμε να περιγράψουμε όσα εκπληκτικά πράγματα κάνει η πύελος και πόσο εύκολο είναι να δημιουργηθεί το πρόβλημα του πυελικού άλγους.

Διαπιστώσαμε ότι ο πιο αποτελεσματικός τρόπος για την επίλυση του μυϊκής προέλευσης πυελικού άλγους είναι ένα πρόγραμμα αποκατάστασης των πυελικών μυών που το χειρίζεται ο ίδιος ο πάσχων, έτσι ώστε να μπορεί εύκολα να τους χαλαρώσει και να τους συσπάσει χωρίς να ακινητοποιούνται σε συνθήκες άγχους

Η σύσπαση των μυών στο κάτω μέρος του μπολ δημητριακών είναι συνδεδεμένη με τα πόδια, την κοιλιά, τα πλευρά και τη ράχη του σώματος. Με άλλα λόγια, περιοχές σύσπασης και εναυσματικά σημεία πόνου με αντανάκλαση στην πύελο εντοπίζονται στην κατώτερη κοιλιακή χώρα, τους γλουτούς, το εσωτερικό των μηρών και σημεία πρόσφυσης μυών εκτός της πυέλου στα οστά της πυέλου. Συνεπώς, η πυελική αποκατάσταση απαιτεί εσωτερική και εξωτερική ελευθέρωση των εναυσματικών σημείων του πόνου, χαλάρωση της μυϊκής βράχυνσης και διατάσεις τόσο εντός, όσο και εκτός του πυελικού εδάφους καθώς και σε πολλούς από τους μυς που συνδέονται άμεσα με την πύελο.

Είναι σημαντικό να γνωρίζετε τις διαφορές μεταξύ της πυελικής ενδυνάμωσης και χαλάρωσης στη θεραπεία του μυϊκής προελεύσεως πυελικού άλγους

Μεταξύ των προβλημάτων που μπορεί να προκύψουν με τους μυς του πυελικού εδάφους, δύο είναι τα επικρατέστερα: αδύναμοι και χρόνια συσπασμένοι πυελικοί μυς. Πολλοί γιατροί συγχέουν την αντιμετώπιση των χρονίως συσπασμένων πυελικών μυών με εκείνη των αδύναμων.

Σε άλλο σημείο του βιβλίου μας δηλώνουμε ότι είμαστε αντίθετοι με αυτό, διότι οι ασκήσεις Κέγκελ δημιουργήθηκαν αρχικά για να βοηθήσουν τις γυναίκες με αδύναμους πυελικούς μυς, οι οποίες συχνά είχαν ακράτεια ούρων, ώστε να περιορίσουν ή να θεραπεύσουν την ακράτειά τους. Οι ασκήσεις Κέγκελ στοχεύουν στην ενίσχυση του μυ που συνδέει το ηβικό οστό με το ιερό, μέσα από το οποίο περνάει η ουρήθρα.

Οι ασκήσεις Κέγκελ είναι κατά την άποψή μας η καλύτερη και πλέον αβλαβής θεραπεία για τις περισσότερες περιπτώσεις ακράτειας ούρων. Οι χρονίως συσπασμένοι πυελικοί μύες, ωστόσο, δεν ωφελούνται από επιπλέον σύσπαση, όπως γίνεται με τις ασκήσεις Κέγκελ. Είναι σημαντικό να γίνει κατανοητό ότι οι αδύναμοι πυελικοί μύες και οι χρόνια συσπασμένοι επώδυνοι πυελικοί μύες αποτελούν διαφορετικά προβλήματα που απαιτούν διαφορετικές λύσεις.

Διαπιστώσαμε ότι ο καλύτερος τρόπος για να βοηθήσουμε τους ασθενείς είναι να τους εκπαιδεύσουμε στην αποκατάσταση των μυών του πυελικού τους εδάφους χρησιμοποιώντας τα χέρια και το πνεύμα τους

Όταν κάποιος έχει μυϊκής προελεύσεως πυελικό άλγος, οι μύες στο κάτω μέρος του πυελικού μπολ δημητριακών συνήθως πονούν, είναι τεταμένοι, βραχυμένοι και περιέχουν κόμπους ιδιαίτερης ευαισθησίας που ονομάζονται εναυσματικά σημεία πόνου· περιοχές με βράχυνση και σπασμό. Αυτοί οι μύες μπορούν να προκαλέσουν χάος στην ούρηση, την αφόδευση, τον οργασμό, τη σεξουαλική διέγερση, και την καθιστική θέση. Ο στόχο του πρωτοκόλλου που αναπτύξαμε στο Στάνφορντ είναι η αποκατάσταση αυτών των μυών σε μια χαλαρή, ευέλικτη και άνετη κατάσταση.

Πυελικό άλγος και δυσλειτουργία που σχετίζεται με εξαιρετικά καταπονημένες και χρονίως συσπασμένες πυελικές μυϊκές ομάδες

Στην αλληγορία μας, ο κόσμος αντιπροσωπεύει εσάς, το συνειδητό άτομο, που παίρνει αποφάσεις και δίνει εντολές στο σώμα του. Εσείς δίνετε τις εντολές, συχνά από συνήθεια. Αυτό σας φαίνεται φυσιολογικό και οικείο.

Η χώρα του πυελικού εδάφους είναι η πύελός σας και τα περιεχόμενα αυτής περιλαμβάνουν δομές που εμπλέκονται στην ούρηση, την αφόδευση, τη σεξουαλική δραστηριότητα και την κίνηση του σώματος. Οι λειτουργίες αυτές και οι μυριάδες σχετικές με αυτές βιοχημικές, νευρικές και μηχανικές διαδικασίες συνεχίζονται, συχνά χωρίς την αντίληψη, τη θέληση, τη συνειδητή προσπάθεια ή την προσοχή σας.

Βλέπουμε στην αλληγορία ότι το πρόβλημα ξεκινά όταν ο κόσμος ζητά από το πυελικό έδαφος να εργάζεται σε συνεχή βάση. Φυσιολογικά, οι μύες του πυελικού εδάφους είναι σε δυναμική κατάσταση, με εναλλαγή των περιόδων έργου και ανάπαυσης.

Παρόλο που συσπώνται, έχουν τη δυνατότητα να χαλαρώνουν. Η κατάσταση ανάπαυσης επιτρέπει την επαρκή οξυγόνωση, τη θρέψη, την απομάκρυνση των άχρηστων ουσιών και την αναγέννηση των ιστών.

Η ικανότητα των πυελικών μυών να χαλαρώνουν και να συσπώνται συντονισμένα είναι απαραίτητη προϋπόθεση για την ούρηση, την αφόδευση και τη σεξουαλική δραστηριότητα

Οι μύες του πυελικού εδάφους δεν προορίζονται για χρόνια σύσπαση. Όταν οι μύες είναι χρονίως τεταμένοι, τότε τείνουν να βραχύνονται, να αποκτούν σφικτούς κόμπους, και τελικά να προσαρμόζονται, ώστε η θέση των μυών σε βραχυμένη κατάσταση να προσδίδει μια άβολη αλλά φυσιολογική αίσθηση.

Οι άνθρωποι οι οποίοι πάσχουν από σύνδρομα χρόνιου πυελικού άλγους τείνουν να εμφανίζουν μια τάση καθ' έξη εστιασμένη στους πυελικούς μυς ως αντίδραση στο άγχος, την αγωνία, κάποιο τραυματισμό, ή πόνο. Στην αλληγορία μας, το υπαινιχθήκαμε λέγοντας ότι οι συνεχείς απαιτήσεις του κόσμου ανάγκασαν το πυελικό έδαφος να εργάζεται υπερβολικά.

Όταν οι πυελικοί μύες υπερλειτουργούν, τότε καταπονούνται. Σε όλους τους ασθενείς που το πρωτόκολλό μας μπορεί να βοηθήσει, η διάταση ή η πίεση τουλάχιστον ορισμένων μυών εντός ή εκτός του πυελικού εδάφους αλλά σε σχέση με αυτό, προκαλούν πόνο, ή αναπαράγουν τα συμπτώματα. Οι ασθενείς μας συχνά εκπλήσσονται όταν τους λέμε ότι αυτά τα εναυσματικά σημεία πόνου είναι ανώδυνα κατά την άσκηση πίεσης σε άτομα χωρίς πυελικό άλγος. Πράγματι, καθώς το πυελικό άλγος μειώνεται ή θεραπεύεται, οι περιοχές εντός και γύρω από την πύελο που κάποτε πονούσαν κατά την άσκηση πίεσης σταματούν να πονούν.

Η ροπή προς την εστίαση τάσης στους πυελικούς μυς δε γίνεται τυχαία. *Κάποιοι υποστηρίζουν ότι η τάση ενός ανθρώπου να εστιάζει τάση στους πυελικούς μυς πηγάζει από την εποχή της εκπαίδευσης για την τουαλέτα. Το παιδί είναι σε θέση να σταματήσει τις αντιδράσεις των γονιών του όποτε λερώνεται σφίγγοντας τους πυελικούς του μυς. Με το πέρασμα του χρόνου, η σύσφιξη της πυέλου μετατρέπεται σε αυτόματη αντίδραση σε οποιαδήποτε στρεσογόνο κατάσταση.* Η άποψη ότι η πρώιμη εκπαίδευση στη χρήση της τουαλέτας προκαλεί την επικέντρωση τάσης στους πυελικούς μυς είναι απλά μια ιδέα, που δεν προτείνουμε ότι θα πρέπει να ληφθεί υπόψη ως γεγονός. Αποτελεί, ωστόσο, μια πολύ ενδιαφέρουσα ερμηνεία του τρόπου με τον οποίο η πυελική ένταση ενδέχεται να ξεκινάει νωρίς στη ζωή μερικών ασθενών μας. Άλλοι ερευνητές, όπως ο Τόνι Μπάφινγκτον, κτηνίατρος, επίσης υπονοούν ότι νευροενδοκρινικά μονοπάτια μπορεί να σχηματίζονται σε μικρές ηλικίες δημιουργώντας μια προδιάθεση στον πόνο.

Συνήθως τα άτομα με μυϊκής προελεύσεως πυελικό άλγος έχουν αυξημένο τόνο στους πυελικούς μυς

Έρευνες έχουν δείξει, όπως και η κλινική μας εμπειρία, ότι τα άτομα με σύνδρομο χρόνιου πυελικού άλγους τείνουν να έχουν αυξημένη τάση στο πυελικό έδαφος ακόμα και κατά τη χαλάρωση. Ο πόνος και η δυσλειτουργία επιδεινώνονται με την παρουσία άγχους. Πολλοί από τους ασθενείς μας παρατηρούν αυτή τη σχέση ανάμεσα στο άγχος και τη βαρύτητα των συμπτωμάτων. Αυτή η διαπίστωση βρίσκεται στην καρδιά της θεωρίας μας.

Οι ερεθισμένοι, επώδυνοι, χρονίως συσπασμένοι πυελικοί μύες αποτελούν την καρδιά του μυϊκής προελεύσεως πυελικού άλγους. Αν και αυτός ο ερεθισμός και η χρόνια σύσπαση δεν ανιχνεύονται με τις σύγχρονες τεχνικές απεικόνισης, είναι τόσο υπαρκτά όσο ένα σπασμένο οστό

Στην αλληγορία μας, είδαμε ότι οι υπερβολικές απαιτήσεις προς το πυελικό έδαφος οδήγησαν στη διαταραχή της ικανότητάς του να λειτουργεί. Άποψη μας είναι ότι, με την πάροδο του χρόνου, η σταθερή απαίτηση προς το πυελικό έδαφος να είναι τεταμένο και να σφίγγεται σαν κόμπος, δημιουργεί ένα περιβάλλον αφιλόξενο για τα νεύρα, τα αγγεία, καθώς και τις δομές στο εσωτερικό του. Το πυελικό έδαφος δεν είναι κατασκευασμένο από ατσάλι και σε ορισμένα άτομα είναι αρκετά διαταραγμένο εξαιτίας της χρόνιας τάσης.

Το άτομο που υποφέρει από το είδος του πυελικού άλγους που έχουμε αναλύσει σε αυτό το βιβλίο σχεδόν πάντα έχει επώδυνο και ερεθισμένο πυελικό ιστό. Αυτός ο ιστός δε θεωρείται παθολογικός από τη συμβατική ιατρική. Πιστεύουμε ότι αυτός ο επώδυνος, βραχυμένος, συσπασμένος ιστός είναι μια απόλυτα υπαρκτή κλινική κατάσταση.

Οι άνθρωποι οι οποίοι υποφέρουν από χρόνιο πυελικό άλγος νιώθουν έντονα αυτόν τον πόνο και τον ερεθισμό. Μερικές φορές μοιάζει με κάψιμο, μούδιασμα, σφίξιμο, σχίσιμο ή μια πολύ επώδυνη περιοχή γδαρμένου ιστού. Όταν ο γιατρός ή ο φυσιοθεραπευτής που είναι εκπαιδευμένοι στην *Ελευθέρωση των Εναυσματικών Σημείων του Πόνου ψηλαφούν το εσωτερικό του ορθού ή του κόλπου, ή τον εξωτερικό ιστό του πυελικού εδάφους σε ασθενείς με σύνδρομα χρόνιου πυελικού άλγους, συχνά αναφέρουν την ύπαρξη περιοχών με βράχυνση, τάση και σφιχτές περιοχές (εναυσματικά σημεία πόνου) που κατά την αφή κάνουν τους ασθενείς να πετάγονται από τον πόνο.*

Ορισμένοι επαγγελματίες της υγείας που ασχολούνται με το εσωτερικό του πυελικού εδάφους σε ασθενείς με πυελικό άλγος περιγράφουν τον ιστό ως *σκληρό, βραχυμένο, σφιχτό, ή πετρώδη.* Οι περιοχές στο εσωτερικό του πυελικού εδάφους που βρίσκονται σε χρόνια σύσπαση χρειάζονται χρόνο για να επουλωθούν ακόμα και όταν οι μύες δεν είναι πλέον συσπασμένοι. Όταν η φυσιοθεραπεία πραγματοποιείται σωστά, και το πυελικό έδαφος χαλαρώνει τακτικά, τότε ο ιστός που αρχικά είχε σκλήρυνση στη συνέχεια γίνεται μαλακός, ευλύγιστος και ελευθερώνεται από τον πόνο. Αυτός είναι ο στόχος της θεραπείας μας.

Η αδυναμία των συμβατικών διαγνωστικών δοκιμασιών να ανιχνεύσουν παθολογικά ευρήματα στο χρόνιο πυελικό άλγος δε σημαίνει ότι αυτή η εξουθενωτική ασθένεια δεν υφίσταται. Η αδυναμία αυτή οφείλεται σε τεχνολογικούς περιορισμούς

Φανταστείτε να κρατάτε σφιγμένη τη γροθιά σας όσο πιο δυνατά μπορείτε για μία ώρα. Θα παρατηρήσετε ότι υπάρχουν περιοχές ανοιχτού χρώματος στο χέρι σας εξαιτίας του αποκλεισμού του αίματος που κυκλοφορεί στα αιμοφόρα αγγεία. Το χέρι σας θα έχει μια άβολη αίσθηση και θα νιώσετε ανακούφιση όταν σταματήσει η πίεση.

Φανταστείτε τώρα να κρατήσετε σφιγμένη τη γροθιά σας για μια μέρα. Φανταστείτε τώρα να την κρατάτε για μια εβδομάδα. Τώρα φανταστείτε τη γροθιά σας σφιγμένη για ένα μήνα, εικοσιτέσσερις ώρες τη μέρα. Φαντα-στείτε τώρα πως το κάνετε αυτό για ένα χρόνο. Φανταστείτε τώρα να το κάνετε για αρκετά χρόνια. Αυτός είναι ένας τρόπος για να κατανοήσετε την κατάσταση του πυελικού εδάφους σε άτομα με πυελικό άλγος.

Φανταστείτε ότι, μετά από πολλά χρόνια, σταματήσατε να σφίγγετε τη γροθιά σας. Πιστεύετε ότι η μεγάλη δυσφορία και ο ερεθισμός των ιστών του χεριού σας θα σταματούσε αμέσως; Σχεδόν σίγουρα όχι. Δεν είναι δύσκολο να φανταστούμε ότι θα θέλατε να τρίψετε το χέρι σας, να του κάνετε μασάζ και να τεντώσετε κάθε δάκτυλο για να το ανακουφίσετε από τη σύσπασή του. Ούτε και θα είναι δύσκολο να φανταστείτε ότι, ακόμα και όταν είχατε σταματήσει να σφίγγετε τη γροθιά σας, θα εξακολουθούσε να είναι ερεθισμένη. Θα έπαιρνε κάποιο χρονικό διάστημα, κάποιο περιποίηση από μέρους σας, και το σημαντικότερο, καμία επανάληψη αυτής της κίνησης πριν νιώσετε το χέρι σας ξανά φυσιολογικό.

Φανταστείτε να έχετε την πύελό σας συνεχώς σε τάση

Η χρόνια σύσπαση της γροθιάς σας είναι ένα ζήτημα. Φανταστείτε τώρα ότι σας ζητήθηκε να σφίξετε τους πυελικούς σας μύες για 30 δευτερόλεπτα σα να θέλατε να σταματήσετε την ούρησή σας. Για τους περισσότερους ανθρώπους, αυτή η πυελική σύσπαση δε θα ήταν το πιο ευχάριστο πράγμα που θα έπρεπε να κάνουν, αλλά θα ήταν εφικτό. Φανταστείτε ότι κάνατε μια τέτοια σύσπαση της πυέλου για ένα λεπτό. Και πάλι θα ήταν εφικτό. Φανταστείτε τώρα ότι σας ζητήθηκε να διατηρείτε τους πυελικούς σας μυς συνεχώς συσπασμένους για 30 λεπτά... τώρα για 1 ώρα ... τώρα για 6 ώρες... τώρα για 12 ώρες... τώρα για 24 ώρες... τώρα για 1 εβδομάδα ... τώρα για 1 μήνα... τώρα για 1 χρόνο... τώρα για 2 χρόνια... τώρα για 5 χρόνια.

Η επώδυνη πύελος που θεραπεύουμε μπορεί να προσομοιαστεί με μια διαρκώς σφιγμένη γροθιά

Οι άνθρωποι που δεν είχαν ποτέ τους μυϊκής προελεύσεως πυελικό άλγος θα πίστευαν ότι είναι παράλογο να τους ζητηθεί να συσπούν τους πυελικούς τους μυς για 30 λεπτά. Η προοπτική των διαρκώς συσπασμένων πυελικών μυών για μια εβδομάδα, ένα μήνα ή ένα χρόνο θα ήταν αδιανόητη, ωστόσο η έρευνα δείχνει μυϊκή υπερτονία του πυελικού εδάφους σε πολλούς ανθρώπους με πυελικό άλγος. Η αντιμετώπιση τέτοιων καταστάσεων είναι το επίκεντρο του πρωτοκόλλου μας.

Στην αλληγορία μας, ο πρώτος σύμβουλος που επέλεξε ο κόσμος παραπέμπει στον παραδοσιακό γιατρό ο οποίος συνήθως υποθέτει ότι η παρουσία λοίμωξης αποτελεί την πηγή της δυσχέρειας (ξένοι ταραχοποιοί). Αλλά η αντιμετώπιση αυτών των ταραχοποιών, ή τα υποτιθέμενα βακτήρια, δεν καταφέρνουν να επιλύσουν το πρόβλημα των συνδρόμων του χρόνιου πυελικού άλγους. Πρόσφατες έρευνες έχουν δείξει ότι τα αντιβιοτικά δεν αποδεικνύονται πιο αποτελεσματικά από ό,τι ένα χάπι ζάχαρης ή ένα ψευδοφάρμακο. Ο δεύτερος σύμβουλος, ο οποίος καλείται, αναφέρεται σε έναν γιατρό εκπαιδευμένο στη δική μας θεωρία και πρωτόκολλο.

Αυτός ο γιατρός θεωρεί ότι το πρόβλημα προέρχεται από το εσωτερικό του ατόμου. Στην αλληγορία μας, ο νέος σύμβουλος προσφέρει τη λύση που προτείνουμε, η οποία αποσκοπεί στην αποκατάσταση των χρονίως συσπασμένων ιστών του πυελικού εδάφους, καθώς και στην εκπαίδευση του ατόμου ώστε να σταματήσει την καθ> έξη χρόνια πυελική σύσπαση.

Στην αλληγορία μας, αναφέρουμε ότι «ο κόσμος» έχει χάσει την επικοινωνία με την πύελο. Οι περισσότεροι από τους ασθενείς μας τείνουν να μην έχουν επαφή με το τι συμβαίνει στην πύελό τους. Τους προσφέρουμε μια μέθοδο για να ανοίξουν επικοινωνία με την πύελό τους, ώστε να επέλθει η επούλωση του πονεμένου και ερεθισμένου πυελικού ιστού. Στοχεύουμε, επίσης, στην αλλαγή της προσέγγισης του ασθενή προς την πύελό του.

Η επίλυση του πυελικού άλγους περιλαμβάνει σωματικές και πνευματικές μεθόδους αποκατάστασης των μυών του πυελικού εδάφους στοχεύοντας σε μια χαλαρή και ανώδυνη κατάσταση μαζί με τη διακοπή της διέγερσης του νευρικού συστήματος που τροφοδοτεί τη σύσπαση του πυελικού εδάφους

Αν η χρόνια σύσπαση και η διέγερση του νευρικού συστήματος προκαλούν ερεθισμό του πυελικού εδάφους που συνεπάγεται πόνο, τότε οτιδήποτε γίνεται με σκοπό τη μείωση ή την εξάλειψη της έντασης μπορεί να βοηθήσει να εξαλειφθεί ο πόνος. *Η αποκατάσταση των συσπασμένων ιστών και η επιστροφή σε μια φυσιολογική κατάσταση ευκαμψίας και χαλάρωσης πρέπει να έχει επαναληπτικό χαρακτήρα.*

Η επαναληπτική εφαρμογή των μεθόδων μας δίνει στους πυελικούς μυς την ευκαιρία να επιστρέψουν στην φυσιολογική τους κατάσταση. Στα επόμενα κεφάλαια, παρουσιάζουμε τις μεθόδους που χρησιμοποιούνται για να επιτευχθεί αυτό που ονομάζεται *Παράδοξη Χαλάρωση και Ελευθέρωση των Εναυσματικών Σημείων του Πόνου. Η Παράδοξη Χαλάρωση,* που αναλύεται σε βάθος σε αυτό το βιβλίο, εκπαιδεύει του ασθενείς να διακόψουν την καθ> έξη χρόνια σύσπαση των πυελικών μυών και της χρόνιας διέγερσης του νευρικού τους συστήματος. *Η Ελευθέρωση των Εναυσματικών Σημείων Πόνου* δίνει τη δυνατότητα στους πυελικούς μυς να απελευθερωθούν από τον πόνο. Η κατ> οίκον φυσιοθεραπεία μπορεί κυριολεκτικά να επιμηκύνει και να μαλακώσει το βραχυμένο πυελικό ιστό.

Λέμε στους ασθενείς μας να αναμένουν σκαμπανεβάσματα, και να μην πανηγυρίζουν όταν τα συμπτώματα περιοριστούν, ή να οδηγούνται σε απόγνωση στις εξάρσεις τους. Αυτό είναι εύκολο να λέγεται, αλλά δύσκολο να γίνεται όταν κάποιος είναι ανήσυχος και πονά, αλλά γίνεται ευκολότερο με την εφαρμογή του πρωτοκόλλου μας.

Η πρόκληση στη θεραπεία του μυϊκής προελεύσεως πυελικού άλγους προσομοιάζει εκείνης της ανακαίνισης ενός σπιτιού ενώ εξακολουθεί να κατοικείται. Απαιτεί υπομονή και κατανόηση της διαδικασίας της θεραπείας διατηρώντας τις καθημερινές δραστηριότητες της ζωής

Υπάρχουν σημαντικοί λόγοι για τους οποίους τα σύνδρομα χρόνιου πυελικού άλγους δεν έχουν κατανοηθεί σωστά και η διαδικασία της ανάρρωσης είναι αργή. Ένας από αυτούς είναι ότι οι πυελικοί μύες είναι σχεδόν πάντοτε ενεργοί επιτελώντας τις φυσιολογικές λειτουργίες της ζωής. Οι πυελικοί μύες χρειάζονται ξεκούραση από τη χρόνια σύσπαση. Υπάρχουν δύο παράγοντες που το καθιστούν δύσκολο. Ο πρώτος είναι ότι δε μπορείς απλά να ξεκουράσεις τους πυελικούς μυς για παρατεταμένο χρονικό διάστημα, εκτός αν κοιμάσαι. Είναι απαραίτητοι για να μπορέσετε να σηκωθείτε, να συγκρατηθούν τα ούρα και τα κόπρανα, να περπατήσετε, να σηκώσετε πράγματα - για να κάνετε τα πράγματα που σας επιτρέπουν να λειτουργήσετε φυσιολογικά. Υπάρχει μια εύθραυστη ισορροπία ανάμεσα στην ανάγκη για ανάπαυση και ανάρρωση αυτού του ζωτικού μέρους του σώματος από τη μία πλευρά, και της υποχρέωσης των πυελικών μυών να εκτελέσουν τις καθημερινές σωματικές λειτουργίες από την άλλη.

Οι άλλοι παράγοντες που αναχαιτίζουν την ανάρρωση του πυελικού εδάφους είναι η αυτοματοποιημένη τάση πολλών ασθενών να συσπούν αυτό το σημείο όταν έχουν άγχος και κατά τη φυσική βιολογική σύσπαση που εκδηλώνεται ως αντίδραση στον πυελικό πόνο.

Η τάση αυτή για σύσπαση της πυέλου υπό συνθήκες άγχους είναι συνήθως βαθιά ριζωμένη, ειδικά όταν έχει πραγματοποιηθεί πολλές φορές ασυνείδητα. Η τροποποίηση αυτής της συνήθειας, ώστε να μη συσπώνται αντανακλαστικά οι πυελικοί μύες σε συνθήκες άγχους, δεν είναι απλή υπόθεση. Η αλλαγή αυτής της συνήθειας αποτελεί ένα από τα κεντρικά θέματα της μεθόδου της *Παράδοξης Χαλάρωσης*.

Στην αλληγορία που χρησιμοποιήσαμε, δείξαμε ότι, ενώ η παρέμβαση του δευτέρου συμβούλου άρχισε να βοηθάει την κατάσταση, η κατάσταση δεν επανήλθε αμέσως στο φυσιολογικό. Η διαδικασία της ανάρρωσης παίρνει χρόνο και αρκετή αυτο-θεραπεία, ιδίως εντός ενός δραστήριου πυελικού εδάφους.

Η ψυχολογική στήριξη και τα καθησυχαστικά σχόλια βοηθούν στα σύνδρομα πυελικού άλγους

Ο Χάρυ Μίλλερ, ιατρός στο Τμήμα Ουρολογίας του Πανεπιστημίου Τζορτζ Ουάσινγκτον, ανέφερε την επιτυχημένη θεραπεία πολλών ανδρών οι οποίοι είχαν προστατίτιδα. Ο Δρ. Μίλλερ χρησιμοποίησε ένα είδος θεραπείας με διαχείριση του άγχους. Έδινε στους ασθενείς απλές και καλοσυνάτες συμβουλές που έμοιαζαν με αυτές που δίνει η γιαγιά στον εγγονό της. Η προσέγγιση του Μίλλερ ενίσχυσε στους ασθενείς του την ιδέα ότι υπήρχε μια σημαντική σχέση ανάμεσα στη διαχείριση του άγχους και στα συμπτώματά τους. Με αυτόν τον τρόπο, βοήθησε τους περισσότερους ασθενείς του να μειώσουν τα συμπτώματά τους.

Οι καλοσυνάτες συμβουλές του Δρ. Μίλλερ βοήθησαν πολλούς από τους ασθενείς του να χαλαρώσουν τους πυελικούς τους μυς, να μειώσουν το άγχος τους και, συνεπώς, να βελτιωθούν.

Το έργο του Δρ. Μίλλερ επικεντρώθηκε στο άτομο και όχι στον προστάτη. Έλαβε υπόψη του το κοινωνικό και ψυχολογικό πλαίσιο μέσα στο οποίο παρουσιάζεται το πυελικό άλγος. Παρομοίως, η προσέγγιση που αναλύεται σε αυτό το βιβλίο επιμένει ότι η προστατίτιδα και τα σχετιζόμενα σύνδρομα πυελικού άλγους αφορούν στενά το σώμα και το πνεύμα του ασθενή και δεν περιορίζονται σε ένα μέλος του σώματος που πονάει ανεξάρτητα από το πνεύμα και τον τρόπο ζωής.

Αυτό που μοιάζει προφανές μπορεί να μην είναι το πρόβλημα: η διαταραχή στη διάμεση κυστίτιδα μπορεί να μην εκπορεύεται μόνο από την ουροδόχο κύστη

Το επίκεντρο του προβλήματος στη διάμεση κυστίτιδα (ΔΚ), που θα συζητήσουμε αργότερα στο Κεφάλαιο 9, μπορεί να μην περιορίζεται στην ουροδόχο κύστη, αλλά να εμπλέκει και τους μυς του πυελικού εδάφους. Τα πρωτόκολλα θεραπείας στην παραδοσιακή ιατρική επικεντρώνονται αποκλειστικά στην κύστη.

Μερικά αδιάσειστα στοιχεία θέτουν υπό αμφισβήτηση την άποψη ότι η κύστη είναι το βασικό πρόβλημα στη ΔΚ. Μια μελέτη έδειξε ότι οι πυελικοί μύες των ασθενών με ΔΚ φαινόταν να είναι η πηγή του πόνου κατά την ψηλάφηση. Η ουροδόχος κύστη σπάνια ήταν το πιο επώδυνο σημείο κατά την ψηλάφηση. Σε μια Φινλανδική μελέτη, 25 από τις 31 γυναίκες που είχαν διαγνωστεί με ΔΚ ανέφεραν πόνο στους πυελικούς μύς αντί για την κύστη κατά την ψηλάφηση.

Η μείωση του πόνου και της ευερεθιστότητας των μυών του πυελικού εδάφος μπορεί να βοηθήσει στη μείωση ορισμένων συμπτωμάτων της ΔΚ

Ίσως ακόμα πιο εντυπωσιακή είναι η εμπειρία που είχαμε με τους ασθενείς των οποίων το επίπεδο του πόνου με ΔΚ ώθησε τους γιατρούς να αφαιρέσουν τις κύστεις τους. Η *αφαίρεση της κύστης* όχι μόνο δε *μείωσε τον πόνο αλλά τους δημιούργησε και νέα προβλήματα*.

Υπάρχουν στοιχεία που αποδεικνύουν ότι πηγή του προβλήματος σε πολλές περιπτώσεις ΔΚ δεν είναι η κύστη. Αντίθετα, το πρόβλημα μπορεί να πηγάζει από την αλληλεπίδραση των νεύρων, των μυών και των αγγείων στο πυελικό έδαφος που συνδέονται με την ουροδόχο κύστη.

Ακόμη και όταν υπάρχουν σαφείς αποδείξεις κυστικής φλεγμονής ή έλκους και η ίδια η κύστη πονά, οι πυελικοί μύες είναι συχνά χρονίως συσπασμένοι, επώδυνοι, αντιδρώντας στον πόνο της ουροδόχου κύστης.

Ως εκ τούτου, η χρόνια σύσπαση ως αντίδραση στον πόνο της ουροδόχου κύστης μπορεί να οδηγήσει σε δυσλειτουργία του πυελικού εδάφους.

Φαίνεται ότι αυτά αποτελούν δύο διαφορετικά προβλήματα, που πρέπει να αντιμετωπιστούν. Δηλαδή, αυτό που θεωρείται δυσλειτουργία του πυελικού εδάφους συχνά συνυπάρχει με συμπτώματα που σχετίζονται με την κύστη.

Το Πρωτόκολλο Γουάιζ-Άντερσον είναι διεπιστημονικό και απαιτεί δεξιότητες που προς το παρόν δεν διατίθενται σε καμία συμβατική ιατρική υπο-ειδικότητα

Ο σκοπός του πρωτοκόλλου Γουάιζ-Άντερσον είναι να διδάξει τους ασθενείς πως να θεραπευτούν χωρίς να χρειάζεται να βασίζονται σε περαιτέρω βοήθεια από επαγγλεματίες τς υγείας. Προκειμένου να επιτευχθεί αυτό, η διεπιστη-μονική θεραπευτική ομάδα του Πρωτοκόλλου Γουάιζ-Άντερσον αποτελείται από έναν ουρολόγο, έναν ψυχολόγο και έναν φυσιοθεραπευτή. Είναι μάλλον ασυνήθιστο οι ειδικότητες αυτές να συνεργάζονται στενά με τον τρόπο που εμείς πράττουμε στο Πρωτόκολλο Γουάιζ-Άντερσον και θεωρούμε ότι είναι βασικός παράγων της επιτυχίας μας. Ο ουρολόγος θέτει την αρχική διάγνωση και εξασφαλίζει ότι η κατάσταση του ασθενούς ενδείκνυται για θεραπεία με το πρωτόκολλό μας. Η συμβολή του/της έγκειται στην κλινική εξέταση του ασθενούς, τη διενέργεια των διαφόρων διαγνωστικών εξετάσεων και την ερμηνεία αυτών. Τα ευρήματα του κλινικού ιατρού είναι εκείνα που θα αποκλείσουν τυχόν σημαντική νόσο ως παράγοντα των συμπτωμάτων του ασθενούς. Ο ιατρός ή φυσιοθεραπευτής εξετάζει και χαρτογραφεί τα εναυσματικά σημεία του πόνου και περιοχές περιορισμού στο πυελικό έδαφος και στη συνέχεια εφαρμόζει την Ελευθέρωση των Εναυσματικών Σημείων Πόνου και εκπαιδεύει τον ασθενή στην αυτοθεραπεία κατ' οίκον.

Ο κύριος ρόλος του ψυχολόγου στη θεραπευτική ομάδα είναι η εκπαίδευση του ασθενούς στην *Παράδοξη Χαλάρωση* με σκοπό τη βαθιά χαλάρωση του πυελικού εδάφους και την υποβοήθηση του ασθενούς να τροποποιήσει τη συνήθεια της εστίασης τάσης στο πυελικό έδαφος σε συνθήκες στρες. Ο ψυχολόγος της ομάδας μας διδάσκει μια μέθοδο που βοηθά τον ασθενή να τροποποιήσει τη δύσκολη και συχνά εμπεδωμένη συνήθεια της καταστροφικής και αρνητικής σκέψης που στη συνέχεια συσχετίζεται με την κατάσταση του πυεικού άλγους και δυσλειτουργίας. Η μέθοδος αυτή απαιτεί τακτική εξάσκηση καθώς η αρνητική σκέψη ανακύπτει κατά τη διάρκεια της ημέρας. Η μέθοδος είναι απλή και εύκολη στην εκμάθηση και εφαρμογή, μολονότι η συνήθεια της καταστροφικής σκέψης τείνει να είναι πολύ επίμονη και απαιτεί μεγάλη προσπάθεια για να αλλάξει.

Είναι σημαντικό να σημειώσουμε ότι η συμμετοχή συντρόφων δεν είναι απαραίτητη για την αποτελεσματικότητα του πρωτοκόλλου. Ο φυσιοθεραπευτής διδάσκει στον ασθενή την αυτο-εφαρμογή της εσωτερικής και εξωτερικής μυοπεριτονιακής ελευθέρωσης και δίνει οδηγίες ενός κατ> οίκον προγράμματος διατάσεων, που δε διαφέρει πολύ από ένα οικιακό πρόγραμμα γιόγκα, με τη διαφορά ότι οι συγκεκριμένες διατάσεις στοχεύουν στην αποκατάσταση των χρονίως τεταμένων πυελικών μυών.

Οι θεραπευτές των διαφόρων ειδικοτήτων συνεργάζονται καλά, διότι μοράζονται τη διεπιστημονική κατανόηση του προβλήματος που αντιμετωπίζουν και την ανάγκη συνεργασίας για τη θεραπεία του.

Η θεραπεία μας είναι πιθανότερο να σας βοηθήσει όταν είστε αποφασισμένοι να μειώσετε το στρες στη ζωή σας

Ο Τζον Μ., ένας 38 χρονος ιδιοκτήτης μικρής επιχείρησης, μας επισκέφθηκε με πυελικό άλγος και δυσλειτουργία ούρησης. Κατά την εξέτασή του, διαπιστώσαμε ότι, πράγματι, δεν είχε πρόβλημα σωματικού χαρακτήρα.

Είχε εναυσματικά σημεία πόνου εντός του πυελικού εδάφους που κατά την ψηλάφηση αναπαρήγαγαν ακριβώς τα συμπτώματά του.

Υπό κανονικές συνθήκες, θα ήμασταν πολύ αισιόδοξοι για την περίπτωση του Τζον αλλά φάνηκε ότι ο ίδιος δεν ήταν. Ήταν ιδιοκτήτης μιας επιχείρησης επισκευής αυτοκινήτων που απασχολούσε 45 άτομα, και παρέμενε εκεί από τις έξι το πρωί έως τις εννέα το βράδυ. Η σύζυγός του ήταν δυσαρεστημένη με την απουσία του από τη σχέση τους. Τα παιδιά του είχαν προβλήματα συμπεριφοράς και επίδοσης στο σχολείο. Υπήρχε επίσης και μια μήνυση από το γαμπρό του με τον οποίο ήταν συνιδιοκτήτες σε μια προηγούμενη επιχείρηση. Εκείνη την περίοδο ανακαίνιζε ριζικά και το σπίτι του, με αποτέλεσμα εκείνος και η σύζυγος του να κοιμούνται σε ένα στρώμα στο πάτωμα.

Ο Τζον δεν είχε χρόνο για τον εαυτό του, πόσο μάλλον για να κάνει φυσιοθεραπεία με αυτο-θεραπεία και καθημερινή χαλάρωση στο πυελικό του έδαφος. Υπό αυτές τις συνθήκες, το πρόγραμμα δε θα ήταν αποτελεσματικό επειδή δε θα ήταν σε θέση να το εφαρμόσει σωστά ενόψει των απαιτήσεων και του άγχους που βίωνε. Μόνο όταν ο ίδιος ο Τζον αποφάσιζε ότι θα έπρεπε να αλλάξει τη ζωή του, θα είχε η θεραπεία μας την ευκαιρία να το βοηθήσει να επιλύσει το πυελικό του άλγος.

Για να καταστεί αποτελεσματική η θεραπεία απαιτείται προσήλωση στο πλήρες πρόγραμμα

Οι ασθενείς οι οποίοι φαίνεται να έχουν τα καλύτερα αποτελέσματα από τη θεραπεία μας είναι εκείνοι οι οποίοι έχουν δεσμευτεί ξεκάθαρα στην εφαρμογή της προσέγγισης μας. Συνήθως αυτοί οι ασθενείς έχουν υποφέρει για μεγάλο χρονικό διάστημα, έχουν δει πολλούς γιατρούς και έχουν περιπλανηθεί αρκετά. Αυτοί οι ασθενείς συχνά υιοθετούν τη στάση, «θα κάνω ό,τι χρειαστεί για να βελτιωθώ» και δεν έχουν κανένα πρόβλημα με την εφαρμογή του πρωτοκόλλου. Αποθαρρύνουμε συνήθως τους ασθενείς οι οποίοι είναι δειλοί ή αναποφάσιστοι σχετικά με τη μέθοδο θεραπείας μας. Αυτοί είναι συνήθως οι ασθενείς που εμφανίζουν χαμηλό επίπεδο πόνου και δυσλειτουργίας ή που *έχουν υποφέρει για σύντομη χρονική περίοδο και εξακολουθούν να ψάχνουν για κάποιο «μαγικό ραβδάκι» ή μια πιο εύκολη λύση στο πρόβλημά τους.*

Το να ηρεμήσεις το πυελικό άλγος μοιάζει με το να καταφέρεις ένα φοβισμένο γατάκι να κατέβει από το δέντρο

Ακριβώς όπως ένα γατάκι που πρέπει να το καλοπιάσεις, να το καθησυχάσεις και να το ηρεμήσεις πριν συνεργαστεί μαζί σου, έτσι και η πύελος πρέπει να αντιμετωπιστεί προσεκτικά για να ηρεμήσει. Όπως όταν προσπαθείς να σώσεις ένα τρομοκρατημένο γατάκι παγιδευμένο πάνω σε ένα δέντρο, αν προσεγγίσεις μια επώδυνη πύελο χωρίς κατανόηση - αν την προσεγγίσεις με θυμό, φόβο, δυσαρέσκεια, ανυπομονησία ή αβεβαιότητα, θα αντιληφθεί τη συμπεριφορά σου και θα αντισταθεί στη βοήθεια σου. Δε μπορείς να πλησιάσεις ένα γατάκι παγιδευμένο σε ένα δέντρο εάν δεν αντιληφθείς πρώτα το φόβο, την ταραχή και την ανάγκη του για τρυφερότητα, αγάπη και σταθερότητα.

Όταν οι ασθενείς νιώθουν πόνο στην πύελο, επισκέπτονται το γιατρό με την ιδέα ότι θα τους δώσει ένα χάπι ή θα κάνει μια πράξη που θα διώξει τον πόνο μακριά. Το δώρο της συμβατικής ιατρικής αφορά την ικανότητά της να διαγνώσει σοβαρές παθολογικές καταστάσεις, συμπεριλαμβανομένου και του καρκίνου, ως την πηγή του πόνου και της δυσλειτουργίας του ασθενή. Η παρουσία σημαντικών παθολογικών ευρημάτων θα πρέπει να αντιμετωπιστεί και να αποκλειστεί στην περίπτωση του πυελικού άλγους των ασθενών, και η συμβατική ιατρική είναι ασύγκριτη σε αυτό. Όταν δεν υπάρχουν σημαντικές παθολογικές ενδείξεις, όπως συμβαίνει με τη συντριπτική πλειονότητα των ασθενών με πυελικό άλγος, τεράστια ποσά ξοδεύονται για φάρμακα, αγωγές και χειρουργικές επεμβάσεις στην πύελο. Δυστυχώς, αποδεικνύονται μάταια. Τα εργαλεία της συμβατικής ιατρικής έχουν αποτύχει να βοηθήσουν το μυϊκής προελεύσεως πυελικό άλγος σε άνδρες και γυναίκες. Αυτό το πυελικό άλγος είναι γνωστό ως σύνδρομο χρόνιου πυελικού άλγους, δυσλειτουργία πυελικού εδάφους, προστατίτιδα, σύνδρομο ανελκτήρα του πρωκτού, μυαλγία πυελικού εδάφους, μεταξύ άλλων διαγνωστικών κατηγοριών.

Το μυϊκής προελεύσεως πυελικό άλγος παραμένει μια ανεπίλυτη πάθηση επί μακρόν γιατί συνήθως δεν ανταποκρίνεται στα φάρμακα και στις χειρουργικές επεμβάσεις που είναι τα κύρια εργαλεία της συμβατικής ιατρικής

Ο τρόπος που σκεφτόμαστε ότι θεραπεύεται ένα σπασμένο χέρι ή μια λοίμωξη δυστυχώς δεν ισχύει για το μυϊκής προελεύσεως πυελικό άλγος. Σε αυτή την περίπτωση, η πύελος έχει συνήθως παραμείνει συσπασμένη, μερικές φορές για πολλά χρόνια, και οι μύες παραμένουν επώδυνοι, συσπασμένοι και ερεθισμένοι σε ένα φαύλο κύκλο έντασης, αγωνίας, πόνου και αντανακλαστικής σύσπασης. Η σύσπαση της επώδυνης πυέλου είναι συνήθως μέρος της εσωτερικής αντανακλαστικής αυτοάμυνας του οργανισμού, και μπορεί να πυροδοτήσει αυτόματα άγχος.

Η σύσπαση των πυελικών μυών αποτελεί ένα τρόπο αντίδρασης πολλών ασθενών στο άγχος που βιώνουν

Περιέργως, η χαλάρωση μια συσπασμένης επώδυνης πυέλου μπορεί να δημιουργήσει προβλήματα για τις ασυνείδητες εσωτερικές άμυνες. «Πώς θα υπερασπιστώ τον εαυτό μου αν δεν προστατεύσω την πύελό μου;» μπορεί να είναι ένα μεγάλο δίλημμα του ασυνείδητου ψυχολογικού αμυντικού σύστηματος του οργανισμού. Επιφανειακά, αυτό το δίλημμα φαίνεται παράλογο. Παρ' όλα αυτά, οι ασυνείδητες άμυνες του σώματος είναι πρωτόγονες, μορφοποιούνται στην αρχή της ζωής, και δεν υπακούν στη λογική.

186 ΕΝΑΣ ΠΟΝΟΚΕΦΑΛΟΣ ΣΤΗΝ ΠΥΕΛΟ

Συνήθως, η πύελος βρίσκεται σε σύσπαση για χρόνια, σαν ένα κομμάτι αυτοματοποιημένης εσωτερικής συμπεριφοράς. Αυτή η συμπεριφορά διατηρείται αναλλοίωτη παρά τις συμβατικές και ορθολογικές θεραπείες. Κανένα φάρμακο δεν έχει καταφέρει να διορθώσει αυτό το εξαιρετικά οδυνηρό πρόβλημα. Η πιο παράξενη λύση είναι η χειρουργική τομή του πρωκτικού σφιγκτήρα από τους ορθοκολικούς χειρουργούς στους ασθενείς με ραγάδα δακτυλίου προκειμένου να χαλαρώσει η τάση στον πρωκτικό σφιγκτήρα. Όπως ακριβώς δεν υπάρχουν πιεστικές ή άμεσες στρατηγικές για να κατέβει μια τρομαγμένη γάτα από ένα δέντρο, έτσι δεν υπάρχουν πιεστικές ή άμεσες στρατηγικές για τη χαλάρωση της πυέλου όταν κάποιος υποφέρει από πυελικό άλγος.

Μια πύελος σε άλγος πρέπει να καλοπιαστεί προκειμένου να βγει από τη σύσπαση

Η θεραπεία του μυϊκής προελεύσεως πυελικού άλγους έχει τους δικούς της κανόνες. Τα αντιβιοτικά, τα ηρεμιστικά και τα μυοχαλαρωτικά φάρμακα, μακροπρόθεσμα, δε βοηθάνε ιδιαίτερα. Οι βελόνες και τα νυστέρια συχνά αποξενώνουν την πύελο, δημιουργούν περισσότερο πόνο, και δε βοηθούν στο πραγματικό πρόβλημα, που είναι η έμφυτη συνήθεια της σύσπασης του πυελικού εδάφους. Ακόμη και η ελευθέρωση των εναυσματικών σημείων πόνου που δε συνδυάζεται με χαλάρωση, καθώς και μια αλλαγή στην προσέγγιση των συμπτωμάτων, στην καλύτερη περίπτωση, τείνει να μην έχει διάρκεια.

Η στάση σου απέναντι στο πυελικό άλγος μπορεί είτε να βοηθήσει είτε να εμποδίσει την ανάρρωσή σου

Ο Ρίτσαρντ Γκεβίρτς, ο Ντέιβιντ Χάμπαρντ και ο Αλί Ολιβέιρα πραγματοποίησαν μια μελέτη σχετικά με τον τραυματισμό του αυχένα από υπερέκταση καταδεικνύοντας τη σχέση που υπάρχει ανάμεσα στις καταστροφικές ιστορίες που λένε οι άνθρωποι στους εαυτούς τους για το μυϊκό τους τραυματισμό και το σημαντικό σωματικό πόνο που βιώνουν. Το καλύτερο είναι να αλλάξετε τη στάση σας προς την πύελο σας γιατί ο φόβος, ο τρόμος, η οργή, και η απομάκρυνση από αυτή, που χαρακτηρίζει τους περισσότερους ανθρώπους με χρόνιο πυελικό άλγος, μπορεί να συμβάλλει στο φαύλο κύκλο που διατηρεί τα συμπτώματα.

Μια επώδυνη πύελος πρέπει να καλοπιαστεί για να αφεθεί. Το καλύτερο είναι να πείσετε σταθερά και με αγάπη την πύελο σας να απελευθερώσει τον χρονίως συσπασμένο ιστό. Το καλύτερο είναι να υιοθετήσετε μια στάση με αγάπη και κατανόηση, όπως μια μητέρα προς το νεογέννητο της παιδί. Η επώδυνη πύελος μπορεί να ξεφύγει από τη σκοτεινή σύσπασή της με αποδοχή, ευγένεια, συνέπεια και αφοσίωση. Εάν νιώθετε ντροπή ή επίκριση για την πύελό σας, καλό θα ήταν να σταματήσετε. Αν σας φοβίζουν τα συμπτώματά σας, θα βοηθούσε να σταματήσετε αυτή τη φοβισμένη αντίδραση.

Η πύελος ανταποκρίνεται σε ένα ενημερωμένο, σταθερό, υπομονετικό καλόπιασμα. Ανταποκρίνεται στην ήπια πειθώ. Ανταποκρίνεται στην αφοσίωση και στην εμπιστοσύνη σε ό,τι κάνετε. Ανταποκρίνεται στην ικανότητα σας να χαλαρώσετε το φόβο και την οργή σας. Ανταποκρίνεται στην ικανότητά σας να χαλαρώνετε τακτικά το νευρικό σας σύστημα, να απελευθερώνετε τον εαυτό σας από το συνεχές άγχος και τις καταστροφικές σκέψεις. Ανταποκρίνεται στην αυτοπεποίθηση ότι γνωρίζετε πού να πιέσετε και πού να χαλαρώσετε, τόσο εντός όσο και εκτός της πυέλου.

Δε μπορείς να κοροϊδέψεις ή να καταπιέσεις μια επώδυνη πύελο. Η πύελος και τα σημεία του σώματος γύρω από αυτή πρέπει να ελευθερωθούν από τον πόνο με αγάπη και τρυφερότητα.

Το χρόνιο πυελικό άλγος ως λειτουργική διαταραχή

Το μυϊκής προελεύσεως πυελικό άλγος δεν είναι μια παθολογία της δομής, αλλά μια διαταραχή της λειτουργίας

Τα σύγχρονα ιατρικά πρότυπα προσεγγίζουν τα σύνδρομα χρόνιου πυελικού άλγους στην καλύτερη περίπτωση, κατά την άποψη μας, χρησιμοποιώντας την έννοια της λειτουργικής σωματικής διαταραχής. Η έννοια αυτή είναι υπεραπλουστευμένη. Και ενώ οι ερευνητές και οι γιατροί γνέφουν καταφατικά ότι φαινομενικά κατανοούν ξεκάθαρα τις λειτουργικές διαταραχές, σε μια προσεκτική εξέταση, η έννοια της λειτουργικής διαταραχής είναι ατελής και ασαφής, στην καλύτερη περίπτωση, και λανθασμένη στη χειρότερη.

Όταν ένας ερευνητής ή γιατρός λέει ότι μια πάθηση είναι λειτουργική διαταραχή, αυτό που συνήθως εννοεί είναι ότι η πηγή του ιατρικού προβλήματος δε βρέθηκε στη σωματική δομή αλλά στη *λειτουργία της*. Για παράδειγμα, στη λειτουργική διαταραχή του συνδρόμου του ευερέθιστου εντέρου ο ιστός του εντέρου δεν είναι *παθολογικός* ή *νοσηρός* αλλά συμπεριφέρεται με έναν τρόπο που δεν επιτρέπει την ορθή επεξεργασία του εντερικού περιεχομένου στο παχύ έντερο, με αποτέλεσμα τη δημιουργία φουσκώματος, διαταραχή κινητικότητας όπως η διάρροια ή η δυσκοιλιότητα, πόνο και δυσφορία. Στις τρέχουσες αναλύσεις περί λειτουργικών διαταραχών, ελάχιστα περισσότερα έχουν ειπωθεί. Πολλοί γιατροί υπαινίσονται ότι το πρόβλημα είναι ψυχιατρικό. Αυτή η άποψη συχνά επικρατεί στον πονοκέφαλο, στο μη καρδιακό θωρακικό πόνο, που είναι συνήθως γαστροοισοφαγική παλινδρόμηση ή σπασμός, στη χαμηλή οσφυαλγία και στη διαταραχή της κροταφογναθικής άρθρωσης (TMD) μεταξύ άλλων.

Εμείς θεωρούμε ότι το σφάλμα στην έννοια της λειτουργικής διαταραχής είναι ότι το σωματικό σκέλος του προβλήματος περιγράφεται ως υγιές και μη χρήζον θεραπείας. Ένας γαστρεντερολόγος μπορεί να κάνει μία κολονοσκόπηση και λόγω της απουσίας έλκους, όγκου ή μόλυνσης θα αναφέρει στον ασθενή ότι δεν υπάρχει τίποτα παθολογικό στο κόλον. Ίσως σημειώσει ότι φαίνεται συσπασμένο, αλλά αυτό δεν φαίνεται να είναι αξιοσημείωτο. Με τον ίδιο τρόπο, ο νευρολόγος θα δει μια αξονική τομογραφία εγκεφάλου και λόγω της απουσίας όγκου, αιμορραγίας ή άλλου σοβαρού παθολογικού ευρήματος, θα αναφέρει ότι δεν υπάρχει κάτι αξιοσημείωτο.

Ο ιστός που είναι ερεθισμένος, συσπασμένος, και έχει εναυσματικά σημεία πόνου δεν είναι ορατός σε μια μαγνητική ή αξονική τομογραφία

Αυτό που ισχυριζόμαστε εδώ, αν πάρουμε το πυελικό άλγος σαν παράδειγμα, είναι ότι υπάρχουν δομικές διαταραχές έστω και αν δεν είναι θανατηφόρες ή μη αναστρέψιμες. Ενώ πιστεύουμε ότι τα σωματικά ευρήματα του ερεθισμού, πόνου, αυξημένης μυϊκής τάσης, εναυσματικά σημεία πόνου και σπασμοί δεν είναι ενδεικτικά θανατηφόρων ασθενειών και είναι στην πραγματικότητα αναστρέψιμα, αυτά τα συμπτώματα τείνουν να ευτελίζονται και να παραβλέπονται από τους ουρολόγους. Επίσης, αυτά τα συμπτώματα συνήθως δε μπορούν να απεικονιστούν από τη σύγχρονη τεχνολογία, όπως τη μαγνητική ή την αξονική τομογραφία. Ούτε ο γιατρός με το μάτι, το δάκτυλο, ή μια εξέταση αίματος, βρίσκει κάποιο σημαντικό κλινικό εύρημα, τουλάχιστον κατά την άποψή του, που να αιτιολογεί τον πόνο και τη δυσλειτουργία. *Είναι πολύ συνηθισμένο στους ασθενείς μας να τους λέγεται από τον ουρολόγο τους ότι δεν υπάρχει τίποτα παθολογικό, ή ότι θα πρέπει να θεωρήσουν το πρόβλημα τους ψυχολογικό και να αναζητήσουν ψυχιατρική βοήθεια.*

Συχνά, οι ασθενείς μας αισθάνονται απόρριψη από τους γιατρούς τους. Μερικοί ασθενείς έχουν αναφέρει ότι ο γιατρός δεν πίστευε τα ενοχλήματά τους. Αυτή η απόρριψη και η ακύρωση των συμπτωμάτων ταυτόχρονα με την τεράστια ταλαιπωρία που υφίστανται προκαλεί πολλά δεινά στη ζωή των ατόμων με πυελικό άλγος.

Πολλοί γιατροί δεν αντιλαμβάνονται τη σχέση ανάμεσα στο άγχος και το πυελικό άλγος όταν δεν το θεωρούν μυοπεριτονιακή πάθηση

Για το είδος του πυελικού άλγους που περιγράφουμε σε αυτό το βιβλίο υπάρχουν σαφώς προβλήματα στη δομή των μαλακών ιστών της πυέλου και των παρακείμενων περιοχών που σχετίζονται με την πύελο. Κατά την ψηλάφηση του πυελικού ιστού σε κάποιον με πυελικό άλγος, ορισμένοι μυς τείνουν να πονούν ιδιαιτέρως, να είναι σφικτοί και χρονίως συσπασμένοι. Σε ακραίες περιπτώσεις, έχουμε ασθενείς οι οποίοι δε μπορούν να ανεχθούν το παραμικρό άγγιγμα στην είσοδο του πρωκτού ή του κόλπου και κάποιοι στους οποίους δεν μπορούμε καν να εισάγουμε δάκτυλο λόγω της σύσφιξης της εισόδου. Αυτό έρχεται σε ευθεία αντίθεση με κάποιον ο οποίος δεν υποφέρει από πυελικό άλγος, και δε νιώθει ιδιαίτερη ενόχληση όταν εισέρχεται το δάκτυλο στο εσωτερικό του πυελικού εδάφους και πιέζεται ο ιστός. Οι ιστοί είναι μαλακοί, χαλαροί, και ακόμη και στην έντονη ψηλάφηση δεν υφίσταται πόνος ή δυσφορία.

Υπάρχει μήπως κάτι σωματικό στον ασθενή με πυελικό άλγος που δεν υφίσταται σε άτομα χωρίς πυελικά συμπτώματα; Η απάντηση είναι κατηγορηματικά ναι. Αλλά στη συμβατική ιατρική θεώρηση, ο ερεθισμός, τα εναυσματικά σημεία πόνου, η υπερ-ερεθιστικότητα των ιστών και η χρόνια σύσπαση δε αξιολογούνται ως ιδιαίτερα ευρήματα. Επιπλέον, η αντιμετώπιση αυτών των ευρημάτων, από τη σκοπιά της συμβατικής ιατρικής, δε θεωρείται ότι έχει κάποιο συγκεκριμένο θεραπευτικό όφελος. Έτσι, οι εν λόγω περιοχές δεν αντιμετωπίζονται θεραπευτικά.

Ο στόχος αυτής της συζήτησης είναι να καταστεί σαφής ο λόγος για τον οποίο η θεραπεία μας εμπλέκει στενά τις γνώσεις του ψυχολόγου, του φυσιοθεραπευτή και του ουρολόγου. Το *Πρωτόκολλο Γουάιζ-Άντερσον* αντιπετωπίζει τόσο τα συμπεριφορικά όσο και τα σωματικά τμήματα του πυελικού άλγους. Και τα δύο είναι απαραίτητα και η αντιμετώπιση του ενός χωρίς το άλλο, σύμφωνα με την εμπειρία μας, δεν αποδίδει πραγματικά. Επιπλέον, ό,τι πιστεύεται ότι είναι ψυχικό έχει πραγματικές σωματικές συνέπειες, όπως προκύπτει από την αυξημένη ηλεκτρική δραστηριότητα των εναυσματικών σημείων του πόνου στο αυξημένο άγχος που βλέπουμε στο έργο των Γκεβίρτς και Χάμπαρντ. Μερικές φορές, οι ασθενείς αναρωτιούνται αν η εκπαίδευση στη χαλάρωση χωρίς φυσιοθεραπεία ή η φυσιοθεραπεία χωρίς εκπαίδευση στη χαλάρωση αποδίδουν. Δεν πιστεύουμε ότι η διάσπαση του πρωτοκόλλου μας με αυτόν τον τρόπο θα έχει αποτέλεσμα.

Όταν σου λένε ότι όλα είναι στο μυαλό σου

Το πυελικό άλγος είναι τόσο υπαρκτό όσο ένα σπασμένο οστό. Αρκετοί ασθενείς μας είπαν ότι έχουν επισκεφθεί γιατρούς που τους είπαν ότι δεν υπάρχει τίποτα το παθολογικό και πως πρέπει είτε να μάθουν να ζουν με αυτή την κατάσταση ή να καταφύγουν σε ψυχίατρο.

Δείχνει έλλειψη ευγένειας και αλαζονεία το να λέει κάποιος στους ασθενείς με μυϊκής προελεύσεως πυελικό άλγος ότι ο πόνος τους είναι φανταστικός. Εάν εκείνοι που προβαίνουν σε τέτοιου είδους δηλώσεις ένιωθαν πυελικό άλγος για δέκα λεπτά, τα σχόλιά τους θα σταματούσαν αυτόματα

Είναι φυσικά ενοχλητικό για έναν ασθενή όταν ο γιατρός του λέει ότι ο πόνος και η δυσλειτουργία του δεν είναι ρεαλιστικά ή αντιμετωπίσιμα. Εάν ο γιατρός ένιωθε για μία ώρα αυτό που ο ασθενής με πυελικό άλγος βιώνει χρονίως, ο γιατρός δε θα βιαζόταν να πει στον ασθενή τέτοια λόγια.

Όταν ο γιατρός σας λέει θα αναγκαστείτε να ζήσετε με αυτό - το *φαινόμενο του ψευδοδηλητηρίου*

Σε άλλο σημείο συζητούμε το *φαινόμενο του ψευδοφαρμάκου* - το φαινόμενο αυτό παρουσιάζεται όταν ο ασθενής πιστεύει και υποβοηθείται από ένα χάπι ζάχαρης. Υπάρχει και το αντίθετο που ονομάζεται *φαινόμενο nocebo (ψευδοδηλητήριο)*. Το *φαινόμενο του ψευδοδηλητηρίου* περιγράφει την αρνητική επίδραση της πεποίθησης ότι ένα χάπι από ζάχαρη είναι βλαβερό. Στα Λατινικά το φαινόμενο του ψευδοφαρμάκου *(placebo)* σημαίνει, «θα ικανοποιήσω» και *nocebo* σημαίνει, «θα βλάψω.» Έτσι το φαινόμενο του ψευδοφαρμάκου θα βοηθήσει τα συμπτώματά σας (μόνο αν το πιστεύετε) και του *ψευδοδηλητηρίου* θα τα βλάψει (μόνο αν το πιστεύετε). Η σκέψη σχετικά με την ουσία και όχι η ουσία από μόνη της, φαίνεται να είναι ο αιτιολογικός παράγοντας. Όπως ακριβώς η θετική και αισιόδοξη στάση του γιατρού μπορεί να έχει μια εξαιρετική επίδραση ψευδοφαρμάκου, όπως έχουμε συζητήσει σε άλλο σημείο, έτσι και τα αρνητικά, απελπιστικά σχόλια του γιατρού μπορούν να έχουν μια επίδραση ψευδοδηλητηρίου.

Μας θλίβει συχνά η αναισθησία ορισμένων γιατρών, οι οποίοι προκαλούν το φαινόμενο *ψευδοδηλητηρίου* στους ασθενείς τους, λέγοντάς τους ότι θα πρέπει απλώς να «μάθουν να ζουν αυτή την κατάσταση» και ότι δε μπορεί να γίνει τίποτα για αυτή. Πολλοί ασθενείς μας έχουν αναφέρει πως μια τέτοια σημαντική δήλωση από το γιατρό τους επέφερε μια από τις μελανότερες σελίδες στη ζωή τους και μία από τις χειρότερες εξάρσεις στα συμπτώματα τους. Όταν ένας γιατρός καταδικάζει έναν ασθενή σε ισόβια κάθειρξη χρόνιου πόνου, είναι σα να θέτει τον εαυτό του στη θέση του Θεού, ο οποίος μπορεί να γνωρίζει επακριβώς το μέλλον του ασθενή. Μια τέτοια δήλωση είναι σχεδόν αχαρακτήριστη δεδομένης της θέσης ισχύος του γιατρού και του βαθμού της εμπιστοσύνης που του έχουν οι περισσότεροι ασθενείς, ιδίως για τους γιατρούς που υποτίθεται πως είναι ειδικοί σε μια εσωτερική υπο-ειδικότητα της ιατρικής επιστήμης που αντιμετωπίζει το πυελικό άλγος.

Είναι μια έκφραση ύβρης για οποιονδήποτε γιατρό να θεωρεί ότι μπορεί να πεί στον ασθενή με μυϊκής προελεύσεως πυελικό άλγος ότι θα πρέπει να ζήσει με αυτό για το υπόλοιπο της ζωής του

Στην πραγματικότητα, κατά την εκτύπωση αυτού του βιβλίου, οι περισσότεροι γιατροί δεν κατανοούν ιδιαίτερα το μυϊκής προελεύσεως πυελικό άλγος ή τον τρόπο αντιμετώπισής του. Πράγματι, ο στόχος αυτού του βιβλίου και αυτού του κεφαλαίου είναι ότι η θεώρηση της συμβατικής ιατρικής σχετικά με το πυελικό άλγος και την αντιμετώπισή του στην καλύτερη περίπτωση είναι ελλιπής και στη χειρότερη λανθασμένη και δυνητικώς επιβλαβής. Πώς μπορεί ένας γιατρός που δεν κατανοεί πραγματικά τη φύση του προβλήματος ή τον τρόπο βελτίωσής του να προδιαγράψει το μέλλον κάποιου; Οι περισσότεροι γιατροί που θεραπεύουν το πυελικό άλγος νοιάζονται και κατανοούν την επίδραση των λόγων τους στους ασθενείς. Πολύ σύντομα, θα προβούμε σε ορισμένες ψυχολογικές εικασίες σχετικά με αυτό το μικρό αριθμό αναίσθητων γιατρών που λένε στους ασθενείς ότι δεν πρόκειται να βελτιωθούν. Ακολουθεί ένα πιθανό ψυχολογικό προφίλ των εν λόγω γιατρών. Το παραθέτουμε για να βοηθηθούν κάποιοι ασθενείς που βρέθηκαν ενώπιον τέτοιων γιατρών, ώστε να αποκτήσουν κάποια προοπτική. Δυστυχώς, υπάρχουν γιατροί που δεν ανέχονται να πιστέψουν ότι εάν δε μπορείς να βοηθήσεις κάποιον, ή δεν καταλαβαίνεις τη φύση της κατάστασής του, πρέπει «δήθεν» να καταλάβεις και να βοηθήσεις.

Αν ο γιατρός αυτού του είδους ήταν ευθύς και νοιαζόταν πραγματικά, θα έλεγε, «δε μπορώ να σε βοηθήσω με αυτό το επίπεδο ικανοτήτων, γνώσεων και θεραπευτικών εργαλείων. Μόνο και μόνο επειδή δε μπορώ εγώ να σε βοηθήσω δε σημαίνει ότι κάποιος άλλος δε θα μπορέσει, και έτσι, προχώρα και κοίταξε αν μπορείς να βρεις κάποιον που είναι σε θέση να σε βοηθήσει».

Η Σχέση ανάμεσα στο Σύνδρομο Ευερέθιστου Εντέρου και το Πυελικό Άλγος

Στην εργασία μας, διαπιστώσαμε ότι υπάρχει υψηλή συχνότητα εμφάνισης συνδρόμου ευερέθιστου εντέρου σε ασθενείς με πυελικό άλγος. Δεδομένης της εγγύτητας του παχέος εντέρου και της πυέλου, είναι λογικό ότι και τα δύο μπορεί να αποτελούν αποτέλεσμα χρόνιας κοιλιακής/πυελικής σύσπασης. Ενώ η γαστρεντερολογία και η ουρολογία κάνει μια διάκριση μεταξύ του ουροποιητικού και γαστρεντερικού σωλήνα, ο οργανισμός δε γνωρίζει καμία από τις δύο ειδικότητες. Η πυελική και γαστρεντερική σύσπαση συχνά συμβαδίζουν.

Πολλοί άνθρωποι με πυελικό άλγος έχουν επίσης σύνδρομο ευερέθιστου εντέρου

Θα συζητήσουμε αργότερα σε αυτό το βιβλίο τον τρόπο με τον οποίο η χρήση του *Πρωτοκόλλου Γουάιζ-Άντερσον* με κάποιες μικρές παραλλαγές, έχει βοηθήσει μερικούς από τους ασθενείς μας, μειώνοντας τον πόνο που συνδέεται με το σύνδρομο ευερέθιστου εντέρου, και σε λίγους ασθενείς, τα ενοχλητικά συμπτώματα της γαστρο-οισοφαγικής παλινδρόμησης.

Οι έννοιες του κατωφλίου συμπτωμάτων και πυελικού άλγους

Όταν κάποιος καταρχήν αντιμετωπίζει το πυελικό άλγος, αντιμετωπίζει κάτι που μοιάζει με ογκόλιθο, ένα παραπέτασμα ενόχλησης και απελπισίας, που μοιάζει ακατανόητο και συγκλονιστικό. Οι ασθενείς συνήθως αισθάνονται ανήμποροι απέναντι στο πυελικό άλγος γιατί γνωρίζουν ελάχιστα ή τίποτα για το τί μπορούν να κάνουν για την κατάστασή τους. Συνεπώς, η έννοια του κατωφλίου, και η εγγύτητα σε αυτό, είναι μια χρήσιμη ιδέα που μπορεί να βοηθήσει τους ασθενείς να αντιληφθούν την πρόοδό τους.

Αξιολογούμε την αποτελεσματικότητα της θεραπείας μας, εξετάζοντας την παρουσία, την ένταση και τη συχνότητα των συμπτωμάτων. Αναλογιστείτε την παρακάτω διαβάθμιση.

Το κατώφλι των συμπτωμάτων είναι το σημείο το οποίο ξεπερνάει η πυελική σας τάση/νευρομυϊκός ερεθισμός, ώστε να προκληθεί δυσφορία/πόνος και δυσλειτουργία. Μπορείτε να εντοπίσετε την εγγύτητά σας στο κατώτατο όριο, πάνω από το οποίο θεωρείστε συμπτωματικοί και κάτω από το οποίο ασυμπτωματικοί. Όταν οι ασθενείς είναι σε θέση να δουν πόσο κοντά βρίσκονται τα συμπτώματά τους στο κατώτατο όριο, τότε μπορούν μερικές φορές να κατανοήσουν καλύτερα την κατάσταση τους.

Εγγύτητα συμπτωμάτων ως προς το κατώφλι

#4   ΧΡΟΝΙΩΣ ΣΥΜΠΤΩΜΑΤΙΚΟΣ

#3   ΤΑ ΣΥΜΠΤΩΜΑΤΑ ΕΧΟΥΝ ΕΞΑΡΣΕΙΣ ΚΑΙ ΥΦΕΣΕΙΣ ΟΤΑΝ ΥΠΕΡΒΑΙΝΟΥΝ ΕΛΑΦΡΩΣ ΤΟ ΚΑΤΩΦΛΙ

ΚΑΤΩΦΛΙ ΣΥΜΠΤΩΜΑΤΩΝ

#2   ΔΕΝ ΠΑΡΟΥΣΙΑΖΕΙ ΣΥΜΠΤΩΜΑΤΑ ΟΤΑΝ ΒΡΙΣΚΕΤΑΙ ΕΛΑΦΡΩΣ ΚΑΤΩ ΑΠΟ ΤΟ ΚΑΤΩΦΛΙ ·ΜΠΟΡΕΙ ΝΑ ΓΙΝΕΙ ΣΥΜΠΤΩΜΑΤΙΚΟΣ ΜΕ ΤΟ ΠΑΡΑΜΙΚΡΟ ΑΓΧΟΣ

#1   ΑΣΥΜΠΤΩΜΑΤΙΚΟΣ

Στη σχηματική παράσταση του κατωφλίου, το άτομο το οποίο βρίσκεται στη θέση #1 απέχει πολύ από την τιμή κατωφλίου, δεν εμφανίζει συμπτώματα, και μπορεί να ανεχτεί μεγάλη τάση/διέγερση του νευρικού συστήματος στο πυελικό έδαφος χωρίς να γίνει συμπτωματικό. Ακόμη και όταν η πυελική τάση σε αυτό το άτομο ξεπεράσει την τιμή κατωφλίου, ο πυελικός ιστός δεν ερεθίζεται, οι μύες του πυελικού εδάφους είναι εύκαμπτοι, και αμέσως πέφτει κάτω από την τιμή κατωφλίου όταν σταματήσει η σύσπαση. Το άτομο σε αυτή τη θέση έχει μια φυσιολογική, υγιή πύελο.

Το άτομο που βρίσκεται στη θέση #2 αντιπροσωπεύει κάποιον, ο οποίος κατά πάσα πιθανότητα θα υποφέρει από πυελικό άλγος αλλά κατά διαστήματα. Δε χρειάζεται μεγάλη αύξηση της πυελικής τάσης/διέγερσης του νευρικού συστήματος για να ξεπεραστεί το κατώφλι οπότε αυτός ή αυτή θα γίνει συμπτωματικός/ή.

Το άτομο στη θέση #2, γενικά, έχει μειωμένο επίπεδο ευκαμψίας στο πυελικό έδαφος και συχνά δε χαλαρώνει τόσο εύκολα όπως κάποιος στη θέση #1 όταν οι μύες συσπώνται με ένταση πάνω από την τιμή κατωφλίου. Οι άνθρωποι με πυελικό άλγος οι οποίοι βρίσκονται στη θέση #2 είναι συχνά σε σύγχυση σε ότι αφορά τον παράγοντα που προκαλεί την εμφάνιση των συμπτωμάτων τους. Καταλήγουν στο συμπέρασμα ότι δεν υπήρχε κάτι αξιοσημείωτο που να σχετίζεται με την εκδήλωση των συμπτωμάτων, και ότι ο πόνος είναι τυχαίος. Η εξήγησή μας είναι ότι όταν κάποιος είναι λίγο κάτω από το κατώτατο όριο, αυτό που σε ένα φυσιολογικό άτομο δεν προκαλεί κανένα σύμπτωμα αρκεί για να προκαλέσει αρκετό άγχος στο άτομο #2 ώστε να το σπρώξει πάνω από την τιμή κατωφλίου και να προκαλέσει τα συμπτώματα.

Το άγχος μπορεί να αυξήσει σε τεράστιο βαθμό και να διατηρήσει το πυελικό άλγος

Στη θέση #3 βρίσκεται το άτομο που έχει ήπια αλλά επίμονα συμπτώματα που επανεμφανίζονται. Αυτό είναι το άτομο που «σερφάρει» στο όριο. Τα συμπτώματα που σχετίζονται με τη θέση #3, ενώ φαινομενικά είναι σχεδόν πάντα παρόντα, περιστασιακά πέφτουν κάτω από το όριο και επανέρχονται ανεξήγητα. Το άτομο στη θέση #3 συνήθως νιώθει χρόνιο πόνο και δυσλειτουργία, άλλοτε περισσότερο κι άλλοτε λιγότερο ανεκτά.

Στη θέση #4 βρίσκεται το άτομο που έχει χρόνιο και εξαιρετικά δυσεπίλυτο πυελικό πόνο και/ή δυσλειτουργία. Δεν πέφτει κάτω από την τιμή κατωφλίου. Όταν του ζητηθεί να περιγράψει τη συχνότητα και τη σοβαρότητα των συμπτωμάτων, αναφέρει ότι τα συμπτώματα είναι πάντα παρόντα, 24 ώρες την ημέρα, επτά ημέρες την εβδομάδα και ότι επιφέρουν σημαντικές επιπτώσεις στη ζωή του. Η θεραπεία μας αποσκοπεί να μειώσει το κατώτερο επίπεδο πυελικού άλγους, τάσης/νευρομυϊκού ερεθισμού στα άτομα των θέσεων #2, #3 και #4 στο επίπεδο του ατόμου στη θέση #1.

Οι περισσότεροι από τους ασθενείς που βλέπουμε με σύνδρομα χρόνιου πυελικού άλγους παρουσιάζουν αυτά που αναφέρονται παραπάνω σε αυτό το κεφάλαιο ως εναυσματικά σημεία πόνου στην πύελο και τους σχετικούς μυς. Ας επαναλάβουμε, ένα εναυσματικό σημείο πόνου είναι ένα συσπασμένο τμήμα ενός μυός που πονά είτε αυθόρμητα, είτε κατά την πίεση, και το οποίο προκαλεί πόνο στο σημείο της πίεσης ή αντανακλά πόνο σε ένα πιο απομακρυσμένο σημείο.

Τα εναυσματικά σημεία πόνου είναι εξαιρετικά ευαίσθητα και είναι πολύ συνηθισμένο στους ασθενείς να πετάγονται από τον πόνο, όταν ασκείται πίεση εκεί. Προσδιορίζουμε την παρουσία ενός εναυσματικού σημείου πόνου μέσω μιας δακτυλικής/ορθικής ή δακτυλικής/κολπικής εξέτασης για εσωτερικά εναυσματικά σημεία. Ο γιατρός εισάγει ένα δάκτυλο μέσα στον πρωκτό ή τον κόλπο και πιέζει τους μυς για να αξιολογήσει του ιστούς και για να εντοπίσει εναυσματικά σημεία πόνου. Τα εξωτερικά εναυσματικά σημεία πόνου αξιολογούνται με τη μεθοδολογία που περιγράφεται από τους Τραβέλ και Σίμονς στο σύγγραμμα *Myofascial Pain and Dysfunction: The Trigger Point Manual.*

Το άγχος επηρεάζει έντονα και άμεσα την ηλεκτρική δραστηριότητα των μυοπεριτονιακών εναυσματικών σημείων πόνου

Μια μελέτη του 1994 ρίχνει περισσότερο φως στη σχέση μεταξύ των εναυσματικών σημείων πόνου και του άγχους. Μακνάλτι, Γκεβίρτς, Χάμπαρντ, και Μπέρκοφ τοποθέτησαν ένα ηλεκτρόδιο-βελόνη απευθείας σε ένα εναυσματικό σημείο πόνου και παρακολούθησαν την ηλεκτρική δραστηριότητα με ένα μηχάνημα που ονομάζεται ηλεκτρομυογράφος. Αποδείχτηκε ότι όσο υψηλότερη ήταν η ηλεκτρική δραστηριότητα σε ένα εναυσματικό σημείο, τόσο υψηλότερο ήταν το επίπεδο του πόνου.

Ζητήθηκε από τους ασθενείς να υποβληθούν στη στρεσογόνο δραστηριότητα της νοητικής αριθμητικής. Οι επιστήμονες ήθελαν να προσδιορίσουν ποιές ήταν οι επιπτώσεις του άγχους στα εναυσματικά σημεία πόνου που παρατηρούσαν και τις διαφορές, αν υπήρχαν, ανάμεσα στις αντιδράσεις των εναυσματικών σημείων πόνου και των παρακείμενων ιστών χωρίς ευαισθησία. Τα αποτελέσματα έδειξαν ότι η ηλεκτρική δραστηριότητα των εναυσματικών σημείων πόνου αυξήθηκε κατά τη διάρκεια της εν λόγω στρεσογόνου δραστηριότητας, ενώ ο παρακείμενος ιστός χωρίς εναυσματικό σημείο ουσιαστικά δεν εμφάνισε αύξηση της ηλεκτρικής δραστηριότητας.

Αυτό το είδος πειράματος έχει επαναληφθεί εκατοντάδες φορές. Τα ευρήματά του είναι αξιοσημείωτα. Υποδηλώνουν ότι κατά κάποιο τρόπο το νευρικό σύστημα, το οποίο σχετίζεται με το στρες της συναισθηματικής δραστηριότητας και διέγερσης, συνδέεται εκλεκτικά με τα εναυσματικά σημεία πόνου αλλά όχι με ιστό ελεύθερο τέτοιων σημείων. Με αυτό κατά νου, καθίσταται σαφής ο λόγος για τον οποίο οι ασθενείς με πυελικό άλγος και δυσλειτουργία αναφέρουν τακτικά ότι τα συμπτώματα τους επιδεινώνονται σε συνθήκες στρες.

Το άγχος, ο θυμός, ο φόβος και η θλίψη, τα οποία αποτελούν εκφάνσεις της διέγερσης του νευρικού συστήματος, μπορούν να αυξήσουν τον πόνο σε περιοχές που έχουν εναυσματικά σημεία πόνου. Επιπλέον, η φοβική προσέγγιση του σώματος και των συμπτωμάτων σας μπορεί να σας στρεσάρει . Εάν νιώθετε πόνο κάθε μέρα κατά την ούρηση ή τη σεξουαλική δραστηριότητα, και αγχώνεστε κάθε φορά που το νιώθετε, τότε είναι χρήσιμο, από την εμπειρία μας, να αλλάξετε Αυτός ο γιατρός θεωρεί ότι το πρόβλημα προέρχεται από το εσωτερικό του ατόμου. Στην αλληγορία μας, ο νέος σύμβουλος προσφέρει τη λύση που προτείνουμε, η οποία αποσκοπεί στην αποκατάσταση των χρονίως συσπασμένων ιστών του πυελικού εδάφους, καθώς και στην εκπαίδευση του ατόμου ώστε να σταματήσει την καθ> έξη χρόνια πυελική σύσπαση.

Στην αλληγορία μας, αναφέρουμε ότι «ο κόσμος» έχει χάσει την επικοινωνία με την πύελο. Οι περισσότεροι από τους ασθενείς μας τείνουν να μην έχουν επαφή με το τι συμβαίνει στην πύελό τους. Τους προσφέρουμε μια μέθοδο για να αναπτύξουν επικοινωνία με την πύελό τους, ώστε να επέλθει η επούλωση του πονεμένου και ερεθισμένου πυελικού ιστού. Στοχεύουμε, επίσης, στην αλλαγή της προσέγγισης του ασθενή προς την πύελό του.

Η επίλυση του πυελικού άλγους περιλαμβάνει σωματικές και πνευματικές μεθόδους αποκατάστασης των μυών του πυελικού εδάφους στοχεύοντας σε μια χαλαρή και ανώδυνη κατάσταση μαζί με τη διακοπή της διέγερσης του νευρικού συστήματος που τροφοδοτεί τη σύσπαση του πυελικού εδάφους

Αν η χρόνια σύσπαση και η διέγερση του νευρικού συστήματος προκαλούν ερεθισμό του πυελικού εδάφους που συνεπάγεται πόνο, τότε οτιδήποτε γίνεται με σκοπό τη μείωση ή την εξάλειψη της έντασης μπορεί να βοηθήσει να εξαλειφθεί ο πόνος. *Η αποκατάσταση των συσπασμένων ιστών και η επιστροφή σε μια φυσιολογική κατάσταση ευκαμψίας και χαλάρωσης πρέπει να έχει επαναληπτικό χαρακτήρα.*

Η επαναληπτική εφαρμογή των μεθόδων μας δίνει στους πυελικούς μυς την ευκαιρία να επιστρέψουν στην φυσιολογική τους κατάσταση. Στα επόμενα κεφάλαια, παρουσιάζουμε τις μεθόδους που χρησιμοποιούνται για να επιτευχθεί αυτό που ονομάζεται *Παράδοξη Χαλάρωση* και *Ελευθέρωση των Εναυσματικών Σημείων του Πόνου*. *Η Παράδοξη Χαλάρωση*, που αναλύεται σε βάθος σε αυτό το βιβλίο, εκπαιδεύει του ασθενείς να διακόψουν την καθ> έξη χρόνια σύσπαση των πυελικών μυών και της χρόνιας διέγερσης του νευρικού τους συστήματος. *Η Ελευθέρωση των Εναυσματικών Σημείων Πόνου* δίνει τη δυνατότητα στους πυελικούς μυς να απελευθερωθούν από τον πόνο. Η κατ> οίκον φυσιοθεραπεία μπορεί κυριολεκτικά να επιμηκύνει και να μαλακώσει το βραχυμένο πυελικό ιστό.

Λέμε στους ασθενείς μας να αναμένουν σκαμπανεβάσματα, και να μην πανηγυρίζουν όταν τα συμπτώματα περιοριστούν, ή να οδηγούνται σε απόγνωση στις εξάρσεις τους. Αυτό είναι εύκολο να λέγεται, αλλά δύσκολο να γίνεται όταν κάποιος είναι ανήσυχος και πονά, αλλά γίνεται ευκολότερο με την εφαρμογή του πρωτοκόλλου μας.

Η πρόκληση στη θεραπεία του μυϊκής προελεύσεως πυελικού άλγους προσομοιάζει εκείνης της ανακαίνισης ενός σπιτιού ενώ εξακολουθεί να κατοικείται. Απαιτεί υπομονή και κατανόηση της διαδικασίας της θεραπείας διατηρώντας τις καθημερινές δραστηριότητες της ζωής, τις σκέψεις και τη στάση σας απέναντι στα συμπτώματα.

Ο Πλάτωνας δίδασκε ότι χρειάζεται να είμαστε ευγενικοί προς τους συνανθρώπους μας, γιατί ο καθένας από εμάς δίνει έναν μεγάλο, αλλά αφανή, αγώνα στη ζωή του. Η συμπόνια για τον πιο δύσκολο άνθρωπο προέρχεται από την κατανόηση του αγώνα του. Όπως το να διώξουμε το θυμό και το φόβο προς τους δύσκολους ανθρώπους, έτσι και το να διώξουμε το φόβο και το άγχος προς το πονεμένο ορθό και γεννητικά όργανα είναι απλώς μια έκφραση κατανόησης και συμπόνιας για το δικό σας αγώνα.

Η ανάπτυξη υπομονής και συμπόνιας προς τις εξάρσεις των συμπτωμάτων μπορούν να μειώσουν τον πόνο, τα συμπτώματα και τη διάρκειά τους

Η ανακάλυψη της συμπόνιας προς τον εαυτό και το σώμα του πάσχοντος είναι μέρος του πρωτοκόλλου μας. Καθώς οι ασθενείς κατανοούν τη γλώσσα του πυελικού εδάφους και τον αγώνα που δίνουν ενάντια στη συνήθεια της χρόνιας σύσπασής του, ο φόβος που νιώθουν μπορεί να μετατραπεί σε συμπόνια και κατανόηση.

Ποιός είναι ο ρόλος της φλεγμονής;

Καθώς εξετάζει κανείς τα νοσήματα και τις διαταραχές του ανθρώπινου σώματος που προκαλούν πόνο, διαπιστώνει πλήθος τεκμηρίων ότι το παθολογικό υπόστρωμα είναι φλεγμονώδες Αυτά τα νοσήματα περιλαμβάνουν τη στεφανιαία νόσο, την αρθρίτιδα, τη φλεγμονώδη νόσο του εντέρου, πολλαπλές νευρολογικές παθήσεις, το διαβήτη, τα λοιμώδη νοσήματα, κ.λ.π., και η λίστα συνεχίζεται. Δεν έχουμε κανένα λόγο να μην πιστεύουμε ότι οι διαταραχές του χρόνιου πυελικού άλγους είναι επίσης φλεγμονώδεις.

Λίγα πράγματα είναι γνωστά και άλλα υποστηρίζονται έντονα. Υπάρχει πλούσια βιβλιογραφία που καταδεικνύει ότι η φλεγμονή προκαλεί άγχος. Αλλά υπάρχουν επίσης σημαντικές αποδείξεις ότι αληθεύει και το αντίθετο. Το άγχος μπορεί να επιδεινώσει φλεγμονώδεις καταστάσεις ακόμα και την εξέλιξη του καρκίνου. Ανεξάρτητα αν πρόκειται για χειρουργική επέμβαση, λοίμωξη, αρθρίτιδα, καρκίνο, στεφανιαία νόσο ή εντερική νόσο, το άγχος και η καταπόνηση μπορεί να επιδεινώσει τη φλεγμονή. Το στρες είναι γνωστό ότι καθυστερεί την επούλωση των τραυμάτων. Για παράδειγμα, αν έχετε βαθμολογία στο ανώτερο τριτημόριο της κλίμακας μέτρησης του άγχους, τότε θα χρειαστείτε τετραπλάσιο χρόνο για να γιατρευτείτε από το έλκος του δωδεκαδακτύλου. Κατά τη συζήτηση περί φλεγμονής, θέλουμε να καταστεί σαφές ότι τα συμπτώματα που σχετίζονται με αυτό που συνήθως ονομάζεται «προστατίτιδα» φαίνεται να έχουν ελάχιστη σχέση με τη φλεγμονή. Κατόπιν τούτου, ο συσχετισμός ανάμεσα στο άγχος και τη φλεγμονή, κατά την άποψή μας, ιδιαίτερα σε σχέση με τη διάμεση κυστίτιδα και αυτό που παλαιότερα ήταν γνωστό ως ουρηθρικό σύνδρομο, αποτελεί ένα ακόμη λόγο που καθιστά επιτακτικό τον έλεγχο του μόνιμου άγχους.

Το άγχος είναι παράγων που προάγει τη φλεγμονή

Ορισμένες φλεγμονώδεις παθήσεις του οργανισμού είναι προφανώς βλαβερές για μας. Διάφορα μέρη του σώματός μας φλεγμαίνουν και συχνά υποφέρουν από την εσωτερική μάχη του σώματός μας απέναντι σε οτιδήποτε απειλεί έστω και ακροθιγώς την ύπαρξή μας. Ορισμένα είδη αμυντικών κυττάρων που συγκεντρώνονται σε περιοχές φλεγμονής εκκρίνουν βλαβερές και τοξικές βιοχημικές ουσίες που προκαλούν πόνο. Η φλεγμονή σχεδόν πάντα ξεπερνά το ανεκτό όριο οπότε είμαστε αναγκασμένοι να υποφέρουμε. Τα επιστημονικά στοιχεία δείχνουν ότι η μείωση του άγχους μπορεί να επισπεύσει την ανάρρωση και να μειώσει τη φλεγμονώδη αντίδραση. Σε ό,τι αφορά το πυελικό άλγος, ο περιορισμός της φλεγμονής μπορεί να είναι ιδιαίτερα χρήσιμος στη διάμεση κυστίτιδα και στο ουρηθρικό σύνδρομο.

Ο φαύλος κύκλος τάσης-άγχους-πόνου-αντανακλαστικής προστατευτικής σύσπασης: η καρδιά του προβλήματος του μυϊκής προελεύσεως πυελικού άλγους

Ο φαύλος κύκλος της τάσης-άγχους-πόνου-αντανακλαστικής προστατευτικής σύσπασης είναι η καρδιά των συνδρόμων χρόνιου πυελικού άλγους που αντιμετωπίζουμε

Το χρόνιο πυελικό άλγος έχει ανθεκτικότητα ακόμα και στην πλέον αποτελεσματική θεραπεία εξαιτίας αυτού που ονομάζουμε *ο φαύλος κύκλος της τάσης-άγχους-πόνου-αντανακλαστικής προστατευτικής σύσπασης.* Αυτός είναι ένας κύκλος στον οποίο η χρόνια μυϊκή τάση έχει βραχύνει τους μυς του πυελικού εδάφους και έχει δημιουργήσει ένα περιβάλλον, στο οποίο το πυελικό έδαφος λειτουργεί σαν μια σφιγμένη γροθιά. Ο πόνος είναι ένα είδος συναγερμού στον οποίο ο οργανισμός ανταποκρίνεται με μια αντανακλαστική προστατευτική σύσπαση, σφίξιμο και μια έντονη νευρική διέγερση ή άγχος. Το άγχος προκαλεί πάντοτε αυξημένη μυϊκή τάση, η οποία στη συνέχεια προκαλεί περισσότερο πόνο, που με τη σειρά του δημιουργεί περισσότερο άγχος.

Ο φαύλος κύκλος της Τάσης-Άγχους-Πόνου-Αντανακλαστικής προστατευτικής σύσπασης

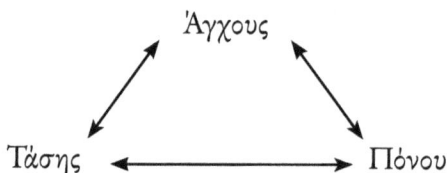

Μόλις η πύελος ερεθιστεί και πονά και οι φυσιολογικές της λειτουργίες διαταραχθούν κάπως, τότε γίνεται υπερ-ευαίσθητη στο άγχος. Το άγχος οδηγεί σε σφίξιμο των μυών εν αναμονή μιας πιθανής μάχης, φυγής ή ακινητοποίησης. Αυτό το σφίξιμο του πυελικού εδάφους και του μυϊκού συστήματος τείνει να είναι αντανακλαστικό και ασυνείδητο.

Κάποιο επίπεδο άγχους βιώνουν σχεδόν όλοι οι ασθενείς με σύνδρομα χρόνιου πυελικού άλγους σε καθημερινή βάση. Το άγχος τείνει να επιδεινώνει την κατάσταση που τροφοδοτείται από την καταστροφική σκέψη των ασθενών, την αδυναμία τους να μοιραστούν τα συναισθήματα τους με άλλους, και την ιατρική επιστήμη που δε μπορεί να βοηθήσει.

Με την παρουσία του άγχους και της προστατευτικής αντανακλαστικής σύσπασης, η βραχυμένη, αλγεινή πύελος δε μπορεί να χαλαρώσει πλήρως. Αυτή η χαλάρωση είναι αναγκαία για την επούλωση του πονεμένου πυελικού ιστού. Στο προσωπικό άγχος του ασθενή έρχεται να προστεθεί και η σύγχυση των γιατρών που επισκέπτεται για αυτό το πρόβλημα. Όπως έχουμε αναλύσει, ο γιατρός νιώθει συχνά απογοήτευση για την αδυναμία του να βοηθήσει το πρόβλημα και όχι σπάνια ανησυχεί ότι, ίσως, του έχει ξεφύγει κάτι. Οι γιατροί επιλύουν προβλήματα. Όπως έχουμε συζητήσει, ορισμένοι γιατροί αντιδρούν άσχημα στην αδυναμία τους να λύσουν το πρόβλημα του πυελικού άλγους. Οποιοδήποτε άγχος, ανασφάλεια ή ανεπάρκεια αισθάνεται ο γιατρός σχεδόν πάντοτε περνάει στον ασθενή- γεγονός το οποίο έχει έντονες συνέπειες, όπως έχουμε συζητήσει.

Το πυελικό άλγος επηρεάζεται και διαιωνίζεται σε μεγάλο βαθμό από το άγχος. Αυτός είναι ο λόγος για τον οποίο η επίδραση του ψευδοφαρμάκου μειώνει το άγχος που τροφοδοτεί την όλη κατάσταση. Αυτός είναι και λόγος που πολλοί άνθρωποι εμφανίζουν μια μείωση των συμπτωμάτων μετά από την ανάγνωση αυτού του βιβλίου. Αισθάνονται ότι τελικά κάτι ερμηνεύει λογικά τί τους συμβαίνει και προσφέρει μια διαισθητικά βιώσιμη λύση.

Η επίδραση του ψευδοφαρμάκου απλά σημαίνει ότι η πίστη ότι κάτι θα σε βοηθήσει θέτει σε ενέργεια μια στοργική και θεραπευτική βεβαιότητα ότι όλα θα πάνε καλά

Βλέπουμε συχνά ασθενείς με πόνο σε έντονη συναισθηματική αναστάτωση λόγω του πόνου. Τα χέρια τους συχνά είναι κρύα και υγρά· έχουν εκνευρισμό και δεν μπορούν να καθίσουν ακίνητοι. Αυτοί οι ασθενείς έχουν παγιδευτεί στο φαύλο κύκλο της τάσης-άγχους-πόνου. Η δυσκολία της αποτελεσματικής παρέμβασης σε αυτούς τους ασθενείς αποτυπώνεται σε ένα παιδικό παιχνίδι, το διπλό σχοινάκι. Σε αυτό το παιχνίδι, δύο παιδιά το ένα απέναντι στο άλλο, γυρίζουν δύο σχοινάκια, το ένα δεξιόστροφα και το άλλο αριστερόστροφα, ενώ ένα άλλο παιδί πηδά πάνω από τα δύο σχοινιά ταυτοχρόνως.

Η δυσκολία σε αυτό το παιχνίδι έγκειται στο να κατορθώσεις να μπεις στο χώρο ανάμεσα στα σχοινιά, όπου και πρέπει να πηδάς, χωρίς να χτυπήσεις πάνω σε αυτά. Τα παιδιά που καταφέρνουν να παίξουν σχοινάκι μπορούν και παρατηρούν προσεκτικά τα δύο σχοινιά και καταφέρνουν να προσδιορίσουν τη στιγμή που υπάρχει κενό για να εισέλθουν. Ακόμα και για ένα αθλητικό και έξυπνο παιδί, αυτό το παιχνίδι αποτελεί μία πρόκληση. Με τον ίδιο τρόπο, τα γεγονότα που συμβαίνουν στο φαύλο κύκλο τάσης-άγχους-πόνου ακολουθούν τόσο στενά το ένα το άλλο, που θα μπορούσαμε να το ονομάσουμε «Τριπλό Σχοινάκι». Η παρεμβολή ανάμεσα στα στοιχεία αυτού του φαύλου κύκλου ώστε αυτός να διακοπεί είναι μεγάλη πρόκληση.

Το πυελικό άλγος εκλύεται από τη βιολογική αντίδραση των θηλαστικών να μαζεύουν την ουρά ανάμεσα στα σκέλη σε καταστάσεις φόβου

Το 2009, μετά την εκτύπωση της 5ης έκδοσης του βιβλίου μας, προέκυψε μια ιδέα σχετικά με το πυελικό άλγος. Αυτή η ιδέα βοηθά στην αποσαφήνιση της διάχυτης φύσης του μυϊκής προελεύσεως πυελικού άλγους και της βιο-λογικής του βάσης. Είναι γνωστό σε όλους ότι ένας σκύλος που φοβάται θα μαζέψει την ουρά του ανάμεσα στα πίσω πόδια. Και άλλα συναισθήματα έχουν αποδοθεί σε αυτή τη συμπεριφορά της «*ουράς κάτω απ> τα σκέλη*», μεταξύ των οποίων η ντροπή, η υποταγή, ο τρόμος, η ήττα ή η συστολή. Για την παρούσα συζήτηση προτείνουμε ότι ο κοινός παρονομαστής στα διάφορα συναισθήματα που σχετίζονται με τη συμπεριφορά «ουράς κάτω απ> τα σκέλη» είναι ο φόβος.

Όταν μαζεύεις σε χρόνια βάση την ουρά ανάμεσα στα σκέλη, όλοι οι μύες του πυελικού εδάφους αναγκαστικά συσπώνται σε άλλοτε άλλο βαθμό

Σύμφωνα με την τυπολογία του Γουόλτερ Κάννον, του μεγάλου φυσιολόγου του Χάρβαρντ των αρχών του 20ου αιώνα που εισήγαγε τη φράση *μάχη-φυγή-ακινητοποίηση (fight, flight, freeze)* για να περιγράψει τις παραλλαγές των συμπεριφορών επιβίωσης στα θηλαστικά, η «ουρά κάτω απ> τα σκέλη» είναι μια έκφραση συμπεριφοράς επιβίωσης που χαρακτήρισε ως *ακινητοποίηση*. Αυτή η *ακινητοποίηση* εκφράζει την προσπάθεια του οργα-νισμού να κρατηθεί σε μια αυτοπροστατευτική αναμονή σε εγρήγορση, ενώ περιμένει να περάσει ο κίνδυνος. Το κούνημα της ουράς έχει συσχετιστεί από τους παρατηρητές της συμπεριφοράς ζώων με την έκφραση ενθουσιασμού ή επιθετικότητας, που έρχεται σε ευθεία αντίθεση με την αντίδραση «ουρά κάτω απ> τα σκέλη». Οι περισσότεροι ιδιοκτήτες σκύλων και γατών, για παράδειγμα, ερμηνεύουν διαισθητικά, σε μεγάλο ποσοστό, τη συναισθη-ματική κατάσταση του ζώου τους από την κίνηση της ουράς τους.

Στον άνθρωπο, ο κόκκυγας θεωρείται κατάλοιπο της ουράς που μας κληρο-δότησαν οι ανθρωποειδείς πρόγονοί μας. Αυτός ο κόκκυγας μερικές φορές ονομάζεται υπολειμματική ουρά. Στον άνθρωπο, οι κοκκυγικοί, λαγονοκοκ-κυγικοί και ηβοκοκκυγικοί μύες της πυελικής λεκάνης προσφύονται στον κόκκυγα και είναι υπεύθυνοι για την κίνησή του, σε συνδυασμό με άλλους μυς του πυελικού εδάφους.

Η φράση «ουρά κάτω απ> τα σκέλη» υπάρχει στην καθομιλουμένη πολλών γλωσσών για να περιγράψει συμπεριφορές φόβου, ντροπής, υποταγής, δειλίας ή ήττας. Για παράδειγμα, στα Γαλλικά, ο όρος, la queue entre les jambes χρησιμοποιείται ευρέως και είναι ταυτόσημος με «μαζεύει την ουρά του ανάμεσα στα πόδια του». Στα σύγχρονα Ελληνικά η φράση «αυτός είναι σαν το σκύλο που βάζει την ουρά μες τα σκέλια του» σημαίνει ακριβώς το ίδιο. Οι Έλληνες χρησιμοποιούν αυτή τη φράση πολύ συχνά για να περιγράψουν κάποιον ο οποίος είναι φοβισμένος, ανήσυχος, νευρικός, ντροπαλός, ή χτυπημένος από τη ζωή. Είναι αξιοσημείωτο, επίσης, ότι η φράση χρησιμοποιείται συχνά για να περιγράψει κάποιον που δε μπορεί να πάρει κάποια απόφαση, ο οποίος έχει «παγώσει» μπροστά στις διαθέσιμες επιλογές, που βασανίζεται ποιά απόφαση να πάρει.

Το μυϊκής προελεύσεως πυελικό άλγος μπορεί να θεωρηθεί μια πάθηση που πηγάζει από τη χρόνια συνήθεια να μαζεύεις την ουρά ανάμεσα στα σκέλη

Το φαινόμενο του να έλκεις την ουρά ανάμεσα στα σκέλη απαιτεί τη συμμετοχή συγκεκριμένων μυών του πυελικού εδάφους, κυρίως των κοκκυγικών μυών. Σε αυτή τη μυϊκή σύσπαση, το σύνολο αυτών των μυών συσπώνται, γεγονός που κάνει τον κόκκυγα να τραβηχτεί προς τα μέσα. Εισηγούμαστε εδώ την ιδέα ότι κατά την εξέλιξη του ανθρώπινου είδους, η συμπεριφορά της «ουράς κάτω απ> τα σκέλη» σχετίζεται με την εμπειρία του φόβου, σκοπός της οποίας πιθανότατα είναι να προστατεύσει την περιοχή του πρωκτού και των γεννητικών οργάνων. Αυτή η συμπεριφορά επίσης δείχνει σε ένα αρπακτικό ή έναν ανταγωνιστή ότι το ζώο δεν αποτελεί απειλή.

Πόνος στην καθιστή θέση και το αντανακλαστικό του μαζέματος της ουράς ανάμεσα στα σκέλη

Από όσο γνωρίζουμε, στην επιστημονική συζήτηση σχετικά με το πυελικό άλγος δεν υπάρχει καμία αναφορά στη στενή, κατά την άποψή μας, σχέση μεταξύ της συμπεριφοράς «ουράς κάτω απ> τα σκέλη» του άγχους και του πυελικού άλγους. Παρουσιάζουμε εδώ για πρώτη φορά αυτή την ιδέα καθώς και τις θεραπευτικές επιπτώσεις αυτής της εκπληκτικά σημαντικής κλινικής σχέσης.

Οι μύες που απαιτούνται για την «έλξη της ουράς προς τα έσω» συνήθως πονούν ή είναι ερεθισμένοι στους ασθενείς που νιώθουν άβολα στην καθιστή θέση

Από την αρχή της έρευνας μας, γνωρίζαμε ότι το πυελικό άλγος συνδεόταν με χρόνια αυτο-προστατευτική μυϊκή σύσπαση που δημιουργεί ένα φαύλο κύκλο τάσης- άγχους-πόνου και προστατευτικής σύσπασης. Στην αρχική έκδοση του βιβλίου μας, *Ένας Πονοκέφαλος στην Πύελο*, συνοψίσαμε την ανάλυσή μας ως εξής:

Έχουμε προσδιορίσει μια ομάδα συνδρόμων χρόνιου πυελικού άλγους που πιστεύουμε ότι προκαλούνται από την υπερβολή του ανθρώπινου ενστίκτου να προστατεύσει τα γεννητικά όργανα, το ορθό, και το περιεχόμενο της πυέλου από τραυματισμούς ή πόνο με σύσπαση των πυελικών μυών. Αυτή η τάση υπερβαίνει τα φυσιολογικά όρια σε άτομα με σχετική προδιάθεση και μακροπρόθεσμα καταλήγει σε χρόνιο πυελικό άλγος και δυσλειτουργία. Η χρόνια σύσπαση δημιουργεί εναυσματικά σημεία πόνου, μειωμένη ροή αίματος, και ένα αφιλόξενο περιβάλλον για τα νεύρα, τα αγγεία, και τις ανατομικές δομές σε ολόκληρη την πυελική λεκάνη. Αυτό έχει σαν αποτέλεσμα ένα φαύλο κύκλο τάσης, άγχους και πόνου, που προηγουμένως ήταν άγνωστος και μη αντιμετωπίσιμος.

Η κατανόηση αυτού του φαύλου κύκλου της τάσης-άγχους-πόνου-προστα-τευτικής σύσπασης μας επέτρεψε να δημιουργήσουμε μια αποτελεσματική θεραπεία. Το πρόγραμμά μας σπάζει αυτόν τον κύκλο με την αποκατάσταση των βραχυμένων πυελικών μυών και του συνδετικού ιστού που υποστη-ρίζει τα πυελικά όργανα, ενώ ταυτόχρονα χρησιμοποεί μια συγκεκριμένη μεθοδολογία για να τροποποιήσει τη ροπή των μυών του πυελικού εδάφους προς σύσπαση υπό συνθήκες στρες.

Έχουμε εντυπωσιαστεί από την επίπτωση του πυελικού άλγους διεθνώς. Κάθε μήνα άτομα από περισσότερες από 90 χώρες επισκέπτονται την ιστοσελίδα μας. Το βιολογικό ένστικτο των ζώων να μαζεύουν την ουρά στα σκέλη εξηγεί γιατί το πυελικό άλγος, σε οποιοδήποτε βαθμό, υπάρχει στον άνθρωπο ανεξάρτητα από φυλή, φύλο ή χώρα καταγωγής.

Το μυϊκής προελεύσεως πυελικό άλγος μπορεί να προέρχεται από μια καθολική, βιολογική βάση συμπεριφοράς που είναι βιολογικά εγγεγραμμένη στα σπονδυλωτά ζώα

Η άποψη ότι το πυελικό άλγος σχετίζεται με τη συμπεριφορά «ουράς κάτω απ> τα σκέλη» έχει τόσο θεωρητικές όσο και πρακτικές εφαρμογές. Η πρακτική εφαρμογή προσδιορίζει με περισσότερη σαφήνεια τη θεραπευ-τική στρατηγική που πιστεύουμε ότι είναι αναγκαία για την αντιμετώπιση συμπτωμάτων στην οπίσθια πλευρά του σώματος, όπως πόνος στην καθιστή θέση, στον κόκκυγα και μετά από εντερική κίνηση ειδικότερα, μαζί με το σχετικό πυελικό άλγος και δυσλειτουργία γενικότερα.

Οι μύες που χρησιμοποιούνται κατά την έλξη της ουράς ανάμεσα στα σκέλη είναι οι μύες που κυρίως συνδέονται με το πυελικό άλγος

Κατά την κλινική εξέταση, οι μύες που συμμετέχουν στη συμπεριφορά «ουράς κάτω απ> τα σκέλη» σε ασθενείς με πυελικό άλγος εμφανίζουν συνήθως τα περισσότερα εναυσματικά σημεία πόνου, είναι βραχυμένοι και πονούν. Στα στοιχεία που έχουμε συλλέξει από τους ασθενείς που μας επισκέφθηκαν για τη θεραπεία του πυελικού άλγους, έχουμε καταφέρει πολύ συχνά να αναπαράγουμε τον πόνο που συνδέεται με την καθιστή θέση, τον πόνο του κόκκυγα και τον πόνο μετά από αφόδευση ψηλαφώντας τους λαγονοκοκκυγικούς, ηβοκοκκυγικούς, σφιγκτήρα του πρωκτού και απιοειδείς μυς.

Είναι σημαντικό επίσης να ειπωθεί, ότι ένα σωματικό τραύμα ή τραυματισμός στην πύελο μπορεί επίσης να ενεργοποιήσει αυτή την προστατευτική «ουρά κάτω απ> τα σκέλη» συμπεριφορά.

Με άλλα λόγια, η συμπεριφορά «ουρά κάτω απ' τα σκέλη» μπορεί να λάβει χώρα σε καταστάσεις χωρίς χρόνιο άγχος ή φόβο. Το φαινόμενο «ουρά κάτω απ' τα σκέλη» είναι ουσιαστικά αόρατο στους συνανθρώπους μας γιατί δεν έχουμε εμφανή ουρά να ενημερώνει τους υπόλοιπους για το φόβο και το άγχος μας. Επειδή το μυϊκής προελεύσεως πυελικό άλγος έχει πιθανόν τις ρίζες του σε αυτό το βιολογικό ένστικτο, είναι λογικό ότι αυτή η διαταραχή αποτελείται από διάφορους σπαστικούς ή χρονίως συσπασμένους μυς που σφίγγουν ολόκληρο το πυελικό έδαφος και τροφοδοτούνται από την ένταση, το άγχος, τον πόνο και την προστατευτική σύσπαση. Μόλις ξεκινήσει, αυτό το σύνδρομο αποκτά τη δική του υπόσταση, και δημιουργεί ένα φαύλο κύκλο, ακόμα και όταν το γεγονός που προκάλεσε τρόμο ή τραύμα έχουν περάσει.

Ο πόνος στην καθιστική θέση είναι το τελευταίο σύμπτωμα που υποχωρεί όταν η προσέγγισή μας πετυχαίνει να θεραπεύσει το μυϊκής προελεύσεως πυελικό άλγος

Το μάζεμα της ουράς ανάμεσα στα σκέλη είναι ένα μυϊκό φαινόμενο που αφορά κυρίως τη σύσπαση των ηβοορθικών, ηβοκοκκυγικών, λαγονοκοκκυγικών, σφιγκτήρα του πρωκτού, μείζονος γλουτιαίου και των σχετικών μυών. Από τα δεδομένα των ασθενών τους οποίους έχουμε θεραπεύσει τα τελευταία χρόνια στα κλινικά σχολεία του *Πρωτοκόλλου Γονάιζ-Άντερσον*, ανακαλύψαμε σε μεγάλο αριθμό περιπτώσεων πόνου στην καθιστική θέση ότι η ψηλάφηση των εναυσματικών σημείων πόνου στους παραπάνω μυς αναπαρήγαγε αυτόν του πόνο. Η αποκατάσταση αυτών των μυών και η τροποποίηση της χρόνιας ροπής για έλξη της ουράς υπό συνθήκες στρες είναι απαραίτητες για τη βελτίωση του πόνου σε καθιστή θέση.

Εκτός από την ανάγκη χαλάρωσης των σφιγμένων και χρονίως συσπασμένων μυών που δημιουργούνται από τη βιολογική παρόρμηση έλξης της ουράς ανάμεσα στα πόδια σε κατάσταση φόβου, υπάρχει επίσης η ανάγκη μείωσης του επιπέδου διέγερσης του νευρικού συστήματος που διατηρεί την ουρά χρονίως μαζεμένη προς τα μέσα.

Η μείωση του επιπέδου διέγερσης του νευρικού συστήματος απαιτεί διαρκή εξάσκηση ώστε να αναστραφεί η διαδικασία σκέψης που παριστά τον κόσμο ως ένα επικίνδυνο μέρος από το οποίο πρέπει να προστατευτούμε. Η *Παράδοξη Χαλάρωση* προσφέρει χρόνο τακτικά μέσα στη διάρκεια της ημέρας, ώστε να απαλλαγείτε από την προστατευτική σύσπαση, να απελευθερωθείτε από το φόβο και να χαλαρώσετε εσωτερικά. Όταν απουσιάζει το άγχος, το αντανακλαστικό της έλξης της ουράς ανάμεσα στα πόδια διακόπτεται και το πυελικό έδαφος μπορεί να συνηθίσει τη χαλάρωση.

Φόβος, άγχος, τρόμος, πικρία και οργή είναι το γόνιμο έδαφος του πυελικού άλγους: η αναγκαιότητα τροποποίησης της ροπής προς δυσλειτουργικές συναισθηματικές καταστάσεις

Είναι πολύ εύκολο να χαθείς στο στενό πλαίσιο του πυελικού άλγους και των σχετικών συμπτωμάτων. Ορισμένοι επαγγελματίες που ασχολούνται με το πυελικό άλγος αναφέρουν ότι ειδικεύονται σε καταστάσεις «ανάμεσα στον ομφαλό και τα γόνατα». Η στενή εστίαση της θεραπείας στην περιοχή από τον ομφαλό ως τα γόνατα ή στην επίτευξη πρόσκαιρης μείωσης του πόνου, δεν έχει γενικά καταφέρει να προσφέρει μια πραγματική λύση. Πράγματι, η ροπή για σύσπαση του πυελικού εδάφους δε συμβαίνει κατά λάθος. Αποτελεί έναν από τους βασικούς τρόπους που τα περισσότερα άτομα με πυελικό άλγος, συνήθως ασυνείδητα, αντιμετωπίζουν το άγχος της ζωής. Παρόλα αυτά, ειδικά όταν αναδύεται, το πυελικό άλγος διαιωνίζεται μέσα σε μια ατμόσφαιρα φόβου, άγχους, τρόμου, μίσους και οργής. Αυτά τα συναισθήματα συνήθως υποβόσκουν. Βρίσκονται κάτω από την επιφάνεια και είναι συνήθως αόρατα στους άλλους ή ακόμη και στον ίδιο μας τον εαυτό.

Πολλοί από τους ασθενείς μας τείνουν να ζουν σε έναν κόσμο διαρκούς ανησυχίας και καταστροφικής λογικής

Γνωρίζουμε ότι όταν υποφέρεις από πυελικό άλγος, συνήθως ζεις με κάποιο επίπεδο άγχους και/ή κατάθλιψης. Η πρόσφατη μελέτη μας στο Στάνφορντ δείχνει ανεβασμένα πρωινά επίπεδα κορτιζόλης στους ασθενείς με πυελικό άλγος, σε αντίθεση με τα φυσιολογικά, ασυμπτωματικά άτομα· ευρήματα που δείχνουν αυξημένο άγχος στα άτομα που υποφέρουν από σύνδρομα πυελικού άλγους. Συζητήσαμε το αυξημένο επίπεδο ψυχολογικής δυσφορίας σε ασθενείς με διάμεση κυστίτιδα, όπως επίσης και το ισοδύναμο επίπεδο άγχους ασθενών που υποφέρουν από σύνδρομα πυελικού άλγους με ασθενείς που πάσχουν από καρδιακή νόσο ή τη νόσο του Κρον. Δεν υφίστανται μελέτες των επιπέδων φόβου, πικρίας και οργής σε άτομα με πυελικό άλγος, αν και σύμφωνα με την ανεπίσημη εμπειρία μας τέτοια συναισθήματα συχνά στιγματίζουν τις ζωές πολλών ασθενών μας.

Οι περισσότεροι άνθρωποι με πυελικό άλγος σπάνια έχουν συνείδηση της επίδρασης αυτών των υποκείμενων συναισθημάτων στα συμπτώματά τους. Ο λόγος είναι ότι, αν ζεις, για παράδειγμα, σε ένα γάμο όπου υπάρχει διαρκής δυσαρέσκεια, μια επαγγελματική κατάσταση στην οποία αντιμετωπίζεις απογοήτευση και δυσαρέσκεια τακτικά, ή ζεις με ένα διάχυτο αίσθημα φόβου εξαιτίας μιας γενικής ψυχολογικής τάσης προς καταστροφική σκέψη, τότε εθίζεσαι σε αυτές τις συναισθηματικές εντάσεις και τις θεωρείς απλώς μέρος της ζωής σου. Δε βλέπεις την ξεκάθαρη εικόνα της σχέσης τους με τα συμπτώματά σου. Όταν ζεις μέσα στο νερό, αδυνατείς να καταλάβεις ότι έχεις βραχεί.

Πολλοί ασθενείς με πυελικό άλγος δεν αντιλαμβάνονται τη σχέση ανάμεσα στη συναισθηματική τους κατάσταση και τα συμπτώματά τους

Είμαι αποφασισμένος να δω τα πράγματα διαφορετικά· η πρόθεση αποκατάστασης της ροπής προς ένα δυσλειτουργικό τρόπο σκέψης και διάθεσης

Στο βιβλίο *A Course in Miracles,* ένα ανάγνωσμα αυτο-βοήθειας που εστιάζει στο να εκπαιδεύσει τον αναγνώστη στο πώς να χαίρεται, ο σπουδαστής των μαθημάτων που πραγματεύεται το βιβλίο εκπαιδεύεται στη δημιουργία μιας διαφορετικής στάσης ζωής απέναντι σε υπό κανονικές συνθήκες ενοχλητικά γεγονότα. Η βασική υπόθεση αυτού του κειμένου αυτο-βοήθειας αντιστοιχεί στις γενικές θεωρίες της γνωστικής θεραπείας· ότι ο πόνος προέρχεται από τη θεώρησή σου προς αυτόν και όχι από τα πράγματα για τα οποία έχεις άποψη. Το *A Course in Miracles,* εν μέρει, αποτελείται από 365 μαθήματα που αποσκοπούν στο να βοηθήσουν στην αποκατάσταση του καθ> έξην τρόπου σκέψης, ο οποίος διατηρεί το φόβο, το άγχος, τον τρόμο, το μίσος και το θυμό. Ο σκοπός του *A Course in Miracles* είναι όχι μόνο να βοηθήσει τους αναγνώστες να συνειδητοποιήσουν ότι ο τρόπος σκέψης τους δημιουργεί τη δυσλειτουργική συναισθηματική τους κατάσταση, αλλά και να την αποκαταστήσει.

Ένα από τα πρώτα από τα συνολικά 365 μαθήματα στο *A Course in Miracles*, έχει τον τίτλο «Είμαι αποφασισμένος να δω τα πράγματα διαφορετικά». Η θέση του στη σειρά των μαθημάτων βρίσκεται μετά από μια συζήτηση για πώς ο τρόπος σκέψης μας προκαλεί τη δυστυχία μας. Αυτό το μάθημα τονίζει το γεγονός ότι μόλις αντιληφθείτε ότι η αιτία του πόνου είναι η δική σας θεώρηση των πραγμάτων, τότε δεν υπάρχει καμία άλλη εναλλακτική λύση από το να αλλάξετε την θεώρησή σας σε μία που δε σας ταράζει, εκτός και εάν δε θέλετε να είστε ευτυχισμένοι. Αυτή η άποψη, με συχνή επανάληψη, προσκαλεί τον αναγνώστη να δει τα πράγματα διαφορετικά: με έναν τρόπο που να επιτρέπει να ξεχάσει ό,τι τον δυσαρεστεί.

To A Course in Miracles κινείται προς τη σωστή κατεύθυνση. Όταν αντιληφθείτε ότι η απελευθέρωση από σκέψεις που προωθούν τον φόβο, το άγχος, την πικρία και την οργή επηρεάζει βαθιά τα συμπτώματα σας, τότε πιθανότατα θα βρείτε το πραγματικό κίνητρο για να κάνετε κάτι για αυτά τα προβληματικά συναισθήματα. Είναι μια τεράστια επιχείρηση. Ένα από τα δώρα του πυελικού άλγους είναι ότι σας παρέχει το κίνητρο για να ξεκινήσετε αυτή τη διαδικασία - ένα κίνητρο που συνήθως απουσιάζει όταν η ζωή κυλά σχετικά ήρεμα.

Η αναγνώριση της ύπαρξης της καταστροφικής σκέψης είναι το πρώτο βήμα στην αναχαίτισή της

Με άλλα λόγια, το πυελικό άλγος μπορεί να σας δώσει την ώθηση για να αποφασίσετε να δείτε τα πράγματα διαφορετικά, διότι αυτό μπορεί να μειώσει τα συμπτώματα. Στη γλώσσα μας χρησιμοποιούμε την έκφραση «βλέπω το ποτήρι μισογεμάτο ή μισοάδειο» για να κάνουμε τη διάκριση ανάμεσα σε αισιόδοξες και απαισιόδοξες σκέψεις. Δεν είναι ψέμα να πείτε ότι το ποτήρι είναι είτε μισογεμάτο είτε μισοάδειο· και τα δύο είναι εξίσου αληθή. Αλλά για κάποιον που βλέπει συνήθως τα ποτήρια μισοάδεια και υποφέρει λόγω αυτής του της οπτικής, χρειάζεται απόφαση και προσπάθεια για να επιλέξει τη «μισογεμάτη» αντίληψη, διότι η μισοάδεια είναι βαθιά ριζωμένη μέσα του.

Ένα από τα πιο σημαντικά εμπόδια στην εξεύρεση ενός τρόπου απελευθέρωσης από τα ανησυχητικά συναισθήματα που περιγράφονται εδώ είναι ότι οι περισσότεροι άνθρωποι που πάσχουν από πυελικό άλγος δε γνωρίζουν την ύπαρξη αυτών των συναισθημάτων ή το σημαντικό ρόλο που διαδραματίζουν στην πάθησή τους. Όταν είστε σε θέση να χαλαρώσετε και να εγκαταλείψετε το επίπεδο άγχους με το οποίο συνήθως ζείτε, και τα συμπτώματά σας έχουν μια θεαματική βελτίωση, τότε συνήθως μπορείτε να βρείτε τα μέσα για να πράξετε με ζέση κάτι σχετικά με το άγχος που έχετε συνήθως. Έχει να κάνει με τη συνειδητοποίηση της σχέσης αιτίας και αποτελέσματος.

Η ροπή της παραμονής σε μία χρόνια κατάσταση αγωνίας, φόβου, τρόμου, θλίψης, πικρίας και οργής πρέπει να μειωθεί για να μπορέσει το πυελικό άλγος πραγματικά να θεραπευτεί

Δυστυχώς, μέχρι τώρα, η σύγχρονη ιατρική δεν έχει ενδιαφερθεί για τη στενή σχέση ανάμεσα στο πυελικό άλγος και τη συνεχιζόμενη δυσλειτουργική συναισθηματική κατάσταση. Για αυτό το λόγο, κατά την άποψή μας, οι συμβατικές θεραπείες έχουν αποτύχει. Η αποκατάσταση των συμπεριφορών που προάγουν τις χρόνιες καταστάσεις αγωνίας, φόβου, τρόμου, θλίψης, πικρίας και οργής είναι αναγκαία για όποιον ενδιαφέρεται σοβαρά να θεραπευτεί από το πυελικό άλγος.

Το νέο πρότυπο που υποδηλώνεται στο πρωτόκολλο θεραπείας του μυϊκής προελεύσεως πυελικού άλγους

Αν κοιτάξουμε την αργκό που σχετίζεται με τον πρωκτικό σφιγκτήρα, θα ακούσουμε συνήθως στο δρόμο να χαρακτηρίζεται κάποιος με τις εκφράσεις «σφιχτοκώλης» ή «του κώλου.» Ο όρος αυτός χρησιμοποιείται για κάποιον που είναι τελειομανής, συγκρατημένος, φτηνός, ή με εμμονή στη λεπτομέρεια. Δημιουργεί το συσχετισμό ανάμεσα στο σφίξιμο του πρωκτικού καναλιού και σε αυτά τα ψυχολογικά και προσωπικά γνωρίσματα. Ο «σφιχτοκώλης» είναι απλά ένα ορισμένο είδος ατόμου. Αυτοί οι όροι σημαίνουν ότι ο χαρακτήρας σας (και η κατάσταση της πυέλου σας) είναι όπως το χρώμα των ματιών σας ή τα μόνιμα χαρακτηριστικά της προσωπικότητας σας. Είναι εντυπωσιακό πώς αυτοί οι όροι έχουν γίνει μέρος της καθομιλουμένης, αφότου αναδύθηκαν από την ασαφή ψυχαναλυτική θεωρία. Αυτό που ο Φρόιντ αποκαλεί «πρωκτικό» προέρχεται από μια ψυχολογική καθήλωση στο πρωκτικό στάδιο της ανάπτυξης. Είναι ένα νέο πρότυπο σκέψης το να πιστεύετε πως μπορείτε να χαλαρώσετε εκούσια τον καθ> έξη σφιγμένο μυϊκό κορμό σας που περιλαμβάνει την πρωκτική περιοχή. Όταν αποκαλείτε κάποιον «σφιχτοκώλη«», το συμπέρασμα είναι ότι ένα τέτοιο άτομο βρίσκεται λόγω χαρακτήρα σε αυτή τη χρόνια κατάσταση--κάποιος που είναι «σφιχτοκώλης» ή «του κώλου» θεωρείται ένα πρόσωπο, που έχει την τάση να είναι τελειομανής, ψυχαναγκαστικός ή ασήμαντος και δε μπορεί να αλλάξει. Το πρωτόκολλο μας στηρίζεται στην πεποίθηση ότι ενορχηστρωμένες εκούσιες προσπάθειες συμπεριφορικής αλλαγής του βασικού μυϊκού τόνου του πρωκτικού σφιγκτήρα και των άλλων μυών του πυελικού εδάφους, έχουν τη δύναμη να τους μετατρέψουν από σφιχτούς και χρονίως συσπασμένους σε χαλαρούς και ήρεμους. Η νέα αυτή κατανόηση επιβεβαιώνει ότι οι «σφιχτοκώληδες» μπορεί να γίνουν «χαλαροκώληδες».

Η ροπή προς χρόνια σύσπαση της πυέλου είναι δυνατόν να σταματήσει

Όπως προτείνουν οι νεότερες απόψεις των νευροεπιστημών σχετικά με την πλαστικότητα του εγκεφάλου, έτσι κι εμείς προτείνουμε ότι ο χρόνια συσπασμένος μυϊκός μας κορμός, συμπεριλαμβανομένων των εντέρων και των μυών του πυελικού εδάφους, μπορεί να εκπαιδευτεί σχετικά με το πως να χαλαρώνει. Θεωρούμε ότι η ροπή προς τη χρόνια σύσπαση των σπλάχνων σε συνθήκες άγχους μπορεί να τροποποιηθεί χωρίς χειρουργική επέμβαση ή φάρμακα. Μπορεί να τροποποιηθεί με εκπαίδευση στη χαλάρωση του χρονίως διεγερμένου νευρικού συστήματος. Με άλλα λόγια, η σπλαχνική αντίδραση της χρόνιας τάσης που σχετίζεται με τη διέγερση του νευρικού συστήματος μπορεί να τεθεί υπό το βουλητικό έλεγχό μας, με συγκεκριμένο επίπεδο εκπαίδευσης. Η αλλαγή αυτής της κατά συνήθεια εσωτερικής στάσης δεν προκύπτει από τη χορήγηση φαρμάκων ή μια χειρουργική επέμβαση, αλλά μπορεί να τεθεί υπό τον έλεγχο της πειθαρχημένης συνείδησης των ασθενών. Για τους ασθενείς οι οποίοι έρχονται στην κλινική μας, πιστεύουμε ότι το πυελικό άλγος παρέχει το κίνητρο για κάποιον με συσπασμένο έντερο και πυελικό έδαφος να μάθει να ελέγχει την καταστροφική λογική του, το αναστατωμένο νευρικό σύστημα και το σχετιζόμενο πυελικό άλγος. Θεωρούμε ότι τελικά η ελευθέρωση της σύσπασης των χρονίως τεταμένων εσωτερικών οργάνων δε μπορεί να γίνει από κανέναν άλλον εκτός από τον ίδιο τον πάσχοντα. Συνολικά, πιστεύουμε ότι η εκπαίδευση των ασθενών στη ενσυνείδητη χαλάρωση των εσωτερικών τους οργάνων είναι η αποτελεσματικότερη και αποδοτικότερη μέθοδος αντιμετώπισης του πυελικού άλγους, παρά το γεγονός ότι η αρχική εκπαίδευση σε αυτή έχει το κόστος της. Κατά την άποψή μας, η ψυχοσωματική θεραπεία του *Πρωτοκόλλου Γουάιζ-Άντερσον* αποτελεί το καλύτερο πλαίσιο εντός του οποίου μπορεί κάποιος να τροποποιήσει ένα χρονίως συσπασμένο μυϊκό κορμό.

Δυστυχώς, η συμπεριφορική θεραπεία για τις ραγάδες του πρωκτικού δακτυλίου ώστε να μειωθεί ο έντονος μυϊκός τόνος του πρωκτικού σφιγκτήρα δεν αποτελεί γενικά το κεντρικό ενδιαφέρον των ορθοκολικών χειρουργών, οι οποίοι αντιμετωπίζουν αυτό το πρόβλημα. Αν στραφείτε για θεραπεία σε έναν ορθοκολικό χειρουργό, το πιθανότερο είναι να καταλήξετε στο χειρουργείο. Αυτή η προσέγγιση δε λαμβάνει υπόψη το γεγονός ότι ένας ασθενής με σφιχτό πρωκτικό σφιγκτήρα μπορεί να εκπαιδευτεί να τον χαλαρώνει

ενσυνείδητα με την κατάλληλη φυσιοθεραπεία και συμπεριφορική εκπαί-
δευση, όπως έχει αποδείξει το πρωτόκολλό μας. Η ιδέα ότι ο πρωκτικός
σφιγκτήρας μπορεί να δουλευτεί και η εκπαίδευση στη χαλάρωση του
πρωκτικού καναλιού δεν συμπεριλαμβάνεται στα πλαίσια της συμβατικής
ιατρικής. Ο σφιχτός πρωκτικός σφιγκτήρας θεωρείται χρόνια πάθηση, που
δε μπορεί να ελεγχθεί ενσυνείδητα.

Αν επισκεφθείς έναν ορθοπαιδικό χειρουργό και παραπονεθείς για σύσπαση
στον αυχένα ή στην πλάτη, δε θα σκεφτόταν ποτέ να κόψει τον τραπεζοειδή
μυ ή τους μυς της πλάτης σας. Ούτε ένας γναθοχειρουργός θα σκεφτόταν να
κόψει τους μασητήρες μυς σε έναν ασθενή που πάσχει από πόνο στο σαγόνι.
Στην πραγματικότητα, οι ασθενείς θα τρομοκρατούνταν από τέτοιες συστάσεις.
Γιατί κάποιος να σκεφτεί να κόψει τους πρωκτικούς μυς για να τους χαλαρώσει;
Η ιδέα ότι μπορεί κανείς να μάθει να χαλαρώνει ενσυνείδητα την πρωκτική
περιοχή είναι καινοτόμα και ξένη προς το συμβατικό ιατρικό μοντέλο.

Πολλοί ασθενείς μπορούν να χαλαρώσουν ένα χρονίως συσπασμένο πρωκτικό σφιγκτήρα σε φυσιολογικά επίπεδα χωρίς φάρμακα ή χειρουργική επέμβαση

Η προθυμία του γιατρού να κόψει ένα σφιχτό πρωκτικό σφιγκτήρα αλλά όχι
ένα σφιχτό ώμο ή σαγόνι, κατά έναν περίεργο τρόπο, αντανακλά τη γενική
αποστροφή και απόρριψη της πρωκτικής περιοχή στην κουλτούρα μας. Τα
γεννητικά όργανα και η πρωκτική περιοχή θεωρούνται σκοτεινά, μυστηρι-
ώδη, συχνά ακάθαρτα, αμαρτωλά, και βρώμικα. Η ιδέα της υπομονετικής
εργασίας σε αυτόν τον τομέα για την αποκατάσταση της χρόνιας σύσπασης
είναι μια περίεργη δραστηριότητα σε μια κοινωνία, όπου γενικά υπάρχει
μια φοβική και απορριπτική στάση απέναντι στον πρωκτό. Πιστεύουμε ότι
αυτό το νέο πρότυπο σκέψης απαιτεί μια επανατοποθέτηση απέναντι στα
γεννητικά όργανα και την πρωκτική περιοχή· χρειάζεται αποδοχή, εκτίμηση
και σεβασμός προς αυτά. Και η αποδοχή τους, όπως είπε ο Στίβεν Λεβάιν,
συνεπάγεται ότι αυτή η περιοχή θα βρει τη θέση της στην καρδιά και τη

φροντίδα σας. Όταν ενδιαφέρεστε αληθινά για αυτή την περιοχή θα είστε διατεθειμένοι να κάνετε ό,τι χρειαστεί για να μάθετε να τη χαλαρώνετε πριν αποφασίσετε να την κόψετε.

Η διάσπαση του φαύλου κύκλου τάσης-άγχους-πόνου-προστατευτικής σύσπασης απαιτεί αφοσίωση, υπομονή και επιμονή

Η αλλαγή της κατά συνήθεια σύσπασης του εσωτερικού μυϊκού σας κορμού δεν είναι εύκολη υπόθεση. Η ένταση του πόνου που βιώνουν διαχρονικά οι ασθενείς με συσπασμένο έντερο και πυελικό έδαφος τους παρέχει το κίνητρο για να μάθουν να χαλαρώνουν. Εμείς θεωρούμε ότι η μετάβαση από την εσωτερική σύσπαση σε χαλάρωση είναι πολύ πιο αποτελεσματική όταν γίνεται από τον ίδιο τον πάσχοντα.

Μια ήπια προσέγγιση διάσπασης του φαύλου κύκλου τάσης-άγχους-πόνου-προστατευτικής σύσπασης

Το *Πρωτόκολλο Γουάιζ-Άντερσον* παρεμβαίνει σε όλες τις πτυχές του φαύλου κύκλου τάσης-άγχους-πόνου-προστατευτικής σύσπασης. Η *Παράδοξη Χαλάρωση* περιορίζει την πυελική μυϊκή τάση και το άγχος, μειώνοντας τη διέγερση του αυτόνομου νευρικού συστήματος γενικά, και την καθ' έξη πυελική τάση πιο συγκεκριμένα. Η *ελευθέρωση των εναυσματικών σημείων πόνου* και ορισμένες μυοπεριτονιακές μέθοδοι ελευθέρωσης, όπως αυτές που περιγράφουμε ως *ρολάρισμα δέρματος* και *γιόγκα πυελικού εδάφους*, ελευθερώνουν τα εναυσματικά σημεία πόνου, επιμηκύνουν τους χρονίως συσπασμένους μυς, και καθιστούν τους πυελικούς μυς πιο ικανούς για χαλάρωση.

Έχουμε διαπιστώσει ότι ένας αποτελεσματικός τρόπος έναρξης θεραπείας όταν κάποιος έχει εγκλωβιστεί στα δίχτυα του φαύλου κύκλου *τάσης-άγχους-πόνου-προστατευτικής σύσπασης* είναι να ξεκινήσει σταδιακά την *ελευθέρωση των εναυσματικών σημείων πόνου*. Εάν ο ασθενής δεν μπορεί να ανεχτεί οποιαδήποτε πίεση εντός του πρωκτού ή του κόλπου, η φυσιοθεραπεία ξεκινά απλά με την τοποθέτηση ενός δακτύλου χωρίς άσκηση πίεσης οπουδήποτε. Αν δεν μπορεί να ανεχθεί ούτε αυτό, ακουμπάμε το δάκτυλο απαλά στην είσοδο του ορθού ή του κόλπου χωρίς να το μετακινούμε καθόλου. Στην προσπάθεια μείωσης της έντασης της θεραπείας σε ένα ανεκτό επίπεδο, εντοπίζουμε ένα σημείο αναφοράς από το οποίο ξεκινούμε.

Ο στόχος του Πρωτοκόλλου Γουάιζ-Άντερσον είναι η αποκατάσταση των χρονίως συσπασμένων και βραχυμένων μυών που σχετίζονται με το πυελικό άλγος και τη δυσλειτουργία, επαναφέροντας το αρχικό τους μήκος και ευκαμψία και αλλάζοντας τη συνήθεια της διαρκούς σύσφιξής τους που πιέζει τα νεύρα, τα αγγεία και τις δομές που περιέχουν

Ο Τζον Τ., ένας ασθενής από τη Μιννεάπολη, δε μπορούσε να ανεχτεί καμία πίεση εντός του πυελικού του εδάφους. Όταν εκπαιδεύσαμε τη σύζυγο του στην ελευθέρωση των εναυσματικών σημείων πόνου, της είπαμε απλά να εισάγει το δάκτυλό της μέσα στο ορθό, χωρίς να ασκήσει καμία πίεση. Το επαναλάμβανε σε καθημερινή βάση για μια εβδομάδα, και με τη δική μας καθοδήγηση άρχισε να πιέζει ελαφρά ένα εναυσματικό σημείο. Σταδιακά, καθώς ο σύζυγός της μπορούσε να ανεχτεί επιπλέον πίεση, την αύξανε. Μετά από λίγους μήνες, ήταν σε θέση να ανεχτεί την πίεση που συνήθως ασκούμε στην έναρξη της θεραπείας με τους περισσότερους ασθενείς. Επίσης, ο Τζον Τ. δεν ήταν σε θέση να ξαπλώσει και να κάνει το πρώτο μάθημα στην εκπαίδευση χαλάρωσης περισσότερο από τρία λεπτά. Τον καθοδηγήσαμε να εξασκεί την *Παράδοξη Χαλάρωση* για δύο λεπτά κάθε ημέρα, κάτι που έκανε για μια εβδομάδα περίπου. Μετά από αυτό, του ζητήσαμε να αυξήσει σταδιακά το χρόνο χαλάρωσης έως ότου ανέφερε ότι πράγματι χαλάρωνε πάνω από μισή ώρα.

Η προσέγγισή μας απέχει σημαντικά από τη συμβατική άποψη περί προστατίτιδας και συνδρόμων χρόνιου πυελικού άλγους. Θεωρούμε το πυελικό άγχος ως μια φυσική έκφραση του τρόπου με τον οποίο ένα άτομο αντιμετωπίζει τη ζωή. Εισηγούμαστε την άποψη ότι *πολλά είδη πυελικού άλγους είναι αποτέλεσμα μιας νευρομυϊκής κατάστασης που συντηρείται από το άγχος, την ένταση, τον πόνο και τη χρόνια σύσπαση τόσο σε άνδρες όσο και σε γυναίκες και δεν πηγάζει από κάποιο ξένο οργανισμό στον προστάτη αδένα στην περίπτωση της προστατίτιδας, από μια αυτοάνοση διαταραχή, ή άλλες σύγχρονες ερμηνείες του πυελικού άλγους σε άνδρες και γυναίκες.*

Τη στιγμή που ενεργοποιείται το μυϊκής προελεύσεως πυελικό άλγος, αποκτά συνήθως αυτόνομη υπόσταση, ακόμη και όταν το περιστατικό άγχους που το προκάλεσε έχει εξαφανιστεί

Όταν ορισμένα άτομα με προδιάθεση συγκεντρώνουν μυϊκή τάση στους πυελικούς μυς, η χρόνια σύσπαση που προκύπτει, με την πάροδο του χρόνου, δημιουργεί ένα αφιλόξενο περιβάλλον στο πυελικό έδαφος που δίνει γένεση σε ένα φαύλο κύκλο τάσης, άγχους και πόνου. *Μόλις ο φαύλος κύκλος της τάσης, του άγχους, και του πόνου ενεργοποιηθεί, αποκτά αυτόνομη υπόσταση.* Η θεραπεία μας αποσκοπεί στην αποκατάσταση της ικανότητας του πυελικού ιστού να χαλαρώνει, να εκτελεί τις φυσιολογικές λειτουργίες, και να επανέλθει σε μια κατάσταση χωρίς πόνο ή δυσλειτουργία. Αυτό το πρωτόκολλο αποκατάστασης συνδυάζει την ταυτόχρονη χρήση της *Παράδοξης Χαλάρωσης* και της Ελευθέρωσης των Εναυσματικών Σημείων του Πόνου.

Τα Υπέρ και τα Κατά της Θεραπείας Μας

Τα Κατά

Η θεραπεία μας είναι η αργή, όχι η γρήγορη λύση

Μεταξύ των αρνητικών της θεραπείας μας είναι ότι αποτελεί *την αργή, όχι τη γρήγορη λύση.* Επιδίωξή μας είναι να παράσχουμε στους επώδυνους και ερεθισμένους πυελικούς μυς σας την ευκαιρία να επουλωθούν. Η μέθοδος μας είναι «χαμηλής» και όχι «υψηλής τεχνολογίας». Σας ζητούμε να εκτελείτε καθημερινώς μιάμισυ ολόκληρη ώρα αυτοθεραπείας ή και περισσότερο κάθε απόγευμα. Αυτό τυπικά θα συνεχιστεί για αρκετούς μήνες και σε κάποιες περιπτώσεις για μερικά χρόνια. Λέμε στους ασθενείς μας ότι το πρόγραμμά μας είναι σαν να παίρνεις άδεια πιλότου· χρειάζεσαι ώρες πτήσης. Επιπλέον, διδάσκεστε να εκτελείτε τη χαλάρωση της καθ' έξιν τάσεως του πυελικού εδάφους πολλές φορές την ημέρα μέσω της *Λεπτό-Προς-Λεπτό Παράδοξης Χαλάρωσης*. Αυτό δεν είναι μικρό πράγμα.

Εναυσματικών Σημείων Πόνου μπορεί να είναι αρκετά ενοχλητική στην αρχή Η Ελευθέρωση

Η *Ελευθέρωση Εναυσματικών Σημείων Πόνου* δεν είναι κάτι που θα κάνατε αν δεν κατανοούσατε ότι είναι απαραίτητο. Δεν είναι σπάνιο, ιδίως κατά τις πρώτες συνεδρίες *Ελευθέρωσης Εναυσματικών Σημείων Πόνου* εντός του πυελικού εδάφους, να υπάρξουν εξάρσεις των συμπτωμάτων, διαρκείας λίγων ωρών έως αρκετών ημερών ή και περισσότερο.

Η θεραπεία μας είναι άβολη

Η θεραπεία μας είναι άβολη διότι η κλινική που οργανώνουμε διαρκεί έξι ημέρες και μαζί με τη μετάβαση θα απαιτήσει να διαθέσετε επτά με οκτώ ημέρες. Όπως αναφέραμε παραπάνω, η κατ> οίκον θεραπεία μπορεί να διαρκέσει 1½ ώρες ή και παραπάνω κάθε ημέρα μέχρι τα συμπτώματα να ηρεμήσουν. Κοντολογίς, η εκμάθηση και εφαρμογή των στοιχείων του πρωτοκόλλου μας είναι χρονοβόρα και άβολη.

Οι ασφάλειες υγείας συχνά καλύπτουν ένα μικρό μέρος του κόστους θεραπείας

Η ασφάλιση υγείας καλύπτει συνήθως μέρος της θεραπείας όχι όμως όλα τα τμήματα αυτής. Σήμερα, η ιατρική ασφάλιση καλύπτει διαγνωστικές εξετάσεις και τυπικές ιατρικές επισκέψεις, αλλά μόνο τμηματικά και σε χαμηλό ποσοστό την εκπαίδευση στη χαλάρωση και τη φυσιοθεραπεία για το πυελικό άλγος.

Η θεραπεία μας δε βοηθά όλους

Αν και πιστεύουμε ότι η θεραπεία μας είναι μακράν η καλύτερη μέθοδος αντιμετώπισης των συνδρόμων χρονίου πυελικού άλγους γενικώς, η θεραπεία μας δε βοηθά όλους.

Ο καλύτερος τρόπος να μάθετε την αποτελεσματικότητα της θεραπείας μας στην πλήρη έκτασή της είναι να την εφαρμόσετε

Η πλήρης αποτελεσματικότητα του πρωτοκόλλου μας σε κάθε έναν ασθενή δε μπορεί να προβλεφθεί παρά μόνον αφού ουσιαστικά εκτελεστεί και αξιολογηθούν τα αποτελέσματά της. Πάντοτε αξιολογούμε την καταλληλότητα της θεραπείας μας σε συνάρτηση με τα συμπτώματα του ασθενούς και τη συστήνουμε μετά από μια ουρολογική εκτίμηση από όπου ξεκαθαρίζεται ότι δεν υφίσταται σημαντική παθολογία και σύμφωνα με την εμπειρία μας ο ασθενής είναι πιθανόν να ωφεληθεί. Με άλλα λόγια ακόμη κι αν πληρείτε τα κριτήρια ως κατάλληλος υποψήφιος και πιστεύουμε ότι είνα πιθανό να ωφεληθείτε σημαντικά από το πρωτόκολλό μας, δεν υπάρχει τρόπος να καθοριστεί ο ακριβής βαθμός αποτελεσματικότητας της θεραπείας μας σε εσάς παρά μόνον αφού την εφαρμόσετε με αφοσίωση και παρατηρήσουμε τα αποτελέσματα.

Τα Υπέρ

Η θεραπεία μας δε χρησιμοποιεί φάρμακα, χειρουργείο, ή επεμβατικές πράξεις

Η προσέγγισή μας δεν κάνει χρήση φαρμάκων ή χειρουργείου ή επεμβατικών πράξεων. Πρακτικά ο στόχος μας είναι η απαλλαγή των ασθενών από όλα τα φάρμακα που λαμβάνουν. Κάθε ασθενής εξετάζεται σύμφωνα με τη συμβατική ουρολογική διαγνωστική προσέγγιση και καταστάσεις όπου παρατηρείται λοίμωξη, απόφραξη ή νευρολογικές διαταραχές θεραπεύονται αναλόγως.

Η θεραπεία μας δε συνοδεύεται από γνωστές ανεπιθύμητες ενέργειες

Εξ> όσων γνωρίζουμε, κανείς ασθενής μας δεν υπέστη ανεπιθύμητες ενέργειες από τη θεραπεία μας. Οι ασθενείς συχνά νιώθουν πόνο, ειδικά στο ξεκίνημα της φυσιοθεραπείας της μεθόδου μας. Ο πόνος αυτός, ωστόσο, τείνει να μειώνεται καθώς η θεραπεία προχωρά.

Σκοπός της κλινικής μας είναι να ανεξαρτητοποιήσει τους ασθενείς από τους ιατρούς και τους επαγγελματίες υγείας – η συντριπτική πλειοψηφία της θεραπείας γίνεται στο σπίτι

Σας διδάσκουμε πώς να βοηθήσετε τον εαυτό σας. Τόσο στη θεραπεία χαλάρωσης, όσο και στη φυσιοθεραπεία, ενεργούμε ως σύμβουλοι και εσείς είστε οι υπεύθυνοι για την εφαρμογή της θεραπείας. Αν και η συμμετοχή ενός συντρόφου δεν είναι απαραίτητη για την επιτυχία του πρωτοκόλλου, όταν είναι δυνατόν ενσωματώνουμε τη βοήθεια που μπορεί να παράσχει. Τυπικά, εφόσον ο/η σύντροφος το επιθυμεί, θα προσέλθει στις πρώτες συνεδρίες *Ελευθέρωσης Εναυσματικών Σημείων Πόνου* και θα διδαχτεί πώς θα εφαρμόσει την *Ελευθέρωση Εναυσματικών Σημείων Πόνου* στο σπίτι. Αυτό βοηθά να μειωθεί το κόστος και η ταλαιπωρία της συχνής μετάβασης σε ένα ιατρείο ή φυσιοθεραπευτήριο. Όταν δεν υπάρχει κάποιος σύντροφος και υφίστανται εναυσματικά σημεία πόνου που δεν ελευθερώνονται με την αυτο-θεραπεία, τότε ενθαρρύνουμε τους ασθενείς να ζητούν τις υπηρεσίες ενός φυσιοθεραπευτή ή ιατρού πότε-πότε με αποκλειστικό σκοπό την ελευθέρωση αυτών των εναυσματικών σημείων και περιοχών περιορισμού.

Το πρωτόκολλό μας μπορεί να βοηθήσει μια επιλεγμένη ομάδα ασθενών με μυϊκής προελεύσεως πυελικό άλγος να μειώσουν σημαντικά τα συμπτώματά τους ή να γίνουν ουσιαστικά ελεύθεροι συμπτωμάτων

Το πιο σημαντικό όφελος του πρωτοκόλλου μας είναι η ρεαλιστική πιθανότητα υποβοήθησης επιλεγμένων ασθενών με μυϊκής προελεύσεως πυελικό άλγος να μειώσουν σημαντικά τα συμπτώματά τους ή ουσιαστικά να γίνουν ελεύθεροι συμπτωμάτων. Επειδή το πυελικό άλγος τείνει να επανεμφανίζεται σε περιόδους στρες, το πρωτόκολλό μας δίνει στους ασθενείς τα εργαλεία που τους δίνουν τη δυνατότητα να βοηθηθούν στην αντιμετώπιση των συμπτωμάτων τους. Αυτό έχει μεγάλη αξία. Επιπλέον, καθώς τα συμπτώματα μειώνονται, υπάρχει μια συνεχιζόμενη βελτίωση των συμπτωμάτων εφόσον οι ασθενείς πραγματικά συμμορφώνονται με το πρωτόκολλο και αντιμετωπίζουν επαρκώς τις αντιδράσεις του στο στρες.

Οι αξίες και θεωρήσεις μας

1. Προπάντων να μη βλάπτουμε

2. Βοηθούμε τους ασθενείς μας φέρνοντάς τους πέραν της ανάγκης για τη βοήθειά μας

3. Η τακτική επίτευξη της ελάττωσης ή εξάλειψης του πόνου και των συμπτωμάτων του πυελικού άλγους είναι η καλύτερη θεραπεία για την αμφιβολία και την καταστροφική σκέψη

4. Η προθυμία και η σοβαρότητα μεγιστοποιούν την πιθανότητα το πρωτόκολλό μας να βοηθήσει

5. Η δράση είναι η απόδειξη της σοβαρότητας

6. Δεν απαιτείται πίστη και εμπιστοσύνη στην εφαρμογή του πρωτοκόλλου μας - αναγκαία είναι η καθημερινή εκτέλεσή του

7. Αυτό που κάνεις μετράει. Ο καλύτερος τρόπος να μάθεις πόσο το πρωτόκολλό μας μπορεί να σε βοηθήσει είναι να το εφαρμόσεις και να δεις τα αποτελέσματά του.

8. Ο πυελικός πόνος δεν προέκυψε και ούτε θα παρέλθει εν μιά νυκτί

9. Η αντιμετώπιση του μυοσκελετικού πυελικού πόνου τελικά είναι θέμα εσωτερικής εργασίας

10. Η φιλοδοξία της συμφιλίωσης με το φόβο, την ενόχληση και την τάση αυξάνει την πιθανότητα το πρωτόκολλό μας να έχει αποτέλεσμα..

5

ΤΟ ΠΡΩΤΟΚΟΛΛΟ ΓΟΥΑΙΖ-ΑΝΤΕΡΣΟΝ ΚΑΙ ΤΟ ΠΡΩΤΟΚΟΛΛΟ ΣΤΑΝΦΟΡΝΤ: ΠΑΡΑΔΟΞΗ ΧΑΛΑΡΩΣΗ ΚΑΙ ΕΛΕΥΘΕΡΩΣΗ ΕΝΑΥΣΜΑΤΙΚΩΝ ΣΗΜΕΙΩΝ ΠΟΝΟΥ

Το πρωτόκολλο που περιγράφεται σε αυτό το βιβλίο αρχικά στην πρώτη έκδοση που δημοσιεύτηκε το 2003 ονομάστηκε Πρωτόκολλο Γουάιζ-Άντερσον. Αναπτύχθηκε από τον Ρόντνεϊ Άντερσον, MD, καθηγητή Ουρολογίας στην Ιατρική σχολή του Πανεπιστημίου του Στάνφορντ, και τον Ντέιβιντ Γουάιζ, PhD, επισκέπτη επιστημονικό συνεργάτη. Έγινε ευρέως γνωστό στο διαδίκτυο ως το Πρωτόκολλο του Στάνφορντ επειδή αναπτύχθηκε στο Τμήμα Ουρολογίας του Πανεπιστημίου του Στάνφορντ. Σε αυτό το βιβλίο, το *Πρωτόκολλο Γουάιζ-Άντερσον* και ο όρος *Πρωτόκολλο του Στάνφορντ*, όταν χρησιμοποιούνται, αναφέρονται στην ίδια θεραπεία για το πυελικό άλγος.

Συχνά ασθενείς που ρωτούν αν και κατά πόσο το *Πρωτόκολλο Γουάιζ-Άντερσον* μπορεί να τους βοηθήσει με τον πόνο και τη δυσλειτουργία που νιώθουν, δεν έχουν μια ξεκάθαρη εικόνα της πάθησής τους. Συχνά παραπονούνται ότι επισκέπτονται πολλούς γιατρούς οι οποίοι τους δίνουν διαφορετικές και αντικρουόμενες διαγνώσεις. Το *Πρωτόκολλο Γουάιζ-Άντερσον* μπορεί να χρησιμοποιηθεί για τη θεραπεία ατόμων με διάγνωση προστατίτιδας, διάμεσης κυστίτιδας, δυσλειτουργίας του πυελικού εδάφους, συνδρόμου χρόνιου πυελικού άλγους, κοκκυγωδυνία, συνδρόμου ανελκτήρα του πρωκτού, ουρηθρικό συνδρόμου, μυαλγίας του πυελικού εδάφους, και δυσπαρεύνιας μεταξύ άλλων.

Τα συμπτώματα που το Πρωτόκολλο Γουάιζ-Άντερσον βοηθά να αντιμετωπιστούν συχνά θεωρούνται παράξενα και συγκεχυμένα από τους πάσχοντες

Τα συμπτώματα που το *Πρωτόκολλο Γουάιζ-Άντερσον* ίσως είναι σε θέση να αντιμετωπίσει, απαριθμούνται παρακάτω. Λίγοι άνθρωποι (αν και υπάρχουν μερικοί) εμφανίζουν όλα τα ακόλουθα συμπτώματα. Συνήθως, ο αριθμός των συμπτωμάτων που εμφανίζει ο πάσχων που μπορεί το *Πρωτόκολλο Γου- άιζ-Άντερσον* να βοηθήσει ποικίλουν από λίγα έως πολλά από τα ακόλουθα:

Τα συμπτώματα που συνήθως βελτιώνονται σε επιλεγμένα άτομα με το *Πρωτόκολλο Γουάιζ-Άντερσον*

- Δυσφορία/μούδιασμα/πόνος στο ορθό *(συχνά περιγράφεται ως μια «μπάλα του γκολφ» στο ορθό)*
- Η καθιστική θέση πυροδοτεί ή επιδεινώνει τη δυσφορία/πόνο/ συμπτώματα
- Ενόχληση ή έξαρση κατά τη διάρκεια ή ώρες ή μια μέρα μετά τον οργασμό
- Μειωμένη ερωτική επιθυμία *(μειωμένο ενδιαφέρον για επαφή)*
- Συχνουρία *(συχνή ανάγκη ούρησης, συνήθως περισσότερο από μία φορά κάθε δύο ώρες)*
- Επιτακτικότητα *(δύσκολο να συγκρατηθεί η ούρηση μόλις εμφανι- στεί η επιθυμία)*
- Δυσφορία ή πόνος στα γεννητικά όργανα
- Μούδιασμα/πόνος/ευαισθησία στους όρχεις
- Υπερηβική δυσφορία ή πόνος *(ενοχλήσεις/ πόνος πάνω από το ηβικό οστό)*

- Περινεϊκή δυσφορία ή πόνος
- Κοκκυγική δυσφορία ή πόνος (ενοχλήσεις/πόνος εντός και γύρω από τον κόκκυγα)
- Δυσφορία ή πόνος χαμηλά στην πλάτη (στη μία πλευρά ή και στις δύο)
- Βουβωνική δυσφορία ή πόνος (στη μία πλευρά ή και στις δύο)
- Δυσουρία (ενόχληση ή κάψιμο κατά την ούρηση)
- Νυχτουρία (συχνή ούρηση τη νύχτα)
- Μειωμένη ροή ούρων
- Αίσθηση ατελούς ούρησης
- Δισταγμός πριν ή κατά τη διάρκεια της ούρησης
- Άγχος για την επαφή
- Ενόχληση ή ανακούφιση μετά από κένωση

Διαβάζοντας τη λίστα παραπάνω, δεν είναι περίεργο ότι οι ασθενείς και οι γιατροί νιώθουν αμηχανία και σύγχυση ως προς τη φύση ή τη θεραπεία που απαιτείται για την αποτελεσματική αντιμετώπιση αυτών των συμπτωμάτων.

Εισαγωγή στη μεθοδολογία

- *Η Παράδοξη Χαλάρωση* εκπαιδεύει τους ασθενείς στη χαλάρωση των μυών της πυέλου, στην τροποποίηση της κατά συνήθεια συγκέ-ντρωσης μυϊκής τάσης στο πυελικό έδαφος υπό συνθήκες άγχους, και στην τακτική μείωση του επιπέδου του άγχους και της διέγερσης του νευρικού συστήματος που ενισχύει το φαύλο κύκλο πόνου και δυσλειτουργίας. Η δεξιότητα αναπτύσσεται με επαναλαμβανόμενη εξάσκηση της κατάλληλης τεχνικής.
- *Η Ελευθέρωση των Εναυσματικών Σημείων Πόνου* στο πυελικό έδαφος είναι μια τεχνική που με τη χρήση των χεριών στοχεύει στη διάταση, χαλάρωση και επιμήκυνση των βραχυμένων ιστών εντός και εκτός του πυελικού εδάφους, ώστε να τους χαλαρώσει πλήρως. Η τεχνική αυτή εστιάζει στα εναυσματικά σημεία πόνου και στις

περιοχές με σπασμό και βράχυνση που σχετίζονται με το πυελικό άλγος. Οι ασθενείς εκπαιδεύονται στην αυτόνομη εφαρμογή της Ελευθέρωσης των Εναυσματικών Σημείων Πόνου εντός και εκτός του πυελικού εδάφους.

Όταν ένας ασθενής έχει διαγνωστεί και θεωρείται κατάλληλος υποψήφιος για τη θεραπεία μας, ξεκινά η εκπαίδευση του στην αυτο-θεραπεία της *Παράδοξης Χαλάρωσης*, στην Ελευθέρωση των Εναυσματικών Σημείων Πόνου εντός και εκτός του πυελικού εδάφους, και σε συναφείς μυοπεριτονιακές μεθόδους.

Η εφαρμογή της *Παράδοξης Χαλάρωσης* αποσκοπεί στην ελευθέρωση της εγκατεστημένης πυελικής τάσης και στην ίαση των συνεπειών της χρόνιας υπερτονίας και ερεθιστικότητας. Η *Παράδοξη Χαλάρωση* συχνά ακολουθεί την Ελευθέρωση των Εναυσματικών Σημείων Πόνου σε μια προσπάθεια εξοικείωσης του πυελικού εδάφους σε παρατεταμένες περιόδους με χαλάρωση χωρίς πόνο. Ο στόχος μας είναι να βοηθήσουμε τον ασθενή να ειδικευτεί στην εφαρμογή της βαθιάς χαλάρωσης των πυελικών μυών εφ' όρου ζωής.

Η Παράδοξη Χαλάρωση και η στοχευμένη φυσιοθεραπεία στο πυελικό έδαφος αποτελούν τα θεμέλια του Πρωτοκόλλου Γουάιζ-Άντερσον

Η *Ελευθέρωση των Εναυσματικών Σημείων Πόνου* αποσκοπεί στο να βοηθήσει τους ασθενείς μας να ελευθερώσουν τους μυς μέσα και γύρω από την πύελο από τα ενεργά εναυσματικά σημεία πόνου, καθώς και να καταστήσουν ξανά τους μυς του πυελικού εδάφους εύκαμπτους, μακρούς, μαλακούς και ευλύγιστους. Αυτό γίνεται εκπαιδεύοντας τους ασθενείς σε μια εξειδικευμένη εσωτερική και εξωτερική θεραπεία που ελευθερώνει τα εναυσματικά σημεία πόνου και αναπλάθει το μαλακό ιστό του πυελικού εδάφους. Σε αυτή τη φάση της θεραπείας, ο ασθενής είναι σε άμεση δακτυλική επαφή με τις εστίες του πόνου και της βράχυνσης. Ο σκοπός αυτής της παρέμβασης είναι να διαταθεί αργά ο συσπασμένος πυελικός ιστός σε φυσιολογικό μήκος και επίπεδο ευκαμψίας. Εκπαιδεύουμε τους ασθενείς μας στην αυτόνομη εφαρμογή της *Ελευθέρωσης των Εναυσματικών Σημείων Πόνου.* Όταν υπάρχουν εναυσματικά σημεία πόνου ή περιοχές με βράχυνση που ο ασθενής δε μπορεί να προσεγγίσει μόνος του, επιστρατεύεται κάποιος συνεργάτης ή φυσιοθεραπευτής. Τονίζουμε ιδιαιτέρως στους ασθενείς να εφαρμόζουν τη θεραπεία όσο πιο αυτόνομα μπορούν.

Για την πλειονότητα των ασθενών μας απαιτείται και εκπαίδευση στη φυσιοθεραπεία και συμπεριφορική αγωγή

Θεωρούμε ότι όταν η Παράδοξη Χαλάρωση ή η Ελευθέρωση Εναυσματικών Σημείων Πόνου γίνονται αποκλείοντας η μία την άλλη, τότε η πιθανότητα μείωσης ή εξάλειψης της πλειονότητας των συμπτωμάτων πυελικού άλγους ελαττώνεται σημαντικά.

Ποιός είναι κατάλληλος για αυτή τη μεθοδολογία;

Καθορίζουμε τους κατάλληλους υποψήφιους για τη θεραπεία μας μετά από μια διεξοδική διαγνωστική αξιολόγηση. Αυτή η αξιολόγηση είναι απαραίτητη για να αποκλείσει παθήσεις που θα μπορούσαν να μιμούνται τα συμπτώματα των παθήσεων που αντιμετωπίζουμε. Είναι απαραίτητο να γνωρίζουμε τί αντιμετωπίζουμε.

Ένας από τους στόχους του *Πρωτοκόλλου Γουάιζ-Άντερσον* είναι να ελευθερώσουμε τους ασθενείς από κάθε φάρμακο. Συχνά, αυτό δεν είναι δυνατό στην αρχή της θεραπείας. Σε πολλούς ασθενείς έχουν χορηγηθεί αντιβιοτικά, άλφα αναστολείς, μυοχαλαρωτικά καθώς και παυσίπονα. Πολλές φορές, οι ασθενείς έχουν αναπτύξει εξάρτηση από τα αναλγητικά, ώστε να αντέξουν τα συμπτώματά τους. *Ενώ μερικές φορές είναι δυνατή η διακοπή των φαρμάκων πριν από την έναρξη της θεραπείας τους, δεν είναι αναγκαία προϋπόθεση.* Προτείνουμε πλέον οι ασθενείς να διατηρούν τις φαρμακευτικές τους αγωγές και να τις διακόπτουν σιγά-σιγά, υπό ιατρική επίβλεψη, μόλις η αυτο-θεραπεία αρχίσει να μειώνει τον πόνο.

Γενικά, δε συστήνουμε στους ασθενείς να
μειώνουν τις φαρμακευτικές αγωγές τους μέχρι να
αποκτήσουν εμπειρία και ικανότητα στην εφαρμογή
του Πρωτοκόλλου Γουάιζ-Άντερσον που θα τους
επιτρέψει να περιορίσουν τα συμπτώματα

Το πρωτόκολλο έχει τα καλύτερα αποτελέσματα όταν τα εναυσματικά σημεία πόνου (εσωτερικά και/ή εξωτερικά), ή οι συσπασμένοι ή σπαστικοί μύες που τείνουν να αναπαράγουν κάποια συμπτώματα των ασθενών μπορούν να εντοπιστούν με την ψηλάφηση. Ο εντοπισμός τους μπορεί να πραγματοποιηθεί από λίγους γιατρούς ή φυσιοθεραπευτές με ανάλογη εμπειρία. Για να καθοριστεί εάν κάποιος έχει εναυσματικά σημεία πόνου απαιτείται μια αξιολόγηση από εμάς ή από κάποιον ιδιαίτερα πεπειραμένο στην *Ελευθέρωση Εναυσματικών Σημείων Πόνου* και στη φυσιοθεραπεία του πυελικού άλγους. Στο κεφάλαιο για την *Ελευθέρωση Εναυσματικών Σημείων Πόνου*, περιγράφουμε και παρουσιάζουμε εικόνες από τα πιο κοινά εναυσματικά σημεία πόνου που σχετίζονται με το πυελικό άλγος.

Ορισμένα άτομα μας αναφέρουν ότι σε έλεγχό τους με συσκευή βιοανάδρασης δεν προέκυψαν παθολογικά ευρήματα και αναρωτήθηκαν εάν αυτό τους αποκλείει από το πρωτόκολλο. Σε άλλο κεφάλαιο του παρόντος βιβλίου, έχουμε επισημάνει *ότι ο έλεγχος του πυελικού εδάφους με βιοανάδραση είναι αναξιόπιστο κριτήριο για τον καθορισμό της καταλληλότητας για το πρωτόκολλό μας. Με άλλα λόγια, ένας πρωκτικός ή κολπικός αισθητήρας βιοανάδρασης που υποδεικνύει μια φυσιολογική τιμή μυϊκής τάσης σε οποιοδήποτε μηχάνημα δεν είναι λόγος για να αποκλειστεί η καταλληλότητα του πρωτοκόλλου μας. Η πυελική ηλεκτρομυογραφική αξιολόγηση του πρωκτικού σφιγκτήρα ή της εισόδου του κόλπου είναι μία από τις ιατρικές εξετάσεις στις οποίες ένα θετικό συμπέρασμα μπορεί να είναι σημαντικό και να υποδείξει την κατάλληλη θεραπεία, ενώ ένα αρνητικό δεν αποδεικνύει τίποτα.*

Σε γενικές γραμμές, δεν πιστεύουμε στη χρήση ισχυρών αναλγητικών φαρμάκων επειδή τείνουν να μειώσουν το κατώτατο όριο πόνου και συχνά οδηγούν σε φαινόμενα εθισμού ή εξάρτησης. Αναγνωρίζουμε βεβαίως ότι το πυελικό άλγος ορισμένων ατόμων είναι τόσο έντονο και εξουθενωτικό που αυτά τα φάρμακα τους πρόσφεραν τη μοναδική, ή έστω μερική, ανακούφιση. Υπάρχουν και ασθενείς που έχουμε βοηθήσει οι οποίοι ξεκίνησαν θεραπεία ενώ λάμβαναν αναλγητικά φάρμακα και κατάφεραν να τα διακόψουν κατά τη διάρκεια της αυτο-θεραπείας.

Τ ο Πρωτόκολλο Γουάιζ-Άντερσον δεν είναι κάτι που κάποιος άλλος κάνει σε εσάς. Εκπαιδεύουμε τους ασθενείς μας να το εφαρμόζουν αυτόνομα, ώστε να μη χρειάζεται πλέον να βασίζονται σε εμάς ή άλλους επαγγελματίες για θεραπεία

Η ύπαρξη ενός ισχυρού κινήτρου για να εφαρμοστεί το αυστηρό πρωτόκολλό μας είναι ουσιώδης προϋπόθεση για την επιτυχία της θεραπείας. Εάν κάποιος δεν το διαθέτει σε επαρκή βαθμό, είναι απίθανο να αποτελέσει καλό υποψήφιο για το έργο μας.

Αξιολογώντας τα συμπτώματα των ασθενών μας

Παρακάτω είναι τα έντυπα που χρησιμοποιούμε για να αξιολογήσουμε τα συμπτώματα πριν ξεκινήσει η θεραπεία. Όταν παρακολουθούμε την πορεία των ασθενών με αυτά τα ίδια έντυπα, οι βαθμολογίες μας επιτρέπουν να τις συγκρίνουμε σε βάθος χρόνου και να αξιολογήσουμε την πρόοδό τους. Το έντυπο χωρίζεται σε ενότητες που αφορούν το πυελικό άλγος, τη δυσλειτουργία ούρησης και διαταραχές σεξουαλικής φύσεως. Το ερωτηματολόγιο *Βαθμολόγησης Συμπτωμάτων Πυελικού Άλγους* που χρησιμοποιείται στο *Πρωτόκολλο Γουάιζ-Άντερσον* αποτελεί τροποποίηση της μελέτης που αναπτύχθηκε από τον Δρ. Τ. Κρίγκερ, και περιλαμβάνει ερευνητικές ερωτήσεις από την Αμερικανική Ουρολογική Εταιρεία.

Έντυπο Βαθμολόγησης Συμπτωμάτων Πυελικού Άλγους (για άρρενες)

Ονοματεπώνυμο _____ Ημερομηνία _____

Κατά τη διάρκεια του τελευταίου μήνα περίπου, μέχρι και σήμερα, πόσο ενοχληθήκατε από :

	Καθόλου		Μέτρια		Υπερβολικά
Πόνο στο κάτω μέρος της πλάτης	0	1	2	3	4
Πόνο στην κατώτερη κοιλιά	0	1	2	3	4
Πόνο κατά την ούρηση	0	1	2	3	4
Πόνο κατά τις κενώσεις	0	1	2	3	4
Πόνο στο ορθό	0	1	2	3	4
Πόνο στον προστάτη αδένα	0	1	2	3	4
Πόνο στους όρχεις	0	1	2	3	4
Πόνο στο πέος	0	1	2	3	4

Αριθμός ημερών που νιώσατε πόνο κατά τη διάρκεια του τελευταίου μήνα _____ημέρες

Πόσο έντονος είναι ο πόνος κατά μέσο όρο τώρα;   0 _____ 10

Χωρίς πόνο   το υψηλότερο επίπεδο πόνου

Συνολική βαθμολογία πόνου _____

Δυσκολία καθυστέρησης της ούρησης	0	1	2	3	4
Δυσκολία να κρατηθείτε (επιτακτικότητα)	0	1	2	3	4
Συχνότερα από 2 ώρες (συχνότητα)	0	1	2	3	4
Αριθμός νυχτερινών ουρήσεων	0	1	2	3	4
Αίσθημα ατελούς κένωσης της κύστης μετά την ούρηση	0	1	2	3	4
Συχνή έναρξη και διακοπή ούρησης(διακοπτόμενη ούρηση)	0	1	2	3	4
Αδύναμη δέσμη ούρων	0	1	2	3	4
Ανάγκη πίεσης ή προσπάθειας για να ξεκινήσει η ούρηση	0	1	2	3	4

Συνολική βαθμολογία ούρησης _____

Έλλειψη ενδιαφέροντος για σεξουαλική δραστηριότητα	0	1	2	3	4
Δυσκολία επίτευξης στύσης	0	1	2	3	4
Δυσκολία διατήρησης στύσης	0	1	2	3	4
Δυσκολία επίτευξης εκσπερμάτισης	0	1	2	3	4
Πόνος στην εκσπερμάτιση	0	1	2	3	4
Πόνος ή ενόχληση μετά την εκσπερμάτιση	0	1	2	3	4

Συνολική σεξουαλική βαθμολογία _____

Επιπλέον, οι άνδρες συμπληρώνουν τους Δείκτες Συμπτωμάτων Χρόνιας Προστατίτιδας του Εθνικού Ινστιτούτου για την Υγεία ως εργαλείο σύγκρισης.

Έντυπο Βαθμολόγησης Συμπτωμάτων Πυελικού Άλγους (για γυναίκες)

Ονοματεπώνυμο _____   Ημερομηνία _____

Κατά τη διάρκεια του τελευταίου μήνα περίπου, μέχρι και σήμερα, πόσο ενοχληθήκατε από:

	Überhaupt nicht		*Mittelmäßig*		*Extrem*
Πόνο χαμηλά στην πλάτη	0	1	2	3	4
Πόνο στην κατώτερη κοιλιά	0	1	2	3	4
Πόνο κατά την ούρηση	0	1	2	3	4
Πόνο με τις κενώσεις	0	1	2	3	4
Πόνο στο ορθό	0	1	2	3	4
Πόνο στην ουρήθρα	0	1	2	3	4
Πόνο στον κόλπο	0	1	2	3	4
Πόνο κατά την εμμηνορρυσία	0	1	2	3	4
Πόνο κατά τη σεξουαλική επαφή	0	1	2	3	4

Αριθμός ημερών που νιώσατε πόνο κατά τη διάρκεια του τελευταίου μήνα _____ημέρες

Πόσο έντονος είναι ο πόνος κατά μέσο όρο τώρα;   0 _____ 10

Χωρίς πόνο   το υψηλότερο επίπεδο πόνου

Συνολική βαθμολογία πόνου _____

Επιτακτικότητα ούρησης/συχνουρία	0	1	2	3	4
Αριθμός νυχτερινών ουρήσεων	0	1	2	3	4
Δυσκολία κένωσης της ουροδόχου κύστης	0	1	2	3	4

Συνολική βαθμολογία ούρησης _____

Αποκτώντας την κυριότητα του πυελικού άλγους σας: όπως το κατάστημα Home Depot, εμείς λέμε ότι «μπορείτε να τα καταφέρετε και εμείς μπορούμε να σας βοηθήσουμε» - Το Πρωτόκολλο Γουάιζ-Άντερσον είναι τελικά ένα πρωτόκολλο «κάν' το μόνος σου»

Το Home Depot είναι ένα κατάστημα οικιακού εξοπλισμού στις Η.Π.Α. που έχει καταστεί θεσμός στην παροχή υλικού και υποστήριξης σε όσους επιθυμούν να ανακαινίσουν το σπίτι μόνοι τους. Είτε θέλετε να βάλετε ράφια ή πλακάκια πάνω από τον πάγκο του μπάνιου ή παράθυρα σε ένα νέο δωμάτιο στο σπίτι σας, το Home Depot πουλά τα εργαλεία που θα σας το επιτρέψουν. Μπορείτε να αγοράσετε πλακάκια, κόφτες πλακιδίων, τσιμέντο, γύψο, νεροχύτες μπάνιου, πάγκους, κόντρα πλακέ, πριόνια, πιστόλια καρφώματος και συμπιεστές αέρα. Όλα αυτά τα υλικά αποσκοπούν στο να σας παρέχουν τα εργαλεία για να το κάνετε μόνοι σας.

Πολλοί από τους ασθενείς οι οποίοι εκπαιδεύονται στην αυτο- θεραπεία είναι το ίδιο ή περισσότερο αποτελεσματικοί στη θεραπεία του πυελικού άλγους από τους καλύτερους επαγγελματίες

Υπάρχει και άλλος τρόπος να κάνετε ανακαίνιση. Μπορείτε να συμβουλευτείτε το χρυσό οδηγό και να βρείτε έναν εργολάβο ο οποίος θα κατασκευάσει το ράφι, τα πλακάκια πάνω από τον πάγκο, ή θα βάλει τα παράθυρα σε ένα νέο δωμάτιο. Μπορείτε να βρείτε ένα γενικό εργολάβο τον οποίο να προσλάβετε για να κάνετε οτιδήποτε θέλετε στο σπίτι σας. Το μόνο που σας μένει να κάνετε είναι να συμφωνήσετε σχετικά με το τι πρέπει να γίνει, μια τιμή και είστε έτοιμοι. Δε θα χρειαστεί ούτε να αγγίξετε σφυρί, να κουβαλήσετε ένα μαδέρι, ή να καθαρίσετε ίχνος πριονιδιού. Κάποιος άλλος θα τα κάνει όλα για εσάς. Αυτό είναι συχνά το πρότυπο του *Δεν ξέρω πώς να το κάνω μόνος μου* ή *Εγώ δε θέλω να το κάνω μόνος μου*. Για διάφορους λόγους, το πρότυπο του *καν> το μόνος σου* σαρώνει ολόκληρη τη χώρα. Όχι μόνο ενισχύεται η αυτοεκτίμηση λόγω της ικανοποίησης που προέρχεται από την αυτόνομη δημιουργία, αλλά και σημαντική εξοικονόμηση χρημάτων που προκύπτει σε αυτή τη προσέγγιση ανακαίνισης του σπιτού.

Το Πρωτόκολλο Γουάιζ-Άντερσον είναι ένα πρωτόκολλο *καν> το μόνος σου*. Έρχεται σε αντίθεση με το συμβατικό είδος ιατρικής θεραπείας στο οποίο ο γιατρός είναι ο ειδικός και σας υποβάλλει στη θεραπεία που γίνεται σε εσάς ή με εσάς ένα σχετικά παθητικό αποδέκτη της. Αυτή είναι η διαμορφωμένη συμπεριφορά μας. Κάτι δεν πάει καλά στο σώμα μας ή ανησυχούμε για κάτι, τότε πάμε στο γιατρό και του λέμε «υπάρχει κάτι ανησυχητικό;» Αν όντως υπάρχει, είμαστε συνηθισμένοι να μας δίνει ο γιατρός φάρμακα ή να κάνει μια πράξη ή χειρουργική επέμβαση για να το διορθώσει. Έτσι μεγαλώσαμε και σχεδόν όλοι με πυελικό άλγος ακολούθησαν παρόμοια πορεία στην προσπάθεια τους να επιλύσουν το πρόβλημά τους.

Σχεδόν ανεξαιρέτως, όσοι εφαρμόζουν τη θεραπεία μας έχουν λάβει πολλά φάρμακα. Οι λιγότερο τυχεροί έχουν υποβληθεί σε χειρουργικές επεμβάσεις. Σχεδόν σε όλους που μας επισκέφτηκαν, τα φάρμακα και οι χειρουργικές επεμβάσεις απέτυχαν. Η ενεργή συμμετοχή του ασθενή στη θεραπεία είναι απαραίτητη στο πρωτόκολλό μας. Ο ασθενής πρέπει να αναλάβει την ευθύνη του προβλήματός του. Μπορεί ο ειδικός στοματικής υγείας να διατηρήσει τα δόντια σας καθαρά; Μπορεί να κάνει έναν καθαρισμό και να σας δείξει τον τρόπο με τον οποίο μπορείτε να τα κρατήσετε καθαρά, αλλά δε μπορεί να σας ακολουθεί όπου πάτε για να γίνει αυτό. Εσείς πρέπει να αναλάβετε την ευθύνη.

Μετά την εκπαίδευσή τους, οι πιο επιτυχημένοι ασθενείς έχουν αναλάβει την ευθύνη για την αντιμετώπιση του πυελικού τους άλγους

Με τον ίδιο τρόπο, κατά την άποψή μας, ο γιατρός που επισκέπτεστε για το πυελικό άλγος, είτε είναι γιατρός ή ψυχολόγος ή φυσιοθεραπευτής, δεν μπορεί να το διορθώσει. Όπως στην περίπτωση των δοντιών σας, εσείς θα πρέπει να είστε υπεύθυνοι για να τα διατηρήσετε καθαρά εκτός και προσλάβετε έναν οδοντίατρο για να σας ακολουθεί και να καθαρίζει τα δόντια σας μία ή δύο φορές την ημέρα. Πέρα από αυτή την παράλογη ιδέα, η απόφαση είναι δική σας. Η αντιμετώπιση ενός πυελικού εδάφους που συσπάται κατά συνήθεια είναι παρόμοια. Πρέπει να μάθετε να ηρεμείτε το νευρικό σας σύστημα σε τακτά χρονικά διαστήματα και να σταματάτε τη σύσπαση της πυέλου. Θεωρούμε ότι η επαναλαμβανόμενη καθημερινή αυτο-θεραπεία με χαλάρωση του πυελικού εδάφους και η εσωτερική και εξωτερική *Ελευθέρωση των Εναυσματικών Σημείων Πόνου*, καθώς και η χρήση μυοπεριτονιακών χαλαρωτικών μεθόδων που εφαρμόζονται αυτόνομα από τον ασθενή, είναι με διαφορά ο πιο αποτελεσματικός τρόπος για την αποκατάσταση του πυελικού εδάφους.

Ο στόχος του πρωτοκόλλου μας είναι να τελειοποιηθούν οι ασθενείς στην αυτοθεραπεία τους και όχι να επανέρχονται για περισσότερη θεραπεία

Ανακαλύψαμε ότι ο καλύτερος τρόπος εφαρμογής του πρωτοκόλλου μας είναι μέσω της εκπαίδευσης των ασθενών στην αυτο-θεραπεία. Στις εξάημερες κλινικές που οργανώνουμε τα τελευταία 11 χρόνια οι ασθενείς εμβαπτίζονται κυριολεκτικά στο πρωτόκολλο. Οι ασθενείς μαθαίνουν το πρωτόκολλο χαλάρωσης πιο εύκολα και διεξοδικά, έχοντας πολλές ώρες εμπειρίας με τη μέθοδο, αντιμετώπισης των δυσκολιών που φυσιολογικά ανακύπτουν και αποσαφήνισης των ερωτημάτων τους.

Κατά το παρελθόν, εφόσον κάποιος διέθετε έναν αποφασισμένο σύντροφο, μαθαίναμε στο σύντροφο πως να εκτελεί την *Ελευθέρωση Εναυσματικών Σημείων Πόνου*. Καθώς οι ασθενείς τώρα πλέον μαθαίνουν τη δική τους αυτο-εφαρμοζόμενη φυσιοθεραπεία, δεν είναι απαραίτητη η συμβολή ενός συντρόφου για την επιτυχία της θεραπείας.

Σκοπός μας είναι να καταστήσουμε την ελεύθερη πόνου κατάσταση ως τη φυσιολογική κατάσταση

Ιστική μνήμη: τα νεύρα, οι μύες και τα αγγεία προσαρμόζονται στην κατάστασή τους

Οι ερευνητές στο χώρο του πόνου, προσπάθησαν να κατανοήσουν γιατί ο πόνος γίνεται χρόνιος ακόμα και ελλείψει αντικειμενικών σωματικών ευρημάτων. Η εξήγηση που έχει προκύψει περιστρέφεται γύρω από την ιδέα ότι οι ιστοί έχουν μνήμη και μπορούν να «θυμούνται» και να ανακατασκευάζουν τον πόνο ακόμα και όταν η αρχική πηγή του έχει απομακρυνθεί.

Βρίσκουμε στοιχεία που αποδεικνύουν την ύπαρξη μνήμης στους ιστούς στη δουλειά μας με το πυελικό άλγος και δυσλειτουργία. Νωρίτερα αναφερθήκαμε σε ορισμένους ασθενείς με πόνο και δυσλειτουργία λόγω διάμεσης κυστίτιδας που επέλεξαν να υποβληθούν σε χειρουργική επέμβαση για αφαίρεση κύστης. Η επιλογή μιας τέτοιας ριζικής προσέγγισης βασίστηκε στην ιδέα ότι εάν η πηγή του πόνου αφαιρεθεί, που εικάζεται ότι ήταν η ουροδόχος κύστη, τότε ο πόνος θα απομακρυνθεί. Δυστυχώς, ο πόνος παρέμεινε αμείωτος μετά τη χειρουργική επέμβαση σε αυτούς τους ασθενείς.

Θεωρώντας ότι οι ιστοί θυμούνται, θα μπορούσαμε να πούμε ότι η κύστη αρχικά μπορεί να ήταν μία από τις πηγές (μαζί με το πυελικό έδαφος) του πόνου. Τα νεύρα, οι μύες και τα αγγεία που συνδέονται με την ουροδόχο κύστη μπορεί να είχαν «ανάμνηση» του πόνου ακόμα και όταν η κύστη είχε πλέον αφαιρεθεί. Η αφαίρεση της ουροδόχου κύστης δεν είχε καμία επίπτωση στη μνήμη του ιστού που συμμετείχε στη διαδικασία και προκάλεσε τον πόνο εξαρχής, ούτε και στον πόνο του πυελικού εδάφους.

Η προσαρμογή στο χρόνιο πόνο

Κανείς που υποφέρει από πυελικό άλγος και δυσλειτουργία δε θα αναφέρει ότι αισθάνεται άνετα ή φυσιολογικά με τα συμπτώματά του. Ωστόσο, μπορεί το σώμα να έχει προσαρμοστεί σε αυτή την επώδυνη και δυσλειτουργική κατάσταση και να τη θεωρεί φυσιολογική. Με άλλα λόγια, το πυελικό άλγος και η δυσλειτουργία φθάνοντας σε ένα ορισμένο επίπεδο μπορεί να προσδίδουν μια «οικεία» και σταθερή αίσθηση.

Επανάληψη μήτηρ πάσης μαθήσεως

Συχνά παρατηρείται ότι οι ασθενείς νιώθουν σημαντική ανακούφιση από τα συμπτώματα μετά από την *Παράδοξη Χαλάρωση* και την *Ελευθέρωση των Εναυσματικών Σημείων Πόνου*. Αυτή η ανακούφιση είναι σύντομη συνήθως, με τα συμπτώματα να επανεμφανίζονται μετά από ώρες ή ημέρες. Κατά την άποψή μας, η ρύθμιση περί «φυσιολογικού» μετατοπίστηκε από ένα συγκεκριμένο βαθμό πόνου σε ένα χαμηλότερο ή και μηδενικό. Αυτή η ρύθμιση πρέπει να μετατραπεί σε «προεπιλεγμένη» καθώς η θεραπεία επαναλαμβάνεται ξανά και ξανά από την αρχή. *Ένας από τους στόχους της Παραδόξης Χαλάρωσης και της Ελευθέρωσης των Εναυσματικών Σημείων Πόνου είναι να επανεκπαιδευτούν τα νεύρα, οι μύες και τα αγγεία, ώστε η αίσθηση που έχουν όταν είναι απαλλαγμένοι από πόνο και δυλειτουργία να γίνει οικεία.*

Ένα παράδειγμα: συνηθίζοντας να μην τραυλίζουμε

Το 1971 ο Δρ. Μάρτιν Σβαρτς, καθηγητής της επιστήμης της ομιλίας, στο τμήμα χειρουργικής του Πανεπιστήμιου της Νέας Υόρκης, παρατήρησε σπασμό των φωνητικών χορδών σε μια ασθενή η οποία τραύλιζε στις προσπάθειες ομιλίας της. Όταν ήταν σε θέση να μιλήσει ξανά, οι φωνητικές της χορδές χαλάρωναν ελαφρώς, ίσα ίσα για να περάσει αέρας που να επιτρέψει τη δόνηση τους. Αυτή η παρατήρηση τον οδήγησε στη δημιουργία μιας νέας θεραπευτικής αγωγής για το τραύλισμα που έκανε δυνατή τη διακοπή του στους περισσότερους πάσχοντες μέσα σε λίγα λεπτά χρησιμοποιώντας αυτή τη μέθοδο. Η επιτυχία οφειλόταν στην εκμάθηση ενός απλού αναπνευστικού χειρισμού που εμπόδιζε το κλείσιμο των φωνητικών χορδών αμέσως πριν ξεκινήσει η ομιλία.

Η μεγαλύτερη πρόκληση στη διακοπή του τραυλίσματος, παρατήρησε ο Σβάρτς, ήταν η αλλαγή της ασυνείδητης αντίστασης στη διακοπή του. Για τους πάσχοντες, το τραύλισμα τους είναι κάτι οικείο. Αν και δυσάρεστο και δυσλειτουργικό, το τραύλισμα και όλα όσα σχετίζονται με το θέμα αυτό τους είναι γνωστό και οικείο. Όπως ανέφερε ένας τραυλός στο Δρ. Σβάρτς, «δεν τραυλίζω πλέον, αλλά το πρόβλημα μου είναι ότι δεν ξέρω πώς να μιλάω στους ανθρώπους».

Μια δυσλειτουργική κατάσταση μπορεί να φαίνεται φυσιολογική. Η ευφράδεια στην ομιλία, στο ασυνείδητο και στην ιδιαίτερα εμπεδωμένη συμπεριφορά του τραυλού, μπορεί να προσδίδει την αίσθηση αποσταθε-ροποίησης και απειλής.

Ο Σβάρτς δήλωσε «Δώστε τους αποτελεσματικές τεχνικές, τις οποίες να εξασκούν σε τακτά χρονικά διαστήματα, ώστε να καταστούν ημι-αυτόμα-τες, και στη συνέχεια να τους υποβάλλετε σε καταστάσεις ιεραρχημένες ως προς το βαθμό έκθεσης στο άγχος, ξεκινώντας αρχικά από χαμηλά επίπεδα και αυξάνοντάς τα». Η μέθοδος Σβάρτς επιτρέπει στους τραυλούς να ξεπεράσουν τον αρχικό τους φόβο που πυροδοτεί το τραύλισμα. Είναι μια μέθοδος που καθιστά την ευφράδεια στο λόγο «οικεία».

Η *Παράδοξη Χαλάρωση* και η βαθιά χαλάρωση του πυελικού εδάφους

Ο στόχος της *Παράδοξης Χαλάρωσης*

Τα άτομα με χρόνιο πυελικό άλγος έχουν την τάση να συγκεντρώνουν μυϊκή τάση στο πυελικό έδαφος υπό συνθήκες άγχους. Με το πέρασμα του χρόνου αυτή η ένταση βραχύνει τους πυελικούς μυς και καθιστά το περιβάλλον αφιλόξενο για τους μυς, τα νεύρα, τους ιστούς και τις δομές που απαρτίζουν το πυελικό έδαφος. Αυτό το αφιλόξενο περιβάλλον συμβάλλει στα συμπτώματα που είναι συνήθως συνδεδεμένα με το χρόνιο πυελικό άλγος.

Η βραχυμένη κατάσταση των μυών στο εσωτερικό του πυελικού εδάφους δεν επιτρέπει τη φυσιολογική χαλάρωση, την ευκαμψία και τη λειτουργία του ιστού. Η Ελευθέρωση *των Εναυσματικών Σημείων* Πόνου είναι απαραίτητη για να χαλαρώσει την πύελο και να ελευθερώσει τα εναυσματικά σημεία πόνου ώστε να χαλαρώσει τους συσπασμένους μυς.

Η χαλάρωση των πυελικών μυών βοηθά στην αναγκαία επούλωση των ερεθισμένων νεύρων, ιστών, και δομών του πυελικού εδάφους. Η επαναλαμβανόμενη χαλάρωση του πυελικού εδάφους επιτρέπει την αναγέννηση, τη σωστή οξυγόνωση, θρέψη, και αποβολή τοξικών ουσιών από τους μυς. Η τακτική χαλάρωση του αυτόνομου νευρικού συστήματος βοηθά τους πυελικούς μυς να συνηθίσουν τη φυσιολογική αίσθηση χωρίς πόνο ή δυσλειτουργία και να μειωθεί η ευαισθησία των εναυσματικών σημείων πόνου.

Ο στόχος της *Παράδοξης Χαλάρωσης* είναι η τροποποίηση της καθ' έξη αντανακλαστικής σύσπασης του πυελικού εδάφους σε συνθήκες στρες

Δεν είναι ξεκάθαρο πώς να ξεκινήσει η εκπαίδευση στη χαλάρωση ατόμων που πονούν. Χωρίς εκπαίδευση, οι άνθρωποι που πονούν προφανώς δυσκολεύονται να χαλαρώσουν. Παραμένουν σε ένταση καθώς το σώμα προσπαθεί να προφυλαχτεί απέναντι στον πόνο. Αυτό είναι κατανοητό και φυσιολογικό, αλλά μακροπρόθεσμα δεν είναι χρήσιμο. *Στο Πρωτόκολλο Γουάιζ-Άντερσον, η Ελευθέρωση των Εναυσματικών Σημείων Πόνου βοηθά να επανέλθει το μήκος και η ευκαμψία του συσπασμένου πυελικού ιστού, ώστε να έχει την ικανότητα να παραμείνει χαλαρός με τη χρήση της Παράδοξης Χαλάρωσης που περιγράφεται εδώ.*

Ο μαλακός ιστός του πυελικού εδάφους πρέπει να παραμείνει μαλακός εφ' όρου ζωής, προκειμένου να μην είναι επώδυνος

Ο πόνος και η δυσλειτουργία των παθήσεων που περιγράφουμε σε αυτό το βιβλίο απορρέουν από τη σύσπαση του μαλακού ιστού. Η προσωρινή απενεργοποίηση αυτού του μαλακού ιστού, εάν δε συνοδευτεί από αλλαγή της κατά συνήθεια σύσπασής του, τείνει να μην είναι αποτελεσματική μακροπρόθεσμα. Η *Παράδοξη Χαλάρωση* είναι η πρακτική της τακτικής αποκατάστασης του πυελικού εδάφους ώστε να μην πονά.

Όταν προσπαθείτε να χαλαρώσετε ενώ πονάτε, ο ρεαλιστικός στόχος είναι να ελαττώσετε την ένταση και τη δυσφορία και όχι να τις εξαλείψετε. Οι ρεαλιστικοί στόχοι είναι σημαντικοί όταν υποβάλλεστε στο *Πρωτόκολλο Γουάιζ-Άντερσον*. Σε αυτό το κεφάλαιο, θα αναφερθούμε στην προέλευση της *Παράδοξης Χαλάρωσης* και θα αναλύσουμε τις λεπτομέρειες αυτής της τεχνικής.

Οι καταβολές της *Παράδοξης Χαλάρωσης*: το έργο του Έντμουντ Τζέικομπσον

Η θεμελίωση της *Παράδοξης Χαλάρωσης* ξεκίνησε πριν από περίπου 100 χρόνια με το έργο του Δρ. Έντμουντ Τζέικομπσον. Ο Τζέικομπσον θεωρείται ο πατέρας της θεραπείας χαλάρωσης στις Η.Π.Α. και η μέθοδός του της *Προοδευτικής Χαλάρωσης* έχει χρησιμοποιηθεί σε άλλοτε άλλη μορφή κατά το μεγαλύτερο μέρος του εικοστού αιώνα. Μέσα στα χρόνια, πολλές ερευνητικές μελέτες πραγματοποιήθηκαν για τη διερεύνηση των επιδράσεων της *Προοδευτικής Χαλάρωσης* σε διάφορες καταστάσεις, από τη δυσκοιλιότητα μέχρι το βουητό των αυτιών. Παρόλες τις παρανοήσεις σχετικά με την *Προοδευτική Χαλάρωση*, ακόμη και από επαγγελματίες υγείας που την εφάρμοζαν, η μέθοδος του Τζέικομπσον άντεξε τη δοκιμασία του χρόνου.

Ο Τζέικομπσον γεννήθηκε το 1888 στο Σικάγο από μια μεσοαστική οικογένεια. Υπήρξε λαμπρός φοιτητής και αποφοίτησε από το Πανεπιστήμιο Νορθγουέστερν σε μόλις δύο έτη. Σε ηλικία 18 ετών γράφτηκε στο Πανεπιστήμιο Χάρβαρντ και υπήρξε ο νεότερος στη μέχρι τότε ιστορία του Πανεπιστημίου κάτοχος διδακτορικού τίτλου στην ψυχολογία. Δίδαξε ψυχολογία στο Πανεπιστήμιο του Σικάγο και αργότερα συνέχισε στο Ιατρικό Κολλέγιο Ρας από έλαβε και το Πτυχίο της Ιατρικής.

Ο Τζέικομπσον ενδιαφέρθηκε για τη χαλάρωση αρκετά νωρίς στη ζωή του και τελειοποιήθηκε μέσω της δια βίου εφαρμογής της

Ο Τζέικομπσον επηρεάστηκε από το γεγονός πως όταν ήταν 8 χρονών, ξέσπασε φωτιά σε ένα κτήριο διαμερισμάτων ιδιοκτησίας των γονέων του στο Σικάγο των αρχών του εικοστού αιώνα. Ένας φίλος των γονέων του βρήκε τραγικό θάνατο στις φλόγες και οι γονείς του ταράχτηκαν ψυχικά κι έγιναν υστερικοί λόγω της τραγικής αυτής απώλειας.

Το επίπεδο ταραχής των γονέων του ενόχλησε βαθύτατα τον νεαρό Τζέικομπσον. Αργότερα στη ζωή του ανέφερε ότι από το συμβάν της φωτιάς κι έπειτα ορκίστηκε ποτέ να μην αναστατωθεί όπως συνέβη με τους γονείς του. Η επιθυμία του να παραμείνει ήρεμος και χαλαρός παρέμεινε καθόλη την ενήλικη ζωή του.

Αργότερα, προσπαθώντας να αντιμετωπίσει την αϋπνία που τον ταλαιπωρούσε ως προπτυχιακό φοιτητή του Χάρβαρντ, άρχισε να πειραματίζεται με τις δικές του μεθόδους χαλάρωσης. Καθώς προσπαθούσε να αναπτύξει μια τεχνική που του επέτρεπε να κοιμάται, επέλεξε να εκπονήσει τη διδακτορική του διατριβή μελετώντας ένα πείραμα όπου υποκείμενα σε ένταση αντιδρούσαν έντονα σε ένα στρεσογόνο γεγονός (την κλαγγή δύο μεταλλικών ράβδων), ενώ υποκείμενα εκπαιδευμένα στη χαλάρωση δεν αντιδρούσαν σχεδόν καθόλου.

Ο Τζέικομπσον έγινε ο τέλειος γνώστης αυτής της μεθόδου. Μια δημοσιογράφος εφημερίδας που πήρε συνέντευξη από τον Τζέικομπσον προς το τέλος της ζωής του έγραψε ότι ένιωθε έντονα το επίπεδο της δικής της νευρικότητας μέσω του καθρέπτη του να είσαι κοντά σε έναν τόσο βαθιά ήρεμο άνθρωπο. Αυτή του η δυνατότητα να χαλαρώνει βαθιά και να ελαττώνει τις μεταβολικές του ανάγκες σε οξυγόνο του επέτρεπε να μένει μέσα στο νερό για αρκετά λεπτά.

Ο Τζέικομπσον αφιέρωσε τη ζωή του στην εφαρμογή των αρχών της χαλάρωσης που ανέπτυξε στη θεραπεία πολλών διαταραχών που σχετίζονται με το στρες

Όταν επεδείκνυε τη μέθοδο χαλάρωσής του μπροστά σε φοιτητές, μπορούσε μέσα σε ένα με δύο λεπτά να χαλαρώνει τόσο βαθιά που να μοιάζει με πτώμα, αφού οι μόνοι μύες που εμφάνιζαν κάποια τάση ήταν οι μύες που απαιτούνταν για την καρδιακή και αναπνευστική λειτουργία. Ίσως η ισχυρότερη απόδειξη της τελειότητάς του στη χαλάρωση είναι ο μακρός του βίος των 95 ετών, ιδίως αν ληφθεί υπόψη ότι και οι δύο γονείς του απεβίωσαν σε σχετικά μικρή ηλικία.

Το 1924, θεράπευσε γυναίκες με υστερικό κόμβο, μια κατάσταση όπου η ασθενής νομίζει ότι κάτι έχει σφηνώσει στο λαιμό της. Ο Τζέικομπσον απέδειξε με ακτινοσκοπική απεικόνιση μια λειτουργική στένωση του οισοφάγου σε αυτή τη διαταραχή. Στη συνέχεια εκπαίδευσε τις ασθενείς στην Προοδευτική Χαλάρωση και απεικόνισε ακτινοσκοπικά τον οισοφάγο τους μετά τη θεραπεία χαλάρωσης. Όχι μόνο υποχώρησαν τα υποκειμενικά συμπτώματα, αλλά και οι συσπασμένες περιοχές του οισοφάγου φάνηκε να διατάθηκαν στον ακτινοσκοπικό έλεγχο.

Για τα επόμενα 60 χρόνια, ο Τζέικομπσον αντιμετώπιζε επιτυχώς καταστάσεις μεταξύ των οποίων η υπέρταση, ο σπασμός του οισοφάγου, η σπαστική κολίτιδα, οι κεφαλαλγίες, οι λειτουργικές καρδιακές διαταραχές όπως το αίσθημα παλμών και αρρυθμίες, καθώς επίσης και μια μεγάλη γκάμα ψυχολογικών διαταραχών, όπως αγχώδεις διαταραχές, κατάθλιψη και μανία. Η επιτυχία των μεθόδων του καταγράφηκε στις πολλές μελέτες τις οποίες δημοσίευσε. Αυτό που πραγματικά είναι πιο αξιοσημείωτο είναι πως ο Τζέικομπσον πρότεινε τη σχέση μεταξύ στρες και νόσου πολλές δεκαετίες πριν αυτό γίνει της μόδας. Είναι επίσης αξιοσημείωτο ότι θεράπευσε πραγματικά περιστατικά και διεξήγαγε επιστημονική έρευνα

στο γνωστικό αυτό αντικείμενο σε μια εποχή που υπήρχε πολύ περιορισμένο ενδιαφέρον και συνειδητοποίηση για τη σχέση μεταξύ σώματος και πνεύματος.

Στα μέσα της δεκαετίας του 1940, ο Τζέικομπσον ήθελε να αναπτύξει μια συσκευή που θα μπορούσε να επιβεβαιώσει την αποτελεσματικότητα της μεθόδου του με αμερόληπτο τρόπο. Δεν υπήρχε κανένα αξιόπιστο αντικειμενικό εύρημα το οποίο να αποδεικνύει αν κάποιος είναι χαλαρός ή αν κάποιος εμφανίζει μια μεταβολή του επιπέδου χαλάρωσής του ως αποτέλεσμα των παρεμβάσεων του Τζέικομπσον.

Σε συνεργασία με την εταιρεία Bell Telephone Laboratories, ανέπτυξαν τον πρώτο ηλεκτρομυογράφο, ένα όργανο ικανό να ανιχνεύει την ηλεκτρική δραστηριότητα των μυών με ευαισθησία ενός εκατομμυριοστού του Βολτ. Με αυτή τη συσκευή, οι έως τότε μη ανιχνεύσιμες φυσιολογικές δράσεις μπορούσαν πλέον εύκολα και με επιστημονικό τρόπο να καταγραφούν. Ο *ηλεκτρομυογράφος* μπορούσε πλέον *αντικειμενικά* να εξακριβώσει κατά πόσο κάποιος ήταν τεταμένος ή χαλαρός και το βαθμό που η *Προοδευτική Χαλάρωση* είχε αποτέλεσμα.

Η Προοδευτική Χαλάρωση δεν πραγματεύεται μόνο τη σύσπαση και χαλάρωση μυών

Μολονότι ο ηλεκτρομυογράφος αποτέλεσε τη βάση της πρώτης συσκευής βιοανάδρασης, ο Τζέικομπσον ποτέ δεν ενδιαφέρθηκε να ενσωματώσει το τεχνολογικό θαύμα που δημιούργησε ως εργαλείο στην κλινική πράξη. Η θέση του υπήρξε ότι δε μπορεί κάποιος να μάθει να χαλαρώνει κοιτώντας ένα μετρητή ή ακούγοντας έναν τόνο. Αισθανόταν ότι η ίδια η πράξη του να κοιτά ή να ακούει κανείς παράγει τάση και εμποδίζει τη μετάβαση σε βαθιά στάδια χαλάρωση την οποία και στόχευε.

Η *Προοδευτική Χαλάρωση* είναι πολύ καλά γνωστή για την οδηγία της σύσπασης και χαλάρωσης μυών κατά την έναρξη της χαλάρωσης. Στην πράξη, πολλοί θεραπευτές που δεν έχουν κατανοήσει την *Προοδευτική Χαλάρωση* νομίζουν ότι απλά περιλαμβάνει την εκούσια σύσπαση και εν συνεχεία χαλάρωση των μυών ως έναν τρόπο προαγωγής της χαλάρωσης στους μυς αυτούς. Αυτό αποτελεί μια βασική παρανόηση.

Ο Τζέικομσπον ήταν ξεκάθαρος ότι η οδηγία της σύσπασης και στη συνέχεια χαλάρωσης ενός μυός σκοπό είχε την ανάδειξη της τάσης, έτσι ώστε ο ασθενής να μπορεί να αναγνωρίζει συνειδητά την αίσθησή της. Η ικανότητα να αναγνωρίζει κανείς τις λεπτές διαβαθμίσεις της τάσης αποτελεί μια εξέχουσα δεξιότητα στην *Προοδευτική Χαλάρωση*. Οι πλέον δύσκολοι ασθενείς στη θεραπεία είναι αυτοί που αναφέρουν ότι νιώθουν ελάχιστη ή καθόλου τάση, μολονότι εμφανώς έχουν τάση και μάλιστα αντικειμενικά μετρήσιμη.

Η επιδίωξη της Προοδευτικής Χαλάρωσης ποτέ δεν ήταν η κόπωση των μυών ή ο εξαναγκασμός τους σε χαλάρωση

Η εντολή της σύσπασης/χαλάρωσης σκόπευε κυρίως να βοηθήσει τους ασθενείς που είχαν χάσει την επαφή με το σώμα τους να εξοικειωθούν ξανά με τα αισθήματα της τάσης. Η τάση, την οποία ο Τζέικομπσον ονόμαζε *υπολειμματική τάση*, ήταν η πιο σημαντική τάση που έπρεπε να ελευθερωθεί. Η ελευθέρωση της υπολειμματικής τάσης τελικά επιφέρει την πιο βαθιά χαλάρωση.

Το κύριο έργο του Τζέικομπσον περιγράφεται στο βιβλίο *Προοδευτική Χαλάρωση*, που πρωτοεκδόθηκε το 1929 και στη συνέχεια αναθεωρήθηκε το 1939. Στη διαδρομή του βίου του συνέγραψε βιβλία και δημοσίευσε πλήθος άρθρων. Πολύ νωρίς ξεκαθάρισε ότι η *Προοδευτική Χαλάρωση* ήταν ριζικά διαφορετική από την ύπνωση ή την ψυχανάλυση που ήταν πολύ δημοφιλείς την εποχή εκείνη. Δεν είχε σε μεγάλη υπόληψη καμμία από αυτές τις μεθόδους. Η *Προοδευτική Χαλάρωση*, υποστήριζε ο Τζέικομπσον, δε λειτουργούσε σε ένα μεταβληθέν επίπεδο συνείδησης ή εξαιτίας μετάδοσης ή υπόδειξης, αλλά σε ένα συνειδητό, *μη μεταβληθέν* επίπεδο όπου ο παράγων μετάδοση και οι επιδράσεις της δεν υφίστανται.

Μία από τις κύριες θέσεις τις οποίες υποστήριζε σε ολόκληρο το βίο του ήταν ότι ο «νους» δε βρίσκεται απλά στον εγκέφαλο αλλά και στους περιφερικούς μυς και νεύρα. Αυτή η θέση διατυπώνεται στο τελευταίο του βιβλίο, Ο Ανθρώπινος Νους. Ένας από τους τρόπους με τους οποίους απέδειξε τη θέση αυτή ήταν με το να καταγράφει ηλεκτρομυογραφικά υποκείμενα από τα οποία ζητούσε να φανταστούν πως κάνουν ποδήλατο. Διαπίστωσε ότι ενώ το υποκείμενο φανταζόταν ότι κάνει ποδήλατο, τα μέρη του σώματος που συμμετέχουν στη δραστηριότητα της ποδηλασίας, όπως τα χέρια, οι βραχίονες, τα πέλματα και τα σκέλη, συσπώνταν πολύ ελαφρά σαν το άτομο να έκανε πραγματικά ποδήλατο. Κατανοώντας ότι ο νους ήταν επίσης παρών και στους μυς του σώματος, μπόρεσε να ελέγξει το νου χαλαρώνοντας τους μυς.

Επίσης εισήγαγε την ριζοσπαστική για την εποχή του ιδέα, την οποία απέδειξε και τεκμηρίωσε με τρόπο αντικειμενικό στο έργο του περί της χαλάρωσης του εντερικού σωλήνα, ότι η διέγερση του αυτόνομου νευρικού συστήματος, που επί μακρόν θεωρούνταν ανεξάρτητη του εκουσίου ελέγχου, μπορούσε να ελεγχθεί βουλητικά. Αυτό αποτελούσε μια εκπληκτική γνώση για την εποχή εκείνη.

Το κλειδί για τη βαθιά χαλάρωση: η χαλάρωση των οφθαλμών και της φωνητικών μυών

Ίσως η σημαντικότερη γνώση του Τζέικομπσον προήλθε από την ανακάλυψη πως η οπτικοποίηση, καθώς επίσης και η εννοιολογική και αφηρημένη σκέψη, συνοδεύονται πάντοτε από λεπτές κινήσεις των μυών των οφθαλμών και της φωνήσεως. Είχε διαπιστώσει πως όταν κανείς οπτικοποιεί με τη σκέψη του ένα μήλο, τα μάτια του όντως κινούνται και εστιάζουν σαν να έβλεπαν ένα αληθινό μήλο. Ομοίως, οι φωνητικοί μύες, μεταξύ των οποίων αυτοί των χειλέων, της γλώσσας, της γνάθου, του φάρυγγα και λάρυγγα κινούνται αμυδρά όταν κανείς σκέπτεται με λέξεις και προτάσεις.

Η χαλάρωση των οφθαλμών και των μυών της φωνήσεως μπορεί να μειώσει σημαντικά ή να αναστείλει την πνευματική δραστηριότητα

Η σημασία αυτής της γνώσης μπορεί να σας διαφύγει εκτός και αν συνειδητοποιήσετε ότι ο στόχος του Τζέικομπσον ήταν να μάθει πως να χαλαρώνει τους μυς των οφθαλμών και της φωνήσεως ως μέσο για την αναστολή της σκέψης. Αυτό η σιγηλή κατάσταση του νου επιτρέπει στο σώμα να χαλαρώσει πολύ βαθιά. Η ιδέα της χαλάρωσης του νου μέσω της χαλάρωσης των μυών της οράσεως και φωνήσεως έχει παραβλεφθεί παντελώς από την ιατρική και την ψυχολογία.

Ως παράδειγμα της κλινικής σημασίας αυτής της γνώσης, αναφέρεται η περίπτωση μιας ασθενούς του Τζέικομπσον που είχε την έμμονη σκέψη να σκοτώσει το παιδί της. Αυτή η εμμονή είχε επηρεάσει βαθιά τη γυναίκα που επισκεπτόταν διάφορους γιατρούς αναζητώντας βοήθεια. Ο Τζέικομπσον εργάστηκε μαζί της βοηθώντας την να εξετάσει σε τί θέση βρίσκονταν τα μάτια της όταν είχε την έμμονη σκέψη. Στη συνέχεια τη δίδαξε να χαλαρώνει τα μάτια της και να εγκαταλείπει την έσω όραση αυτής της εικόνας. Με τον καιρό απέκτησε την ικανότητα να αναστέλει την έμμονη σκέψη, όποτε ο νους της τη δημιουργούσε, απλώς χαλαρώνοντας τα μάτια της. Η ικανότητα να ελέγχει το νου της είχε ως αποτέλεσμα την επάνοδο της καλής της διάθεσης, καθώς επίσης και την ανάκτηση της αυτο-εκτίμησής της, της αυτοπεποίθησης, και τη μακροχρόνια απαλλαγή της από το άγχος και την εμμονή. Αυτός ο θετικός βρόχος βιοανάδρασης είναι που ωφελεί πολλά άτομα που κατακτούν την τεχνική της *Προοδευτικής Χαλάρωσης.*

Η σίγαση των οφθαλμών μπορεί να μειώσει την οπτική σκέψη και η σίγαση των φωνητικών μυών να μειώσει τη φωνητική σκέψη

Η ανακάλυψη του Τζέικομπσον ότι η χαλάρωση των οφθαλμών και των φωνητικών μυών μπορούσε να αναστείλει τη σκέψη αποτελεί μια κορυφαία δεξιότητα. Μέσα στους αιώνες, όλες οι μεγάλες φιλοσοφικές παραδόσεις του κόσμου αναγνώρισαν ότι ο θορυβώδης και παρεκβατικός νους εμποδίζει το άτομο να βιώσει την εμπειρία της απόλυτης οντότητάς του και την αίσθηση της κοσμικής ένωσης. Ορισμένες αρχαίες παραδόσεις της Γιόγκα, του Ταοϊσμού και άλλων τεχνικών εσωτερικού διαλογισμού είχαν εστιάσει στη χαλάρωση των οφθαλμών και των φωνητικών μυών ως μια απαραίτητη προετοιμασία για τη μετάβαση στις βαθύτερες καταστάσεις του διαλογισμού.

Η ανακάλυψη του Τζέικομπσον είναι τόσο απλή, όσο και βαθιά. Μια πτυχή της οπτικοποίησης είναι η μυϊκή δραστηριότητα όπου τα μάτια εστιάζουν σαν να έβλεπαν ένα αντικείμενο, μολονότι είναι κλειστά. Η οπτικοποίηση, επομένως, δεν είναι μόνο μια «ψυχική» δραστηριότητα αποσυνδεδεμένη από το σώμα, αλλά συναρτημένη με ανάλογες σωματικές αντιδράσεις. Ομοίως, ο Τζέικομπσον βρήκε ότι κατά τη διάρκεια ης σκέψης υπάρχουν αμυδρές κινήσεις των φωνητικών μυών, που θα μπορούσαν να ονομαστούν νοητικά-σχετιζόμενη υποφώνηση. Επομένως, η σκέψη είναι μια μορφή ομιλίας που περιλαμβάνει αμυδρές κινήσεις των χειλέων, της γλώσσας, του φάρυγγα και των φωνητικών χορδών.

Όταν χαλαρώνετε τα μάτια και τους φωνητικούς μυς, χαλαρώνετε βαθιά

Ο ανθρώπινος οργανισμός είναι σχεδιασμένος να προσαρμόζεται και να αντιδρά σε ένα διαρκώς μεταβαλλόμενο περιβάλλον προκειμένου να επιβιώσει. Όλες αυτές οι αντιδράσεις προϋποθέτουν κάποιο βαθμό μυϊκής τάσης. Όταν μαθαίνουμε να παγώνουμε το νου και το σώμα και να σιγάζουμε την τάση μας να αντιδρούμε, μπορούμε να χαλαρώσουμε τελείως και να αναπαυθούμε βαθιά.

Ο ύπνος non-REM, όταν τα μάτια είναι χαλαρά, είναι ο πιο αναζωογονητικός ύπνος

Βλέπουμε την απόδειξη αυτού στη βαθιά χαλάρωση που προκύπτει κατά τον non- REM (χωρίς ταχεία κίνηση των οφθαλμών) ύπνο (ή ύπνο χωρίς όνειρα). Ο ύπνος με ταχεία κίνηση των οφθαλμών (rapid eye movement sleep) είναι ένα σημαντικό στοιχείο του υπνικού κύκλου και υποδεικνύει ότι το κοιμισμένο άτομο ονειρεύεται ή έχει οπτικές παραστάσεις ενώ κοιμάται. Ο ύπνος non-REM, ωστόσο, είναι ο πιο αναπαυτικός και αναζωογονητικός. Ο πιο βαθύς και αναπαυτικός τύπος ύπνου συμβαίνει όταν δεν υπάρχουν οπτικές παραστάσεις ή όνειρα όπως υποδεικνύεται από την απουσία ταχείας κίνησης των οφθαλμών. Η απουσία σκέψεων *είτε* κατά τον ύπνο, *είτε* κατά την εγρήγορση είναι ενδεικτική μιας κατάστασης βαθύτατης ανάπαυσης.

Αν δεν υφίσταται καμμία σκέψη στην συνειδητότητά μας, με εξαίρεση στιγμές άμεσης απειλής, δεν πυροδοτούνται οι σωματικές «αντιδράσεις εκτάκτου ανάγκης» έτσι ώστε να το σώμα μας να σφίξει και να προστατευτεί. Ένας βαθιά ήσυχος νους σημαίνει ότι δεν υφίσταται κανένα θέμα επιβίωσης εκείνη τη στιγμή.

Ηρεμία του νου σημαίνει απουσία σκέψης

Συνήθως θεωρούμε την ηρεμία του νου ως μια ανώτερη και συνεχιζόμενη νοητική κατάσταση των ηλικιωμένων και των σοφών. Ο Τζέικομπσον έκανε την έννοια της «ηρεμίας του νου» κατανοητή, πρακτική και προσβάσιμη. Ηρεμία του νου σημαίνει έναν ήσυχο νου χωρίς σκέψεις. Η ηρεμία του νου σας αφήνει να χαλαρώνετε και επιτρέπει στο εσωτερικό σας κέντρο διαχείρισης κρίσεων να σημάνει «λήξη συναγερμού». Η ηρεμία του νου σταματά την άνοδο της αδρεναλίνης και άλλων ορμονών του στρες στην αιματική κυκλοφορία επιτρέποντας την ειρήνευση του σώματος.

Η χαλάρωση των οφθαλμών και των φωνητικών μυών είναι η προωθημένη εφαρμογή της Προοδευτικής Χαλάρωσης

Πριν καταφέρετε να διακρίνετε τη δραστηριότητα των οφθαλμικών και φωνητικών μυών, πρέπει να μάθετε να χαλαρώνετε το σώμα σας ως σύνολο. Από τη στιγμή που θα επιτύχετε ένα συγκεκριμένο επίπεδο σίγασης του σώματος, θα είναι ευκολότερο να δώσετε προσοχή στις αδιόρατες, εύκολα παραλειπόμενες ροές εικόνων και σκέψεων που διαπερνούν το νου σας. Καθώς θα γίνετε ικανοί να αναγνωρίζετε αυτές τις εικόνες και σκέψεις, θα μπορέσετε να αρχίσετε τη λεπτή πρακτική «της κατάργησης της έσω όρασης και έσω ομιλίας.»

Όλες οι μέθοδοι χαλάρωσης κατευθύνουν την προσοχή

Οι περισσότεροι ασθενείς μπορούν να χαλαρώσουν το σώμα τους επαρκώς ώστε να ελαττώσουν ή σταματήσουν το πυελικό άλγος και δυσλειτουργία χωρίς εκπαίδευση στη χαλάρωση των οφθαλμών και των φωνητικών μυών. Υπάρχουν, ωστόσο, ορισμένοι που αδυνατούν να σιγάσουν επαρκώς χωρίς την εκμάθηση αυτής της προωθημένης τεχνικής.

Η *Παράδοξη Χαλάρωση* προέκυψε μέσα από το έργο του Τζέικομπσον

Η χαλάρωση των μυών και η σίγαση του νευρικού συστήματος επέρχονται ως συνέπεια ενός αισθήματος ασφάλειας. Στην πρακτική εφαρμογή της *Παράδοξης Χαλάρωσης*, αυτή η κατάσταση ασφάλειας επιτυγχάνεται μέσω της εκμάθησης του να κατευθύνεται η προσοχή προς την αποδοχή της τάσης, τη χαλάρωση των μυών, και το πάγωμα των σκέψεων που πυροδοτούν ένστικτα επιβίωσης.

Μερικές μέθοδοι χαλάρωσης κατευθύνουν την προσοχή σας σε ευχάριστες σκηνές. Άλλες σας ζητούν να χαλαρώσετε ή να ζεστάνετε το σώμα σας. Ο Τζέικομπσον ζητούσε από τους ασθενείς του να ξαπλώσουν και να «σταματήσουν να προσπαθούν» ή να «γίνουν αρνητικοί» δείχνοντάς τους με αυτόν τον τρόπο τί να κάνουν με την προσοχή τους προκειμένου να χαλαρώσουν. Η δική του τελειότητα στην εφαρμογή της μεθόδου του ήταν εκείνη που του προσέδωσε το χάρισμα και την επιρροή στον τομέα της χαλάρωσης και της αυτο-ρύθμισης του αυτόνομου νευρικού συστήματος. Ωστόσο, η γλώσσα που χρησιμοποιούσε ήταν αυτή του δεκάτου ένατου αιώνα, η οποία δεν είναι και η πλέον χρήσιμη για να επικοινωνήσουμε αυτά που γνωρίζουμε στον εικοστό πρώτο.

Ο Τζέικομπσον είχε την τάση να είναι απότομος και πατριαρχικός, λέγοντας στους ασθενείς τί να κάνουν χωρίς το γλωσσικό του στυλ να τους καθησυχάζει ή μαλακώνει. Πράγματι ακόμη και ο τίτλος του βιβλίου του, του μόνου που πλέον κυκλοφορεί, *Πρέπει να Χαλαρώσετε*, προδίδει τους γλωσσικούς περιορισμούς στη μετάδοση των γνώσεών του περί της χαλάρωσης. Εξάλλου, όπως έχει ήδη αναφερθεί, ο Τζέικομπσον ήθελε να εξασφαλίσει ότι δε θα υπήρχε η παραμικρή σύγχυση της μεθόδου του με την ύπνωση, τη μετάδοση ή την απόδοση καθησυχασμού, ή του φαινομένου ψευδοφαρμάκου (placebo). Όταν δίδασκε την *Προοδευτική Χαλάρωση* σε άλλους επαγγελματίες υγείας, ήταν κάθετος ότι αποτελεί λάθος για το δάσκαλο της *Προοδευτικής Χαλάρωσης* να προσφέρει καθησυχασμό στον ασθενή του. Η αίσθησή του ήταν ότι τα αποτελέσματα της χαλάρωσης θα έπρεπε να είναι ο καθησυχασμός του ίδιου του ασθενή. Αν και η προσωπικές του απόψεις αντιπροσώπευαν το υψηλό του επίπεδο ακεραιότητας και πίστης στην αποτελεσματικότητα της μεθόδου του, οι οδηγίες χαλάρωσης που σχετίζονται με αυτές τις απόψεις μπορεί να αποβούν απωθητικές.

Τελικά, επειδή ο Τζέικομπσον ανησυχούσε μήπως η μέθοδός του θεωρηθεί παρακλάδι της γιόγκα, του διαλογισμού, ή του πνευματισμού, η γλώσσα του έτεινε να είναι μηχανιστική και αυστηρά συμμορφωμένη με την επιστημονική και αντικειμενική γλώσσα των συγχρόνων του. Αυτή η γλώσσα μερικές φορές δεν ήταν βοηθητική, επεξηγηματική ή προσβάσιμη στους αναγνώστες του έργου του.

Η Παράδοξη Χαλάρωση είναι η πράξη της απελευθέρωσης από την τυρρανία του ιδεοψυχαναγκαστικού τρόπου σκέψης

Την εποχή του Τζέικομπσον, η κυρίαρχη θρησκεία ήταν η επιστήμη και η παραμικρή υπόνοια πνευματισμού ή μυστικισμού καθιστούσε τη μέθοδο αμφισβητήσιμη από τους πεφωτισμένους της εποχής. Ο Τζέικομπσον απέκλεισε την οποιαδήποτε συσχέτιση της μεθόδου του με τις αποκαλούμενες πνευματιστικές πρακτικές. Η αλήθεια είναι ότι η μέθοδος της *Προοδευτικής Χαλάρωσης* συγκαταλέγεται στην εκλεκτότατη παράδοση των πρακτικών της παγκόσμιας σοφίας.

Πολύ λίγα ήταν γνωστά την εποχή του Τζέικομπσον για τις θεραπευτικές δυνατότητες του βελονισμού, του κι-γκονγκ, της γιόγκα και του διαλογισμού. Αυτό έρχεται σε πλήρη αντίθεση με τη σημερινή εποχή όπου η αποτελεσματικότητα αυτών και άλλων παρόμοιων μεθόδων έχει καταγραφεί ακόμη και στην επιστημονική βιβλιογραφία.

Τροποιήσαμε την τεχνική της *Προοδευτικής Χαλάρωσης* ώστε να την κάνουμε συμβατή με τη σημερινή εποχή. Χρησιμοποιούμε μια διαφορετική γλώσσα για να επικοινωνήσουμε τις γνώσεις και μεθοδολογίες χαλάρωσης των μυών του πυελικού εδάφους. Το *σημαντικότερο είναι ότι τροποιήσαμε ειδικά τη μέθοδο ώστε να βοηθήσει κάποιον να χαλαρώσει ενώ ο πόνος είναι παρών. Αυτή η τροποποίηση της* Προοδευτικής Χαλαρωσης *είναι αυτό που αποκαλούμε* Παράδοξη Χαλάρωση. Όπως ακριβώς το σύγχρονο αυτοκίνητο πατά στα θεμέλια του Μοντέλου Τ, έτσι και η *Παράδοξη Χαλάρωση* πατά στα θεμέλια της *Προοδευτικής Χαλάρωσης*.

Η ιατρική παρακολούθηση στην πρακτική της *Παράδοξης Χαλάρωσης*

Σε μερικές ασθενείς οι ασθενείς πάσχουν από μια κατάσταση που απαιτεί ιατρική παρακολούθηση. Αν έχετε υψηλή αρτηριακή πίεση, άσθμα, ή επιληψία, θα πρέπει να ενημερώσετε το γιατρό που σας διδάσκει Παράδοξη

Χαλάρωση, διότι μπορεί να χρειαστεί τροποποίηση της αγωγής σας καθώς θα γίνεστε περισσότερο χαλαροί. Για παράδειγμα, αν κάποιος έχει υψηλή αρτηριακή πίεση και συνεχίζει να λαμβάνει την κανονική δόση αντιϋπερτασικού φαρμάκου ενώ χαλαρώνει ολοένα και πιο βαθιά, μπορεί να χρειαστεί μείωση δόσης που με τα δεδομένα της βελτιωμένης κατάστασης χαλάρωσης μπορεί να είναι πλέον υπερβολικά δυνατή.

Ποιό είναι το παράδοξο στην *Παράδοξη Χαλάρωση*;

Το παράδοξο είναι μια δήλωση, η οποία φαίνεται να αυτοαναιρείται, αλλά παρ> όλα αυτά παραμένει αληθής. Παραδείγματα παραδόξων συναντώνται συχνά στη φιλοσοφία. Για παράδειγμα, η βασική αρχή των Ανώνυμων Αλκοολικών είναι ότι μπορείς να πάρεις τον έλεγχο του εθισμού στο αλκοόλ μόνο όταν παραδεχτείς την αδυναμία σου απέναντι του. Στο βιβλίο *A Course in Miracles* αναφέρεται ότι *για να έχεις, δώστα όλα για όλα* κάτι που σημαίνει ότι αν θέλεις κάτι για τον εαυτό σου, εγκατάλειψε όλα όσα έχεις. Στο Ζεν, η Σουζούκι Ρόσι, μια φημισμένη δασκάλα του Ζεν έγραψε ότι *εάν θέλεις ένα άλογο κοντά σου, τότε δώστου ένα μεγάλο λιβάδι.*

Το παράδοξο της *Παράδοξης Χαλάρωσης* είναι το εξής: η αποδοχή της τάσης, τη χαλαρώνει. Όπως ο Τζέικομπσον σωστά κατανόησε, η χαλάρωση αφορά την εγκατάλειψη της προσπάθειας. Η *εγκατάλειψη της προσπάθειας* σημαίνει εγκατάλειψη οποιασδήποτε «πράξης». Η σύσπαση των μυών γενικά εμπλέκεται, σε κάποιο επίπεδο, στην «πράξη». Αυτή η «πράξη» περιλαμβάνει όλες τις ενέργειες που κάνουμε στην ζωή μας από το ποδήλατο μέχρι το κόψιμο καρότων. Αυτή η «πράξη» μπορεί να περιλαμβάνει θέματα επιβίωσης, όπως το προστατευτικό σφίξιμο πριν δεχτείς ένα χτύπημα, τη συσσώρευση μυϊκής έντασης για μια μάχη, ή τη σύσπαση των μυών στην προετοιμασία για επίθεση. Οποιαδήποτε «πράξη» συνδέεται στενά με μυϊκή σύσπαση, ακόμα και όταν είστε ξαπλωμένοι. Μπορείτε να αποκαλέσετε αυτή την «πράξη» όταν είστε ξαπλωμένοι, «μικρο-προσπάθεια». Η χαλάρωση αυτών των μικρο-προσπαθειών αποτελεί το επίκεντρο της Παράδοξης Χαλάρωσης. Θα αναφερθούμε σε αυτή την τεχνική λεπτομερώς στο επόμενο κεφάλαιο.

Ο θεμέλιος λίθος της Παράδοξης Χαλάρωσης είναι ότι η αποδοχή της τάσης οδηγεί στη χαλάρωση

Αν σας ζητήσω να χαλαρώσετε, το μυαλό σας πιθανότατα θα ερμηνεύσει αυτή την οδηγία σα να σας ζητείται να «κάνετε» κάτι ή να καταβάλλετε κάποια προσπάθεια, όταν, στην πραγματικότητα, χαλάρωση σημαίνει εγκατάλειψη της προσπάθειας. Τι περίεργη ιδέα είναι η «εγκατάλειψη της προσπάθειας».

Η Παράδοξη Χαλάρωση είναι η πρακτική της «μη πράξης»

Η κατάσταση χαλάρωσης που λαμβάνει χώρα όταν το πυελικό έδαφος είναι χαλαρό είναι μια κατάσταση απλής ύπαρξης. Δεν περιλαμβάνει καμία δράση ή προαίρεση. Παρατηρείστε πως νιώθετε αν κάποιος σας πει, «να υπάρχετε». Μπορεί να θεωρήσετε μια τέτοια οδηγία ανατρεπτική επειδή γενικά δε μπορείς να κάνεις οτιδήποτε για να «υπάρχεις».

Η χαλάρωση και η ύπαρξη δεν είναι καταστάσεις που μπορείς να προκαλέσεις. Ο αποδοτικότερος τρόπος να ζητήσεις από κάποιον να χαλαρώσει, έχουμε διαπιστώσει, είναι να του ζητήσεις να είναι παρών στην τωρινή και άμεση κατάστασή του χωρίς να προσπαθεί να την αλλάξει. Το πρόγραμμα χαλάρωσης της μεθόδου μας υποδεικνύει τον τρόπο για να μην καταβάλλετε καμία προσπάθεια σε σχέση με το άγχος και τον πόνο. Γι' αυτό και διαπιστώσαμε ότι όταν απομακρυνόμαστε και νιώθουμε και δεχόμαστε την έντασή μας χωρίς πρόθεση να κάνουμε κάτι για αυτή, μετά από λίγο, εμφανίζεται η χαλάρωση. Προσέξτε ότι λέμε η χαλάρωση εμφανίζεται αντί του μπορείτε να χαλαρώσετε μόνοι σας. Η χαλάρωση συμβαίνει ως φυσικό επακόλουθο της εγκατάλειψης κάθε πράξης. Δε μπορείς να αναγκάσεις τον εαυτό σου να χαλαρώσει.

Όταν αποδέχεσαι κάτι, δεν προσπαθείς πλέον καθόλου σε σχέση με αυτό. Όταν δέχεσαι κάτι, το αφήνεις να υπάρχει

Όταν αποδέχεσαι την τάση, σταματάς όλες τις συνειδητές προσπάθειες σε σχέση με αυτή. Αυτός είναι ένας άλλος τρόπος να πεις ότι χαλαρώνεις. Αυτή η ταύτιση μεταξύ της αποδοχής της έντασης, και της εγκατάλειψης κάθε προσπάθειας σε σχέση με αυτή, είναι η θεμελιώδης ιδέα της Παράδοξης Χαλάρωσης. Με άλλα λόγια, ο τρόπος για να χαλαρώσεις την ένταση είναι να την αποδεχθείς.

Ο Χάριβανς Λαλ Πούντζα κάποτε είπε ότι δεν έχει περιγραφεί ποτέ τί είναι η ύπαρξη σε αντίθεση με το τί δεν είναι που έχει περιγραφεί λεπτομερώς. Το ίδιο συμβαίνει όταν κατευθύνεις κάποιον λεκτικά να χαλαρώσει μια πύελο που πονά. Μπορεί να ειπωθεί ότι η χαλάρωση είναι η εγκατάλειψη κάθε πράξης ή προσπάθειας, αλλά υπάρχουν λίγοι τρόποι για να εξηγήσουμε ακριβώς τί είναι. Η Παράδοξη Χαλάρωση δανείζεται από αυτή την αιώνια σοφία ότι εγκαταλείπεις την προσπάθεια αποδεχόμενή την όπως είναι.

Κατανοώντας τη μέθοδο της *Παράδοξης Χαλάρωσης*

Ο στόχος της Παράδοξης Χαλάρωσης είναι να μπορέσετε να επιτρέψετε στο σώμα σας να χαλαρώσει βαθιά και να ξεκινήσει την αποκατάσταση και ανάπλαση των ιστών. Ο σκοπός της είναι να επιτρέψει στην πύελο να επανέλθει από το χρόνιο ερεθισμό των βραχυμένων και συσπασμένων μυών και από τις επιπτώσεις τους στις δομές, τα νεύρα, και τους ιστούς εντός της πυέλου.

Υπάρχουν κάποιες παγίδες που οι εκπαιδευόμενοι στην Παράδοξη Χαλάρωση μπορεί να συναντήσουν, τις οποίες συχνά αγνοούν. Παρομοίως, το εσωτερικό της πυέλου είναι μια περιοχή που κάποιος άσχετος με την ανατομία και φυσιολογία της δε θα πρέπει να προσεγγίσει χωρίς τη στενή επίβλεψη έμπειρου επαγγελματία. Οι πληροφορίες που παρατίθενται εδώ είναι εκπαιδευτικές. Το πρωτόκολλο δεν προορίζεται να γίνει μία μέθοδος που μπορεί να χρησιμοποιήσει κανείς απλά και μόνο διαβάζοντας αυτό το βιβλίο χωρίς την κατάλληλη καθοδήγηση.

Η Παράδοξη Χαλάρωση αποδίδει τα μέγιστα σε συνδυασμό με την ελευθέρωση των εναυσματικών σημείων του πόνου και φυσιοθεραπεία που στοχεύει στη χαλάρωση του συσπασμένου πυελικού ιστού

Ένας πενηνταπεντάχρονος χειρουργός μας επισκέφθηκε για θεραπεία μετά από ταλαιπωρία με το σύνδρομο του χρόνιου πυελικού άλγους για πάνω από τριάντα χρόνια. Ήταν ένας ισχυρός και αποφασισμένος άνθρωπος, ο οποίος ήταν συνηθισμένος να κάνει κάτι συγκεκριμένο και να βλέπει άμεσα τα αποτελέσματα των προσπαθειών του.

Όταν πρωτοξεκινήσαμε τα μαθήματα της *Παράδοξης Χαλάρωσης*, μας ρώτησε πώς οι φαινομενικά «αθώες» οδηγίες, που στόχευαν να τον βοηθήσουν να χαλαρώσει τους πυελικούς του μυς, θα μπορούσαν να μεταβάλλουν μια κατάσταση που ο ίδιος θεωρούσε ότι του κατέστρεφε τη ζωή. Έπρεπε να αντιμετωπίσουμε τη δυσπιστία του σχετικά με την επίδραση της χαλάρωσης στην κατάσταση του, ώστε να μπορέσει να την εφαρμόσει πλήρως.

Η Παράδοξη Χαλάρωση περιλαμβάνει την πρακτική της «στάθμευσης» της προσοχής στην αίσθηση, ώστε να μην πλανάται από σκέψη σε σκέψη

Η σύγχρονη ιατρική θεραπεία χρησιμοποιεί βελόνες, χάπια, κρέμες, ή νυστέρια στα πάσχοντα μέρη ως έναν τρόπο να τα αποκαταστήσει. Η ιδέα της μετατόπισης της προσοχής σε ένα μέρος του σώματος που είναι συσπασμένο, και της επακόλουθης αποδοχής αυτής της έντασης, είναι ριζικά διαφορετική από τις συμβατικές ιατρικές μεθόδους.

Η χρόνια μυϊκή τάση στο τέλος γίνεται αισθητή ως φυσιολογική

Όταν εκπαιδεύεστε στην Παράδοξη Χαλάρωση, εστιάζετε την προσοχή σας στον εντοπισμό οποιασδήποτε αίσθησης προσπάθειας στο σώμα σας, όσο ανεπαίσθητη και αν είναι. Αυτή η αίσθηση προσπάθειας δεν είναι αξιοσημείωτη και εάν κάποιος δε σας έλεγε να της δώσετε ιδιαίτερη προσοχή, το πιθανότερο είναι ότι δε θα την προσέχατε. Η εκμάθηση της χαλάρωσης συνεπάγεται εστίαση στις μικρές και ανεπαίσθητες προσπάθειες που συνήθως δεν προσέχουμε. Στην πραγματικότητα, αυτές οι τάσεις συνήθως γίνονται αισθητές ως φυσιολογικές.

Όταν υποφέρετε από πυελικό άλγος για μεγάλο χρονικό διάστημα, το σώμα σας χρειάζεται χρόνο για να συνηθίσει την απουσία του

Ένας ασθενής μας είπε μια ιστορία που αντικατοπτρίζει πώς η σύσπαση μπορεί να προδίδει μια φυσιολογική αίσθηση. Ως έφηβος, πήγε θερινή κατασκήνωση με έναν περίεργο νεαρό που βρήκε τυχαία ένα ζευγάρι χοντρά μαύρα γυαλιά χωρίς φακούς. Στην αρχή της κατασκήνωσης, θυμάται ο ασθενής μας, αυτός ο νεαρός τα φορούσε παρά τα υποτιμητικά και ανάμεικτα σχόλια των άλλων παιδιών. Του έλεγαν ότι φαινόταν περίεργος και τον ρωτούσαν γιατί είχε επιλέξει να φορά γυαλιά χωρίς φακούς. Εκείνος απλά σήκωνε τους ώμους και δεν απαντούσε στα σχόλια των άλλων. Αντίθετα, τα φορούσε μέρα και νύχτα όλο το καλοκαίρι. Τελικά, οι υπόλοιποι τον συνήθισαν. Μπορούμε να συνηθίσουμε σχεδόν οτιδήποτε.

Προς το τέλος του καλοκαιριού ο νεαρός έχασε τα γυαλιά του. Ο ασθενής μας παρατήρησε πόσο παράξενο ήταν ότι τα ίδια άτομα, που υποτιμούσαν αυτά τα γυαλιά στις αρχές του καλοκαιριού, τον ρωτούσαν τί είχαν γίνει στο τέλος του καλοκαιριού. Αυτά τα γυαλιά είχαν γίνει κομμάτι αυτού του νεαρού και όσο παράξενο φαινόταν στους άλλους όταν άρχισε να τα φοράει, τόσο παράξενο ήταν όταν το σταμάτησε.

Μαθαίνοντας ξανά να εγκαταλείπεις την προσπάθεια

Περιγράψαμε τον τρόπο με τον οποίο το σώμα συνηθίζει τη χρόνια σύσπαση του πυελικού εδάφους. Όπως τα γυαλιά του νεαρού, *μπορείτε να συνηθίσετε τη χρόνια σύσπαση και προσπάθεια.* Η εκμάθηση χαλάρωσης προϋποθέτει την επίγνωση της χρόνιας σύσπασης. Εάν δεν έχετε επίγνωση αυτής, τότε θα παραμείνει. Το πρώτο βήμα της *Παράδοξης Χαλάρωσης* περιλαμβάνει την άσκηση προσοχής σε επίπεδα σύσπασης που κανονικά δε θα προσέχατε. Το να μάθετε να αισθάνεστε και να ξεκουράζεστε με αυτή την ανεπαίσθητη σύσπαση ευνοεί τη βαθιά χαλάρωση του πυελικού εδάφους.

Στην Παράδοξη Χαλάρωση, η εσωτερική αρνητική αντίδραση στην αποδοχή της σύσπασης πρέπει επίσης να γίνει αποδεκτή

Όταν δεν καταφέρνετε να χαλαρώσετε, συνήθως σας διαφεύγει ότι η εγκατάλειψη κάθε προσπάθειας συνεπάγεται την υποσυνείδητη άρνηση να χαλαρώσετε. Η εγκατάλειψη της προσπάθειας συνεπάγεται την προσπάθεια να αλλάξετε τη σύσπαση που αντιστέκεται.

Το να εκπαιδευτείτε από την αρχή στο να ζείτε στο σώμα σας και όχι στο μυαλό σας αποτελεί ένα σημαντικό συστατικό της εκπαίδευσης στη χαλάρωση του νευρικού συστήματος και της επώδυνης πυέλου

Φανταστείτε ότι σας κάνουν ένα πολυτελές δίωρο μασάζ σε ένα πολυτελές Ευρωπαϊκό σπα. Το δωμάτιο στο οποίο γίνεται το μασάζ είναι απαλό, άνετο, ζεστό και ωραία διαρρυθμισμένο. Η μασέζ είναι ευαίσθητη και γνωρίζει τους μυς που επιτρέπουν τη χαλάρωση της σύσπασης. Δεν υπάρχουν περισπασμοί ή ενοχλήσεις. Ωστόσο, προκειμένου να απολαύσετε πλήρως αυτή την εμπειρία, η προσοχή σας πρέπει να είναι επικεντρωμένη στο μασάζ, και όχι αλλού. Η προσοχή σας πρέπει να είναι εστιασμένη στο σώμα σας ειδάλλως χάνετε την εμπειρία.

Αν υπάρχουν περιοχές με ενόχληση στο σώμα, έχουμε την τάση να τις αποφεύγουμε. Αυτό ισχύει και για το πυελικό άλγος. Η προσοχή έχει την τάση να επικεντρώνεται σε οποιοδήποτε σημείο εκτός από εκεί που υπάρχει ενόχληση. Είμαστε προγραμματισμένοι να ακολουθούμε την ευχαρίστηση και να αποφεύγουμε τον πόνο. Η πρακτική της *Παράδοξης Χαλάρωσης* προϋποθέτει ότι στρέφετε την προσοχή σας ξανά στο σώμα σας, ακόμα και αν είναι αρχικά άβολο κάτι τέτοιο.

Παράδοξη Χαλάρωση και αϋπνία

Εκτός από την απόγνωση του χρόνιου πόνου και δυσλειτουργίας, τα άτομα που πάσχουν από χρόνιο πυελικό άλγος συνήθως παλεύουν με την αϋπνία. Είτε πρόκειται για άγχος, συνεχή πόνο, ή νυκτουρία και επιτακτικότητα, πολλοί ασθενείς μας περιγράφουν την ταλαιπωρία του να ξυπνάνε πολλές φορές κατά τη διάρκεια της νύχτας, να μη μπορούν να ξανακοιμηθούν και να ξεκουραστούν.

Δεν αξίζει να χάνεις τον ύπνο σου λόγω της αϋπνίας

Ο Έντμουντ Τζέικομπσον παρατήρησε ότι η ποιότητα της χαλάρωσης κατά τη διάρκεια της ημέρας τείνει να καθορίζει την ποιότητα του ύπνου τη νύχτα. Από την εμπειρία μας, το ίδιο ισχύει και για το χρόνιο πυελικό άλγος. Η *Παράδοξη Χαλάρωση* βοηθάει τόσο με τη δυσκολία να αποκοιμηθείτε όπως και με τη δυσκολία να ξανακοιμηθείτε αφού ξυπνήσετε. Έως ότου όλα τα συμπτώματα μειωθούν *σημαντικά*, ωστόσο, ο καλός νυχτερινός ύπνος μπορεί να παραμένει προβληματικός.

Το να αποκοιμηθεί κανείς τείνει να είναι πιο εύκολο από το να ξανακοιμηθεί μετά από ένα ξύπνημα, αλλά μπορούμε να βοηθήσουμε τους ασθενείς και με τις δύο δυσκολίες τους. Η βοήθεια που μπορεί να προσφέρει η *Παράδοξη*

Χαλάρωση στο θέμα του ύπνου είναι απλή. Εάν έχετε οποιαδήποτε ευχέρεια στην *Παράδοξη Χαλάρωση,* υπάρχει μεγάλη πιθανότητα η εφαρμογή αυτής της χαλάρωσης να σας επιτρέψει να αποκοιμηθείτε.

Πέφτοντας για ύπνο μετά από αφύπνιση μέσα στη νύχτα

Όταν κάποιος πέφτει για ύπνο πονώντας τότε η κατάσταση δυσκολεύει. Το ξύπνημα στη μέση της νύχτας λόγω πόνου είναι πάντα δύσκολο. Συνήθως, μέσα στην προσπάθεια να ξανακοιμηθούμε, προστίθεται και το άγχος του ότι ξυπνήσαμε νωρίς και θα μείνουμε άυπνοι. Πρόκειται για ένα χρονικό διάστημα που μπορεί να γίνει πολύ δυσάρεστο. Σε αυτό το κεφάλαιο θα περιγράψουμε μια στρατηγική ώστε να ξανακοιμάστε αφότου έχετε ξυπνήσει λόγω άγχους και πόνου.

Η λέξη «μούσα» είχε χρησιμοποιηθεί αρχικά το 1374 με τη σημασία του προστάτη των τεχνών, που στα Ελληνικά αναφέρεται στη μουσική και το τραγούδι. Η μούσα γενικά θεωρείται ότι προσδίδει έμπνευση. Προτείνουμε την απίθανη ιδέα ότι εάν ξυπνάτε αγχωμένοι το πρωί, μπορείτε να το χρησιμοποιήσετε ως μούσα σας για να οργανώσετε διάφορα πράγματα, ιδιαίτερα σε θέματα που άπτονται της δημιουργικότητας. Αυτό το αγχωτικό πρωινό ξύπνημα μπορεί επίσης να χρησιμοποιηθεί για να εφαρμόσετε το φυσιοθεραπευτικό κομμάτι του πρωτοκόλλου μας. Με την εποικοδομητική χρήση αυτού του πρωινού ξυπνήματος, μπορείτε να εκμεταλλευτείτε την *Παράδοξη Χαλάρωση* πιο αποτελεσματικά για να ξανακοιμηθείτε.

Μπορείτε να χρησιμοποιήσετε την πρωινή έκρηξη κορτιζόλης ως μούσα σας

Η κορτιζόλη είναι νευροχημικός παράγων και ορμόνη που απαιτείται για τη σωστή λειτουργία του οργανισμού. Παράγεται από τα επινεφρίδια και συχνά αναφέρεται ως η «ορμόνη του άγχους» καθώς εκκρίνεται σε περιόδους στρες και άγχους. Η λειτουργία της στοχεύει στην αύξηση του σακχάρου και των αποθεμάτων του στο ήπαρ ως γλυκογόνο. Με αυτόν τον τρόπο, θέτει προσωρινά την ανοσιακή λειτουργία σε αναστολή. Ενώ υπάρχει συνήθως μια αύξηση της κορτιζόλης το πρωί, σε μια μελέτη που κάναμε στο Στάνφορντ, διαπιστώσαμε ότι οι άνδρες με πυελικό άλγος είχαν πολύ υψηλότερα επίπεδα πρωινής κορτιζόλης σε σύγκριση με τους άνδρες χωρίς άλγος.

Η πρωινή αύξηση κορτιζόλης μπορεί να θεωρηθεί ένα δώρο που συνίσταται σε 1 ½ ώρα ισχυρής ενέργειας. Η χρήση της ενέργειας αυτής και θα την εκτονώσει και θα σας επιτρέψει να επιτύχετε πράγματα. Μετά από την εκτόνωση αυτής της ενέργειας, οι άνθρωποι συνήθως μπορούν πιο εύκολα να χαλαρώσουν ή να ξανακοιμηθούν χρησιμοποιώντας την Παράδοξη Χαλάρωση

Η πρωινή κορύφωση των τιμών της κορτιζόλης μπορεί να είναι προσδώσει μεγάλη ενέργεια. Μπορεί να επιτρέψει στο άτομο να έχει παρατεταμένη και ενεργητική προσήλωση. Μερικοί επιτελούν την πιο αποδοτική εργασία κατά τη διάρκεια αυτής της χρονικής περιόδου, όταν ο υπόλοιπος κόσμος κοιμάται και δεν τους ενοχλεί κανείς.

Ενώ το αγχωτικό ξύπνημα δεν είναι ευχάριστο, όπως τίποτε αγχώδες στη ζωή δεν είναι ευχάριστο, αυτό που είναι σημαντικό είναι το πως αντιμετωπίζει κανείς την αφύπνιση λόγω της κορτιζόλης κι όχι η αφύπνιση αυτή καθαυτή. Αν ξυπνάτε αγχωμένοι το πρωί, προτείνουμε να θεωρήσετε αυτή την περίοδο της 1½ ώρας (τόσο διαρκεί συνήθως το βίαιο κύμα της κορτιζόλης) ως ένα δώρο ισχυρής ενέργειας. Μπορείτε να τη χρησιμοποιήσετε προληπτικά και δημιουργικά στη ζωή σας. Επίσης, η χρήση της ενέργειας αυτής μπορεί να την αναλώσει δημιουργικά ανοίγοντας το δρόμο ώστε το νευρικό σύστημα να σας επιτρέψει να ξαναπέσετε για ύπνο ευκολότερα.

Εάν βλέπετε ότι συνήθως ξυπνάτε ανήσυχοι νωρίς το πρωί, σας προτείνουμε να το αποδεχτείτε και να το αξιοποιήσετε κατάλληλα μέσα στη μέρα σας. Εάν θέλετε, μπορείτε να πάτε στο κρεβάτι λίγο νωρίτερα για να αντισταθμίσετε τον ύπνο που χάσατε. Με τον τρόπο αυτό, η πρωινή ώρα μπορεί να γίνει μια στιγμή που θα εκτιμήσετε παρά θα φοβάστε.

Με άλλα λόγια, μία από τις καλύτερες και πιο αποδοτικές στρατηγικές που προτείνουμε για την αντιμετώπιση του πρωινού άγχους και ανεπιθύμητης αϋπνίας είναι να «ξοδέψετε» αυτή την ενέργεια εργαζόμενοι ή κάνοντας αυτο-θεραπεία εν μέσω του καταιγισμού κορτιζόλης. Μπορείτε να γράψετε μια αναφορά, να ζωγραφίσετε, να γράψετε μια ιστορία ή να ασχοληθείτε μα κάποια άλλη δουλειά ή δημιουργική δράση. Μπορείτε να κάνετε διατάσεις, ελευθέρωση εναυσματικών σημείων πόνου και άλλες δραστηριότητες της κατ> οίκον φυσιοθεραπείας. Μπορείτε επίσης να καθαρίσετε το σπίτι.

Αρθρογραφώντας νωρίς το πρωί

Ορισμένοι από τους ασθενείς μας «αρθρογραφούν» όταν βρίσκονται άυπνοι εν μέσω του πρωινού καταιγισμού κορτιζόλης. Η αρθρογραφία είναι ένας σύγχρονος όρος για την τήρηση ημερολογίου. Όταν αρθρογραφείτε, διατηρείτε ένα αρχείο στον υπολογιστή σας ή ένα ειδικό τετράδιο αφιερωμένο στην γραφή του οτιδήποτε νιώθετε ότι θέλετε να γράψετε. Όταν οι άνθρωποι κρατούν ημερολόγιο, συνήθως γράφουν τι σκέπτονται ή τι αισθάνονται σχετικά με το τι τους πιέζει περισσότερο στο μυαλό.

Σε ένα χρονολόγιο, συνήθως εξασκείσαι στην ενδοσκόπηση, δηλαδή επικεντρώνεις την προσοχή σου εσωτερικά και μοιράζεσαι με τον εαυτό σου ό,τι πιο οικείο και συχνά ανησυχητικό. Στο χρονολόγιο μοιράζεσαι τις σκέψεις και τα συναισθήματα σου σχετικά με συγκρούσεις, προβληματισμούς, ανησυχίες, ελπίδες, σχέδια και τις σχέσεις της ζωής σου - ό,τι θα ήθελες να μοιραστείς με τον πιο έμπιστο φίλο σου. Μπορείς συχνά να επεξεργαστείς και να επιλύσεις αυτά που σου προβληματίζουν την καρδιά και το μυαλό όταν γράφεις σε ένα χρονολόγιο.

Μπορείτε να θεωρήσετε το χρονολόγιο σα να γράφατε ένα γράμμα διαρκείας στον πιο έμπιστο φίλο σας με τον οποίο μοιράζεστε ό,τι συμβαίνει στη ζωή και στην καρδιά σας

Το χρονολόγιο είναι ένας τρόπος μεταφοράς σκέψεων και συναισθημάτων που υπάρχουν μέσα σας σε σελίδες χαρτιού ή οθόνης υπολογιστή. Για τη μεταφορά αυτών των σκέψεων και συναισθημάτων, οι δυσκολίες μπορούν να αξιολογηθούν και να εξεταστούν με ένα τρόπο που δεν είναι δυνατόν παρά μόνον αν εξωτερικευθούν και εξεταστούν σε ένα ασφαλές και χαλαρό περιβάλλον. Πέρα από τη διερεύνηση συναισθημάτων και σκέψεων, το χρονολόγιο μπορεί απλά να αποτελέσει μια καταγραφή των σκέψεών σας —οτιδήποτε σας έρχεται στο μυαλό. Η καταγραφή σε χρονολόγιο είναι μια εξαιρετική δραστηριότητα για την πρωινή έκρηξη κορτιζόλης.

Μετά από μιάμιση ώρα περίπου οποιασδήποτε δραστηριότητας σας ταιριάζει καλύτερα, το πρωινό άγχος που προκαλεί η κορτιζόλη κοπάζει και μπορείτε να χρησιμοποιήσετε την *Παράδοξη Χαλάρωση* για να βυθιστείτε στον πιο λαχταριστό και ξεκούραστο ύπνο.

6

ΤΟ ΡΑΒΔΙ ΕΣΩΤΕΡΙΚΩΝ ΕΝΑΥΣΜΑΤΙΚΩΝ ΣΗΜΕΙΩΝ ΠΟΝΟΥ ΚΕΡΔΙΖΕΙ ΤΗΝ ΕΓΚΡΙΣΗ ΤΟΥ ΑΜΕΡΙΚΑΝΙΚΟΥ ΟΡΓΑΝΙΣΜΟΥ ΤΡΟΦΙΜΩΝ ΚΑΙ ΦΑΡΜΑΚΩΝ (FDA)

Από τότε που άρχισαμε να αναπτύσσουμε το Πρωτόκολλο Γουάιζ-Άντερσον στο Τμήμα Ουρολογίας του Ιατρικού Κέντρου του Πανεπιστημίου Στάνφορντ στα μέσα της δεκαετίας του 1990, διαπιστώσαμε την ανάγκη δημιουργίας μιας ειδικής συσκευής για την αυτο-θεραπεία στα εσωτερικά εναυσματικά σημεία πόνου για τους ασθενείς με μυϊκής προελεύσεως πυελικό άλγος. Δεκαοκτώ χρόνια αργότερα, εκατοντάδες ασθενείς στην κλινική μας έχουν χρησιμοποιήσει ένα Ραβδί Εσωτερικών Εναυσματικών Σημείων Πόνου (Ραβδί), που σχεδιάσαμε και που τώρα είναι διαθέσιμο στην Ευρώπη και στις Ηνωμένες Πολιτείες για τους ασθενείς που πάσχουν από πυελικό άλγος.

Το Ραβδί Εσωτερικών Εναυσματικών Σημείων Πόνου είναι η πρώτη επιστημονικά σχεδιασμένη συσκευή εγκεκριμένη από τον Αμερικανικό Οργανισμό Τροφίμων και Φαρμάκων, για εσωτερική ελευθέρωση μυοσκελετικών/εναυσματικών σημείων πόνου που σχετίζεται με το πυελικό άλγος που έχει δοκιμαστεί σε κλινικές μελέτες, τα αποτελέσματα των οποίων έχουν δημοσιευτεί σε ένα επιστημονικό περιοδικό μετά από κρίση και έχουν παρουσιαστεί σε επιστημονικά συνέδρια. Στη μελέτη μας που δημοσιεύτηκε το 2011 στο περιοδικό Clinical Journal of Pain, η μέση μείωση της ευαισθησίας/πόνου των εναυσματικών σημείων μετά από 6 μήνες αυτο-θεραπείας ασθενών με πυελικό άλγος, μειώθηκε από 7,5 σε 4 σε μια κλίμακα από 1-10. Αυτό είναι ένα αξιόλογο αποτέλεσμα. Από την εμπειρία μας, έχουμε παρατηρήσει ότι η ευαισθησία στα εναυσματικά σημεία πόνου και τα συμπτώματα που σχετίζονται με αυτά συνεχίζουν να μειώνονται σε πολλούς ασθενείς μας που συνεχίζουν να χρησιμοποιούν το πρωτόκολλό μας μετά από 6 μήνες.

Παρουσιάσαμε το Ραβδί στο συνέδριο της Διεθνούς Εταιρείας Εγκράτειας στο Σαν Φρανσίσκο το 2009, στις συναντήσεις της Αμερικανικής Εταιρείας Φυσιοθεραπείας στη Νέα Ορλεάνη το 2011 και τα αποτελέσματα της μελέτης σχετικά με το Ραβδί παρουσιάστηκαν στο συνέδριο της Αμερικανικής Ουρολογικής Εταιρείας στην Ουάσιγκτον το Μάιο του 2011. Η περίληψη της εργασίας σχετικά με το Ραβδί Εσωτερικών Εναυσματικών Σημείων Πόνου κέρδισε βραβείο σε αυτό το συνέδριο της Αμερικανικής Ουρολογικής Εταιρείας, παρουσιάστηκε στο κοινό σε μια συνέντευξη τύπου χορηγούμενη από την Αμερικανική Ουρολογική Εταιρεία και προκρίθηκε για παρουσίαση σε εκδήλωση της Αμερικανικής Ουρολογικής Εταιρείας στο Τόκιο.

Η ιστορία του Ραβδιού

Όταν αρχίσαμε να βλέπουμε ασθενείς που έρχονταν από μακριά στο Ιατρικό Κέντρο του Πανεπιστημίου Στάνφορντ, όπως και άλλοι θεραπευτές, σκεφτόμασταν συμβατικά σχετικά με την αντιμετώπιση του πυελικού άλγους. Οι ασθενείς ερχόταν σε μας για θεραπεία και η συμμετοχή τους στην ελευθέρωση των εσωτερικών εναυσματικών σημείων πόνου, που είναι βασικό κομμάτι του προγράμματός μας, πέρα από το πρωτόκολλο χαλάρωσης, ήταν σε μεγάλο βαθμό παθητική. Παραπέμπαμε τους ασθενείς σε φυσιοθεραπευτές μία ή δύο φορές την εβδομάδα για θεραπεία των εσωτερικών εναυσματικών σημείων πόνου. Αποδείχτηκε ότι κάποιοι φυσιοθεραπευτές βοηθούσαν ελάχιστα τους ασθενείς ενώ πολύ λίγοι είχαν εξαιρετικά αποτελέσματα. Τότε διαπιστώσαμε ότι τα καλύτερα δυνατά αποτελέσματα αναφέρονταν από ασθενείς που επισκέπτονταν τον Τιμ Σόγιερ, ο οποίος είναι τώρα ο επικεφαλής φυσιοθεραπευτής μας. Ο Τιμ αποτελεί πλέον αναπόσπαστο κομμάτι της ομάδας μας. Είναι αυτός που έχει σχεδιάσει το φυσιοθεραπευτικό κομμάτι του πρωτοκόλλου μας. Ακόμα και στην έναρξη της εργασίας μας, μολονότι δεν ήμασταν βέβαιοι για το πώς ακριβώς να το πραγματοποιήσουμε, εξετάζαμε επιλογές για την αυτοθεραπεία των εσωτερικών εναυσματικών σημείων πόνου.

Πριν από το Ραβδί, προσπαθούσαμε να βοηθήσουμε τους ασθενείς που ζούσαν μακριά να βρουν φυσιοθεραπευτές και να τους εκπαιδεύσουμε στην ελευθέρωση των εσωτερικών εναυσματικών σημείων πόνου. Σε μερικές περιπτώσεις, προσπαθήσαμε να εκπαιδεύσουμε τις συντρόφους/ συζύγους των ασθενών μας στο πώς να κάνουν εσωτερική φυσιοθεραπεία. Αυτό κάποιες φορές φάνταζε καλύτερη επιλογή από την παραπομπή για φυσιοθεραπεία γιατί ανακαλύψαμε ότι η εκπαίδευση του συντρόφου στο πώς να κάνει ελευθέρωση εσωτερικών εναυσματικών σημείων πόνου ήταν πιο αποτελεσματική, διότι δεν υπήρχε κανένα κόστος στην εφαρμογή της μεθόδου, και επειδή η θεραπεία μπορούσε να εφαρμόζεται πιο συχνά και πιο άνετα.

Η ελευθέρωση εσωτερικών εναυσματικών σημείων πόνου από τους συντρό-φους, ωστόσο, δεν ήταν τέλεια. Ήταν τελείως τυχαίο κατά πόσο ένας ασθενής είχε κάποιο σύντροφο και εάν ο ασθενής ήταν πρόθυμος η φυσιοθεραπεία πυελικού εδάφους να πραγματοποιηθεί από τον/την σύντροφο του/της. Συχνά υπήρχαν ασθενείς που δεν ήταν πρόθυμοι για κάτι τόσο τολμηρό όσο η ελευθέρωση εσωτερικών εναυσματικών σημείων πόνου από ένα οικείο πρόσωπο. Τέλος, μπορούσαμε να διδάξουμε στον εκάστοτε σύντροφο μόνο τις στοιχειώδεις δεξιότητες, με αποτέλεσμα και ο ασθενής και η σύντροφος να περιορίζονται λόγω των περιορισμένων ικανοτήτων της συντρόφου.

Κατανοώντας την αποκατάσταση των επώδυνων μυών του πυελικού εδάφους

Όταν εκπαιδεύουμε τους ασθενείς μας στη χρήση του Ραβδιού, θεωρούμε ότι είναι ζωτικής σημασίας να κατανοήσουν την πρακτική της ελευθέρωσης εσωτερικών εναυσματικών σημείων πόνου και της εσωτερικής μυοσκελετικής ελευθέρωσης (εστιάζεται στην γενική χαλάρωση του συσπασμένου περινέου ή συνδετικού ιστού όπου δεν εμφανίζονται συγκεκριμένα εναυσματικά σημεία πόνου). Αν κάποιος δεν καταλαβαίνει ποιό είναι το νόημα της ελευθέρωσης των εναυσματικών σημείων πόνου, τόσο εσωτερικά όσο και εξωτερικά, και αν δεν εκπαιδευτεί στην κατάλληλη μέθοδο για τον εντοπισμό των εναυσματικών σημείων πόνου και των συσπασμένων περιοχών, στη συχνότητα χρήσης της και στη σωστή άσκηση πίεσης, τότε η αυτο- θεραπεία συνήθως παραπαίει. Για αυτό το λόγο έχουμε ξεκινήσει την εκπαίδευση φυσιοθεραπευτών και γιατρών στις Ηνωμένες Πολιτείες και στην Ευρώπη στο πώς να καθοδηγούν τους ασθενείς στη χρήση του Ραβδιού.

Η περιοχή στο εσωτερικό της πυέλου είναι κάτι ξένο προς τους περισσότερους ανθρώπους. Δικαιολογημένα, οι περισσότεροι άνθρωποι δεν έχουν βάλει ποτέ το δάκτυλό τους μέσα στον πρωκτό ή τον κόλπο τους όπως γίνεται κατά την ελευθέρωση εσωτερικών εναυσματικών σημείων πόνου. Δεν είναι έκπληξη η εμφάνιση αισθημάτων ντροπής, φόβου και απορίας για κάτι που φαίνεται στους περισσότερους πολύ παράξενο. Όταν όμως οι ασθενείς μας αρχίσουν να αισθάνονται τη μείωση στον πόνο και την ανακούφιση από τα συμπτώματα που συνοδεύουν την ελευθέρωση εσωτερικών εναυσματικών σημείων πόνου και του συσπασμένου μυϊκού κορμού, τα αισθήματα αποστροφής προς την εν λόγω δραστηριότητα γρήγορα εξαφανίζονται. Οι ασθενείς μας σύντομα συνειδητοποιούν ότι το εσωτερικό της πυέλου είναι απλά άλλο ένα μέρος του σώματος που μπορεί να πονά και οτιδήποτε ανακουφίζει από τον πόνο στην πύελο είναι ευπρόσδεκτο σα δώρο και ευλογία.

Δημιουργώντας θετικά αισθήματα απέναντι στην εσωτερική αυτο-θεραπεία

Πολλοί άνθρωποι με πυελικό άλγος θεωρούν και συμπεριφέρονται στην πύελό τους σαν ένα κομμάτι κρέας, το οποίο απλά πονά και τους προσβάλλει. Είναι συχνά θυμωμένοι με αυτό το μέρος του σώματός τους. Η εξωτερίκευση αισθημάτων θυμού ή δυσαρέσκειας κατά τη διάρκεια της εσωτερικής θεραπείας μπορεί τελικά να χειροτερεύσει τα συμπτώματα. Εάν οι ασθενείς δεν κατανοήσουν ότι η πύελος επιθυμεί να γιατρευτεί και να μην πονά, και δεν αποσαφηνίσουν την κατάλληλη στάση απέναντί της όταν εφαρμόζουν την ελευθέρωση των εσωτερικών εναυσματικών σημείων πόνου με το δάκτυλό τους ή το Ραβδί, τότε οι περισσότεροι μπορεί ασυναίσθητα να αναζωπυρώσουν τα συμπτώματα τους και να εγκαταλείψουν την προσπάθεια για αυτο-θεραπεία.

Τί βοηθά στην εσωτερική αυτο-θεραπεία

Το φαινόμενο του μυϊκής προελεύσεως πυελικού άλγους εμφανίζεται όταν ο ιστός του πυελικού εδάφους έχει πιεστεί, πονά και έχει υποστεί ακούσια κακομεταχείριση εξαιτίας της συμπίεσης. Πολλές φορές αυτή η συμπίεση και η ακούσια κακοποίηση γινόταν για χιλιάδες ώρες σε διάστημα ετών. Η επούλωση αυτού του ιστού κατά την άποψή μας, απαιτεί προσεκτικές και προοδευτικές διατάσεις επιμήκυνσης και τον απαραίτητο χώρο για να γιατρευτεί και επανέλθει.

Η καλοσύνη και η πραότητα βοηθούν στην επούλωση του πυελικού ιστού. Όλες οι προσπάθειες τιμωρίας των ιστών, πιέζοντάς τους πέρα από τις δυνατότητες τους θα καλλιεργήσουν φόβο προς την ελευθέρωση των εναυσματικών σημείων πόνου, θα προκαλέσουν επιπλέον πόνο, και τελικά αποβαίνουν αντιπαραγωγικές. Όταν κάποιος εφαρμόζει την ελευθέρωση των εσωτερικών εναυσματικών σημείων πόνου, ο ιστός θα πρέπει να αντιμετωπίζεται με τη φροντίδα και την καλοσύνη που θα δείχνατε προς ένα τραυματισμένο πουλάκι. Όταν οι ασθενείς δε δίνουν ιδιαίτερη προσοχή στην αρνητική ή αγχώδη στάση τους και στον τρόπο που επηρεάζει την αυτο-θεραπεία τους και την εμφάνιση εξάρσεων, τότε μπορεί να εγκαταλείψουν την αυτο-θεραπεία. Δεν κατανοούν ότι η στάση τους και η παρεπόμενη τραχύτητα και υπερβολική πίεση στην πύελό τους κατά τη διάρκεια της αυτο-θεραπείας αποτελεί τη βασική πηγή δυσαρέσκειας με την αυτο-θεραπεία τους.

Η χρήση ερωτικών βοηθημάτων στην ελευθέρωση εσωτερικών εναυσματικών σημείων πόνου

Δεν υφίσταται καμία συσκευή εγκεκριμένη από τον Αμερικανικό Οργανισμό Τροφίμων και Φαρμάκων ή τον Ευρωπαϊκό για χρήση στην ελευθέρωση εναυσματικών σημείων πόνου. Αποτελεί κοινή πρακτική για πολλούς φυσιοθεραπευτές να χορηγούν στους ασθενείς τους ερωτικά βοηθήματα κατασκευασμένα από άκαμπτο πλαστικό ή γυαλί, ώστε να τα χρησιμοποιούν κατ' οίκον. Ενώ οι συσκευές μερικές φορές συστήνονται προς τους ασθενείς, δεν υπάρχει κανένας έλεγχος στα υλικά αυτών των συσκευών, καμία εποπτεία στις παρενέργειες που προκαλούν (ένας συνάδελφός μας είχε έναν ασθενή που «έχασε» έναν ακρυλικό δονητή μέσα στον πρωκτό, ο οποίος αναγκάστηκε να μεταβεί στα επείγοντα για να τον αφαιρέσει), καμία οδηγία χρήσης της συσκευής ούτε καμία μελέτη σχετικά με την αποτελεσματικότητα αυτών των συσκευών.

Ζητήματα ασφαλείας και περιορισμοί στη χρήση ερωτικών βοηθημάτων, δονητών, διαστολέων και άλλων συσκευών που χρησιμοποιούνται στην αυτο-θεραπεία για την ελευθέρωση εσωτερικών εναυσματικών σημείων πόνου

Τα πρόσθια εναυσματικά σημεία πόνου, που συνήθως σχετίζονται με τα πρόσθια συμπτώματα όπως συχνουρία, επιτακτικότητα, δισταγμό έναρξης της ούρησης, πόνο των γεννητικών οργάνων, πόνος στο σεξ, υπερηβικό πόνο κ.λ.π. είναι καλύτερα προσβάσιμα όταν ο ασθενής βρίσκεται ξαπλωμένος ανάσκελα. Τα ερωτικά βοηθήματα σε σχήμα δονητή που χρησιμοποιούνται καμιά φορά για ελευθέρωση εσωτερικών εναυσματικών σημείων πόνου δυσκολεύουν την πρόσβαση και την κατάλληλη ψηλάφηση και των πρόσθιων και των οπίσθιων εναυσματικών σημείων πόνου και εγείρουν σημαντικά ζητήματα ασφαλείας. Προκειμένου να ασκηθεί πίεση σε ένα εκλυτικό σημείο πόνου, τα ερωτικά βοηθήματα που χρησιμοποιούνται προϋποθέτουν ότι κάποιος περιστρέφει εσωτερικά το χέρι ενώ σπρώχνει τη συσκευή μακριά από το σώμα. Αυτό προϋποθέτει αρκετή δύναμη στο χέρι που κάνει τους χειρισμούς. Η δύναμη αυτή μερικές φορές δε μπορεί να εφαρμοστεί από το χέρι του ασθενούς και έτσι η ασκούμενη πίεση δεν επαρκεί για την ελευθέρωση του εναυσματικού σημείου πόνου.

Η άσκηση πίεσης στα εναυσματικά σημεία πόνου του πυελικού εδάφους με αυτού του είδους τα προϊόντα απαιτεί άσκηση άμεσης και όχι έμμεσης πίεσης με μηχανισμό μοχλού, όπως αυτή που έχει σχεδιαστεί να παρέχει το Ραβδί

Εσωτερικών Εναυσματικών Σημείων Πόνου. Η προσπάθεια ελευθέρωσης εσωτερικών εναυσματικών σημείων πόνου μέσω του πρωκτού, με δονητή ευθύ ή κυρτό, προϋποθέτει ότι κάποιος περιστρέφει το σώμα του οβελιαία και οπίσθια αναγκάζοντας τους τετρακέφαλους, οσφυϊκούς, θωρακικούς και τραπεζοειδείς μυς να περιστραφούν αφύσικα. Αυτή η ανάγκη για άσκηση άμεσης δύναμης, που απαιτεί την αφύσικη περιστροφή του σώματος, δεν είναι συχνά δυνατή για κάποιον ο οποίος είναι υπέρβαρος ή έχει πρόβλημα με τη μέση. Αυτοί οι χειρισμοί μπορούν να διαταράξουν την ευθυγράμμιση πλάτης και ωμικής ζώνης σε άτομα που δεν είναι ευλύγιστα. Υπό αυτές τις συνθήκες τα εν λόγω άτομα μπορεί να δυσκολευτούν να εφαρμόσουν σωστά την ελευθέρωση εσωτερικών εναυσματικών σημείων πόνου, επειδή η συσκευή που χρησιμοποιούν δεν έχει σχεδιαστεί για αυτή τη χρήση, αλλά αποτελεί ένα πλαστικό αντικείμενο (συχνά σε σχήμα πέους) κυρίως για γυναικεία διέγερση.

Ο χειρισμός κατά τον οποίο η άκρη του ερωτικού βοηθήματος στρέφεται προς τα μέσα πιέζει και ιστούς που πιθανότατα δεν περιέχουν εναυσματικά σημεία πόνου. Αυτή η περιττή εξωγενής πίεση συνήθως εξασθενεί τη σημειακή πίεση που πρέπει να ασκηθεί στο εναυσματικό σημείο πόνου, ασκεί πίεση στην είσοδο του πρωκτικού σφιγκτήρα ή του κόλπου και καθώς το ερωτικό βοήθημα ακουμπά σε διάφορα σημεία του πυελικού εδάφους αλλοιώνει την αίσθηση της σημειακής πίεσης στο εναυσματικό σημείο πόνου που είναι απαραίτητη για τη σωστή πίεση του σημείου με βάση την αίσθηση του άκρου του βοηθήματος σε αυτό.

Η σχεδίαση του Ραβδιού Ελευθέρωσης Εσωτερικών Εναυσματικών Σημείων Πόνου

Το αγκιστροειδές σχήμα του Ραβδιού Ελευθέρωσης Εσωτερικών Εναυσματικών Σημείων Πόνου προέκυψε μετά από χρόνια όταν κατέστη σαφές ότι το Ραβδί έπρεπε να έχει τη δυνατότητα να πλοηγείται εύκολα τόσο στα πρόσθια εναυσματικά σημεία πόνου (αυτά που βρίσκονται στο μπροστινό μέρος του σώματος) καθώς και στα οπίσθια. Η διάμετρος του άγκιστρου είναι προσεκτικά σχεδιασμένη ώστε να εισάγεται στο σώμα αλλά να παραμένει μακριά από το σώμα έτσι ώστε να εξέρχεται αρκετά μακριά από αυτό για να μπορεί ο ασθενής να το κινεί εύκολα με το χέρι χωρίς η λαβή του να ακουμπά στην κοιλιά ή τους γλουτιαίους μυς.

Η διάμετρος μιας συσκευής για την ελευθέρωση εσωτερικών εναυσματικών σημείων πόνου πρέπει να είναι αρκετά μικρή, ώστε να μην ενοχλεί τον πρωκτό και έτσι αλλοιώνει την αίσθηση του ιστού που πιέζει η άκρη της συσκευής, οπότε βρήκαμε ένα υλικό ισχυρό, μικρής διαμέτρου που να μην παρεμβαίνει στην αίσθηση που έχει ο χρήστης στην άκρη του Ραβδιού. Έπρεπε επίσης να σχεδιάσουμε ένα «τέρμα» για να εξασφαλίσουμε προστασία απο υπερβολική εισαγωγή του Ραβδιού, ώστε να μη «χαθεί» εντός του πυελικού εδάφους. Τα μειονέκτημα των ερωτικών βοηθημάτων και δονητών για εσωτερική θεραπεία είναι ότι το μήκος τους προϋποθέτει τη βαθιά εισαγωγή τους στο εσωτερικό του πυελικού εδάφους. Οι αναφορές περιστατικών όπου ολόκληρο το ερωτικό βοήθημα χάθηκε μέσα στον πρωκτό ή στον κόλπο συνήθως προέρχονται από την προσπάθεια χρηστών να προσεγγίσουν ένα εναυσματικό σημείο πόνου βαθύτερα από εκεί που το βοήθημα ήταν σχεδιασμένο να μπορεί να φτάσει. Αυτή η προσπάθεια προσέγγισης πρόσθιων και οπίσθιων εναυσματικών σημείων πόνου μπορεί να έχει ως αποτέλεσμα το ερωτικό βοήθημα να ξεφύγει από τον έλεγχο του χρήστη και να εισαχθεί ολόκληρο στο εσωτερικό της πυέλου.

Εξίσου σημαντική με τη σχεδίαση του Ραβδιού ήταν και η διερεύνηση και επεξήγηση στο χρήστη του σωστού βαθμού πίεσης που έπρεπε να ασκηθεί στον εσωτερικό ιστό. Έπρεπε να μάθουμε προσεκτικά πώς να εισάγουμε και να αφαιρούμε το Ραβδί, ώστε να μην ερεθίζει τον ιστό και να παρεμβαίνει με το θεραπευτικό αποτέλεσμα του Ραβδιού.

Μία από τις μεγαλύτερες προκλήσεις στο σχεδιασμό του Ραβδιού ήταν η ανακάλυψη ενός τρόπου συνεχούς καταγραφής από μακριά της σχετικής πίεσης στον εσωτερικό ιστό, έτσι ώστε ο χρήστης να μπορεί να προβεί σε ελαφρές αυξήσεις ή μειώσεις της πίεσης σε οποιοδήποτε εσωτερικό εναυσματικό σημείο πόνου ή οποιαδήποτε περιοχή στο εσωτερικό της πυέλου. Για χρόνια συζητούσαμε τη χρήση ενός αλγόμετρου με κάποιο είδος ελατηρίου στο άκρο της συσκευής που θα μπορούσε να δώσει στο χρήστη πληροφορίες σχετικά με το βαθμό πίεσης που είχε ασκηθεί σε οποιοδήποτε εναυσματικό σημείο πόνου. Η ιδέα της μέτρησης της πίεσης μέσω της κάμψης του στελέχους του ραβδιού, όπως αυτή μετράται με ένα μηκυνσιόμετρο, προέκυψε μετά από 10 χρόνια αναζήτησης του κατάλληλου σχεδιασμού σαν αποκάλυψη. Το Ραβδί είναι πλέον σχεδιασμένο, ώστε να μετρά την πίεση από μακριά μέσω της κάμψης του στελέχους και της συνακόλουθης αλλαγής στην αγωγιμότητα ενός μηκυνσιομέτρου καθώς το άκρο πιέζεται πάνω στον ιστό. Παρακάτω ακολουθεί ένα σχέδιο του Ραβδιού.

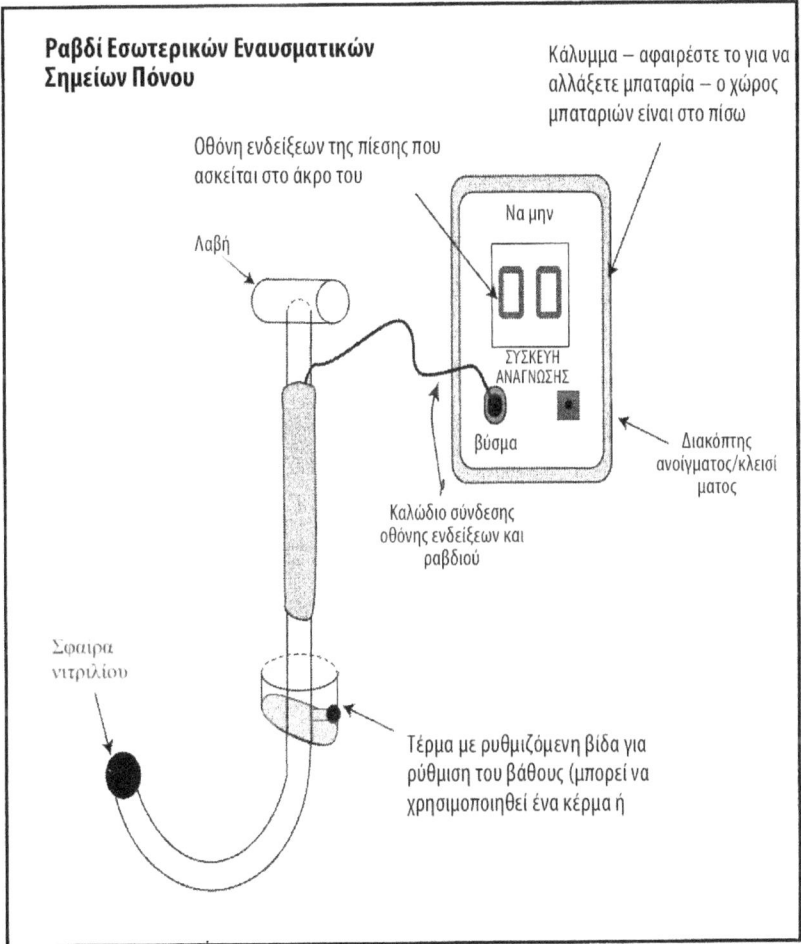

Ραβδί Εσωτερικών Εναυσματικών Σημείων Πόνου

Κάλυμμα – αφαιρέστε το για να αλλάξετε μπαταρία – ο χώρος μπαταριών είναι στο πίσω

Οθόνη ενδείξεων της πίεσης που ασκείται στο άκρο του

Λαβή

Να μην

ΣΥΣΚΕΥΗ ΑΝΑΓΝΩΣΗΣ

βύσμα

Διακόπτης ανοίγματος/κλεισίματος

Καλώδιο σύνδεσης οθόνης ενδείξεων και ραβδιού

Σφαίρα νιτριλίου

Τέρμα με ρυθμιζόμενη βίδα για ρύθμιση του βάθους (μπορεί να χρησιμοποιηθεί ένα κέρμα ή

Σχήμα 1: Αναλυτικό διάγραμμα του Ραβδιού Ελευθέρωσης Εσωτερικών Εναυσματικών Σημείων Πόνου

Το Ραβδί ελευθέρωσης των εσωτερικών εναυσματικών σημείων πόνου αποτελείται από μια «ράβδο» δίκην «J» κατασκευασμένη από το υλικό Ultem. Το «J» έχει μία λαβή σχήματος "Τ" προσαρμοσμένη στο μακρό άκρο του στελέχους και μια λαστιχένια σφαίρα άσκησης πίεσης στο βραχύ άκρο. Το καμπυλωτό τμήμα είναι ουσιαστικά ημι-κυκλικό, και σχηματίζει ένα τόξο περίπου 180 μοιρών. Ένα μηκυνσιόμετρο είναι συνδεδεμένο στο μακρό τμήμα του "J". Το μηκυνσιόμετρο είναι συνδεδεμένο μέσω ενός καλωδίου με τη συσκευή ανάγνωσης που εμφανίζει μια ένδειξη ανάλογη με το επίπεδο της πίεσης που ασκείται στο άκρο του Ραβδιού. Η ένδειξη στη συσκευή επιτρέπει στο χρήστη να παρακολουθεί το επίπεδο πίεσης που ασκεί.

Ο σκοπός του Ραβδιού είναι να παρέχει ένα «εκτεταμένο δάκτυλο» που κινείται στο εσωτερικό του πυελικού εδάφους και χρησιμοποιείται για την ψηλάφηση και τη μείωση της ευαισθησίας των εσωτερικών εναυσματικών σημείων πόνου σε εκείνους που υποφέρουν από μυϊκής προελεύσεως πυελικό άλγος. Η συμβατική μέθοδος της ελευθέρωσης των εσωτερικών εναυσματικών σημείων πόνου γίνεται από κάποιον θεραπευτή με την εισαγωγή δακτύλου με γάντι κολπικά ή στον πρωκτό ενώ ο χρήστης είναι ξαπλωμένος. Ο θεραπευτής εντοπίζει ένα εσωτερικό εναυσματικό σημείο πόνου και στη συνέχεια ασκεί πίεση ή κάνει μασάζ στο σημείο για περίπου 15-90 δευτερόλεπτα. Ο θεραπευτής όμως δε διαθέτει κανένα αντικειμενικό στοιχείο ως προς την πίεση που ασκείται σε ένα εναυσματικό σημείο πόνου ή σε μια περιοχή εσωτερικής βράχυνσης ενώ η αυτο-θεραπεία με το Ραβδί παρέχει στο χρήστη αυτό ακριβώς το είδος της πληροφορίας. Αυτή η μέθοδος ελευθέρωσης μυοσκελετικών/εναυσματικών σημείων πόνου, είτε εφαρμόζεται από ένα θεραπευτή, είτε πραγματοποιείται με μια αυτοδιαχειριζόμενη συσκευή, έχει ως στόχο τη μείωση ή την εξάλειψη της ευαισθησίας των εναυσματικών σημείων πόνου και των σχετικών περιοχών μυϊκού πόνου και βράχυνσης.

Το Ραβδί Ελευθέρωσης Εσωτερικών Εναυσματικών Σημείων Πόνου ως ένα σημείο καμπής στη θεραπεία του πυελικού άλγους

Το Ραβδί αποδείχθηκε ιδιαίτερα σημαντικό στην αποτελεσματικότητα του πρωτοκόλλου μας. Το Ραβδί είναι το τελευταίο στοιχείο που επιτρέπει στους ασθενείς μας να καταφέρουν να εφαρμόσουν το πρωτόκολλο, χωρίς τη βοήθεια από κάποιο σύντροφο ή επαγγελματία. Διαπιστώσαμε ότι όταν οι άνθρωποι μαθαίνουν πώς να χρησιμοποιούν το Ραβδί, είναι συχνά σε θέση να προσεγγίσουν και να ψηλαφήσουν σωστά τον εσωτερικό τους ιστό και να μειώσουν ή να διακόψουν τον πόνο και τα συμπτώματα το ίδιο καλά ή καλύτερα από οποιονδήποτε επαγγελματία. Το Ραβδί συμβάλει στο να μη νιώθει κάποιος αβοήθητος όταν ένα σύμπτωμα εμφανίζεται, διότι ο ασθενής ο οποίος είναι εκπαιδευμένος στη χρήση του, γνωρίζει ότι μπορεί να βοηθηθεί στη μείωση ή διακοπή της έξαρσης των συμπτωμάτων. Ουσιαστικά δηλαδή διδάσκεις κάποιον να ψαρεύει αντί απλά να του προμηθεύεις τα ψάρια. Με τον τρόπο αυτό, οι ασθενείς μας ενδυναμώνονται και απελευθερώνονται από την αίσθηση ότι είναι ανήμποροι απέναντι σε αυτή την κατάσταση.

Το 2012, ο Οργανισμός Τροφίμων και Φαρμάκων (FDA) των Η.Π.Α. ενέκρινε το Ραβδί της ελευθέρωσης των εσωτερικών εναυσματικών σημείων πόνου για τη θεραπεία του πυελικού άλγους.

7

ΠΑΡΑΔΟΞΗ ΧΑΛΑΡΩΣΗ

Λεπτό-προς-Λεπτό και Εντατική Παράδοξη Χαλάρωση

Η λέξη relax (χαλαρώνω) προέρχεται από την παλιά Γαλλική λέξη *relaxer* που σημαίνει «να καταστήσει λιγότερο συμπαγές ή πυκνό, να χαλαρώσει ή να ανοίξει» και από τη λατινική λέξη *laxus* που σημαίνει «να είναι ευρύς, χαλαρός, ανοικτός, βραδύς ή άτονος.» Πράγματι, η ένταση είναι μια κατάσταση πυκνότητας, σφιξίματος, βράχυνσης και σύσπασης. Στην περίπτωση του πυελικού άλγους, η χαλάρωση έχει ως στόχο να αναστρέψει ένα πυκνό, σφικτό, βραχυμένο, και συσπασμένο πυελικό έδαφος.

Η Παράδοξη Χαλάρωση είναι η πρακτική της συνειδητής εγκατάλειψης κάθε προσπάθειας

Στο δικό μας πρωτόκολλο θεραπείας, χρησιμοποιούμε την *Παράδοξη Χαλάρωση* με δύο διαφορετικούς αλλά συμπληρωματικούς τρόπους. Η *Λεπτό-προς-Λεπτό Παράδοξη Χαλάρωση* χρησιμοποιείται όλη την ημέρα για να διακόπτει τακτικά τη συνήθεια της σύσπασης των πυελικών μυών. Η εφαρμογή της *Λεπτό-προς-Λεπτό Παράδοξης Χαλάρωσης* περιλαμβάνει πολλές σύντομες χαλαρώσεις μέσα στη μέρα. Καθώς γίνεστε πιο επιδέξιοι, η πρακτική αυτή απαιτεί λιγότερο χρόνο και γίνεται σχεδόν αυτόματα. Η πρόθεση είναι να εγκαταλείψετε τον παλιό, δυσλειτουργικό χρόνιο εθισμό της σύσπασης. Η *Εντατική Παράδοξη Χαλάρωση* απαιτεί να αφιερώσετε ειδικό χρόνο στην εφαρμογή της τεχνικής, χωρίς περισπασμούς που λαμβάνουν χώρα στη διάρκεια της καθημερινής σας ζωής. Ο καλύτερος τρόπος εφαρμογής είναι δύο με τρεις φορές την ημέρα με διάρκεια κάθε εφαρμογής περίπου 30 εως 45 λεπτά.

Η Εντατική Παράδοξη Χαλάρωση αναπτύσσει τη δεξιότητα της ξεκούρασης της προσοχής στην αίσθηση, πρακτική που μπορεί να μειώσει ή να εξαφανίσει τον πόνο

Η Λεπτό-προς-Λεπτό Παράδοξη Χαλάρωση δεν προσφέρει το βάθος της χαλάρωσης που επιτυγχάνεται μέσω της *Εντατικής Παράδοξης Χαλάρωσης* και όταν εφαρμόζεται μόνη της μπορεί να έχει σαφή αλλά περιορισμένη επίδραση. Η εντατική πρακτική αντιπροσωπεύει το εργαστήριο στο οποίο η δεξιότητα της χαλάρωσης αναπτύσσεται και αντιπροσωπεύει την ουσία της πρακτικής που προσφέρει το μεγαλύτερο όφελος.

Λεπτό-προς-Λεπτό Παράδοξη Χαλάρωση

Υπό κανονικές συνθήκες οι περισσότεροι άνθρωποι δε θα ήταν διατεθειμένοι να αφιερώσουν χρόνο και προσοχή για την αλλαγή της συνήθειας σύσφιξης της πυέλου είτε υπό συνθήκες άγχους είτε ως μια προστατευτική αντανακλαστική σύσπαση απέναντι στον πυελικό πόνο. Η ενέργεια που απαιτείται για να αλλάξετε αυτή τη συνήθεια προέρχεται από τη δύναμη της επιθυμίας να σταματήσει ο πόνος και η δυσλειτουργία.

Οι ασθενείς συνήθως εκπλήσσονται από τον αριθμό των ημερήσιων συσπάσεων των πυελικών τους μυών. Η αλλαγή αυτής της συνήθειας είναι εφικτή αλλά όχι απλό ζήτημα

Οι περισσότεροι ασθενείς θα αφιερώσουν το χρόνο και την προσπάθεια που απαιτούνται για να αλλάξουν αυτή τη συνήθεια όταν νιώσουν ότι κάτι τέτοιο θα περιορίσει τα συμπτώματά τους. Όλως παραδόξως, αυτό το κίνητρο είναι το δώρο αυτής της πάθησης, παρόλο που σπάνια φαίνεται σα δώρο όταν τα συμπτώματα υφίστανται αμείωτα.

Πώς να χαλαρώσετε τους πυελικούς σας μυς καθ' όλη τη διάρκεια της ημέρας

Η διδασκαλία προς τους ασθενείς μας όσον αφορά τη *Λεπτό-προς-Λεπτό Παράδοξη Χαλάρωση* είναι περίπου έτσι, «*Είναι απαραίτητο να συνειδητοποιήσετε τη συνήθεια να συσπάτε των πυελικούς σας μυς ανά πάσα στιγμή και να την αλλάξετε. Στη διάρκεια της μέρας παρατηρήστε αν συσπάτε τους πυελικούς σας μυς, έτσι ώστε να μπορέσετε να εφαρμόσετε την τεχνική της χαλάρωσης. Για να μην το ξεχνάτε, μπορείτε να δέσετε ένα σπάγκο γύρω από το δάκτυλό σας, ή να κολλήσετε ένα χρωματιστό χαρτί στον καθρέφτη του μπάνιου σας, ή μια μικροσκοπική ιριδίζουσα κουκκίδα στο ρολόι σας.*

Η Λεπτό-προς-Λεπτό Χαλάρωση εφαρμόζεται κατ'επανάληψη, χωρίς προσπάθεια και χωρίς να αποσκοπεί σε κάποιο όφελος

Επαναλάβετέ τη πολλές φορές μέσα στη μέρα, αρκεί αυτές οι μίνι χαλαρώσεις να μην παρεμβαίνουν στον τρόπο λειτουργίας σας κατά τη διάρκεια της μέρας.» Η *Λεπτό-προς-Λεπτό Χαλάρωση* δεν είναι άσκηση Κέγκελ που περιλαμβάνει σφίξιμο και στη συνέχεια χαλάρωση. Οι ασκήσεις Κέγκελ επινοήθηκαν κατ> αρχήν με στόχο την ενίσχυση των αδύναμων πυελικών μυών.

Μερικές φορές είναι χρήσιμο να χρησιμοποιήσετε μια μικρή και φθηνή συσκευή που ονομάζεται *Motiv-Aider*. Προσφάτως, ορισμένα ρολόγια με δόνηση έχουν κυκλοφορήσει στην αγορά που μπορούν να ρυθμιστούν να δονούνται για συγκεκριμένες χρονικές περιόδους. Αυτές οι συσκευές δονούνται αθόρυβα και επαναλαμβανόμενα, σα να σας κτυπάει κάποιος στον ώμο σε προσυμφωνημένες στιγμές, για να σας υπενθυμίσει ότι πρέπει να ελευθερώσετε οποιαδήποτε ένταση ενδεχομένως διατηρείτε εκείνη τη στιγμή στην πύελο σας. Μπορείτε να ρυθμίσετε κάποια από αυτές τις συσκευές να δονείται κάθε δέκα λεπτά, ή κάθε μία ώρα, σα μια προσωπική υπενθύμιση για να χαλαρώσετε τους πυελικούς σας μυς.

Ανίχνευση πυελικής έντασης

Οι περισσότεροι άνθρωποι μπορούν να αισθανθούν την τάση στην πύελο τους και να τη χαλαρώσουν σε κάποιο βαθμό, όταν έχουν επίγνωση της ύπαρξής της ενώ άλλοι δε μπορούν. Εάν δε μπορείτε να αντιληφθείτε την πυελική τάση ή το πώς να τη χαλαρώσετε, τότε μπορείτε να ευαισθητοποιηθείτε με τον ακόλουθο τρόπο: Ενώ κάθεστε στην τουαλέτα, παρατηρήστε πώς ο σφιγκτήρας, το ορθό και τα γεννητικά όργανα αφήνονται ελαφρά και χαλαρώνουν όταν αρχίσετε την ούρηση. Η αίσθηση αυτή είναι πολύ λεπτή και θα γίνει ασυνείδητα αν δε δώσετε προσοχή. Αυτοί οι μύες χαλαρώνουν φυσικά όταν ξεκινάτε την ούρηση. Αυτοί είναι οι μύες που θέλετε να εκπαιδεύσετε στη χαλάρωση κατά τη διάρκεια της μέρας γιατί αυτοί συμμετέχουν στην προστατευτική σύσπαση και διατηρούν το πυελικό έδαφος σφιχτό και τεταμένο.

Σφιγμένο και αγκυλωμένο

Η χαλαρή, αφημένη κατάσταση των πυελικών μυών απουσιάζει στις παθήσεις του πυελικού άλγους. Ένας άλλος τρόπος για να κατανοήσουμε τι συμβαίνει στο πυελικό έδαφος είναι να φανταστούμε ότι οι σφιχτοί και συσπασμένοι πυελικοί μύες έχουν συρρικνωθεί και παραμένουν αγκυλωμένοι σε αυτή τη θέση.

Μπορούμε να περιγράψουμε το πυελικό έδαφος στην πλειονότητα των ασθενών ως «σφιγμένο» ή «αγκυλωμένο»

Η αποκατάσταση αυτής της κατάστασης του πυελικού εδάφους είναι απαραίτητη, έτσι ώστε οι πυελικοί μύες να επανέλθουν στην κανονική τους ρύθμιση, δηλαδή να λειτουργούν «χαλαροί» και «ξεκούραστοι». Αν έχετε δυσκολία στο να νιώσετε και να χαλαρώσετε τους πυελικούς σας μυς, μπορείτε να εξασκηθείτε στην ακόλουθη άσκηση. Καθίστε στην τουαλέτα και νιώστε την ελάχιστη χαλάρωση των μυών του πυελικού σας εδάφους, όπως όταν είστε έτοιμοι να ουρήσετε, αλλά μην το κάνετε. Αυτή η κίνηση είναι απλή και εύκολη και απαιτεί λεπτό κινητικό έλεγχο στη χαλάρωση των συσπασμένων μυών, σε όποιο βαθμό είναι εφικτό, χωρίς να ουρήσετε αληθινά. Η ροή των ούρων δεν πρέπει να ξεκινήσει κατά την πυελική χαλάρωση. Δε θα πρέπει καν να πλησιάσετε αυτό το σημείο.

Αυτές οι οδηγίες μπορεί να παρουσιάζουν τη χαλάρωση πολύ πιο περίπλοκη από ό,τι είναι. Στην πραγματικότητα, είναι αρκετά απλή και οι περισσότεροι άνθρωποι τη συνηθίζουν εύκολα. Κατά πάσα πιθανότητα θα αισθανθείτε μια ελαφρά πτώση των μυών γύρω από το ορθό που σας προετοιμάζει για την ούρηση. Οι μύες που χαλαρώνετε σε αυτή την άσκηση είναι οι ίδιοι με τους μυς που χαλαρώνουν στη *Λεπτό-προς-Λεπτό Παράδοξη Χαλάρωση.*

Η Λεπτό-προς-Λεπτό Παράδοξη Χαλάρωση εν συντομία

Η Λεπτό-προς-Λεπτό Παράδοξη Χαλάρωση είναι η πρακτική της πτώσης και χαλάρωσης των πυελικών μυών όλη τη μέρα είτε υπενθυμίζοντάς το εσείς στον εαυτό σας αυθόρμητα ή με τη χρήση ενός δονούμενου χρονόμετρου σαν το Motiv-Aider ή με κάποιο άλλο μέσο. Μην περιμένετε άμεσα αποτελέσματα. Μην πιεστείτε με οποιοδήποτε τρόπο. Θα σας πάρει ένα λεπτό να το επισημάνετε και να το κάνετε και δε θα σας αποσπάσει από τις ασχολίες σας. Να θυμάστε ότι η εκούσια χαλάρωση των μυών σπάνια θα προσδίδει μια αίσθηση χαλάρωσης στην αρχή. Είναι προτιμότερο να περιμένετε ότι η εκούσια χαλάρωση θα σας βοηθήσει σε μικρό βαθμό να χαλαρώσετε τους πυελικούς σας μυς. Ακόμη και αν βρίσκετε αυτή τη μέθοδο αποτελεσματική, η αίσθηση ανακούφισης από τα συμπτώματα θα είναι μικρή για μέρες ή εβδομάδες.

Η εφαρμογή της Λεπτό-προς-Λεπτό Χαλάρωσης σε συνεχή βάση μετατρέπεται σε συνήθεια που αντικαθιστά την τάση της χρόνιας σύσπασης του πυελικού εδάφους

Συμβουλές για την εφαρμογή της Λεπτό-προς-Λεπτό Παράδοξης Χαλάρωσης

1. Η εκμάθησή της απαιτεί χρόνο

Η εκμάθηση της *Λεπτό-προς-Λεπτό Παράδοξης Χαλάρωσης* απαιτεί χρόνο, ώστε να μη διακόπτει τη μέρα σας. Η εφαρμογή της διαρκεί μια στιγμή.

2. Βεβαιωθείτε ότι δεν καταβάλλετε προσπάθεια

Βεβαιωθείτε ότι δεν καταβάλλετε καμία προσπάθεια για να χαλαρώσετε. Όπως δεν καταβάλλετε προσπάθεια για να ξεκινήσει η ούρηση, μην καταβάλλετε προσπάθεια για να εφαρμόσετε τη στιγμιαία χαλάρωση. Μην πιέζετε προς τα κάτω όπως στο χειρισμό Βαλσάλβα για να πετύχετε τη χαλάρωση. Αντιθέτως, αφεθείτε από κάθε ένταση που μπορείτε εύκολα να εγκαταλείψετε.

3. Συνεχίστε να εξασκείστε ακόμα και αν δεν υπάρχουν εμφανή αποτελέσματα

Η Λεπτό-προς-Λεπτό Χαλάρωση είναι σα να χρησιμοποιείτε μια δακτυλήθρα για να αδειάσετε νερό σε μια βάρκα. Περιστασιακά η επίδραση στα συμπτώματα είναι θεαματική· συχνά όμως δεν είναι. *Ενθαρρύνουμε τους ασθενείς μας να συνεχίζουν είτε βλέπουν αποτελέσματα, είτε όχι.* Η συνεπής εφαρμογή για εβδομάδες έχει βοηθήσει ορισμένους ασθενείς να μειώσουν τα συμπτώματα τους.

Η εφαρμογή της Λεπτό-προς-Λεπτό Παράδοξης Χαλάρωσης αποσκοπεί στη μείωση της μυϊκής τάσης στους πυελικούς μυς σε όλη τη διάρκεια της μέρας

Μερικοί άνθρωποι νιώθουν ότι δεν επωφελούνται από αυτή τη χαλάρωση. Από την άλλη πλευρά, αν και ήταν κάτι εντελώς ασυνήθιστο, όταν δημοσιεύθηκε η πρώτη έκδοση του βιβλίου μας, ένας άνδρας δήλωσε ότι η εφαρμογή αυτής της μεθόδου για αρκετούς μήνες μείωσε τα συμπτώματά του κατά 90%.

Προετοιμασία για Εντατική Παράδοξη Χαλάρωση

Η προετοιμασία για την εφαρμογή της *Εντατικής Παράδοξης Χαλάρωσης* (ή πιο απλά *Παράδοξη Χαλάρωση*) είναι απαραίτητη για την αποτελεσματικότητά της. Ενθαρρύνουμε τους ασθενείς μας να μην έχουν κανένα περισπασμό κατά τη διάρκεια εφαρμογής της. Αυτό θα μπορούσε να σημαίνει ότι ζητάνε από τις συντρόφους τους να βεβαιωθούν ότι τα παιδιά δε μπαίνουν στο δωμάτιο στο οποίο εφαρμόζουν τη χαλάρωση. Αν είναι εφικτό, τους συστήνουμε να αποσυνδέουν το τηλέφωνο και να κλείνουν την τηλεόραση ή το στερεοφωνικό τους.

Η Παράδοξη Χαλάρωση πρέπει να εφαρμόζεται σε μια χρονική περίοδο κατά την οποία κανείς δε θα σας ενοχλήσει

Αν είναι εφικτό, ζητάμε από τους ασθενείς μας να μην εφαρμόζουν τη χαλάρωση πριν από κάποιο σημαντικό ραντεβού που πιθανώς να τους θέσει σε εγρήγορση και ένταση. Επίσης, τους συστήνουμε να είναι μόνοι στο δωμάτιο, χωρίς να ενοχλούνται από κατοικίδια ζώα ή άλλου είδους περισπασμούς.

Μπάνιο ή ντους και διατάσεις

Ένα ζεστό μπάνιο ή ντους μπορεί να βοηθήσει πολύ στη χαλάρωση της πυελικής δυσφορίας. Επιπλέον, το ζεστό νερό αποτελεί καλή προετοιμασία για την *Παράδοξη Χαλάρωση*.

Σε ιδανικές συνθήκες, συστήνουμε στους ασθενείς μας να κάνουν κάποια μορφή αερόβιας άσκησης, ένα άνετο ζεστό μπάνιο ή ντους, το πρόγραμμα της κατ' οίκον φυσιοθεραπείας, συμπεριλαμβανομένων του κατάλληλου ρολαρίσματος του δέρματος, της *Ελευθέρωσης* Εναυσματικών Σημείων Πόνου, και διατάσεις, και στη συνέχεια να προχωρούν στην *Παράδοξη Χαλάρωση*.

Μολονότι συμβουλεύουμε να κάνετε μπάνιο και διατάσεις πριν την χαλάρωση, δεν είναι πάντα εφικτό ούτε απαραίτητο για την επιτυχία της χαλάρωσης.

Χρονόμετρο

Έχουμε διαπιστώσει ότι μερικές φορές είναι χρήσιμο να ρυθμίζετε ένα χρονόμετρο που θα χτυπήσει στο τέλος της συνεδρίας χαλάρωσης. Όταν κάποιος αποκοιμηθεί κατά τη διάρκειά της το χρονόμετρο θα υποδείξει ότι η συνεδρία τελείωσε. Επειδή η χαλάρωση γίνεται αρχικά σε κατακεκλιμένη θέση, συνιστούμε τη χρήση ενός ή δύο μαξιλαριών κάτω από τα γόνατα στοχεύοντας στη μείωση της πίεσης στο κάτω μέρος της πλάτης.

Εάν οι ασθενείς έχουν πολλά πράγματα να κάνουν κατά τη διάρκεια της μέρας, καλή ιδέα είναι να τα σημειώνουν σε ένα κομμάτι χαρτί για να έχουν λιγότερες έννοιες στο μυαλό τους κατά τη χαλάρωση. Επίσης, έχουμε διαπιστώσει ότι είναι καλό να υπάρχει ένα χαρτί και μολύβι κάπου κοντά κατά τη χαλάρωση, έτσι ώστε αν προκύψει μια επείγουσα σκέψη, να μπορούν να τη σημειώσουν και να συνεχίσουν τη χαλάρωση.

Χαλάρωση, κατανάλωση τροφής, υγρών, και τουαλέτα

Είναι προτιμότερο να αποφεύγεται η κατανάλωση μεγάλης ποσότητας φαγητού πριν τη χαλάρωση γιατί οι ασθενείς τείνουν να αποκοιμούνται. Και ενώ αυτό δεν είναι κακό, είναι καλύτερο να παραμένουν ξύπνιοι σε όλη τη διάρκεια της συνεδρίας χαλάρωσης. Επιπλέον, συνιστούμε στους ασθενείς να αποφεύγουν την καφεΐνη, τη ζάχαρη ή άλλα διεγερτικά πριν την έναρξη της χαλάρωσης.

Προκειμένου να διατηρηθεί μια άνετη αίσθηση, συμβουλεύουμε τους ασθενείς να ουρούν πριν από τη συνεδρία χαλάρωσης, ιδιαίτερα αν δεν νιώθουν άνετα να κρατιούνται. Επίσης, είναι συνήθως προτιμότερο, αν είναι δυνατό, να αποφεύγουν τα υγρά πριν τη χαλάρωση, ειδικά αν υπάρχει συχνουρία και επιτακτικότητα. Τέλος, οι περισσότεροι ασθενείς νιώθουν πιο άνετα όταν χαλαρώνουν τη γραβάτα τους, τη ζώνη ή οτιδήποτε άλλο τους περιορίζει.

Διαρρυθμίζοντας το δωμάτιο

Συνιστούμε στους ασθενείς να σκοτεινιάζουν ελαφρώς το δωμάτιο στο οποίο πρόκειται να χαλαρώσουν και να χρησιμοποιούν ένα οφθαλμικό μαξιλαράκι. Το οφθαλμικό μαξιλαράκι μοιάζει με μικρό σακί, φτιαγμένο συνήθως από βελούδο ή βαμβάκι και γεμισμένο με λιναρόσπορο ή ρύζι που μπορεί να αγοραστεί από ένα μαγαζί με βιολογικά προϊόντα. Προσφέρει το πλεονέκτημα της σκίασης του οπτικού πεδίου ακόμα και σε ένα δωμάτιο με έντονο φως. Επίσης, καταπραΰνει τα μάτια και είναι συνήθως χρήσιμο στη χαλάρωση.

Η Παράδοξη Χαλάρωση μπορεί να πραγματοποιηθεί είτε σε κατακεκλιμένη θέση, είτε σε μια καρέκλα. Στην αρχή της εκπαίδευσης, συνιστάται να γίνεται σε κατακεκλιμένη θέση με τα γόνατα λυγισμένα χωρίς να ακουμπά το ένα στο άλλο, ειδικά αν ο πόνος είναι πιο έντονος σε καθιστή θέση. Ένα κρεβάτι, ένας καναπές, ένα στρωματάκι, ή το δάπεδο με μοκέτα εξυπηρετούν. Μερικές φορές οι ασθενείς νιώθουν πιο άνετα ξαπλωμένοι πλαγίως με ένα μαξιλάρι ανάμεσά στα γόνατα τους, παρόλο που αυτό μπορεί να τους αποκοιμήσει. Επειδή η άνεση είναι το κλειδί, μπορείτε να χρησιμοποιείσετε τα μαξιλάρια κατά βούληση.

Αν και είναι καλό να έχετε ένα άνετο, συνηθισμένο μέρος για χαλάρωση, η εφαρμογή μπορεί να γίνει σχεδόν οπουδήποτε. Η *Παράδοξη Χαλάρωση* *μπορεί να πραγματοποιηθεί* σε κάποιο δωμάτιο ξενοδοχείου, στο λεωφορείο, στο αεροπλάνο, σε μια καρέκλα γραφείου, στο γρασίδι ενός πάρκου, ή σε μια πετσέτα στην άμμο.

Και αν αποκοιμηθείτε;

Δεν είναι σπάνιο να αποκοιμηθείτε κατά την *Παράδοξη Χαλάρωση*. Είναι πιο πιθανό να συμβεί εάν είστε κουρασμένοι ή αν κάνετε την χαλάρωση κάποια στιγμή της μέρας που έχετε την τάση να είστε πιο κουρασμένοι, όπως το απόγευμα ή το βράδυ.

Ο ύπνος και η βαθιά χαλάρωση έχουν στενή σχέση. Το φλερτάρισμα με τα όρια ύπνου και χαλάρωσης είναι συνηθισμένο κατά τη διάρκεια μιας συνεδρίας Παράδοξης Χαλάρωσης και πολλές φορές ξεκουράζει περισσότερο και από το νυχτερινό ύπνο

Παράδοξη Χαλάρωση δε σημαίνει παίρνω έναν υπνάκο. Μπορεί, όμως, κανείς συχνά να αποκοιμηθεί, ειδικά αν έχει έλλειμα ύπνου. Αυτό δεν αποτελεί λόγο ανησυχίας, ιδιαίτερα στην αρχή της εκπαίδευσης στη χαλάρωση. Είναι προτιμότερο άλλωστε να αποκοιμηθεί κανείς αντί να αγχώνεται, ώστε να μείνει ξύπνιος. Η εμπειρία του ύπνου κατά την *Παράδοξη Χαλάρωση* τείνει να είναι διαφορετική και συνήθως πιο ωφέλιμη από τον απλό ύπνο κατά τη διάρκεια της νύχτας. Όταν οι ασθενείς αδυνατούν να παραμείνουν ξύπνιοι κατά τη χαλάρωση, τους προτείνουμε, αν είναι δυνατό, να καθίσουν και να βεβαιωθούν ότι το δωμάτιο δεν είναι υπερβολικά ζεστό. Όταν κάποιος βρίσκεται σε θεραπεία και έχει δεσμευτεί για δύο συνεδρίες χαλάρωσης τη μέρα, συστήνουμε η χαλάρωση πριν από τον ύπνο να μη θεωρείται μία από αυτές. Απαιτείται μία επιπλέον συνεδρία για να συμμορφωθεί με τις ανάγκες του πρωτοκόλλου.

Η καλύτερη ώρα για την *Παράδοξη Χαλάρωση*

Η καλύτερη ώρα για να εφαρμόσετε την Παράδοξη Χαλάρωση είναι όταν έχετε τη μεγαλύτερη ενέργεια. Οι περισσότεροι άνθρωποι θεωρούν πιο κατάλληλη στιγμή το πρωί. Ωστόσο, αυτό δεν ισχύει καθολικά. Ορισμένα άτομα διαθέτουν περισσότερη ενέργεια και ικανότητα προσοχής το απόγευμα.

Η Παράδοξη Χαλάρωση απαιτεί ενέργεια, διότι αποτελεί μια πρακτική τροποποίησης της συνήθειας εσωτερικής σύσπασης που έχει επαναληφθεί αναρίθμητες φορές πριν. Η καθιέρωση μιας νέας συνήθειας σε αντικατάσταση μιας άλλης τόσο βαθιά ριζωμένης είναι ένα πολύ φιλόδοξο σχέδιο. Για το λόγο αυτό, κάθε συνεδρία πρέπει πραγματικά να «μετράει» ως προς τη σοβαρότητα και προσοχή με την οποία πραγματοποιείται.

Ζητάμε από τους ασθενείς μας να πραγματοποιούν δύο συνεδρίες χαλάρωσης καθημερινά στην αρχή της θεραπείας

Είναι προτιμότερο να δημιουργήσετε μία διαδικασία ρουτίνας για την εφαρμογή της *Παράδοξης Χαλάρωσης*, ώστε ο οργανισμός να συνηθίζει σε ένα τακτικό διάστημα ηρεμίας. Ενώ συνήθως συμβουλεύουμε τους ασθενείς να πραγματοποιούν την *Παράδοξη Χαλάρωση* τουλάχιστον μια φορά τη μέρα, όταν είναι εφικτό, είναι προτιμότερο να πραγματοποιείται δυο φορές. Η καλύτερη στιγμή είναι συνήθως το πρωί και μετά το απόγευμα ή το βράδυ.

Ξεκινώντας την *Παράδοξη Χαλάρωση*

Η εκπαίδευση ετήσιας περίπου διάρκειας στην *Παράδοξη Χαλάρωση* έχει χρησιμοποιηθεί εδώ και πολλά χρόνια στα μηνιαία 6-ημερα κλινικά σχολεία που πραγματοποιούνται στην Καλιφόρνια και μια διευρυμένη έκδοση αυτής της εκπαίδευσης περιλαμβάνεται στο πακέτο αυτοθεραπείας για το πυελικό άλγος. Αυτές οι οδηγίες απλοποιούν την εφαρμογή της *Παράδοξης Χαλάρωσης*. Όλες οι οδηγίες για την εφαρμογή παρέχονται στα ηχογραφημένα μαθήματα.

Όλες οι οδηγίες της Παραδόξης Χαλάρωσης στοχεύουν στο να βοηθήσουν τους ασθενείς μας να αφεθούν από κάθε προσπάθεια. Οι περισσότεροι από εμάς θυμόμαστε κάποιες στιγμές στη ζωή μας που ήμασταν ήρεμοι και χαρούμενοι. Εκείνες οι στιγμές ήταν απαλλαγμένες από πίεση, ένταση ή προσπάθεια. Φαινόταν τόσο εύκολο. Οι περισσότεροι ασθενείς μας δεν έχουν ανάμνηση τέτοιων στιγμών χαλαρότητας και ηρεμίας αλλά τις λαχταρούν περισσότερο από καθετί.

Μια σημαντική πλευρά της πρακτικής της Παράδοξης Χαλάρωσης είναι απλά η αίσθηση και η αποδοχή της τάσης ή εναλλακτικά οτιδήποτε είναι πιο χαλαρό εσωτερικά, χωρίς καμία προσπάθεια χαλάρωσης

Θα ανακαλύψετε πώς μπορεί να προκύψει η χαλάρωση νιώθοντας και αποδεχόμενοι ένα σημείο είτε τάσης είτε χαλάρωσης εσωτερικά, δίνοντας στον εαυτό σας αυτήν την οδηγία και διαπιστώνοντας πώς σας επηρεάζει. Ανακαλύψαμε ότι ακολουθώντας τις οδηγίες «νιώσε και αποδέξου την τάση» ή «νιώσε και αποδέξου ό,τι είναι πιο χαλαρό μέσα σου» χωρίς προσπάθεια για οποιαδήποτε αλλαγή είναι μερικές από τις χρήσιμες φράσεις μας στο σύνολο των οδηγιών εκπαίδευσης διακοπής της συνήθειας σύσπασης. Η Αγγλική λέξη προσπαθώ (try) προέρχεται από την αγγλογαλλική *trier* του 15ου αιώνα που σημαίνει «υπόκειμαι σε πίεση» (για υπομονή, αντοχή). Όπως υπαινίσσεται στην ετυμολογία της λέξης, η *προσπάθεια* προϋποθέτει πίεση και αποτελεί το αντίθετο της χαλάρωσης. Αυτός είναι ο λόγος για τον οποίο δεν μπορείς να *προσπαθείς να χαλαρώσεις*.

Η αποδοχή της τάσης είναι κεντρικό κομμάτι της μεθόδου μας - αυτό μπορεί να φαίνεται αντίθετο με τη «διαίσθηση» αλλά τελικά μπορεί να καταστήσει την πραγματοποίηση της βαθιάς χαλάρωσης δυνατή

Τα σημεία επικέντρωσης που ζητάμε από τους ασθενείς

Στα πρώτα στάδια ανάπτυξης της Παραδόξης Χαλάρωσης, ζητούσαμε από τους ασθενείς να επικεντρωθούν σε μια περιοχή του σώματος που ήταν συσπασμένη και αν δε χαλάρωνε πλήρως, τους ζητούσαμε να συνεχίσουν να επικεντρώνονται σε αυτήν την τάση και να χαλαρώσουν ή να ξεκουραστούν *μαζί της*. Αυτή η τάση χαλαρώνει όταν γίνεται αποδεκτή.

Με την πάροδο των ετών, διευρύναμε τις οδηγίες προς τους ασθενείς για να εστιάσουν είτε στην τάση είτε σε μια περιοχή του σώματος που ήταν πιο χαλαρή *και να χαλαρώσουν ή να αναπαυτούν με αυτή την αίσθηση του σώματος*. Αυτή είναι η τρέχουσα οδηγία.

Με άλλα λόγια, ζητάμε από κάποιον να ξαπλώσει και να στρέψει την προσοχή του σε μια αίσθηση τάσης που δεν είναι εντελώς χαλαρή, ενώ αναπαύεται και χαλαρώνει όλο του το σώμα εστιάζοντας σε αυτή την τάση. Αν εντοπίσει τάση και αλλού εκτός από την πύελο, συστήνουμε να επικεντρωθεί σε μια μη πυελική περιοχή. Αν εντοπίσει τάση μόνο στην πύελο, του ζητάμε να επικεντρωθεί εκεί.

Μεταθέτοντας την προσοχή από την αίσθηση τάσης στην αίσθηση του πιο χαλαρού σημείου στο σώμα

Μετά από λίγα λεπτά, ζητάμε από τους ασθενείς να μεταθέσουν την προσοχή τους στην αίσθηση χαλάρωσης στο υπόλοιπο σώμα και να αναπαυτούν και να χαλαρώσουν με την αίσθηση του πιο χαλαρού σημείου στο σώμα. Αυτό το αναλύουμε αργότερα όταν θα συζητήσουμε την έννοια του προσκηνίου και του παρασκηνίου. Η αποδοχή της αίσθησης τάσης που δε χαλαρώνει, ή της αίσθησης του πιο χαλαρού εσωτερικού σημείου στο σώμα είναι σα να μαθαίνεις ποδήλατο. Ας υποθέσουμε ότι δεν έχετε καβαλήσει ποτέ ποδήλατο και σας παρουσιάζουμε ένα απλό, παλιομοδίτικο, ποδήλατο με μία ταχύτητα και ρόδες με σαμπρέλες. Μπορούμε να σας πούμε, «Βάλτε το πόδι πάνω από το ποδήλατο και καθίστε στη σέλα και πιέστε το με το ένα πόδι, ενώ το άλλο είναι στο άλλο πεντάλ και όταν αρχίσετε να πέφτετε προς τα αριστερά, γύρτε προς τα δεξιά, και όταν αρχίσει να πέφτετε προς τα δεξιά , γύρτε προς τα αριστερά».

Η χαλάρωση θα παρουσιαστεί όταν αποδεχτείτε την αίσθηση, ευχάριστη ή δυσάρεστη, κατ' επανάληψη

Για όσους γνωρίζουν να κάνουν ποδήλατο, είναι σαφές ότι οι εν λόγω οδηγίες δε θα βοηθήσουν στην εκμάθησή του. Στο τέλος, ο μόνος τρόπος για να μάθετε πώς να κάνετε ποδήλατο θα είναι απλά να το καβαλήσετε. Με αυτό κατά νου, οι γονείς συχνά διδάσκουν στα παιδιά τους ποδήλατο επιτρέποντάς τους να το καβαλήσουν, ενώ εκείνοι τρέχουν παράλληλα και το κρατάνε σταθερό. Οι βοηθητικές ρόδες χρησιμοποιούνται μερικές φορές υποκαθιστώντας το γονιό που τρέχει μαζί με το παιδί.

Το παράδειγμα του ποδηλάτου καθιστά προφανές ότι ο μόνος τρόπος για να μάθεις είναι να πράξεις. Οι οδηγίες μπορεί να είναι χρήσιμες, αλλά δε μπορούν να υποκαταστήσουν την πραγματική αίσθηση πάνω στη σέλα του ποδηλάτου που πρέπει να παλέψεις για να διατηρήσεις την ισορροπία σου ανά πάσα στιγμή. Ενώ είναι χρήσιμο να έχεις έναν προπονητή εξοικειωμένο με τη δεξιότητα που θέλεις να κατακτήσεις, όλες αυτές οι δεξιότητες τελικά μαθαίνονται μέσα από την άμεση εμπειρία. Το ίδιο ισχύει και με την *Παράδοξη Χαλάρωση*.

Ο τρόπος αναπνοής με αναπνευστική αρρυθμία ως προετοιμασία για την *Παράδοξη Χαλάρωση* και την *Ελευθέρωση Εναυσματικών Σημείων Πόνου*

Ο τρόπος αναπνοής με αναπνευστική αρρυθμία, όπως περιγράφεται εδώ, χρησιμοποιείται μερικές φορές ως μέρος της *Παράδοξης Χαλάρωσης του Πρωτοκόλλου Γουάιζ-Άντερσον*. Την ενσωματώσαμε πρόσφατα στη μέθοδο της *Ελευθέρωσης των Εναυσματικών Σημείων Πόνου* που χρησιμοποιούμε. Η χρήση της αναπνοής με αναπνευστική αρρυθμία σε συνδυασμό με την *Ελευθέρωση των Εναυσματικών Σημείων Πόνου*, όπως θα περιγράψουμε,

είναι ένας τρόπος να καταστεί η ελευθέρωση πιο αποτελεσματική σταματώ-
ντας τη διέγερση του συμπαθητικού συστήματος κατά τη διάρκεια αυτής.

Η αναπνοή με αναπνευστική αρρυθμία αποτελεί μια περιγραφή της σχέ-
σης μεταξύ του καρδιακού παλμού και της αναπνοής και αναφέρεται στη
μεταβολή του καρδιακού παλμού ως αντίδραση σε αυτήν. Η αναπνοή
με αναπνευστική αρρυθμία είναι ένα φαινόμενο που εμφανίζεται σε όλα
τα σπονδυλωτά. Μπορείτε να βιώσετε αυτό το φαινόμενο πιάνοντας τον
παλμό σας και παρατηρώντας ότι όταν εισπνέετε ο καρδιακός σας παλμός
αυξάνεται λίγο ενώ όταν εκπνέετε μειώνεται ελαφρά. Σημαντικές έρευνες
έχουν υποδείξει ότι όταν υπάρχει ισορροπία και υγεία, ο καρδιακός ρυθμός
και η αναπνοή συνυπάρχουν αρμονικά. Όταν ένα φυσιολογικό, υγιές
άτομο εισπνέει ο καρδιακός παλμός αυξάνεται, ενώ όταν εκπνέει πέφτει.

Όταν κάποιος είναι υγιής και ήρεμος, η αναπνοή και ο καρδιακός του ρυθμός είναι πλήρως συντονισμένοι μεταξύ τους

Σε περιπτώσεις ψυχικής ή σωματικής ασθένειας, η σχέση ανάμεσα στην
αναπνοή και τον καρδιακό ρυθμό διαταράσσεται. Όταν, για παράδειγμα,
οι άνθρωποι υφίστανται κρίσεις πανικού, η αναπνοή με αναπνευστική
αρρυθμία διαταράσσεται. Όταν αναρρώνουν από διαταραχές πανικού,
η αναπνοή τους με αναπνευστική αρρυθμία γίνεται πιο συντονισμένη,
πιο ισχυρή, πιο ισορροπημένη και δυνατή. Όσο πιο υψηλός, δυνατός και
συντονισμένος είναι ο καρδιακό παλμός με την αναπνοή, τόσο πιο ισορρο-
πημένο και υγιές το άτομο. Για παράδειγμα, τα υγιή παιδιά γενικά έχουν
πολύ ισχυρή αναπνοή με αναπνευστική αρρυθμία στην οποία ο καρδιακός
ρυθμός μπορεί να ποικίλει μεταξύ 40 ή περισσότερων παλμών ανάμεσα
στην εισπνοή και την εκπνοή.

Μια διαταραγμένη αναπνοή με αναπνευστική αρρυθμία θεωρείται δείκτης
δυσμενούς πρόγνωσης για άτομα με καρδιακή νόσο. Γενικότερα, θεωρείται
ένδειξη πρόωρων προβλημάτων στην υγιή λειτουργία του αυτόνομου νευρικού

συστήματος, καθώς σχετίζεται με αρκετές ασθένειες. Έχει υποστηριχθεί ότι η θετική ή αρνητική επίδραση στην αναπνευστική αρρυθμία μπορεί να είναι ένα μέσο μέτρησης του θεραπευτικού αποτελέσματος ή της ασφάλειας ενός φαρμάκου.

Συνήθως είναι εφικτό με τη δική μας μέθοδο αναπνοής με αναπνευστική αρρυθμία να ενισχυθεί εκούσια η αναπνοή και να επανέλθει σε ισορροπία όταν έχει διαταραχτεί. Η αποκατάσταση της αναπνοής με αναπνευστική αρρυθμία μπορεί να βοηθήσει στη χαλάρωση του αυτόνομου συστήματος και στη μείωση του άγχους συντονίζοντας συνειδητά τον καρδιακό ρυθμό με την αναπνοή. Χρησιμοποιούμε αυτή τη μέθοδο ως μέρος της *Παράδοξης Χαλάρωσης*.

Ο συντονισμός του καρδιακού παλμού με την αναπνοή μπορεί να συμβάλλει στη χαλάρωση της διέγερσης του νευρικού συστήματος

Ο τρόπος επικεντρωμένης αναπνοής με αναπνευστική αρρυθμία πρέπει να γίνεται υπό την επίβλεψη ενός επαγγελματία. Περιστασιακά, ο τρόπος αναπνοής με αναπνευστική αρρυθμία μπορεί να προκαλέσει καλοήθεις έκτοπες ή έκτακτες καρδιακές συστολές. Όταν δε χρησιμοποιείται η σωστή τεχνική υπάρχει περίπτωση εμφάνισης ζαλάδας ή δύσπνοιας. Αν προκύ-ψουν οποιαδήποτε ανάλογα προβλήματα, ζητάμε από τους ασθενείς μας να μας ενημερώσουν άμεσα, ώστε να μπορέσουμε να τους βοηθήσουμε να προσαρμόσουν τη χρήση αυτής της μεθόδου. Ο τρόπος αναπνοής με ανα-πνευστική αρρυθμία μπορεί να είναι μια χρήσιμη μέθοδος για τη γρήγορη χαλάρωση του συμπαθητικού νευρικού συστήματος, τη μείωση άγχους, και την εισαγωγή σε ένα βαθύτερο επίπεδο χαλάρωσης στην αρχή της *Παράδοξης Χαλάρωσης*.

Εφαρμόζοντας τον τρόπο αναπνοής με αναπνευστική αρρυθμία

Αν και δε χρησιμοποιούμε συχνά αναπνοές κατά την εκπαίδευση στη χαλάρωση, είναι γενικά παραδεκτό ότι η αργή, κοιλιακή αναπνοή κατά την οποία η κοιλιά ανεβαίνει κατά την εισπνοή και πέφτει στην εκπνοή μπορεί να είναι σημαντική στη χαλάρωση του σώματος και στη μείωση της αυτόνομης διέγερσης. Η αργή κοιλιακή αναπνοή μεγιστοποιεί την πιθανότητα συντονισμού της αναπνοής και του καρδιακού ρυθμού. Αν και δεν υπάρχει κάποιος απόλυτα αυστηρός τρόπος καθορισμού του αριθμού αναπνοών ανά λεπτό ώστε να επιτραπεί η βαθιά χαλάρωση, οι 6 βαθιές κοιλιακές αναπνοές ανά λεπτό θεωρούνται πάνω κάτω ο βέλτιστος ρυθμός αναπνοής. Επίσης, οι 6 αναπνοές ανά λεπτό είναι ιδανικές και ο αναπνευστικός ρυθμός που επιφέρει την αρχική ηρεμία του σώματος μπορεί να ποικίλλει από 2 έως 9 αναπνοές ανά λεπτό ανάλογα με την ιδιοσυγκρασία, την εμπειρία, και τις μεταβολικές απαιτήσεις του συγκεκριμένου ασθενούς.

Ωστόσο, το πιο σημαντικό στη ρύθμιση του αναπνευστικού ρυθμού και του τρόπου αναπνοής με αναπνευστική αρρυθμία δεν είναι η γνώση του ιδανικού αριθμού αναπνοών ανά λεπτό αλλά το επίπεδο άνεσης στην αναπνοή.

Όταν οι ασθενείς μας επιβραδύνουν την αναπνοή τους σε περίπου 6 αναπνοές ανά λεπτό, όπως θα περιγραφεί παρακάτω, τους ζητάμε να προσαρμόσουν αυτό το βραδύτερο ρυθμό αναπνοής στο προσωπικό επίπεδο άνεσης.

Υπολογίζοντας τον αριθμό των καρδιακών παλμών ανά αναπνοή κατά τον τρόπο αναπνοής με αναπνευστική αρρυθμία

Στην Παράδοξη Χαλάρωση, ο τρόπος αναπνοής με αναπνευστική αρρυθμία γίνεται για περίπου 5 λεπτά αμέσως πριν από τις οδηγίες των ηχογραφημένων μηνυμάτων που λαμβάνουν οι ασθενείς στο τέλος του κλινικού μας σχολείου. Ακολουθούν οι οδηγίες σχετικά με τον τρόπο αναπνοής με αναπνευστική αρρυθμία. Για να καθορίσετε τον αριθμό των καρδιακών παλμών που πρέπει να αφιερωθούν στην εισπνοή και στην   εκπνοή, χρησιμοποιούμε τους ακόλουθους υπολογισμούς (οι υπολογισμοί μπορεί να φαίνεται ότι καθιστούν την τεχνική πιο περίπλοκη από ό,τι είναι).

Σε συνδυασμό με την καθοδήγηση από κάποιον έμπειρο στην αναπνοή με αναπνευστική αρρυθμία, οι ασθενείς καλούνται να μετρούν τους παλμούς τους για να καθορίσουν τον καρδιακό τους ρυθμό. Σε γενικές γραμμές, ο καρδιακός ρυθμός παρακολουθείται και υπολογίζεται με τον αντίχειρα του ενός χεριού που νιώθει τον παλμό στον καρπό του άλλου. Ένας εύκολος τρόπος καθορισμού των παλμών ανά λεπτό είναι να υπολογίζουμε τους καρδιακούς κτύπους σε 15 δευτερόλεπτα και στη συνέχεια να τους πολλαπλασιάζουμε επί 4.

Ζητάμε από τους ασθενείς να διαιρέσουν τους καρδιακούς τους ρυθμούς με το 6. Εάν, για παράδειγμα, κάποιος έχει ένα καρδιακό ρυθμό 60 παλμών ανά λεπτό, ο υπολογισμός θα ήταν :

$$\frac{60}{10} = 10$$ (αντιπροσωπεύει τον αριθμό των παλμών σε μια πλήρη εισπνοή και εκπνοή, προκειμένου να πραγματοποιήσει 6 αναπνοές το λεπτό)

Στη συνέχεια θα διαιρέσουμε το 10 με το 2 για να βρούμε τον αριθμό 5. Αν κάποιος έχει ένα καρδιακό ρυθμό γύρω στους 72 παλμούς ανά λεπτό, το 72 δια 6 = 12 και 12 δια 2 = 6. Ο αριθμός 6 στην περίπτωση αυτή ή ο προηγούμενος αριθμός 5, αντιπροσωπεύει τον αριθμό των καρδιακών παλμών που αντιστοιχούν σε μία εισπνοή ή εκπνοή.

Οι ασθενείς ξαπλώνουν ώστε να προετοιμαστούν για την *Παράδοξη Χαλάρωση*. Τους ζητάμε να βρίσκονται σε μια άνετη θέση, ενώ παίρνουν τον παλμό τους. Μερικές φορές τοποθετούνται μαξιλάρια κάτω από τα γόνατα για να μειώσουν την ένταση στους βραχίονες και τα χέρια, κατά τη λήψη του καρδιακού ρυθμού. Αυτό διευκολύνει τη λήψη του παλμού σε συνεχή βάση.

Μόλις χαλαρώσουν και πιάσουν τους παλμούς άνετα, οι ασθενείς με καρδιακό ρυθμό μεταξύ 55-64 εισπνέουν, σύμφωνα με τις υποδείξεις μας, μετρώντας 5 καρδιακούς παλμούς και εκπνέουν μετρώντας άλλους 5 καρδιακούς παλμούς. Με τον ίδιο τρόπο, αν ο καρδιακός παλμός κυμαίνεται μεταξύ 65-74, 6 καρδιακοί παλμοί μετρώνται κατά την εισπνοή και 6 κατά την εκπνοή. Εάν ο καρδιακός ρυθμός κυμαίνεται μεταξύ 75-84, 7 καρδιακοί παλμοί μετρώνται κατά την εισπνοή και 7 κατά την εκπνοή.

Η ποσότητα του αέρα που εισπνέεται ποικίλλει. Εάν οι ασθενείς αισθάνονται ότι δεν λαμβάνουν αρκετό αέρα, τότε εισπνέουν περισσότερο. Αν δε νιώθουν άνετα εισπνέοντας πολύ αέρα, τότε μειώνουν την εισπνοή του. Η αύξηση της εισπνοής και εκπνοής γίνεται πιο γρήγορα στην αρχή, τη μέση ή το τέλος της σωστής καταμέτρησης καρδιακού παλμού ανάλογα με το τι αφήνει μια άνετη αίσθηση. Η αναπνοή πρέπει να είναι *άνετη*. Το επίπεδο άνεσης αποτελεί το πιο σημαντικό γεγονός στη ρύθμιση της αναπνοής, με περισσότερο αέρα ή λιγότερο, ή πιο γρήγορα ή αργά σε οποιοδήποτε τμήμα του αναπνευστικού κύκλου. Όπως και στην *Παράδοξη Χαλάρωση*, η προσοχή επικεντρώνεται ξανά και ξανά στην αίσθηση της αναπνοής, μακριά από οπτικά ερεθίσματα ή σκέψεις. Συνήθως μετά από περίπου 5 λεπτά, η *Παράδοξη Χαλάρωση* αρχίζει χωρίς την ανάγκη ρύθμισης ή προσοχής στην αναπνοή.

Εντοπίζοντας τη μυϊκή τάση

Η πλειονότητα των ανθρώπων μπορεί να εντοπίσει κάποια περιοχή τάσης ή σφίξιματος στο σώμα τους, εάν τους ζητηθεί. Ορισμένοι από τους ασθενείς μας δε μπορούν να εντοπίσουν καμία τάση πουθενά εκτός από την πύελο. Αυτό συμβαίνει συνήθως επειδή η πυελική τάση και δυσφορία είναι τόσο έντονη που καλύπτει οποιαδήποτε άλλη, ή γιατί το άτομο βρίσκεται σε ένταση τόσο πολύ καιρό που η τάση θεωρείται πλέον απόλυτα φυσιολογική και δε μπορεί να την ξεχωρίσει. Εάν δε μπορούν να εντοπίσουν μυϊκή τάση οπουδήποτε αλλού εκτός από την πύελο, τους ζητάμε να επικεντρωθούν στην πυελική τάση.

Στην Παράδοξη Χαλάρωση σας ζητάμε να εντοπίσετε μια περιοχή τάσης και να την αποδεχτείτε μέχρι να εξαφανιστεί από μόνη της

Μια προκαταρκτική άσκηση στην έναρξη της *Παράδοξης Χαλάρωσης* ζητά από τους ασθενείς να καταγράψουν τις περιοχές τάσης στις μείζονες μυϊκές ομάδες του σώματος. Το μέτωπο, το πρόσωπο, τα σαγόνια, ο λαιμός, οι ώμοι, τα χέρια, η άνω πλάτη και το στήθος, το κάτω μέρος της πλάτης και το στομάχι, η πύελος και τα πόδια εξετάζονται προσεκτικά και εντοπίζονται οποιεσδήποτε τάσεις σε αυτές τις περιοχές. Η πρακτική εφαρμογή ξεκινά με τον εντοπισμό ενός μέρους του σώματος, εκτός από την πύελο, που υφίσταται τάση. Δε χρειάζεται να είναι πολύ μεγάλη ή ανυπόφορη, απλά να προσδίδει την αίσθηση της τάσης. Η τάση στους ώμους ή στο λαιμό, όσο ανεπαίσθητη και αν είναι, είναι κατάλληλη περιοχή επικέντρωσης για τις ανάγκες αυτής της άσκησης.

Λίγα λόγια σχετικά με το τι συνιστά την τάση στην εκπαίδευση της *Παράδοξης Χαλάρωσης*. Η παραμικρή, ελάχιστη αίσθηση τάσης ή χαλάρωσης θεωρείται σημαντική ακόμη και αν οι περισσότεροι άνθρωποι δε θα την παρατηρούσαν ποτέ ούτε θα τη θεωρούσαν σημαντική. Όπως έχουμε συζητήσει, η χαλάρωση της ελάχιστης ή αυτής που ονομάζεται «υπολειμματικής» τάσης, είναι το κλειδί για τη μείωση της διέγερσης του νευρικού συστήματος και για τη βαθιά χαλάρωση του πυελικού εδάφους. Στα αρχικά στάδια της εκπαίδευσης τονίζεται η σημασία της αντίληψης ότι ο εντοπισμός ακόμα και της ελάχιστης τάσης είναι σημαντικός.

Στην Παράδοξη Χαλάρωση, η επικέντρωση στη χαλάρωση και της παραμικρής μυϊκής τάσης ή χαλάρωσης βοηθά στην επίτευξη βαθιάς χαλάρωσης και ηρεμίας του πυελικού εδάφους

Σε πρώτη φάση, είναι προτιμότερο να *μην* επικεντρωθείτε στους πυελικούς μυς επειδή είναι ενοχλημένοι και υπάρχει συνήθως έντονη επιθυμία για ανακούφιση από την ενόχληση. Αυτή η έντονη επιθυμία, ειδικά για τους αρχάριους, δυσχεραίνει την εφαρμογή της αποδοχής της τάσης. Για αυτό το λόγο, τους πρώτους μήνες της εκπαίδευσης στη χαλάρωση, η πύελος δεν αποτελεί το επίκεντρο της προσοχής.

Εντοπίζοντας την εσωτερική τάση ή χαλάρωση

Ο κόσμος μας είναι ένα οικείο περιβάλλον ανοίγουμε τα μάτια και βλέπουμε το δωμάτιο ή τον απέναντι δρόμο. Αν μας ρωτήσουν πού είναι η γωνιά του δρόμου, θα την εντοπίσουμε εύκολα. Με τον ίδιο τρόπο, αν ψάχναμε το αριστερό γόνατο, δε θα είχαμε κανένα πρόβλημα να το βρούμε. Αν ψάχναμε το αριστερό μας χέρι πάλι, δε θα είχαμε καμία δυσκολία να το βρούμε.

Ο εσωτερικός κόσμος της αίσθησης, των σκέψεων, και του συναισθήματος δεν είναι και τόσο ξεκάθαρος. Για παράδειγμα, όταν κλείνουμε τα μάτια και στρέφουμε την προσοχή μας στην αίσθηση του λαιμού, αν και η θέση του είναι γενικά ξεκάθαρη, η αίσθηση που έχουμε για το λαιμό δεν έχει τα ίδια ξεκάθαρα όρια και ακριβή θέση όπως όταν τον βλέπουμε με τα μάτια μας ανοιχτά. Στην εκμάθηση της *Παράδοξης Χαλάρωσης*, εξασκούμαστε στον εντοπισμό αισθήσεων στο εσωτερικό του σώματος. Η σύσπαση και η χαλάρωση ενός μέρος του σώματος είναι σχεδιασμένες να μας διδάξουν να εντοπίζουμε τις περιοχές τάσης στο σώμα με κλειστά τα μάτια.

Στην αρχή της εκπαίδευσης στη χαλάρωση, η προσοχή στρέφεται στο εσωτερικό του σώματος, προκειμένου να εντοπιστούν τάσεις που δε χαλα- ρώνουν. Αμέσως μετά ζητάμε από τους ασθενείς να επικεντρωθούν σε μια αίσθηση χαλάρωσης στο εσωτερικό. Οι ασθενείς καλούνται να νιώσουν την τάση ή τη χαλάρωση χωρίς να προσπαθούν να την τροποποιήσουν ή να τη μειώσουν και να την αφήσουν να εξελιχθεί χωρίς προσπάθεια για έλεγχο.

Υπάρχει ένας τύπος προσοχής που μπορεί να βοηθήσει στον καλύτερο εντοπισμό και χαλάρωση της τάσης στο σώμα. Όταν οι ασθενείς μαθαίνουν αρχικά την *Παράδοξη Χαλάρωση*, τους ζητάμε να είναι πιο παθητικοί παρά ενεργητικοί στον τρόπο που την αντιλαμβάνονται. Τους ζητάμε δηλαδή να επιτρέψουν στην αίσθηση να τους προσεγγίσει παρά να προσπαθήσουν εκείνοι για αυτό.

Η αίσθηση της αποκαλούμενης από τον Έντμουντ Τζέικομπσον υπολειπόμενης τάσης εφαρμόζεται πιο αποτελεσματικά υιοθετώντας μια παθητική και καταδεκτική στάση απέναντι της

Για να επιτευχθεί αυτή η παθητική στάση, είναι σημαντικό να εξασκηθείτε στη σταθερότητα της προσοχής. Οι ασθενείς καλούνται να νιώσουν την τάση του σώματος χωρίς να προσπαθούν να την οριοθετήσουν ή να την εντοπίσουν επακριβώς. Μερικές φορές χρησιμοποιούμε την παρομοίωση με μια φωτογραφική μηχανή που εστιάζει αυτόματα. Είναι απλά στραμένη προς την κατεύθυνση του αντικειμένου που θα φωτογραφήσετε. Αυτό προκαλεί μία αυτόματη εστίαση του φακού της κάμερας. Ο φωτογράφος δεν έχει παρά να τη στρέψει προς την κατεύθυνση του αντικείμενου και τα υπόλοιπα γίνονται αυτόματα.

Η προσοχή λειτουργεί σα μια φωτογραφική μηχανή αυτόματης εστίασης. Στρέψτε την προσοχή σας στην εσωτερική τάση, διατηρήστε την εκεί, αφήστε την να εδραιωθεί, και η αίσθηση της τάσης ή της χαλάρωσης εμφανίζεται στο προσκήνιο συνήθως χωρίς προσπάθεια. Ζητάμε από τους ασθενείς να ανεχθούν το γεγονός ότι η αίσθηση στην οποία εστιάζουν την προσοχή τους μπορεί να είναι λεπτή, θολή και δυσδιάκριτη. Τους ζητάμε να υποδεχθούν αυτή την αίσθηση έτσι όπως εμφανίζεται στη συνείδηση τους. Και πάλι, ζητάμε από τους ασθενείς να μην τους απασχολεί η απόκτηση μιας αίσθησης τάσης ή χαλάρωσης που να είναι σαφώς οριοθετημένη. Συνήθως έρχεται με τους δικούς της όρους, όπως η μυρωδιά του γιασεμιού που μοσχοβολά ένα ζεστό καλοκαιρινό βράδυ. Το άρωμα του γιασεμιού δεν είναι κάτι απτό. Όπως το άρωμα βρίσκει το δρόμο προς τα ρουθούνια, έτσι και η αίσθηση της τάσης βρίσκει τον δρόμο προς τη συνείδηση με την απλή πράξη της εστίασης και της προσήλωσης της προσοχής σε αυτή.

Η χαλάρωση παρουσιάζεται όταν η προσοχή στηρίζεται στην αίσθηση και όχι στη σκέψη

Όλοι καταλαβαίνουμε τι σημαίνει αυτό που ονομάζεται οπτική σκέψη, λεκτική σκέψη, ή αφηρημένη σκέψη. Αν φανταστείτε ένα μήλο, αυτό που βλέπετε στο μυαλό σας ονομάζεται οπτική σκέψη. Όταν σκεφτείτε τι είπατε σε ένα φίλο χθες, εστιάζετε σε αυτό που αποκαλείται λεκτική σκέψη. Όταν προσθέτετε 420 και 816, εστιάζετε σε αυτό που αποκαλείται αφηρημένη σκέψη. Οι σκέψεις είναι συμβολικές παραστάσεις στο μυαλό.

Η Παράδοξη Χαλάρωση είναι η πρακτική της μη σκέψης

Δε χρειάζεται σκέψη για να νιώσει κανείς την αίσθηση. Όταν νιώθετε έναν ψυχρό άνεμο στο πρόσωπό σας, η προσοχή σας είναι στραμμένη απευθείας σε αυτή την αίσθηση. Καμία σκέψη δεν είναι απαραίτητη.

Η κεντρική αρχή της Παράδοξης Χαλάρωσης είναι ότι η χαλάρωση επέρχεται όταν η προσοχή στηρίζεται στην αίσθηση και όχι στη σκέψη. Στην πραγματικότητα, η χαλάρωση είναι πιο έντονη όταν δεν υπάρχει καμία σκέψη στη συνείδηση. Η εκμάθηση της Παράδοξης Χαλάρωσης προϋποθέτει ότι μπορείτε να διακρίνετε ανάμεσα στη σκέψη και στην αίσθηση και ότι μπορείτε να αναπαύετε την προσοχή στην αίσθηση.

Στρέφοντας την προσοχή στην αίσθηση και όχι σε σκέψεις ή πνευματικές εικόνες

Είναι απαραίτητο να εξασκηθείτε στην επικέντρωση της προσοχής στην αίσθηση και όχι σε μια εικόνα ή σκέψη. Όταν μπαίνετε σε ένα ζεστό, αρωματικό μπάνιο, αισθάνεστε τη ζεστασιά και το αγκάλιασμα του νερού και τη μυρωδιά του αρώματος. Η εμπειρία του μπάνιου είναι αισθητική και όχι πνευματική.

Μια σειρά από σκέψεις θα εμφανιστούν στο μυαλό σας κατά την εφαρμογή της Παράδοξης Χαλάρωσης. Συστήνουμε να μη τους δίνετε σημασία και να εξακολουθήσετε να αναπαύετε την προσοχή σας στην αίσθηση... όταν αφαιρείστε, απλά επαναφέρετε την προσοχή σας στο σημείο που την είχατε επικεντρώσει

Είναι σημαντικό να κατανοήσετε ότι η σωστή επικέντρωση στην αίσθηση δε συνεπάγεται με κανένα τρόπο ότι δε θα προκύψουν σκέψεις. Είναι σύνηθες κάποιος να είναι απορροφημένος στην αίσθηση, ενώ παρατηρεί διάφορες σκέψεις που κυκλοφορούν. Αυτό είναι απολύτως δεκτό. Η επιδεξιότητα στην εφαρμογή της *Παράδοξης Χαλάρωσης* σημαίνει ότι μπορείτε να επικεντρωθείτε στην αίσθηση ενώ ταυτόχρονα κυκλοφορούν διάφορες σκέψεις, χωρίς να αποσπάται η προσοχή σας από αυτές.

Βελτιώνοντας την «επιστροφή»

Ο Μοριχέι Ουεσίμπα, γνωστός ως ο πατέρας της σύγχρονης πολεμικής τέχνης του Αϊκίντο, ρωτήθηκε από έναν μαθητή του πώς κατάφερνε και παρέμενε τόσο συγκεντρωμένος και εμφανώς σταθερός εν μέσω ενός αγώνα. Αλήθεια ή ψέματα, φέρεται να είπε ότι δε θεωρούσε τον εαυτό του ιδιαίτερα καλό στην επικέντρωση στη μάχη αλλά στο να «επανέρχεται» όταν κάτι του αποσπούσε την προσοχή.

Όταν κάποιος πρωτοξεκινά την εκπαίδευση στην *Παράδοξη Χαλάρωση*, σχεδόν καθολικά αναφέρουν ότι το βασικό πρόβλημα είναι να παραμείνουν συγκεντρωμένοι. Η αγωνία τους μήπως διασπαστεί η προσοχή τους συνήθως μειώνεται όταν κατανοούν ότι η εφαρμογή της *Παράδοξης Χαλάρωσης* προϋποθέτει, όπως και η δεξιότητα του δασκάλου Αϊκίντο, να βελτιωθούν στο να «επανέρχονται» από οτιδήποτε τους αποσπά την προσοχή. Μαθαίνει κανείς να είναι ακούραστος, ανελέητος και σταθερός προς την τάση του μυαλού να αφαιρείται από το αντικείμενο εστίασης.

Η βελτίωση στην ανάκτηση της προσοχής μετά από κάποιο περισπασμό είναι εξίσου σημαντική με ένα καλό επίπεδο διατήρησης της συγκέντρωσης

Οι νέοι χρήστες της μεθόδου αισθάνονται συχνά διάφορους βαθμούς απογοήτευσης, εκνευρισμού και θλίψης όταν διαπιστώνουν ότι η προσοχή τους αφαιρείται σε σκέψεις σχετικά με το μεσημεριανό ή τα συμπτώματα τους. Καθώς εξελίσσεστε στην εφαρμογή της χαλάρωσης, μαθαίνετε να επαναφέρετε την προσοχή σας στην αίσθηση που έχετε επιλέξει να εστιάσετε χωρίς κάποιο συναίσθημα ή εσωτερικό σχόλιο σχετικά με κάποιο πιθανό περισπασμό. Αυτή η δυνατότητα επαναφοράς της προσοχής είναι αυτό που χρειάζεται για να βελτιωθείτε στην «επιστροφή». Δεν υπάρχει γρήγορος τρόπος για να επιτευχθεί αυτό- εξάσκηση, εξάσκηση και πάλι εξάσκηση είναι το συχνά δυσάρεστο μυστικό.

Η ενασχόληση με τον κατευνασμό του νευρικού συστήματος και τη χαλά- ρωση των πυελικών μυών είναι μια περίεργη δραστηριότητα, σε σύγκριση με οποιαδήποτε άλλη. Η δεξιότητα που απαιτείται περιλαμβάνει το λεπτό έλεγχο της προσοχής σας. Συνεπάγεται τη διαχείριση των συναισθημάτων και της στάσης σας κατά την εφαρμογή της *Παράδοξης Χαλάρωσης*. Χωρίς την ανάπτυξη αυτών των δεξιοτήτων, η *Παράδοξη Χαλάρωση* θα αποτύχει. Σε αυτό το κεφάλαιο θα συζητήσουμε αυτές τις λεπτομέρειες.

Πώς μπορείτε να καταλάβετε τη διαφορά εστίασης της προσοχής στην αίσθηση και τη σκέψη;

Όταν επικεντρώνετε την προσοχή σας σε μια ουδέτερη αίσθηση, το μυαλό και το σώμα τείνουν να ηρεμούν. Όταν δίνετε προσοχή στην αίσθηση, πρέπει να βρίσκεστε στο παρόν, ούτε να ανατρέχετε στο παρελθόν ούτε να σκέφτεστε το μέλλον. Οι σκέψεις μπορεί να κυκλοφορούν, αλλά η προσοχή σας στηρίζεται στις αισθήσεις που νιώθετε. Όταν η προσοχή στραφεί στη σκέψη, συνήθως προκύπτει κάποια αύξηση στην τάση και τη δυσφορία.

Κατά τη διάρκεια της *Παράδοξης Χαλάρωσης*, όταν δίνετε προσοχή σε μικρούς βαθμούς τάσης ή χαλάρωσης σε ένα μέρος του σώματος σας, μπορείτε συνήθως να παρατηρήσετε φευγαλέες σκέψεις. Είναι προτιμότερο να συνεχίσετε να εστιάζετε σε αυτή την τάση ή χαλάρωση, και να επιστρέφετε αποφασιστικά όταν αποσπάστε από αυτές τις σκέψεις.

Η παρακάτω παρομοίωση μπορεί να σας φανεί χρήσιμη για να κατανοήσετε πώς να κρατήσετε την προσοχή σας εστιασμένη στην αίσθηση και όχι στη σκέψη. Όταν περπατάτε στο πεζοδρόμιο μιας πολυσύχναστης πόλης, προσπερνάτε πολλά πρόσωπα στην αντίθετη κατεύθυνση. Εάν έχετε ξεκαθαρίσει πού πηγαίνετε, συνεχίζετε προς τη δική σας κατεύθυνση. Αν και μπορείτε να δείτε πολλά πρόσωπα με την άκρη του ματιού σας, δε σταματάτε για να πιάσετε κουβέντα μαζί τους. Απλά πηγαίνετε προς τον προορισμό σας.

Όταν αποδεχτείτε ότι είναι αναπόφευκτο να προκύψει αντίσταση στην αποδοχή της μυϊκής τάσης, έχετε κατακτήσει μια βασική ικανότητα στην εφαρμογή της Παράδοξης Χαλάρωσης

Προτείνουμε στους ασθενείς να κάνουν το ίδιο με τις σκέψεις που κυκλοφορούν καθώς επικεντρώνονται στην αίσθηση της τάσης ή της χαλάρωσης. Είναι ωραία να τις αντιλαμβάνεστε καθώς περνούν, αλλά κεντρική πρακτική της μεθόδου αυτής αποτελεί η ικανότητα επικέντρωσης της προσοχής στην αίσθηση, χωρίς διακοπές και χωρίς να εμπλέκεστε ή να παρασύρεστε από αυτές.

Η αποδοχή της τάσης ή της χαλάρωσης περιλαμβάνει την αποδοχή της αντίστασης στην αποδοχή αυτών των αισθήσεων

Καθώς συνεχίζετε να επικεντρώνετε την προσοχή συγκεκριμένα στην αίσθηση της τάσης, αν και αυτό μπορεί να ισχύει επίσης όταν επικεντρώνεστε σε μια μικρή αλλά δυσάρεστη αίσθηση εσωτερικής χαλάρωσης, μπορεί να παρατηρήσετε μια αποστροφή ή αντίσταση. Εάν αυτή η αποστροφή ή η αντίσταση μπορούσε να μιλήσει, μπορεί να έλεγε, «Ε, αυτό δεν είναι δια-σκεδαστικό. Δε νιώθω καλά. Δε μου αρέσει. Θέλω να προχωρήσω. Θέλω να νιώσω καλύτερα. Θέλω να κάνω κάτι. Μπλιαχ! Θέλω να φύγω από εδώ!»

Αυτή η αντίσταση είναι φυσιολογική. Ο ανθρώπινος οργανισμός δεν είναι προγραμματισμένος να επικεντρώνεται στην τάση ή την ελαφριά χαλάρωση. Είναι προγραμματισμένος να κατευθύνεται προς την απόλαυση, μακριά από πόνο ή τις δυσάρεστες αισθήσεις.

Εάν δε συμπεριλάβετε αυτή την αντίσταση στο πλαίσιο της αποδοχής, θα σας οδηγήσει σε αδιέξοδο. Η αντίσταση συνήθως βιώνεται σαν επίμονη τάση. Η αντίσταση που δεν αναγνωρίζεται παραμένει αμετακίνητη για όσο είναι άγνωστη και μη αποδεκτή. Η αναγνώριση και η αποδοχή της αντίστασης, από πρακτική άποψη, συνεπάγεται ότι επιτρέπεις την ύπαρξη αυτής της επίμονης αίσθησης χωρίς να κάνεις κάτι. Αναγνωρίζοντας και αποδεχόμενος την αντίσταση, της ανοίγετε την πόρτα για να απομακρυνθεί.

Ένα σημείο καμπής στην εφαρμογή της Παράδοξης Χαλάρωσης είναι όταν ανακαλύπτετε την αίσθηση άνεσης και ελευθερίας χωρίς να είστε αναγκασμένοι να παλεύετε με κάποιο κομμάτι της εμπειρίας σας

Οι περισσότεροι άνθρωποι αισθάνονται μια περίεργη αίσθηση ελευθερίας και άνεσης όταν επιλέγουν να επιτρέψουν όλα όσα έχουν ζήσει να συνυπάρχουν. Παραδόξως, όταν δεν υπάρχει τίποτα να αλλάξει, πουθενά να πας, τίποτα να κάνεις και τίποτα να κάνεις διαφορετικά, και νιώθωντας τα πάντα, ακόμη και την τάση να αντισταθείς στην αίσθηση ενόχλησης ή ελαφριάς χαλάρωσης, τότε είναι πιο πιθανό να προχωρήσεις πέρα από αυτό που είναι δυσάρεστο και να βιώσεις την εμπειρία της χαλαρότητας και της άνεσης.

Καθώς βελτιώνεται η ικανότητα εστίασης, η χαλάρωση του πυελικού εδάφους διευκολύνεται αυτόματα (γενικά, δεν είναι καλή ιδέα να προσπαθήσετε να χαλαρώσετε τους επώδυνους ή συσπασμένους μυς του πυελικού εδάφους στα αρχικά στάδια της εκπαίδευσης στη χαλάρωση). Είναι σημαντικό, όταν χαλαρώνετε το πυελικό έδαφος ή οποιοδήποτε άλλο μέρος του σώματος, στο οποίο αισθάνεστε ενοχλήσεις, να διακρίνετε ανάμεσα στην αίσθηση της έντασης και στην αίσθηση του πόνου ή της ενόχλησης. Η ένταση συνήθως προσδίδει μια αίσθηση σφιξίματος, κλεισίματος, πιάσιμου, πίεσης ή σύσπασης. Ο πόνος ή η ενόχληση μπορεί να προσδίδουν την αίσθηση καψίματος, σκισίματος, γδαρσίματος, ζέστης ή άλγους. Κατά την εστίαση σε μια επώδυνη περιοχή, συστήνουμε να αφήσετε την επώδυνη αίσθηση να υφίσταται χωρίς να την εμποδίζετε ή να λαμβάνετε αμυντική στάση.

Η πρακτική της χαλάρωσης ενός συσπασμένου και επώδυνου πυελικού εδάφους είναι σα να μαθαίνεις να επικεντρώνεσαι σε απαλή μουσική όταν επικρατεί θόρυβος από την κίνηση έξω

Στις οδηγίες μας προς τους ασθενείς, τους ζητάμε να αναγνωρίσουν και να επιτρέψουν την απόσπαση της προσοχής τους από το χοροπηδητό ενός ανθρώπου με τον οποίο συνομιλούν ενώ εκείνοι συνεχίζουν το διάλογο μαζί του. Τους ζητάμε να νιώσουν και να αποδεχθούν την αίσθηση της τάσης ή της χαλάρωσης σε οποιαδήποτε επίπεδο ενώ επιτρέπουν τη δυσφορία ή την ελαφριά χαλάρωση, αλλά δεν επικεντρώνονται ή καταβάλουν προσπάθεια να επηρεάσουν την αίσθηση του πόνου. Εάν ο πόνος ή η ενόχληση μειωθεί ή αν η ελαφριά αίσθηση χαλάρωσης στο σώμα σας χαλαρώσει περαιτέρω, ενώ εσείς χαλαρώνετε, τότε όλα είναι εντάξει. Αν δε χαλαρώσει, τότε και πάλι είναι εντάξει.

Είναι σα να λέτε στην τάση, στον πόνο ή στη χαλάρωση, «σας αισθάνομαι. Μπορεί να μην είστε αξιοσημείωτα. Θα επιθυμούσα να ήσασταν πιο

ευχάριστα. Θέλω να είστε πιο ευχάριστα. Ωστόσο, εγώ θα σας συμπερι-
λάβω στην εμπειρία μου και θα σας επιτρέψω να βρίσκεστε εδώ μαζί με την
επιθυμία μου να σας κάνω να είστε ευχάριστα. Κάνω ό,τι καλύτερο μπορώ
για να μην συσπαστώ ή σας πιέσω. Σας επιτρέπω να είστε εδώ τώρα και
προσέχω για να σας νιώσω και να σας αποδεχθώ».

Δεν έχεις να πας πουθενά, να κάνεις τίποτα και να πετύχεις κανένα στόχο

Όπως νιώθετε την αίσθηση εντός σας τώρα, θέλετε να καλλιεργήσετε
μια νοοτροπία ότι δε χρειάζεται να πιέζεστε για να κατορθώσετε διάφορα
πράγματα. *Οι οδηγίες μας εδώ είναι απλές· νιώστε την εσωτερική αίσθηση
στην οποία έχετε επιλέξει να επικεντρωθείτε καθώς και τις αντιστάσεις που
προκύπτουν χωρίς να θέτετε κάποιο στόχο χαλάρωσης.* Όταν θα ανακαλύψετε
ότι απλά συνυπάρχετε με την επιλεγμένη σας αίσθηση, τότε η φυσιολογική
σας τάση θα είναι ότι «κάτι πρέπει να κάνετε» για αυτό.

Κατά τη βαθιά χαλάρωση, δεν πάτε πουθενά, δεν κάνετε τίποτα και δεν προσπαθείτε να πετύχετε τίποτα

Είναι σημαντικό να γνωρίζετε ότι θα έχετε την τάση να κάνετε κάτι σχετικά
με την αίσθηση που νιώθετε. Στην αρχή της *Παράδοξης Χαλάρωσης*, κάποιες
φορές οι ασθενείς αναφέρουν ότι νιώθουν ανήσυχοι, γεγονός που μπορεί να
τους ωθήσει να κουνηθούν ή να μετακινηθούν για να ανακουφιστούν από τη
δυσφορία που προκύπτει όταν επιτρέπουν την αίσθηση στην οποία έχουν
επικεντρωθεί να υπάρχει. Κατά τα πρώτα λεπτά της χαλάρωσης, συνήθως
συστήνουμε στους ασθενείς να επιτρέπουν κάποιο κούνημα ή κίνηση. Καθώς
η χαλάρωση συνεχίζεται, αυτή η τάση τείνει να μειώνεται και με εξάσκηση
το νευρικό σύστημα και οι μύες τείνουν να ηρεμούν.

Διατηρώντας τη σωματική αίσθηση στην περιοχή που έχετε επιλέξει να επικεντρωθείτε

Μπορεί να παρατηρήσετε ότι η τάση υποχωρεί ή ότι η χαλάρωση στην περιοχή αυξάνεται, όσο συνεχίζετε να τις νιώθετε και να τις αποδέχεστε. Αυτή η εμπειρία χαλάρωσης (ή η μείωση της τάσης) τείνει να επανέρχεται όταν αποδέχεστε οποιαδήποτε αίσθηση παραμένει, αφού έχετε χαλαρώσει όποιο σημείο μπορείτε. Μπορείτε να ανακαλύψετε, για παράδειγμα, ότι καθώς μειώνεται η τάση, εμφανίζεται μια νέα χαλαρωτική αίσθηση.

Αυτή η πιο χαλαρή αίσθηση μπορεί να φανεί ξένη και μπορεί να παρατηρήσετε μία αντίσταση στην αιφνίδια ή βεβιασμένη αλλαγή, που είναι μια φυσιολογική αντίδραση του οργανισμού.

Η ικανότητα για βαθιά χαλάρωση προέρχεται από την πρόθεση να είστε ανοικτοί, χωρίς άμυνες κατά τη διάρκεια της συνεδρίας χαλάρωσης

Υπό αυτή την έννοια, το νέο χαμηλότερο επίπεδο τάσης ή αυξημένης χαλάρωσης είναι απλά ένας ενδιάμεσος σταθμός στην πορεία προς την πλήρη χαλάρωση. Το σώμα λέει «Εντάξει, μπορώ να αφεθώ, αλλά όχι εντελώς ακόμα- γι'αυτό θα αφεθώ λίγο».

Η αίσθηση στην οποία εστιάζετε και αποδέχεστε είναι δυναμική και αλλάζει και μεταβάλλεται τακτικά

Όταν κρατάτε ένα μωρό, αντιλαμβάνεστε τα στριφογυρίσματα και τις κινήσεις του. Ο έμπειρος και στοργικός γονιός ξέρει να κρατάει το μωρό χαλαρά αλλά σταθερά, επιτρέποντας τα τυχόν στριφογυρίσματα, αλλά διατηρώντας το μωρό σταθερό.

Η αποδοχή της εσωτερικής αίσθησης στην οποία έχετε επιλέξει να επικεντρωθείτε είναι σαν να κρατάτε ένα μωρό. Η αίσθηση θα αλλάζει και θα μεταβάλλεται διαρκώς. Η εφαρμογή της *Παράδοξης Χαλάρωσης* συνεπάγεται *να κρατάς ή να επιτρέπεις τις μεταβολές και τις αλλαγές της αίσθησης καθώς την παρακολουθείτε και την αποδέχεστε. Να θυμάστε ότι οποιαδήποτε ένταση υπάρχει στην αίσθηση που εστιάζετε την προσοχή σας αποτελεί έναν ασυνείδητο δισταγμό. Επικεντρώνεστε και αποδέχεστε την αίσθηση που περιέχει αυτόν το δισταγμό. Αυτός ο ασυνείδητος δισταγμός αρχικά μπορεί να μη γνωρίζει πώς να χειριστεί την αμέριστη προσοχή σας, καθώς είναι συνηθισμένος στην αντίσταση σας σε αυτή. Επιτρέψτε στην αίσθηση της τάσης ή της χαλάρωσης απλά να υπάρχει και αφήστε τη να μετακινείται, να αλλάζει, να απελευθερώνεται και να συσπάται, να χαλαρώνει και να στριφογυρνά. Συνυπάρξτε με την αίσθηση και αποδεχθείτε τη σα να κρατούσατε και αποδεχόσασταν το σκίρτημα του αγαπημένου σας βρέφους.*

Λαχταρώντας περισσότερα

Όταν μια πόρτα ανοίγει και βρίσκετε την επόμενη κλειστή, τότε είναι σύνηθες να πυροδοτείται η επιθυμία για πλήρη ανακούφιση από τα συμπτώματα. Θα μπορούσαμε να ονομάσουμε αυτή την επιθυμία μια λαχτάρα για ικανοποίηση και ανακούφιση, που συχνά οδηγεί σε αύξηση της έντασης. Αλλάζετε από μια εσωτερική στάση ανεκτικότητας και αποδοχής των συναισθημάτων σας σε μια στάση που δεν είναι σε αρμονία με την εσωτερική κλειστή πόρτα. Οποιαδήποτε λαχτάρα για διατήρηση της εσωτερικής αίσθησης συνεπάγεται αυξημένη τάση.

Όταν είστε σε θέση να αισθανθείτε τη χαρά της χαλάρωσης χωρίς να προσπαθείτε να μείνετε σε αυτή, μπορείτε να χαλαρώσετε βαθιά και γρήγορα

Δεν υπάρχει μυστικό για να αφεθείτε στη χαλάρωση. Σύμφωνα με τις οδηγίες αποδεχτείτε οποιαδήποτε αίσθηση στην οποία εστιάσατε την προσοχή σας είτε χαλαρώνει περαιτέρω, είτε όχι. Αυτή είναι η πρακτική της αναβολής της απόλαυσης. Παραδόξως, το αποτέλεσμα είναι μια αύξηση της απόλαυσης με τη μορφή της βαθύτερης χαλάρωσης.

Πρέπει να το εγκαταλείψεις για να το αποκτήσεις

Ο στόχος της εφαρμογής της *Παράδοξης Χαλάρωσης* είναι η επίτευξη της βαθιάς χαλάρωσης των πυελικών μυών και μια σημαντική μείωση της δραστηριότητας του νευρικού συστήματος. *Η κατανόηση της αρχής ότι όταν εγκαταλείπεις την προσκόλληση στη χαλάρωση, ενώ νιώθεις και αποδέχεσαι οποιαδήποτε αίσθηση στην οποία έχεις επιλέξει να εστιάσεις, θα επιτρέψει να φτάσεις σε ένα επίπεδο χαλάρωσης που διαφορετικά δε θα ήταν δυνατό.*

Προσέξτε τις στιγμές που προσπαθείτε να χειραγωγήσετε τον εαυτό σας για να χαλαρώσετε

Το κλειδί στην αποδοχή της εσωτερικής αίσθησης συνεπάγεται την ειλικρινή αποδοχή οποιασδήποτε αίσθησης στην οποία έχετε εστιάσει, ακόμα και αυτής που δε μοιάζει ιδανική. Προσέξτε τι συμβαίνει όταν δεν έχετε αφοσιωθεί ειλικρινά στην αποδοχή της εσωτερικής αίσθησης. Οι περισσότεροι περνούν ένα στάδιο όπου προσπαθούν να χειραγωγήσουν τους εαυτούς τους ώστε να αποδεχτούν την αίσθηση, ενώ δε βιώνουν πραγματικά την πρόθεση αυτή. Είναι δύσκολο να γευτείτε τους καρπούς μιας ειλικρινούς αποδοχής της αίσθησης όταν απλά προσποιείστε.

Όταν υπάρχει ένα μέρος του εαυτού σας που αρνείται να δεχθεί ειλικρινά την αίσθηση στην οποία έχετε επιλέξει να εστιάσετε την προσοχή σας, η άρνηση αυτή μπορεί να γίνει αισθητή ως πρόσθετη τάση και δυσφορία. Αυτή η άρνηση υπάρχει στους περισσότερους από εμάς, και πάλι, αυτό είναι πρόβλημα μόνο εάν δεν αναγνωριστεί και η τάση δε γίνει αποδεκτή. Με άλλα λόγια, νιώστε την τάση που είναι μέρος της άρνησης να δεχθείτε ειλικρινά την αίσθηση στην οποία έχετε επιλέξει να εστιάσετε. Αυτά τα οποία περιγράφουμε εδώ μπορεί να μη βγάζουν νόημα, εάν δεν εφαρμόσετε την *Παράδοξη Χαλάρωση*.

Στην Παράδοξη Χαλάρωση, είναι σημαντικό να μάθετε να αποδέχεστε οποιαδήποτε άρνηση αποδοχής της τάσης

Το λάθος της προσπάθειας

Ο δάσκαλός μου Έντμουντ Τζέικομπσον περιέγραψε την αποτυχία κατανόησης της αρχής του «πρέπει να το εγκαταλείψεις για να το αποκτήσεις» ως «το λάθος της προσπάθειας.» Ο Τζέικομπσον περιέγραψε τη χαλάρωση ως την πρακτική της «εγκατάλειψης της προσπάθειας.» Οποιαδήποτε προσπάθεια «για να χαλαρώσετε», η οποία μπορείτε να αντιληφθείτε ότι σημαίνει να μην κάνετε τίποτα, χρησιμοποιεί την έννοια της προσπάθειας για να σταματήσει την προσπάθεια. Το να καταβάλεις προσπάθεια για να μην προσπαθείς, όμως, δεν αποδίδει.

Η αποδοχή της τάσης που περιέχεται στην αίσθηση στην οποία έχετε επιλέξει να εστιάσετε είναι η εγκατάλειψη της προσπάθειας

Όταν εστιάζετε στην αίσθηση που μπορεί να περιλαμβάνει τάση, με στόχο απλά να τη νιώσετε και να την αποδεχθείτε, εξασκείστε στην ουσία της Παράδοξης Χαλάρωσης. Όταν σας καθοδηγούμε να νιώσετε την αίσθηση της τάσης ή του πιο χαλαρού σημείου εντός σας, εννοούμε να επιτρέψετε την ύπαρξη της υφιστάμενης τάσης όπως ακριβώς είναι χωρίς προσθήκες ή περικοπές.

Όταν εφαρμόζετε την Παράδοξη Χαλάρωση, εφαρμόζετε την ανεπιφύλακτη αποδοχή της εμπειρίας σας εκείνη τη στιγμή

Όταν λέμε χαλαρώστε με την αίσθηση στην οποία έχετε εστιάσει, σας καθοδηγούμε να αισθανθείτε οποιαδήποτε τάση ή ενόχληση έχετε και να προσπαθήσετε όσο μπορείτε να ηρεμήσετε κατά την εφαρμογή. Σας ζητούμε να μην προσπαθείτε να αλλάξετε την αίσθηση και με τον τρόπο αυτό να μην καταβάλλετε περαιτέρω προσπάθεια. Αυτή η πρακτική της απουσίας προσπάθειας επιτρέπει τη βαθιά χαλάρωση.

Φανταστείτε ότι είστε ξαπλωμένοι πάνω σε ένα ξύλινο δάπεδο χωρίς μαξιλάρια ή κουβέρτες και δεν έχετε κοιμηθεί για δύο μέρες. Είστε εντελώς εξαντλημένοι και με δυσκολία κρατάτε τα μάτια σας ανοιχτά. Τώρα φανταστείτε ότι είστε έτοιμοι να σας πάρει ο ύπνος. Εκείνη τη στιγμή οι μύες σας χαλαρώνουν, παρά τη σκληρότητα του ξύλου.

Φανταστείτε την αίσθηση στην οποία εστιάζετε την προσοχή σας εσωτερικά με τον ίδιο τρόπο που φαντάζεστε το ξύλινο δάπεδο. Είστε στενά συνδεδεμένοι με την αίσθηση ότι είστε σε άμεση επαφή με το ξύλινο δάπεδο. Αποδεχόμενοι την αίσθηση, επιτρέπετε στον εαυτό σας να χαλαρώσει βαθιά μέσα σε αυτή, ακόμη και αν δεν έχει χαλαρώσει πλήρως. *Η διαφορά ανάμεσα στη χαλάρωση στο ξύλινο δάπεδο και στην εσωτερική σας αίσθηση είναι ότι στην περίπτωση της αίσθησης, εκείνη έχει την τάση να χαλαρώσει ενώ το δάπεδο όχι.* Οποιαδήποτε τυχόν τάση εμφανιστεί στην αίσθηση που εστιάζετε αποτελεί αντίδραση στη δεκτική σας στάση.

Αποδεχόμενοι «αυτό που είναι»

Όταν αποδέχεστε την εσωτερική σας αίσθηση, δεν προσθέτετε τίποτα, ούτε αφαιρείτε. Βρίσκεστε «δίπλα δίπλα» με την αίσθηση. Δεν κάνετε τίποτα, εκτός από το να είστε παρόντες και να τη νιώθετε. Η ιαπωνική ποιητική φόρμα που είναι γνωστή ως Χαϊκού καταδεικνύει την καθαρή πρόθεση αποδοχής «αυτού που είναι.» Ακολουθούν μερικά παραδείγματα :

Το παγερό φθινόπωρο αφήνει το θρόισμα απαλά στο αεράκι Και έπειτα σβήνει

Ένα κόκκινο γεράκι πετά ψηλά

Χωρίς προσπάθεια και αθόρυβα Κοντά σε ένα μαλακό λευκό σύννεφο

Ο ζεστός και μυρωδάτος αέρας γεμίζει Απαλά την κοιλάδα Ενώ το
γαλάζιο πουλί τιτιβίζει

Σε αυτά τα ποιήματα, ο ποιητής απλώς καταγράφει ό,τι είναι μπροστά του.
Δεν υπάρχουν εξωραϊσμοί, κριτικές, ερμηνείες του τρόπου αντίληψης ή
«περιστροφές.» Ο ποιητής καταγράφει *άμεσα αυτό που είναι*.

Η υπομονή κατά την Παράδοξη Χαλάρωση συνεπάγεται την ικανότητα να αποδεχθείς, χωρίς να επικρίνεις ή να αντιδράς στο πόσο αργός, αντιδραστικός και πεισματάρης είσαι στο να εγκαταλείψεις την αίσθηση ελέγχου

Να δείξετε υπομονή με τον εαυτό σας. Χρειάζεται εξάσκηση ώστε να
συνυπάρξετε με την εσωτερική σας εμπειρία, ειδικά όταν είστε ανήσυχοι ή
πονάτε. Όσο περισσότερο αποδέχεστε ό,τι σας είναι ενοχλητικό χωρίς να
το επικρίνετε, να το ερμηνεύετε, ή να προσπαθείτε να το αλλάξετε, τόσο το
καλύτερο. Στην πραγματικότητα, το πιο πιθανό είναι ότι αυτό στο οποίο
εστιάζετε θα αλλάξει. *Καθώς έρχεστε σε επαφή με την εσωτερική σας αίσθηση*
νιώστε και αποδεχτείτε οτιδήποτε εμφανιστεί στη συνείδησή σας, σύμφωνα
με τις βασικές οδηγίες. Έτσι οδηγείστε στη βαθιά χαλάρωση.

Εφαρμόζοντας τις βασικές οδηγίες για οτιδήποτε προκύψει

Στην πρακτική της *Παράδοξης Χαλάρωσης*, σας προσφέρουμε μια στρατηγική
για την αντιμετώπιση του φόβου και της αποστροφής που μπορεί να προκύ-
ψει, όταν χαλαρώνετε με ένα αίσθημα δυσφορίας. Αντί να επικεντρώνεστε
και να αποσπάστε από το φόβο ή την αποστροφή, σας προτείνουμε απλά
να επιτρέψετε την ύπαρξη αυτών των αισθημάτων σε αυτή την εμπειρία.
Συνυπάρξτε μαζί τους. Κάντε παρέα μαζί τους. Αφήστε τα να υπάρχουν
χωρίς να χρειάζεται να κάνετε τίποτα γι' αυτά.

Το σώμα σας ανταποκρίνεται στην άνευ όρων αποδοχή με τον ίδιο τρόπο που ανταποκρίνεστε και εσείς στην άνευ όρων αποδοχή από κάποιον άλλο

Φανταστείτε να περνάτε χρόνο με κάποιους που σας αποδέχονται ανεπιφύ-
λακτα. Φανταστείτε ότι εκφράζουν τη δέσμευση τους κατά τον ακόλουθο
τρόπο:

*«Θέλω να συνυπάρχω μαζί σας όπως ακριβώς είστε. Δε σας ζητώ να αλλάξετε
με κανένα τρόπο. Αν και έχω προτιμήσεις σχετικά με το πώς θα ήθελα να
είστε, είμαι αποφασισμένος να τις βάλω στην άκρη για να σας επιτρέψω να
παραμείνετε όπως ακριβώς είστε. Μπορείτε να αλλάξετε από τη μία στιγμή
στην άλλη, και έχω δεσμευτεί να συνυπάρχω μαζί σας σε μόνιμη βάση και να
σας νιώθω και να σας αποδέχομαι όσο και αν αλλάξετε. Ανεξάρτητα από το
τι θα συμβεί, είμαι αποφασισμένος να σας επιτρέψω να υπάρχετε με ανοικτή
και ειλικρινή καρδιά.»*

Οι περισσότεροι από εμάς θέλουμε ένα φίλο που να μας αποδέχεται ανεπιφύλακτα. Η Παράδοξη Χαλάρωση είναι η πρακτική να αποδέχεστε ανεπιφύλακτα τον εαυτό σας και να γίνετε ο καλύτερος φίλος του

Οι περισσότεροι άνθρωποι θα ήταν ευγνώμονες, αν είχαν έναν τέτοιο φίλο.
Όταν κάποιος τέτοιος άνθρωπος είναι μαζί μας, μπορούμε να χαλαρώσουμε.
Δεν υπάρχει κίνδυνος προσβολής ή επίκρισης. Τα συστήματα έκτακτης
ανάγκης του οργανισμού μπορούν να χαλαρώσουν, διότι δεν είναι αναγκα-
σμένα να υπερασπιστούν ή να διασφαλίσουν την επιβίωση. Δεν υπάρχει
ανάγκη επαγρύπνησης. Η στάση αυτού του φίλου συνιστά την αληθινή
υποστήριξη.

Οι ιστοί του σώματος σας αντδρούν σε αυτή την ανεπιφύλακτη στάση
όπως εσείς. Είναι άλλωστε διαποτισμένοι με τον τρόπο σκέψης σας. Ο

ιστός έχει την ίδια συνείδηση με εσάς. Αναγνωρίζει την παρουσία μιας τέτοιας δεκτικής στάσης.

Οι περισσότεροι άνθρωποι αναζητούν σχέσεις στις οποίες τους αντιμετωπίζουν ανεπιφύλακτα. Στην *Παράδοξη Χαλάρωση,* σας ζητάμε να γίνεται ένας τέτοιου είδους φίλος με τον εαυτό σας.

Η Παράδοξη Χαλάρωση αναγκαστικά απαιτεί εξάσκηση της προσοχής

Όταν ξεκινάτε την *Παράδοξη Χαλάρωση για πρώτη φορά,* αναπόφευκτα θα παλεύετε να διατηρήσετε την προσοχή σας εστιασμένη. Αν και αυτό μπορεί να είναι ανησυχητικό, το βιώνουν όλοι. *Η δυνατότητα να παραμένετε επικεντρωμένοι, όπως και κάθε ικανότητα, προκύπτει με την εξάσκηση. Όταν το μυαλό απομακρύνεται από την εστίασή του, πρέπει να το επαναφέρετε ξανά και ξανά.* Μπορεί να χρειαστούν μία ή δύο ώρες καθημερινής εξάσκησης για αρκετούς μήνες ώστε να αποκτήσετε μια μικρή ικανότητα στη διαχείριση αυτής της κατάστασης, ώσπου να μπορείτε να κρατήσετε σχετικά σταθερή την προσοχή σας για περιόδους 30 έως 60 δευτερολέπτων. Η διατήρηση της προσοχής για τρία ή τέσσερα λεπτά σταθερά κάθε φορά απαιτεί πολύ επιμελή εξάσκηση.

Ελέγχοντας το νευρικό σύστημα μέσω ελέγχου της προσοχής

Στις αρχές του 20ου αιώνα όταν πρωτοεμφανίστηκαν τα αεροπλάνα, ο μοχλός που έλεγχε τις κινήσεις και την κατεύθυνσή τους ονομαζόταν *joystick (χειριστήριο).* Με τον καιρό, ο όρος *χειριστήριο* έχει χρησιμοποιηθεί για να περιγράψει κάθε μοχλό-διακόπτη για χειρισμό, κινήσεις, καθοδήγηση, και τα συναφή. Καθώς η εποχή των υπολογιστών ωριμάζει και τα βιντεοπαιχνίδια γίνονται ολοένα και περισσότερο μέρος της κουλτούρας μας, το *χειριστήριο* χρησιμοποιείται για τον έλεγχο της δράσης των βιντεοπαιχνιδιών στην οθόνη. Το *χειριστήριο* γίνεται το κέντρο ελέγχου.

Η προσοχή είναι το χειριστήριο του νευρικού συστήματος

Εάν μπορείτε να ελέγξετε την προσοχή σας, σε γενικές γραμμές, θα είστε σε θέση να ασκήσετε σημαντικό έλεγχο στο νευρικό σας σύστημα. Για παράδειγμα, εάν στρέψετε την προσοχή σας προς κάτι που σας ταράζει, το νευρικό σας σύστημα θα ανταποκριθεί άμεσα με διέγερση και αναταραχή. Εάν στρέψετε την προσοχή σας προς κάτι που είναι ήρεμο και ήσυχο, το νευρικό σας σύστημα θα παραμείνει ήρεμο. Κατά αντιστοιχία, όταν μπορείτε να ελέγχετε την προσοχή σας, τότε πιθανότατα μπορείτε να ελέγχετε κατά πόσο το νευρικό σας σύστημα θα είναι ήρεμο ή όχι.

Αν θέλετε να «σπάσετε τα νεύρα κάποιου», όπως λέγεται στην καθομιλουμένη, θα του πείτε κάτι που θα στρέψει την προσοχή του προς κάτι που τον εκνευρίζει. Εάν θέλετε να κάνετε κάποιον να νιώσει καλά, θα στρέψετε την προσοχή του σε κάτι που χαλαρώνει το νευρικό του σύστημα. Ο αισιόδοξος άνθρωπος στρέφει την προσοχή του σε ό,τι είναι αισιόδοξο και ήρεμο. Σε μια κλασική ταινία, η Πολυάννα διδάσκεται από τον πατέρα της να παίζει το «Παιχνίδι της χαράς» στο οποίο αναζητάς συνειδητά τί σε κάνει χαρούμενο σε κάθε δεδομένη κατάσταση. Όταν στέλνουν την Πολυάννα να ζήσει με την αντικοινωνική και μίζερη θεία της και είναι αναγκασμένη να αντιμετωπίσει μια σκληρή πραγματικότητα, η πεισματική προσήλωσή της στο «Παιχνίδι της χαράς» μεταμορφώνει την εμπειρία της και όλους τους άλλους γύρω της. Το «Παιχνίδι της χαράς» εκφράζει απλώς την πρόθεση να κατευθύνεις την προσοχή σου με έναν ορισμένο τρόπο.

Η μόνη διαφορά ανάμεσα σε έναν αισιόδοξο και σε έναν απαισιόδοξο άνθρωπο είναι προς τα πού στρέφει ο καθένας την προσοχή του

Ο απαισιόδοξος κατευθύνει την προσοχή του σε ό,τι είναι απελπιστικό και ανησυχητικό. Ο χαρούμενος άνθρωπος εστιάζει συνήθως την προσοχή του σε ό,τι είναι ευχάριστο. Ο αγχώδης άνθρωπος προσέχει ό,τι δημιουργεί ανησυχία. Στην αναλογία με το «μισογεμάτο ποτήρι», ο τρόπος με τον οποίο βλέπετε το ποτήρι σχετίζεται με το πώς επικεντρώνετε την προσοχή σας σε σχέση με αυτό. Όπως βλέπουμε και με την Πολυάννα, η μόνη διαφορά ανάμεσα στο μισογεμάτο ή στο μισοάδειο ποτήρι συνδέεται με την πλευρά της πραγματικότητας όπου στρέφετε την προσοχή σας.

Φανταστείτε τον άνθρωπο σα μια «μηχανή αντίδρασης» που προσαρμόζεται και ανταποκρίνεται στις διαφορετικές συνθήκες του περιβάλλοντος για να επιβιώσει. Μια κεντρική λειτουργία του νευρικού συστήματος είναι να τίθεται σε εγρήγορση απέναντι στον κίνδυνο, για να παλέψει/να ξεφύγει/να ακινητοποιηθεί. Όταν η προσοχή δεν στρέφεται σε κάτι που προκαλεί φόβο ή ενόχληση, το παρασυμπαθητικό σκέλος του αυτόνομου νευρικού συστήματος ενεργοποιείται και μια σειρά από δραστηριότητες αποκατάστασης των ιστών, ανανέωσης, επούλωσης και χαλάρωσης κυριαρχούν. Από την άλλη πλευρά, αν δίνατε μόνο προσοχή σε ό,τι είναι απειλητικό, τρομακτικό, άσχημο και ενοχλητικό, το συμπαθητικό σκέλος του νευρικού σας συστήματος θα οδηγούνταν σε διέγερση και ενεργοποίηση. Φανταστείτε ένα διεγερμένο νευρικό σύστημα σαν έναν κινητήρα αυτοκινήτου που τρέχει και ένα ήρεμο νευρικό σύστημα σαν έναν κινητήρα που βρίσκεται στο ρελαντί ήσυχα και ομαλά.

Στην πρακτική της μη σκέψης, δεν εστιάζεις την προσοχή σου στη σκέψη

Ο στόχος στην Παράδοξη Χαλάρωση είναι να στρέψεις την προσοχή στην αίσθηση μακριά από τις σκέψεις και τις ερμηνείες που κυκλοφορούν στη συνείδηση. Στην Παράδοξη Χαλάρωση εξασκούμαστε απλά να δεχόμαστε την αίσθηση άμεσα, παρακάμπτοντας κάθε φίλτρο μέσα από το οποίο συνήθως περνάει. Χωρίς την εστίαση της προσοχής στη σκέψη, το νευρικό σύστημα παραμένει ήρεμο και η ηλεκτρική δραστηριότητα στα εναυσματικά σημεία πόνου ασθενών με πυελικό άλγος μετριάζεται, όπως αποδείχτηκε στα πολυάριθμα πειράματα των Γκεβίρτς και Χάμπαρντ και η πιθανότητα μείωσης του πυελικού άλγους και της δυσφορίας εκείνη τη στιγμή είναι πολύ υψηλή. Η ικανότητα ελέγχου της προσοχής χωρίς κόπο είναι το κλειδί για την επιτυχία της *Παράδοξης Χαλάρωσης*.

Εγκεφαλική δραστηριότητα και εξάσκηση της προσοχής

Όταν κοιτάξετε τα χέρια ενός ξυλουργού, που τα χρησιμοποιεί για να κρατά βαριά σφυριά και να πριονίζει ξύλα, θα παρατηρήσετε ότι είναι πάντοτε μεγάλα και μυώδη. Ομοίως, αν παρατηρήσετε τα πόδια μιας μπαλαρίνας που καθημερινά εξασκείται στα άλματα και στο χορό στις μύτες των ποδιών, τα πόδια της είναι δυνατά και μυώδη. Το σώμα και το πνεύμα σας αναπτύσσο-νται για να υποστηρίξουν οποιαδήποτε δραστηριότητα επαναλαμβάνεται. Όπως το σώμα και το πνεύμα σας αναπτύσσονται όταν επαναλαμβάνετε κάτι, εσείς γινόσαστε πιο επιδέξιοι και άνετοι σε αυτό. Γενικά, βελτιώνεσαι σε οτιδήποτε εξασκείς.

Η βελτίωση στον έλεγχο της προσοχής προκύπτει από την εξάσκηση στον έλεγχό της

Αν και η εξέλιξη των χεριών του ξυλουργού στην πιο επιδέξια χρήση του σφυριού δεν είναι αξιοσημείωτη, ο επιστημονικός τομέας της *νευροεπιστήμης* έχει πρόσφατα καταγράψει δραματικές αλλαγές στον εγκέφαλο που σχετίζο-νται με επαναλαμβανόμενες δραστηριότητες. Για παράδειγμα, το τμήμα του εγκεφάλου που σχετίζεται με τη μυϊκή δραστηριότητα των δακτύλων του αριστερού χεριού στους βιολιστές εμφανίζει σημαντικά μεγαλύτερη ροή του αίματος από το τμήμα του εγκεφάλου που σχετίζεται με τη δραστηριότητα των δακτύλων του δεξιού χεριού, τα οποία απλώς κρατούν το δοξάρι και δε συμμετέχουν στην κίνηση των δαχτύλων του αριστερού χεριού. Η ίδια αυξημένη εγκεφαλική δραστηριότητα υπάρχει στο τμήμα του εγκεφάλου που σχετίζεται με τα δάκτυλα που παίζουν πιάνο.

Υπάρχει μια ιστορία για έναν κρατούμενο στον πόλεμο της Κορέας, φυλα-κισμένο για αρκετά χρόνια, ο οποίος εξασκούνταν στο γκολφ με το μυαλό του, ενώ ήταν περιορισμένος σε ένα κελί σαν κλουβί. Κάθε μέρα από το πρωί έως το βράδυ, κατά τη διάρκεια της αιχμαλωσίας του, φανταζόταν την παραμικρή λεπτομέρεια του παιχνιδιού του γκολφ. Αυτή η ιεροτελεστία περιλάμβανε να πιάνει το μπαστούνι του γκολφ, να σταθεροποιεί τα πόδια του, όλη τη διαδικασία της μακριάς, τοξοτής κίνησης για ένα μακρινό χτύπημα, μέχρι και τα κοντινά χτυπήματα στο γρασίδι γύρω από την τρύπα. Το εκπληκτικό είναι ότι όταν αφέθηκε ελεύθερος και επέστρεψε στην πατρίδα του, στο πρώτο παιχνίδι γκολφ φέρεται να σκόραρε βαθμολογία κάτω από 100 χωρίς να έχει αγγίξει μπαστούνι του γκολφ για χρόνια.

Αυτή η ιστορία συνάδει με τις πρόσφατες ανακαλύψεις της *νευροπλαστικής* στη σύγχρονη νευροεπιστήμη, που έχει τεκμηριώσει την ανάπτυξη του εγκεφάλου μέσω της απλής νοητικής επανάληψης κάποιας δραστηριότητας. Πράγματι, φαίνεται ότι μπορείς να εξασκηθείς στο πιάνο χωρίς καν να το αγγίζεις, υποστηρίζοντας έτσι τη δραστηριότητα του εγκεφάλου που σχετίζεται με το πιάνο.

Αυτό που είναι αξιοσημείωτο στη νέα έρευνα της νευροεπιστήμης σχετικά με την προσοχή είναι το γεγονός ότι η εστίαση της προσοχής συνιστά μια περίεργη εγκεφαλική διεργασία, με ροή αίματος σε περιοχές του εγκεφάλου που συνήθως δεν λειτουργούν ταυτόχρονα. Επιπλέον, όσοι έχουν εξασκηθεί στην άσκηση προσοχής για χιλιάδες ώρες δείχνουν να αναπτύσσουν εγκεφαλική δραστηριότητα σχετική με την προσήλωση της προσοχής που δε παρατηρείται στους εγκεφάλους όσων δεν έχουν εκπαιδευτεί στην εξάσκηση της προσοχής.

Το επιχείρημα εδώ είναι ότι ακριβώς όπως ένας ξυλουργός πρέπει να έχει δυνατά χέρια για να κρατάει το σφυρί όλες τις ώρες της ημέρας (και πρέπει να έχει αναπτύξει αυξημένη εγκεφαλική δραστηριότητα για να υποστηρίξει το χτύπημα του σφυριού με ακρίβεια), έτσι και ο εγκέφαλος αναπτύσσεται για να υποστηρίξει τη δραστηριότητα της συνεχούς προσοχής. Έχει υπολογιστεί ότι για να αναπτυχθεί η δεξιοτεχνία σε ένα μουσικό όργανο, πρέπει να έχουν επενδυθεί περίπου 5.000 έως 10.000 ώρες εξάσκησης. Κατά τον ίδιο τρόπο, η ανάπτυξη της ικανότητας επικέντρωσης της προσοχής απαιτεί πολλές ώρες εξάσκησης για να αναπτυχθεί η σχετική εγκεφαλική δραστηριότητα.

Τώρα, τώρα, τώρα, και περισσότερο τώρα

Στη συνεδρία χαλάρωσης είναι απαραίτητο να ζείτε το παρόν. Νιώστε την αίσθηση τώρα. Χαλαρώστε με την εσωτερική αίσθηση στην οποία εστιάζετε τώρα. Επαναφέρετε το μυαλό σας από περισπασμούς τώρα. Νιώστε την αίσθηση χωρίς να επεμβαίνετε τώρα. Δεχτείτε την αίσθηση τώρα. Αυτές και άλλες οδηγίες στην *Παράδοξη Χαλάρωση* είναι στενά συνδεδεμένες με την έννοια του παρόντος. Η *Παράδοξη Χαλάρωση* λειτουργεί μόνο όταν η προσοχή σας είναι εδώ και τώρα. Η εκούσια χαλάρωση των πυελικών μυών επέρχεται σχεδόν πάντα όταν η προσοχή είναι επικεντρωμένη στο παρόν.

Η βαθιά χαλάρωση που καθιστά δυνατή και τη βαθιά χαλάρωση του πυελικού εδάφους επέρχεται πάντα στον παρόντα χρόνο

Η δέσμευση της διατήρησης της προσοχής στην παρούσα χρονική στιγμή συχνά αντιτίθεται στις βαθιά ριζωμένες συνήθειες της σκέψης, που σας μεταφέρει μπρος-πίσω από το παρελθόν στο μέλλον. Η παραμονή στην παρούσα στιγμή συχνά συνεπάγεται ότι νιώθετε την ενόχληση και τη δυσλειτουργία που αποτελούν το σήμα κατατεθέν του πυελικού άλγους. *Η δέσμευση, ωστόσο, της διατήρησης της προσοχής στην παρούσα χρονική στιγμή μπορεί να επιτρέψει την εκούσια αναίρεση της ενόχλησης και της δυσλειτουργίας.* Ενώ εφαρμόζετε τη χαλάρωση, πρέπει να αγνοείτε τις σκέψεις σχετικά με το παρελθόν και το μέλλον ευνοώντας την αντίληψη της παρούσας αίσθησης. Η παράβλεψη σκέψεων για το μέλλον και η προσήλωση στο παρόν αποτελούν βασικές προϋποθέσεις για την αποτελεσματική εφαρμογή της. Όλες οι οδηγίες της *Παράδοξης Χαλάρωσης* αφορούν το τώρα.

Εξασκώντας τη μη αντίσταση

Στην *Παράδοξη Χαλάρωση* εξασκούμαστε στην απουσία αντίστασης. Εξασκούμαστε να μην αντιστεκόμαστε σε τίποτα και να επιτρέπουμε τα πάντα. Όταν εξασκούμαστε σε αυτού του είδους τη μη αντίσταση, το πιθανότερο είναι ότι η αντίσταση θα υποχωρήσει ή θα εξαφανιστεί. Εξασκούμαστε στο να μην προσπαθούμε να σταματήσουμε τίποτα, αλλά αντίθετα να επιτρέπουμε τα πάντα μέσα στην εμπειρία μας εκείνη τη στιγμή.

Όταν παίρνετε έναν υπνάκο, αφήνετε τον έλεγχο της προσοχής σας, χαλαρώνετε και της επιτρέπετε να περιπλανηθεί όπου επιθυμεί. Και συνήθως σας παίρνει ο ύπνος. Στην *Παράδοξη Χαλάρωση*, εστιάζετε την προσοχή σας σκόπιμα στην αίσθηση ενός συγκεκριμένου μέρους του σώματος σας ενώ παλινδρομείτε μεταξύ ύπνου και ξύπνιου, φιλοδοξείτε να παραμείνετε χαλαροί και επικεντρωμένοι.

Η προσοχή ενός αρχαρίου στην *Παράδοξη Χαλάρωση* δεν πειθαρχεί συνήθως εύκολα. Δεν είναι εύκολο να εστιάσει την προσοχή του και αντιλαμβάνεται σύντομα πόσο εύκολα αποσπάται. Εκατοντάδες φορές θα αφαιρεθεί από το επίκεντρο της προσοχής του στην αρχή της εκπαίδευσης στη χαλάρωση και θα πρέπει να την απομακρύνει από οποιεσδήποτε σκέψεις και όνειρα και να την επαναφέρει στην αίσθηση, που είναι το αντικείμενο της εστίασης.

Η Παράδοξη Χαλάρωση δεν είναι ένας υπνάκος

Η Παράδοξη Χαλάρωση, σε μεγάλο βαθμό, είναι ένας ιδιαίτερος τρόπος εξάσκησης της προσοχής. Ο Ραμάνα Μαχάρσι περιέγραψε το διαλογισμό σα μια *βασιλική μάχη* κατά την οποία αγωνίζεσαι να διατηρήσεις την προσοχή σου στο αντικείμενο όπου εστιάζεις. Καθώς συνηθίζετε να διατηρείτε την προσοχή σας εστιασμένη, η μάχη αποκλιμακώνεται και τελικά, καθώς αρχίζετε να γεύεστε τους καρπούς της ελεγχόμενης προσοχής, η μάχη τελειώνει και η προσοχή σας αναπαύεται εκεί που θέλετε πρόθυμα και εύκολα. Όταν έχετε χαλαρώσει την αίσθηση στην οποία έχετε επιλέξει να επικεντρωθείτε, όσο γίνεται βέβαια, αποδεχθείτε οποιαδήποτε αίσθηση παραμένει- *η αποδοχή* όποιας τυχόν τάσης έχει απομείνει *συχνά την αναγκάζει να απομακρυνθεί.* Στην *Παράδοξη Χαλάρωση* συμβουλεύουμε τους ασθενείς να χαλαρώνουν με την αίσθηση που έχει απομείνει σε συνεχή βάση χωρίς να αναζητούν κάποιο αποτέλεσμα, και να συνεχίζουν να εστιάζουν συνεχώς, προσπαθώντας να μην αξιολογούν και αναζητούν κάποιο όφελος.

Η πνευματική παρουσία *στην Παράδοξη Χαλάρωση*

Η πνευματική παρουσία σημαίνει ότι η προσοχή σας είναι παρούσα και επικεντρωμένη στο παρόν. Αυτό σημαίνει ότι θα διαθέτετε καλή κρίση διότι έχετε εστιασμένη πλήρως την προσοχή σας, προσέχοντας μόνο ό,τι είναι απαραίτητο και όχι κάτι άσχετο με το ζήτημα που χρειάζεται να αντιμετωπιστεί. Αν δεν είστε παρόντες για οποιοδήποτε πρόβλημα τίθεται, τότε η δυνατότητά σας να το αντιμετωπίσετε αποτελεσματικά θα μειωθεί. Τα ατυχήματα με κινητά τηλέφωνα συμβαίνουν επειδή η προσοχή των οδηγών αποσπάται τη στιγμή που οφείλουν να δίνουν απόλυτη προσοχή στην οδήγηση.

Η πνευματική παρουσία σημαίνει ότι η προσοχή σας δεν αποσπάται εκείνη τη στιγμή. Σημαίνει ότι, λαμβάνοντας υπόψη το τί προσέχετε, είστε παρόντες ψυχή τε και σώματι. Είναι μια εξαιρετικά θετική κατάσταση, που όλοι εκτιμούν. Η πνευματική παρουσία σημαίνει ότι μπορείτε να δείτε καθαρά σε τί εστιάζετε και ότι γνωρίζετε καλά τί πρέπει να κάνετε, εφόσον κατέχετε όλα τα δεδομένα της κατάστασης και είστε σε πνευματική εγρήγορση.

Όταν είστε καλοί στην εστίαση της προσοχής σας, τότε είστε συνήθως καλοί και σε ό,τι κι αν κάνετε

Αυτή η ικανότητα να «βλέπετε καθαρά» είναι ο λόγος για τον οποίο η επικέντρωση της προσοχής σας όσον αφορά την ηρεμία του νευρικού συστήματος και τη χαλάρωση της χρονίως συσπασμένης πυέλου είναι τόσο σημαντική. Όταν μπορείτε να εστιάσετε, όταν το μυαλό σας (ή η προσοχή σας) συνυπάρχει πλήρως με τη σύσπαση και τη διέγερση του νευρικού σας συστήματος, μπορείτε να αντιληφθείτε *ότι εσείς κάνετε τη σύσπαση*, και τότε εύκολα χαλαρώνει ό,τι ήταν χρονίως συσπασμένο. Γίνεται εύκολα επειδή επιδεικνύετε την πνευματική παρουσία (δηλαδή τη δυνατότητα να εστιάσετε την προσοχή σας) ώστε να αντιληφθείτε ότι η χρόνια σύσπασή σας ήταν μια αυτοματοποιημένη, ασυνείδητη κίνηση. Και πάλι, η πνευματική σας παρουσία σας οδηγεί στη συνειδητή επίγνωση του ρόλου σας στην ύπαρξη τάσης, *ότι δηλαδή εσείς είστε ο υπαίτιος της σύσπασης και ότι δεν συμβαίνει έτσι απλά*. Το σημαντικότερο είναι ότι σας επιτρέπει να εγκαταλείψετε την τάση. Οι ασθενείς ανέφεραν ότι, όταν κατόρθωσαν να εστιάσουν πλήρως την προσοχή τους, ξεκαθάρισαν οποιαδήποτε τάση οφειλόταν στην αντανακλαστική προστατευτική τους σύσπαση λόγω φόβου.

Όταν συνυπάρχετε με μια αίσθηση μυϊκής τάσης, μπορείτε να αντιληφθείτε ότι εσείς είστε υπεύθυνοι για αυτήν και, έτσι, μπορείτε εύκολα να τη χαλαρώσετε

Όταν διαθέτετε πνευματική παρουσία μπορείτε να νιώσετε την εσωτερική σας σωματική άμυνα πολύ γρήγορα. Δεν είναι θεωρητική ή διανοητική, και τη βιώνετε άμεσα. Γίνεται σαφές ότι παρά την αγωνία και την εσωτερική συστολή, είναι κάτι που έχετε συνηθίσει και φαίνεται πλέον φυσιολογικό (αν και ποτέ άνετο).

Είναι συχνό φαινόμενο οι άνθρωποι να αισθάνονται ενστικτωδώς ευάλωτοι όταν αφήνονται. Ωστόσο, στην περίπτωση της χρόνιας τάσης κυριαρχεί το αίσθημα της ανακούφισης, σα να λέτε «ω, Θεέ μου, δε μπορώ να πιστέψω πόσο καλά νιώθω.» Αυτή η χαρά και ανακούφιση προέρχονται από την απελευθέρωση από ένα εσωτερικό βάρος που κουβαλούσατε για χρόνια μερικές φορές. Και όταν υποφέρετε από πυελικό άλγος, η ανακούφιση αυτή σχεδόν πάντα συνοδεύεται από μείωση ή απουσία πόνου τουλάχιστον εκείνη τη στιγμή. Αυτή η εμπειρία μένει πάντα βαθιά χαραγμένη, ιδιαίτερα την πρώτη φορά που συμβαίνει.

Η ικανότητα να χαλαρώσεις βαθιά προϋποθέτει την ικανότητα να ελέγχεις την προσοχή σου

Τα συμπτώματα των ασθενών με πυελικό άλγος συνήθως έχουν εξάρσεις και υφέσεις. Όπως είναι αναμενόμενο, οι ασθενείς αναφέρουν ότι σε περιόδους διακοπών ή όταν μειώνεται σημαντικά το στρες στη ζωή τους (παρεμπιπτόντως, οι διακοπές δεν είναι πάντα χωρίς έννοιες και μερικές φορές οι ασθενείς έχουν αυξημένο άγχος και συμπτώματα σε διακοπές), τα συμπτώματα μειώνονται σημαντικά ή εξαφανίζονται, αλλά επιστρέφουν όταν επανέρχονται στον κανονικό ρυθμό της ζωής τους.

Η ικανότητα να μειώνεις συνειδητά ή να ανακουφίζεσαι από τα συμπτώματα σηματοδοτεί μια σημαντική στιγμή στη ζωή και επιφέρει ένα επίπεδο ικανοποίησης, αυτοπεποίθησης και ευγνωμοσύνης που συνήθως δε συγκρίνεται με την αυθόρμητη, μη ελεγχόμενη μείωση των συμπτωμάτων. Τα συμπτώματα των συνδρόμων του πυελικού άλγους συνήθως καταθλίβουν τους ανθρώπους και τους κάνουν να νιώθουν αβοήθητοι. Η ικανότητα εστίασης στην εσωτερική τάση και η εφαρμογή των αρχών της *Παράδοξης Χαλάρωσης* που έχουν ως αποτέλεσμα μια έστω προσωρινή μείωση ή εξαφάνιση των συμπτωμάτων, είναι το καλύτερο αντικαταθλιπτικό.

Προσκήνιο, παρασκήνιο και εστίαση στην ανάπαυση

Η κύρια εστίαση της *Παράδοξης Χαλάρωσης* είναι η επίτευξη ολοκληρωτικής χαλάρωσης μέσω της αποδοχής της συνολικής εμπειρίας στην παρούσα στιγμή, στιγμή προς στιγμή, χωρίς να αλλάζει τίποτε από αυτή. Παραδόξως, όταν αποδέχεσαι την εσωτερική εμπειρία κάθε στιγμής μέσα σου, χωρίς να προσπαθείς ούτε καν αμυδρά να αλλάξεις κάτι, μπορεί να επέλθει ολοκληρωτική χαλάρωση.

Καθώς τα 60 μαθήματα χαλάρωσης του ετήσιου κύκλου προχωρούν, οι οδηγίες των μαθημάτων τακτικά εστιάζονται στο να αισθανθείτε την αίσθηση της υπολειμματικής τάσης σε συγκεκριμένα μέρη του σώματος και στο να αναπαυθείτε-χαλαρώσετε-με-τάση. Το να μπορέσετε να αισθανθείτε αυτό που ο Έντμουντ Τζέικομπσον αποκαλούσε υπολειμματική τάση είναι βασική προϋπόθεση για να ωφληθείτε από την Παράδοξη Χαλάρωση.

Διαπιστώσαμε ότι η μετατόπιση της προσοχής την αίσθηση της ανάπαυσης με την τάση, αυτό που τώρα θα αποκαλώ αίσθηση της ανάπαυσης με την αίσθηση που εμπεριέχει τάση, διευκολύνει την επίτευξη της ολοκληρωτικής χαλάρωσης. Είναι σημαντικό να κατανοήσετε αυτή τη λεπτή οδηγία της μετατόπισης της προσοχής από την αίσθηση της τάσης στην αίσθηση της ανάπαυσης-χαλάρωσης-με-τάση.

Τί είναι η αίσθηση της ανάπαυσης-χαλάρωσης-με-τάση;

Ορίζουμε εδώ ως ανάπαυση-χαλάρωση-με-τάση τη σφαιρική αίσθηση όλου του σώματος να χαλαρώνει όσο περισσότερο μπορεί, την ίδια στιγμή που εστιάζετε σε μια περιοχή με υπολειμματική τάση. Για παράδειγμα αν επρόκειτο να κάνετε μαθήματα πιάνου, ένας καλός δάσκαλος πιάνου θα σας έλεγε να πιέσετε τα πλήκτρα του πιάνου χαλαρώνοντας οποιοδήποτε άλλο σημείο του σώματός σας.

Η έννοια του προσκηνίου και παρασκηνίου

Η έννοια του προσκηνίου και παρασκηνίου είναι σχετικά απλή. Αν σας ζητήσουμε να κοιτάξετε ένα κόκκινο μήλο πάνω σε ένα πράσινο πιάτο, το μήλο θα βρίσκεται στο προσκήνιο για εσάς και το πράσινο πιάτο θα βρεθεί στο παρασκήνιο. Αν σας ζητήσω να εστιάσετε στο πιάτο, το μήλο θα μεταφερθεί στο παρασκήνιο της συνειδητότητάς σας και το πιάτο θα έρθει στο προσκήνιο. Αλλάζετε ό,τι βρίσκετε στο προσκήνιο της της προσοχής σας ανάλογα με το πού εστιάζετε. Για τους σκοπούς της συζήτησης αυτής, οτιδήποτε στο οποίο εστιάζετε γίνεται το προσκήνιο και οτιδήποτε βρίσκεται στην περιφέρεια της προσοχής σας γίνετε παρασκήνιο.

Για παράδειγμα, κάντε γροθιά το δεξί σας χέρι και κρατήστε το έτσι. Ταυτό-χρονα, χαλαρώστε (ή αναπαυθείτε) στο υπόλοιπο σώμα σας. Κάντε αυτά τα δύο πράγματα την ίδια στιγμή. Καθώς κάνετε αυτά τα δύο πράγματα (δηλ. το χέρι σε γροθιά και ταυτόχρονα ανάπαυση-χαλάρωση στο υπόλοιπο σώμα) ταυτόχρονα, εστιάστε την προσοχή σας στη γροθιά. Νιώστε την αίσθηση της σφιγμένης γροθιάς. Παρατηρήστε ότι η αίσθηση της *ανάπαυσης-χαλάρωσης* στο *σώμα σας* ενώ αισθάνεστε τη σφιγμένη γροθιά μετακινείται στο παρασκήνιο της συνειδητότητάς σας καθώς η εστίαση στη γροθιά μετατοπίζει την αίσθηση της γροθιάς στο προσκήνιο.

Τώρα μετακινείστε την εστίασή σας στην αίσθηση της *ανάπαυσης-χαλάρωσης* σε *ολόκληρο το σώμα* ενώ ταυτόχρονα κρατάτε τη γροθιά σας σφιγμένη. Η αίσθηση της *ανάπαυσης-χαλάρωσης* σε *ολόκληρο το σώμα* έρχεται στο προσκήνιο της συνειδητότητάς σας ενώ η αίσθηση της γροθιάς σας μετακινείται στο παρασκήνιο. Πηγαίνετε μπρος-πίσω μερικές φορές, πρώτα εστιάζοντας στην αίσθηση της γροθιάς (οπότε η αίσθηση της ανάπαυσης-χαλάρωσης στο υπόλοιπο σώμα μετακινείται στο παρασκήνιο) και στη συνέχεια εστιάστε στην ανάπαυση-χαλάρωση του σώματος οπότε η αίσθηση της γροθιάς έρχεται στο παρασκήνιο. Καταλάβατε;

Ανάπαυση-χαλάρωση-στο-υπόλοιπο-σώμα ενώ εστιάζετε στην υπολειμματική τάση καθώς εφαρμόζετε την *Παράδοξη Χαλάρωση*

Δοκιμάστε την ακόλουθη άσκηση για τη μετατόπιση της εστίασης από την τάση στη χαλάρωση με στόχο να σας βοηθήσει να χαλαρώσετε με την *Παράδοξη Χαλάρωση*.

Προκειμένου να εντοπίσετε την υπολειμματική τάση, εντοπίστε ένα μέρος του σώματός σας που δε χαλαρώνει τελείως, άσχετα με το πόσο σκληρά προσπαθείτε να χαλαρώσετε αυτή την περιοχή. Το πρόσωπο, ο αυχένας, οι ώμοι, οι βραχίονες, τα χέρια, η πλάτη, το στομάχι, η πύελος είναι όλα μέρη όπου αυτή η υπολειμματική τάση μπορεί να εντοπιστεί. Εστιάστε στην αίσθηση αυτής της υπολειμματικής τάσης τώρα και ταυτόχρονα αναπαυθείτε-χαλαρώστε το υπόλοιπο σώμα σας.

Τώρα εστιάστε στην αίσθηση της ανάπαυσης-χαλάρωσης του υπόλοιπου σώματος. Αφήστε την υπολειμματική τάση όπου εστιάζατε να υπάρχει αλλά μετατοπίστε την προοχή σας μακριά της στο αίσθημα ανάπαυσης-χαλάρωσης στο υπόλοιπο σώμα. Μετακινηθείτε μπρος-πίσω μεταξύ της αίσθησης ανάπαυσης-χαλάρωσης-υπόλοιπου-σώματος και της υπολειμματικής τάσης όπου εστιαζόσασταν λίγο νωρίτερα. Αυτό που θέλουμε να πετύχουμε στην *Παράδοξη Χαλάρωση* είναι να αναπαύσουμε την προσοχή – να «παρκά-ρουμε» την προσοχή – στη σωματική αίσθηση της *ανάπαυσης*.

Να μια συμβουλή. Όταν χάνεστε ή χάνετε την εστίασή σας στην αίσθηση της ανάπαυσης, γυρίστε πίσω στην αίσθηση της τάσης όπου εστιαζόσασταν αρχικά, ενώ αναπαυόσασταν με αυτή. Όταν έχετε εντοπίσει στην αίσθηση τάσης μέσα σας και την αισθανθείτε, μπορείτε πάλι να μετατοπίσετε ελαφρώς την εστίασή σας στην αίσθηση της ανάπαυσης-χαλάρωσης επιτρέποντας στην τάση να παραμένει. *Στη συνέχεια εστιάστε στη σωματική αίσθηση της ανάπαυσης-χαλάρωσης. Είναι σημαντικό να αποδεχθείτε οποιοδήποτε επίπεδο ανάπαυσης-χαλάρωσης σας είναι εύκολο να αισθανθείτε. Αν η ικα-νότητά σας να αναπαύεστε με την τάση είναι βαθιά, αυτό είναι εντάξει, αν είναι ρηχή και πάλι είναι εντάξει. Αποδεχθείτε οποιοδήποτε επίπεδο χαλά-ρωσης ή ανάπευσης μπορείτε να πετύχετε όταν εστιάζετε σε αυτό χωρίς να προσπαθείτε να το αλλάξετε, όπως ακριβώς δεν προσπαθείτε να αλλάξετε την τάση όπου αρχικά εστιάσατε. Δεν πρέπει να μοχθείτε να κάνετε την αίσθηση ανάπαυσης-χαλάρωσης βαθύτερη ή περισσότερη από αυτή που βρίσκετε ότι είναι. Η κατανόηση αυτού είναι κεντρική στην εκμάθηση της Παράδοξης Χαλάρωσης.*

Συνοψίζοντας, από τη στιγμή που εξοικειωθείτε με την αίσθηση της τάσης και της ανάπαυσης-χαλάρωσης με αυτή κατά τη διάρκεια των μαθημάτων, μπορείτε να μετατοπίζετε την προσοχή σας από την αίσθηση της τάσης στην αίσθηση της ανάπαυσης-χαλάρωσης με την τάση. Με άλλα λόγια, μπορείτε να κάνετε την αίσθηση της υπολειμματικής τάσης το προσκήνιο της συνειδητότητάς σας ή να φέρετε την αίσθηση της ανάπαυσης-χαλάρωσης με την τάση στο προσκήνιο της συνειδητότητάς σας. Η ικανότητά σας να μετακινείστε μεταξύ των δύο είναι βοηθητική για την επίτευξη βαθύτερης χαλάρωσης.

Όλα αυτά είναι πραγματικά εύκολα, μολονότι οι λέξεις μπορεί να το κάνουν να ακούγεται δύσκολο. Χρειάζεται εξάσκηση όπως περιγράφω στο επόμενο χωρίο. Από τη στιγμή που συλλάβετε την ιδέα ότι η χαλάρωση περιλαμβάνει τον έλεγχο της προσοχής έτσι ώστε να παραμένει «παρκαρισμένη» στην αίσθηση *ανάπαυσης* του σώματος, η βαθιά χαλάρωση θα επέρχεται ολοένα και ευκολότερα.

Η σχέση μεταξύ εξάσκησης της προσοχής και ολοκληρωτικής χαλάρωσης του πυελικού εδάφους

Πολλά μπορεί να ειπωθούν σχετικά με την εξάσκηση της προσοχής και τη χαλάρωση. Παρακάτω παρουσιάζονται διάφορα σημεία σχετικά με το θέμα:

- Η παρατεταμένη και εστιασμένη προσοχή είναι απαραίτητη για την αξιόπιστη, ολοκληρωτική χαλάρωση γενικά και την πλήρη χαλάρωση του πυελικού εδάφους ειδικότερα.

- Ο αρχάριος και ανεπαρκής εξασκών τη χαλάρωση συχνά θεωρεί ότι χαλάρωση σημαίνει την εγκατάλειψη του ελέγχου της προσοχής. Η παρανόηση σε όσους προσπαθούν να χαλαρώσουν και δε το καταφέρνουν, είναι πως θεωρούν ότι η χαλάρωση είναι σαν ένας υπνάκος, όπου εγκαταλείπεις την εστίαση της προσοχής και αφήνεις το νου να ταξιδέψει όπου θέλει.

- Η ροπή ενός ατόμου να μετατοπίζει την προσοχή του από ένα νοητικό αντικείμενο σε άλλο είναι γενικά μέρος του μηχανισμού φυγής/μάχης/παγώματος και δε διαφέρει από το φτερούγισμα της προσοχής ενός πουλιού που προσπαθεί να ανιχνεύσει τον κίνδυνο. Φυσιολογικά, η προσοχή ενός ατόμου υποχρεωτικά μετακινείται και περιλαμβάνει τον έλεγχο του περιβάλλοντος για κινδύνους. Η εστίαση της προσοχής παίρνει τον έλεγχο αυτής της τάσης για ανίχνευση που κρατά το σώμα σε εγρήγορση.

- Η εκμάθηση της αξιόπιστης διατήρησης της προσοχής σας μεταφέρει πέρα από τον εγγενή προγραμματισμό του σώματός σας να ανιχνεύει το περιβάλλον.

- Ο ύπνος REM (με ταχεία κίνηση των οφθαλμών) είναι ο ύπνος κατά τον οποίο ονειρυόμαστε και η προσοχή μας αλλάζει συνεχώς. Ο ύπνος non-REM είναι το βαθύτερο και πιο αναζωογονητικό επίπεδο ύπνου και περιλαμβάνει τη βαθιά ελάττωση της περιπλανώμενης προσοχής.

- Όταν η προσοχή δεν μπορεί να διατηρηθεί αρκετά ώστε να σας επιτρέψει να αντιληφθείτε το ασυνείδητο κράτημα και σύσπασή σας, το αντανακλαστικό φύλαξης παραμένει ακέραιο.

- Ένας από τους θεμέλιους λίθους της *Παράδοξης Χαλάρωσης* είναι η πρακτική της διατήρησης συνεχούς και εξακολουθητικής προσοχής σε ένα μέρος του σώματος, ενώ ταυτόχρονα αναπαυόμαστε καταβάλλοντας ελάχιστη προσπάθεια να παραμείνουμε εστιασμένοι. Με άλλα λόγια, σκοπός είναι να παραμένουμε εστιασμένοι και ταυτόχρονα να εγκαταλείπουμε κάθε άσκοπη προσπάθεια να το επιτύχουμε.

Η ταύτιση σε σύγκριση με την παρακολούθηση εκ του μακρόθεν

Η ταύτιση σε σύγκριση με το να παρακολουθείτε εκ του μακρόθεν είναι εύκολα κατανοητοί, αλλά περίεργοι και σπανίως χρησιμοποιούμενοι όροι. Όταν ταυτίζεστε με τη αγωνία σας και διάφορες φοβερές σκέψεις, δε βλέπετε καμία διαφορά ανάμεσα σε αυτές και τον εαυτό σας. Συνδέεστε μαζί τους. Δε βλέπετε καμία διαφορά ανάμεσα σε σε αυτές τις σκέψεις και την πραγματικότητα· είναι ένα σύνολο και σας ελέγχουν. Κατά την άποψή μας, η ταύτιση με αυτές τις φοβερές σκέψεις και τα συναισθήματα για το πυελικό άλγος είναι το μεγαλύτερη μαρτύριο αυτής της κατάστασης.

Όταν παρακολουθείτε σα θεατής την εσωτερική σας αίσθηση χωρίς να προσπαθείτε να την αλλάξετε, το πιθανότερο είναι ότι η τάση σας θα χαλαρώσει

Όταν παρακολουθείτε σα θεατής τις εσωτερικές σας αισθήσεις ή τις φοβερές σας σκέψεις και συναισθήματα, είναι παρόντα δύο πράγματα: εσείς, ο θεατής, και οι σκέψεις και τα συναισθήματά σας. Σε αυτή την περίπτωση

330 Ενας Πονοκεφαλος στην Πυελο

παρακολουθείτε σαν θεατής εκ του μακρόθεν αντί να ταυτίζεστε μαζί τους. Παρακολουθώντας σαν θεατής, αποσυνδέεστε από αυτές. Τις αντιλαμβάνεστε σαν σκέψεις και συναισθήματα και όχι κατ> ανάγκην όπως είναι πραγματικά και όχι σαν κομμάτι σας. Όταν αποστασιοποιήστε από τις τρομακτικές σας σκέψεις και συναισθήματα κάνετε το πρώτο βήμα για να τις εξαφανίσετε. Η χαλάρωση και η αλλαγή στάσης με τη γνωσιακή θεραπεία που θα περιγράψουμε παρακάτω, από μόνες τους μπορούν να βοηθήσουν να μειώσετε την πυελική δυσφορία και τα συμπτώματα. Θα θέλαμε να σημειώσουμε ότι η αποστασιοποίηση από τις τρομακτικές σας σκέψεις και συναισθήματα έχει τεράστια αξία, πέρα από το τα πλαίσια του πυελικού άλγους και της θεραπείας του.

Ο χάρτης δεν είναι η χώρα

Οι λέξεις που επικοινωνούν τί πρέπει να κάνετε προκειμένου να χαλαρώσετε μπορούν να ονομαστούν ο «χάρτης» της περιοχής βουλητικής χαλάρωσης του πυελικού εδάφους. Δεν είναι η «χώρα». Η χώρα της χαλάρωσης, όπως θα μπορούσε να περιγραφεί η επιδέξια εφαρμογή της, μπορεί να βρεθεί στα βάθη των πολλών ωρών πρακτικής εφαρμογής.

Όσοι πάσχοντες από πυελικό άλγος έμαθαν πώς να χαλαρώνουν βαθιά την πύελο είχαν να μάθουν πώς να συνυπάρχουν με κάτι που έχει άσχημη αίσθηση μέσα τους

Είναι συχνά τρομακτικό να ξαπλώνει κανείς να κοιμηθεί με την ενόχληση/πόνο και το άγχος που συχνά συνδέονται με την ταλαιπωρία του πυελικού άλγους. Οι περισσότεροι άνθρωποι με πυελικό άλγος φοβούνται αυτό που το πυελικό άλγος μπορεί να σημαίνει, ότι δε θα περάσει ποτέ, ότι είναι κάτι κακό, ότι το να το αποδεχθείς σημαίνει ότι τα παρατάς. Το να παγώνεις και να εστιάζεις βουλητικά σε αυτές τις αισθήσεις δεν είναι μικρό επίτευγμα. Οι τρομακτικές σκέψεις και αισθήματα που ανακύπτουν όταν οι άνθρωποι ανοίγουν τον εαυτό τους μπορεί να αποτελέσουν τροχοπέδη εφόσον συνειδητοποιηθούν. Συνιστούμε οι σκέψεις και τα αισθήματα αυτά, όταν ανακύπτουν κατά τη διάρκεια της χαλάρωσης, να αντιμετωπίζονται όπως οποιαδήποτε άλλη σκέψη και η προσοχή να απομακρύνετε από αυτές πίσω στο αντικείμενο της εστίασης.

Οι λέξεις και αρχές που περιγράφουν την απαραίτητη πρακτική για την πιθανότητα χαλάρωσης μιας επώδυνα τεταμένης πυέλου και σίγασης ενός διεγερμένου νευρικού συστήματος μπορούν να συνοψιστούν με τον ακόλουθο τρόπο. Τα σημεία αυτά σχετίζονται με αυτά που οι ασθενείς πρέπει να μάθουν να κάνουν με την προσοχή τους κατά την εξάσκηση της χαλάρωσης.

- Κατανοήστε τη διαφορά μεταξύ ανάπαυσης στην αίσθηση και της εμπλοκής στη σκέψη.
- Εξασκήστε την διαφοροποίησή σας από τρομακτικές σκέψεις και αισθήματα που εισέρχονται στη συνειδητότητά σας, προτιμώντας να τα αναγνωρίζετε και να επιστρέφετε την προσοχή σας στο σημείο όπου την είχατε εστιάσει.
- Εστιάστε *συνεχώς* σε οποιοδήποτε σημείο του σώματος όπου έχετε επιλέξει να εστιάσετε.
- Αποδεχθείτε την τάση κάτι που σημαίνει να είστε αποφασισμένοι και ικανοί να αισθανθείτε την τάση/σύσπαση/σφίξιμο/προστατευτική σύσπαση του σώματος, να αναπαυθείτε με αυτό και να μην κάνετε τίποτα για αυτό.
- Πάψτε να θεωρείτε επικίνδυνα και άσχημα, τη δυσφορία και τον πόνο στην περιοχή όπου εστιάζετε ή στην περιφέρεια της σινειδητότητάς σας.
- Διακρίνετε ελάχιστες ποσότητες τάσης που περιέχονται στην αίσθηση όπου εστιάζετε και αποδεχθείτε τις.
- Να είστε αποφασισμένοι να έχετε και να αποδεχθείτε την εμπειρία της στιγμής προτιμώντας την από άλλες εμπειρίες. Με άλλα λόγια,

κάθε στιγμή, εξασκηθείτε να εγκαταλείπετε αυτό που προτιμάτε ένα-
ντι αυτού που έχετε.

- Να είστε αφοσιωμένοι με φιλοτιμία στην επαναφορά της προσοχής
  σας στο επιλεγμένο σημείο όπου εστιάζετε χωρίς δυσαρέσκεια, απο-
  γοήτευση, ή τύψεις επειδή χάσατε την εστίασή σας.

- Εγκαταλείψτε την προσπάθεια χαλάρωσης, απλά ακολουθήστε τις
  οδηγίες χαλάρωσης και πάρτε αυτό που λαμβάνετε.

- Εγκαταλείψτε την προσπάθεια να επιτύχετε οτιδήποτε κατά τη
  διάρκεια των συνεδριών χαλάρωσης.

- Εγκαταλείψτε την εκτίμηση της προόδου σας τη στιγμή που κάνετε
  χαλάρωση.

- Εγκαταλείψτε την προσπάθεια να εξηγήσετε τί συμβαίνει τη στιγμή
  που κάνετε χαλάρωση.

- Συνειδητοποιήστε και επιτρέψτε τη δυσφορία, τον πόνο, το άγχος
  και την ανησυχία τη στιγμή της άσκησης χαλάρωσης, από τη μάχη
  ενάντια σε αυτές τις αισθήσεις/συναισθήματα.

Αυτές είναι μερικές από τις αρχές που περιγράφουν αυτά που πρέπει να
κάνετε αν θέλετε να χαλαρώσετε ολοκληρωτικά. Όμως αυτές οι αρχές
υφίστανται στο *χάρτη της χώρας*, το *χάρτη* της εννοιολογικής κατανόησης.
Παρόλο που ο χάρτης είναι σημαντικός, ο νοητικός κανόνας είναι, για να
χρησιμοποιήσουμε *άλλη μια μεταφορά*, σαν ένα δάκτυλο που δείχνει τη
σελήνη. Δεν είναι η σελήνη. Για να δείτε τη σελήνη πρέπει να να κοιτάξετε
προς αυτή. Το να δείτε τη σελήνη είναι διαφορετικό από το να δείτε το
δάκτυλο που τη σημαδεύει.

**Η εκμάθηση της Παράδοξης Χαλάρωσης σημαίνει
ότι πρέπει επανειλημμένα να ξαπλώσετε και να
ακολουθήσετε τις οδηγίες χαλάρωσης**

Πολλές από τις οδηγίες της μεθόδου μπορεί στην αρχή να μοιάζουν περίπλοκες και υπέρογκες στην κατανόηση και εφαρμογή τους. Στην πραγματικότητα οι οδηγίες αυτές είναι εντελώς απλές. Η αίσθηση της περιπλοκότητας οφείλεται στην προσπάθεια αποκωδικοποίησης του *χάρτη* της εκπαίδευσης στη χαλάρωση. Στη *χώρα* της πρακτικής εφαρμογής της χαλάρωσης, όπου εστιάζετε στον έσω κόσμο σας, οι οδηγίες αυτές είναι τελικά απλές και σαφείς. Ωστόσο, η παγίδα είναι ότι οι περισσότεροι άνθρωποι νιώθουν μια εγγενή αντίσταση στη διατήρηση της εστίασης του νου. Πρέπει κανείς να επανέρχεται ξανά και ξανά σε αυτή την αντίσταση, έτσι ώστε να επιτραπεί η εστίαση της προσοχής.

Εδώ βρίσκεται ξανά το παράδοξο. Όταν δεν απογοητεύεστε από τη ροπή του νου να ταξιδεύει, η εστίαση γίνεται ευκολότερη. Δεν είναι αποδοτικό να πολεμάτε την αντίσταση στο να παραμένετε σε ένα σημείο. Ωστόσο, σε μεγάλο βαθμό η προσοχή σας μάχεται τον έλεγχο επ> αυτής, με μεγάλη υπομονή και αποφασιστικότητα, πρέπει να συνεχίσετε να προσπαθείτε να εστιάσετε. Σε αυτή την προσπάθεια, πρέπει να εγκαταλείψετε την απογοήτευση, την επιθυμία να αισθανθείτε καλύτερα, την αίσθηση ότι δε θέλετε να προσπαθήσετε – όλους τους τρόπους με τους οποίους η κατάστασή σας θα προσπαθήσει να σας σταματήσει από το να εστιάζετε συνεχώς και έτσι να εξασκείτε την προσοχή σας.

Ο γρηγορότερος τρόπος να χαλαρώσετε είναι να εγκαταλείψετε την επιθυμία για γρήγορα αποτελέσματα

Η καλύτερη προσέγγιση για την εφαρμογή της *Παράδοξης Χαλάρωσης* είναι «είμαι εδώ συνεχώς με αυτό στο οποίο εστιάζομαι και ανεξάρτητα από το τί θα συμβεί, συνεχίζω να επαναφέρω την προσοχή μου όταν ο νους μου ταξιδεύει.» Αυτό σημαίνει την καθυστέρηση της ικανοποίησης. Καταρχήν απαιτεί την πίστη ότι θα ελαττωθεί ή σταματήσει ο πόνος ακόμη και αν σας ζητείται να σταματήσετε να το επιθυμείτε την παρούσα στιγμή.

Όταν θα καταστείτε ικανοί να εξασκείτε αυτή τη δεξιότητα, επίσης θα είναι πιθανό να δυσκολεύεστε να το εξηγήσετε με λόγια, όπως κι εμείς εδώ σκοντάφτουμε στα λόγια. Όμως τα λόγια δεν είναι η χώρα. Είναι ο *χάρτης* *της χώρας.*

Κρίγιας, ακούσιες μυϊκές συσπάσεις, απότομες και σπασμωδικές κινήσεις, αίσθηση πεσίματος, σωματική αδράνεια, μυρμηγκιάσματα άκρων και μετεωρισμός

Καθώς θα εισέρχεστε σε ολοένα και βαθύτερες καταστάσεις χαλάρωσης, ιδιαίτερα αυτές που ξεπερνούν τη συνηθισμένη, φυσιολογική ηρεμία του νευρικού συστήματος, είναι πιθανό να προκύψουν διάφορα ασυνήθιστα είδη αισθήσεων και φαινομένων. Μπορεί να εμφανιστούν σπασμωδικές κινήσεις και στιγμιαία σύσπαση και χαλάρωση ορισμένων μυϊκών ομάδων σε κάποια στάδια της Παράδοξης Χαλάρωσης. Αυτές οφείλονται σε ένα είδος ψυχοσωματικής αμφιταλάντευσης ως προς τη χαλάρωση των αμυντικών μηχανισμών πέρα από ένα δεδομένο σημείο. Είναι σα να λέει το σώμα και το πνεύμα: «θα αφεθώ τώρα αλλά δε νιώθω και τόσο άνετα όταν το αντιλαμβάνομαι να γίνεται ... γι> αυτό και συσπώμαι ξανά για να προστατευτώ από κάποια υπερβολή, στη συνέχεια αφήνομαι ξανά πέρα από το σημείο που νιώθω άνετα και γι> αυτό ξανασυσπώμαι ...»

Μερικές φορές οι περιστασιακές σπασμωδικές κινήσεις συνοδεύονται από μια αίσθηση πεσίματος. Αυτές οι κινήσεις είναι μια αμυντική αντίδραση σε αυτή την αίσθηση. Σε άλλες στιγμές τα βαθιά στάδια χαλάρωσης συνοδεύονται από αισθήματα βάρους στα άκρα και μυρμηγκιάσματα στα χέρια και τα πόδια. Κάποιες φορές, περιστασιακά, εμφανίζεται η αίσθηση αδυναμίας κίνησης (αν και πάντα είναι δυνατή). Όλα αυτά είναι χαρακτηριστικά των βαθύτερων σταδίων χαλάρωσης.

Οι περιστασιακές απότομες ή σπασμωδικές κινήσεις που εμφανίζονται στην πύελο ή οπουδήποτε αλλού κατά τη χαλάρωση μπορεί να οφείλονται σε ένα είδος ψυχοσωματικής αμφιταλάντευσης ως προς τη χαλάρωση των αμυντικών μηχανισμών. Αυτές οι αισθήσεις προκύπτουν συχνά όταν οι πυελικοί μύες αρχίζουν να χαλαρώνουν

Στη γιόγκα, αυτές οι κινήσεις θεωρούνται ακούσιες κινήσεις απελευθέρωσης της σωματικής, διανοητικής ή συναισθηματικής τάσης καθώς η δύναμη της ζωής *κουνταλίνι* κινείται μέσα από συσπασμένες περιοχές. Τα Κρίγιας θεωρούνται ότι συμβάλλουν στην κάθαρση και σηματοδοτούν τη μετάβαση σε πιο ανεπτυγμένες καταστάσεις συνειδητότητας.

Όταν ένα ιδιαίτερα συσπασμένο πυελικό έδαφος αρχίζει να χαλαρώνει συνήθως προκύπτουν ακούσιες μυϊκές συσπάσεις ή σπασμωδικές κινήσεις των μυών της πυέλου. Συνήθως δεν είναι ευχάριστες και συνοδεύονται από μείωση ή διακοπή της πυελικής δυσφορίας ή του πόνου. Και πάλι αυτό το συναίσθημα αντιπροσωπεύει ένα είδος αμφιταλάντευσης των πυελικών μυών ως προς τη χαλάρωση των αμυντικών μηχανισμών σα να μη μπορούν να αποφασίσουν εάν θα χαλαρώσουν ή θα συσπαστούν.

Όταν κάποιος ηρεμεί πολύ κατά την *Παράδοξη Χαλάρωση*, νιώθει συχνά ένα αίσθημα αιώρησης και έλλειψης βάρους. Είναι μια εξαιρετικά ευχάριστη αίσθηση και ο όρος ευδαιμονία δεν αρκεί για να τον περιγράψει. Η αίσθηση μετεωρισμού σχεδόν πάντα συνοδεύεται από σημαντική μείωση ή απουσία πυελικού πόνου. Δεν απαιτεί προσπάθεια και μπορείτε να ακολουθήσετε τις οδηγίες για το τι πρέπει να κάνετε κατά τη διάρκειά της, που περιλαμβάνουν το πότε να εγκαταλείψετε την εστίαση της προσοχής μέχρι να επανέλθουν οι σκέψεις.

Μερικοί άνθρωποι που εφάρμοσαν το πρωτόκολλο χαλάρωσης όπως περι-γράφεται σε αυτό το βιβλίο βίωσαν κάποιες από αυτές τις εμπειρίες και *ανησύχησαν. Στην πραγματικότητα, όλες αυτές οι εμπειρίες είναι καλές και σηματοδοτούν την πορεία εκπαίδευσης του σώματος ώστε να ξεπεράσει τη συνήθεια εγρήγορσης και να μάθει να χαλαρώνει την επώδυνη πύελο.*

Πίστη και υπομονή

Η εξάσκηση στην *Παράδοξη Χαλάρωση* αποτελεί εξάσκηση της υπομονής. Η τριάδα Κρόσμπι, Στιλς και Νας τραγούδησαν ένα διάσημο στίχο, «Αν δε μπορείς να είσαι με αυτόν που αγαπάς, αγάπησε αυτόν με τον οποίο είσαι.» Στην *Παράδοξη Χαλάρωση* «αυτός που αγαπάς» είναι η ευκολία και άνεση. «Αυτός με τον οποίο είσαι» είναι συνήθως η τάση, η ενόχληση ή κάτι λιγότερο από αυτό που θέλουμε να πιστεύουμε. Η συνύπαρξη με «αυτόν με τον οποίο είμαστε» χωρίς να επιδιώκουμε να αποκτήσουμε «αυτόν που αγαπάμε» δε μπορεί να γίνει χωρίς υπομονή.

Όταν αποφασίζετε να αφεθείτε εσωτερικά, εκφράζετε την πίστη σας στην ιδέα ότι είναι ασφαλές να αφεθείτε

Λέμε στους ασθενείς μας ότι η θεραπεία μας είναι μια «αργή» παρά μια «γρήγορη επιδιόρθωση.» Αυτή η αργή επιδιόρθωση απαιτεί την αναβολή της απόλαυσης. Αναπόφευκτα θα υπάρξουν πολλά σκαμπανεβάσματα. Οι εξάρσεις είναι απλά μέρος της διαδικασίας. Συνιστούμε στους ασθενείς μας να μην πανηγυρίζουν όταν αισθάνονται καλύτερα, ούτε να οδηγούνται στην απόγνωση όταν αισθάνονται χειρότερα.

Η αντιμετώπιση του πυελικού άλγους σημαίνει ότι μαθαίνετε να ζείτε με χαλαρωμένα «ενδότερα»

Οι περισσότεροι άνθρωποι με πυελικό άλγος έχουν συμπτώματα που βαθιά και θεμελιακά εμποδίζουν την ικανότητά τους να είναι χαρούμενοι. Όταν έχουμε πυελικό άλγος, η ζωή μας, οι αγάπες μας, οι χαρές μας, οι λύπες μας και τα άγχη μας πρέπει όλα να περάσουν μέσω του φίλτρου του πυελικού άλγους και του περιορισμού και τις τρομακτικές σκέψεις σχετικά με αυτά τα συμπτώματα. Όταν υποφέρουμε από πυελικό άλγος, σε άλλοτε άλλο βαθμό, το πυελικό άλγος χρωματίζει ολόκληρη την εμπειρία μας.

Η συμβατική ιατρική τείνει να εστιάζει στη στενότερη εικόνα όταν ασχολείται και αντιμετωπίζει το πυελικό άλγος. Το πυελικό άλγος θεωρείται αυτό καθαυτό το πρόβλημα. Ο γιατρός τείνει να στρέφει τις προσπάθειές του προς την πύελο ή ένα συγκεκριμένο όργανο ή ανατομική δομή εντός της πυέλου. Αυτό όμως είναι σαν να κοιτάζουμε το πυελικό άλγος μέσα από μια κλειδαρότρυπα αντί να το κοιτάζουμε με ορθάνοικτη την πόρτα. Η αντιμετώπιση του πυελικού άλγους, σύμφωνα με την εμπειρία μας, δε επιτυγχάνεται απλά εστιάζοντας στην πύελο.

Σκοπός της συγγραφής αυτού του βιβλίου είναι να παρουσιάσουμε τη μεγάλη εικόνα του πυελικού άλγους. Το είδος του πυελικού άλγους που αντιμετωπίζουμε και περιγράφουμε σε αυτό το βιβλίο είναι το αποτέλεσμα της κατάστασης των σπλάχνων ενός ατόμου, που θα μπορούσε να περιγραφεί σαν ένα είδος συνεχιζόμενου κόμπου. *Το πυελικό άλγος σημαίνει ότι το έντερο, τα σπλάχνα, είναι τεταμένα και σε περιοριστική σύσπαση.* Αυτό το σφίξιμο συνήθως συμβαίνει ταυτόχρονα με το σφίξιμο άλλων μερών του σώματος. Αυτή η σύσφιξη συχνά επηρεάζει την αναπνοή, την πέψη, την εντερική λειτουργία και άλλα μέρη του σώματος που φαινομενικά δε σχετίζονται.

Όταν πάσχεις από μυϊκής-προελεύσεως πυελικό άλγος, ζεις σε ένα σώμα του οποίου ο πυρήνας τείνει να είναι χρονίως συσπασμένος ως κόμβος

Όπως περιγράφηκε νωρίτερα, αυτή η χρόνια κομβοειδής σύσπαση στο εσωτερικό του σώματος, υπό συγκεκριμένες συνθήκες, μπορεί απλά να υποχωρήσει και όλα να επιστρέψουν στο κανονικό. Δεν είναι ασύνηθες για κάποιον με πυελικό άλγος που βρίσκεται σε διακοπές, ερωτεύεται, ή ελευθερώνεται από κάποιον μείζονα στρεσογόνο παράγοντα, μέσα σε μερικές ώρες να αισθάνεται σχεδόν φυσιολογικός και χωρίς πόνο. Πολλοί ασθενείς το έχουν αναφέρει. Συνήθως, ωστόσο, οι φυσιολογικές συνθήκες της ζωής ενός ανθρώπου επανέρχονται και ο παλιός πόνος και η συνοδός εσωτερική σύσπαση επαναβεβαιώνει την παρουσία της.

Αν θυμάστε τις έντονες στιγμές της ζωής σας, στιγμές βαθιάς ευχαρίστησης και ευτυχίας, ίσως ανακαλείτε ότι το στήθος, η κοιλιά και η πύελος είχαν ευχάριστη αίσθηση. Με τη βαθιά χαλάρωση του σώματος έρχονται αισθήματα ελπίδα, χαράς, ειρήνευσης και ανάδειξη του καλού στους άλλους και στη ζωή. Μία χρονίως συσπασμένη πύελος, και μερικές φορές η συνοδός κομβοειδής σύσπαση των κοιλιακών σπλάχνων, δεν επιτρέπει στο άτομο να αισθανθεί γαλήνιο.

Η αντιμετώπιση του πυελικού άλγους σημαίνει ότι μεταβάλλουμε αυτή την εσωτερική κομβοειδή σύσπαση. Σημαίνει ότι το στομάχι μας μπορεί να χαλαρώσει, ότι μπορούμε να αισθανθούμε τη χαρά μιας πλήρους κένωσης, της χαλάρωσης που επέρχεται με την ούρηση, τη βαθιά ανάπαυση και ευχαρίστηση που ακολουθεί τον οργασμό. Σημαίνει ότι τα ενδότερά μας γίνονται ικανά να εγκαταλείψουν τη σύσπαση και να χαλαρώσουν.

Η αντιμετώπιση του πυελικού άλγους σημαίνει να ξαναμάθετε να ζείτε με χαλαρά ενδότερα

Γενικά μιλώντας, η κατάσταση των πυελικών σας μυών αντανακλά το επίπεδο του άγχους και της συναισθηματικής σας διαταραχής. Ο χρόνιος φόβος και το άγχος συσφίγγουν τα ενδότερά σας και οδηγούν σε σύσπαση το στομάχι και τους πυελικούς μυς. Τα άτομα με πυελικό άλγος που έχουν χρονίως συσπασμένα τα ενδότερά τους τείνουν να συνηθίζουν την ενδότερη σύσπασή τους. Συχνά αυτό οφείλεται στο ότι το νιώθουν για πολύ καιρό. Αυτή η ενδότερη σύσπαση μοιάζει ενοχλητική αλλά συνάμα φυσιολογική. Διάφοροι αντισταθμιστικοί μηχανισμοί ενεργοποιούνται στη ζωή των ατόμων, σε μια προσπάθεια να ηρεμήσει ο εσωτερικός τους κόσμος. Υπερεργασία, ψυχοτρόπα και αναλγητικά φάρμακα, κατάχρηση ουσιών, υπερφαγία, και αποσπάσεις διαφόρων ειδών αποτελούν τους συνήθεις αντισταθμιστικούς μηχανισμούς πολλών ατόμων με πυελικό άλγος.

Η αντιμετώπιση του πυελικού άλγους σημαίνει να ζείτε τη ζωή σας με σημαντικές χρονικές περιόδους χωρίς άγχος. Σημαίνει να μαθαίνετε να χαλαρώνετε το έντερό σας και να ζείτε τη ζωή σας πιο ήρεμα με χαλαρό έντερο και πύελο. Συνήθως αυτό σημαίνει να ζείτε τη ζωή με υπομονή, κατανόηση, συμπόνια για τον εαυτό σας και για τους άλλους και να κάνετε την ποιότητα της δικής σας ζωής και σχέσεων πιο σημαντική από τα χρήματα, την καριέρα και το εγώ. Το να έχετε μια χαλαρή πύελο σημαίνει το να διαχειρίζεστε με τρόπο επιδέξιο τη ζωή σας σε αυτό τον τρελό μοντέρνο κόσμο.

Περί της μεθοδολογίας της *Παράδοξης Χαλάρωσης*

Σε αυτό το χωρίο, θα συζητήσουμε το συχνά παραβλεπόμενο στοιχείο της ασυνείδητης ψυχολογικής αντίστασης στη βαθιά χαλάρωση. Η συμβατική εκπαίδευση στη χαλάρωση γίνεται συνήθως χωρίς να δίδεται προσοχή στην αντίσταση να χαλαρώσουν οι άμυνές μας. Κατά την άποψή μας, ωστόσο, η αντιμετώπιση αυτής της αντίστασης είναι κεντρική στο να αποκτηθεί η ικανότητα πλήρους χαλάρωσης.

> «Είμαστε σκλάβοι αυτού που δε γνωρίζουμε·
> αυτού που γνωρίζουμε είμαστε αφέντες.
> Οποιαδήποτε αδυναμία εντός μας
> ανακαλύπτουμε και κατανοούμε τις αιτίες της
> και τους μηχανισμούς της, την ξεπερνούμε με την ίδια γνώση·
> το υποσυνείδητο διαλύεται όταν έρχεται στο συνειδητό.
> Η διάλυση το υποσυνείδητου ελευθερώνει ενέργεια·
> ο νους νιώθει επαρκής και ησυχάζει.»
>
> — Νισαργκαντάτα

Αναγνωρίζοντας τη σκέψη: «Αν δεν είμαι σφιγμένος, δεν είμαι ασφαλής»

Η χρονίως τεταμένη πύελος τείνει να αποτελεί κομμάτι της συνήθειας της εμπεδωμένης επαγρύπνησης – αυτής της επαγρύπνησης που υπαγορεύει, «Πέραν ενός σημείου δεν είναι ασφαλές για μένα να χαλαρώσω και να απομακρύνω την προσοχή μου μακριά από τον εξωτερικό κόσμο.» Η χρονίως σφιχτή πύελος συχνά είναι η έκφραση μιας πρώιμα εγκατεστημένης συνήθειας που υπαγορεύει: «Αν δεν είμαι σε επιφυλακή, βρίσκομαι σε κίνδυνο.»

Δεν υπάρχει τρόπος να παρακαμφθεί η αντίσταση στην εγκαταλειψη της τάσης. Ο πιο πιθανός τρόπος χαλάρωσης είναι η αναγνώριση και η αποδοχή της

Έτσι σχεδόν πάντοτε, τα άτομα με πυελικό άλγος που ρέπουν προς το άγχος σκοντάφτουν σε έναν επίμονο φραγμό που εμποδίζει τη σίγαση, τη χαλάρωση της μυϊκής τάσης επιτρέποντας την ελευθέρωση της διέγερσης και της φύλαξης. Είναι σύνηθες για τα άτομα με πυελικό άλγος να νιώθουν ότι αν απομακρύνουν την προσοχή τους από το πυελικό άλγος, θα είναι τρόπον τινά ανασφαλή. Αυτός ο επίμονος φραγμός στη χαλάρωση δεν είναι αυθαίρετος. Πιστεύουμε ότι εφόσον είναι παρών, είναι πολύ πιθανό ότι έχει εμπεδωθεί νωρίς στη ζωή. Είναι συχνά μια τρομακτική εμπειρία η χαλάρωση αυτού του φραγμού.

Αν κατανοήσουμε ότι η εσωτερική άρνηση της πλήρους χαλάρωσης είναι «αντίσταση.» – αντίσταση που αμύνεται ενάντια στη χαλάρωση --- ας είμαστε ξεκάθαροι πως δεν υπάρχει κανένας τρόπος να ξεγελάσουμε αυτή την άμυνα. Κατά την άποψή μας, είναι απίθανο υπνωτίζοντας κάποιον και κουνώντας το μαγικό ραβδί της θεραπευτικής πρότασης για παράδειγμα, ή δίνοντας φαρμακευτική αγωγή ή κάνοντας μια επέμβαση, ή χρησιμοποιώντας άλλες παρεμβάσεις που ενεργούν από έξω προς τα μέσα, ότι θα παρακάμψουμε αυτό το βραχυκύκλωμα της εμπεδωμένης αντίστασης.

Ο λιγότερο ταξιδεμένος δρόμος

Η *Παράδοξη Χαλάρωση* είναι ο λιγότερο ταξιδεμένος δρόμος. Αποτελεί μια άγνωστη χώρα για τους περισσότερους. Και συνήθως ενδιαφέρει μόνο όσους πρέπει να αντιμετωπίσουν τον πόνο και έχουν ξεμείνει από επιλογές ή όσους κατανοούν τους καρπούς αυτής της πρακτικής.

Στην Παράδοξη Χαλάρωση, συμφιλιώνεσαι με το δικό σου χρόνιο κράτημα παρά το μισείς

Στην *Παράδοξη Χαλάρωση*, συμμορφώνεσαι με τη δική σου χρόνια αντίσταση να χαλαρώσεις. Εξασκείσαι στην ελευθέρωση της σύνδεσής σου με την άμεση ανακούφιση προς όφελος της αποδοχής, της χαλάρωσης με, του ανοίγματος και της παραμονής διαρκώς στο παρόν με κάτι που δεν είναι η πλέον ευχάριστη των εμπειριών. Μέρος αυτής της εκπαίδευσης είναι η παραίτηση από την επιθυμία προς όφελος της ανάπαυσης με αυτό που είναι, διότι αυτό που είναι, είναι πιθανότερο να αλλάξει και να γίνει αυτό που αρχικά είχες επιθυμήσει. Η εμπειρία αυτού βρίσκεται στα χαρακώματα της συνεχιζόμενης και αοφιωμένης πρακτικής αυτής της αντίληψης.

Περιληπτικά, η *Παράδοξη Χαλάρωση* είναι μια ψυχοθεραπευτική μέθοδος που στοχεύει στη μείωση του αλγοτρόπου άγχους, της δυσλειτουργικής σκέψης και της καθ᾽ έξιν υπερτονίας του πυελικού εδάφους

Οι συνεδρίες ομαδικής θεραπείας στην *Παράδοξη Χαλάρωση* συνδυάζουν εκπαίδευση στη χαλάρωση, συμπεριφορική τροποποίηση και ψυχοθεραπεία. Καθώς οι σκέψεις και τα αισθήματα ανακύπτουν κατά τη διάρκεια της χαλάρωσης, οι ασθενείς συχνά βιώνουν την υποστήριξη και ανακούφιση ακούγοντας άλλους να μοιράζονται εμπειρίες κοινές στους περισσότερους ασθενείς με πυελικό άλγος. Αγενείς ιατροί, η μοναξιά του να μην έχεις κανέναν να μιλήσεις, συνεχιζόμενες και καταστροφικές σκέψεις, σεξουαλική δυσλειτουργία και πόνος, άγχος στις διαπροσωπικές σχέσεις, γονεϊκά προβλήματα,

προβλήματα προσέγγισης για τους ανύπαντρους, αίσθημα πως είμαι αβοήθητος στο έλεγχο του πόνου και της δυσλειτουργίας, η αντιμετώπιση της ροπής για κοινωνική απόσυρση, ενοχή και ντροπή, κοινωνική απομόνωση, ερωτήματα σχετικά με την ικανότητα προς εργασία, αλλαγή καριέρας, αϋπνία, και γενικότερη απελπισία σχετικά με την ύφεση των συμπτωμάτων αποτελούν κοινά θέματα που ανακύπτουν καθώς οι ασθενείς εξασκούν τη μεθοδολογία και αλληλεπιδρούν κατά τη θεραπεία. Η *Παράδοξη Χαλάρωση* υποστηρίζει τη δημιουργία μιας νέας σχέσης με την πύελο και εισάγει την ιδέα ότι η πύελος δεν είναι εχθρός και αντιμετωπίζεται καλύτερα με ευγένεια και κατανόηση. Μέθοδοι της θεραπείας Gestalt χρησιμοποιούνται μερικές φορές ως μέρος της *Παράδοξης Χαλάρωσης* προκειμένου να βοηθηθούν οι ασθενείς να επικοινωνήσουν και να χαλαρώσουν την επώδυνη και υπερτονική πυελική λεκάνη. Η γνωσιακή συμπεριφορική θεραπεία σχ σχέση με τις σκέψεις που ανακύπτουν κατά τη χαλάρωση αποτελεί επίσης μέρος της μεθοδολογίας της *Παράδοξης Χαλάρωσης*.

8

ΕΛΕΥΘΕΡΩΣΗ ΕΝΑΥΣΜΑΤΙΚΩΝ ΣΗΜΕΙΩΝ ΠΟΝΟΥ ΚΑΙ ΜΥΟΠΕΡΙΤΟΝΙΑΚΗ ΕΛΕΥΘΕΡΩΣΗ ΕΝΤΟΣ ΚΑΙ ΕΚΤΟΣ ΤΟΥ ΠΥΕΛΙΚΟΥ ΕΔΑΦΟΥΣ

Προσδιορίζοντας την Ελευθέρωση των Εναυσματικών Σημείων Πόνου και τη Μυοπεριτονιακή Ελευθέρωση

Οι ασθενείς μας συχνά συγχέουν την *Ελευθέρωση των Εναυσματικών Σημείων Πόνου* με τη *Μυοσπεριτονιακή Ελευθέρωση*. Η συνηθισμένη αναφορά ως *Ελευθέρωση των Μυοπεριτονιακών/Εναυσματικών Σημείων Πόνου* δίνει την εικόνα μίας μεθόδου ενώ στην πραγματικότητα είναι δύο διαφορετικές. Παρόλου που χρησιμοποιούμε μεθόδους *Μυοπεριτονιακής Ελευθέρωσης*, πιστεύουμε ότι δεν αποτελούν από μόνες τους μια αποτελεσματική θεραπεία στο πυελικό άλγος. Θέλουμε να καταστήσουμε σαφές ότι στο *Πρωτόκολλο Γουάιζ-Άντερσον* δίνουμε έμφαση στην *Ελευθέρωση των Εναυσματικών Σημείων Πόνου*, αν και χρησιμοποιούμε κάποιες μεθόδους *Μυοπεριτονιακής Ελευθέρωσης*. Χωρίς την αποτελεσματική ελευθέρωση των εναυσματικών σημείων πόνου που σχετίζονται με το πυελικό άλγος, πιστεύουμε ότι η πλειονότητα των συνδρόμων πυελικού άλγους δε μπορεί να επιλυθεί.

Θα περιγράψουμε εν συντομία αυτούς τους όρους εδώ, καθώς θα τους αναλύσουμε λεπτομερώς αργότερα. Η *Ελευθέρωση των Εναυσματικών Σημείων Πόνου* είναι μια μέθοδος εντοπισμού και ελευθέρωσης κόμπων ή σφιχτών δεσμίδων σε μυς που εκλύουν πόνο, είτε πάνω στο εναυσματικό σημείο πόνου ή σε κάποιο σημείο μακριά από αυτό. Η *Μυοπεριτονιακή Ελευθέρωση* είναι μια ονομασία που δίνεται στην τεχνική της διάτασης περιτονιών ή συνδετικού ιστού γύρω από μυς που με τον καιρό έχουν συμπιέσει και περιορίσει τους μυς αυτούς.

343

Εκπαιδεύοντας τους ασθενείς να χρησιμοποιούν την Ελευθέρωση των Εναυσματικών Σημείων Πόνου και τη Μυοπεριτονιακή Ελευθέρωση μόνοι τους

Ένα από τα μεγαλύτερα δεινά του πυελικού άλγους έχει να κάνει με την έλλειψη γνώσης σχετικά με τα συμπτώματα· εάν θα βελτιωθούν, θα χειροτερέψουν ή θα απομακρυνθούν εντελώς. Όταν οι ασθενείς έρχονται στα κλινικά μας σχολεία, είναι αφενός ενθουσιασμένοι με το ενδεχόμενο να βοηθηθούν πραγματικά και αφετέρου (ανάλογα με τη ροπή του κάθε ασθενούς προς την καταστροφολογία) ανησυχούν για το αν οι ελπίδες τους θα εκπληρωθούν.

Προσπαθώντας να κατευνάσουν λίγο το μαρτύριο τους, οι ασθενείς με πυελικό άλγος αναζητούν συχνά στο διαδίκτυο απαντήσεις και παρηγοριά. Αυτές οι διαδικτυακές αναζητήσεις, ωστόσο, συχνότερα τους αγχώνουν παρά τους χαλαρώνουν. Το διαδίκτυο είναι ευχή και κατάρα, επειδή δίνει απεριόριστη πρόσβαση σε πληροφορίες, αλλά ταυτόχρονα μας εκθέτει σε ένα φάσμα ιδεών σχετικά με το πυελικό άλγος που μπορεί να είναι αλλόκοτο, ελλειματικό, χωρίς επιστημονική αξία, τρομακτικό ή αποδυναμωτικό.

Δώσε στους ανθρώπους ψάρια και θα τρώνε για μια ημέρα. Μάθε τους να ψαρεύουν και θα τρώνε μια ζωή

Αυτό που καθησυχάζει τους ασθενείς περισσότερο από κάθε τι είναι όταν τα συμπτώματά τους βελτιώνονται δραματικά ή απομακρύνονται, ως αποτέλεσμα των δικών τους προσπαθειών. Οι προσπάθειες καθησηχασμού από επαγγελματίες ή άλλους ασθενείς είναι συχνά χρήσιμες, αλλά με περιορισμένη δυναμική. Η διαχείριση της αμφιβολίας και του φόβου, όμως, είναι ένα από τα πιο σημαντικά πράγματα όταν αντιμετωπίζουμε το πυελικό άλγος. Λέμε στους ασθενείς μας ότι δεν είναι υποχρεωμένοι να πιστέψουν τίποτα κατά τη διάρκεια του κλινικού μας σχολείου. Δε χρειάζεται καν να απαλλαγούν από την αγωνία ή τις αυτοκαταστροφικές τους τάσεις. Το σημαντικότερο είναι να εφαρμόσουν το πρωτόκολλο ειλικρινά και με ζέση και να δουν τα αποτελέσματα. Τα αποτελέσματα θα μιλήσουν από μόνα τους στο τέλος και θα βοηθήσουμε αυτούς που μπορούμε. Διαπιστώσαμε στην κλινική μας ότι βοηθάμε πιο αποτελεσματικά τους ασθενείς όταν τους εκπαιδεύουμε στην αυτο-θεραπεία που θα τους επιτρέψει να μειώσουν ή να να απομακρύνουν τα συμπτώματα τους από μόνοι τους.

__Η μόνη βοήθεια που αξίζει να προσφέρεις είναι να βοηθήσεις κάποιον ώστε να μη χρειάζεται πλέον τη βοήθεια σου.__ —Nisargadatta

Η θεραπεία μας εξελίχθηκε τα τελευταία δεκαεννέα χρόνια και η εμπειρία μας έχει διδάξει ότι οι ασθενείς αποδίδουν καλύτερα στο πρωτόκολλο μας όταν μαθαίνουν να το χρησιμοποιούν μόνοι τους. Συνεπώς, η θεραπεία μας περιλαμβάνει την εκπαίδευση των ασθενών στη διακοπή του φαύλου κύκλου της τάσης, της αγωνίας και του πόνου, που αποτελούν το επίκεντρο των συνδρόμων του πυελικού άλγους, και στη διατήρηση των πυελικών μυών χαλαρών και εύκαμπτων. Η επίλυση του προβλήματος του πυελικού άλγους αποτελεί μια εσωτερική διεργασία.

Με αυτό κατά νου, αντιληφθήκαμε τους περιορισμούς των συμβατικών ιατρικών επισκέψεων για το πυελικό άλγος. Όπως ακριβώς αναλαμβάνει κάποιος την ευθύνη για το βούρτσισμα των δοντιών του ή για την καθαριότητά του, κατανοήσαμε ότι είναι απαραίτητο οι ασθενείς να αναλάβουν την πλήρη ευθύνη της τάσης τους προς σύσπαση και των συνεπειών αυτής στους πυελικούς μυς. Η 6-ήμερη εντατική μορφή του κλινικού μας σχολείου έχει αποδειχθεί πιο αποτελεσματική στην εκπαίδευση των ασθενών στα βασικά σημεία της αυτο-θεραπείας.

Καθώς η θεραπεία μας μεταβαλλόταν, το επίκεντρο της φυσιοθεραπείας τώρα είναι ο προσδιορισμός και η χαρτογράφηση των περιοχών των εναυσματικών σημείων πόνου και των περιοχών βράχυνσης που σχετίζονται με το πυελικό άλγος των ασθενών. Στη συνέχεια διδάσκουμε τους ασθενείς να εντοπίζουν και να απενεργοποιούν τα δικά τους εναυσματικά σημεία πόνου

εντός και εκτός του πυελικού εδάφους και τους εκπαιδεύουμε σε ορισμέ-
νες μεθόδους *Μυοπεριτονιακής Ελευθέρωσης* για να τις χρησιμοποιήσουν
στην αυτο-θεραπεία τους, καθώς και στη χρήση των δακτύλων τους, του
theracane, μπαλών λακρός και τένις και κυρίως του Ραβδιού εσωτερικών
εναυσματικών σημείων που πρόσφατα εγκρίθηκε από τον Αμερικανικό
Οργανισμό Τροφίμων και Φραρμάκων. Αν και μερικές φορές είναι απαραίτητη
η συμβολή κάποιου φυσιοθεραπευτή για *την ελευθέρωση των εναυσματικών*
σημείων πόνου εσωτερικά σε σημεία που δε μπορούν να προσεγγίσουν μόνοι
τους, ο στόχος μας είναι να περιορίσουμε την εξάρτηση των ασθενών από
επαγγελματίες και να προάγουμε την εκπαίδευση τους ώστε να φροντίζουν
μόνοι τους τον εαυτό τους.

Απενεργοποίηση εναυσματικών σημείων και αποκατάσταση του χρονίως συσπασμένου πυελικού εδάφους

Εκπαιδεύουμε τους ασθενείς στην αφεαυτού *Ελευθέρωση των Εναυσματικών*
Σημείων Πόνου, στις διατάσεις, στο αυτο-μασάζ, και σε άλλες μεθόδους που
δίνουν στους μυς του πυελικού εδάφους το μήνυμα να είναι χαλαροί και
ανώδυνοι. Η *Ελευθέρωση των Εναυσματικών Σημείων Πόνου* έχει στόχο
την αποκατάσταση των ιστών εντός και πέριξ του πυελικού εδάφους.
Επιθυμούμε την απενεργοποίηση των εναυσματικών σημείων που σχετί-
ζονται με συμπτώματα, στην αποκατάσταση της ικανότητας των μυών του
πυελικού εδάφους να χαλαρώνουν, στην αποκατάσταση της δυναμικής των
αιμοφόρων αγγείων που αρδεύουν αυτήν την περιοχή, στην χαλάρωση των
μυών γύρω από νεύρα και στην επαναφορά του ήρεμου πυελικού εδάφους.

Η εσωτερική αυτο-θεραπεία χρησιμοποιώντας
το ραβδί των εσωτερικών εναυσματικών
σημείων μπορεί να βοηθήσει τους ασθενείς να
απελευθερωθούν από την αίσθηση ότι δε δεν
μπορούν να κάνουν τίποτε για να σταματήσουν
τον πόνο

Στους περισσότερους ανθρώπους φαίνεται πραγματική πρόκληση το να φτάσουν στο εσωτερικό του πυελικού εδάφους μέσω του πρωκτού ή του κόλπου με ένα δάκτυλο καλυμμένο με γάντι και λιπαντικό, προκειμένου να ελευθερώσουν τα εναυσματικά σημεία που σχετίζονται με το πυελικού άλγος, το σπασμό, και τις περιοχές βράχυνσης. Στην πραγματικότητα, μόλις ξεπεραστεί ο αρχικός ενδοιασμός και η αδεξιότητα θα διαπιστώσετε ότι είναι σχετικά εύκολο. Μάλιστα, αν και η *ελευθέρωση των εναυσματικών σημείων πόνου* μπορεί να ακούγεται παράξενη, υπάρχουν αυτο-θεραπείες πολύ πιο επεμβατικές, όπως οι γνωστές ενέσεις ινσουλίνης ή οι αυτο-καθετηριασμοί προς διευκόλυνση ούρησης και άλλες παρόμοιες. *Η ελευθέρωση των εναυσματικών σημείων πόνου* δεν είναι ιδιαίτερα δύσκολη στην αρχή της θεραπείας.

Πολλοί άνθρωποι με πυελικό άλγος έχουν αγοράσει κάποιο ερωτικό βοήθημα, το οποίο τοποθέτησαν εσωτερικά με σκοπό να εφαρμόσουν την *ελευθέρωση των εναυσματικών σημείων πόνου*. Ωστόσο, τα βοηθήματα αυτά είναι σχεδιασμένα με σκοπό τη σεξουαλική διέγερση και όχι τη θεραπεία. Το ραβδί των εσωτερικών εναυσματικών σημείων αποτελεί μια ασφαλή και αποτελεσματική συσκευή για την αυτο-θεραπεία σε αυτά τα σημεία.

Δε συνιστούμε ενέσεις εσωτερικών εναυσματικών σημείων

Υπάρχουν γιατροί οι οποίοι χρησιμοποιούν βελόνες στο εσωτερικό του πυελικού εδάφους για να εφαρμόσουν την *ελευθέρωση των εναυσματικών σημείων πόνου*. Ωστόσο, εμείς δεν υποστηρίζουμε αυτή τη μέθοδο για διάφορους λόγους: πρώτα από όλα, είναι δύσκολο να προσδιοριστεί ένα σημείο ελευθέρωσης και στη συνέχεια να τοποθετηθεί με ακρίβεια μια βελόνα στο εσωτερικό της πυέλου. Δεύτερον, η περιοχή δε μπορεί να αποστειρωθεί και, συνεπώς, ενέχονται κίνδυνοι μόλυνσης. Είχαμε ασθενείς οι οποίοι εμφάνισαν σοβαρές επιπλοκές μετά από τοποθέτηση βελονών στο εσωτερικό του πυελικού εδάφους, από τη διάτρηση αιμοφόρου αγγείου και εν συνεχεία ενδοκοιλιακή αιμορραγία, μέχρι επίμονες εξάρσεις πόνου, που διήρκεσαν μήνες μετά από πιθανότατα τραυματισμό κάποιου νεύρου. Επιπλέον, η χρήση βελονών προάγει την ιδέα ότι το πυελικό έδαφος χρήζει της βοήθειας ενός επαγγελματία της υγείας αντί για την αυτο-βοήθεια.

Γενικά, θεωρούμε ότι μια συσκευή αυτο-θεραπείας που τοποθετείται στο εσωτερικό του πυελικού εδάφους είναι χρήσιμη μόνο όταν το σημείο δε μπορεί να προσεγγιστεί με το δάκτυλο. Για αυτό το σκοπό, έχουμε δημιουργήσει ένα πειραματικό ραβδί για την ελευθέρωση εσωτερικών εναυσματικών σημείων, τα οποία ο ασθενής δύσκολα μπορεί να απενεργοποιήσει με το δάκτυλο.

Πιστεύουμε ότι το δάκτυλο είναι ανώτερο από οποιοδήποτε εργαλείο, διότι όταν χρησιμοποιείτε το δάκτυλό σας, είστε και ο θεραπευτής και ο ασθενής και η ανατροφοδότηση είναι άμεση. Με άλλα λόγια, αισθάνεστε την περιοχή στην οποία δουλεύετε και μπορείτε να προσαρμόσετε το επίπεδο της πίεσης που ασκείτε.

Με εξάσκηση στις διατάσεις και στη χαλάρωση των μυών των χεριών και του κορμού, η πλειονότητα των ανθρώπων μπορεί να δουλέψει αποτελεσματικά τα περισσότερα εξωτερικά και εσωτερικά εναυσματικά σημεία. Τέλος, όσον αφορά την εκπαίδευση των ασθενών στην ελευθέρωση των εναυσματικών σημείων πόνου, πιστεύουμε ότι για να μπορέσει ένας επαγγελματίας να εκπαιδεύσει σωστά θα πρέπει πρώτα να έχει πραγματοποιήσει εσωτερική αυτο-θεραπεία στον εαυτό του.

Λίγα λόγια σχετικά με τη λίπανση του πρωκτού πριν από την ελευθέρωση των εναυσματικών σημείων πόνου. Εμείς χρησιμοποιούμε και προτείνουμε ένα αποστειρωμένο λιπαντικό με βάση το νερό, όπως το τζελ K-Y®. Δε συνιστώνται καινοτόμα λιπαντικά, λιπαντικά που θερμαίνουν τους ιστούς, σπερμοκτόνα λιπαντικά ή λιπαντικά με βάση το πετρέλαιο.

Η αναγκαιότητα της επαναλαμβανόμενης θεραπείας

Η Ελευθέρωση των Εναυσματικών Σημείων Πόνου πρέπει να επαναλαμβάνεται τακτικά, έτσι ώστε τα ερεθισμένα εναυσματικά σημεία να ηρεμούν και οι πυελικοί μύες να παραμένουν χαλαροί εφόσον δεν υπάρχει ανάγκη να συσπώνται.

Η επαναλαμβανόμενη ελευθέρωση των εναυσματικών σημείων πόνου και η μυοσκελετική ελευθέρωση είναι αναγκαίες ώστε να πείσουν τους χρονίως συσπασμένους ιστούς να χαλαρώσουν και να μαλακώσουν

Ο ακριβής αριθμός των συνεδριών αυτο-θεραπείας ποικίλλει. Ενθαρρύνουμε τους ασθενείς να χρησιμοποιούν την *Ελευθέρωση των Εναυσματικών Σημείων Πόνου και τη Μυοπεριτονιακή Ελευθέρωση* όταν νιώθουν ότι το άγχος τους πυροδοτεί την πυελική σύσπαση και δραστηριοποιεί τα εναυσματικά σημεία πόνου. Αυτές οι μέθοδοι πρέπει να χρησιμοποιούνται κατ' επανάληψη για να εκριζώσουν την τάση του πυελικού εδάφους να παραμένει βραχυμένο και συσπασμένο, έχοντας μείνει σε αυτή την κατάσταση για μεγάλο χρονικό διάστημα.

Εφαρμόζοντας την Ελευθέρωση των Εναυσματικών Σημείων Πόνου *είναι σα να λέμε στους ιστούς*: «γνωρίζουμε ότι είστε δυστυχισμένοι, ότι πονάτε και ότι είστε σε τάση και συσπασμένοι. Θα πιέσουμε σε επώδυνα εναυσματικά σημεία ώστε να τα ελευθερώσουμε. Θα κάνουμε διατάσεις που θα σας επιτρέψουν να αναπνεύσετε, να τραφείτε και να χαλαρώσετε. Στην αρχή, πιθανόν να πονάτε επειδή έχετε συνηθίσει να είστε σε τάση και συσπασμένοι και γι'αυτό οποιεσδήποτε διατάσεις κάνουμε θα σας φανούν άβολες και άγνωστες. Έχετε συνηθίσει να νιώθετε άβολα και έτσι οποιαδήποτε αίσθηση άνεσης, μπορεί να σας φανεί ξένη. Με ένα δάκτυλο, θα σας υπενθυμίζουμε ξανά και ξανά ότι είναι εντάξει να επιμηκύνεστε, να μαλακώνετε και να χαλαρώνετε. Θα κάνουμε τακτικά διατάσεις, ώστε να εξοικειωθείτε. Η αίσθηση που θα έχετε κατά τη διάρκειά τους θα είναι επώδυνη αλλά και παραδόξως ίσως ευχάριστη. Σε κάποιες συνεδρίες μπορεί να αισθανθείτε ότι ο χειρισμός που εκείνη τη στιγμή γίνεται σε σας "πονάει, αλλά μ' αρέσει". Θα σας μεταχειριστούμε σα φίλοι ενεργώντας προς το καλό σας. Γνωρίζουμε ότι όταν μάθετε ότι δεν υπάρχει πρόβλημα να μην έχετε πόνο, θα επιθυμείτε να μένετε χωρίς πόνο. Θέλουμε να νιώθετε ασφαλείς. Ας δουλέψουμε μαζί.»

Η Ελευθέρωση των Εσωτερικών Εναυσματικών Σημείων Πόνου προϋποθέτει να εξοικοιωθείτε με την πύελο σας και αυτή μαζί σας

Τα είδη των τεχνικών που χρησιμοποιούνται στο εσωτερικό του πυελικού εδάφους

Ο μόνος τρόπος ελέγχου των κινήσεων εντός της πυέλου είναι μέσω της ευαισθησίας του δακτύλου. Κατά μια έννοια, η αξιολόγηση και η θεραπεία του πυελικού εδάφους είναι όπως η χρήση της γλώσσας Braille. Δε μπορούμε να δούμε τι κάνουμε και πρέπει να βασιστούμε στις πληροφορίες που λαμβάνουμε μέσω της αίσθησης του δακτύλου.

Χρησιμοποιούμε διάφορες τεχνικές σε αυτές τις περιπτώσεις. Η πιο συνηθισμένη ονομάζεται η *τεχνική πίεσης/ελευθέρωσης*. Την αποκαλούν τεχνική *ισχαιμικής συμπίεσης*. Θα κατανοήσετε αυτή τη μέθοδο, αν ασκήσετε πίεση στην πίσω πλευρά του αριστερού σας χεριού με το δεξιό σας δείκτη Θα παρατηρήσετε ότι όταν πατήσετε το πίσω μέρος του χεριού σας και μετά το αφήσετε, θα δημιουργηθεί προσωρινά ένα μικρό άσπρο σημάδι στο σημείο που το αίμα είχε πιεστεί στιγμιαία από το δάκτυλό σας. Αυτό κάνουμε και εμείς στο εσωτερικό του πυελικού εδάφους.

Ψηλαφούμε την τυπική «συσπασμένη μυϊκή δεσμίδα», που χαρακτηρίζει το εναυσματικό σημείο πόνου, και ασκούμε πίεση προκειμένου να την ελευθερώσουμε. Την πιέζουμε για 15-90 δευτερόλεπτα, συζητώντας πάντα με τον ασθενή σχετικά με το επίπεδο ενόχλησης που νιώθει. Η πίεση των εναυσματικών σημείων πόνου σαν κι αυτό, ειδικά στην αρχή, μπορεί να είναι αρκετά ενοχλητική. Σταδιακά η αντοχή των ασθενών στην πίεση για την ελευθέρωση των εναυσματικών σημείων του πόνου μεγαλώνει μέχρι που αισθάνονται ότι μπορούν να ελέγχουν τη διάρκεια και την ένταση της πίεσης.

Η χαλάρωση κατά τη διάρκεια της Ελευθέρωσης των Εναυσματικών Σημείων Πόνου είναι σημαντική, έτσι ώστε να μη συσπάται ο ιστός αντανακλαστικά στην πίεση που ασκείται με σκοπό την επιμήκυνσή του

Μερικές φορές χρησιμοποιούμε μια άλλη τεχνική που αναπτύχθηκε από τον Τζορτζ Τίλε το 1940, αλλά θεωρούμε ότι το μασάζ Τίλε από μόνο του αποτελεί μια ανεπαρκή τεχνική θεραπείας. Η μέθοδος αυτή περιλαμβάνει μια ευρεία κίνηση που καλύπτει όλο το μήκος του μυ. Μερικές φορές ακουμπάμε ή ασκούμε πίεση σε ένα εναυσματικό σημείο μέχρι να το νιώσουμε ότι επιμηκύνεται και μαλακώνει. Σε εκείνο το σημείο ζητάμε από τον ασθενή να συσπάσει τους μυς καθώς εμείς τους πιέζουμε. Στη συνέχεια, ζητάμε από τον ασθενή να χαλαρώσει και να διακόψει τη σύσπαση. Αυτή η μέθοδος βοηθά να επιμηκυνθούν και να μαλακώσουν ορισμένοι άκαμπτοι πυελικοί μύες.

Μετά από μια σειρά θεραπειών, οι οποίες διαφέρουν από ασθενή σε ασθενή, η δραστηριότητα των εξωτερικών και εσωτερικών εναυσματικών σημείων τείνει να μειωθεί, και παραμένουν μόνο ορισμένα επίμονα. Ζητάμε από τους ασθενείς, όταν είναι εφικτό, να κάνουν ένα ζεστό μπάνιο πριν τη συνεδρία αυτο-θεραπείας, ώστε να βοηθήσουν τους μυς που είναι σφιχτοί και συσπασμένοι να χαλαρώσουν. Συχνά συστήνουμε ζεστές κομπρέσες ή ένα ζεστό μπάνιο μετά από τη θεραπεία.

Ενημερώνουμε τους ασθενείς ότι θα έχουν εξάρσεις καθόλη τη διάρκεια της θεραπείας τους. Αυτή είναι μια πολύ σημαντική πληροφορία, διότι, εάν προσδοκούν ότι θα υπάρχει σταθερή και αδιάλειπτη βελτίωση στα συμπτώματα τους, οι εξάρσεις μετά τη θεραπεία μπορεί να οδηγήσουν σε ηττοπάθεια και αισθήματα ματαίωσης.

Χωρίς τη βαθιά κατανόηση της διαδικασίας της φυσιοθεραπείας, οι εξάρσεις μετά τη θεραπεία μπορεί να είναι αποθαρρυντικές. Κατά την άποψή μας, η άρνηση αποδοχής της εμφάνισης των εξάρσεων αναχαιτίζει την αποτελεσματικότητα της θεραπείας και δημιουργεί περιττή ταλαιπωρία

Οι εξάρσεις από την αυτο-θεραπεία ή τη θεραπεία από κάποιον επαγγελματία είναι αναπόφευκτες και συχνές. Η διάταση των ιστών που ήταν βραχυμένοι για πολλά χρόνια αναπόφευκτα περιλαμβάνει πόνο και εξάρσεις λόγω αυτής της επιμήκυνσης. Είναι σα να λέει ο ιστός: «δεν έχω συνηθίσει σε τέτοια επιμήκυνση και διάταση. Ήμουν συσπασμένος και άκαμπτος για ένα μεγάλο χρονικό διάστημα και τώρα μου αφαιρείτε το σημείο αναφοράς μου. Αυτό πονά.» Μία έξαρση μπορεί να θεωρηθεί καλό σημάδι διότι επιβεβαιώνει τη διάγνωση μας και μας λέει ότι είμαστε στο σωστό δρόμο. Ο πόνος και η δυσφορία τείνουν να μειώνονται καθώς προχωράει η φυσιοθεραπεία, αν και οι δυσάρεστες εξάρσεις που θυμίζουν τα αρχικά συμπτώματα μπορούν να επαναληφθούν ανά πάσα στιγμή και δεν είναι κάτι αρνητικό.

Συχνότητα θεραπείας

Δεν υπάρχει φόρμουλα προσδιορισμού του ελάχιστου ή μέγιστου αριθμού θεραπειών που απαιτούνται για να επιτευχθεί επιτυχία με τη φυσικοθερα-πευτική μέθοδο που χρησιμοποιείται στο Πρωτόκολλο Γουάιζ-Άντερσον. Κάποιοι ασθενείς ανταποκρίνονται αμέσως και απαιτούν ελάχιστες μόνο συνεδρίες αποκατάστασης των εσωτερικών και εξωτερικών μυϊκών δομών που σχετίζονται με την πύελο, σε συνδυασμό με σωστή εφαρμογή της Παράδοξης Χαλάρωσης. Ορισμένοι ασθενείς χρειάζονται μεγάλο αριθμό θεραπειών εξαιτίας της τάσης τους να επανέρχονται στο αρχικό επίπεδο τάσης. Τους ενθαρρύνουμε να εφαρμόζουν τακτικά την αυτο-θεραπεία έως ότου οι επώδυνοι και συσπασμένοι ιστοί μαλακώσουν και σταματήσουν να πονούν κατά τις διατάσεις ή την άσκηση πίεσης.

Σημάδια μείωσης της έντασης των συμπτωμάτων μπορεί να εμφανιστούν λίγο μετά την έναρξη της αγωγής. Όταν η προσέγγιση μας είναι επιτυχής, η σταθερή μείωση ή η απουσία συμπτωμάτων απαιτεί χρόνο και υπομονή

Η Ελευθέρωση των Εναυσματικών Σημείων Πόνου και η ελευθέρωση των συναισθημάτων

Μερικές φορές κατά την Ελευθέρωση των Εναυσματικών Σημείων Πόνου έρχονται στην επιφάνεια βαθιά συναισθήματα που σχετίζονται με τη σύσπαση της πυέλου. Αυτά συνήθως συνδέονται με καταπιεσμένα συναισθήματα σε σχέση με κάποια τραυματική εμπειρία ή σημαντικό συναισθηματικό γεγονός. Μερικές φορές εμφανίζεται θλίψη, φόβος, θυμός στο σπίτι ή στο γραφείο.

Είναι σημαντικό να γίνει κατανοητό ότι η ελευθέρωση αυτών των συναισθημάτων (δεν εμφανίζονται, ωστόσο, πάντα) αποτελεί κομμάτι της ανάρρωσης. Θα πρέπει να θεωρηθεί ως κάτι θετικό. Όταν γίνει αντιληπτό ότι η έκφραση αυτών των συναισθημάτων είναι κάτι καλό, ο σύντροφος ή ο θεραπευτής που είναι κοντά στον ασθενή μπορεί να βοηθήσουν απλά με το να αγκαλιάσουν αυτή την αντίδραση. Δεν υπάρχει κάτι ανησυχητικό σε αυτά τα συναισθήματα. Οι περισσότεροι αισθάνονται ανακούφιση μετά από τέτοιες εμπειρίες. Κάποιες φορές κρίνεται σκόπιμη η διερεύνηση αυτών των αισθημάτων μέσω ψυχοθεραπείας ώστε να επιλυθούν.

Η ανάρρωση ενός ασθενή από το πυελικό άλγος μετά την εκπαίδευσή του στην αυτο-θεραπεία

Ακολουθεί μια έκθεση για την αυτο-θεραπεία ενός ασθενή μας, ο οποίος παρακολούθησε ένα από τα πρώτα κλινικά μας σχολεία, η ιστορία του οποίου παρουσιάζεται αργότερα στο Κεφάλαιο 9. Έχουμε συμπεριλάβει τη συνέχεια της ιστορίας του κάτω από την αρχική του αναφορά που παρουσιάσαμε στην 4η έκδοση. Είναι έξυπνος, εύγλωττος, καλός μαθητής και καλός συγγραφέας, και συνεπώς, η περιγραφή και οι ανακαλύψεις του σχετικά με το κατ' οίκον πρόγραμμα Ελευθέρωσης Εναυσματικών Σημείων Πόνου ενσαρκώνει τη φιλοσοφία μας και τις επιδιώξεις μας σχετικά με την εκπαίδευση των ασθενών μας.

Ένα από τα πιο σημαντικά στοιχεία της ανάρρωσής μου από το πυελικό άλγος ήταν η ουσιαστική και σε βάθος κατανόηση των εναυσματικών σημείων πόνου και της μυοπεριτονιακής βράχυνσης.

Από την εμπειρία μου, αυτή η κατανόηση προήλθε μόνο όταν αφοσιώθηκα απόλυτα στο να μάθω πώς να δουλεύω πάνω στον εαυτό μου, χωρίς να εξαρτώμαι από κάποιον φυσιοθεραπευτή ή/και μασέρ, αν και η συνεργασία μαζί τους στα αρχικά στάδια της ανάρρωσής μου ήταν ιδιαίτερα σημαντική.

Με άλλα λόγια, η κατανόηση της φύσης των εναυσματικών σημείων πόνου, του λόγου και του χρόνου που προκαλούσαν πόνο ήταν κρίσιμη για μένα, ώστε να μπορέσω να τα διαχειριστώ και να τα εξαλείψω Έπρεπε τελικά να παραδεχτώ το γεγονός ότι η κατάστασή μου περιλάμβανε κάτι παραπάνω από μια απλή επίσκεψη στο γιατρό και τη χορήγηση κάποιων φαρμάκων που θα έλυναν αμέσως το πρόβλημα, χωρίς να χρειάζεται να το ξανασκεφτώ.

Από την προσωπική μου εμπειρία, είχα την τύχη να εκπαιδευτώ από έναν από τους καλύτερους φυσιοθεραπευτές στα εναυσματικά σημεία πόνου όταν παρακολούθησα το κλινικό σχολείο του Πρωτοκόλλου του Στάνφορντ πριν από 2 χρόνια. Εκεί πραγματοποιήθηκε η χαρτογράφηση των εναυσματικών σημείων πόνου στο πυελικό μου έδαφος κατά την κλινική θεραπεία και εκεί κατέκτησα την πρώτη μου βασική γνώση, εμπειρία και κατάρτιση όσον αφορά τα δικά μου σημεία και το μυοπεριτονιακό μου άλγος. Η περιγραφή των θέσεων των εναυσματικών σημείων πόνου στο «Ένας Πονοκέφαλος στην Πύελο» αποτέλεσε ένα πολύ σημαντικό ανάγνωσμα για μένα, μαζί με το βιβλίο του Κλερ Ντέιβις The Trigger Point Therapy Workbook. Ξεκίνησα να δουλεύω στον εαυτό μου με μπάλες του τένις, ένα Theracane©, το άκρο σύλληψης ενός μπαστουνιού του γκολφ και άλλα μικρά εργαλεία εναυσματικών σημείων σύμφωνα με τις οδηγίες που είχα λάβει κατά το κλινικό σχολείο. Το βιβλίο του

Ντέιβις επιβεβαίωνε όσα ανακάλυπτα για τις δικές μου ευαίσθητες συσπασμένες μυοπεριτονιακές περιοχές. Η προσέγγιση του Ντέιβις ανά εναυσματικό σημείο σε κάθε μυ του σώματος ήταν και είναι ένας χρήσιμος οδηγός, αν και δεν περιλαμβάνει πολλά στοιχεία σχετικά με το πυελικό έδαφος, όπως είναι αναμενόμενο, καθώς ο ίδιος ήταν χορδιστής πιάνων πριν γίνει θεραπευτής μασάζ, που ως γνωστόν δεν επιτρέπεται να κάνει θεραπεία στο εσωτερικό του πυελικού εδάφους.

Μέσω της παρακολούθησης του κλινικού σχολείου του Πρωτοκόλλου του Στάνφορντ και της προσωπικής μου δέσμευσης για συνέχιση της θεραπείας κατ' οίκον, έχω διευρύνει τις γνώσεις μου σχετικά με τα εναυσματικά σημεία πόνου και των μυοπεριτονιακών ιστών. Τώρα πλέον αντιλαμβάνομαι τη φύση του μυϊκού ιστού που θεραπεύω μέσω των τεχνικών πίεσης/ελευθέρωσης και θωπείας. Το πιο σημαντικό πράγμα που έμαθα σχετικά με την αυτοθεραπεία ήταν ότι μπορούσα να ελέγχω πόση πίεση ασκούσα κατά την εφαρμογή και την ίδια στιγμή, σε αντίθεση με τον φυσιοθεραπευτή, να αισθάνομαι πραγματικά την ανταπόκριση του εναυσματικού σημείου στο σώμα μου.

Όσο περισσότερο εξοικειώνομαι και κατανοώ τους ιστούς μου και πώς αισθάνονται κατά την άσκηση πίεσης, τόσο περισσότερο μπορώ να διατηρήσω την ανάρρωσή μου μακριά από το φυσιοθεραπευτή για παρατεταμένες χρονικές περιόδους. Αυτή τη στιγμή, μετά από δύο χρόνια από την έναρξη αυτού του ταξιδιού, νιώθω ότι πλέον δε χρειάζομαι καθόλου επαγγελματική βοήθεια, αν και δεν έχω κανένα δισταγμό να την αναζητήσω σε περίπτωση που τη χρειαστώ.

Ο μυοπεριτονιακός ιστός είναι εκπληκτικός. Είναι άξιο απορίας γιατί αυτό που έμαθα τα τελευταία δυόμισι χρόνια δε διδάσκονται στα παιδιά στο σχολείο. Έχω μάθει ότι οι μύες του σώματός μου αναζητούν τη ζέστη και την ευλυγισία. Θέλουν να πραγματοποιούν συχνά διατάσεις και να χαλαρώνουν συνεχώς, ώστε να εκτονώνουν τα δυσάρεστα επίπεδα τάσης που συσσωρεύονται κατά τη διάρκεια της καθημερινότητας. Είμαι πολυάσχολος επαγγελματίας και αυτό το γνωρίζω πολύ καλά.

Αναπολώντας την εμπειρία μου με το πυελικό άλγος, φαίνεται ότι αυτό που μου συνέβη ήταν ένα είδος μυϊκής κατάρρευσης σε μια συγκεκριμένη περιοχή του σώματός μου. Οι μύες απλά δήλωσαν «δεν πάει άλλο.» Οι ίδιοι οι μύες είχαν γίνει σκληροί σα μπετόν και πονούσαν συνεχώς. Οι χειρότερες περιοχές στην περίπτωσή μου πονούσαν ιδιαίτερα κατά την ψηλάφηση και τη θωπεία.

Ήταν σημαντικό να συνειδητοποιήσω ότι οι συσπασμένοι μύες δεν ήταν η μόνη αιτία του πόνου... θεωρώ το κεντρικό νευρικό σύστημα σαν τη φλόγα σε ένα φούρνο αερίου ή ενός θερμαντικού επιτοίχιου σώματος. Όλοι έχουν δει μια φλόγα αερίου- όταν η φλόγα είναι πολύ χαμηλή, έχει ένα απαλό μπλε χρώμα, εκπέμπει πολύ λίγη θερμότητα και δε φαίνεται ότι μπορεί να βλάψει· όταν η φλόγα είναι πολύ υψηλή, έχει ένα έντονο, λευκό-πορτοκαλί χρώμα, εκπέμπει μεγάλη ποσότητα θερμότητας, και φαίνεται αρκετά επικίνδυνη. Όλοι οι άνθρωποι έχουν ένα κεντρικό νευρικό σύστημα ρυθμισμένο σε ένα επίπεδο. Όπως και εγώ, πολλοί άνθρωποι με προσωπικότητες τύπου Α ή με υπερβολικές φιλοδοξίες και ένα πολύ γρήγορο ρυθμό ζωής, έχουν ένα πολύ ψηλά ρυθμισμένο επίπεδο στο κεντρικό νευρικό τους σύστημα· και με την ίδια λογική, φαντάζομαι πως οι μοναχοί που ζουν σε ένα μοναστήρι και διαλογίζονται την περισσότερη μέρα θα έχουν ένα πολύ χαμηλά ρυθμισμένο κεντρικό νευρικό σύστημα.

Η εικόνα που σχηματίζεται τώρα στο μυαλό μου σχετικά με αυτό το θέμα είναι ότι σε κάθε εναυσματικό σημείο ή περιοχή συσπασμένου μυοπεριτονιακού ιστού υπάρχει μια μικρή φλόγα αερίου - έτσι, αν είστε εξαιρετικά ανήσυχοι, αγχωμένοι και ζείτε έντονα, η φλόγα στο εναυσματικό σας σημείο θα είναι λευκή –πορτοκαλί, θα πυροδοτεί προς όλες τις κατευθύνσεις και θα βρεθείτε εντός μιας πυρκαγιάς πόνου. Αν είστε ήρεμοι, χαλαροί, δε νιώθετε ότι απειλεί-στε, και έχετε ηρεμία στη ζωή σας (με οποιονδήποτε τρόπο), μπορεί να έχετε πολλαπλά εναυσματικά σημεία και να αισθάνεστε πολύ λίγο πόνο γιατί η φλόγα μέσα σας έχει ένα απαλό μπλε χρώμα και δεν εκπέμπει σχεδόν καθόλου θερμότητα (δηλ. πόνο).

Από την εμπειρία της εκπαίδευσής μου στην κατ' οίκον ελευθέρωση εναυ-σματικών σημείων και τις καθημερινές συνεδρίες χαλάρωσης, θεωρώ ότι δημιούργησα το ιδανικό περιβάλλον για να χαλαρώσει ο μυοπεριτονιακός ιστός και να καταστεί ξανά εύκαμπτος και να μην πονά. Όσο πιο χαμηλή κρατάτε *τη «φλόγα» σας κατά την Παράδοξη Χαλάρωση, τόσο πιο εύκολο είναι για τους ιστούς να χαλαρώσουν.*

Η επανάληψη της κατ' οίκον δουλειάς στα εναυσματικά σημεία του πόνου και στην Παράδοξη Χαλάρωση πιστεύω ότι επέτρεψε στους μυς μου να θυμηθούν την παλιά τους χαλαρή κατάσταση όπου δεν πονούσαν.

Η διαδικασία εκμάθησης της κατ' οίκον αυτο-θεραπείας απαιτεί χρόνο. Στην αρχή, κυλούσα σε μπάλες του τένις χωρίς να ξέρω τί ψάχνω· βύθιζα την άκρη του Theracane© στον τετράγωνο οσφυϊκό μυ χωρίς να έχω ιδέα τί πιέζω. Καθώς, όμως, περνούσαν οι μήνες, σε συνδυασμό με συχνές παραπομπές στην κλινική μου εκπαίδευση και στο βιβλίο του Ντέιβις, άρχισα να αισθάνομαι πιο άνετος στις κινήσεις μου. Άρχισα να μπορώ να αναζητώ και να εντοπίζω σχεδόν αυτόματα ευαίσθητα εναυσματικά σημεία και περιοχές βράχυνσης.

Έμαθα πώς να εφαρμόζω αργά αλλά σταθερά, βαθιά στατική πίεση για να μαλακώσω τους ευαίσθητους μυοπεριτονιακούς ιστούς· έχω διαπιστώσει το εκπληκτικό εύρος κίνησης που αποκτώ σε ορισμένους μυς αμέσως μετά τη θεραπεία τους. Έχω πιέσει βαθιά στο γλουτιαίους μου μυς στο πάτωμα με μια μπάλα του τένις και ένιωσα τον πόνο και την πίεση χαμηλά στην ελευθέρωση της πλάτης μου. Πιστέψτε με, θα ανακαλύψετε το κατάλληλο επίπεδο πίεσης που θα εφαρμόσετε στον εαυτό σας. Σε ορισμένες περιοχές θα μπορείτε να πιέσετε αρκετά· σε άλλες περιοχές που είναι ευαίσθητες θα πρέπει να κινηθείτε πολύ αργά και να τις δουλέψετε ώστε με τον καιρό να μπορείτε να πιέσετε όλο και πιο δυνατά, ελευθερώνοντας τους επώδυνους, συσπασμένους ιστούς.

Θεώρησα ότι θα ήταν χρήσιμη η συμβουλή ενός φυσιοθεραπευτή/μασέρ, ο οποίος κατανοούσε τα εναυσματικά σημεία και το μυοπεριτονιακό πόνο. Ενώ βρίσκεστε στη διαδικασία εκμάθησης, θα σας το συνιστούσα. Είναι πραγματικά σημαντικό να βρείτε κάποιον που να έχει εμπειρία στην ελευθέρωση των εναυσματικών σημείων πόνου και στο πυελικό άλγος. Κάποια στιγμή, διαπίστωσα ότι μπορούσα να χειριστώ ορισμένα σημεία καλύτερα από κάποιον φυσιοθεραπευτή· για άλλες περιοχές, επισκεπτόμουν τον φυσιοθεραπευτή για βοήθεια.

Δεν ακολούθησα ένα προκαθορισμένο θεραπευτικό σχήμα. Αντιλήφθηκα ότι ήταν δική μου ευθύνη να κατανοήσω το μυοπεριτονιακό μου χάρτη. Πιστεύω ότι πολλοί άνθρωποι, μετά από μερικές σύντομες, βοηθητικές συνεδρίες στα εναυσματικά σημεία, ανακαλύπτουν ότι μπορούν να χειριστούν την κατάσταση με τη χαλάρωση και άλλα εργαλεία, και σταματούν τις πολλές συνεδρίες. Άλλοι, όπως εγώ, συναρπάζονται με την ευρύτητα του πεδίου των εναυσματικών σημείων και δουλεύουν πάνω τους όλη την ώρα. Έκανα αρκετές διατάσεις και ξεκίνησα γιόγκα για περαιτέρω χαλάρωση και διάταση των μυών μου. Πρέπει να βρείτε τη σωστή ισορροπία για τον εαυτό σας. Ωστόσο, από την εμπειρία μου ήταν απαραίτητο να κατανοήσω το χάρτη των εναυσματικών μου σημείων και πώς να τον εξερευνήσω στο περιβάλλον του σπιτιού πριν ανακαλύψω τη σωστή ισορροπία για μένα.

Έπρεπε να θυμάμαι ότι όλα τα εναυσματικά σημεία πόνου δεν είναι όπως τα «κουμπιά» που απλά τα πατάς για να σταματήσεις τον πόνο (παρότι τώρα καταλαβαίνω ότι πολλές φορές κατά τη θεραπεία τα άτομα με πυελικό άλγος μπορούν να νιώσουν άμεση ελευθέρωση και ανακούφιση από τον πόνο). Στην περίπτωση μου, ωστόσο, ανακάλυψα ότι τα πιο βαθιά ριζωμένα εναυσματικά σημεία πόνου απαιτούσαν πολύ χρόνο και επαναλαμβανόμενη θεραπεία για να ελευθερωθούν πραγματικά. Τελικά κατάλαβα ότι χρειάστηκαν πολλά χρόνια, ίσως και δεκαετίες, σύσπασης και κακοποίησης των μυών για να δημιουργήσουν τον πόνο στον οποίο βρισκόμουν, και ότι χωρίς υπερβολή θα χρειαζόταν 2 έως 4 χρόνια αποκατάστασης για να επιστρέψουν οι μύες μου στη φυσιολογική τους κατάσταση χωρίς να πονάνε. Πράγματι, άρχισα να εκτιμώ το γεγονός ότι το σώμα μου μπορούσε να αναρρώσει μετά από τρεις δεκαετίες κακοποίησης μέσα σε λίγα μόνο χρόνια, εφόσον του έδινα τη σωστή φροντίδα, χαλάρωση και θεραπεία που άξιζε.

...σε μένα, μου πήρε πάνω από δύο χρόνια, αλλά βελτιωνόμουν διαρκώς και άρχισα να απολαμβάνω πραγματικά τη δουλειά ή το «άρμεγμα» στις περιοχές του σώματός μου που ήταν ακόμη ευαίσθητες και συσπασμένες. Εάν αντιμετωπίζετε πυελικό άλγος, σας συνιστώ ανεπιφύλακτα να μάθετε πώς να πραγματοποιείτε ελευθέρωση εναυσματικών σημείων μόνοι σας, εφόσον μόνο εσείς έχετε πρόσβαση στον εαυτό σας κάθε στιγμή.

Ένα πρόβλημα που είναι κατανοητό για πολλούς ασθενείς με πυελικό άλγος, όπως ήμουν και εγώ στην αρχή, είναι η στάση τους απέναντι στην Ελευθέρωση των Εσωτερικών Εναυσματικών Σημείων Πόνου. Έπρεπε να αποδεχθώ αυτό το γεγονός - ο μυϊκός ιστός του πυελικού εδάφους δε διαφέρει από το μυϊκό ιστό του ώμου, απλά δεν είναι προσβάσιμος από κάποιο εξωτερικό σημείο του σώματός σας. Επίσης, ο πυελικός ιστός είναι στενά συνδεδεμένος με περιοχές σεξουαλικών και απεκκριτικών οργάνων, και γι'αυτό μπορεί να δημιουργήσει παράξενα συμπτώματα που σχετίζονται με σεξουαλικές και δραστηριότητες σχετικές με την τουαλέτα.

Αλλά πλέον κατανοώ ότι το πυελικό μου έδαφος είναι απλά ένα τμήμα του σώματός μου, όπως το αυτί μου. Κάθε πρωί έβαζα στο αυτί μου μια μπατονέτα για να βγάλω τυχόν κερί ή νερό. Σκέφτηκα, λοιπόν, ότι σε τι διαφέρει να δουλεύω εντός του πρωκτού για να απελευθερώσω τα προβλήματα που εντοπίζονται εκεί; Αγαπώ το αυτί μου περισσότερο από το πυελικό μου έδαφος; Συνειδητοποιήσα ότι κάτι τέτοιο δεν ισχύει, αλλά οφείλεται στο ότι κοινωνικά όλοι ντρεπόμαστε για τις περιοχές των γεννητικών οργάνων και τον πρωκτό. Βάζετε το δάκτυλό σας στην οπή της μύτης σας για να αφαιρέσετε βρωμιές. Βάζετε μια οδοντόβουρτσα στην οπή του στοματός σας για να καθαρίσετε τα δόντια, τα ούλα, και τη γλώσσα. Ο πρωκτός είναι απλά η οπή από την οποία περνάτε για να ελευθερώσετε τα εναυσματικά σημεία πόνου στο πυελικό έδαφος. Δεν είναι κάτι φοβερό - δεν το παίρνω πλέον τόσο σοβαρά.

Ένα σημείο κλειδί για να εξοικειωθώ με την εργασία στα εσωτερικά εναυσματικά σημεία ήταν να εξασκηθώ σε μένα. Άρχισα να μπαίνω σε ζεστό ντους με ένα γάντι και λιπαντικό και να κάνω μασάζ στην εξωτερική πλευρά του ορθού. Ακόμα και ο σφιγκτήρας μπορεί να έχει πολύ επώδυνα εναυσματικά σημεία, και το εξωτερικό μασάζ μπορεί να ανακουφίσει αρκετά. Αργότερα, όταν ένιωσα έτοιμος, άρχισα να πιέζω και να κάνω μασάζ εντός του ορθού, αναζητώντας και ψηλαφώντας για ευαίσθητα σημεία με αργούς ρυθμούς. Με τη βοήθεια και την καθοδήγηση ενός φυσιοθεραπευτή, και επειδή είμαι πολύ ευλύγιστος λόγω των διατάσεων της γιόγκα, κατάφερα να προχωρήσω ακόμα περισσότερο, και να εφαρμόσω την ελευθέρωση των εναυσματικών σημείων πόνου σε όλο το πυελικό έδαφος. Είναι σημαντική η κατανόηση της ανατομίας και της χαρτογράφησης των εναυσματικών σημείων στο πυελικό έδαφος. Η δυνατότητα αυτοθεραπείας στο πυελικό μου έδαφος απεδείχθη ιδιαίτερα βοηθητική στην ανάρρωση από το πυελικό άλγος. Προσπάθησα να διατηρήσω μια θετική στάση και να θυμάμαι να είναι ευγνώμων που ανακάλυψα μια νέα περιοχή του σώματός μου, την οποία οι περισσότεροι άνθρωποι αγνοούν. Αυτό που θέλω να πω είναι ότι πρέπει να σέβεστε το πυελικό σας έδαφος· έχει κάνει πολλά για εσάς στην πορεία των ετών.

Φυσικά, αυτές και άλλες περιγραφές ελευθέρωσης εναυματικών σημείων πόνου και μυοπεριτονιακού ιστού δε θα σας βοηθήσουν δραματικά γιατί είναι απλά περιγραφές. Σε τελική ανάλυση, εξαρτάται από εσάς να μάθετε και να κατανοήσετε τις αρχές του Πρωτοκόλλου του Στάνφορντ. Κανένας γιατρός δε θα το κάνει για σας. Πρέπει να αποδεχθείτε το γεγονός ότι εσείς πρέπει να παίξετε τον πιο σημαντικό ρόλο στην ανάρρωσή σας. Ο συνδυασμός καθημερινής εργασίας πάνω στα εναυματικά σημεία πόνου (με τη χρήση χεριών, μπαλών του τένις, Theracanes©, και οτιδήποτε άλλο βρείτε χρήσιμο), συνεδριών βαθιάς Παράδοξης Χαλάρωσης, διατάσεων ή γιόγκα, ζεστών, καταπραϋντικών μπάνιων είναι ο πιο αποτελεσματικός τρόπος που βρήκα για να γιατρευτώ από το πυελικό άλγος.

(Αναφορά προόδου από πρώην ασθενή)

Όταν έφτασα στην Καλιφόρνια σχεδόν πριν από τέσσερα χρόνια ήμουν στα όρια μου. Είχα υποφέρει από χρόνιες ενοχλήσεις στο ουροποιητικό, από συχνουρία, και μερικά άλλα συμπτώματα πυελικού άλγους για πάνω από τρία χρόνια, αλλά πάντα κατάφερνα να διαχειρίζομαι την ενόχληση και τον πόνο καθώς είχε εξάρσεις και υφέσεις. Την άνοιξη του 2004 όμως, άρχισα κυριολεκτικά να έχω όλα τα συμπτώματα πυελικού άλγους που μπορεί κανείς να φανταστεί, και πονούσα συνεχώς όλη την ημέρα. Από τύχη και θεία χάρη, ανακάλυψα στο διαδίκτυο το Ένας Πονοκέφαλος στην Πύελο, και αμέσως επικοινώνησα με τον Δρ Γουάιζ και γράφτηκα σε ένα κλινικό του σχολείο το καλοκαίρι του 2004.

Αυτά τα τελευταία τέσσερα χρόνια ήταν ένα σημαντικό ταξίδι ανάρρωσης. Στη δική μου περίπτωση, τα κύρια κλειδιά της ανάρρωσής μου ήταν η μακροπρόθεσμη πειθαρχία στο πρωτόκολλο, σε συνδυασμό με τη βαθιά κατανόηση της κατάστασής μου. Ακολουθούν μερικά πιο συγκεκριμένα σημεία που σηματοδότησαν την πορεία μου όταν επέστρεψα με το πρωτόκολλο σπίτι και το έκανα βασικό κομμάτι της ζωής μου:

1. *Έμαθα να μην επιβάλω χρονοδιάγραμμα για την ανάρρωσή μου. Πάλεψα να αποδεχθώ το γεγονός ότι μάλλον χρειάστηκαν χρόνια (ή και δεκαετίες) αντακλαστικής σύσπασης, άγχους, και διάφορων τραυμάτων για να αποκτήσει συμπτώματα η πύελος μου. Όταν σκεφτόμουν ότι χρειάστηκαν είκοσι χρόνια για να φτάσω σε αυτό το σημείο, μερικά χρόνια ανάρρωσης δε φαινόταν και τόσο άσχημα. Έκανα ό,τι μπορούσα για να αποδεχθώ το γεγονός ότι ο συνδυασμός εξάρσεων και υφέσεων των συμπτωμάτων και το πρωτόκολλο θεραπείας θα παρέμενε μαζί μου για τα επόμενα χρόνια. Με μεγάλη δυσκολία το καλωσόρισα στη ζωή μου. Άφησα το σώμα μου να αποφασίσει πόσο καιρό θα χρειαζόταν για να γιατρευτεί, και όχι τον εγωισμό μου. Όταν έλεγα φράσεις όπως, «θα έχω γίνει καλά μέχρι τα Χριστούγεννα» ή «δεν πρόκειται να έχω συμπτώματα μέχρι το καλοκαίρι» απλά κατέληγα να αγχώνομαι. Όπως στις οδηγίες της Παράδοξης Χαλάρωσης, αποφάσισα να αφήσω την ανάρρωσή μου να πάρει το δρόμο της, χωρίς να απαιτώ αποτελέσματα και συνειδητοποίησα ότι ένα οποιοδήποτε αυθαίρετο χρονοδιάγραμμα δεν εξυπηρετούσε κανέναν απολύτως σκοπό. Αν και δεν το εφάρμοζα τέλεια, διαπίστωσα ότι το καλύτερο για μένα ήταν η χαλαρή υπομονή και πειθαρχία.*

   Μετά από μήνες οργής για την κατάστασή μου, όταν άρχισα να θεωρώ την ανάρρωσή μου από το πυελικό άλγος με τον κάτωθι τρόπο, αμέσως τα πράγματα βελτιώθηκαν. Σταμάτησα να σκέφτομαι και να απαιτώ αποτελέσματα και απλά επικέντρωνα την προσοχή μου στην καθημερινή εφαρμογή του πρωτοκόλλου με έναν χαλαρό, υπομονετικό τρόπο, όπως ακριβώς βούρτσιζα τα δόντια μου κάθε βράδυ. Με αυτόν τον τρόπο- με το να μην επικεντρώνομαι σε αποτελέσματα δηλαδή, άρχισα να μην έχω συμπτώματα πυελικού άλγους για τις μεγαλύτερες περιόδους μέχρι τότε. Όταν πονούσα, απλά το παρατηρούσα χωρίς να δίνω ιδιαίτερη σημασία· και όταν δεν πονούσα, και πάλι απλά το παρατηρούσα και έλεγα μια ήρεμη προσευχή, χωρίς να δένω το εγώ μου σε αυτό το γεγονός. Η ικανότητα να λειτουργώ με αυτόν τον τρόπο ψυχολογικά προέκυψε μετά από αρκετό καιρό, και την οφείλω στις πολυάριθμες συνεδρίες Παράδοξης Χαλάρωσης και στη γνωστική θεραπεία της Μπάιρον Κέιτυ στο Αγαπώντας Αυτό που Είναι.

2. *Έμαθα τη σημασία της αυτο-θεραπείας στους βασικούς εξωτερικούς μυς. Διαπίστωσα ότι το εσωτερικό πυελικό έδαφος είναι σαν ένα μπολ μυών που πρέπει να αντιμετωπίζονται με το κατάλληλη θεραπεία εσωτερικών εναυσματικών σημείων· αλλά αυτό το μπολ δεν υφίσταται μόνο του. Είναι στενά συνδεδεμένο με τους κοιλιακούς, ψοΐτη, τετράγωνο οσφυϊκό, γλουτιαίους, και υποστηρίζεται από τους μυς στην πρόσθια, εσωτερική, και οπίσθια επιφάνεια των μηρών. Η επαναλαμβανόμενη θεραπεία αυτών των εξωτερικών μυών, από την προσωπική μου εμπειρία, αποτέλεσε το κλειδί για το ξεκλείδωμα ολόκληρης της πυελικής περιοχής και έδωσε χώρο στους εσωτερικούς πυελικούς μυς για να χαλαρώσουν και να ηρεμήσουν. Μελέτησα τη θέση αυτών των μυών, τόσο στο Ένας Πονοκέφαλος στην Πύελο όσο και στο βιβλίο του Κλερ Ντέιβις «Το Τετράδιο της Θεραπείας των Εναυσματικών Σημείων του Πόνου», και ανέπτυξα δημιουργικούς τρόπους χρήσης του βάρους του σώματός μου για να πραγματοποιώ κατάλληλες πιέσεις στα εναυσματικά σημεία αυτών των μυών. Ακολουθούν μερικά παραδείγματα:*

- *Για τους προσαγωγούς (το εσωτερικό των μηρών), τοποθετούσα το εσωτερικό του ποδιού μου πάνω από το πίσω μέρος μιας παλιάς καρέκλας, και έριχνα το βάρος του σώματός μου εκεί πάνω.*

- *Για τους γλουτιαίους, καθόμουν καθημερινά στο πάτωμα με μια μπάλα του τένις ή του σόφτμπολ και άρμεγα βαθιά τα εναυσματικά σημεία από τους γλουτιαίους μου μυς, όπως εκπαιδεύτηκα στο κλινικό σχολείο.*

- *Για τον ψοΐτη, ξάπλωνα μπρούμυτα στο κρεβάτι, έχωνα τα χέρια μου κάτω από την κοιλιά μου και έστριβα τα δάκτυλά μου προς το ταβάνι. Έτσι, μπορούσα να εκτελέσω ένα βαθύ σταθερό κράτημα του ψοΐτη ρίχνοντας το βάρος του σώματός μου στα δάκτυλα. Με βάση την εμπειρία μου, η ελευθέρωση του ψοΐτη είναι το κλειδί για να μπορέσει ολόκληρη η πυελική περιοχή να «πέσει» ή να χαλαρώσει. Η ελευθέρωση του ψοΐτη, από την εμπειρία μου, βοήθησε στη συχνουρία και στην οσφυϊκή σπαστικότητα.*

Αυτά είναι μόνο μερικά παραδείγματα και φυσικά όχι τα μοναδικά. Έχω μιλήσει με πολλούς άλλους ασθενείς που έχουν αναπτύξει τους δικούς τους δημιουργικούς τρόπους για τη θεραπεία των προβληματικών περιοχών τους. Και πάλι, αυτές οι μέθοδοι χρειάζονται χρόνο για να αναπτυχθούν. Ακόμη αναπτύσσω νέους τρόπους για να επιλύσω το πρόβλημα των εναυσματικών σημείων και να κρατώ τους μυς μου ευλύγιστους και χαλαρούς. Η εκμάθηση της χρήσης μπαλών του τένις και του Theracane©, όπως διδάχτηκε στο κλινικό σχολείο και στο Τετράδιο της Θεραπείας των Εναυσματικών Σημείων του Πόνου, είναι ένα είδος καλλιτεχνικής πρακτικής. Δε μπορεί να γίνει αντιληπτή αμέσως, αλλά μάλλον μαθαίνεται με τον καιρό καθώς εξερευνάτε το σώμα σας και τις ευαίσθητες, συσπασμένες μυοπεριτονιακές περιοχές. Μου πήρε περίπου 4-6 μήνες πριν νιώσω πραγματικά άνετα χρησιμοποιώντας το Theracane© και άλλα εργαλεία, και ακόμα περισσότερο πριν αρχίσω να συνειδητοποιώ ότι όλοι οι εξωτερικοί και εσωτερικοί μύες της πυέλου είναι αλληλένδετοι και στενά συνδεδεμένοι. Δεν είναι πυρηνική φυσική, αλλά χρειάζεται υπομονή, επαναλαμβανόμενη θεραπεία, και μια ήρεμη αντίληψη των διαφορετικών αισθήσεων που δημιουργεί η ψηλάφηση των εναυσματικών σημείων, που καλύπτει ολόκληρο το φάσμα του διαπεραστικού πόνου, του βαθέος πόνου, της αίσθησης καψίματος, και άλλων αισθημάτων πόνου. Σύμφωνα με την εμπειρία μου, η βαθιά ψηλάφηση των προσαγωγών και των γλουτιαίων μπορεί μερικές φορές να δημιουργήσει μια βαθιά αίσθηση ελευθέρωσης χώρου, και όχι δυνατό πόνο. Η αποδέσμευση της τάσης που ασκούν οι συσπασμένοι, γεμάτοι με εναυσματικά σημεία μύες στην πυελική περιοχή είναι μια διαδικασία, η οποία πιθανότατα θα διαρκέσει μήνες ή λίγα χρόνια, και όχι λίγες μέρες. Δώστε στην πύελό σας όσο χρόνο χρειάζεται. Μερικές φορές απηύθυνα γλυκά λόγια στην πύελο, εξασφαλίζοντας της το χρόνο και το χώρο που

*χρειάζεται για να γιατρευτεί. Πιστεύω ότι αυτό ωφέλησε την ανάρρωσή
μου σε σημαντικό βαθμό.*

3. *Χρειάστηκε μερικές φορές να αντιμετωπίσω την αποθάρρυνση και την
απογοήτευση σχετικά με την εσωτερική αυτο-θεραπεία. Άρχισα να
σκέφτομαι το σφιγκτήρα και το πυελικό έδαφος σαν το «θεμέλιο» του
πυελικού εδάφους, και διαπίστωσα ότι στην περίπτωσή μου η ελευθέ-
ρωση αυτών των σημείων μπορεί να προσφέρει μια γενικότερη ελευθέ-
ρωση στην ευρύτερη περιοχή. Προσπάθησα να είμαι υπομονετικός, να
αφουγκράζομαι το σώμα μου, και να μην προσπαθώ να ιαθώ εντελώς
με μια εσωτερική θεραπεία. Ποτέ δεν απέδωσε έτσι. Χρειάστηκα συνε-
χείς διατάσεις του σφιγκτήρα για πολλούς μήνες για να αρχίσει να ελευ-
θερώνεται εύκολα και μπορούσα να διατηρήσω αυτή την κατάσταση
με τη Λεπτό-προς-Λεπτό και την Παράδοξη Χαλάρωση. Πιστεύω ότι
χρειάστηκαν πολλά χρόνια αδιάλειπτης τάσης και προστατευτικής
σύσπασης για να φτάσει η πύελός μου να γίνει τόσο σφιχτή και επώ-
δυνη, και έτσι χρειάστηκε μεγάλο χρονικό διάστημα για να διαταθεί
και να χαλαρώσει σε φυσιολογικά επίπεδα. Έπρεπε να αναλάβω την
ευθύνη ότι ήμουν το άτομο με την περισσότερη γνώση για τους πυελι-
κούς μου μυς και τις άλλες προβληματικές περιοχές. Ξαναμελετούσα
το Ένας Πονοκέφαλος στην Πύελο και τα άλλα προτεινόμενα βιβλία.
Έπρεπε να γίνω ο γιατρός που ήθελα να βρω.*

*Άρχισα να σκέφτομαι ότι το πυελικό άλγος συμβαίνει για κάποιο λόγο σε
μένα. Όταν άρχισα να σκέφτομαι ότι μπορούσα να ωφεληθώ από αυτό,
να διευρύνω την αντίληψη, την υπομονή, τη συμπόνια, την πειθαρχία
και την αποδοχή μου, τα πράγματα βελτιώθηκαν πολύ.*

Λεπτομέρειες των φυσιοθεραπευτικών αρχών που χρησιμοποιούνται στο Πρωτόκολλο Γουάιζ-Άντερσον

Επικρατεί συχνά σύγχυση σε αυτούς που επιθυμούν να ακολουθήσουν
το πρωτόκολλο μας σχετικά με το ποιά είναι χρήσιμη φυσιοθεραπεία και
εκπαίδευση στην αυτο- θεραπεία, και ποιά όχι. Η θεώρησή μας προέρχεται

από τη χρήση του Πρωτοκόλλου Γουάιζ-Άντερσον σε πολλούς ασθενείς οι οποίοι μας επισκέφθηκαν στο Στάνφορντ όλα αυτά τα χρόνια.

Δεν ανακαλύψαμε καμία γρήγορη λύση για το μυϊκής προελεύσεως πυελικό άλγος. Διαπιστώσαμε ότι η αποτελεσματική θεραπεία είναι αποτέλεσμα της αργής, σκόπιμης αποκατάστασης του πυελικού εδάφους

Έχουμε πάρει συνεντεύξεις από πολλούς ασθενείς οι οποίοι επισκέφθηκαν πολλούς φυσιοθεραπευτές. Συγκρίναμε τις εμπειρίες τους με τους φυσιοθεραπευτές που εφαρμόζουν ικανοποιητικά το πρωτόκολλο μας. Μελετήσαμε και αναλύουμε τα συγκριτικά αποτελέσματα παρακάτω.

Παρουσιάζοντας μαζί μια σύντομη περιγραφή του φαινομένου της δραστηριότητας των εναυσματικών σημείων και της μυοπεριτονιακής βράχυνσης που σχετίζονται με το πυελικό έδαφος, δεν επιδιώκουμε η πληροφόρηση αυτή να υποκαταστήσει την ορθή δια ζώσης φυσιοθεραπευτική εκπαίδευση, ούτε υποστηρίζουμε την αυτοθεραπεία χωρίς την κατάλληλη εκπαίδευση και κατάρτιση. Η σωστή εφαρμογή του φυσιοθεραπευτικού μας πρωτοκόλλου δεν επέρχεται γρήγορα, αλλά κατόπιν της κατανόησης του φαινομένου των εναυσματικών σημείων και της επιτυχημένης εργασίας στην Ελευθέρωση των Εναυσματικών Σημείων Πόνου εντός και εκτός του πυελικού εδάφους μετά από σωστή εκπαίδευση.

Η επιδεξιότητα στην αυτο-φυσιοθεραπεία του πυελικού εδάφους επέρχεται με τακτική εφαρμογή της αυτο-θεραπείας

Η φυσιοθεραπεία είναι ένα ουσιαστικό κομμάτι της εξίσωσης στο πρωτόκολλο θεραπείας του πυελικού άλγους. Είναι μεγάλος πειρασμός να θεωρήσετε την

Ελευθέρωση των Εναυσματικών Σημείων Πόνου ως τρόπο επιδιόρθωσης του πυελικού άλγους. Όταν υποφέρετε από αυτό το είδος πυελικού άλγους και αποφασίζετε να κάνετε ό,τι χρειαζεται για να το επιλύσετε, ανακαλύπτετε ότι δεν υπάρχει γρήγορη λύση και μαθαίνετε την αξία της υπομονής.

Περισσότερα για τις τακτικές αυτο-θεραπείας

Ακόμα και αν η πιο εξαντλητική φυσιοθεραπεία πραγματοποιηθεί τέλεια, μολονότι αποτελεί βασικό κομμάτι του πρωτοκόλλου μας, δε μπορεί να εγγυηθεί ότι τα επίμαχα εναυσματικά σημεία θα ανταποκριθούν. Φανταστείτε ότι υπάρχουν 168 ώρες στην εβδομάδα. Ας υποθέσουμε ότι ένα άτομο επισκέπτεται τον φυσιοθεραπευτή 2 φορές την εβδομάδα. Είναι αρκετή φυσιοθεραπεία. Στη φυσιοθεραπευτική συνεδρία, αφού ο ασθενής γδυθεί, αναφέρει στον φυσιοθεραπευτή τα γεγονότα της εβδομάδας και ξεκινάει η πραγματική φυσιοθεραπεία, που διαρκεί το πιθανότερο 30-45 λεπτά. Μετά τη θεραπεία, ο ιστός έχει διατεθεί (αν και μερικές φορές ερεθίζεται προσωρινά κατά τη διαδικασία). Τα 2 ραντεβού την εβδομάδα αντιστοιχούν στην καλύτερη περίπτωση σε περίπου 1½ ώρα θεραπευτικής αγωγής την εβδομάδα. Σε μια καλή φυσιοθεραπεία πυελικού εδάφους, ο ιστός επιμηκύνεται, τα εναυσματικά σημεία απενεργοποιούνται και η ζωή γίνεται πιο ανεκτή.

Σε επόμενο κεφάλαιο παραθέτουμε την ιστορία ενός ασθενή μας ο οποίος αφηγήθηκε την εμπειρία με συμβατική θεραπεία για το πυελικό άλγος και πόσο δύσκολα πέρασε. Αυτό που περιέγραφε θα μπορούσε να ονομαστεί «το φαινόμενο του πάρκινγκ» που είναι πολύ συνηθισμένο όταν κάποιος υποβάλλεται σε συμβατική ιατρική θεραπεία για μία πάθηση. Στη θεραπεία για το μυϊκής προελεύσεως πυελικό άλγος για παράδειγμα, μετά από μια φυσιοθεραπευτική συνεδρία κατεβαίνετε στο πάρκινγκ, μπαίνετε στο αυτοκίνητό σας, παίρνετε το κινητό σας και επιστρέφετε στη ζωή σας. Ακούτε τη σύντροφο σας αναστατωμένη στο τηλέφωνο, σας καλούν από τη δουλειά για ένα πρόβλημα, έχει πολύ κίνηση και έτσι επιστρέφει εύκολα η προστατευτική σύσπαση και τάση του σώματός σας, που αποτελούν μέρος της τυπικής καθημερινής κατάστασης σύσπασης. Μια καλή συνεδρία φυσιοθεραπείας μπορεί να αναστραφεί μέσα σε μια ώρα κυκλοφοριακής συμφόρησης.

Η επίλυση του πυελικού άλγους απαιτεί δουλειά εκ των έσω σε συνεργασία με τις θεραπευτικές απαιτήσεις της πυέλου

Μετά απο δύο ώρες φυσιοθεραπείας την εβδομάδα, υπάρχουν άλλες 166 ώρες για να τις ζήσετε. Η παλιά συνήθεια του να τρέχετε με 100 χιλιόμετρα την ώρα και να σφίγγετε την πύελο τακτικά και να πιέζετε και να βραχύνετε τον ερεθισμένο ιστό, όπως έχουμε συζητήσει, μπορεί εύκολα και γρήγορα να ανατρέψει την θεραπευτική επίδραση της φυσιοθεραπευτικής συνεδρίας. Η φυσιοθεραπεία που διαρκεί λιγότερο από το 1% της ζωής σας είναι απίθανο να έχει αποτέλεσμα, αν οι παλιές συνήθειες που προκαλούσαν τα συμπτώματα δεν αντιμετωπιστούν. Για αυτό το λόγο είναι αναγκαία η συνεχής τακτική χαλάρωση του πυελικού εδάφους και ο κατευνασμός του νευρικού συστήματος με το πρωτόκολλο χαλάρωσης, όπως αυτό που χρησιμοποιούμε, σε συνδυασμό με καθημερινή αφεαυτού φυσιοθεραπεία κατά την οποία ο ιστός χαλαρώνει κατ' επανάληψη. Η Ελευθέρωση Εναυσματικών Σημείων Πόνου αποτελεί ένα ουσιαστικό και απαραίτητο στοιχείο αλλά όχι επαρκές από μόνο του για την πλειονότητα των ασθενών.

Επιπλέον, τα σύνδρομα πυελικού άλγους, ακόμη και όταν απομακρύνονται, τείνουν να κάνουν τον κύκλο τους και να επανέρχονται συχνά σε περιόδους άγχους. Το να γνωρίζετε πώς να θεραπεύσετε τον εαυτό σας χωρίς να είστε αναγκασμένοι να απευθύνεστε σε κάποιον επαγγελματία, κατά την άποψή μας, καθιστά τις εξάρσεις πιο εύκολα αντιμετωπίσιμες. Τέλος, η ικανότητα αυτο-θεραπείας σε επίπεδα συντήρησης, που απαραιτήτως περιλαμβάνει την αφεαυτού φυσιοθεραπεία, τείνει να μειώσει τη συχνότητα των εξάρσεων.

Συνοψίζοντας, θα ασχοληθούμε με το θέμα της κατάλληλης φυσιοθεραπείας για το πυελικό άλγος. Δεν είναι όλες οι φυσιοθεραπείες οι ίδιες ή το ίδιο αποτελεσματικές. Οι επισκέψεις σε κάποιον φυσιοθεραπευτή, ακόμα και σε κάποιον που θεωρείται ειδικευμένος στο πυελικό έδαφος δεν προσφέρει καμία εγγύηση ότι θα εφαρμοστεί σωστά το πρωτόκολλο αυτού του βιβλίου. Αυτή η πληροφορία είναι κρίσιμη για τον ασθενή ο οποίος αντλεί ελπίδα από το πρωτόκολλο μας, και είναι αποφασισμένος να το εφαρμόσει. Εάν κάποιος κάνει φυσιοθεραπεία για το πυελικό άλγος με έναν φυσιοθεραπευτή με περιορισμένη κατανόηση και εμπειρία στην Ελευθέρωση των Εναυσματικών Σημείων Πόνου θα αποκομίσει και περιορισμένα οφέλη. Η αλλαγή του φυσιοθεραπευτή μπορεί να επιφέρει μεγάλη διαφορά.

Με άλλα λόγια, η πείρα, η γνώση και το διαισθητικό ταλέντο ενός φυσιοθεραπευτή που εφαρμόζει την Ελευθέρωση των Εναυσματικών Σημείων Πόνου μπορεί να κάνει τη διαφορά μεταξύ επιτυχίας και αποτυχίας στο πρωτόκολλο μας και στη μείωση ή εξάλειψη των συμπτωμάτων.

Η Δρ. Τζάνετ Τραβέλ, που ανακάλυψε τα εναυσματικά σημεία, απέκτησε τη θέση του γιατρού του Λευκού Οίκου επειδή έπαιξε καθοριστικό ρόλο στο να ξεπεράσει ο πρόεδρος Τζόν Κέννεντυ το μυοπεριτονιακό άλγος που τον ταλαιπωρούσε

Ας προχωρήσουμε σε μια πιο λεπτομερή συζήτηση της *Ελευθέρωσης των Εναυσματικών Σημείων του Πόνου.* Οι Δρ. Τζάνετ Τραβέλ και Ντέιβιντ Σίμονς εισήγαγαν τα εναυσματικά σημεία του πόνου στη σύγχρονη ιατρική. Οι Τραβέλ και Σίμονς δημοσίευσαν την πρώτη έκδοση του *Μυοπεριτονιακός Πόνος και Δυσλειτουργία: Το Εγχειρίδιο των Εναυσματικών Σημείων* το 1983, την οποία ακολούθησε ένας δεύτερος τόμος το 1992, και η 2η έκδοση του πρώτου τόμου το 2001. Αυτά τα βιβλία ήταν το απόσταγμα συνεχούς έρευνας από το 1942 όταν η Δρ. Τραβέλ δημοσίευσε το πρώτο της άρθρο σχετικά με το μυοπεριτονιακό πόνο. Η Τζάνετ Τραβέλ είναι ευρέως γνωστή για το γεγονός ότι είχε διετελέσει γιατρός του Λευκού Οίκου κατά τη θητεία των προέδρων Κέννεντυ και Τζόνσον. Της είχε δοθεί αυτή η θέση ως έκφραση ευγνωμοσύνης του προέδρου Κέννεντυ για την επιτυχή αντιμετώπιση του μυοπεριτονιακού πόνου που είχε επηρεάσει βαθιά τη ζωή και την πολιτική του σταδιοδρομία. Έχουμε την τύχη ο κύριος φυσιοθεραπευτής μας Τιμ Σόγιερ, ο οποίος υπήρξε ο αρχιτέκτονας του φυσιοθεραπευτικού τμήματος του Πρωτοκόλλου μας, να έχει μαθητεύσει με τους Τραβέλ και Σίμονς και να έχει θεραπεύσει ασθενείς μαζί τους για πολλά χρόνια.

Η αυτο-θεραπεία, η οποία απενεργοποιεί κατ' επανάληψη τα εναυσματικά σημεία πόνου, μπορεί να κάνει τη διαφορά ανάμεσα σε μια ζωή χρόνιου άλγους και σε μια ζωή με σημαντικές περιόδους ανακούφισης από τα συμπτώματα ή απαλλαγμένης από πόνο

Η έννοια των εναυσματικών σημείων είναι σχετικά καινούρια στην ιατρική. Είναι πολύ καινούρια στην ουρολογία. Τα εναυσματικά σημεία ορίζονται ως συσπασμένες δεσμίδες ενός μυός, είτε στην επιφάνεια είτε στο εσωτερικό του, στη γαστέρα ή στην κατάφυσή του. Το εναυσματικό σημείο δημιουργεί μια χαρακτηριστική αντίδραση σύσπασης, ανιχνεύσιμη με υπερήχους ή μέσω ηλεκτρομυογράφου (μια μηχανή που μετρά την ηλεκτρική δραστηριότητα ενός μυός σε εκατομμυριοστά του Βολτ). Η αντίδραση αυτή μπορεί να γίνει αισθητή από έναν εκπαιδευμένο γιατρό με ευχερή αισθητικότητα κατά την ψηλάφηση. Όταν πιέζεται το εναυσματικό σημείο, συνήθως ο ασθενής «πετάγεται», λόγω της αντανακλαστικής αντίδρασής του στην ιδιαίτερη ευαισθησία του σημείου κατά την ψηλάφηση. Επιπλέον, το εναυσματικό σημείο εκπέμπει μια χαρακτηριστική αίσθηση πόνου στην περιοχή πίεσης ή και σε άλλη πιο μακρινή περιοχή.

Ένα εναυσματικό σημείο μπορεί να είναι ενεργό ή λανθάνον. Το ενεργό σημείο μπορεί να εκπέμψει πόνο και ο πόνος να αναπαραχθεί κατά την ψηλάφηση με τα χαρακτηριστικά που περιγράφει ο ασθενής. Το λανθάνον εναυσματικό σημείο έχει τη δυνατότητα να αποτελεί πηγή πόνου και υπό ορισμένες συνθήκες να καταστεί ενεργό, αλλά γενικά ο ασθενής δεν παραπονιέται για συμπτώματα. Τέτοια εναυσματικά σημεία κρύβονται σε πολλούς ανθρώπους. Τα ενεργά εναυσματικά σημεία συχνά δεν απομακρύνονται εντελώς, ακόμα και με τις καλύτερες θεραπείες και έτσι ο στόχος της φυσιοθεραπείας και του πρωτοκόλλου Παράδοξης Χαλάρωσης είναι η απενεργοποίηση τους, ώστε να σταματήσουν να προκαλούν συμπτώματα.

Το πρόβλημα που παρουσιάζεται όταν οι ουρολόγοι καλούνται να εξετάσουν τα εναυσματικά σημεία ως βασικά στοιχεία των συνδρόμων του χρόνιου πυελικού άλγους ονομάζεται «σύγκρουση προτύπων». Το βιβλίο μας παρουσιάζει ένα πολύ διαφορετικό πρότυπο από αυτό της συμβατικής ιατρικής. Το πρότυπο είναι ένα μοντέλο της πραγματικότητας. Οι ουρολόγοι διαθέτουν ελάχιστη ή μηδενική κατάρτιση ή κατανόηση του ρόλου των εναυσματικών σημείων στο πυελικό άλγος. Ο συνδετικός ιστός και οι μύες εντός και εκτός της πυέλου είναι περιοχές όπου υπάρχουν πολλά επίμαχα εναυσματικά σημεία. Αυτό ο ιστός και τα εναυσματικά σημεία που βρίσκονται εκεί σπάνια λαμβάνονται σοβαρά υπόψη ως πηγή πόνου από τους περισσότερους ουρολόγους. Η έννοια των εναυσματικών σημείων στην ουρολογία είναι δυσνόητη και όχι εύκολα αποδεκτή.

Συνήθως τα εναυσματικά σημεία πυροδοτούνται και συντηρούνται από το άγχος

Το σημείο που αισθάνεται κάποιος το εναυσματικό σημείο πόνου συνήθως δεν είναι η πηγή αυτού του πόνου. Για αυτό το λόγο οι διαγνώσεις πυελικού άλγους από κάποιον που δεν είναι εξοικειωμένος με τη λειτουργία των εναυσματικών σημείων είναι συχνά λανθασμένες, διότι δε γνωρίζουν ότι η πηγή πόνου συχνά δε βρίσκεται εκεί που φαίνεται ότι είναι. Με άλλα λόγια, ο πόνος που προέρχεται από τα εναυσματικά σημεία συχνά δεν προέρχεται από εκεί που τον νιώθετε. *Ενώ η έννοια του πόνου είναι αντιληπτή στην ιατρική, δεν γίνεται ευρέως αποδεκτή η ιδέα ότι ο πυελικός πόνος στη βουβωνική χώρα, στο πέος, στους όρχεις, στον κόλπο, ή στο περίνεο μπορεί να προέρχεται από ένα εναυσματικό σημείο εντός ή εκτός του πυελικού εδάφους.* Ένα μέρος της δυσκολίας που έχουν οι γιατροί με τα εναυσματικά σημεία οφείλεται στο ότι συνήθως δε διαθέτουν ιδιαίτερη εκπαίδευση σε αυτό το αντικείμενο.

Επιπλέον, επειδή δεν υπάρχει κάποιο αντικειμενικό, σταθμισμένο διαγνωστικό εργαλείο που να έχει δώσει δείγματα γραφής για την αξιολόγηση τους, ο μόνος κλινικός τρόπος εντοπισμού τους είναι μέσω ψηλάφησης. Αυτό βέβαια απαιτεί εκπαίδευση και ένα ευαίσθητο άγγιγμα. Η αξία των εναυσματικών σημείων πόνου ευτελίζεται από πολλούς γιατρούς. Αυτό είναι μέρος της σύγκρουσης προτύπων.

Οι ασθενείς με πυελικό άλγος υποφέρουν περισσότερο από τη διαφωνία μεταξύ των επαγγελματιών υγείας σχετικά με τη φύση και τη θεραπεία του πυελικού άλγους

Η σύγκρουση προτύπου έχει πολύ ρεαλιστικές συνέπειες για τους ασθενείς με πυελικό άλγος. Σε ένα χαρακτηριστικό παράδειγμα, μια γυναίκα επικοινώνησε μαζί μας αναφέροντας πολύ σοβαρό ορθικό πόνο. Ανέφερε ότι κατά τη διάρκεια μιας πυελικής εξέτασης, ο γιατρός της ακούμπησε ένα σημείο που, όπως είπε η γυναίκα, «με έκανε να πηδήξω μέχρι το ταβάνι.» Μετά την εξέταση, ο γιατρός της είπε πως πραγματικά δεν ήξερε τί συνέβαινε, ότι δε μπορούσε να τη βοηθήσει και ότι ίσως απλά έπρεπε να μάθει να ζει με τον πόνο αυτό. Η γυναίκα επέστρεψε σπίτι της απελπισμένη, με το πυελικό της έδαφος πολύ ερεθισμένο και σε έξαρση. Την επόμενη ημέρα ξύπνησε και ο πόνος είχε σχεδόν εξαφανιστεί. Παρέμεινε έτσι για αρκετές ημέρες. Τηλεφώνησε στο γραφείο του γιατρού ευχάριστα μπερδεμένη για να μοιραστεί μαζί του τί συνέβη. Είπε στη νοσοκόμα ότι πίστευε ότι συνδεόταν με την πίεση που άσκησε ο γιατρός στο επώδυνο σημείο. Εκείνη μετέφερε την είδηση στο γιατρό. Ο γιατρός είπε στη συνέχεια στη νοσοκόμα να πει στην ασθενή ότι θα μπορούσε να κάνει μασάζ στο σημείο αν πίστευε ότι θα τη βοηθούσε. Η ασθενής ένιωσε ακόμα πιο μπερδεμένη.

Αυτό που πιθανότατα συνέβη είναι ότι ο γιατρός κατά λάθος πίεσε και ελευθέρωσε προσωρινά ένα σημαντικό εναυσματικό σημείο πόνου της γυναίκας, η οποία ανταποκρίθηκε όπως αντιδρά συνήθως κάθε ασθενής μας- με κάποια έξαρση και εν συνεχεία με μείωση των συμπτωμάτων. Ο γιατρός, χωρίς να αντιλαμβάνεται τίποτα σχετικά με το εναυσματικό σημείο πόνου και τη θεραπεία του, ουσιαστικά απέρριψε το γεγονός και τη δυνατότητα του να βοηθήσει αυτή τη γυναίκα. Η άγνοια του μπορεί να επηρέασε βαθιά την ασθενή. Εκείνη παρέμεινε σε σύγχυση ακόμα και αφότου μιλήσαμε μαζί της.

Τα εναυσματικά σημεία πόνου εκπέμπουν άμεσα στην περιοχή του εναυσματικού σημείου ή σε πιο απομακρυσμένη περιοχή, πράγμα που σημαίνει ότι, το σημείο που πονάτε δεν αποτελεί απαραίτητα και την πηγή του πόνου. Για παράδειγμα, έχουμε ανακαλύψει ότι ο πόνος στην άκρη του πέους πηγάζει συχνά από τα εναυσματικά σημεία στο πρόσθιο τμήμα του ανελκτήρα μυός όπως συνδέεται με τον προστάτη. Αυτό δεν είναι προφανές και δεν προκύπτει διαισθητικά. Αυτό το εναυσματικό σημείο απέχει 5 ίντσες από το άκρο του πέους. Ποιος θα περίμενε ότι η πηγή του πόνου στην άκρη του πέους θα προερχόταν από μια περιοχή τόσο μακριά του; Περιπλέκοντας την κατάσταση περαιτέρω, εάν δεν έχετε αρκετά μακριά δάχτυλα ή αν δεν καταλαβαίνετε πώς λειτουργούν τα εναυσματικά σημεία στο σώμα, μπορεί να μην ανακαλύψετε καθόλου αυτή τη σύνδεση. Και αν δεν πιέσετε ένα εσωτερικό εναυσματικό σημείο για όσο γνωρίζουμε ότι είναι απαραίτητο, τότε εκείνο παραμένει ενεργό.

Οι εσωτερικοί μύες που περιέχουν εναυσματικά σημεία πόνου βρίσκονται κοντά ο ένας στον άλλο και για να τους διακρίνει χρειάζεται κάποιος που γνωρίζει την εσωτερική πυελική ανατομία και έχει εμπειρία στην ψηλάφηση των μυών στο εσωτερικό του πυελικού εδάφους. Μπορείτε να δείτε τις θέσεις αυτών των μυών στις εικόνες που θα ακολουθήσουν, τους οποίους είχαμε συμπεριλάβει νωρίτερα στις εικόνες των εσωτερικών μυών στους οποίους βρίσκονται τα περισσότερα εσωτερικά εναυσματικά σημεία πόνου. Περιγράψαμε προηγουμένως τη σχέση ανάμεσα στα συμπτώματα και στη θέση των σχετικών εναυσματικών σημείων πόνου. Ορισμένες από τις συνδέσεις που αναφέρονται παρακάτω δεν έχουν δημοσιευθεί και προέρχονται από την εκτεταμένη εμπειρία του επικεφαλής φυσιοθεραπευτή μας Τιμ Σόγιερ.

Όλοι οι μύες, τόσο οι εσωτερικοί όσο και οι εξωτερικοί, πρέπει να αξιολογούνται προσεκτικά και να αντιμετωπίζονται. Όταν οι μύες που, εφόσον περιέχουν εναυσματικά σημεία, αντανακλούν πόνο σε μια περιοχή για την οποία ο ασθενής αναφέρει ενοχλήσεις, πρέπει να εξετάζονται προσεκτικά. Ο θεραπευτής θα πρέπει να είναι εκπαιδευμένος στην αναγνώριση των εναυσματικών σημείων και να είναι σε θέση να ψηλαφεί τα επιφανειακά και βαθιά εναυσματικά σημεία που βρίσκονται στην κοιλιά και στους συνδέσμους των μυών. Το σημαντικότερο είναι ότι, όταν τα εναυσματικά σημεία εντοπίζονται, πρέπει να αντιμετωπίζονται με πίεση ελευθέρωσης και άλλες τεχνικές. Οι ακόλουθες τεχνικές χρησιμοποιούνται κατά περίπτωση :

- Εκούσια σύσπαση και ελευθέρωση/συγκράτηση-χαλάρωση/ σύσπαση-χαλάρωση με αμοιβαία αναστολή
- Διατάσεις με ψεκασμό των μυών για επίμονα εξωτερικά εναυσματικά σημεία πόνου
- Κινητοποίηση εν τω βάθει ιστών με τεχνικές, όπως αποφλοίωση (striping), κρούση (strumming), γλίστρημα (effleurage)
- Μυοπεριτονιακή ελευθέρωση/ρολάρισμα δέρματος
- Κόπωση-αντικόπωση/ελευθέρωση μυϊκής ενέργειας

Οποιοσδήποτε υποφέρει από το είδος του πυελικού άλγους που αντιμετωπίζουμε θα πρέπει να γνωρίζει ότι συγκεκριμένα εναυσματικά σημεία πόνου σε συγκεκριμένους πυελικούς μυς τείνουν να αντανακλούν συγκεκριμένα είδη συμπτωμάτων. Αυτή η γνώση είναι κρίσιμη για τον φυσιοθεραπευτή ο οποίος ασχολείται με το πυελικό άλγος και εκπαιδεύει ασθενείς στην αυτο- θεραπεία. Όπως έχουμε αναφέρει, ο πόνος στην άκρη του πέους ή η αίσθηση συχνουρίας και επικακτικότητας συνήθως δημιουργούνται από ενεργά εναυσματικά σημεία πόνου στο πρόσθιο (μπροστινό) τμήμα του ανελκτήρα μυός καθώς συνδέεται με τον προστάτη. Όταν ο γιατρός ή ο φυσιοθεραπευτής κάνει εξέταση, η γνώση της σχέσης μεταξύ των συμπτωμάτων και των πυελικών εναυσματικών σημείων είναι απαραίτητη για να γίνει η διάγνωση του μυϊκής προελεύσεως πυελικού άλγους και δυσλειτουργίας. Είμαστε πολύ πιο σίγουροι για τη διάγνωση μας και τη δυνατότητα βοήθειας προς τον ασθενή όταν ανακαλύπτουμε τις σχέσεις μεταξύ των εναυσματικών σημείων πόνου και των ειδών των συμπτωμάτων που συνήθως δημιουργούν.

Τα εναυσματικά σημεία πόνου μπορούν να ελευθερωθούν μετά τις αρχικές συνεδρίες της θεραπείας . Αυτό που παραμένει είναι ο συχνά επώδυνος, συσπασμένος μυοπεριτονιακός ιστός που μπορεί να χρειαστεί πολλούς μήνες ή και περισσότερο για να αποκατασταθεί γινόμενος μαλακός, ανώδυνος ιστός

Τα εναυσματικά σημεία πόνου είναι μερικές φορές ιδιοσυστασιακά και δεν ταιριάζουν όλοι οι ασθενείς στα μοτίβα που περιγράφουμε εδώ οπότε και πρέπει να εντοπιστούν με τα χέρια. Μερικές φορές μόνο ένα ή δύο σημεία ταιριάζουν στο μοτίβο που περιγράφουμε παρακάτω. Ας το επαναλάβουμε, μπορούμε να βοηθήσουμε μερικές φορές άτομα με σφιχτούς και ευαίσθητους πυελικούς μυς όπου δεν εντοπίζουμε κανένα ευδιάκριτο εναυσματικό σημείο πόνου.

Τα Εσωτερικά Εναυσματικά Σημεία Πόνου στο Πυελικό Έδαφος των Ανδρών και οι Περιοχές όπου Συνήθως Αντανακλούν Πόνο

Όταν δουλεύουμε εσωτερικά, οι ασθενείς γενικά τοποθετούνται σε πρηνή θέση με ένα μαξιλάρι κάτω από το στομάχι τους, μια καινοτομία του φυσιοθεραπευτή Τιμ Σόγιερ. Το δεξί χέρι χρησιμοποιείται για να εξετάσει και να δουλέψει την αριστερή πλευρά του πυελικού εδάφους και το αριστερό για να δουλέψει στη δεξιά πλευρά του πυελικού εδάφους. Οι ασθενείς αισθάνονται λιγότερο ευάλωτοι και πιο άνετα σε αυτή τη θέση και ο θεραπευτής έχει καλή πρόσβαση στο εσωτερικό και το εξωτερικό του πυελικού εδάφους.

Οι παρακάτω εικόνες δείχνουν εναυσματικά σημεία στους εσωτερικούς πυελικούς μυς.

Stanford Protocol
Physical Therapy

Pubic symphysis   Inferior (arcuate) pubic ligament
Pubic crest   Hiatus for deep dorsal vein of penis
Pubic tubercle   Transverse perineal ligament (anterior
Pectin pubis (pubic part   thickening of Perineal membrane)
of iliopectineal line
Superior ramus of pubis   Hiatus for urethra
Obturator canal   Muscle fibers from levator ani to
Obturator fascia   conjoined longitudinal muscle of anal canal
Iliopubic eminence   Puborectalis   Levator ani
Acetabular margin   Pubococcygeus   muscle
Anterior inferior   Iliococcygeus
iliac spine   Tendinous arch of
levator ani muscle
Obturator
internus muscle

Wing (ala)
of ilium   Ischial spine
Arcuate line   (Ischio-)coccygeus muscle
(iliopubic part
of iliopectineal line)   Piriformis muscle
Ischial spine   Anterior sacral (pelvic) foramina
Sacroiliac joint   Anterior sacrococcygeal ligament
Sacrum   Sacral canal   Coccyx   Anorectal hiatus

Πρόσθιος Ανελκτήρας, Άνω τμήμα (ή Ηβοορθικός)

Αυτή είναι μια από τις πιο σημαντικές περιοχές εναυσματικών σημείων
πόνου στο ανδρικό πυελικό άλγος και η ψηλάφηση όσο πιο ψηλά και
ισχυρά είναι κρίσιμη για τη σωστή θεραπεία. Σε αυτή την περιοχή
βρίσκονται συχνά εναυσματικά σημεία που είναι υπεύθυνα για τον
πόνο στην άκρη ή στο σώμα του πέους. Επιπλέον, τα εναυσματικά
σημεία σε αυτή την περιοχή μπορεί να αντανακλούν πόνο στην
ουροδόχο κύστη, την ουρήθρα, και να προκαλούν αίσθημα πίεσης και
βάρους στον προστάτη.

- *Μία από τις πιο σημαντικές περιοχές εναυσματικών σημείων στο*
  ανδρικό πυελικό άλγος
- *Μπορεί να αντανακλά πόνο στην άκρη ή στο σώμα του πέους,*
  στην κύστη και στην ουρήθρα, να προκαλεί συχνουρία και
  επιτακτικότητα
- *Μπορεί να προκαλεί πίεση/αίσθημα βάρους στον προστάτη*

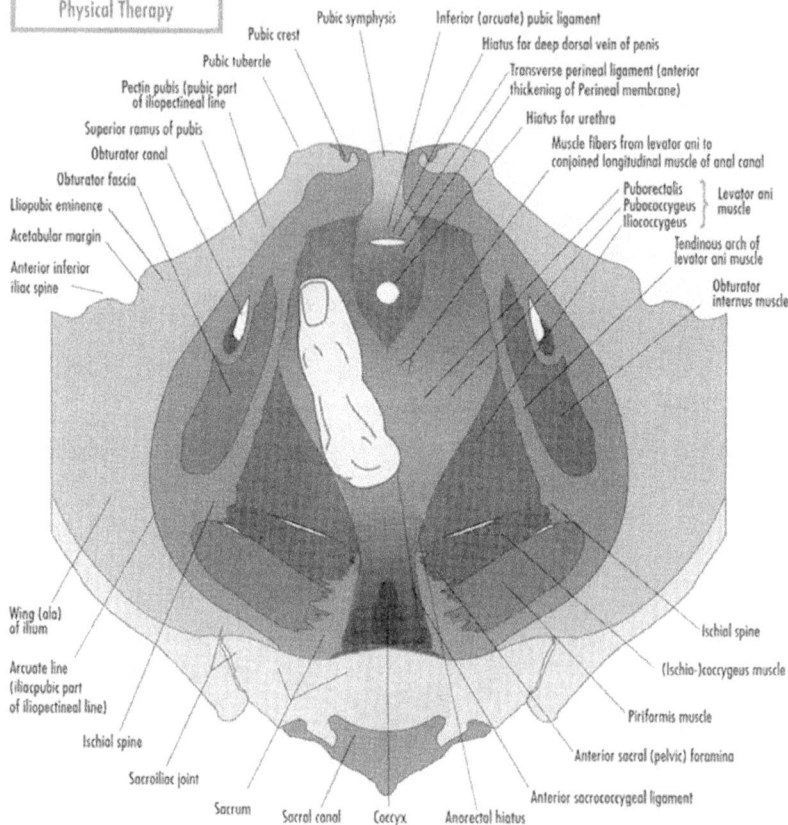

Stanford Protocol
Physical Therapy

Pubic crest
Pubic tubercle
Pectin pubis (pubic part of iliopectineal line)
Superior ramus of pubis
Obturator canal
Obturator fascia
Iliopubic eminence
Acetabular margin
Anterior inferior iliac spine

Pubic symphysis
Pubic symphysis

Inferior (arcuate) pubic ligament
Hiatus for deep dorsal vein of penis
Transverse perineal ligament (anterior thickening of Perineal membrane)
Hiatus for urethra
Muscle fibers from levator ani to conjoined longitudinal muscle of anal canal
Puborectalis
Pubococcygeus
Iliococcygeus
} Levator ani muscle
Tendinous arch of levator ani muscle
Obturator internus muscle

Wing (ala) of ilium
Arcuate line (iliacpubic part of iliopectineal line)
Ischial spine
Sacroiliac joint
Sacrum
Sacral canal
Coccyx
Anorectal hiatus

Ischial spine
(Ischio-)coccygeus muscle
Piriformis muscle
Anterior sacral (pelvic) foramina
Anterior sacrococcygeal ligament

Πρόσθιος ανελκτήρας πρωκτού, Μέσο Τμήμα (ή Ανελκτήρας του Προστάτη)

- *Τα εναυσματικά σημεία πόνου σε αυτή την περιοχή μπορούν να αντανακλούν πόνο στη βάση του πέους, τον προστάτη, την κύστη και την πύελο, προκαλώντας συχνουρία και επιτακτικότητα*

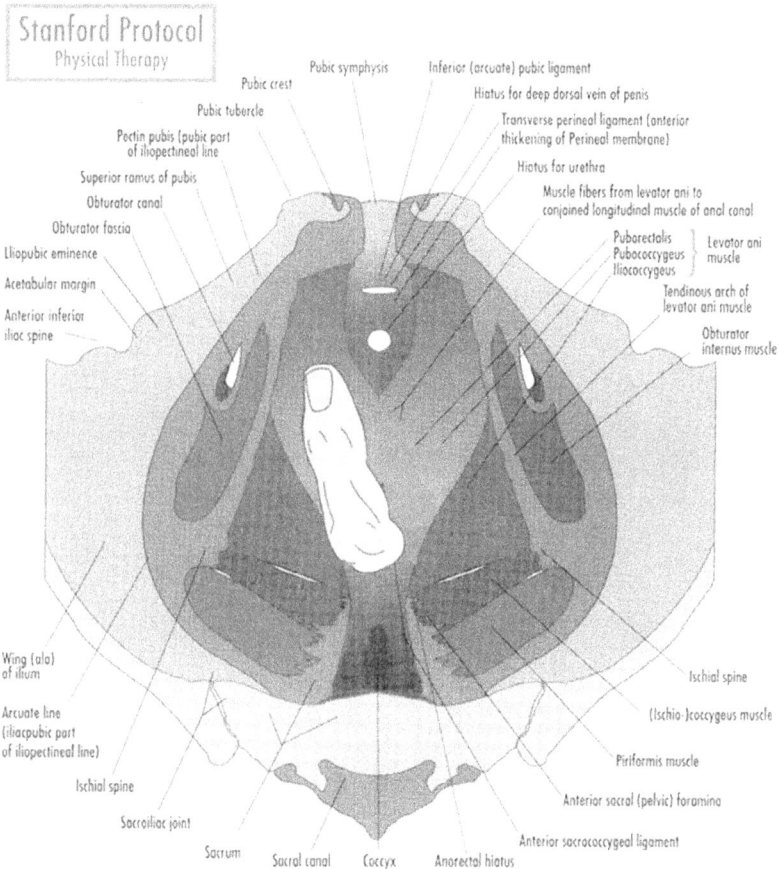

Stanford Protocol
Physical Therapy

Pubic symphysis · Inferior (arcuate) pubic ligament
Pubic crest
Hiatus for deep dorsal vein of penis
Pubic tubercle
Transverse perineal ligament (anterior thickening of Perineal membrane)
Pectin pubis (pubic part of iliopectineal line)
Hiatus for urethra
Superior ramus of pubis
Muscle fibers from levator ani to conjoined longitudinal muscle of anal canal
Obturator canal
Obturator fascia
Puborectalis · Levator ani muscle
Iliopubic eminence
Pubococcygeus
Acetabular margin
Iliococcygeus
Anterior inferior iliac spine
Tendinous arch of levator ani muscle
Obturator internus muscle
Wing (ala) of ilium
Ischial spine
Arcuate line (iliacpubic part of iliopectineal line)
(Ischio-)coccygeus muscle
Piriformis muscle
Ischial spine
Anterior sacral (pelvic) foramina
Sacroiliac joint
Anterior sacrococcygeal ligament
Sacrum   Sacral canal   Coccyx   Anorectal hiatus

Πρόσθιος Ανελκτήρας του Πρωκτού, ΚατώτεροΤμήμα (ή Ηβοορθικός)

- *Μπορεί να αντανακλάσει πόνο και πίεση προς το περίνεο, τη βάση του πέους και τον προστάτη.*
- *Αυτό είναι ένα από τα πιο κοινά εναυσματικά σημεία στο πυελικό άλγος των ανδρών*

Stanford Protocol
Physical Therapy

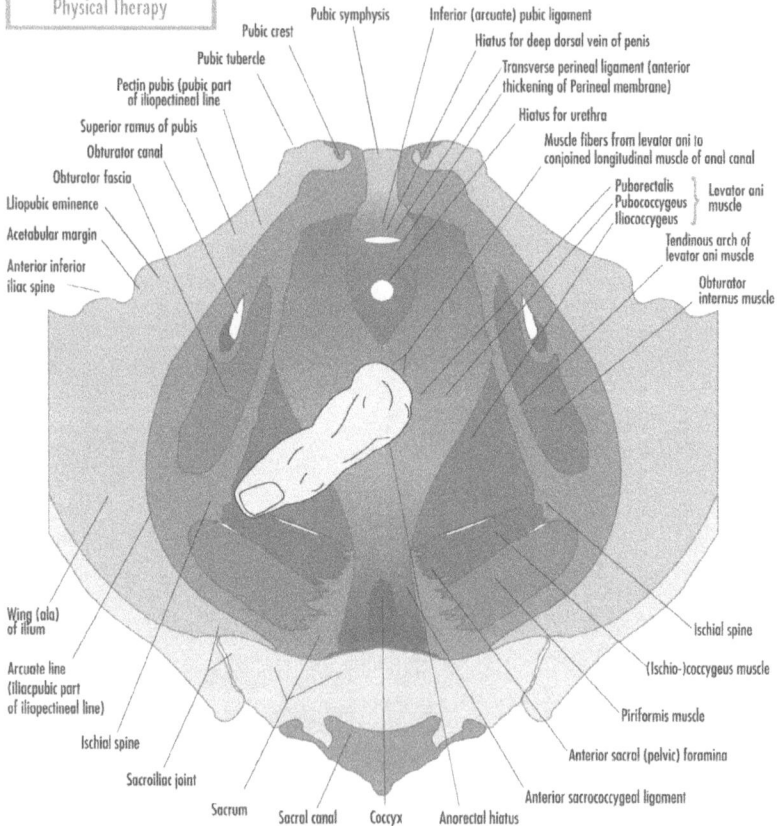

Pubic symphysis

Pubic crest

Pubic tubercle

Pectin pubis (pubic part
of iliopectineal line)

Superior ramus of pubis

Obturator canal

Obturator fascia

Iliopubic eminence

Acetabular margin

Anterior inferior
iliac spine

Inferior (arcuate) pubic ligament

Hiatus for deep dorsal vein of penis

Transverse perineal ligament (anterior
thickening of Perineal membrane)

Hiatus for urethra

Muscle fibers from levator ani to
conjoined longitudinal muscle of anal canal

Puborectalis ⎫
Pubococcygeus ⎬ Levator ani
Iliococcygeus ⎭ muscle

Tendinous arch of
levator ani muscle

Obturator
internus muscle

Wing (ala)
of ilium

Arcuate line
(iliacpubic part
of iliopectineal line)

Ischial spine

Sacroiliac joint

Sacrum

Sacral canal

Coccyx

Anorectal hiatus

Ischial spine

(Ischio-)coccygeus muscle

Piriformis muscle

Anterior sacral (pelvic) foramina

Anterior sacrococcygeal ligament

Μέσος Ανελκτήρας του Πρωκτού- (Λαγονοκοκκυγικός)

Τα εναυσματικά σημεία πόνου στο μέσο ανελκτήρα του πρωκτού (λαγονοκοκκυγικό) συνήθως αντανακλούν πόνο στα πλάγια πυελικά τοιχώματα και στον πρωκτικό σφιγκτήρα. Τα εναυσματικά σημεία μπορεί επίσης να αντανακλούν πόνο προσθίως προς τις πρόσθιες μοίρες του ανελκτήρα του πρωκτού και τον προστάτη. Τα εναυσματικά σημεία πόνου αυτής της περιοχής μπορεί να προκαλούν δυσφορία που εκδηλώνεται ως αίσθημα βάρους στον προστάτη.

- *Μπορεί να αντανακλούν πόνο στα πλάγια πυελικά τοιχώματα, το περίνεο, τον πρωκτικό σφιγκτήρα, αίσθημα βάρους στον προστά-τη, καθώς και να αντανακλάσουν πόνο/δυσφορία με κατεύθυνση προς τις πρόσθιες μοίρες των ανελκτήρων και του προστάτη*

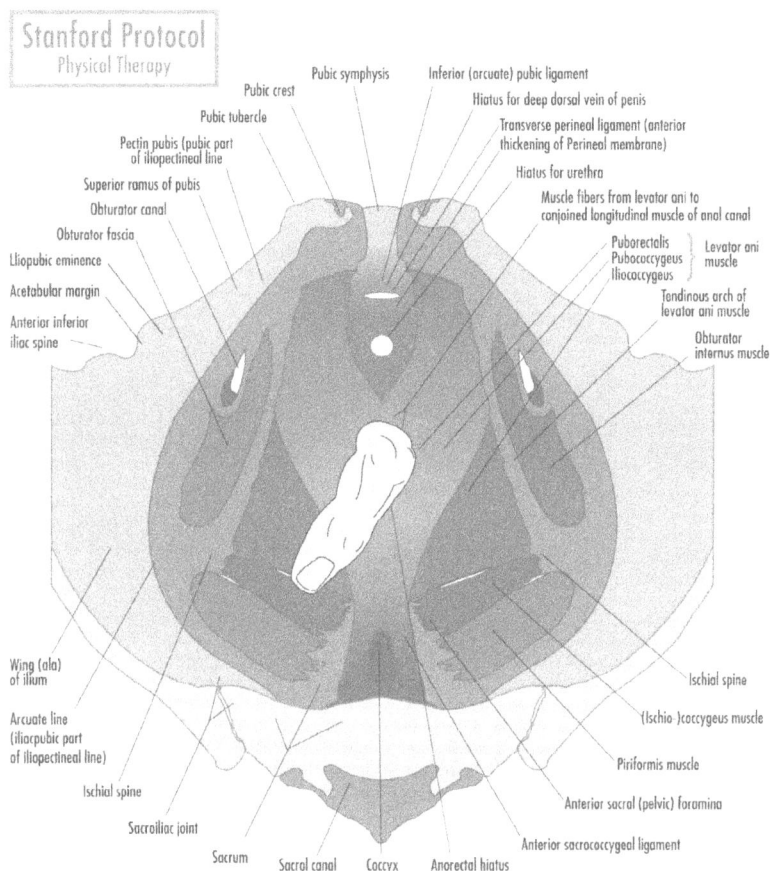

Stanford Protocol
Physical Therapy

Pubic crest
Pubic tubercle
Pectin pubis (pubic part of iliopectineal line)
Superior ramus of pubis
Obturator canal
Obturator fascia
Lliopubic eminence
Acetabular margin
Anterior inferior iliac spine

Pubic symphysis
Inferior (arcuate) pubic ligament
Hiatus for deep dorsal vein of penis
Transverse perineal ligament (anterior thickening of Perineal membrane)
Hiatus for urethra
Muscle fibers from levator ani to conjoined longitudinal muscle of anal canal
Puborectalis
Pubococcygeus   Levator ani
Iliococcygeus   muscle
Tendinous arch of levator ani muscle
Obturator internus muscle

Wing (ala) of ilium
Arcuate line (iliacpubic part of iliopectineal line)
Ischial spine
Sacroiliac joint
Sacrum
Sacral canal
Coccyx
Anorectal hiatus

Ischial spine
(Ischio)coccygeus muscle
Piriformis muscle
Anterior sacral (pelvic) foramina
Anterior sacrococcygeal ligament

Κοκκυγικός/Ισχιο-κοκκυγικός

Τα εναυσματικά σημεία πόνου σε αυτό το μυ τυπικά αντανακλούν πόνο
και πίεση που δημιουργούν την αίσθηση μιας μπάλας γκολφ μέσα στον
πρωκτό, πόνο στον κόκκυγα και τον μείζονα γλουτιαίο μυ. Ο πόνος που
εμφανίζεται πριν ή μετά την αφόδευση συχνά σχετίζεται με την αίσθηση
πληρότητας στο έντερο.

- *Μπορεί να αντανακλάσει συμπτώματα στον κοκκυγικό μυ,
  τον κόκκυγα, το μείζονα γλουτιαίο μυ και να προκαλέσει πόνο
  πριν ή μετά την αφόδευση / αίσθηση πληρότητας του εντέρου
  και δυσφορία*

Stanford Protocol
Physical Therapy

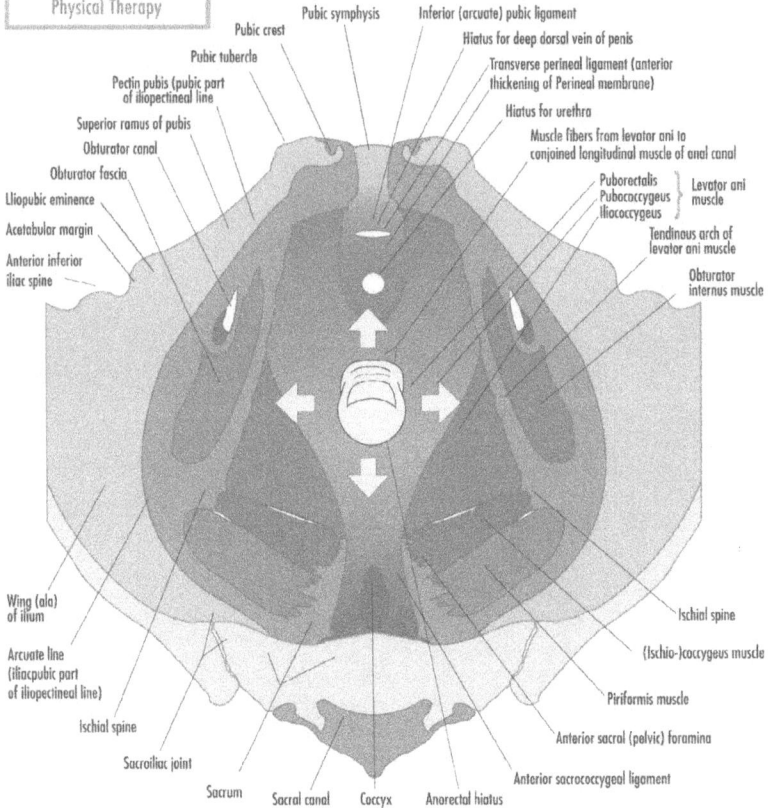

Pubic symphysis — Inferior (arcuate) pubic ligament
Pubic crest
Pubic tubercle — Hiatus for deep dorsal vein of penis
Pectin pubis (pubic part — Transverse perineal ligament (anterior
of iliopectineal line — thickening of Perineal membrane)
Superior ramus of pubis — Hiatus for urethra
Obturator canal — Muscle fibers from levator ani to
Obturator fascia — conjoined longitudinal muscle of anal canal
Iliopubic eminence — Puborectalis ⎫ Levator ani
Acetabular margin — Pubococcygeus ⎬ muscle
Anterior inferior — Iliococcygeus ⎭
iliac spine — Tendinous arch of
levator ani muscle
Obturator
internus muscle

Wing (ala) — Ischial spine
of ilium
Arcuate line — (Ischio-)coccygeus muscle
(iliacpubic part
of iliopectineal line) — Piriformis muscle
Ischial spine — Anterior sacral (pelvic) foramina
Sacroiliac joint — Anterior sacrococcygeal ligament
Sacrum — Sacral canal — Coccyx — Anorectal hiatus

Σφιγκτήρας πρωκτού

Τα εναυσματικά σημεία πόνου σε αυτή την περιοχή μπορεί να προκαλούν πρωκτικό πόνο εντός του πρωκτικού σφιγκτήρα, καθώς επίσης πόνο προς την πρόσθια ή οπίσθια μοίρα του πρωκτικού σφιγκτήρα. Η θεραπεία περιλαμβάνει προσεκτική διάταση του σφιγκτήρα προς τα άνω στη 12η ώρα, προς τα πλάγια στην 3η ώρα, προς τα κάτω στην 6η ώρα και προς τα πλάγια στην 9η ώρα.

> • *Μπορεί να αντανακλάσουν πόνο στον ίδιο τον πρωκτικό σφιγκτήρα που να ακτινοβολεί επίσης εμπρός και πίσω από το σφιγκτήρα*

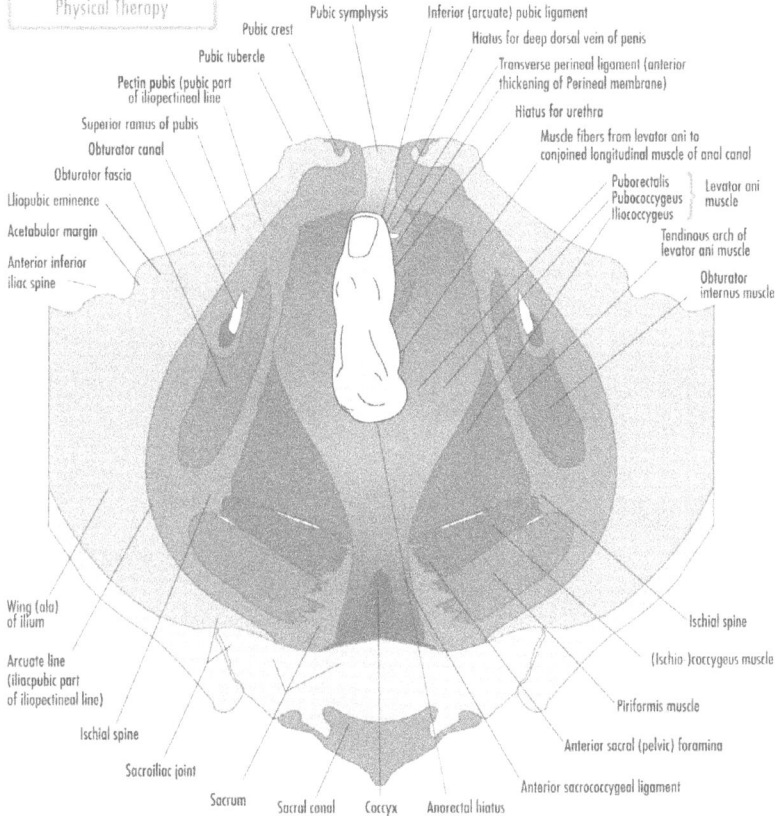

Stanford Protocol
Physical Therapy

Pubic symphysis Inferior (arcuate) pubic ligament

Pubic crest

Pubic tubercle

Hiatus for deep dorsal vein of penis

Transverse perineal ligament (anterior
thickening of Perineal membrane)

Pectin pubis (pubic part
of iliopectineal line

Superior ramus of pubis

Hiatus for urethra

Obturator canal

Muscle fibers from levator ani to
conjoined longitudinal muscle of anal canal

Obturator fascia

Lliopubic eminence

Puborectalis
Pubococcygeus   } Levator ani
Iliococcygeus   muscle

Acetabular margin

Tendinous arch of
levator ani muscle

Anterior inferior
iliac spine

Obturator
internus muscle

Wing (ala)
of ilium

Ischial spine

(Ischio)coccygeus muscle

Arcuate line
(iliacpubic part
of iliopectineal line)

Piriformis muscle

Ischial spine

Anterior sacral (pelvic) foramina

Sacroiliac joint

Anterior sacrococcygeal ligament

Sacrum   Sacral canal   Coccyx   Anorectal hiatus

Περιοχή Μάλλαξης Προστάτη

- Οι ουρολόγοι παραδοσιακά κάνουν μάλλαξη του προστάτη για να εξάγουν προστατικό υγρό προκειμένου να το εξετάσουν στο μικροσκόπιο ή για να παροχετευτεί ο προστάτης που υφίσταται φλεγμονή ή λοίμωξη . Η μάλλαξη του προστάτη στο Πρωτόκολλο του Στάνφορντ δε γίνεται για το σκοπό αυτό. Μαλλάσσουμε τον προστάτη μόνο όταν ο γιατρός το έχει ζητήσει συγκεκριμένα ή για να διατεθεί ο γειτονικός συνδετικός ιστός. Ενώ κάποιοι γιατροί κάνουν προστατικό μασάζ ζωηρά ή βίαια, εμείς το αποφεύγουμε. Ειδικά αν ο προστάτης είναι ευαίσθητος, κινούμαστε πολύ ήπια στην αρχή και σκοπός μας είναι να μειώσουμε την ευαισθησία του προστάτη, ώστε με συνεχείς επαναληπτικές μαλλάξεις σε μια περίοδο καθορισμένου αριθμού μαλλάξεων ο προστάτης να πονά λιγότερο. Ακολουθεί η δική μας μέθοδος προστατικής μάλλαξης. Εντοπίζουμε τον προστάτη και κάνουμε πλευρικές κινήσεις από έξω προς τα μέσα όταν το δάκτυλο είναι από τη μία πλευρά (από τα πλάγια προς τα έσω) του προστάτ . Και, στη συνέχεια, από την άλλη πλευρά με το ίδιο χέρι, κάνουμε πλευρικές προς τα μέσα κινήσεις (από έξω προς τα μέσα) . . . . πηγαίνοντας πάντα από τα έξω προς το κέντρο του προστάτη. Στη συνέχεια κινούμαστε από πάνω προς τα κάτω (από τα άνω προς τα κάτω). Εάν ο προστάτης πονά ανυπόφορα, κινούμαστε πάρα πολύ απαλά. Η συνολική διάρκεια της μάλλαξης είναι περίπου ένα λεπτό.

Stanford Protocol
Physical Therapy

Pubic symphysis
Pubic crest
Pubic tubercle
Pectin pubis (pubic part of iliopectineal line)
Superior ramus of pubis
Obturator canal
Obturator fascia
Iliopubic eminence
Acetabular margin
Anterior inferior iliac spine

Inferior (arcuate) pubic ligament
Hiatus for deep dorsal vein of penis
Transverse perineal ligament (anterior thickening of Perineal membrane)
Hiatus for urethra
Muscle fibers from levator ani to conjoined longitudinal muscle of anal canal
Puborectalis
Pubococcygeus } Levator ani muscle
Iliococcygeus
Tendinous arch of levator ani muscle
Obturator internus muscle

Wing (ala) of ilium
Arcuate line (iliacpubic part of iliopectineal line)
Ischial spine
Sacroiliac joint
Sacrum
Sacral canal
Coccyx
Anorectal hiatus

Ischial spine
(Ischio-)coccygeus muscle
Piriformis muscle
Anterior sacral (pelvic) foramina
Anterior sacrococcygeal ligament

Απιοειδής (εσωτερική πρόσβαση)

Τα εναυσματικά σημεία εδώ μπορεί να αντανακλούν στην ιερολαγόνια άρθρωση, τα ισχία και τις οπίσθιες μηριαίες χώρες. Οι ασθενείς μπορεί να αισθάνονται αυξημένο πόνο στο ψηλαφούμενο σημείο.

- *Μπορεί να αντανακλά πόνο στην ιερολαγόνια άρθρωση, τα ισχία και τις ιγνυακές χώρες, καθώς επίσης να συνοδεύεται από αυξημένο πόνο στο ψηλαφούμενο σημείο*

Stanford Protocol
Physical Therapy

Pubic crest · Pubic symphysis · Inferior (arcuate) pubic ligament

Pubic tubercle · Hiatus for deep dorsal vein of penis

Pectin pubis (pubic part of iliopectineal line) · Transverse perineal ligament (anterior thickening of Perineal membrane)

Superior ramus of pubis · Hiatus for urethra

Obturator canal · Muscle fibers from levator ani to conjoined longitudinal muscle of anal canal

Obturator fascia · Puborectalis / Pubococcygeus / Iliococcygeus · Levator ani muscle

Iliopubic eminence · Tendinous arch of levator ani muscle

Acetabular margin

Anterior inferior iliac spine · Obturator internus muscle

Wing (ala) of ilium · Ischial spine

Arcuate line (iliacpubic part of iliopectineal line) · (Ischio-)coccygeus muscle

Ischial spine · Piriformis muscle

Sacroiliac joint · Anterior sacral (pelvic) foramina

Anterior sacrococcygeal ligament

Sacrum · Sacral canal · Coccyx · Anorectal hiatus

Έσω Θυροειδής

Τα εναυσμαυτικά σημεία πόνου του έσω θυροειδή μπορεί να αντανακλάσουν πόνο στο περίνεο, προς τα έξω στο ισχίο, προς ολόκληρο το πυελικό έδαφος προσθίως και οπισθίως. Ο θυροειδής είναι σε μεγάλη εγγύτητα προς το έσω αιδοιϊκό νεύρο και μπορεί να προκαλεί έναν αμβλύ και καυστικό πόνο στο πυελικό έδαφος προς την πλευρά που ψηλαφάται. Τα εναυσματικά σημεία πόνου του έσω θυροειδή μπορεί να προκαλούν το αίσθημα μπάλας γκολφ στον πρωκτό, συμπτώματα στον κόκκυγα, τις οπίσθιες μηριαίες και ιγνυακές χώρες. Στις γυναίκες, τα εναυσματικά σημεία πόνου του θυροειδούς μπορεί να αντανακλούν πόνο στην ουρήθρα, τον κόλπο και ειδικότερα το αιδοίο, γι' αυτό και είναι πολύ σημαντικά στην αντιμετώπιση της αιδοιωδυνίας

- *Μπορεί να αντανακλούν αμβλύ πόνο στην πλευρά που ψηλαφάται, αίσθημα μπάλας γκολφ στον πρωκτό, πόνο στον κόκκυγα, τις ιγνυακές χώρες, τον οπίσθιο μηρό, την ουρήθρα, τον κόλπο και το αιδοίο (σημαντικά στην αιδοιωδυνία)*

Stanford Protocol
Physical Therapy

Pubic symphysis
Pubic crest
Pubic tubercle
Pectin pubis (pubic part of iliopectineal line)
Superior ramus of pubis
Obturator canal
Obturator fascia
Lliopubic eminence
Acetabular margin
Anterior inferior iliac spine

Inferior (arcuate) pubic ligament
Hiatus for deep dorsal vein of penis
Transverse perineal ligament (anterior thickening of Perineal membrane)
Hiatus for urethra
Muscle fibers from levator ani to conjoined longitudinal muscle of anal canal
Puborectalis
Pubococcygeus } Levator ani muscle
Iliococcygeus
Tendinous arch of levator ani muscle
Obturator internus muscle

Wing (ala) of ilium
Arcuato line (iliacpubic port of iliopectineal line)
Ischial spine
Sacroiliac joint
Sacrum
Sacral canal
Coccyx
Anorectal hiatus

Ischial spine
(Ischio-)coccygeus muscle
Piriformis muscle
Anterior sacral (pelvic) foramina
Anterior sacrococcygeal ligament

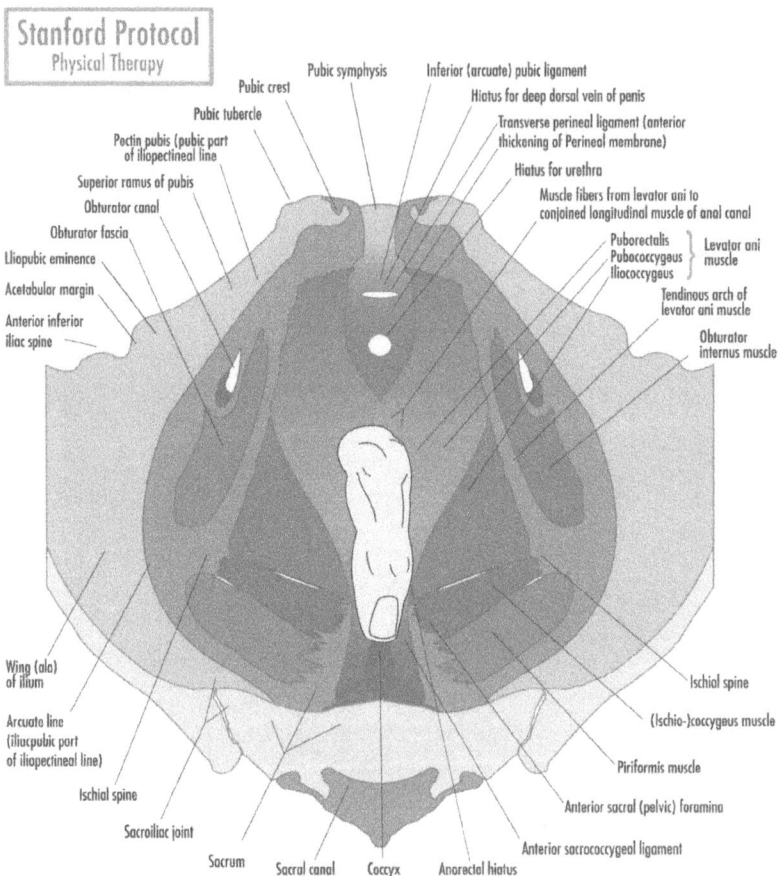

Ψηλαφώντας τον κόκκυγα

Αυτή είναι μια οστική ψηλάφηση. Στη θεραπεία του πυελικού άλγους, αν ο κόκκυγας είναι ακινητοποιημένος, μπορεί να αποτελεί παράγοντα που διαιωνίζει τα εναυσματικά σημεία που προκαλούν πυελικό άλγος.

> • *Ένας ακινητοποιημένος κόκκυγας μπορεί να διαιωνίζει το πυελικό άλγος*

Εξωτερικά Εναυσματικά Σημεία Πόνου του Πυελικού Εδάφους και οι Περιοχές όπου τυπικά Αντανακλούν Πόνο και Αίσθηση

Τα Εξωτερικά Εναυσματικά Σημεία Πόνου είναι εξίσου σημαντικά με τα εσωτερικά ως προς τη συντήρηση του φαύλου κύκλο του πόνου. Για παράδειγμα, αντιμετωπίσαμε έναν ασθενή με σημαντικό πόνο στη βουβωνική χώρα προερχόμενο από τον *τετράγωνο οσφυϊκό μυ*, στα πλάγια του σώματος. Για άλλη μια φορά, το εναυσματικό σημείο ήταν σχετικά απομακρυσμένο από την περιοχή όπου ο πόνος ήταν αισθητός. Όταν έγινε θεραπεία στο εναυσματικό σημείο ο ασθενής αισθάνθηκε φοβερή ανακούφιση. Όλοι οι γιατροί τους οποίους επισκέφθηκε ο ασθενής αυτός όσα χρόνια εμφάνιζε το εναυσματικό σημείο δε ήταν σε θέση να το εντοπίσουν. Έχουμε αντιμετωπίσει ασθενείς που είχαν εναυσματικά σημεία στους κοιλιακούς μυς τα οποία αντανακλούσαν ανυπόφορο πόνο στην πύελο.

Για το θεραπευτή που είναι έμπειρος στην Μυοπεριτονιακή Ελευθέρωση/Ελευθέρωση Εναυσματικών Σημείων, τα συμπτώματα του ασθενή, καθώς επίσης και η κλινική εξέταση παρέχουν τα απαραίτητα στοιχεία για τον εντοπισμό των εναυσματικών σημείων. Είμαστε ευγνώμονες στον Δρ. Ντέιβιντι Σίμονς, ενός εκ των συγγραφέων του βιβλίου*Μυοπεριτονιακός Πόνος και Δυσλειτουργία: Το Εγχειρίδιο των Εναυσματικών Σημείων Πόνου**, καθώς και στον εκδότη του που μας επέτρεψαν να χρησιμοποιήσουμε τα πρωτότυπα σχήματα του βιβλίου. Λάβαμε την πρωτοβουλία και προσθέσαμε ένα δάκτυλο-δείκτη σε κάθε σχήμα. Η άκρη του δακτύλου-δείκτη σημειώνει τη θέση του εναυσματικού σημείου που πιθανόν να προκαλεί τα συμπτώματα στις σκιασμένες περιοχές.

Οι παρακάτω εικόνες δείχνουν εναυσματικά σημεία σε εξωτερικούς μυς που συμβάλλουν στο πυελικό άλγος.

* Ο αριθμός ταυτοποίησης κάτω από κάθε σχήμα των εξωτερικών εναυσματικών σημείων που σχετίζονται με το πυελικό άλγος παρέχει εύκολη αναφορά στον αριθμό τόμου και το σχήμα από όπου λήφθηκε στο βιβλίο Μυοπεριτονιακός Πόνος και Δυσλειτουργία: Το Εγχειρίδιο των Εναυσματικών Σημείων Πόνου, 2η έκδοση, των Τζάνετ Γ. Τραβέλ και Ντέιβιντ Γ. Σίμονς, έκδοση και πνευματικά δικαιώματα Λίπινκοττ, Γουίλιαμς & Γουίλκινς (1η Οκτωβρίου, 1998). Πρωτότυπη εικονογράφηση της Μπάρμπαρα Άμπελοφ. Διόρθωση και επεξεργασία πρωτοτύπου της Λόις Σ. Σίμονς. Copyright 1989, Λίπινκοττ, Γουίλιαμς & Γουίλκινς.

Stanford Protocol
Physical Therapy

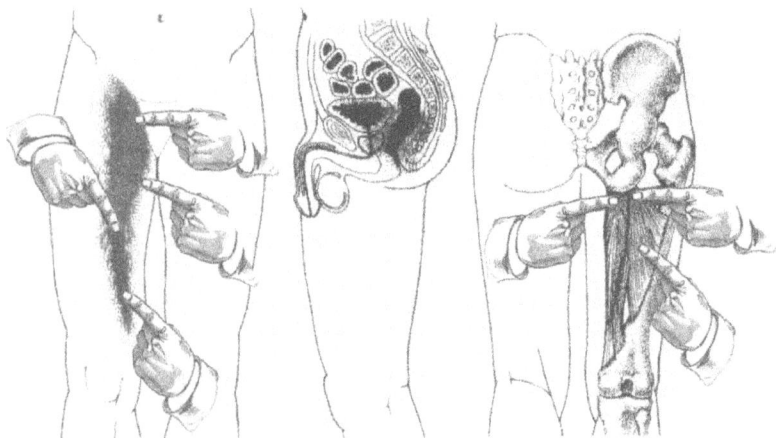

ADDUCTOR MAGNUS MUSCLE
v.2 Fig. 15.2

πόνος αισθητός στις σκιασμένες περιοχές

η άκρη του δακτύλου εντοπίζει το
εναυσματικό σημείο πόνου

ΜΕΙΖΩΝ ΠΡΟΣΑΓΩΓΟΣ

- *Αυτός ο μυς παραβλέπεται από πολλούς κλινικούς γιατρούς*
- *Ο μείζων προσαγωγός είναι ένας μυς κρίσιμης σημασίας στον έλεγχο των εναυσματικών σημείων πόνου που μπορεί να αντανακλά πόνο σε όλο το πυελικό έδαφος συμπεριλαμβανομένων του περίνεου, της κύστης και του προστάτη*
- *Όταν τα εναυσματικά σημεία πόνου εξακολουθούν να είναι ενεργά στο εσωτερικό, μπορεί να προκαλούνται από εναυσματικά σημεία που δεν έχουν αντιμετωπιστεί στο μέγα προσαγωγό*
- *Τα εναυσματικά σημεία πόνου στο μέγα προσαγωγό μπορεί να δημιουργούν στο ορθό την αίσθηση ότι υπάρχει μια μπάλα του γκολφ*

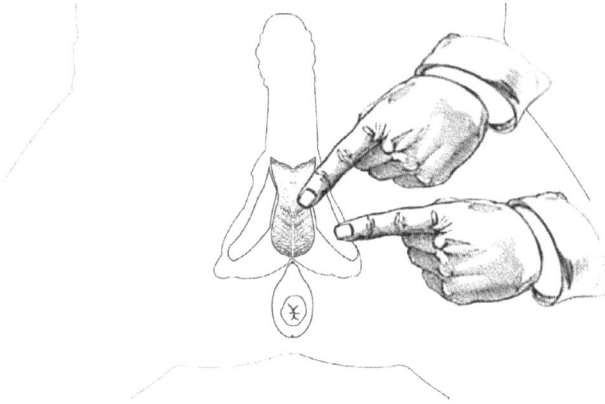

πόνος αισθητός στις σκιασμένες περιοχές

η άκρη του δακτύλου εντοπίζει το
εναυσματικό σημείο πόνου

ΒΟΛΒΟΣΗΡΑΓΓΩΔΗΣ ΚΑΙ ΙΣΧΙΟΣΗΡΑΓΓΩΔΗΣ

- *Τα εναυσματικά σημεία πόνου στο βολβοσηραγγώδη και ισχιοσηραγγώδη μπορεί να αντανακλούν πόνο και αίσθηση στη βάση του πέους και στο περίνεο*

Stanford Protocol
Physical Therapy

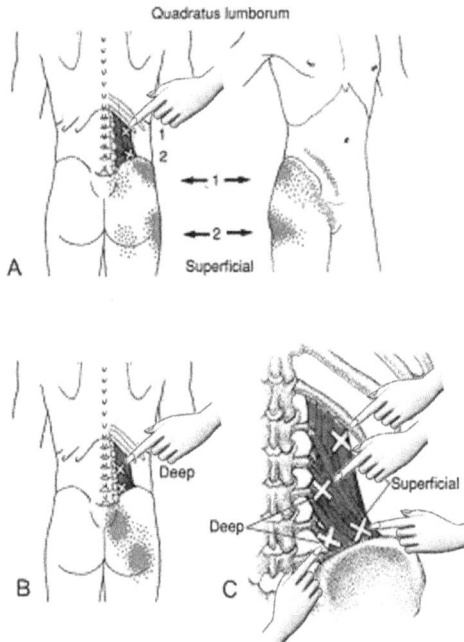

Quadratus lumborum

A   Superficial

B   Deep

C   Superficial
Deep

πόνος αισθητός στις σκιασμένες περιοχές

η άκρη του δακτύλου εντοπίζει το
εναυσματικό σημείο πόνου

*Quadratus Lumborum is best palpated
with the patient lying on the side.
These trigger points are found between
the last rib and the crest of the ilium
and between the lateral obliques
and the lumbar paraspinals.*

ΤΕΤΡΑΓΩΝΟΣ ΟΣΦΥΪΚΟΣ

- *Λαγόνια ακρολοφία και κάτω τεταρτημόριο της κοιλιάς*
- *Εξωτερική πλευρά της βουβωνικής χώρας (μπορεί να αντανακλά πόνο στα χείλη του αιδοίου των γυναικών,*
- *τον όρχι ή την πλάγια επιφάνεια του πέους των ανδρών)*
- *Μείζονα τροχαντήρα (ισχίο) και την πλάγια άνω επιφάνεια των μηρών*
- *Ιερολαγόνια άρθρωση*
- *Στο κάτω μέρος των γλουτών*

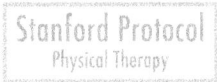

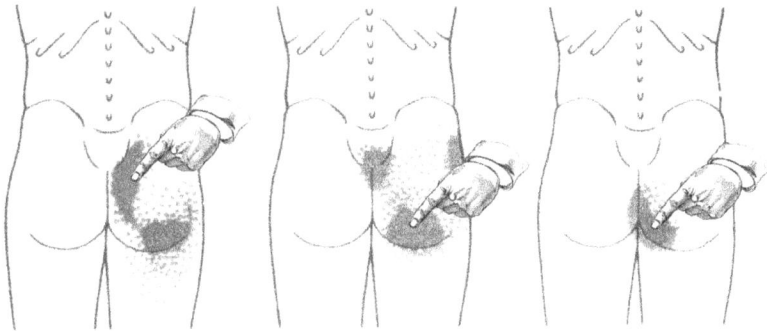

GLUTEUS MAXIMUS
v.2 Fig. 7.1

πόνος αισθητός στις σκιασμένες περιοχές

η άκρη του δακτύλου εντοπίζει το
εναυσματικό σημείο πόνου

ΓΛΟΥΤΙΑΙΟΣ (ΜΕΙΖΩΝ)

- *Εναυσματικά σημεία πόνου στο μείζονα γλουτιαίο μπορεί να ανтανακλούν πόνο και αίσθηση στο ισχίο, τους γλουτούς, τον κόκκυγα, το ιερό οστό και τον οπίσθιο μηρό*

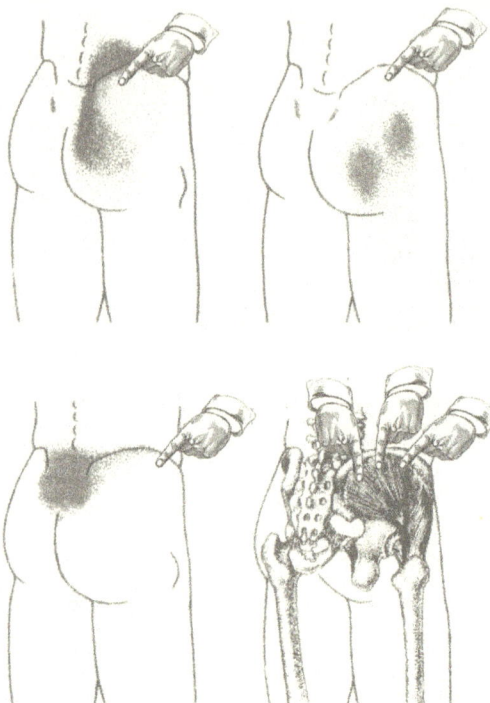

Stanford Protocol
Physical Therapy

πόνος αισθητός στις σκιασμένες περιοχές

η άκρη του δακτύλου εντοπίζει το
εναυσματικό σημείο πόνου

GLUTEUS MEDIUS
v.2 Fig. 8.1

ΓΛΟΥΤΙΑΙΟΣ (ΜΕΣΟΣ)

- *Εναυσματικά σημεία πόνου στον ελάσσονα γλουτιαίο μπορεί να αντανακλούν πόνο και αίσθηση κάτω προς το πόδι και μερικές φορές προς τον όρχι*

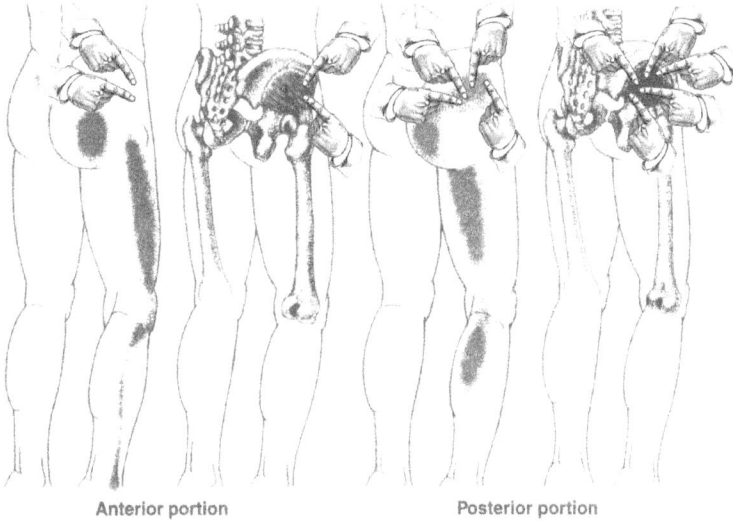

Anterior portion   Posterior portion

GLUTEUS MINIMUS
v.2 Fig. 9.1 AND 9.2

πόνος αισθητός στις σκιασμένες περιοχές

η άκρη του δακτύλου εντοπίζει το
εναυσματικό σημείο πόνου

ΓΛΟΥΤΙΑΙΟΣ (ΕΛΑΣΣΩΝ)

- *Εναυσματικά σημεία πόνου στον ελάσσονα γλουτιαίο μπορεί να αντανακλούν πόνο και αίσθηση κάτω προς το πόδι και μερικές φορές προς τον όρχι*

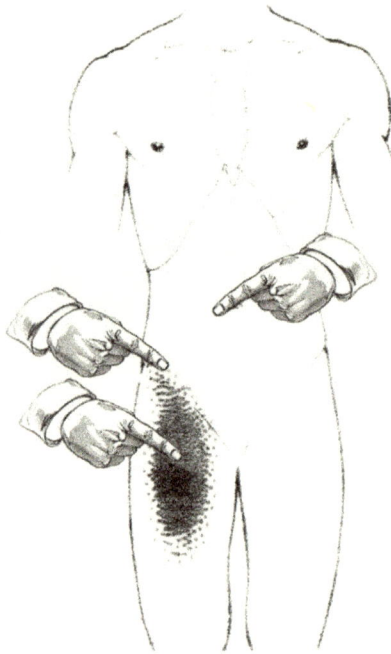

Stanford Protocol
Physical Therapy

πόνος αισθητός στις σκιασμένες περιοχές

η άκρη του δακτύλου εντοπίζει το εναυ-
σματικό σημείο πόνου

ILIOPSOAS
v.2 Fig. 5.1

ΛΑΓΟΝΟΨΟΪΤΗΣ

- *Ενασμαυτικά σημεία πόνου στο λαγονοψοΐτη μπορεί να αντα-
  νακλούν πόνο στις βουβωνικές χώρες, τον όρχι, τον πρόσθιο
  μηρό και την κατώτερη ράχη.*

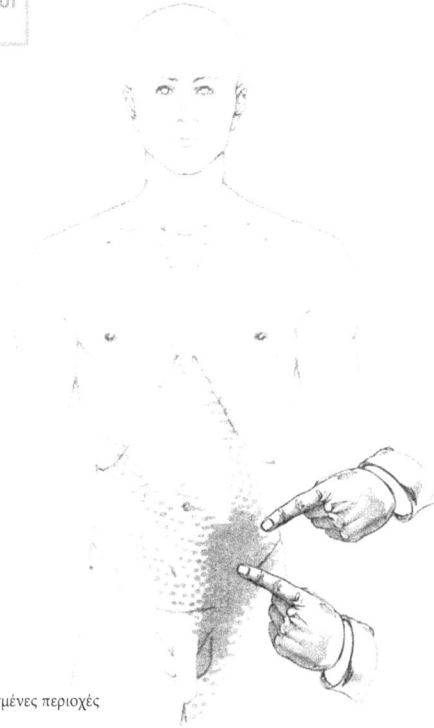

πόνος αισθητός στις σκιασμένες περιοχές

η άκρη του δακτύλου εντοπίζει το εναυ-
σματικό σημείο πόνου

LATERAL ABDOMINALS OBLIQUE
V.1 Fig. 49.1

ΠΛΑΓΙΟΙ ΛΟΞΟΙ ΚΟΙΛΙΑΚΟΙ

- *Εναυσματικά σημεία πόνου στους πλάγιους κοιλιακούς μπορεί να αντανακλούν πόνο σε ολόκληρο το επιγάστριο, ψηλά στις πλευρές και προς τον κόλπο και τον όρχι... αποτελούν σημαντική αιτία πόνου στον όρχι*

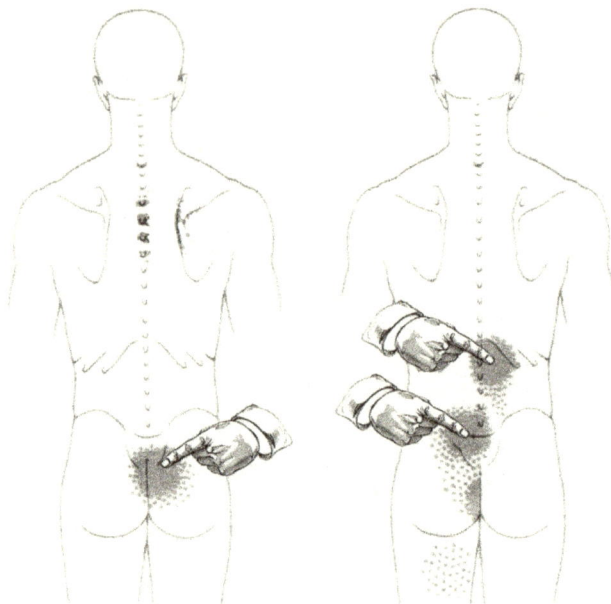

MULTIFIDI
v.1 Fig. 48.2

πόνος αισθητός στις σκιασμένες περιοχές

η άκρη του δακτύλου εντοπίζει το εναυ-
σματικό σημείο πόνου

ΠΑΡΑΣΠΟΝΔΥΛΙΚΟΙ ΚΑΙ ΠΟΛΥΣΧΙΔΕΙΣ

- *Εναυσματικά σημεία πόνου στους παρασπονδυλικούς τείνουν να αντανακλούν πόνο και αίσθηση στην κατώτερη ράχη, ωστόσο ο πόνος αυτός δεν επεκτείνεται δίκην βεντάλιας αλλά μένει περιορισμένος σε μια συγκεκριμένη περιοχή*

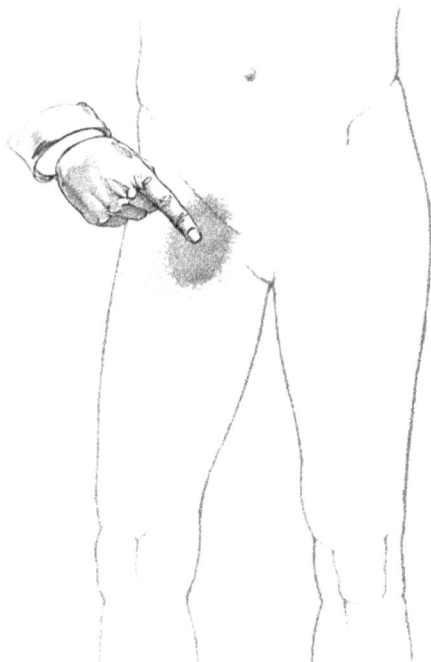

πόνος αισθητός στις σκιασμένες περιοχές

η άκρη του δακτύλου εντοπίζει το εναυσματικό σημείο πόνου

PECTINEUS
v.2 Fig. 13.1

ΚΤΕΝΙΤΗΣ

- *Εναυσματικά σημεία πόνου στον κτενίτη μπορεί να αντανακλούν πόνο στις βουβωνικές χώρες, ιδιαίτερα σημαντικό σημείο για το βουβωνικό πόνο*

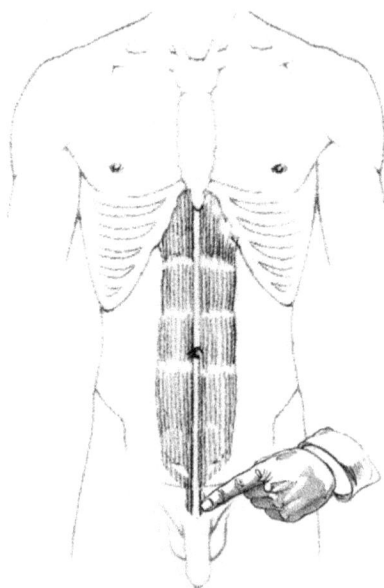

PYRAMIDALIS
v.2 Fig. 13.1

πόνος αισθητός στις σκιασμένες περιοχές

η άκρη του δακτύλου εντοπίζει το εναυ-
σματικό σημείο πόνου

ΠΥΡΑΜΟΕΙΔΗΣ

- *Ο πυραμοειδής δεν υπάρχει σε ορισμένα άτομα, αλλά εφόσον υπάρχει μπορεί να εμφανίζει εναυσματικά σημεία πόνου που να αντανακλούν πόνο και αίσθηση στην κύστη, το ηβικό οστό και την ουρήθρα*

Η σύγχρονη ιατρική μπορεί να παρομοιασθεί με το Χριστιανισμό και οι διάφορες σχολές σκέψης της ιατρικής με τα διάφορα δόγματα όπως τους Βαπτιστές, τους Ουνιταριανούς και τους Επισκοπικούς. Στον κόσμο της φυσιοθεραπείας, υπάρχουν διάφορες εκκλησίες ή σχολές σκέψης για το πώς, παραδείγματος χάριν, μπορείτε να εφαρμόσετε την Ελευθέρωση των Εναυσματικών Σημείων Πόνου. Το πρωτόκολλό μας ακολουθεί στενά τις μεθόδους των Τραβέλ και Σίμονς. Πολλοί από τους ασθενείς που έχουμε δει έχουν υποβληθεί προηγουμένως σε θεραπείες από φυσιοθεραπευτές που χρησιμοποιούν διαφορετικές μεθόδους. Μοιράστηκαν τις εμπειρίες τους μαζί μας και σύγκριναν το πρωτόκολλο μας με τυχόν άλλες μεθόδους που είχαν χρησιμοποιήσει. Είμαστε πεπεισμένοι ότι η μεθοδολογία που χρησιμοποιούμε είναι μακράν η πιο αποτελεσματική στη θεραπεία των ασθενών με εναυσματικά σημεία πόνου.

Ακολουθούν μερικά σημαντικά στοιχεία σχετικά με το Πρωτόκολλο Γουάιζ-Άντερσον/Στάνφορντ για τη φυσιοθεραπεία του πυελικού εδάφους. Εάν το εναυσματικό σημείο δεν ψηλαφηθεί έντονα και με έναν αρκετά συγκεκριμένο τρόπο, μπορεί απλά να εμφανίσει αντίσταση στη διαδικασία απενεργοποίησης. Ακόμη υπάρχει κίνδυνος τραυματισμού του ιστού εάν η πίεση είναι λανθασμένα έντονη. Απαιτείται εμπειρία και ταλέντο στην ψηλάφηση του ιστού, καθώς και στο πόσο έντονη ψηλάφηση χρειάζεται. Οι φυσιοθεραπευτές που δεν έχουν εμπειρία στην εξειδικευμένη θεραπεία του πυελικού άλγους και στην εκπαίδευση ασθενών στην αυτο-θεραπεία μπορεί να κάνουν διάφορα λάθη - το σημαντικότερο, να μην εντοπίσουν το εναυσματικό σημείο, και να μην ψηλαφήσουν αρκετά έντονα όταν το εντοπίσουν, ή να μη χρησιμοποιήσουν πίεση ελευθέρωσης στο εναυσματικό σημείο για 30-90 δευτερόλεπτα.

Ο γενικός μας κανόνας είναι να ασκείται πίεση στο εναυσματικό σημείο για 20-90 δευτερόλεπτα. Αυτό είναι ιδιαίτερα απαιτητικό, κυρίως όταν ένας φυσιοθεραπευτής με λεπτεπίλεπτα χέρια δουλεύει σε έναν εσωτερικό μυ του πυελικού εδάφους ενός μεγαλόσωμου και δυνατού άνδρα ή μιας γυναίκας. Το δάκτυλο του φυσιοθεραπευτή καταπονείται σε κάθε Ελευθέρωση Εναυσματικών Σημείων Πόνου και είναι επιρρεπές σε τραυματισμούς, εκτός εάν χρησιμοποιείται σωστά και ο θεραπευτής διαθέτει εκ φύσεως ένα ορισμένο επίπεδο δύναμης και ένα ορισμένο είδος δακτύλου. Η εφαρμογή της θεραπείας Ελευθέρωσης Εναυσματικών Σημείων Πόνου θέτει τα δάκτυλα σε κίνδυνο τραυματισμού και είναι ο λόγος που μερικοί φυσιοθεραπευτές επιλέγουν να μην ακολουθήσουν το πρωτόκολλο μας ή απλά αδυνατούν να το κάνουν.

Οι εξάρσεις των συμπτωμάτων είναι συνηθισμένες ειδικά μετά τις πρώτες συνεδρίες Ελευθέρωσης Εναυσματικών Σημείων Πόνου. Συνήθως βέβαια περιορίζονται καθώς η θεραπεία συνεχίζεται, αν και μπορεί να επανέλθουν κατά καιρούς. Δίχως αυτή τη γνώση, έχουμε δει ορισμένους άπειρους φυσιοθεραπευτές να αποσύρονται από τη θεραπεία από φόβο ότι έκαναν κάτι λάθος. Αυτή η ανησυχία μεταδίδεται αμέσως στους ασθενείς οι οποίοι με τη σειρά τους ανησυχούν ότι ακολουθούν λάθος πορεία. Η αμφιβολία σχετικά με τη φυσιοθεραπεία και τη γενικότερη θεραπεία μπορεί να προκύψει και κάποιοι ασθενείς ενδέχεται να διακόψουν τη θεραπεία τους. Αυτό οφείλεται στο ότι ο θεραπευτής δεν έχει επαρκή κατάρτιση και εμπειρία για να αντιληφθεί συνολικά τη θεραπεία και τη συνήθη εμφάνιση εξάρσεων των συμπτωμάτων μετά τη θεραπεία.

Όταν οι άνθρωποι κάνουν ελευθέρωση εναυσματικών σημείων πόνου συστήνεται, όταν είναι εφικτό, να μην επιστρέφουν αμέσως σε καταστάσεις απαιτητικές, με ένταση. Εάν φανταστείτε τη φυσιοθεραπεία που εφαρμόζουμε ως διάταση και επιμήκυνση των συσπασμένων ιστών που θα τους επιτρέψει να χαλαρώσουν και να θεραπευτούν, είναι σημαντικό να διαθέτετε κάποιο χρόνο μετά από τη συνεδρία θεραπείας για να παραμείνετε σιωπηλοί και να ξεκουράσετε το πυελικό σας έδαφος. Ένα συσπασμένο πυελικό έδαφος αποτελεί συνήθως τη σωματοποίηση μιας ψυχολογικής άμυνας και η ελευθέρωση των πυελικών ιστών μπορεί να προκαλέσει συναισθηματική απελευθέρωση και να οδηγήσει σε εμβάθυνση στα συναισθήματα κατά τη διάρκεια ή/και μετά τη φυσιοθεραπευτική συνεδρία. Κατά την άποψή μας, τόσο ο θεραπευτής όσο και ο ασθενής πρέπει να είναι ενήμεροι για αυτή την πιθανότητα και να θεωρήσουν τέτοιου είδους αντιδράσεις ως θετικά σημάδια ανάρρωσης. Πρέπει να επιτρέπονται τέτοιες στιγμές κάθαρσης χωρίς να καταπιέζονται ή να απορρίπτονται.

Ο τρόπος διαχείρισης των προσδοκιών στην Ελευθέρωση Εναυσματικών Σημείων Πόνου είναι θεμελιώδης, καθώς πρέπει να γίνει σαφώς κατανοητό τόσο από τον ασθενή, όσο και από το θεραπευτή, ότι οι εξάρσεις είναι συνηθισμένες και αναμενόμενες και ότι η πρόοδος μπορεί να διαφανεί μετά από μια περίοδο πολλών μηνών. Συχνά η θεραπεία μπορεί να μοιάζει σαν τρία βήματα μπρος και δύο πίσω για αρκετό διάστημα. Η αναζήτηση μιας γρήγορης λύσης, και η πεποίθηση ότι ο θεραπευτής και μόνο είναι υπεύθυνος για όλα συχνά οδηγεί στην αποτυχία της αγωγής.

Μπορεί να υπάρχουν πολλαπλά εναυσματικά σημεία πόνου εντός ή εκτός του πυελικού εδάφους που να αντανακλούν πόνο στην ίδια περιοχή και αν δεν αντιμετωπιστούν όλα, ο πόνος μπορεί να επιμείνει. Μερικές φορές υπάρχει ένα δίκτυο εναυσματικών σημείων που εμπλέκονται στο πυελικό άλγος, το οποίο φαίνεται πολύ περίπλοκο για τους θεραπευτές που δεν έχουν εμπειρία στην Ελευθέρωση Εναυσματικών Σημείων Πόνου. Αυτή τη στιγμή θεωρούμε ότι υπάρχουν λίγοι φυσιοθεραπευτές ικανοί στην εφαρμογή του πρωτοκόλλου μας, στους οποίους παραπέμπουμε ασθενείς. Αν κάποιος άπειρος θεραπευτής έχει το κίνητρο για να μάθει και ο ασθενής μπορεί να δείξει υπομονή στη συνεργασία μαζί του, τότε μπορεί να εκπαιδευτεί. Η συνεργασία με κάποιον θεραπευτή χωρίς ιδιαίτερη εμπειρία που δεν επιβλέπεται από κάποιον εκπαιδευμένο και έμπειρο ενδέχεται να καταλήξει σε απογοήτευση και εγκατάλειψη του πρωτοκόλλου μας.

Έχουμε καθορίσει τί συμπεριλαμβάνουμε στο πρωτόκολλό μας και τί όχι. Ακολουθεί μια περίληψη.

- Η έμφαση της φυσιοθεραπευτικής μας παρέμβασης στο πυελικό άλγος δίνεται στην Ελευθέρωση Εναυσματικών Σημείων Πόνου. Θεωρούμε ότι η ενδελεχής εξέταση των πιθανών εσωτερικών και εξωτερικών εναυσματικών σημείων πόνου είναι ουσιώδης για το πρωτόκολλό μας. Το πρωτόκολλο αποδίδει καλύτερα όταν μπορούμε να εντοπίσουμε εσωτερικά ή εξωτερικά εναυσματικά σημεία πόνου που αναπαράγουν τα συμπτώματα των ασθενών. Θα πρέπει να σημειωθεί ότι ενώ έχουμε πιο σταθερή επιτυχία με ανθρώπους στους οποίους έχουμε εντοπίσει εναυσματικά σημεία πόνου που αναπαράγουν τα συμπτώματα, έχουμε καταφέρει να βοηθήσουμε και άτομα χωρίς ξεκάθαρα εναυσματικά σημεία αλλά με ιδιαίτερα συσπασμένο πυελικό έδαφος.

- Σε αυτό το σημείο, κατά κανόνα δε χρησιμοποιούμε θεραπευτικά τη βιοανάδραση του πυελικού εδάφους, όπου εισάγεται ένα πρωκτικό ηλεκτρόδιο και οι ασθενείς καλούνται να εκτελέσουν ασκήσεις Κέγκελ παρακολουθούμενες με ηλεκτρομυογράφημα. Επίσης, θεωρούμε ότι οι φυσιολογικές μετρήσεις της βιοανάδρασης του πυελικού εδάφους δεν αποτελούν αξιόπιστη ένδειξη για το τί συμβαίνει σε εκείνο το σημείο ή για το αν το πρωτόκολλό μας αποδίδει. Έχουμε αναφερθεί σε αυτά τα ζητήματα σε άλλο σημείο του βιβλίου μας.

- Γενικά, δε χρησιμοποιούμε ηλεκτροδιέγερση ούτε στις επισκέψεις των ασθενών ούτε στην κατ' οίκον θεραπεία και γενικά δεν τη θεωρούμε χρήσιμη.

- Επαναλαμβάνουμε ότι η έμφαση στη φυσιοθεραπεία του πυελικού εδάφους δίνεται στην Ελευθέρωση Εναυσματικών Σημείων Πόνου. Αν η στάση του σώματος και/ή μηχανικοί παράγοντες φαίνονται να σχετίζονται με το πυελικό άλγος, αντιμετωπίζουμε τους πιο σημαντικούς, σταθερούς παράγοντες που έχουμε εντοπίσει, συμπεριλαμβανομένων και της λοξότητας της στάσης του σώματος. Αντιμετωπίζουμε συχνά περιστατικά με λοξότητα της στάσης του σώματος και της πυέλου και εκπαιδεύουμε τους ασθενείς μας με σχετικές διατάσεις και/ή ασκήσεις σταθεροποίησης κατ' οίκον. Αν τα προβλήματα της στάσης του σώματος που τροφοδοτούν το πρόβλημα είναι έντονα, τότε παραπέμπουμε τον ασθενή σε κάποιον φυσιοθεραπευτή κοντά στο σπίτι του.

- Το ρολάρισμα του δέρματος ή η μάλλαξη του συνδετικού ιστού μπορεί να αποδειχθεί ένα πολύ σημαντικό εργαλείο αυτοβοήθειας, το οποίο ενθαρρύνουμε πολλούς ασθενείς μας να χρησιμοποιούν. Η μέθοδος αυτή περιγράφεται παρακάτω.

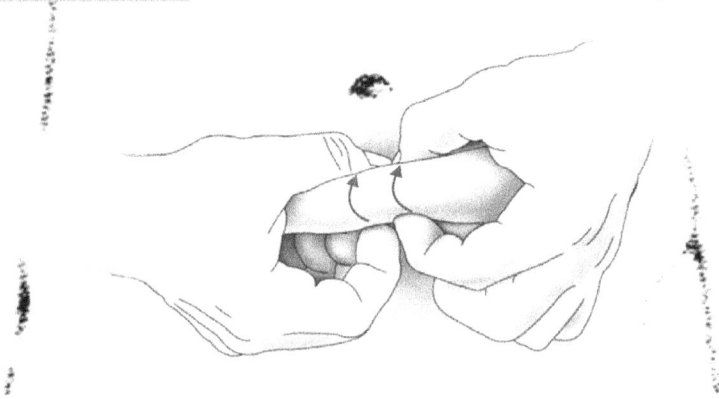

Ρολάρισμα δέρματος

Μερικές φορές συστήνουμε το ρολάρισμα του δέρματος ή τη μάλλαξη του συνδετικού ιστού. Αυτή η μέθοδος αναλύεται παρακάτω. Είναι δύσκολο να εξηγήσει κανείς πως γίνεται το ρολάρισμα του δέρματος. Δεν είναι απλά ένα τσίμπημα του δέρματος και κύλιση σε αυτή τη θέση, αλλά ρολάρισμα του δέρματος ενώ κυλάτε την πτυχή του δέρματος προς τα κάτω, όπως το κύμα ταξιδεύει προς και από στην ακτή. Το ρολάρισμα του δέρματος είναι μια κύλιση προς τα κάτω ή πάνω με ένα συνεχή κυματισμό. Ο στόχος αυτής της μεθόδου είναι να κυλά το δέρμα προς τα κάτω, πλαγίως ή καθέτως χωρίς να παραμένει η πτυχή του δέρματος στάσιμη - αντιθέτως, πρέπει να κινείται. Με άλλα λόγια, περπατάτε τα δάκτυλα εναλλάξ κατά μήκος του δέρματος, πιέζοντας συνεχώς προς τα κάτω με τον αντίχειρα και προς τα πάνω με το δείκτη και το τρίτο δάκτυλο και με αυτό τον τρόπο κυλάτε προς τα κάτω, κυλώντας το δέρμα καθώς κινείται προς τα κάτω όπως ακριβώς το κύμα ταξιδεύει από και προς την ακτή.

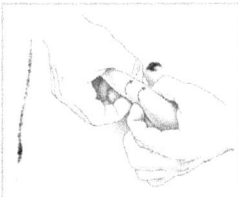

| Diagonal Links | Diagonal Rechts | Vertikal |

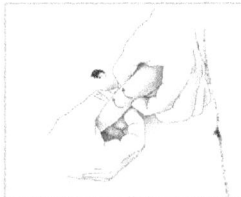

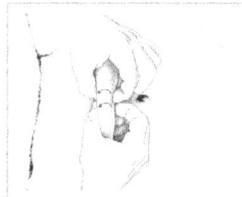

- Ενθαρρύνουμε τους ασθενείς να εφαρμόζουν την Ελευθέρωση των Εναυσματικών Σημείων Πόνου κατ' οίκον με ένα Theracane, μια μπάλα του τένις ή/και knobber.

- Κάνουμε μάλλαξη προστάτη μόνο όταν το συστήνει ο γιατρός και όταν ο προστάτης είναι ευαίσθητος. Δεν αποτελεί τη συνήθη πρακτική. Από τη σκοπιά μας, ο σκοπός της μάλλαξης του προστάτη είναι η διάταση του γειτονικού συνδετικού ιστού κυρίως εκεί που προσφύεται στον προστάτη, και όχι η εκροή προστατικού υγρού.

- Αν και εκτιμούμε την αποτελεσματικότητα των μεθόδων Φέλντενκραϊς, των κρανιοϊερών χειρισμών, της μεθόδου Αλεξάντερ, του εσωτερικού μασάζ Τίλε και άλλων εφαρμογών για διάφορα είδη προβλημάτων, δε τις χρησιμοποιούμε συνήθως ούτε συστήνουμε αυτές τις μεθόδους για το πυελικό άλγος που θεραπεύουμε.

- Πριν και μετά την θεραπεία, χρησιμοποιούμε ήπιο, μέτριο ή βαθύ γλίστρημα ή μάλλαξη Σουηδικού τύπου στις εξωτερικές περιοχές (γλουτιαίους, πλάτη, πόδια και στομάχι).

- Το πρωτόκολλο φυσιοθεραπείας μας βασίζεται στη γνώση ότι πολλά εναυσματικά σημεία πόνου μπορεί να αντανακλούν πόνο σε μια περιοχή και ότι το κάθε εναυσματικό σημείο πρέπει να αξιολογείται και αντιμετωπίζεται.

- Χρησιμοποιούμε πίεση για την ελευθέρωση των εναυσματικών σημείων πόνου για 30 έως 90 δευτερόλεπτα.

- Ενθαρρύνουμε τους ασθενείς στη χρήση της αυτο-θεραπείας τόσο εσωτερικά όσο και εξωτερικά με την κατάλληλη επίβλεψη.

- Όταν είναι εφικτό και εφόσον το επιτρέπει ο ασθενής, εκπαιδεύουμε τη σύντροφό του στην εφαρμογή της Ελευθέρωσης των Εναυσματικών Σημείων Πόνου.

- Πιστεύουμε ότι η επιτυχία του πρωτοκόλλου μας σε ασθενή που κρίνεται κατάλληλος εξαρτάται από την τακτική, κατ' οίκον εφαρμογή που συνιστούμε. Χωρίς την κατάλληλη επίβλεψη, δε συνιστούμε την εφαρμογή αυτών των μεθόδων.

Οι μύες του πυελικού εδάφους συσπώνται εύκολα αλλά η διάτασή τους, όπως του ώμου ή του χεριού, δεν επιτυγχάνεται τόσο εύκολα. Ωστόσο, μπορούν να διαταθούν σε κάποιο βαθμό. Θεωρούμε απαραίτητη την εκπαίδευση των ασθενών σε σχετικές διατάσεις, οι οποίες περιλαμβάνουν:

- Στάση προσαγωγών/κτενίτη
- Στάση πλαγίων στροφέων και απιοειδούς
- Στάση κόμπρας
- Στάση πυελικής κλίσης
- Στάση τραβήγματος γονάτου
- Στάση λαγονοψοΐτη
- Στάση τετράγωνου οσφυϊκού
- Στάση καθίσματος (squat)
- Στάση προσαγωγών

Μερικές φορές κρίνουμε σκόπιμη την εκπαίδευση του ασθενή στη χρήση ενός πειραματικού ραβδιού αυτο-εφαρμοζόμενης μυοπεριτονιακής ελευθέρωσης ή ελευθέρωσης εναυσματικών σημείων. Τείνουμε να το χρησιμοποιούμε όταν δεν υπάρχει κανένας διαθέσιμος φυσιοθεραπευτής κοντά στο σπίτι του ασθενή. Ωστόσο, βρισκόμαστε ακόμα σε πειραματικό στάδιο στη χρήση αυτού του ραβδιού.

Ελπίζουμε αυτή η συζήτηση να διαφωτίσει το τοπίο σχετικά με τη φυσιοθεραπεία που συστήνουμε. Η φυσιοθεραπεία που περιγράφεται εδώ είναι αυτή που έχουμε διαπιστώσει ότι είναι η πιο χρήσιμη στην ανακούφιση του πυελικού άλγους και των συμπτωμάτων που αντιμετωπίζουμε.

Πρόγραμμα κατ᾽ οίκον διατάσεων

Ζητάμε από τους ασθενείς να κάνουν ορισμένες διατάσεις αρκετές φορές μέσα στην ημέρα όλη την εβδομάδα. Αυτές περιλαμβάνουν διατάσεις ψοϊτών μυών, των κοιλιακών (που μπορεί να θεωρηθούν επέκταση του κορμού), μια μερική διάταση κόμπρας· μια πλευρική διάταση και κάποιες φορές την πίεση έναντι μιας μπάλας τένις στον τοίχο ώστε να αντιμετωπιστούν τα εναυσματικά σημεία πόνου και η τάση στον τετράγωνο οσφυϊκό.

Επίσης, διατάσεις γίνονται στους προσαγωγούς και τον κτενίτη μυ. Εκπαιδεύουμε τους ασθενείς μας στη διαφραγματική αναπνοή κατά τη διάρκεια των διατάσεων αυτών. Όταν είναι εφικτό, τους ενθαρρύνουμε να κάνουν πιο πριν ένα ζεστό μπάνιο.

Κατ᾽ οίκον διατάσεις

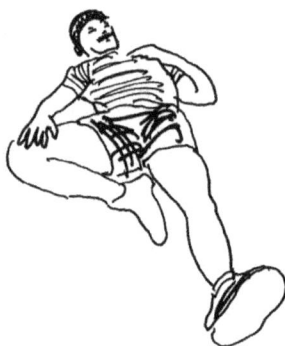

1. Διάταση προσαγωγών (κτενίτης)

Η διάταση γίνεται ενώ ο ασθενής είναι ξαπλωμένος πάνω σε μια σταθερή επιφάνεια, λυγίζοντας πρώτα το ένα γόνατο ενώ το άλλο πόδι ακουμπά στο δάπεδο. Το χέρι στην πλευρά του λυγισμένου γόνατου τοποθετείται στο εσωτερικό του γόνατου και στη συνέχεια πιέζει αργά το λυγισμένο γόνατο προς τα έξω προς το δάπεδο. Το λυγισμένο γόνατο πιέζεται με το χέρι προς το δάπεδο για 15 με 30 δευτερόλεπτα και, στη συνέχεια, επανέρχεται στην όρθια θέση ή χαλαρώνει στο δάπεδο. Κατόπιν, η άσκηση επαναλαμβάνεται με το άλλο πόδι. Αυτό γίνεται 3 φορές ημερησίως ή όσο συχνά απαιτείται.

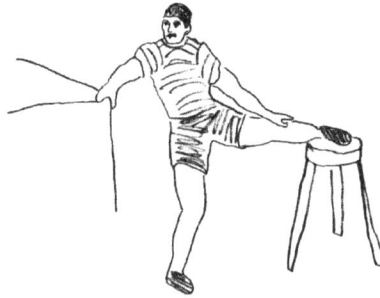

2. Διάταση προσαγωγών

Σε αυτή τη διάταση, το γόνατο στο οποίο στηρίζεστε λυγίζει ελαφρώς, ώστε να αυξηθεί ή να μειωθεί η διάταση στο εσωτερικό του μηρού. Το πόδι που εκτείνεται, τοποθετείται σε ένα σκαμπό. Κρατάτε αυτή τη θέση για 30 δευτερόλεπτα ή περισσότερο. Αλλάξτε πόδι μετά τη διάταση του πρώτου προσαγωγού για να ακολουθήσει ο επόμενος. Η διάταση αυτή πρέπει να αποφεύγεται αν εμφανιστεί πόνος στα γόνατα.

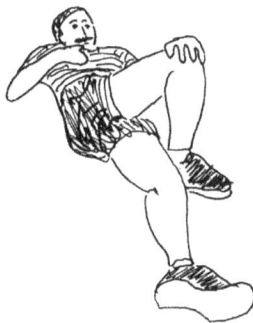

3. Διάταση των πλευρικών στροφέων και του απιοειδούς

Η διάταση γίνεται ενώ ο ασθενής είναι ξαπλωμένος πάνω σε μια σταθερή επιφάνεια, όπως και στη διάταση #1, λυγίζοντας πρώτα το ένα γόνατο ενώ το άλλο πόδι ακουμπά στο δάπεδο. Το χέρι που βρίσκεται απέναντι από το λυγισμένο γόνατο τοποθετείται στο εξωτερικό του λυγισμένου γόνατου και τραβιέται προς τα κάτω, προς το δάπεδο, όπως φαίνεται στην εικόνα. Η διάταση διατηρείται για 15 με 30 δευτερόλεπτα. Επαναλαμβάνεται τρεις φορές ημερησίως και όσο απαιτείται.

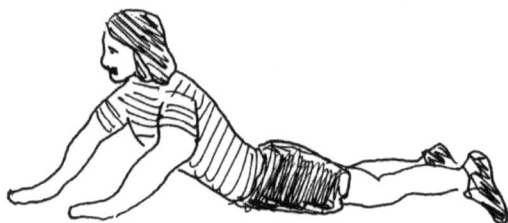

4. Η στάση Κόμπρα

Αυτή είναι μια πολύ γνωστή διάταση στη γιόγκα και γίνεται με τον ασθενή ξαπλωμένο μπρούμυτα, ενώ το πάνω μέρος του σώματος πιέζεται αργά προς τα πάνω τεντώνοντας τα χέρια και λυγίζοντας προς τα πίσω την πλάτη. Αυτή η στάση διατηρείται για 15-30 δευτερόλεπτα. Όσοι υποφέρουν από πόνο στην πλάτη, μπορούν να πραγματοποιήσουν μια μερική διάταση εκτείνοντας τα χέρια μόνο εν μέρει και όχι πλήρως. Η διάταση αυτή επαναλαμβάνεται τρεις φορές ημερησίως και όσο απαιτείται.

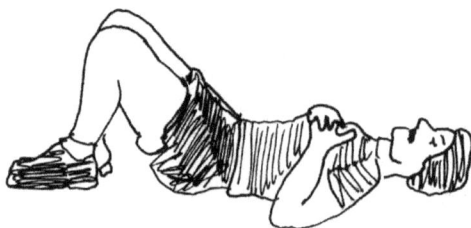

5. Πυελική κλίση

Αυτή η διάταση πραγματοποιείται σε μια σταθερή επιφάνεια, ανάσκελα με τα γόνατα λυγισμένα. Οι κοιλιακοί και οι γλουτιαίοι σφίγγουν με αποτέλεσμα να κουνιέται η πύελος και να ακουμπά η πλάτη στο δάπεδο. Το κάτω μέρος της πλάτης διατηρείται σε αυτή τη θέση για 5-10 δευτερόλεπτα και στη συνέχεια χαλαρώνει. Αυτό γίνεται τρεις φορές ημερησίως και όσο συχνά απαιτείται.

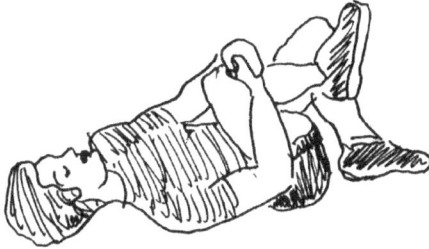

6. Τράβηγμα γόνατου

Αυτή η άσκηση πραγματοποιείται ανάσκελα πάνω σε μια σταθερή επιφάνεια. Και τα δύο γόνατα λυγίζουν ενώ τα πόδια ακουμπούν άνετα στο δάπεδο. Το ένα πόδι τοποθετείται κάτω από το γόνατο και τραβιέται πίσω προς το στήθος και παραμένει σε αυτή τη θέση για 15-30 δευτερόλεπτα. Αυτό θα γίνει τρεις φορές ημερησίως και όσο συχνά απαιτείται.

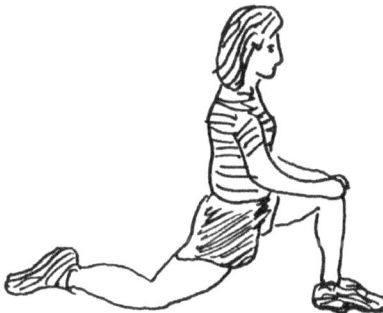

7. Γονατιστή διάταση του λαγονοψοΐτη

Αυτή η διάταση πραγματοποιείται γονατίζοντας με το ένα πόδι ενώ το άλλο είναι τραβηγμένο προς τα πίσω. Κρατώντας το πάνω μέρος του σώματος σε κατακόρυφη θέση, χωρίς το κεφάλι να γέρνει προς τα εμπρός, το σώμα μετατοπίζεται προς τα εμπρός εκτείνοντας το μηρό και τη βουβωνική χώρα για 5 με 20 δευτερόλεπτα. Επαναλαμβάνεται 5 έως 20 φορές δυο φορές την ημέρα.

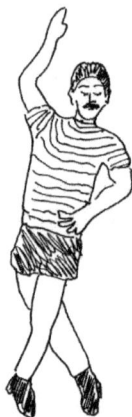

8.   *Διάταση του τετράγωνου οσφυϊκού και των απαγωγών του ισχίου*

Αυτή η διάταση πραγματοποιείται σε όρθια θέση με τα χέρια στους γοφούς. Το ένα πόδι διπλώνει μπροστά από το άλλο ενώ αυτό στηρίζεται στο δάπεδο. Οι γοφοί λυγίζουν σχηματίζοντας ένα «C» και εκτείνονται στην άλλη πλευρά του σώματος. Αυτό γίνεται τρεις φορές ημερησίως και επαναλαμβάνεται όσο συχνά απαιτείται.

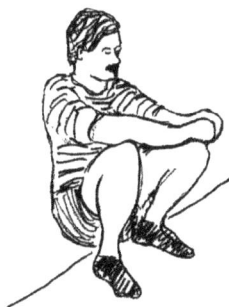

9. Η διάταση με κάθισμα

Αυτή η διάταση ανοίγει το πυελικό έδαφος. Το κάθισμα πραγματοποιείται και στα δύο πόδια με την πλάτη να στηρίζεται στον τοίχο χωρίς τα «οστά του καθίσματος» να ακουμπούν στο δάπεδο. Όταν δεν υπάρχει κάποια ενόχληση, αυτή η διάταση μπορεί να γίνει για 1 + λεπτά ή περισσότερο ανάλογα με τη συμβουλή του φυσιοθεραπευτή ή του γιατρού. Πρέπει να αποφεύγεται αν υπάρχει πόνος στα γόνατα.

Η τεχνική της αυτοεφαρμοζόμενης Ελευθέρωσης Εναυσματικών Σημείων Πόνου του Σόγιερ

Στο πρωτόκολλο Γουάιζ-Άντερσον εκπαιδεύουμε τους ασθενείς στην αυτοε-φαρμοζόμενη εσωτερική και εξωτερική *Ελευθέρωση Εναυσματικών Σημείων Πόνου*. Το όργανο που ονομάζεται *Theracane©* μπορεί να βοηθήσει στην ελευθέρωση των εναυσματικών σημείων πόνου στο εξωτερικό του σώματος. Το *Theracane©* μοιάζει με περίεργο ραβδί με σφαίρες στα δύο του άκρα και δύο μικρές, κάθετες ράβδους που εκπορεύονται από το στέλεχός του. Μια μπάλα του τένις μπορεί, επίσης, να χρησιμοποιηθεί για να βοηθήσει στην *Ελευθέρωση των Εναυσματικών Σημείων Πόνου*. Τα τελευταία χρόνια καταφέραμε να δώσουμε στους ασθενείς μας ένα ειδικά σχεδιασμένο ραβδί εσωτερικών εναυσματικών σημείων για να το χρησιμοποιούν στα δικά τους εσωτερικά εναυσματικά σημεία.

Η *Ελευθέρωση των εξωτερικών Εναυσματικών Σημείων Πόνου* γίνεται συνήθως στο *κοιλιακούς μυς* ή στους μυς πάνω από το ηβικό οστό, στους *προσαγωγούς* ή στους μυς στο εσωτερικό των μηρών και γύρω από το *περίνεο*, στους *γλουτιαίους μυς (ελάσσονα, μέσο, μείζονα)*, στον τετράγωνο *οσφυϊκό*, και σε άλλους εξωτερικούς μυς των οποίων τα εναυσματικά σημεία συνδέονται με το πυελικό άλγος. Το πρόγραμμα της αυτοεφαρμοζόμενης εξωτερικής θεραπείας για το πυελικό άλγος, αναπτύχθηκε από τον Τιμ Σόγιερ, τον επικεφαλής φυσιοθεραπευτή μας. Δε θα πρέπει να στηρίζεστε στις οδηγίες σχετικά με την *Ελευθέρωση Εναυσματικών Σημείων Πόνου* που παρατίθενται εδώ, αλλά στην εκπαίδευση και την επίβλεψη του φυσιοθεραπευτή που είναι γνώστης αυτής της τεχνικής.

Οι ασθενείς καλούνται να καθίσουν άνετα στο δάπεδο ή σε μια καρέκλα. Αυτή η στάση διευκολύνει την προσέγγιση των *προσαγωγών*, των *κοιλιακών μυών*, και του *περινέου*. Οι *κοιλιακοί μύες* προσεγγίζονται και σε ύπτια θέση. Οι ασθενείς εκπαιδεύονται στον εντοπισμό των συσπασμένων μυϊκών δεσμίδων που εμπεριέχουν τα εναυσματικά ή ευαίσθητα σημεία στους *κοιλιακούς* και στους *προσαγωγούς* με συστηματική ψηλάφηση αυτών των μυών για οποιαδήποτε ευαίσθητα ή επώδυνα σημεία. Μπορεί αυτά να αντανακλούν ή να μην αντανακλούν πόνο στο πυελικό έδαφος.

Όταν εντοπιστεί ένα ευαίσθητο σημείο, τότε εφαρμόζεται απαλή αλλά σταθερή πίεση περίπου για 15-90 δευτερόλεπτα, ή και λιγότερο, εάν το εναυσματικό σημείο πόνου ελευθερωθεί νωρίτερα· στη συνέχεια εφαρμόζεται ρολάρισμα δέρματος, που ακολουθείται από μάλλαξη. Μερικές φορές ο ασθενής εκπαιδεύεται πώς να κάνει ρολάρισμα δέρματος κατά το οποίο το δέρμα πάνω από το εσωτερικό των μηρών και το ηβικό οστό παραμένει συστηματικά σε θέση πτύχωσης και ρολάρεται ή ζυμώνεται όπως η ζύμη.

Χρησιμοποιώντας το Theracane© και τη μπάλα του τένις

Στις σελίδες που ακολουθούν παρουσιάζεται η χρήση της μπάλας του τένις και του *Theracane©* στην αντιμετώπιση κάποιων εξωτερικών εναυσματικών σημείων πόνου που σχετίζονται με το πυελικό άλγος.

Χρησιμοποιώντας μια μπάλα του τένις ή του λακρός

Η ευκολία στη χρήση μιας μπάλας του τένις (ή μερικές φορές μιας μεγαλύτερης μπάλας, σαν αυτή του σόφτμπολ) για την εφαρμογή της *Ελευθέρωσης των Εναυσματικών Σημείων Πόνου* έγκειται στο ότι απλά ξαπλώνεις πάνω στη μπάλα στην περιοχή του εναυσματικού σημείου και αφήνεις τη βαρύτητα να κάνει τα υπόλοιπα. Στις οδηγίες μας, προτείνουμε στους ασθενείς στην αρχή να ακουμπούν ελαφρά πάνω στη μπάλα για 30-90 δευτερόλεπτα (ή και λιγότερο, εάν το εναυσματικό σημείο ελευθερώνεται νωρίτερα) και στη συνέχεια να ρίχνουν περισσότερο βάρος στη μπάλα καθώς η περιοχή σταδιακά γίνεται λιγότερο ευαίσθητη. Μερικές φορές τα εναυσματικά σημεία μπορεί να είναι εξαιρετικά επώδυνα. Πρέπει, λοιπόν, να φροντίζετε να ακουμπάτε ελαφρά στη μπάλα και μόνο στο βαθμό που μπορεί η ενόχληση να γίνει εύκολα ανεκτή. Γενικότερα, καθώς το εναυσματικό σημείο πόνου ελευθερώνεται, η ενόχληση μετριάζεται και τελικά επιτυγχάνεται η πλήρης στήριξη στη μπάλα με μικρή ενόχληση. Η αναπνοή με αναπνευστική αρρυθμία αποδεικνύεται χρήσιμη καθόλη τη διάρκεια της χρήσης της μπάλας του τένις ή του Theracane©, όπως αναλύουμε αργότερα.

Μερικές φορές οι ασθενείς στηρίζονται στον τοίχο με τη μπάλα του τένις ανάμεσα στο εναυσματικό σημείο και τον τοίχο. Με αυτόν τον τρόπο, η πίεση που ασκείται στο εναυσματικό σημείο είναι λιγότερο έντονη από το να ξαπλώνεις πάνω της.

Πριν από τη χρήση της μπάλας του τένις, είναι πολύ σημαντικό για το φυσιοθεραπευτή που εκπαιδεύει τους ασθενείς στη θεραπεία να τους υποδείξει που ακριβώς βρίσκεται το *αιδοιϊκό νεύρο*, ώστε να μην το ερεθίσουν.

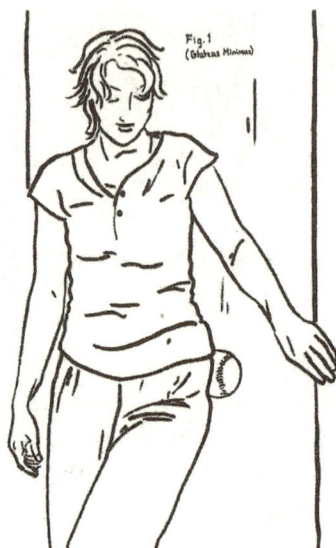

Σχ. 1

Η ελευθέρωση των εναυσματικών σημείων πόνου στον *ελάσσονα, μέσο και μείζονα γλουτιαίο* ακουμπώντας σε μια μπάλα του τένις πάνω στον τοίχο.

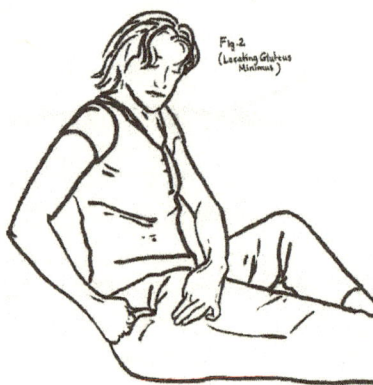

Σχ. 2

Εντοπίζοντας τον *ελάσσονα γλουτιαίο μυ*

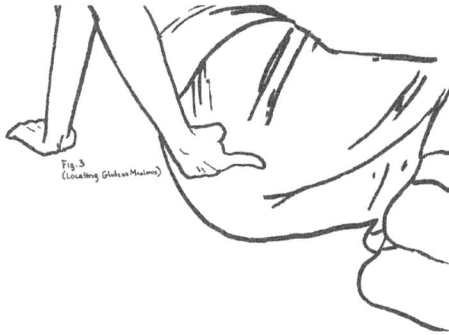

Σχ. 3

Εντοπίζοντας το *μείζονα γλουτιαίο μυ*

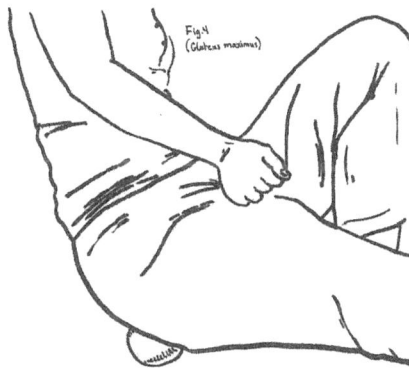

Σχ. 4

Χρησιμοποιώντας μια μπάλα του τένις στην ελευθέρωση των εναυσματικών σημείων πόνου του *μείζονος γλουτιαίου μυός*

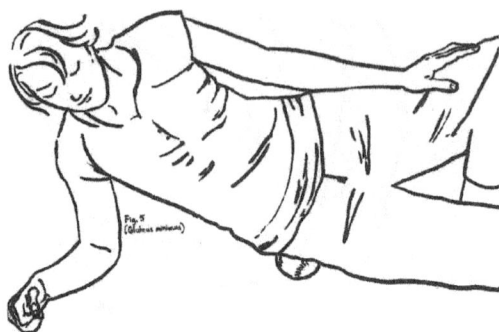

Σχ. 5

Χρησιμοποιώντας μια μπάλα του τένις στην ελευθέρωση των εναυσματικών σημείων πόνου του *μέσου και ελάσσονος γλουτιαίου μυός*

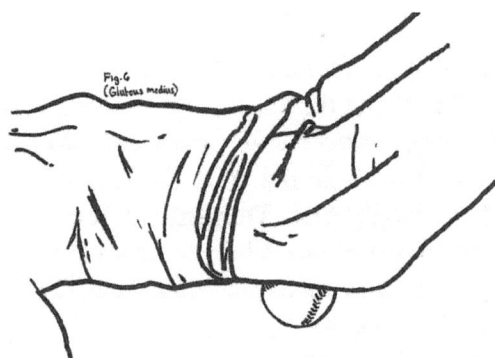

Σχ. 6

Χρησιμοποιώντας μια μπάλα του τένις στην ελευθέρωση των εναυσματικών σημείων πόνου του *μέσου γλουτιαίου μυός*

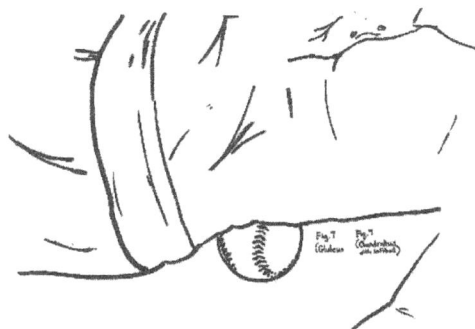

Σχ. 7

Ελευθερώνοντας τα εναυσματικά σημεία πόνου στον *τετράγωνο οσφυϊκό μυ* ξαπλώνοντας σε μια μαλακή μπάλα του σόφτμπολ

Χρησιμοποιώντας το Theracane©

Η καλύτερη δυνατή μόχλευση με το Theracane© επιτυγχάνεται όταν το κρατάτε από τα άκρα του, εφόσον κάνετε χρήση των κοντών κάθετων προεξοχών. Κατά την *Ελευθέρωση των Εναυσματικών Σημείων* Πόνου, κάνουμε ένα μικρό σταυρό με ένα μαχαίρι σε μια μπάλα του τένις προκειμένου να καταφέρει να μπει στο εξέχον άκρο του ραβδιού που προεξέχει από το ευθύ στέλεχος. Με αυτόν τον τρόπο μαλακώνει το σφαιρίδιο που πιέζει το εναυσματικό σημείο. Κατά την *Ελευθέρωση των Εναυσματικών Σημείων Πόνου* στους κοιλιακούς, είναι πολύ σημαντικό να μην ασκείται από τον ασθενή υπερβολική πίεση στην αορτή στη μέση της κοιλιάς και ο φυσιοθεραπευτής που καθοδηγεί και επιβλέπει τον ασθενή οφείλει να του υποδείξει ότι βρίσκεται στο μεσαίο τμήμα της κοιλιακής χώρας λίγο προς τα αριστερά και ότι δεν πρέπει να ασκεί υπερβολική πίεση σε αυτό το σημείο. Μερικές φορές τα εξογκώματα του Theracane© μπορουν να χρησιμοποιηθούν χωρίς μπάλα του τένις όταν ο επιβλέπων φυσιοθεραπευτής κρίνει ότι είναι η κατάλληλη στιγμή.

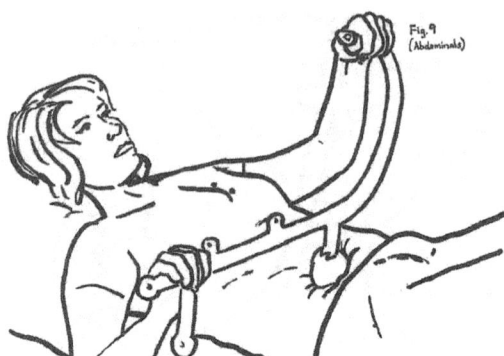

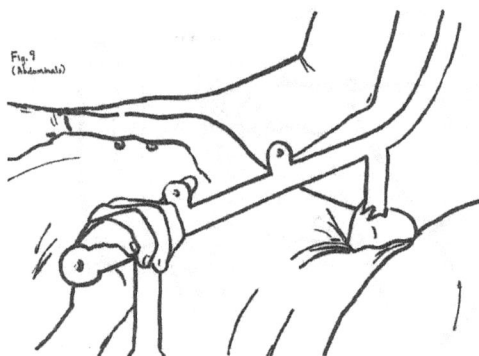

Σχ. 9

Ελευθερώνοντας τα εναυσματικά σημεία του πόνου στην κοιλιακή χώρα με το άκρο ενός Theracane©, που γίνεται πιο μαλακό στη χρήση με μια χαραγμένη μπάλα του τένις. Όπως αναλύουμε σε επόμενο κεφάλαιο, η κοιλιακή *Ελευθέρωση Εναυσματικών Σημείων Πόνου*, όταν ακολουθεί την ανοδική, εγκάρσια και κατιούσα πορεία του παχέος εντέρου, έχει αποδειχθεί χρήσιμη για ορισμένους ασθενείς με σύνδρομο ευερέθιστου εντέρου στη μείωση ή διακοπή του κοιλιακού πόνου και για ορισμένους άλλους ασθενείς με οισοφαγική παλινδρόμηση στη μείωση ή διακοπή της αίσθησης καύσου. Αν και αυτές αποτελούν πολύ ενδιαφέρουσες διαπιστώσεις και σίγουρα χρήζουν επιστημονικής διερεύνησης, δε συνιστούμε στους αναγνώστες να αντιμετωπίσουν το κοιλιακό άλγος ή διάφορα αλλά στομαχικά προβλήματα με αυτόν τον τρόπο.

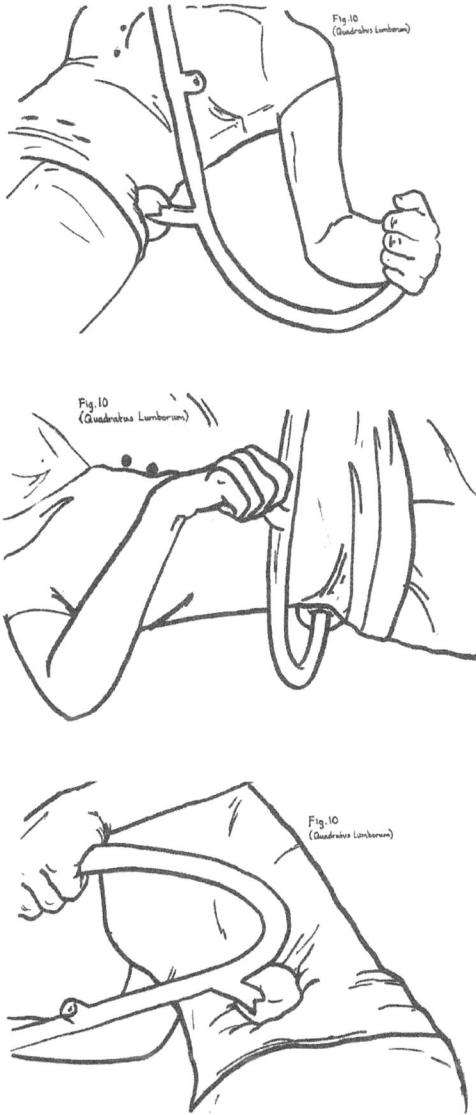

Σχ. 10

Η ελευθέρωση των εναυσματικών σημείων πόνου στον *τετράγωνο οσφυϊκό* χρησιμοποιώντας το άκρο του Theracane©, που γίνεται πιο μαλακό στη χρήση με μια χαραγμένη μπάλα του τένις.

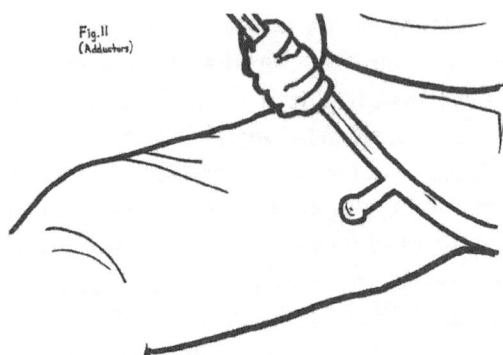

Σχ. 11

Η ελευθέρωση των *εναυσματικών* σημείων πόνου στους προσαγωγούς χρησιμοποιώντας το άκρο του Theracane© χωρίς μπάλα του τένις.

Πολλοί ασθενείς με πυελικό άλγος παρουσιάζουν αυξημένη μυϊκή τάση και εναυσματικά σημεία στους μεγάλους μυς της άρθρωσης του ισχίου. Αυτές οι περιοχές μπορούν να αντιμετωπιστούν με διατάσεις, γέρνοντας πάνω σε μπάλες του τένις κόντρα σε τοίχο ή ρολάροντας προσεκτικά πάνω σε μια μπάλα του τένις στο δάπεδο. Ο Τιμ, ωστόσο, έχει παρατηρήσει ότι πολλοί επαγγελματίες θεραπευτές και ασθενείς παραβλέπουν σημαντικά εναυσματικά σημεία στο κέντρο και χαμηλά στους γλουτούς γύρω από το μείζονα τροχαντήρα και τα «οστά του καθίσματος» (ή ισχιακό κύρτωμα). Αυτοί οι μύες περιλαμβάνουν το κάτω μέρος του μείζονος γλουτιαίου, του απιοειδούς, και άλλων βραχέων πλάγιων στροφέων του γοφού (δίδυμοι μυς, τετρακέφαλος μηριαίος, και οι θυροειδείς και η εγγύς κατάφυση των προσαγωγών και των οπίσθιων μηριαίων).

Η Ελευθέρωση Εναυσματικών Σημείων Πόνου και η μυοπεριτονιακή ελευθέρωση εντός και εκτός πυελικού εδάφους δεν είναι εύκολο να εκτελεστούν ικανοποιητικά χωρίς κατάλληλη εκπαίδευση

Οι ασθενείς οι οποίοι εξακολουθούν να παλεύουν με διάφορες μορφές πόνου στην καθιστική θέση, πόνο στον κόκκυγα, στο ορθό και στο περίνεο, σπλαχνικό πόνο που ορισμένοι άνδρες περιγράφουν ως βαθύ προστατικό πόνο, πόνο στο πίσω μέρος του ποδιού και στο γοφό, μπορεί να αγνοούν το ρόλο που παίζουν τα εναυσματικά σημεία σε αυτούς τους μυς. Ενθαρρύνουμε τους ασθενείς να καλλιεργήσουν την αυτοπεποίθησή τους, ώστε να χρησιμοποιούν τα δάκτυλά τους και κάποιο κατάλληλο εργαλείο εναυσματικών σημείων (μπάλες του τένις, το Theracane, ή ένα μικρό knobber) και να εξερευνούν αυτούς τους μυς, που είναι μικροί αλλά σημαντικοί για επώδυνα εναυσματικά σημεία και περιοχές με ευαισθησία και βράχυνση, και στη συνέχεια να φροντίζουν αυτές τις περιοχές συνεχώς είτε με απαλή μάλλαξη με ελαιόλαδο ή λοσιόν μασάζ, με τεχνική αρμέγματος/κρούσης για 10 με 15 λεπτά, ή με τεχνική πίεσης-ελευθέρωσης 15-90 δευτερολέπτων. Τα εναυσματικά σημεία πόνου και οι περιοχές ευαισθησίας και βράχυνσης στους μυς της κατώτερης επιφάνειας των γλουτών μπορεί να δημιουργούν στον ασθενή μια αίσθηση «νεύρου» ή «μουδιάσματος» ή εξαιρετικής ευαισθησίας που να τον αποτρέψει ή να τον τρομάξει κατά την θεραπεία αυτών των περιοχών. Εάν κάποιος βιώσει μια τέτοια αίσθηση κατά τη διάρκεια του κλινικού μας σχολείου ή μετά, τότε του ζητάμε να συμβουλευτεί το φυσιοθεραπευτή μας πριν συνεχίσει.

Τα εναυσματικά σημεία πόνου σε αυτές τις περιοχές της κατώτερης επιφάνειας του ισχίου και του άνω ποδιού, ωστόσο, είναι γνωστό ότι προκαλούν ανησυχητικούς πόνους και μια δυσάρεστη αίσθηση. Η αυτοπεποίθηση να επιστρέψει κανείς ξανά και ξανά σε αυτά με την κατάλληλη πίεση και τη σωστή θεραπεία καθιστά συχνά δυνατή την ελευθέρωση αυτών των εναυσματικών σημείων πόνου και της βράχυνσης αυτών των μυών. Όταν οι μύες παραμένουν αδούλευτοι μπορούν να συμβάλουν στη διαιώνιση τόσο του εξωτερικού όσο και του εσωτερικού πυελικού άλγους και της δυσλειτουργίας.

Κατά την εφαρμογή της Ελευθέρωσης
Εναυσματικών Σημείων Πόνου, συστήνεται μια
ήπια και αργή έναρξη και στη συνέχεια η σταδιακή
αύξηση της πίεσης που ασκείται στον ιστό

Όταν εκπαιδεύουμε τους ασθενείς στις τεχνικές αυτο-θεραπείας για αυτές τις περιοχές τους ενθαρρύνουμε να ξεκινούν με μια απαλή μάλλαξη γύρω από το «οστά του καθίσματος», κατά μήκος του περινέου, γύρω από το εξωτερικό του πρωκτού, κατά μήκος των γλουτιαίων πτυχών και κατά μήκος της εσωτερικής επιφάνειας του μηρού, κατά μήκος των προσαγωγών και πίσω από το πόδι κατά μήκος των οπίσθιων μηριαίων χωρών. Η απαλή μάλλαξη επιτρέπει στον ασθενή να νιώσει το σώμα του ενώ εκπαιδεύεται στον εντοπισμό των τεταμένων και δυνητικά επώδυνων περιοχών με εναυσματικά σημεία. Μόλις εντοπιστούν αυτές οι περιοχές, ο ασθενής μπορεί να προχωρήσει με πιο έντονες τεχνικές εκτός από εκείνες που περιγράφονται παραπάνω. Αυτό, βέβαια, προϋποθέτει συγκεκριμένο ενδιαφέρον, ενθουσιασμό και ζήλο από τους ασθενείς, ώστε να συνεχίσουν να είναι οι καλύτεροι θεραπευτές του εαυτού τους και να εξερευνούν αυτές τις περιοχές σε επαναλαμβανόμενη βάση κατά τη διάρκεια της εφαρμογής του πρωτοκόλλου.

Ο λόγος για τον οποίο η φυσιοθεραπεία είναι απαραίτητη, αλλά συνήθως δεν επαρκεί για να επιλύσει το μυϊκής προελεύσεως πυελικό άλγος

Κατά την άποψή μας, πολύ απλά, το πυελικό άλγος είναι το αποτέλεσμα μιας χρόνιας υπερδιέγερσης του πυελικού εδάφους, που τροφοδοτείται από την αντανακλαστική προστατευτική σύσπαση, το άγχος και την ένταση. Αυτή η χρόνια μυϊκή τάση μπορεί να είναι η πηγή των περίπλοκων συμπτωμάτων που βιώνουν όσοι υποφέρουν από πυελικό άλγος νευρομυϊκής προέλευσης. Η κατάσταση, που χαρακτηρίζεται από αυξημένο άγχος και διέγερση του νευρικού συστήματος, υποκαθιστά την κανονική κατάσταση λειτουργίας των συναισθημάτων και του νευρικού συστήματος, δημιουργώντας έναν φαύλο κύκλο τάσης, πόνου και άγχους. Αυτό εξηγεί γιατί αυτή η ανατροφοδοτούμενη κατάσταση αποκτά αυτόνομη ύπαρξη ακόμη και όταν απομακρύνεται ο αρχικός εκλυτικός παράγων.

Όταν το μυϊκής προελεύσεως πυελικό άλγος μονιμοποιηθεί, η ελευθέρωση του χρονίως συσπασμένου ιστού κρίνεται απαραίτητη όπως και η αλλαγή της συνήθειας σύσφιξης των πυελικών μυών υπό στρες.

Ο στόχος του *Πρωτοκόλλου Γουάιζ-Άντερσον* είναι διττός: αφενός μεν να παρέχει συστηματική βοήθεια στη διάλυση της μυϊκής τάσης, αφετέρου δε να αλλάξει τις έμφυτες συνήθειες που την τροφοδοτούν. Σύμφωνα με την εμπειρία μας, εάν δεν αλλάξει η συνήθεια της σύσφιξης της πυέλου, η οποία στη συνέχεια ενισχύει το άγχος και τη νευρική υπερδιέγερση, τότε το πυελικό έδαφος τείνει να μεταπέσει ξανά στη κατάσταση της χρόνιας μυϊκής τάσης.

Στο Πρωτόκολλο Γουάιζ-Άντερσον , η φυσιοθεραπεία και η Παράδοξη Χαλάρωση αποτελούν διαφορετικές όψεις του ίδιου νομίσματος

Η φυσιοθεραπεία που πραγματοποιείται σε περιοδικά διαστήματα συνήθως αδυνατεί να αλλάξει την προεπιλεγμένη λειτουργία του σώματος, η οποία και δίνει γένεση στα εναυσματικά σημεία πόνου, το σπασμό και τη χρόνια εγρήγορση, η οποία αποτελεί την πηγή προέλευσής τους. Πιστεύουμε ότι για τους περισσότερους ασθενείς που βλέπουμε είναι απαραίτητο να εξασκούνται τακτικά στη μεταφορά από μια χρόνια κατάσταση εγρήγορσης, σε μια κατάσταση χαλάρωσης και ευκαμψίας των μυών της πυέλου. Με λίγα λόγια, για να πετύχει το *Πρωτόκολλο Γουάιζ-Άντερσον* πρέπει να εκπαιδεύσουμε τους ασθενείς και στην τακτική ελευθέρωση του χρονίως συσπασμένου πυελικού εδάφους, αλλά και στην τροποποίηση των συνηθειών του σώματος και του πνεύματος που προκαλούν και συντηρούν τη χρόνια σύσπαση. Η φυσιοθεραπεία και η *Παράδοξη Χαλάρωση* αποτελούν δύο πλευρές του ίδιου νομίσματος —η κάθε μια είναι αναγκαία, αλλά όχι επαρκής για μια μακροπρόθεσμη αντιμετώπιση του πυελικού άλγους.

Περαιτέρω Σημειώσεις για το Πρωτόκολλο φυσιοθεραπείας μας

Η τεχνική για τα εναυσματικά σημεία πόνου

Έχουμε δεχθεί τηλεφωνήματα από φυσιοθεραπευτές και ασθενείς με ερωτήσεις σχετικά με τις διάφορες πτυχές της *Ελευθέρωσης των Εναυσματικών Σημείων Πόνου* που χρησιμοποιούμε.. Μία από τις ερωτήσεις που έχει προκύψει τόσο από επαγγελματίες θεραπευτές που εφαρμόζουν την *Ελευθέρωση των Εναυσματικών Σημείων Πόνου* όσο και από τους ασθενείς στους οποίους την έχουμε διδάξει είναι πόση πίεση να ασκήσουν στο εναυσματικό σημείο. Αυτό είναι ένα σημαντικό ζήτημα, το οποίο ελπίζουμε να αποσαφηνιστεί παρακάτω.

Τα εναυσματικά σημεία πόνου δεν πρέπει να πιέζονται σε τέτοιο βαθμό που να προκύπτει αντανακλαστική μυϊκή σύσπαση σε αυτή την πίεση

Από την εμπειρία μας, για να απενεργοποιηθεί το εναυσματικό σημείο πόνου, πρέπει να   πιεστεί μέχρι να προκύψει μια αντανακλαστική αντίδραση σε αυτή την πίεση. Τα όρια είναι λεπτά. Αν το ποσοτικοποιούσαμε σε μια κλίμακα από 0 έως 10, όπου το 0 αντιπροσωπεύει την έλλειψη πίεσης και το 10 την πιο ακραία πίεση, σε γενικές γραμμές, το εναυσματικό σημείο πόνου πρέπει να πιεστεί στο επίπεδο περίπου από 3 έως7. Όχι λιγότερο και ούτε περισσότερο εκτός εάν το εν λόγω άτομο έχει υπερευαίσθητα εναυσματικά σημεία τα οποία θα συζητήσουμε στη συνέχεια. Με άλλα λόγια, αν το εναυσματικό σημείο πόνου δεν πιεστεί επαρκώς, δε θα απενεργοποιηθεί, οπότε ένας διστακτικός φυσιοθεραπευτής ή ασθενής που φοβάται μήπως προκαλέσει δυσφορία στο πελάτη ή τον εαυτό του αντίστοιχα, απλά θα χάσει το χρόνο του προσπαθώντας να εκτελέσει την αυτο-εφαρμοζόμενη φυσιοθεραπεία. Χωρίς την άσκηση της κατάλληλης πίεσης, το εναυσμα- τικό σημείο, ακόμα και αν έχει εντοπιστεί με ακρίβεια (που δεν είναι μικρό πράγμα), δε θα ελευθερωθεί.

Τα εναυσματικά σημεία πόνου δεν πρέπει να πιέζονται τόσο απαλά που να μην εμφανίζεται καμία αίσθηση δυσφορίας κατά την ψηλάφηση

Με τον ίδιο τρόπο, εάν το εναυσματικό σημείο πόνου πιεστεί με μεγάλη δύναμη που προκαλέσει έντονο πόνο και προστατευτική μυϊκή σύσπαση, τότε το εναυσματικό σημείο δε θα ελευθερωθεί. Αυτό το είδος κατανα- γκαστικής *Ελευθέρωσης των Εναυσματικών Σημείων Πόνου* εφαρμόζεται μερικές φορές από κάποιους άνδρες και γυναίκες που πιστεύουν ότι πρέπει να ξεπεράσουν τον πόνο και να υπομείνουν τις συνέπειες αυτού του είδους της πιεστικής, επιθετικής αυτο-θεραπείας. Αυτό το είδος της υπερβολικά πιεστικής και επιθετικής θεραπείας, σύμφωνα με την εμπειρία μας, είναι αντιπαραγωγική και συνήθως αποτυγχάνει.

Η Ελευθέρωση των Εναυσματικών Σημείων Πόνου δεν πρέπει να εφαρμόζεται τόσο ισχυρά που να αποτρέπεται η χαλάρωση όταν το εναυσματικό σημείο ψηλαφάται

Έτσι, η δικιά μας σύσταση είναι να ακολουθηθεί η μέση διαδρομή μιας επαρκούς πίεσης που να παράγει ένα επίπεδο ενόχλησης/ πόνου μεταξύ 3-7, αλλά όχι περισσότερο ή λιγότερο. Για καλύτερα αποτελέσματα, ο ασθενής πρέπει να αισθάνεται αρκετά ασφαλής και να έχει εμπιστοσύνη τουλάχιστον για να αρχίσει να χαλαρώνει κατά την άσκηση πίεσης. Η άσκηση πίεσης σε ένα εναυσματικό σημείο με τον ασθενή να αντιστέκεται σε αυτή αντί να χαλαρώνει δεν αποτελεί καλή ιδέα. Επιπλέον, είναι προτιμότερο να ξεκινήσετε την *Ελευθέρωση των Εναυσματικών Σημείων Πόνου* στο κάτω άκρο της κλίμακας και σταδιακά να ανεβείτε σε υψηλότερο επίπεδο έχοντας πλήρη κατανόηση, εμπιστοσύνη και συνεργασία.

Μερικοί ασθενείς αναφέρουν ότι αν δε μπορούν να χαλαρώσουν κατά την πίεση εναυσματικών σημείων πόνου, όταν την εφαρμόζουν οι ίδιοι ή η σύντροφός τους ή ένας φυσιοθεραπευτής, τότε αυτό το σημείο συνήθως δεν ελευθερώνεται. Αυτή είναι μια χαρακτηριστική και διαισθητική παρατήρηση. Επιθυμούμε με κάθε τρόπο να είμαστε σταθεροί, αλλά ευγενικοί και ευαίσθητοι στην αυτοθεραπεία μας. Η *Ελευθέρωση των Εναυσματικών Σημείων Πόνου* πρέπει να είναι ένας χορός συνεργασίας και ξεκούρασης, που συμμετέχουν ο αποδέκτης της πίεσης του εναυσματικού σημείου και εκείνος που το πιέζει.

Υπερευαισθησία

Με αυτό το πνεύμα, θέλουμε να συζητήσουμε το φαινόμενο της υπερευαισθησίας του πυελικού εδάφους. Ορισμένοι ασθενείς είναι πολύ ευαίσθητοι και έχουν τόσο υψηλό επίπεδο ενόχλησης στις πυέλους τους και τις περιοχές που συνδέονται με αυτές, που ακόμη και το άγγιγμα του πρωκτικού σφιγκτήρα ή του κόλπου ή η πολύ ελαφρά πίεση σε οποιοδήποτε σχετικό εναυσματικό σημείο πόνου προκαλεί αφόρητο πόνο. Αυτή η υπερευαισθησία είναι κρίσιμο να κατανοηθεί και αντιμετωπιστεί.

Τα υπερευαίσθητα εναυσματικά σημεία πόνου μπορούν να καταπραϋνθούν και ελευθερωθούν με την πάροδο του χρόνου με υπομονή, εργασία και μια στοργική και δεκτική στάση

Όταν οι υπερευαίσθητοι ασθενείς εκτελούν αυτοθεραπεία, οφείλουν να προχωρούν προσεκτικά. Συστήνουμε στους ασθενείς να κάνουν ένα απαλό ρολάρισμα δέρματος στην κοιλιά, στο εσωτερικό των μηρών και το περίνεο, που να προηγείται και να ακολουθείται από μακριές χαλαρωτικές μαλλάξεις σε αυτούς τους μυς. Τους προτρέπουμε αυτά να γίνονται πριν ξεκινήσουν θεραπεία κοντά στα γεννητικά όργανα ή τον πρωκτό. Θερμαίνοντας αυτές τις περιοχές ή κάνοντας ένα ζεστό μπάνιο διευκολύνεται η θεραπεία, σε συνδυασμό με το ρολάρισμα δέρματος και τις μακριές, χαλαρωτικές μαλλάξεις στην κοιλιακή χώρα, στο εσωτερικό και το εξωτερικό των μηρών και τους γλουτούς. Μερικές φορές, συστήνουμε στους ασθενείς να εφαρμόζουν την *Ελευθέρωση των Εναυσματικών Σημείων Πόνου* σε ένα ζεστό μπάνιο. Με αυτόν τον τρόπο χαλαρώνουν οι μύες του πυελικού εδάφους και η *Ελευθέρωση των Εναυσματικών Σημείων Πόνου* καθίσταται ευκολότερη και λιγότερο επώδυνη.

Όταν κάποιος είναι υπερευαίσθητος, συνιστούμε να ξεκινά με ένα απλό άγγιγμα και απαλό ρολάρισμα του δέρματος στα εναυσματικά σημεία πόνου. Κατά την *Ελευθέρωση των Εναυσματικών Σημείων Πόνου*, εάν το επίπεδο δυσφορίας φτάνει στο 3-7, που μπορεί να ισοδυναμεί με το επίπεδο 1 ή 2 κάποιου που δεν είναι υπερευαίσθητος, δε χρειάζεται να ασκηθεί εντονότερη πίεση. Η *Ελευθέρωση των Εναυσματικών Σημείων Πόνου* που πραγματοποιείται από ασθενείς εκπαιδευμένους στην αυτο-θεραπεία ή από έναν επαγγελματία υγείας δεν πρέπει να αποτελεί βασανιστήριο.

Η υπερευαισθησία και ο αφόρητος πόνος που αυτή προκαλεί συνήθως υποχωρούν καθώς ασκείται ολοένα και μεγαλύτερη πίεση στο εναυσματικό σημείο, με το επίπεδο πίεσης να αυξάνεται σταδιακά μέσα σε μια περίοδο αρκετών εβδομάδων ή μηνών. Αυτό πρέπει να γίνει υιοθετώντας μια ευγενική στάση απέναντι στο σώμα και πιστεύοντας ότι ο οργανισμός θέλει να αναρρώσει και να απαλλαχθεί από τον πόνο.

426   Ενας Πονοκεφαλος στην Πυελο

Η ρεαλιστική αντιμετώπιση του μυϊκής προελεύσεως πυελικού άλγους βασίζεται στην παραδοχή ότι ο μυϊκός ιστός χρειάστηκε πολύ καιρό για να φτάσει στην παρούσα κατάσταση και έχει το δικό του ρυθμό αποκατάστασης. Οι ασθενείς που τελικά βελτιώνονται είναι αυτοί που καταφέρνουν να συντονιστούν με το σώμα τους και να ακολουθήσουν το δικό του ρυθμό.

Η *Ελευθέρωση των Εναυσματικών Σημείων Πόνου* δε μπορεί να πραγματοποιηθεί πιστεύοντας ότι με μια κίνηση «νοκ-άουτ» θα νικήσουμε τον πόνο γρήγορα. Δεν τρέχουμε σε αγώνα δρόμου. Δεν πρέπει να υπάρχει καμία βιασύνη να ξεφορτωθούμε τον πόνο. Πρέπει κανείς να είναι υπομονετικός και να ακολουθεί το σώμα του καθώς εφαρμόζει σταδιακά υψηλότερα επίπεδα διάτασης, άρα και ενόχλησης, κατά την άσκηση πίεσης στα εναυσματικά σημεία πόνου. Είμαστε αρκετά ευχαριστημένοι, αν ένας ασθενής που εκπαιδεύσαμε στην αυτο-θεραπεία καταφέρει μέσα σε 3 έως 12 μήνες, ή και περισσότερο διάστημα, να κατευνάσει την υπερευαισθησία του κάνοντας τακτικό ρολάρισμα δέρματος, αυτοεφαρμοζόμενη Ελευθέρωση των *Εναυσματικών Σημείων Πόνου* και διατάσεις. Οποιαδήποτε άλλη προσέγγιση στην εφαρμογή του φυσιοθεραπευτικού τμήματος του πρωτοκόλλου μας, που χαρακτηρίζεται από βιασύνη και έλλειψη ευαισθησίας, είναι αντιπαραγωγική και τείνει να παρακωλύει τη θεραπεία. Η υπερευαισθησία μπορεί επίσης να προκαλείται από έναν λανθάνοντα εκλυτικό παράγοντα που μόνο ένας εξειδικευμένος φυσιοθεραπευτής ή ένας γιατρός με εμπειρία στην κατανόηση και αντιμετώπιση του μυοπεριτοναιακού άλγους μπορεί να αξιολογήσει.

Άσκηση, άρση βάρους και ποδηλασία

Στον κόσμο του πυελικού άλγους, είναι διαδεδομένη μια σχεδόν βιβλική εντολή ότι οι ασθενείς δεν πρέπει να σηκώνουν βάρη, να κάνουν ποδήλατο, να πίνουν καφέ, τσάι, αλκοόλ ή να καταναλώνουν πικάντικες τροφές. Θεωρούμε ότι τέτοιου είδους απαγορεύσεις είναι μερικές φορές περιττές. Εάν δεν υπάρχουν διαγνωστικές εξετάσεις που να αποδεικνύουν διαταραχές της κύστης ή της ουρήθρας και εάν ο ασθενής δεν παρατηρεί κάποια αρνητική επίπτωση από την κατανάλωση καφέ, αλκοόλ ή πικάντικων τροφών, ή από το σήκωμα βάρους ή το ποδήλατο, κατά τη γνώμη μας δεν υπάρχει κανένας λόγος να εγκαταλείψει αυτές τις συνήθειες. Αντιθέτως, αν ο ασθενής εμφανίζει ερεθισμό ή φλεγμονή/εξέλκωση στην ουροδόχο κύστη ή την ουρήθρα ή παρουσιάζει επιδείνωση των συμπτωμάτων του μετά από άρση βάρους ή ποδηλασία, τότε θα πρέπει να είναι ιδιαίτερα επιλεκτικός ως προς τις τροφές, τα ποτά ή ροφήματα που καταναλώνει, καθώς και το είδος της σωματικής άσκησης που εφαρμόζει.

Ο Κανόνας Πίεσης Γουάιζ-Άντερσον

Ένα από τα πιο σημαντικά πράγματα που διδάσκουμε στο κλινικό μας σχολείο είναι η τεχνική με την οποία εκτελούμε εσωτερική ελευθέρωση εναυσματικών σημείων πόνου στο πυελικό έδαφος. Η τεχνική αυτή έχει προέλθει μέσα από χρόνια εμπειρίας στην εργασία με τον εσωτερικό ιστό της πυέλου και καλείται ο Κανόνας Πίεσης Γουάιζ-Άντερσον. Έχουμε διδάξει τα αξιώματα του *Κανόνα Πίεσης Γουάιζ-Άντερσον* στους ασθενείς μας από το ξεκίνημα του κλινικού μας έργου, αναφερόμενοι σε αυτόν με διαφορετικές εκφράσεις κατά καιρούς, όπως «χαιρετώντας τον πόνο.» Τώρα πλέον του έχουμε αποδώσει μια περισσότερο τυπική ονομασία για να προσδώσουμε έμφαση στη σημασία του.

Ο Κανόνας Πίεσης Γουάιζ-Άντερσον είναι ένα από τα πιο σημαντικά πράγματα που διδάσκουμε στους ασθενείς μας

Ο Κανόνας Πίεσης Γουάιζ-Άντερσον είναι μια κρίσιμη αρχή και, κατά την άποψή μας, η αποσαφήνισή του είναι απαραίτητη για τον κόσμο τη φυσιοθεραπείας του πυελικού εδάφους. Δραττόμαστε της ευκαιρίας για να συζητήσουμε τις λεπτομέρειες του *Κανόνα Πίεσης Γουάιζ-Άντερσον*, ιδιαίτερα σε σχέση με τη ροπή ορισμένων ασθενών σε μια υπέρμετρα επιθετική αυτοθεραπεία. Έχει σημασία, ότι το θέμα αυτό αφορά έντονα τους ασθενείς που μόλις ξεκινούν το Πρωτόκολλό μας διότι ο εσωτερικός ιστός είναι και ο πλέον ευαίσθητος όταν κανείς ξεκινά την εσωτερική αυτο-θεραπεία. Ωστόσο, ο *Κανόνας Πίεσης Γουάιζ-Άντερσον* παραμένει κρίσιμης σημασίας στο διηνεκές του προγράμματος αυτο-θεραπείας.

Η κατανόηση ότι ο μυοπεριτονιακός περιορισμός και η παρουσία μυών με εναυσματικά σημεία πόνου προϋπάρχει από χρόνια στους περισσότερους από τους ασθενείς με πυελικό άλγος δίνει προοπτική στην αντίληψη του Κανόνα Πίεσης Γουάιζ-Άντερσον

Προκειμένου να τεθεί ο Κανόνας Πίεσης Γουάιζ-Άντερσον στο σωστό πλαίσιο, επαναλαμβάνουμε την αντίληψή μας σχετικά με το τί επικρατεί στο πυελικό έδαφος της μεγάλης πλειοψηφίας των ασθενών με μυϊκής προελεύσεως πυελικό άλγος. Από το ξεκίνημα του έργου μας, βασίσαμε τη θεραπεία μας στην αντίληψη ότι το πυελικό άλγος είναι στενά σχετιζόμενο με τους μυς του πυελικού εδάφους οι οποίοι βρίσκονται σε μια κατάσταση που περιγράφεται ποικιλοτρόπως ως προστατευτική σύσπαση, χρόνια σύσπαση και υπερτονία. Στους περισσότερους ασθενείς, πιστεύουμε ότι αυτή η κατάσταση τυπικά εμφανίστηκε πριν από ένα πολύ μεγάλο χρονικό διάστημα, συχνά ετών ή ακόμη και δεκαετιών σε ορισμένους ασθενείς.

Η αποκατάσταση των πυελικών μυών σε μια φυσιολογική, μη-συσπασμένη κατάσταση μπορεί να είναι άβολη αρχικά. Φανταστείτε πόσο ευαίσθητα θα ήταν τα ούλα σας αν βουρτσίζατε τα δόντια σας τώρα για πρώτη φορά

Όταν κανείς ξεκινά τη θεραπεία των εναυσματικών σημείων πόνου και χαράζει το μονοπάτι της αλλαγής του χρονίως τεταμένου, συσπασμένου ιστού από την κατάσταση της σύσπασης, βράχυνσης και ύπαρξης εναυσματικών σημείων πόνου, η διαδικασία μπορεί να αποδειχτεί μια πρόκληση και αρκετά δυσάρεστη για τους μυς του πυελικού εδάφους. Φανταστείτε για μια στιγμή ότι δεν έχετε βουρτσίσει ποτέ τα δόντια σας και ξαφνικά, σας ζητούνταν να αρχίσετε να τα βουρτσίζετε. Θα έπρεπε να αρχίσετε πολύ αργά, ίσως αρχικά κάνοντας μασάζ στα ούλα με το δάκτυλό σας και στη συνέχεια χρησιμοποιώντας μια μαλακή οδοντόβουρτσα υπό τις υποδείξεις κάποιου για να μεταβείτε στη συνέχεια σε μια σκληρότερη οδοντόβουρτσα. Αυτή η νέα συμπεριφορά θα ήταν πιθανότατα όχι εύκολη και άνετη για εσάς.

Ο σκοπός της εσωτερικής αυτο-θεραπείας, σε συνδυασμό με τα υπόλοιπα σωματικά και συμπεριφορικά τμήματα του πρωτοκόλλου μας, είναι να επαναφέρει τον εσωτερικό ιστό σε μια υγιή, εύκαμπτη και ελεύθερη-πόνου κατάσταση

Ο σκοπός τη εσωτερικής αυτο-θεραπείας είναι ο μετασχηματισμός του χρονίως συσπασμένου και σφιγμένου πυελικού ιστού σε έναν χαλαρό, εύκαμπτο και ελεύθερο-πόνου ιστό, όπως ο πυελικός ιστός κάποιου δίχως πυελικό άλγος. Η έναρξη της προσπάθειας σε αυτό το μονοπάτι είναι συνήθως μια νέα εμπειρία για τους πυελικούς μυς των ασθενών με πυελικό άλγος.

Μερικές φορές οι μύες του πυελικού εδάφους μπορεί να αισθάνονται παράξενα καθώς τους ζητάτε να αλλάξουν το επίπεδο της τάσης τους και την προστατευτική τους σύσπαση. Πράγματι, ιδίως τους πρώτους μήνες εφαρμογής του πρωτοκόλλου, ο εσωτερικός ιστός τείνει να είναι επώδυνος και ευαίσθητος και μερικές φορές η όποια επαφή με τον ιστό μπορεί παροδικά να αυξήσει τη δυσφορία. Έτσι, με τον Κανόνα Πίεσης Γουάιζ-Άντερσον που περιγράφουμε παρακάτω, ο στόχος είναι να βρεθεί το «γλυκό» επίπεδο σημειακής πίεσης σε κάθε ασθενή που επιτρέπει την ευγενή και επαρκή διάταση του περιορισμένου ιστού αποφεύγοντας την υπερβολική επιθετικότητα που θα μπορούσε να ερεθίσει τον ιστό. Αυτή είναι μια καλοζυγισμένη ενέργεια που απαιτεί στενή προσοχή και πρόθεση από πλευράς ασθενούς. Προσέχοντας καλά την εύρεση του «γλυκού σημείου» του Κανόνα Πίεσης, διαπιστώσαμε σε πολλές περιπτώσεις ότι ο ασθενής μπορεί να μεγιστοποιήσει την αποτελεσματικότητα της αυτο-θεραπείας μειώνοντας ταυτόχρονα την πιθανότητα έξαρσης των συμπτωμάτων του. Η κατανόηση και ικανότητα εύρεσης του «γλυκού σημείου» αποτελεί το κέντρικό ζήτημα του Κανόνα Πίεσης Γουάιζ-Άντερσον.

Η ιδεώδης τεχνική της ελευθέρωσης εσωτερικών εναυσματικών σημείων πόνου περιλαμβάνει τον κρίσιμο ρόλο της χρήσης προσεκτικά ασκούμενης πίεσης που δεν κοπώνει και ερεθίζει τον εσωτερικό ιστό ενώ ταυτόχρονα μειώνει το επίπεδο τάσης και ευαισθησίας των εναυσματικών σημείων

Τώρα που διαμορφώσαμε κατά κάποιο τρόπο ένα πλαίσιο σχετικά με το ερώτημα, ας προχωρήσουμε στην καρδιά του ζητήματος. Τί είναι ο *Κανόνας Πίεσης Γουίζ-Άντερσον* στη λεπτομέρειά του; Ποιά είναι η κατάλληλη τεχνική που πρέπει να χρησιμοποιήσει ο ασθενής έσι ώστε να εντοπίσει το «γλυκό σημείο» του Κανόνα Πίεσης;

Η τεχνική του *Κανόνα Πίεσης Γουάιζ-Άντερσον* έχει ως εξής: καθώς ο ασθενής έχει προωθήσει μαλακά ένα Ραβδί Ελευθέρωσης Εναυσματικών Σημείων ή δάκτυλο καλημμένο με γάντι και άφθονο λιπαντικό, απλά αφήνει το δάκτυλο ή το Ραβδί να κείται εντός χωρίς να ασκεί *καμμία πίεση* προς οποιαδήποτε κατεύθυνση προς το παρόν. Ο ασθενής απλά αισθάνεται την παρουσία του δακτύλου ή του Ραβδιού μέσα στον πρωκτικό σφιγκτήρα ή το άνοιγμα του κόλπου μη ασκώντας πίεση. Αυτός ο απαλός, απαλλαγμένος από πίεση χρόνος χρειάζεται για να βοηθήσει το πυελικό έδαφος και των έσω πρωκτικό σφιγκτήρα ή το άνοιγμα του κόλπου να συνηθίσουν την αίσθηση του δακτύλου ή του Ραβδιού μέσα τους· είναι αυτό που αποκαλούμε «νεκρά θέση.» Πράγματι, υπάρχουν ασθενείς με πυελικό άλγος που έχουν τόσο ευαίσθητο και επώδυνο πυελικό άνοιγμα που η απλή εισαγωγή του δακτύλου ή του Ραβδιού, χωρίς καμμία πίεση προς κάποια κατεύθυνση, να αποτελεί μια επαρκή διάταση του ιστού ια τον πρώτο μήνα αυτοθεραπείας περίπου.

Η άσκηση μόνο τόσης πίεσης, ώστε να εκλυθεί το πρώτο αίσθημα δυσφορίας, και η με την έκλυση του αισθήματος αυτού άρση της πίεσης (το «γλυκό σημείο») χωρίς περαιτέρω αύξηση, αποτελεί την καλύτερη περιγραφή του Κανόνα Πίεσης Γουάιζ-Άντερσον. Η εντόπιση του «γλυκού σημείου» απαιτεί επιμελή προσοχή στην εσωτερική αίσθηση

Με το Ραβδί ή το δάκτυλο στη νεκρά θέση, το άκρο του ραβδιού ή το ακρο-δάκτυλο πιέζει ένα συγκεκριμένο σημείο με ιστικό περιορισμό. Η πίεση με το δάκτυλο ή το Ραβδί <u>σταματά ακριβώς τη στιγμή εκείνη που αισθάνεται κανείς την ελάχιστη αίσθηση πόνου και δυσφορίας</u>. Με άλλα λόγια, η πίεση παραμένει στο επίπεδο αυτό χωρίς να προκαλεί καμία περαιτέρω δυσφορία. Αυτή η ελάχιστη στατική πίεση που εκλύει μια αρχόμενη συναίσθηση πόνου ή ενόχλησης του ιστού θεωρείται το «γλυκό σημείο» στο οποίο αναφερ-θήκαμε παραπάνω. Αυτός είναι ο *Κανόνας Πίεσης Γουάιζ-Άντερσον.* Στους ασθενείς που παρακολουθούν τα κλινικά μας σχολεία, συνήθως συνιστούμε τη διατήρηση αυτής της ελάχιστης στατικής πίεσης στον ιστό για 30-90 δευτερόλεπτα, ανάλογα με τις συνθήκες που επικρατούν στον κάθε ασθενή.

Το «γλυκό σημείο» πόνου ή δυσφορίας μπορεί να διαλύεται γρήγορα ή και όχι κατά τη διάρκεια της εσωτερικής θεραπείας, αλλά η πίεση δεν αυξάνεται εφόσον το αίσθημα εμφανιστεί

Μερικές φορές, η αντίδραση πόνου ή δυσφορίας που εκλύεται με την εφαρμογή του κανόνα υποχωρεί με την εφαρμογή στατικής πίεσης (χρειάζονται τουλάχιστον 15 δευτερόλεπτα πριν αυτό ξεκινήσει, αν ξεκινήσει). Εάν ο ιστός χαλαρώσει και δεν προκαλεί πλέον πόνο/δυσφορία, η εφαρμογή πίεσης μπορεί να σταματήσει ή να διατηρηθεί ελαφρώς λίγο περισσότερο με σκοπό να επαυξήσει την ιστική επιμήκυνση που έχει επιτευχθεί.

Όταν ο ασθενής είναι έτοιμος να μετακινηθεί σε άλλο εναυσματικό σημείο πόνου ή περιοχή ευαισθησίας, συνιστούμε το άκρο του ραβδιού ή του δακτύλου να παραμένει για λίγο στη νεκρά θέση στο εσωτερικό της πυέλου, χωρίς να ασκεί πίεση προς κάποια κατεύθυνση. Συνιστάται η προσοχή να παραμένει αμείωτη καθώς συνεχίζεται η αυτοθεραπεία. Αν κανείς πονά ή είναι αγχωμένος, μπορεί να χρειαστούν μερικά δευτερόλεπτα για να καταγραφεί η πληροφορία στο συνειδητό.

Μερικές φορές υπάρχει η αίσθηση ότι η εσωτερική πίεση που ασκείται είναι ελαφρά και ασήμαντη και ότι ο πάσχων δεν αποκομίζει αρκετό θεραπευτικό όφελος και δεν κάνει σημαντική πρόοδο. Συνιστούμε να συνεχίζει ο ασθενής με αυτό τον αργό, συντηρητικό ρυθμό για ένα επιπλέον μήνα περίπου (δεδομένου ότι τα αποτελέσματα μπορεί να εμφανιστούν μετά από εβδομάδες ή μήνες). Πρέπει οι προσδοκίες να προσαρμόζονται κατανοώντας ότι εκεί που το πρωτόκολλο πετυχαίνει, συνιστά μια αργή και όχι γρήγορη λύση.

Με το χρόνο, απαιτείται συνήθως περισσότερη πίεση για την έκλυση του ίδιου πόνου και δυσφορίας, από τον ευαίσθητο, συσπασμένο εσωτερικό ιστό

Χρησιμοποιώντας την τεχνική του *Κανόνα Πίεσης Γουάιζ-Άντερσον*, παρατηρήσαμε ότι οι περισσότεροι ασθενείς μπορούν να ασκού περισσότερη πίεση στον ιστό για την έκλυση του ίδιου επιπέδου δυσφορίας καθώς περνούν οι εβδομάδες και οι μήνες. Ακολουθώντας αυτή τη μέθοδο της προοδευτικής και μη-τραυματικής προοδευτικής πίεσης, είναι σπάνιο για τον ασθενή να «ξεπερνά τα όρια του ιστού» ή να επιβάλλει τη δική του θέληση στη χρονική αλληλουχία επούλωσης του ιστού. Χρησιμοποιώντας αυτή την τεχνική, ο εσωτερικός ιστός είναι ο «οδηγός» σχετικά με το πόσο δυνατά πρέπει να πιέσετε. Είναι η πρακτική του να *ακούτε το σώμα σας*.

Κατά την εφαρμογή αυτής της μεθόδου, οι αριθμητικές ενδείξεις στην οθόνη του Ραβδιού μπορεί στην αρχή να είναι αρκετά χαμηλές και οι αυξήσεις και μειώσεις της πίεσης που καταγράφει το Ραβδί να είναι αμυδρές, γεγονότα που θεωρούμε αποδεκτά και συμβατά με τον Κανόνα Πίεσης. Έχουμε διαπιστώσει ότι μερικές φορές ο εσωτερικός ιστός είναι «υπερ-ερεθιστικός» και πολύ ευαίσθητος που τείνει να γίνεται λιγότερο ευαίσθητος κι επώδυνος με την μη-τραυματική, προοδευτική αύξηση της πίεσης με την πάροδο αρκετών εβδομάδων ή μηνών, ακόμη και με πολύ χαμηλές ενδείξεις στην οθόνη του Ραβδιού. Αυτός ο ρυθμός αυτο-θεραπείας είναι απόλυτα εντάξει καθώς σε αυτό το σημείο η υποκειμενική αίσθηση του ασθενή αποτελεί τον παράγοντα που καθοδηγεί το επίπεδο της ασκούμενης πίεσης.

Ο σκοπός της οθόνης ενδείξεων του Ραβδιού, που πρόσφατα έλαβε έγκριση από τον FDA, είναι να προσφέρει μια σχετική ένδειξη της ασκούμενης πίεσης ώστε να βοηθά τον ασθενή να εκτελεί μικρές αυξήσεις ή μειώσεις της πίεσης σε σχέση με το γλυκό σημείο. Αυτό ακριβώς συνιστά την πρόοδο και την καινοτομία που επέφερε το Ραβδί· στον κόσμο της εσωτερικής πυελικής φυσιοθεραπείας, το Ραβδί Εσωτερικών Εναυσματικών Σημείων προσφέρει μια σχετικά διαδραστική πληροφόρηση που συνδέει την υποκειμενική αίσθηση του «γλυκού σημείου» με την αντικειμενική, αριθμητική ένδειξη του Ραβδιού. Αυτό αποτελεί σημαντική πρόοδο διότι φυσιολογικά μικρές αυξομειώσεις της εσωτερικής πίεσης δε μπορούν να διακριθούν συνειδητά· με την Οθόνη του Ραβδιού ασθενής μπορεί να ανιχνεύσει ακόμη και ελάχιστες υξομειώσεις της πίεσης. Αυτή η τεχνολογία δίνει στον ασθενή τη δυνατότητα και την αυτοπεποίθηση να συναρτά την ένδειξη της οθόνης με τη δική του υποκειμενική αίσθηση του γλυκού σημείου και να υποβοηθείται στην εκτέλεση λεπτών βαθμιδωτών αυξομειώσεων της πίεσης καθώς η αυτο-θεραπεία προχωρά. Η εμπειρία μας υπαγορεύει ότι ο καλύτερος καταλύτης για την ανάρρωση από το πυελικό άλγος είναι ένας σίγουρος και αφοσιωμένος ασθενής που με συνέπεια εκτελεί αποδοτική, μη-επιθετική εσωτερική αυτο-θεραπεία των πυελικών εναυσματικών σημείων πόνου και του περιορισμένου ιστού.

Η έρευνά μας δείχνει ξεκάθαρα ότι πιέζοντας δυνατότερα τον εσωτερικό ΔΕΝ αυξάνεται η αποτελεσματικότητα και δε μειώνεται ο χρόνος θεραπείας

Η έρευνά μας έχει δείξει ότι, σε ότι αφορά την εσωτερική αυτο-θεραπεία, ισχυρότερη πίεση δε συνεπάγεται σημαντικότερη βελτίωση συμπτωμάτων. Η επίγνωση του γλυκού σημείου του κατωφλίου του πόνου και δυσφορίας, σύμφωνα με την εμπειρία μας, είναι ο καλύτερος τρόπος υποβόήθησης του ευαίσθητου και συσπαμένου πυελικού ιστού να ελευθερωθεί από τη σύσπαση. Το κλειδί είναι η υπομονή και ο σεβασμός προς τον εσωτερικό ιστό. Η αρχή που πρέπει να ακολουθείτε είναι: να χειρίζεστε ευγενικά τον εσωτερικό ιστό, να τον ακούτε, να καθοδηγείστε από αυτόν, να δουλεύετε με αυτόν χωρίς να επιβάλλετε σε αυτόν κάτι που ανεπιθύμητα τον ερεθίζει. Ο *Κανόνας Πίεσης Γουάιζ-Άντερσον* βοηθά τον εσωτερικό ιστό να μη φοβάται την εσωτερική θεραπεία.

Συνιστούμε πάντα την ενσωμάτωση βοηθητικών προς την εσωτερική θεραπεία θεραπευτικών πρακτικών, όπως τα θερμά λουτρά των οποίων η θερμότητα βοηθά, σε όσους συμβαίνει αυτό, τη θεραπευόμενη περιοχή ήρεμη και μαλακή. Ο κανόνας είναι να επιτρέπουμε στους εσωτερικούς ιστούς να είναι ο οδηγός του ασθενή σχετικά με το πόσο ισχυρά θα πιέσει. Αυτά συνιστούν τη θεματολογία του *Κανόνα Πίεσης Γουάιζ-Άντερσον*.

Μια σημείωση σχετικά με τον Κανόνα Πίεσης Γουάιζ-Άντερσον και την εξωτερική θεραπεία εναυσματικών σημείων πόνου

Γενικά η εμπειρία μας δείνει ότι οι εξωτερικά προσπελάσιμοι μυς είναι λιγότεροο ευαίσθητοι και/ή λιγότερο επιρρεπείς σε ερεθισμούς ή εξάρσεις συμπτωμάτων από ότι οι εσωτερικοί μύες του πυελικού εδάφους. Φυσικά, εάν υπάρχουν εξάρσεις συμπτωμάτων ή ερεθισμός μετά από την ελευθέρωση εξωτερικών εναυσματικών σημείων, αυτό σημαίνει ότι πιθανότατα ο ασθενής πιέζει πολύ ισχυρά.

Όταν ξεκινά η εφαρμογή του πρωτοκόλλου για την αυτο-θεραπεία των εξωτερικών ενυσματικών σημείων, ενθαρρύνουμε τους ασθενείς να μην ξεπερνούν το 1-3 σε μια υποκειμενική κλίμακα έντασης του πόνου. Όπως η εσωτερική θεραπεία, έτσι και η εξωτερική *Ελευθέρωση Εναυσματικών Σημείων Πόνου* είναι μια διαδικασία «καλοπιάσματος» του ιστού ώστε να μεταβεί από στη συσπασμένη στη χαλαρή, ευλύγιστη και ανώδυνη κατάσταση· ο στόχος δεν είναι να ξεφορτωθούμε τα συμπτώματα σε μια οποιαδήποτε συνεδρία ελευθέρωσης εναυσματικών σημείων. Στην προσπάθεια να καταφέρει κάτι τέτοιο ο ασθενής συνήθως γίνεται πολύ επιθετικός ερεθίζοντας τους μυς και προκαλώντας έξαρση συμπτωμάτων άσκοπα. Το καθημερινό, επαναλαμβανόμενο καλόπιασμα των μυών είναι ο ρυθμός και η αρχή την οποία επιδιώκουμε — όχι η επιβολή ενός χρονοδιαγράμματος επούλωσης στον ιστό, αλλά η ενσυναίσθηση των αντιδράσεών του ώστε αυτός να είναι ο οδηγός.

Για το λόγο αυτό είναι καλύτερο για τον ασθενή να αφουγκράζεται τον εσωτερικό και εξωτερικό ιστό, επιτρέποντάς του να είναι ο οδηγός. Αν οι ασθενείς διαπιστώνουν ότι υπάρχει έξαρση συμπτωμάτων στον εξωτερικό ιστό, συνιστούμε να καθοηγούνται από την πρώτη εκδήλωση πόνου/ενόχλησης, που περιγράφονται παραπάνω στο τμήμα που πραγματεύεται την εσωτερική αυτο-θεραπεία και το σχετικό *Κανόνα Πίεσης Γουάιζ-Άντερσον*.

Η μείωση και/ή αντιμετώπιση του πόνου στο εσωτερικό της πυέλου απαιτεί εξίσου εξωτερική και εσωτερική αυτο-θεραπεία

Ασθενείς άπειροι στην εκτέλεση του πρωτοκόλλου συχνά νομίζουν ότι εφόσον υποφέρουν από πόνο εντός της πυέλου, το μόνο μέρος του σώματος όπου πρέπε να κάνουν θεραπεία για τον εσωτερικό τους πόνο είναι το εσωτερικό του πυελικού εδάφους. Συνέπεια αυτού είναι να επικεντρώνονται αποκλειστικά στην εσωτερική θεραπεία. Αυτό αποτελεί κοινό σφάλμα τόσο των ασθενών όσο και των φυσιοθεραπευτών, οπότε ας ξεκαθαρίσουμε τούτο: οι εξωτερικοί μύες είναι συνήθως στενά σχετιζόμενοι με τον εσωτερικό πόνο και πρέπει να δέχονται θεραπεία όπως και οι εσωτερικοί μύες. Οι *προσαγωγοί*, οι *κοιλιακοί*, ο *ψοΐτης*, ο *λαγονοψοΐτης*, ο *τετράγωνος οσφυϊκός* και οι *γλουτιαίοι μύες*, με τις επιμέρους του παραλλαγές, αποτελούν τυπικά τμήμα μιας περιοχικής περιοριστικής μυοπεριτονιακής σύσπασης που παράγει τον εσωτερικό πυελικό πόνο.

Οι ασθενείς που εκπαιδεύονται στο πρωτόκολλό μας διδάσκονται την αναλυτική θεραπεία αυτών των εξωτερικών περιοχών επιπρόσθετα της εσωτερικής θεραπείας. Μάλιστα, σε συγκεκριμένες περιπτώσεις, είδαμε κάποιους ασθενείς να ελαττώνουν σημαντικά ή και να εξαλείφουν αυτό που αισθάνονταν αποκλειστικά ως εσωτερικό πόνο αντιμετωπίζοντας εναυσματικά σημεία πόνου και περιοριστική σύσπαση στους εξωτερικούς μυς που απαριθμήθηκαν παραπάνω. Η εστίαση απλώς στα εσωτερικά εναυσματικά σημεία και περιοχών περιορισμού κατά τη θεραπεία του εσωτερικού πόνου αποκλείοντας τα σχετικά εξωτερικά εναυσματικά σημεία συνιστά μια παρανόηση του προβλήματος και συχνά οδηγεί τη θεραπεία σε στάση. Η καθοδήγηση και εκπαίδευση στην αυτο-θεραπεία και στον τρόπο αυτο-εντοπισμού του συγκεκριμένου συμπλέγματος εσωτερικών και εξωτερικών εναυσματικών σημείων ενός ατόμου αποτελεί βασικό τμήμα του πρωτοκόλλου μας και είναι κρίσιμο ώστε οι ασθενείς να αποκτήσουν την επάρκεια να θεραπεύσουν τους εαυτούς τους. Ο Κ

Ο *Κανόνας Πίεσης Γουάιζ-Άντερσον* αντιπροσωπεύει την κατανόηση του τι χρειάζεται ο συνεσπασμένος και πλήρης εναυσμαικών σημείων πόνου ιστός εντός (και εκτός) του πυελικού εδάφους προκειμένου να μαλακώσει, να χαλαρώσει, να καταστεί ευλύγιστος και να επουλωθεί. Η ενσωμάτωση αυτού του κανόνα σε ένα πρόγραμμα αυτο-θεραπείας είναι βραδεία διεργασία και απαιτεί την καλλιέργεια της υπομονής, καρτερίας, αφοσίωσης και την μελέτη και κατανόηση των πτυχών του πρωτοκόλλου μας. Είναι η πρακτική του να ακούς το σώμα σου και να έχεις οδηγό τον ιστό, χωρίς να παρακάμπτεις τη φυσική αλληλουχία της επούλωσης με τη δική σου επιθετική, λανθασμένη θεώρηση του πόσο γρήγορα πρέπει να συμβεί η επούλωση. Είναι μια βαθιά, εμπειρική κατανόηση που προϋποθέτει να ακούμε τους ασθενείς μας και τη γλώσσα των ιστών τους.

Για την πλειονότητα των ασθενών μας, η αερόβια άσκηση που δεν πιέζει υπερβολικά το πυελικό έδαφος συμβάλλει στη διαδικασία επούλωσης

Δυστυχώς αρκετά άτομα, τα οποία έρχονται σε μας αισθάνονται ότι η άσκηση μπορεί να τους βλάψει. Είχαμε ασθενείς οι οποίοι παρέμεναν στο κρεβάτι επί μήνες διότι πίστευαν ότι η άσκηση θα τους βλάψει. *Ενθαρρύνουμε τους ασθενείς να κάνουν αερόβια άσκηση η οποία είναι και η λιγότερο ερεθιστική για αυτούς.* Δεν είμαστε επίσης απόλυτοι σε ότι αφορά την ποδηλασία. Μάλιστα, ένας από τους ασθενείς μας, που έπασχε από πυελικό άλγος, μας ανέφερε ότι η ποδηλασία τον βοήθησε να αισθανθεί καλύτερα στην περιοχή της πυέλου. Αν η ποδηλασία δε χειροτερεύει τα συμπτώματα, ή αν τα συμπτώματα στην περιοχή όπου καθόμαστε έχουν υφεθεί, θεωρούμε ότι εφόσον κάποιος λατρεύει την ποδηλασία, είναι απολύτως λογικό να πειραματιστεί για να διαπιστώσει εάν η ποδηλασία είναι εφικτή για εκείνον ή εκείνη. Αν ο ίδιος ή η ίδια διαπιστώσει ότι εμφανίζει συμπτώματα που σχετίζονται με αυτή τη δραστηριότητα, τότε η κοινή λογική επιτάσσει τον περιορισμό της δραστηριότητας. Εάν δεν εκδηλώνονται συμπτώματα, θεωρούμε ότι δεν υπάρχει κανένας λόγος να αποτρέπεται η ποδηλασία ή άλλες δραστηριότητες, οι οποίες τυπικά αποθαρρύνονται από ορισμένους θεραπευτές του πυελικού άλγους.

9

ΤΟ ΠΥΕΛΙΚΟ ΑΛΓΟΣ ΣΤΙΣ ΓΥΝΑΙΚΕΣ

Το μυϊκής προελεύσεως πυελικό άλγος δε διαφέρει ουσιαστικά ανάμεσα σε άνδρες και γυναίκες. Η αντιμετώπιση είναι πρακτικά η ίδια. Κατά την κλινική μελέτη του πρωτοκόλλου μας, όπου γινόταν χρήση του ραβδιού εσωτερικών εναυσματικών σημείων πόνου, διαπιστώθηκε ότι ήταν εξίσου αποτελεσματικό σε άνδρες και γυναίκες που αντιμετωπίσαμε με αυτό.

Το μυϊκής προελεύσεως πυελικό άλγος στις γυναίκες είναι ουσιαστικά ίδιο με αυτό των ανδρών και έτσι το θεραπευτικό μας πρωτόκολλο κατ' ουσία δε διαφοροποιείται σε αμφότερες τις περιπτώσεις

Αξιολογούμε και θεραπεύουμε σε τακτική βάση γυναίκες που έχουν διαγνωστεί με καταστάσεις οι οποίες φέρουν ποικίλες ονομασίες όπως *διάμεση κυστίτιδα (ΔΚ), ουρηθρικό σύνδρομο, σύνδρομο επώδυνης κύστης, δυσλειτουργία του πυελικού εδάφους, σύνδρομο ανελκτήρα του πρωκτού, μυαλγία πυελικού εδάφους, δυσπαρεύνια, αιδοιωδυνία και χρόνιο πυελικό άλγος μεταξύ άλλων.* Πιστεύουμε, ωστόσο, ότι οι περισσότερες από αυτές τις παθήσεις σχετίζονται με χρόνια μυϊκή τάση ή σπασμό των μυών της πυελικής κοιλότητας και τροφοδοτούνται από το άγχος, την αντακλαστική προστατευτική μυϊκή σύσπαση και την καθ' έξιν σύσπαση των πυελικών μυών -- ουσιαστικά οι ίδιες περιπτώσεις διαπιστώνονται και στους άνδρες ασθενείς μας.

Οι γυναίκες με πυελικό άλγος συχνά παραπονούνται για ένα ή περισσότερα από τα ακόλουθα συμπτώματα (πολύ λίγες γυναίκες εμφανίζουν όλα τα συμπτώματα):

439

- Κολπικό πόνο

- Ορθικό πόνο

- Πόνο γύρω ή πάνω από το ηβικό οστό

- Ενόχληση στην καθιστική θέση

- *Δυσφορία ή πόνο κατά την επαφή ή τη σεξουαλική δραστηριότητα*

- *Επιδείνωση του πυελικού άλγους που σχετίζεται με την εμμηνόρροια*

- *Επιδείνωση των συμπτωμάτων με το άγχος και το στρες*

- *Συχνουρία*

- *Επιτακτικότητα ή καθυστέρηση έναρξης της ούρησης*

- *Πόνο κατά ή μετά την ούρηση*

- *Πόνο κατά ή μετά από την αφόδευση*

- *Πόνο που σχετίζεται με τον τοκετό*

Σύνδρομο Κυστικού Άλγους ή Διάμεση Κυστίτιδα

Η πλειοψηφία των γυναικών που έχουν συμμετάσχει στα θεραπευτικά προγράμματά μας για το πυελικό άλγος έπασχαν από μια διαταραχή που ονομάζεται διάμεση κυστίτιδα ή σύνδρομο κυστικού άλγους (ΔΚ/ΣΚΑ). Από επιδημιολογικές μελέτες, η συχνότητα εμφάνισης της ΔΚ εκτιμάται ότι ανέρχεται σε 300 περιπτώσεις ανά 100.000 γυναίκες. Αν και η πάθηση αυτή μπορεί επίσης να εμφανιστεί σε άνδρες, είναι 5 έως 10 φορές συχνότερη στις γυναίκες. Η ΔΚ είναι μια χρόνια ασθένεια αγνώστου αιτιολογίας, που χαρακτηρίζεται από πολυεστιακό πυελικό άλγος και κυστική δυσλειτουργία, όπου περιλαμβάνονται συχνουρία και επιτακτικότητα, νυκτουρία (επιθυμία ούρησης κατά τη διάρκεια της νύχτας) και επίταση των συμπτωμάτων επιτακτικότητας κατά τη σεξουαλική επαφή. Οι ασθενείς με ΔΚ μπορεί να εμφανίζουν αποκλειστικά κυστικά ενοχλήματα χωρίς κανένα πόνο. Ενώ ο υπερηβικός πόνος ή ο πόνος πάνω από το ηβικό οστό αποτελεί το κυρίαρχο σύμπτωμα, πόνος μπορεί να εμφανιστεί και στην ουρήθρα, τα γεννητικά όργανα και άλλες περιοχές, όπως η βουβωνική χώρα, η κατώτερη ράχη, οι μηροί και οι γλουτοί. Αυτή η κατάσταση μπορεί να συνυπάρχει με άλλες διαταραχές, όπως το σύνδρομο ευερέθιστου εντέρου, την ινομυαλγία, την αιδοιωδυνία, τη δυσλειτουργία του πυελικού εδάφους, το σύνδρομο Raynaud, και τις ημικρανίες μεταξύ άλλων.

Πρόσφατα, μια διεθνής διάσκεψη ειδικών επιστημόνων πρότεινε τη χρήση ενός νέου όρου, του «συνδρόμου κυστικού άλγους» (ΣΚΑ), για την περιγραφή της πάθησης που μέχρι σήμερα ονομάζεται διάμεση κυστίτιδα ή σύνδρομο επώδυνης κύστης. Το σύνδρομο κυστικού άλγους (ΣΚΑ) είναι μια κλινική διάγνωση που ενσωματώνει το μοντέλο των πολλαπλών συμπτωμάτων που περιγράφονται παραπάνω. Στη συζήτηση που ακολουθεί θα διατηρήσουμε την ορολογία της ΔΚ, παρόλο που ο όρος ΔΚ επικεντρώνεται στενά στην τοιχωματική φλεγμονή της ουροδόχου κύστης και πιθανόν να μην περιγράφει με ακρίβεια την πλειονότητα των ασθενών με το σύνδρομο αυτό. Η τρέχουσα τάση είναι η αναγνώριση των χαρακτηριστικών ή φαινοτύπων του συνδρόμου του χρόνιου πυελικού άλγους στις γυναίκες. Η ανάλυση αυτών των κατηγοριών μπορεί να βελτιώσει την στόχευση της θεραπείας.

Ο σκοπός αυτού του κεφαλαίου είναι να παρουσιάσει μια πιο ολοκληρωμένη κατανόηση της ΔΚ. Δε μπορούμε να παράσχουμε όλη την έρευνα σχετικά με τη ΔΚ ή να εξετάσουμε όλες τις θεωρίες, αλλά έχουμε συμπεριλάβει τις θεωρητικές προσεγγίσεις που ανταποκρίνονται καλύτερα στην εμπειρία μας κατά τη θεραπεία ασθενών με ΔΚ. Είναι σημαντικό να γίνει αντιληπτό ότι η ΔΚ παραμένει μια αμφιλεγόμενη διάγνωση. Πολλοί γιατροί πιστεύουν ότι είναι μια διάγνωση πασπαρτού, μια διάγνωση αποκλεισμού, και ότι η ύπαρξη της δεν είναι καλά τεκμηριωμένη, ενώ κάποιοι άλλοι πιστεύουν σθεναρά ότι είναι μια ξεκάθαρη κατάσταση με διαγνώσιμη παθολογία.

Οι περιγραφές του πόνου που σχετίζονται με τη διάμεση κυστίτιδα

Σε μια πρόσφατη έρευνα που διενεργήθηκε στα Πανεπιστήμια Μέριλαντ και Τζον Χόπκινς, όπου συμμετείχαν 264 γυναίκες με ΔΚ, διαπιστώθηκε ότι οι ερωτηθείσες ήταν σε θέση να εντοπίσουν με αρκετή ακρίβεια πολλαπλά επώδυνα σημεία περιγράφοντας την αίσθηση του πόνου ως «σφύζουσα, ευαίσθητη, διαπεραστική ή επώδυνη.» Όσον αφορά τις περιοχές των γεννητικών οργάνων, ο πόνος περιγραφόταν ως κάψιμο, τσούξιμο και κόψιμο. Οι πιο συχνά αναφερόμενες περιοχές εντόπισης του πόνου ήταν κατά σειρά η υπερηβική, η ουρηθρική και των γεννητικών οργάνων, και στη συνέχεια ακολουθούσαν άλλες. Ο υπερηβικός και ουρηθρικός πόνος εμφάνιζε επιδείνωση, σύμφωνα με τις αναφορές, είτε κατά την πλήρωση της ουροδόχου κύστης ή λίγο πριν την ούρηση στο 50% ή περισσότερο των γυναικών. Περίπου το 80% των ερωτηθέντων ανέφερε επίσης επιδείνωση του πόνου σε αυτές τις περιοχές μετά την κατανάλωση ορισμένων τροφών και ροφημάτων.

Ερμηνευτικές θεωρίες της διάμεσης κυστίτιδας

Ένα γεγονός, όπως μια λοίμωξη του ουροποιητικού συστήματος, μια χειρουργική επέμβαση, ένας τοκετός, μια ιογενής ασθένεια, ή ένα σωματικό ή ψυχολογικό τραύμα μπορεί να πυροδοτήσει την εμφάνιση της ΔΚ. Η αίσθηση του κυστικού πόνου γίνεται τότε το κυρίαρχο χαρακτηριστικό. Υπάρχουν κάποια στοιχεία, όπως υποστηρίζει ο Δρ. Τόνι Μπάφινκτον, που υποδεικνύουν ότι μια ανισορροπία ανάμεσα στο ενδοκρινικό σύστημα, που παράγει κορτιζόλη, και το υπερδιεγερμένο νευρικό σύστημα ενδεχομένως ευθύνεται για τη διαταραχή. Ωστόσο, απαιτείται πολύ πιο εκτεταμένη έρευνα για να διερευνηθεί το φαινόμενο σε όλη την πολυπλοκότητά του.

Μία θεωρία είναι ότι η ΔΚ είναι αποτέλεσμα νευροαγγειακής διαταραχής, και ότι τα συμπτώματα του πόνου και της δυσλειτουργίας στην ούρηση είναι απότοκα μιας συνεχιζόμενης διαδικασίας που επηρεάζει την κύστη. Οι Δρ Έργουιν και Γκάλογουει στο Πανεπιστήμιο Έμορι έχουν αντιμετωπίσει πολλούς ασθενείς με επώδυνες διαταραχές της κύστης εφαρμόζοντας μια τεχνική αποκλεισμού των οσφυϊκών νωτιαίων νεύρων ώστε να ανασταλεί η φυσιολογική αδρενεργική δραστηριότητα στην κύστη.

Υπάρχουν δεδομένα που υποδεικνύουν ότι η ΔΚ μπορεί να οφείλεται στην υπερδιέγερση των νεύρων στους μυς και στα αγγεία της κύστης που στη συνέχεια οδηγεί σε αγγειόσπασμο και διακοπή της παροχής οξυγόνου στο όργανο. Αυτό το φαινόμενο της υπερδιέγερσης έχει αποδειχθεί ότι προκαλεί ευθρυπτότητα των τριχοειδών αγγείων και σε άλλα μέρη του σώματος. Η θεραπεία του νευρικού αποκλεισμού (μπλοκ) που υιοθέτησαν οδήγησε σε προσωρινή βελτίωση του πόνου σε πολλούς ασθενείς.

Οι γιατροί αντιλαμβάνονται τη ΔΚ/ΣΚΑ ως πυελικό άλγος που συνδέεται με συχνουρία και επιτακτικότητα. Ωστόσο, πολλές γυναίκες λαμβάνουν λάθος διάγνωση ότι πάσχουν από ουρολοίμωξη, ανάλογη με τη διάγνωση της χρόνιας βακτηριακής προστατίτιδας στους άνδρες, και έτσι αντιμετωπίζονται με άφθονα αντιμικροβιακά σκευάσματα. Η ειρωνεία είναι ότι πολλές γυναίκες πίνουν άφθονο χυμό κράνμπερυ, καθώς θεωρείται ότι βοηθά στις ουρολοιμώξεις, αν και αυτός ο χυμός μπορεί πραγματικά να επιδεινώσει τα συμπτώματα ΔΚ. Μερικοί γιατροί πιστεύουν ότι η παλιά διάγνωση του ουρηθρικού συνδρόμου, που σχετίζεται με τα συμπτώματα της επιτακτικότητας, της συχνουρίας, της δυσουρίας, του υπερηβικού ή οσφυϊκού πόνου και της δυσκολίας στο άδειασμα της κύστης μπορεί να σχετίζονται με το σύνδρομο κυστικού άλγους.

Η διάγνωση της ΔΚ

Η συνηθισμένη διαδικασία διάγνωσης της ΔΚ περιλαμβάνει την κυστεοσκόπηση υπό αναισθησία με υδρο-διάταση της κύστης. Όταν η κύστη είναι άδεια μοιάζει με ξεφούσκωτο μπαλόνι. Η διαδικασία της κυστεοσκόπησης περιλαμβάνει το γέμισμα της ουροδόχου κύστης με νερό στη μέγιστη χωρητικότητα σε σχετικά υψηλή πίεση, και κατόπιν την απεικόνιση των τοιχωμάτων της και των υποκείμενων αιμοφόρων αγγείων με μια μίνι κάμερα συνδεδεμένη σε ένα ενδοσκόπιο που τοποθετείται διαμέσου της ουρήθρας στην ουροδόχο κύστη. Η εικόνα μιας κύστης που εμφανίζει φλεγμονή ή ακόμη και εξελκώσεις και εμφανίζει τριχοειδική αιμορραγία θεωρείται ενδεικτική της ΔΚ. Η αιμορραγία οφείλεται στα εύθρυπτα αιμοφόρα αγγεία που διατείνονται κατά την πλήρωση της ουροδόχου κύστης. Καθώς η κύστη αδειάζει, τα μικροσκοπικά αγγεία σπάζουν, δημιουργώντας μικρο-αιμορραγίες που σχηματίζουν ένα χαρακτηριστικό αιμορραγικό μοτίβο στην επιφάνεια της ουροδόχου κύστης.

Η σχετικότητα μερικών διαγνωστικών εξετάσεων με τη ΔΚ αμφισβητείται. Ένα τέτοιο παράδειγμα αποτελεί η κυστεοσκόπηση υπό αναισθησία με υδρο-διάταση της κύστης. Οι επικριτές της μεθόδου ισχυρίζονται ότι όταν η κύστη διαστέλλεται δυνατά, τότε αναπόφευκτα θα προκληθεί αιμορραγία.

Ωστόσο, η διαγνωστική εξέταση έχει νόημα, μόνο αν ο ασθενής παρουσιάζει όλα τα υπόλοιπα χαρακτηριστικά γνωρίσματα του χρόνιου πυελικού άλγους και συμπτώματα ούρησης.

Η διάταση της ουροδόχου κύστης υπό αναισθησία χρησιμοποιείται επίσης σήμερα ως θεραπευτικό εργαλείο στην αντιμετώπιση της ΔΚ. Περίπου το 30 % των ασθενών, ένα σχετικά μικρό και αδιάφορο ποσοστό, παρουσιάζει μια διαρκή βελτίωση αφού υποβληθεί σε αυτή τη διαδικασία. Η βιοψία της ουροδόχου κύστης σπάνια είναι αναγκαία καθώς δεν προσφέρει σοβαρές πληροφορίες, μολονότι ο επιφανειακός καρκίνος της κύστης πρέπει να αποκλειστεί.

Ένα εύρημα που συνδέεται με τη ΔΚ είναι ότι ο βλεννογόνος της κύστης, γνωστός και ως στρώμα γλυκοζαμινογλυκάνης, μπορεί να αδυνατεί να λειτουργήσει ως επαρκής φραγμός της κύστης. Ασυνέχειες του στρώματος γλυκοζαμινογλυκάνης μπορεί να επιτρέψουν την ανάπτυξη μικρο-πόρων ή μικροσκοπικών κενών στο βλεννογόνο, επιτρέποντας τη διαπερατότητα αυτού για μεταβολίτες ή τοξίνες των ούρων, κυρίως του καλίου, και τον ερεθισμό των υποβλεννογόνιων νευρικών απολήξεων και των αιμοφόρων αγγείων. Όταν ο γιατρός εγχέει διαλύματα καλίου στην ουροδόχο κύστη κάποιου που υποφέρει από ΔΚ, τότε προκαλείται πόνος και κάποιοι πιστεύουν ότι αυτή η παρατήρηση μπορεί να χρησιμεύσει στην επιβεβαίωση της διαφυγής ερεθιστικών ουσιών προς τον υποβλεννογόνιο χιτώνα της κύστης. Αυτή η συνηθισμένη διαγνωστική εξέταση για τη ΔΚ αποσκοπεί να καθορίσει κατά πόσον το διάλυμα του καλίου προκαλεί περισσότερο πόνο από το νερό όταν εισάγεται στην ουροδόχο κύστη. Μία από τις ερωτήσεις που προκύπτει σχετικά με αυτή την εξέταση είναι κατά πόσο υπάρχει οποιαδήποτε σύνδεση ανάμεσα στην ευαισθησία της ουροδόχου κύστης απέναντι στο κάλιο και στο εύρημα της ευθρυπτότητας των αιμοφόρων αγγειών κατά τη διάταση της κύστης. Ο Δρ. Ζερζεουάρ από το Κεμπέκ του Καναδά απέδειξε ότι δεν υπήρχε καμία διαφορά στην ευθρυπτότητα των αιμοφόρων αγγειών ανάμεσα σε όσους είχαν θετικά τεστ καλίου και σε όσους δεν είχαν. Η αξία της εξέτασης του καλίου ως διαγνωστική ένδειξη για την ύπαρξη ΔΚ αμφισβητείται.

Η νευρογενής φλεγμονή της ουροδόχου κύστης

Η ΔΚ είναι μια πάθηση της κύστης που σχετίζεται γενικά με φλεγμονή. Η Δρ. Ράγκι Ντόγκβαιλερ και άλλοι έχουν αναφερθεί στη θεωρία της νευρογενούς φλεγμονής. Αυτή η θεωρία είναι καταπληκτική. Η νευρογενής φλεγμονή είναι μια φλεγμονώδης διαδικασία που προκαλείται μέσω της διέγερσης των υποδοχέων των νεύρων.

Στο μοντέλο της νευρογενούς φλεγμονής, μια προσβολή της ουροδόχου κύστης ή του πυελικού εδάφους μπορεί να μεταφέρει μηνύματα στο τμήμα της σπονδυλικής στήλης που ελέγχει τη λειτουργία τους, προκαλώντας «νευρική όχληση» και έναν καταιγισμό γεγονότων που καταλήγουν στη δημιουργία φλεγμονής

Σε αυτό το εννοιολογικό μοντέλο της νευρογενούς φλεγμονής μια προσβολή της ουροδόχου κύστης ή του πυελικού εδάφους από έναν σωματικό

παράγοντα, όπως ένα περινεϊκό τραύμα μετά τη γέννα ή συχνές ουρο-
λοιμώξεις ή ένα στρεσσογόνο ψυχολογικό παράγοντα, όπως το έντονο
άγχος ή η σωματική καταπόνηση, μπορεί να πυροδοτήσει την ανάπτυξη
συμπτωμάτων ΔΚ. Αυτός ο στρεσσογόνος παράγοντας στην ουροδόχο
κύστη και στο πυελικό έδαφος θεωρείται ότι στέλνει μηνύματα προς το
τμήμα της σπονδυλικής στήλης που ελέγχει τη λειτουργία της κύστης και
του πυελικού εδάφους. Αυτά τα έντονα σήματα προς το νωτιαίο μυελό από
τους πυελικούς μυς προκαλούν αυτό που ονομάζεται νευρική όχληση, όπου
η δραστηριότητα του νευρικού συστήματος στο νωτιαία μυελό διεγείρεται
έντονα.

Το Πρωτόκολλο Γουάιζ-Άντερσον επιδιώκει να διασπάσει το φαύλο κύκλο της «νευρικής όχλησης»

Αυτή η όχληση της δραστηριότητας των νωτιαίων νεύρων (που ξεκινά
από σήματα που προέρχονται από την πύελο) θεωρείται ότι προκαλεί ένα
υψηλό επίπεδο νευρικής δραστηριότητας στην πύελο και στην κύστη. Η
νευρική όχληση θεωρείται ότι προκαλεί μια σειρά γεγονότων που οδηγεί στη
δημιουργία φλεγμονής. Σε αυτό το μοντέλο νευρικής όχλησης, υπάρχει ένας
φαύλος κύκλος αυξημένου πόνου και αυξημένου άγχους, ο οποίος εξακο-
λουθεί να στηρίζει τη διέγερση και την όχληση του νευρικού συστήματος.
Αυτό με τη σειρά του συντηρεί τη φλεγμονή που προκαλεί περισσότερο
πόνο και σύσπαση και οδηγεί σε αυξημένα επίπεδα φλεγμονής και άγχους.
Η διάσπαση αυτού του φαύλου κύκλου είναι δύσκολη υπόθεση. Το Πρω-
τόκολλο Γουάιζ-Άντερσον που περιγράφεται σε αυτό το βιβλίο επιχειρεί να
παρέμβει σε αυτόν τον κύκλο.

Άγχος και διάμεση κυστίτιδα

Ο Έμλερ και οι συνεργάτες του στη Γερμανία ανέφεραν ότι οι άνθρωποι
με ΔΚ εμφάνιζαν ένα υψηλότερο επίπεδο αντιξοοτήτων στη ζωή τους από
εκείνους χωρίς ΔΚ (ομάδα ελέγχου) σύμφωνα με μια έρευνα σχετικά με

τις συσσωρευμένες παιδικές εμπειρίες. Τα αποτελέσματα των ερευνών σε ασθενείς με ΔΚ αποκάλυψαν ότι έτειναν να έχουν μια κακή συναισθηματική σχέση με τους γονείς τους, μια πιο δύσκολη και πιο αγχώδη παιδική ηλικία, και ενδείξεις σωματικής κακοποίησης. Οι ασθενείς με ΔΚ είχαν υψηλότερα σκορ δυσλειτουργίας από την ομάδα ελέγχου.

Το άγχος μπορεί να παράγει και να οξύνει τη φλεγμονή

Πολλές μελέτες έχουν δείξει ότι το άγχος και η αγωνία αναστέλλουν την επούλωση των τραυμάτων. Ο Μπρόαντμπεντ και συνεργάτες στη Νέα Ζηλανδία πρόσφατα ανέφεραν ότι το ψυχολογικό στρες συνδέεται με πιο αργή επούλωση των τραυμάτων. Πρότειναν ότι η μείωση του ψυχολογικού στρες μπορεί να βελτιώσει την επούλωση των τραυμάτων μετά από ένα χειρουργείο. Ο Πιτσάβος και η ομάδα του στην Ελλάδα έδειξαν ότι το άγχος αυξάνει τη φλεγμονή στα υγιή άτομα. Στη Σουηδία, ο Γιόχανσεν και συνεργάτες επιβεβαίωσαν τη σύνδεση ανάμεσα στη φλεγμονή των ούλων και του άγχους.

Ο Γκρόσσι και η ομάδα του στη Σουηδία διαπίστωσαν ότι το άγχος στις γυναίκες οδηγεί σε αυξημένη φλεγμονή. Στο Ισραήλ, ο Μέλαμεντ και συνεργάτες βρήκαν ότι ο φόβος της τρομοκρατίας προάγει αυξημένα επίπεδα ήπιας φλεγμονής σε φαινομενικά υγιείς ενήλικες. Ο Σονγκ και η ομάδα του στη Βρετανική Κολούμπια ανέφεραν σε πειραματική μελέτη ότι το αυξημένο άγχος και το στρες προκαλούσαν μια φλεγμονώδη αντίδραση σε ποντικούς. Ο Λίου και οι συνεργάτες του στο Γουισκόνσιν ανακάλυψαν ότι το άγχος ασθενών που έδιναν εξετάσεις επιδείνωνε τη φλεγμονώδη αντίδραση του άσθματος.

Το άγχος αποτελεί μια κατάσταση που ευνοεί τη φλεγμονή

Αν και φαίνεται ότι το άγχος ευνοεί τη φλεγμονή και παρεμβαίνει στους φυσιολογικούς μηχανισμούς επούλωσης του οργανισμού υπάρχουν ελάχιστα τεκμήρια σχετικά με την επίδραση της μείωσης άγχους και γενικά της διέγερσης του νευρικού συστήματος και της βελτίωσης της ΔΚ.

Το άγχος και η φλεγμονή του βλεννογόνου, ο κοινός παρονομαστής: διάμεσης κυστίτιδας, συνδρόμου ευερέθιστου εντέρου, κολίτιδας, ουλίτιδας, συνδρόμου στοματικού καύσου, ραγάδας πρωκτικού δακτυλίου, γαστρίτιδας, ιδιοπαθούς δυσπεψίας

Η ουροδόχος κύστη επαλείφεται από βλεννογόνο (ένα είδος μεμβράνης). Σε αυτό το κεφάλαιο θα συζητήσουμε την επίδραση του άγχους σε φλεγμονές των βλεννογόνων άλλων περιοχών του σώματος, προκειμένου να κατανοήσουμε καλύτερα τη σχέση φλεγμονής και ουροδόχου κύστης.

Οι βλεννογόνοι καλύπτουν όλες τις κοιλότητες του σώματος που έχουν ένα εξωτερικό άνοιγμα, συμπεριλαμβανομένης της μύτης, του στόματος, του οισοφάγου, του στομάχου, των εντέρων, της κύστης, του κόλπου και των πνευμόνων. Φλεγμονές, εξελκώσεις και πόνος μπορεί να παρουσιαστούν σε οποιαδήποτε περιοχή είναι επενδυμένη με βλεννογόνο. Το άγχος έχει συσχετιστεί με την έναρξη και την όξυνση φλεγμονών σε βλεννογόνιους ιστούς. Έτσι, η ισχυρή επίδραση του άγχους στην κύστη είναι αναμενόμενη, όπως και η μείωση του άγχους είναι αναμενόμενο ότι συμβάλει σημαντικά στη διαδικασία επούλωσης.

Οι Γουόλφ και Γουόλφ διαπίστωσαν ότι «η παρατεταμένη υπερλειτουργία» του εντέρου συνδεόταν με αυξημένη ευαισθησία του βλεννογόνου του σε τέτοιο βαθμό που ακόμη και μικρά επίπεδα άγχους κατέληγαν σε αιμορραγία ή έλκος. Αυτό ήταν ιδιαίτερα εμφανές σε άτομα με ελκώδη κολίτιδα. Αν και αυτοί οι ασθενείς φαίνονταν εξωτερικά ήρεμοι και επιφανειακά γαλήνιοι, κάτω από αυτό το γαλήνιο προσωπείο τα άτομα συχνά βρίσκονταν σε μια κατάσταση έντονης εχθρότητας, απέχθειας και ενοχής. Αυτά τα μακροχρόνια, ανέκφραστα συναισθήματα σχετίζονταν με υπερλειτουργία του παχέος εντέρου, με αυξημένη περισταλτικότητα, υπεραιμία, οίδημα και μικρές αιμορραγικές αλλοιώσεις.

Το άγχος φαίνεται να προάγει τη φλεγμονή των ούλων

Εάν μιλήσετε με οδοντιάτρους, θα σας πουν ότι οι ασθενείς οι οποίοι ανησυχούν ή υποφέρουν από πολύ άγχος έχουν συχνά ούλα που είναι φουσκωμένα και ερεθισμένα. Αυτή η παρατήρηση υποστηρίζεται και από την έρευνα του Γιόχανσεν στη Σουηδία και του Βεττόρε στη Βραζιλία που παρουσιάζουν τις αρνητικές συνέπειες του άγχους στη φλεγμονή των ούλων.

Το σύνδρομο ευερέθιστου εντέρου, μια πολύ κοινή κατάσταση που χαρακτηρίζεται από πόνο, μετεωρισμό και μεταβολή των εντερικών συνηθειών, σχετίζεται με φλεγμονή του βλεννογόνου. Πολλές μελέτες υποστηρίζουν τη σύνδεση ανάμεσα στο άγχος και στη φλεγμονή του εντερικού βλεννογόνου. Οι Γουόλφ και Γουόλφ στο κλασικό τους σύγγραμμα Το Κόλον, τεκμηρίωσαν την αλλαγή στο χρώμα και στις εκκρίσεις του βλεννογόνου των ατόμων που αγχώθηκαν ή ταράχτηκαν.

Η φλεγμονή του βλεννογόνου του οισοφάγου, που ονομάζεται γαστροοισοφαγική παλινδρόμηση (ΓΟΠ--η κοινώς αποκαλούμενη καούρα) και η οισοφαγίτιδα (φλεγμονή του οισοφάγου), η ναυτία, η λειτουργική ιδιοπαθής δυσπεψία, η γαστρίτιδα, το έλκος στομάχου, το σύνδρομο στοματικού καύσου, ακόμη και οι ραγάδες του πρωκτικού δακτυλίου συνδέονται με το άγχος.

Στο Πρωτόκολλο Γουάιζ-Άντερσον, χρησιμοποιούμε μια διττή προσέγγιση 1) απενεργοποιώντας τα μυϊκά εναυσματικά σημεία πόνου που δημιουργούν πόνο στην πύελο και 2) εκπαιδεύοντας τους ασθενείς στη χαλάρωση της επώδυνης, συσπασμένης πυέλου, προκειμένου να μειωθεί το άγχος και η διέγερση του αυτόνομου νευρικού συστήματος.

Συμπτώματα κατάθλιψης και ποιότητα ζωής στους ασθενείς με διάμεση κυστίτιδα

Μια πρόσφατη δημοσίευση του Δρ. Ναν Ρόθροκ, του Πανεπιστημίου της Αϊόβα, υποδεικνύει ότι οι ασθενείς με ΔΚ εμφανίζουν δυσλειτουργία σε διάφορους τομείς της ζωής τους, και ότι καθώς αυξάνει η σοβαρότητα των συμπτωμάτων προκαλείται περαιτέρω επιδείνωση της ποιότητας ζωής τους.

Είναι πάντα δύσκολο για τους γιατρούς, τους φίλους και γνωστούς ασθενών να κατανοήσουν το βαθμό της αναπηρίας και ταλαιπωρίας που προκαλεί μια κατάσταση χρόνιου πυελικού άλγους

Η ΔΚ επηρεάζει δυσμενώς τις δραστηριότητες ελεύθερου χρόνου, τις οικογενειακές σχέσεις, και τα ταξίδια στο 70 με 94% των ασθενών. Αυτοί οι ασθενείς συνήθως εμφανίζουν κατάθλιψη, κόπωση, δυσκολία συγκέντρωσης και αϋπνία. Η μελέτη του Πανεπιστημίου της Αϊόβα περιέλαβε μόνο γυναίκες ασθενείς με ΔΚ οι οποίες συμπλήρωσαν ερωτηματολόγια ψυχολογικής αξιολόγησης, που συμπεριέλαβαν και συμπτώματα κατάθλιψης. Εξετάστηκαν επίσης βιοψίες της ουροδόχου κύστης. Μια συγκριτική ομάδα ελέγχου από 40 γυναίκες χωρίς ΔΚ συμπλήρωσε τα ερωτηματολόγια για την κατάθλιψη. Η μελέτη έδειξε ότι οι ασθενείς με ΔΚ σε σοβαρότερη μορφή της νόσου εμφάνισαν σημαντικά μεγαλύτερο περιορισμό της σωματικής και κοινωνικής λειτουργίας τους, καθώς και μεγαλύτερο αντίκτυπο στην ψυχική τους υγεία. Το ενδιαφέρον στοιχείο είναι ότι οι βιοψίες της ουροδόχου κύστης αποκάλυψαν την απουσία ή μόνο μια ήπια φλεγμονή στο 80% των ασθενών και απουσία ελκών στο 80%. Ωστόσο, το 80% των ασθενών εμφάνισαν μέτρια έως σοβαρή τριχοειδική ευθρυπτότητα με πετεχειώδεις αιμορραγίες (αιμορραγία κατά σημεία). Κανένα ειδικό σύμπτωμα της ΔΚ δε συνδέθηκε με την κατάθλιψη. Η θετική παρατήρηση της συγκεκριμένης μελέτης είναι ότι αν και οι ασθενείς με ΔΚ εμφάνισαν αναλογικά περισσότερη κατάθλιψη από τα υγιή άτομα, η παρουσία σοβαρής κατάθλιψης ήταν περιορισμένη και οι ασθενείς ήταν σε θέση να ανταπεξέλθουν στις φυσιολογικές τους δραστηριότητες.

Η παρέμβαση στον πιθανό φαύλο κύκλο της ΔΚ

Το σύμπλεγμα του πυελικού τραύματος, χρόνιου πυελικού άλγους, αντα-νακλαστικής προστατευτικής μυϊκής σύσπασης έναντι του πόνου, της χρόνιας πυελικής τάσης συμπεριλαμβανομένων και των εναυσματικών σημείων πόνου, της προδιάθεσης προς το άγχος και την καταστροφική σκέψη που τροφοδοτεί το άγχος και τη φλεγμονή στην ουροδόχο κύστη, μπορεί να αποτελούν μέρος ενός φαύλου κύκλου που διαιωνίζεται σε άνδρες και γυναίκες με ΔΚ. Όπως και στο πυελικό άλγος των ανδρών, ο στόχος του Πρωτοκόλλου Γουάιζ-Άντερσον είναι να σταματήσει αυτή την αλλη-λουχία γεγονότων.

Όταν οι ασθενείς με ΔΚ νιώσουν ότι μπορούν να κάνουν κάτι για να βοηθηθούν, τότε σχεδόν πάντα παρουσιάζεται σημαντική μείωση του άγχους τους

Κατά την άποψή μας, οι ασθενείς με ΔΚ πρέπει να εστιάζουν τακτικά στον κατευνασμό της διέγερσης του νευρικού τους συστήματος, κυρίως επειδή εμφανίζουν μεγαλύτερη προδιάθεση προς το άγχος ή έχουν σχετικά περισσότερη αγωνία λόγω της κατάστασής τους. Αν και οι ασθενείς μπορεί να αποθαρρυνθούν όταν ακούσουν κάτι τέτοιο, εμείς δεν πτοούμαστε, και θεωρούμε ότι απλά απαιτείται περισσότερη προσπάθεια και θέληση για να μειωθεί το γενικό επίπεδο νευρικότητας, προκειμένου οι ασθενείς να βοηθη-θούν. Ο περιορισμός του άγχους στο πρωτόκολλό μας περιλαμβάνει τόσο την τακτική εφαρμογή της βαθιάς χαλάρωσης, όσο και τη διαχείριση της σκέψης που τείνει να ξεμακραίνει προς καταστροφικές σκέψεις, αλλά και την ενασχόληση με θέματα που αφορούν τον τρόπο ζωής και τις σχέσεις.

Εναυσματικά σημεία και ΔΚ

Συνήθως εντοπίζεται ένας μεγάλος αριθμός εναυσματικών σημείων στα άτομα με διάγνωση ΔΚ

Διαπιστώσαμε ότι συχνά υπάρχει ένας μεγάλος αριθμός εναυσματικών σημείων στο πυελικό έδαφος των ατόμων με ΔΚ που είναι συχνά πολύ επώδυνα. Αυτά τα εναυσματικά σημεία είναι προσβάσιμα και αντιμετωπίσιμα από έναν φυσιοθεραπευτή. Ωστόσο, εμείς πιστεύουμε ακράδαντα ότι είναι σημαντικό να εκπαιδευτούν και οι ίδιοι οι ασθενείς με ΔΚ στο να τα αναγνωρίζουν και να δουλεύουν σε αυτά μόνοι τους.

Έρευνα σχετικά με τη διατροφή και τη ΔΚ

Σε αντίθεση με άλλες παθήσεις πυελικού άλγους με τις οποίες δεν υπάρχει σαφής σύνδεση με τροφές που πυροδοτούν συμπτώματα, στη ΔΚ η ρύθμιση της διατροφής μπορεί να είναι σημαντική. Εάν κάποιος καταλώνει συνεχώς τροφές και ποτά που ερεθίζουν την κύστη, αυτή η συνήθεια θα υπονομεύσει κάποιες άλλες πτυχές της θεραπείας. Η καφεΐνη, το αλκοόλ, οι πικάντικες, όξινες τροφές ή αυτές που περιέχουν ντομάτα, ακόμα και οι πολυβιταμίνες έχουν κατηγορηθεί ως ερεθιστικά για τη ΔΚ από τους γιατρούς. Κάποιοι ασθενείς μπορούν να εντοπίσουν και άλλες τροφές που τους δημιουργούν δυσφορία.

Ωστόσο, οι αυστηρές διατροφικές οδηγίες μπορεί να μην είναι ιδιαίτερα χρήσιμες και συχνά αποδεικνύονται άσκοπα περιοριστικές. Ο αποκλεισμός τροφών που επηρεάζουν αρνητικά την κύστη έχει νόημα, εάν εκδηλωθούν συμπτώματα επώδυνης κύστης. Απαιτείται διαρκής αξιολόγηση της κατάστασης καθώς η ευαισθησία σε συγκεκριμένες τροφές αλλάζει ανά διαστήματα. Συστήνουμε στους ασθενείς μας να κρατάνε ένα διατροφικό ημερολόγιο, έτσι ώστε να αντιλαμβάνονται ποιά τροφή ή ρόφημα συνδέεται με αυξημένο πόνο ή συχνουρία και επιτακτικότητα.

Σε μια πρόσφατη μελέτη ο Ρόμπερτ Μόλντγουϊν, η Μπάρμπαρα Σόρτερ και οι συνάδελφοί τους στο Πανεπιστήμιο του Λονγκ Άιλαντ εξέτασαν την επίδραση των τροφών, ποτών και συμπληρωμάτων διατροφής στους ασθενείς με ΔΚ. Τα αποτελέσματα της μελέτης έδειξαν ότι ο περιορισμός της κατανάλωσης καφέ, τσαγιού, αλκοολούχων ποτών, εσπεριδοειδών και χυμών, πικάντικων φαγητών, καυτερών πιπεριών, και ορισμένων τεχνητών γλυκαντικών ουσιών μπορεί να επιδράσει θετικά στη μείωση των συμπτωμάτων των ασθενών. Αυτή η διαπίστωση ταυτίζεται με τη συμβατική γνώση που κυριαρχεί στις υποστηρικτικές ομάδες των ασθενών με ΔΚ. Ωστόσο, ορισμένες μελέτες έχουν διαπιστώσει ότι δεν υφίσταται σημαντική διαφορά των συμπτωμάτων μετά από την κατανάλωση ουσιών που αλκαλοποιούν τα ούρα. Σε γενικές γραμμές, η παρακολούθηση της διατροφής ίσως διαδραματίζει ένα ρόλο στον έλεγχο των συμπτωμάτων της ΔΚ αλλά ο περιορισμός τροφών που πιθανώς είναι ερεθιστικά δεν έχει αποδειχθεί ότι μπορεί να λειτουργήσει θεραπευτικά.

Η σύγχρονη αντιμετώπιση και θεραπεία της ΔΚ

Αρκετές θεραπευτικές προσεγγίσεις χρησιμοποιούνται πλέον για την αντιμετώπιση των συμπτωμάτων της ΔΚ. Αυτές περιλαμβάνουν από του στόματος φαρμακευτικές αγωγές, την έγχυση παραγόντων απευθείας στο βλεννογόνο της ουροδόχου κύστης ή την ενδοκυστική έγχυσή τους μέσω ενός καθετήρα.

Αρκετά φάρμακα έχουν χρησιμοποιηθεί για την αντιμετώπιση των συμπτωμάτων της ΔΚ. Μόνο ένα φάρμακο που λαμβάνεται από το στόμα έχει εγκριθεί από τον Αμερικανικό Οργανισμό Τροφίμων και Φαρμάκων (FDA) με ένδειξη τη ΔΚ. Ωστόσο, η χρησιμότητά του, όπως θα αναλύσουμε παρακάτω, αμφισβητείται. Το φάρμακο pentosan polysulfate sodium (Elmiron®) στοχεύει στη βελτίωση του βλεννογόνου της κύστης. Σε πολλές κλινικές δοκιμές αυτού του φαρμάκου, το 28-40% των ασθενών παρουσίασε σημαντική βελτίωση, σύμφωνα με τις αναφορές. Το φάρμακο αυτό πρέπει να χρησιμοποιηθεί για ένα εκτεταμένο χρονικό διάστημα τριών έως έξι μηνών για να ωφεληθεί ο ασθενής όσο το δυνατόν περισσότερο. Σε μια κλινική δοκιμή χρηματοδοτούμενη από το Εθνικό Ινστιτούτο Υγείας των Η.Π.Α. αξιολογήθηκε η επίδραση του Elmiron® και του αντιϊσταμινικού παράγοντα υδροξυζίνη είτε ως μονοθεραπείες, είτε ως συνδυαστική θεραπεία, έναντι ψευδοφαρμάκου. Το τριάντα-τέσσερα τοις εκατό των ασθενών ανταποκρίθηκε (με ύφεση συμπτωμάτων) στο Elmiron® σε σύγκριση με το 18% των ασθενών με ψευδοφάρμακο. Μόνο με το αντιϊσταμινικό, το 31% των ασθενών ανταποκρίθηκαν, έναντι 20% με το ψευδοφάρμακο. Όταν και τα δύο φάρμακα λήφθησαν μαζί, το 40% των ασθενών ανταποκρίθηκε. Το γενικό συμπέρασμα ήταν ότι κανένα από τα δύο φάρμακα, είτε μόνο του είτε συνδυασμένα, δεν επέφερε σημαντική βελτίωση των συμπτωμάτων της ΔΚ ώστε να δικαιολογηθεί περαιτέρω μελέτη του.

Αποτελεί κοινή παραδοχή των ερευνητικών ομάδων του Εθνικού Ινστιτούτου Υγείας ότι η αμιτριπτυλίνη (Elavil®), ένα κλασσικό αντικαταθλιπτικό που χορηγείται επί μακρόν, ίσως συμβάλει στη μείωση του συνδρόμου επώδυνης κύστης. Εθνικές δοκιμές βρίσκονται σε εξέλιξη για να προσδιοριστεί η αποτελεσματικότητα αυτού του παράγοντα έναντι του ψευδοφαρμάκου. Η ενδοκυστική έγχυση φαρμάκων, όπως τα στεροειδή, αναισθητικά και αντιβιοτικά διαλύματα αποτελούν θεραπευτικές προσεγγίσεις για τον περιορισμό του πόνου και της συχνουρίας στους ασθενείς με ΔΚ. Το Dimethylsulfoxide (DMSO) έχει εγκριθεί για το σκοπό αυτό και σύμφωνα με τις αναφορές το 70% των ασθενών με ΔΚ ένιωσε κάποια ανακούφιση από τα συμπτώματα.

Συχνά οι γιατροί δημιουργούν ένα «κοκτέιλ» με DMSO στο οποίο προσθέτουν υδροκορτιζόνη, διττανθρακικό νάτριο ως αλκαλοποιητικό παράγοντα, Λιδοκαΐνη® ή Μαρκαΐνη® (τοπικό αναισθητικό) και ηπαρίνη για να λειτουργήσει ως στεγανοποιητικός παράγοντας. Αρχικά υπήρχε η ελπίδα ότι η ανοσοτροποποίηση της επιφάνειας της ουροδόχου κύστης με την ενδοκυστική έγχυση του βάκιλλου της φυματίωσης (BCG) θα απέδιδε όφελος στη ΔΚ. Ωστόσο, όταν αυτή η προσέγγιση δοκιμάτηκε έναντι ψευδοφαρμάκου σε κλινικές δοκιμές εθνικής εμβέλειας δεν προέκυψε ουσιαστικό όφελος. Το υαλουρονικό οξύ (Cystistat®) δεν έχει εγκριθεί στις

Ηνωμένες Πολιτείες, αλλά Καναδικές μελέτες έχουν αναφέρει ότι η έγχυση στην κύστη αποβαίνει ωφέλιμη.

Περίπου το 5-10 % των ασθενών με ΔΚ έχουν αλλοιώσεις που ονομάζονται έλκη του Hunner στα τοιχώματα της ουροδόχου κύστης. Η αφαίρεση των ελκών και του περιβάλλοντος ιστού με ηλεκτροτόμο ή ο καυτηριασμός τους με ηλεκτροπηξία ή θερμοπηξία laser ιστού μπορεί να προσφέρει ανακούφιση. Τα έλκη μπορεί να επανεμφανιστούν, οπότε συνιστάται η επανάληψη της θεραπείας. Μια νέα θεραπεία υπό αξιολόγηση περιλαμβάνει την έγχυση στεροειδών. Ορισμένοι ασθενείς απλά ζουν με τα έλκη τους και μερικοί προσπαθούν να ανακουφιστούν από τα συμπτώματα αποκλείοντας όξινα τρόφιμα και ποτά από τη διατροφή τους, εάν πράγματι φαίνεται ότι επιδεινώνουν την κατάσταση.

Η επανεκπαίδευση της κύστης, δηλαδή η διάταση της ουροδόχου κύστης με χρονομετρημένο άδειασμα της, είναι μια μη φαρμακευτική και κατευθυνόμενη από τον ασθενή προσέγγιση. Αυτή η τροποποίηση της ούρησης βοηθά τους ασθενείς με ΔΚ να αναισθητοποιηθούν απέναντι στην αίσθηση ούρησης. Εκπαιδεύονται στη σταδιακή διάταση της κύστης καθυστερώντας την ούρηση για μερικά λεπτά κάθε μέρα, προσπαθώντας να αυξήσουν το συνολικό όγκο ούρησης. Η επανάληψη καθόλη τη διάρκεια της μέρας είναι σημαντική αυξάνοντας την πρόσληψη υγρών και αδειάζοντας την κύστη με το ρολόι αντί να υποκύπτουν στην επείγουσα ανάγκη που αισθάνονται. Όταν απαιτείται, τους εκπαιδεύουμε σε τεχνικές για την καταστολή της επιτακτικότητας. Ωστόσο, αν το αίσθημα δυσφορίας πλησιάζει το 6 ή 7 στην κλίμακα του 10, τότε θα πρέπει να ενδώσουν στην ανάγκη για ούρηση.

Η φυσιοθεραπεία του πυελικού εδάφους έχει αποδειχθεί πολλά υποσχόμενη σε μερικές μελέτες για τα άτομα που έχουν διαγνωστεί με ΔΚ

Η διαχείριση των μυών του πυελικού εδάφους, και κυρίως των εναυσματικών σημείων του πυελικού εδάφους και της ουροδόχου κύστης, συνήθως ωφελεί τους ασθενείς αυτής της ομάδας. Σε μια μελέτη στην Καλιφόρνια, ο Βάις ανέφερε ότι η αντιμετώπιση του συνδρόμου συχνουρίας/έπειξης με ενδοπυελική μυοπεριτονιακή θεραπεία ελευθέρωσης εναυσματικών σημείων πόνου οδήγησε σε περιορισμό των συμπτωμάτων. Στη μελέτη συμμετείχαν γυναίκες και άνδρες. Από τους 42 ασθενείς που εμφάνιζαν συχνουρία/έπειξη (με ή χωρίς πόνο) για 6 έως 14 χρόνια, το 83% παρουσίασε από μέτρια έως σημαντική βελτίωση ή πλήρη επίλυση του προβλήματος. Ο Βάις θεώρησε ότι η κύστη δεν ευθύνεται απόλυτα για τα συμπτώματα και ότι το πυελικό έδαφος και οι μύες του σφιγκτήρα διαδραματίζουν σημαντικό ρόλο. Αυτές οι ασθενείς συνήθως εμφανίζουν ευαίσθητα σημεία στην πύελο κατά την ψηλάφηση τα οποία ταυτίζονται με τα εναυσματικά σημεία πόνου που έχουμε περιγράψει. Πολλοί ασθενείς που έχουν διαγνωστεί με ΔΚ περιγράφουν ότι αντιπώπιζαν δυσκολίες στο άδειασμα της κύστης ως παιδιά και μπορεί να είχαν προηγούμενες τραυματικές εμπειρίες που να συνέβαλαν στη δυσλειτουργία, ακόμα και γεγονότα που φαίνονται ασήμαντα και δεν αναγνωρίζονται ότι αποτελούν την αιτία.

Τα μυοπεριτονιακά εναυσματικά σημεία πόνου του πυελικού εδάφους μπορούν να επηρεάζουν ανατομικά την ουροδόχο κύστη. Αυτό συμβαίνει επειδή οι νευρικοί πυρήνες ή αφετηρίες βρίσκονται στο νωτιαίο μυελό κοντά στις νευρικές απολήξεις των αυτόνομων νεύρων της ουροδόχου κύστης. Οι εξάρσεις της ΔΚ, συμπεριλαμβανομένου του πόνου και της επιτακτικότητας, μπορεί να προκληθούν εξαιτίας του άγχους, των διατροφικών καταχρήσεων, κάποιας ακατάλληλης άσκησης ή κίνησης, ενός τραύματος, της σεξουαλικής δραστηριότητας, του κρύου καιρού, των ορμονικών μεταβολών, και κάποιας ιογενούς λοίμωξης. Δε γνωρίζουμε όλες τις λεπτομέρειες για τις πραγματικές νευροφυσιολογικές αλλαγές στο νευρικό σύστημα και στους μυϊκούς ιστούς, αλλά οι γιατροί συνεχίζουν να αναζητούν τις σχέσεις που μπορούν να καθοδηγήσουν τη βασική έρευνα.

Μια πρόσφατη εθνική κλινική δοκιμή που αξιολόγησε την πυελική φυσιοθεραπεία για τη θεραπεία γυναικών με ΔΚ αποκάλυψε ότι σε δείγμα 81 γυναικών από 11 διαφορετικά κέντρα το 59% από αυτές βελτιώθηκαν από μέτρια έως σημαντικά.

Ορμόνες και εμμηνορρυσία

Στα σημερινά κορίτσια η εμμηνορρυσία ξεκινά σε νεότερες ηλικίες. Ο έντονος πόνος και σπασμός που αντιμετωπίζουν ορισμένες πολύ νεαρές γυναίκες πριν και κατά τη διάρκεια της έμμηνης ρύσης τους μπορεί να σχετίζεται με τη σύσπαση της πυέλου τους εξαιτίας προηγούμενων συνθηκών. Η ομαλοποίηση του πυελικού μυϊκού τόνου και λειτουργίας, ή ακόμα και μια απλή αεροβική άσκηση αποδεικνύονται μερικές φορές βοηθητικές για μια πιο ανεκτή έμμηνη ρύση.

Εγκυμοσύνη και πυελικό άλγος

Οι ορμονικές αλλαγές κατά τη διάρκεια της εγκυμοσύνης προκαλούν μια χαλάρωση των συνδετικών ιστών. Η κακή στάση του σώματος, το καμπούριασμα ή η καθιστή θέση με πίεση στον κόκκυγα προδιαθέτουν σε καταπόνηση και πόνο. Αυτή είναι η ιδανική στιγμή για να μάθει κανείς να κάθεται χωρίς πίεση στον κόκκυγα. Ιδανικά το να κάθεται κάποιος ευθυτενής με μια κανονική κοίλη καμπύλη στην οσφυϊκή μοίρα της σπονδυλικής στήλης και να μεταδίδει το βάρος του μέσω των ισχιακών κυρτωμάτων (οστά στο κάτω μέρος της πυέλου) μπορεί να συμβάλλει σημαντικά στο να αποτραπεί η εμφάνιση κοκκυδυνίας/κοκκυγωδυνίας (πόνος στην ουρίτσα) κατά τη διάρκεια των αναπαραγωγικών ετών. Μόλις αρχίσει να εξελίσσεται αυτή η κατάσταση, μπορεί να κριθεί απαραίτητο να κάθεστε πάνω σε ένα μαξιλαράκι για να μειωθεί η άσκηση πίεσης στον κόκκυγα, μεταδίδοντας έτσι το βάρος μέσω των μηρών και των ισχιακών κυρτωμάτων.

Πόνος του στρογγύλου συνδέσμου

Ο πόνος του στρογγύλου συνδέσμου παρουσιάζεται μερικές φορές σε έγκυες γυναίκες. Πρόκειται για έναν έντονο πόνο που μοιάζει με σουβλιά στην κάτω κοιλιακή και βουβωνική χώρα που συχνά διαρκεί έως και 20 λεπτά και προκαλείται από απότομες αλλαγές στάσης, όπως κατά το γύρισμα στο κρεβάτι ή όταν σηκώνονται από καθιστή θέση. Οι στρογγύλοι σύνδεσμοι είναι ινομυώδεις χορδές που βοηθούν στην υποστήριξη της μήτρας και εκτείνονται μέχρι τα μεγάλα χείλη του αιδοίου. Αυτοί οι σύνδεσμοι μπορεί να γίνουν υπερτροφικοί, να διογκωθούν ή να αποκτήσουν μεγαλύτερη αγγείωση κατά τη διάρκεια της εγκυμοσύνης για να στηρίξουν το αυξημένο βάρος του μωρού. Μερικές φορές συστήνεται το απαλό τράβηγμα της κοιλιάς προς τα μέσα και η κλίση της λεκάνης προς τα πίσω για να υποστηρίξει το μωρό πριν την αλλαγή θέσης. Περιστασιακά, η χρήση ζώνης μπορεί να αποδειχθεί χρήσιμη όταν πρόκειται για ένα μεγάλο μωρό ή πολλαπλές εγκυμοσύνες.

Επιτακτικότητα και συχνουρία κατά τη διάρκεια της εγκυμοσύνης

Η επιτακτικότητα και η συχνουρία μπορεί να εμφανιστούν φυσιολογικά στην αρχή και το τέλος της εγκυμοσύνης. Κατά το πρώτο τρίμηνο, η μήτρα βαραίνει και πιέζει την ουροδόχο κύστη και δεν της επιτρέπει να επιτελέσει τη συνήθη διάτασή της. Στο τελευταίο τρίμηνο, η πίεση από το κεφάλι που κινείται για να πάρει θέση για τη γέννα δημιουργεί μια μόνιμη αίσθηση συχνουρίας.

Πόνος ηβικής σύμφυσης και εγκυμοσύνη

Αυτό προκαλείται επίσης από τη χαλαρότητα των συνδέσμων κατά τη διάρκεια της εγκυμοσύνης και προκαλεί αυξημένη κίνηση της άρθρωσης που συγκρατεί την πύελο. Συνιστάται οι έγκυες να αποφεύγουν να σηκώνουν βάρος ή να ασκούνται από τη μία μόνο πλευρά, να φορούν ζώνη σκολίωσης και να συμβουλευτούν κάποιον φυσιοθεραπευτή για τη σταθεροποίηση της στάσης του σώματος και τις καθημερινές δραστηριότητες.

Διάσταση των ορθών κοιλιακών

Οι αναφερόμενοι ως ορθοί κοιλιακοί μυς τείνουν να διαχωρίζονται κατά τη διάρκεια της εγκυμοσύνης λόγω ορμονικών και ανατομικών αλλαγών. Καθώς οι κοιλιακοί μυς παίζουν σημαντικό ρόλο στη στάση και στις συντονισμένες κινήσεις του σώματος (οι οποίες αφορούν άμεσα το πυελικό άλγος) είναι σημαντικό να γίνουν αντιληπτοί οι τρόποι ελαχιστοποίησης του μυϊκού διαχωρισμού σε οποιοδήποτε πρόγραμμα άσκησης.

Τοκετός και γέννα

Η σωματική προσπάθεια του τοκετού και της γέννας μπορεί να επηρεάσει σε μεγάλο βαθμό το πυελικό έδαφος μιας γυναίκας, και να θέσει τα θεμέλια για την εμφάνιση μιας σειράς συνδρόμων πυελικού άλγους. Ακόμη και στις ιδανικές συνθήκες τοκετού, οι πυελικοί μύες διαστέλλονται έως και δυόμισι φορές του κανονικού μήκους τους, προκαλώντας μερικές φορές υπερδιάταση νεύρων ή ακόμη και ρήξη κάποιων μυϊκών ινών.

Στο δυτικό κόσμο, οι γυναίκες που γεννούν έχουν προδιάθεση και για άλλα προβλήματα. Σε συνεργασία με φορείς ιατρικής περίθαλψης, τα ζευγάρια τείνουν να ζητούν την πρόκληση του τοκετού αντί να αφήνουν τη φύση να αναλάβει τη διαδικασία. Η ρήξη των υμένων τεχνητά ή η χρήση ορμονών όπως η οξυτοκίνη για να επιταχυνθεί ο τοκετός μπορεί να τον κάνει πιο επώδυνο και δύσκολο για τη γυναίκα. Έτσι, συχνά απαιτείται η χορήγηση περισσότερων αναλγητικών φαρμάκων, με την επακόλουθη απώλεια ελέγχου και την ανάγκη για μεγαλύτερη επισιοτομή ακόμη και χρήση ιατρικών εργαλείων. Η ηπιότερη, πιο φυσική διαδικασία, αν και διαρκεί περισσότερο, είναι πιο φιλική προς το πυελικό έδαφος. Φυσικά, υπάρχουν και περιπτώσεις που απαιτούν παρέμβαση για την υγεία του μωρού ή της μητέρας - είναι σημαντική η επιλογή ενός γυναικολόγου με ευαισθησία απέναντι σε αυτά τα ζητήματα.

Ο τοκετός και η γέννα μπορούν κάποιες φορές να πυροδοτήσουν συγκεκριμένα σύνδρομα πυελικού άλγους

Ο τοκετός σε στάσεις αντίθετες με τη βαρύτητα αποτελεί δυστυχώς ακόμα κοινή πρακτική, όπως είναι και η χρήση αναλγητικών ή αναισθητικών παραγόντων που περιορίζουν ή ακυρώνουν τον ενεργό τοκετό και τη συμμετοχής της μητέρας. Η χρήση οργάνων όπως οι λαβίδες οδηγεί ενίοτε σε μεγάλες επισιοτομές και δάκρυα.

Δυστυχώς, είναι συνηθισμένο κάποιες γυναίκες να παραπονούνται για πυελικό άλγος ή δυσλειτουργία μετά τον τοκετό. Ο πόνος ή η δυσλειτουργία που επιμένουν για έξι εβδομάδες ή περισσότερο μετά τον τοκετό απαιτεί ιατρική αντιμετώπιση. Τα περισσότερα ενοχλήματα αφορούν αδυναμία, άγχος ή τάση ούρησης ή εντερική ακράτεια. Ένα πρόγραμμα άσκησης του πυελικού εδάφους και τροποποίησης συμπεριφοράς συνήθως επαρκούν για να διορθώσουν τα προβλήματα. Ωστόσο, η δυσπαρεύνια (πόνος κατά ή/και μετά την επαφή) ή η δυσκολία και ο πόνος κατά τη διάρκεια ή αμέσως μετά την αφόδευση μπορεί να αποτελεί αποτέλεσμα της κακής επούλωσης ή της δημιουργίας ουλώδους ιστού, και σπάνια, ακόμη και της σφιχτής συρραφής της κολπικής εισόδου κατά την αποκατάσταση της επισιοτομής.

Σε περιπτώσεις όπου το μωρό είναι πολύ μεγάλο ή που έχει δύσκολη προβολή όπως οπίσθια, μετωπική, ή ισχιακή, τα πυελικά οστά μερικές φορές διαχωρίζονται, ειδικά εάν χρησιμοποιηθούν όργανα, όπως λαβίδες ή εμβρυουλκοί. Η μητέρα μπορεί να πονά ή να αδυνατεί να γυρίσει στο κρεβάτι ή να σηκωθεί και να περπατήσει. Μπορεί επίσης να έχει πόνο κολπικό, υπερηβικό, στην ιερολαγόνιο και βουβωνική περιοχή. Οι κενώσεις μπορεί να αυξάνουν τον πόνο, και συχνά παρουσιάζεται πόνος κατά την ούρηση, επιτακτικότητα και συχνουρία. Είναι δυνατή η έγκαιρη αποκατάσταση με την πειθαρχημένη εφαρμογή ενός προγράμματος πυελικής σταθεροποίησης χωρίς τη χρήση βάρους με μια ζώνη και κατάλληλη άσκηση σε συνδυασμό με Μυοπεριτοναϊκή Ελευθέρωση και Ελευθέρωση Εναυσματικών Σημείων του Πόνου. Ωστόσο, αυτό μπορεί να αποδειχθεί δύσκολο για μια νέα μητέρα. Κατά καιρούς, οι ενέσεις στην ηβική σύμφυση και στην ιερολαγόνιο άρθρωση κρίνονται απαραίτητες για να ενισχυθεί η σταθερότητα (prolo-therapy).

Μειώνοντας τον κίνδυνο εμφάνισης πυελικού άλγους μετά τον τοκετό

Η κοινή λογική δεν είναι πάντα σοφή. Η κοινή λογική του παρελθόντος υποστήριζε τις επισιοτομές κατά τη μέση γραμμή και αδιαφορούσε για τον εκτεταμένο τοκετό 2ου σταδίου και τη μεγάλη πρόσληψη βάρους κατά την κύηση μεταξύ άλλων. Η σύγχρονη μαιευτική αντίληψη όσον αφορά τον τοκετό έχει αλλάξει τα τελευταία χρόνια. Ακολουθούν ορισμένες σημαντικές απόψεις που καλό είναι να λαμβάνονται υπόψη πριν την γέννηση ενός παιδιού. Οι απόψεις αυτές καθίστανται ακόμα πιο σημαντικές, εάν υφίσταται κάποια κατάσταση πυελικού άλγους.

Η φιλοσοφία που διέπει την πορεία μέχρι τον τοκετό μπορεί να επηρεάσει σημαντικά την εμπειρία μια γυναίκας και τις πιθανότητες της να εμφανίσει πυελικό άλγος

Ο χώρος που επιλέγεται για να γεννήσει μια γυναίκα αποτελεί μια σημαντική απόφαση, ιδιαίτερα όσον αφορά την εφαρμογή μιας ήπιας φιλοσοφίας και μεθοδολογίας τοκετού. Μια χαλαρή ατμόσφαιρα που εκπέμπει τη ζεστασιά και την άνεση του σπιτιού είναι σημαντική, διότι καθιστά την επίτοκο πιο χαλαρή και ήρεμη.

Επίσης, θεωρούμε σημαντική την επιλογή ενός θεραπευτή που συμμερίζεται τις αρχές του φυσιολογικού ήπιου τοκετού. Θα μπορούσε να είναι μια μαία ή ένας γιατρός που αισθάνεται άνετα με τον τοκετό και τη γέννα σε διαφορετικές θέσεις· κάποιος που συμφωνεί ειλικρινά, και όχι υποκριτικά, με αυτές τις ιδέες και είναι αφοσιωμένος και έμπειρος στην πρακτική εφαρμογή τους.

Προφανώς, υπάρχει πάντα το ενδεχόμενο να χρειαστούν ιατρικά μόνιτορ και ενδοφλέβια σκευάσματα σε δύσκολους ή πολύπλοκους τοκετούς. Ωστόσο, σε περίπτωση που δεν απαιτούνται, θεωρούμε σημαντικό η επίτοκος να είναι ελεύθερη να περπατά ελεύθερα, να κάθεται στα τέσσερα και να κουνιέται απαλά, να «χορεύει» κουνώντας ρυθμικά την πύελό της από τη μία πλευρά στην άλλη (σύμφωνα με αναφορές ο χορός της κοιλιάς προήλθε από την τελετουργία του τοκετού) ή να χοροπηδά απαλά πάνω σε μια μπάλα τοκετού. Αυτή είναι ένα μεγάλη, στιβαρή και φουσκωτή μπάλα στην οποία κάθεται η επίτοκος, και μπορεί να αναπηδά ρυθμικά. Συστήνεται η χρήση της μερικές φορές, προκειμένου η μητέρα να βοηθήσει το μωρό της να βρεί την καλύτερη θέση για να κινηθεί προς τα κάτω μέσω της πυέλου και της γεννητικής οδού.

Το θέμα του τοκετού υπερβαίνει τους σκοπούς αυτού του βιβλίου. Είναι αρκετό να αναφέρουμε ότι προτιμούμε το φυσιολογικό τοκετό σε ένα περιβάλλον που θυμίζει το σπίτι όσο το δυνατόν περισσότερο. Αυτό έρχεται σε αντίθεση με τη μετατροπή των επιτόκων σε νοσοκομειακούς ασθενείς και τη μεταμόρφωση μιας όμορφης και φυσικής ανθρώπινης διεργασίας σε ιατρική διαδικασία.

Πολλοί σύμβουλοι τοκετού στηρίζουν την παραμονή της επιτόκου στο σπίτι όσο το δυνατόν περισσότερο

Μια καλή εκπαιδεύτρια τοκετού και/ή δούλα (μια ειδικά εκπαιδευμένη βοηθός τοκετού) μπορεί να κληθεί κατά τα τελευταία στάδια του τοκετού για να βοηθήσει στον καθορισμό της κατάλληλης στιγμής για μετάβαση στο χώρο για τη γέννα. Η σημασία της παραμονής της επιτόκου σε ένα άνετο και χαλαρό περιβάλλον όσο το δυνατό περισσότερο αποτυπώνεται σε μελέτες σε ποντίκια. Όταν το περιβάλλον της γέννας των ποντικών διαταράσσεται, ανασηκώνοντας ελαφρώς την επίτοκο και τοποθετώντας τη σε κάποια άλλη θέση, η διαδικασία του τοκετού καθυστερεί σημαντικά, που αντιστοιχεί σε πολλές ώρες καθυστέρησης για έναν άνθρωπο.

Συνιστάται να βρείτε τον πιο έμπειρο σύμβουλο τοκετού που είναι διαθέσιμος. Κάποιος που εργάζεται ιδιωτικά μπορεί να νιώσει πιο ελεύθερος να σας ενημερώσει σχετικά με όλες τις διαθέσιμες επιλογές σας. Το νοσοκομείο, ή ένας σύμβουλος τοκετού κάποιου μαιευτήρα που εργάζεται στο νοσοκομείο, είναι πιο πιθανό να σας οδηγήσει προς αυτή την κατεύθυνση. Κάποιοι ισχυρίζονται ότι η απασχόληση μιας δούλας που γνωρίζει το σύστημα είναι μια καλή επένδυση. Εκείνη συνήθως έχει το χρόνο, την υπομονή, και τις σωματικές και συναισθηματικές δεξιότητες που απαιτούνται για να υποστηρίξει ένα φυσιολογικό τοκετό, επικεντρωμένη στη μητέρα.

Προφανώς είναι σημαντικό να βρίσκεστε σε καλή φυσική κατάσταση με ένα καλό πρόγραμμα άσκησης που βοηθά να διατείνετε τους μυς που απαιτούνται για τη γέννα, για να καλλιεργήσετε την αντοχή σας, μια καλή χαλάρωση, και σωστή στάση του σώματος.

Είναι σημαντικό να μάθετε πώς να συσπάτε και κυρίως πώς να χαλαρώνετε τους πυελικούς σας μυς για να διευκολυνθεί ο τοκετός. Το καθημερινό μασάζ, το ζέσταμα των κολπικών μυών και η διάταση της κολπικής εισόδου με ένα φυσικό λάδι όπως το αμυγδαλέλαιο, το σησαμέλαιο ή το ελαιόλαδο μπορεί να αποδειχθούν χρήσιμα στο να αποφευχθεί το σκίσιμο κατά τον τοκετό. Οφείλουμε να σημειώσουμε ότι ενώ θεωρούμε ότι η γιόγκα μπορεί να βοηθήσει στην προετοιμασία για τον τοκετό, η υπερβολικά αυστηρή γιόγκα μπορεί να οδηγήσει σε υπερδιάταση των συνδετικών ιστών (που έχουν ήδη χαλαρώσει με την ορμόνη ρελαξίνη). Απαιτείται ένας δάσκαλος γιόγκα ο οποίος να κατανοεί το είδος της ήπιας διάτασης που χρειάζεται για τον τοκετό.

Το δεύτερο στάδιο του τοκετού έχει να κάνει με τη διαστολή του τραχήλου περίπου στα 10 εκατοστά. Η δημοφιλής εικόνα αυτού του σταδίου περιλαμβάνει την επίτοκο να δέχεται επευφημίες ενθουσιασμού από τους υπόλοιπους στο δωμάτιο, σπρώχνοντας δυνατά για ένα μεγάλο χρονικό διάστημα ώστε να εξωθήσει το μωρό της. Όλο και περισσότεροι συμφωνούν, ωστόσο, ότι το έντονο, παρατεταμένο σπρώξιμο κατά τη διάρκεια του δεύτερου σταδίου του τοκετού δεν είναι καλή ιδέα. Η απαλή ώθηση είναι απαραίτητη όπως και ένα όχι και τόσο παρατεταμένο δεύτερο στάδιο τοκετού. Εάν κάποιος έχει ποτέ παρακολουθήσει ένα μοσχάρι ή ένα κουτάβι να γεννιέται, θα παρατηρήσει ότι η μητέρα ασθμαίνει απαλά, πιέζει λίγο, και στη συνέχεια ασθμαίνει ξανά. Όταν μια γυναίκα συνεργάζεται με το σώμα της, η μήτρα συνήθως μπορεί να επιτελέσει το έργο της, και αυτή είναι που διαδραματίζει το σημαντικότερο ρόλο στη γέννα ενός μωρού.

Πολλοί υποστηρικτές του φυσιολογικού τοκετού θεωρούν σημαντική τη θέση της μητέρας κατά τον τοκετό

Πολλές γυναίκες στις χώρες του τρίτου κόσμου, οι οποίες είναι συνηθισμένες στη στάση καθίσματος, συνήθως γεννούν με αυτόν τον τρόπο. Σε αυτή τη στάση διευρύνεται η πυελική δίοδος. Ορισμένοι σύμβουλοι τοκετού αναφέρουν ότι όταν οι γυναίκες έχουν την ευκαιρία να επιλέξουν οποιαδήποτε θέση κατά τη διάρκεια του δεύτερου σταδίου του τοκετού, οι περισσότερες επιλέγουν να υποστηριχθούν σε ένα ημικάθισμα. Με τον τρόπο αυτό η γέννηση υποβοηθάται από τη βαρύτητα.

Όπως έχουμε ήδη αναφέρει, η παρατεταμένη εξώθηση και το παρατεταμένο δεύτερο στάδιο τοκετού θεωρείται από πολλούς μαιευτήρες ότι πρέπει να αποφεύγεται καθώς αυξάνει τον κίνδυνο σκισίματος των ιστών, τον επιλόχειο πόνο και την ακράτεια. Επιπλέον, μπορεί να προκαλέσει διάταση των νεύρων και των μυών που μπορεί να οδηγήσει σε αδυναμία, πυελική πρόπτωση και ακράτεια (ειδικά όταν παρουσιάζονται ορμονικές αλλαγές κατά την εμμηνόπαυση).

Σχετική με αυτό είναι και η τρέχουσα τάση να αποφεύγεται η εκτέλεση επισιοτομής, που είναι η τομή του περίνεου για να δημιουργηθεί έναν μεγαλύτερο άνοιγμα για την έξοδο του μωρού. Τόσο οι πλάγιες επισιοτομές, όπου η τομή γίνεται πλάγια στο περίνεο, ή μια μέση επισιοτομή, όπου η τομή είναι κατακόρυφη με φορά προς τα κάτω στο περίνεο, δε συνιστώνται από πολλούς μαιευτήρες καθώς μπορούν να προκαλέσουν ένα μεγαλύτερο σκίσιμο. Φυσικά, εξαιρούνται οι περιπτώσεις κατά τις οποίες διακυβεύεται η ζωή του παιδιού ή της μητέρας.

Ο έλεγχους του βάρους, η διάταση των μυών που σχετίζονται με τον τοκετό και η εξάσκηση στη χαλάρωση μπορούν να διευκολύνουν τον τοκετό και τείνουν να μειώσουν τον κίνδυνο πυελικού τραυματισμού και πυελικού άλγους

Το επιχείρημα εναντίον της επισιοτομής μπορεί να γίνει πιο κατανοητό αν φανταστούμε ένα μαγαζί με υφάσματα. Συνήθως, για να κοπεί πιο εύκολα ένα ύφασμα, κάνουν ένα μικρό κόψιμο στην αρχή που διευκολύνει την εύκολη κοπή ή το σκίσιμό του. Κατά τον ίδιο τρόπο, η επισιοτομή διευκολύνει το σκίσιμο του ιστού περισσότερο από το φυσικό και αυτόματο σκίσιμο που μπορεί να προκληθεί κατά τη διάρκεια του τοκετού. Η παρουσία ενός ικανού επαγγελματία υγείας είναι σημαντική κατά τη γέννα, ώστε να λάβει την κατάλληλη απόφαση σχετικά με την εκτέλεση επισιοτομής, καθώς ένα σοβαρά σχισμένο περίνεο ή πυελικό έδαφος αποτελεί ένα μεγάλο πρόβλημα και δε διορθώνεται εύκολα.

Επίσης, σε αντίθεση με την κοινή λογική όσον αφορά την πρόσληψη βάρους, πολλοί μαιευτήρες συστήνουν τον περιορισμό στην πρόσληψη βάρους σε 9 έως 14 κιλά. Περισσότερο βάρος συνήθως συνεπάγεται μεγαλύτερα μωρά, που συνήθως συνεπάγεται μεγαλύτερο κίνδυνο τραυματισμού κατά την έξοδό τους.

Οι ασκήσεις που σφίγγουν τους κοιλιακούς συνήθως δε ευνοούν μια εύκολη γέννα. Κάποιοι γιατροί αναφέρουν ότι οι χορεύτριες, για παράδειγμα, τείνουν να έχουν περισσότερες δυσκολίες κατά τον τοκετό, καθώς η πύελος και οι κοιλιακοί μύες τους έχουν εκπαιδευτεί να παραμένουν σφιχτοί και συσπασμένοι. Πρόσφατα έχει αποδειχθεί ότι ο έλεγχος του βάρους, οι διατάσεις και οι τεχνικές χαλάρωσης τείνουν να καταστήσουν τον τοκετό ευκολότερο, και μειώνουν την πιθανότητα τραυματισμού.

Τέλος, η χαλάρωση είναι καθολικά αποδεκτή σαν τεχνική διευκόλυνσης του τοκετού. Όπως εκπαιδεύουμε τους ασθενείς μας να μη φοβούνται τον πόνο και να χαλαρώνουν με αυτόν, με τον ίδιο τρόπο εκπαιδεύεται η επίτοκος να χαλαρώνει με τη δυσφορία και τον πόνο αντί να συσπάται αντιδραστικά. Η μητέρα, που έχει εξασκηθεί με τις κατάλληλες διατάσεις και τη χαλάρωση, ακόμη και κατά την παρουσία ενόχλησης, έχει μεγαλύτερη πιθανότητα να γεννήσει ευκολότερα.

Δυσπαρεύνια (επώδυνες επαφές)

Οι γυναίκες με δυσπαρεύνια χαρακτηρίζονται μερικές φορές ως «ψυχρές», ένας σκληρός χαρακτηρισμός που υπονοεί ότι έχουν ψυχολογικό πρόβλημα στις προσωπικές τους σχέσεις ή απλά μισούν το σεξ. Η κατάλληλη θεραπεία για τις επώδυνες επαφές είναι αναγκαία ανεξάρτητα από την αιτία.

Ο πόνος κατά την επαφή μπορεί να μειωθεί σημαντικά ή να εξαλειφθεί χαλαρώνοντας τη χρόνια σύσπαση του πυελικού εδάφους και ελευθερώνοντας τα εναυσματικά σημεία του πόνου και τις περιοχές σύσπασης

Αυτό το πρόβλημα μπορεί να εκδηλωθεί από πολύ νεαρή ηλικία όταν οι έφηβες διαπιστώνουν ότι ακόμα και η εισαγωγή ενός μικρού ταμπόν στη διάρκεια της εμμήνου ρύσεως είναι πάρα πολύ οδυνηρή. Αυτές είναι συχνά οι ίδιες γυναίκες που δυσκολεύονται κατά τη γυναικολογική εξέταση, λόγω του πόνου που προκαλεί η εισαγωγή του ενδοσκοπίου στον κόλπο. Μερικές φορές δε μπορούν να ανεχθούν ούτε τη δακτυλική εξέταση του γιατρού.

Αυτά τα προβλήματα είναι κυρίως αποτέλεσμα χρόνιας μυϊκής σύσπασης ή αντανακλαστικής προστατευτικής μυϊκής σύσπασης, αλλά υπάρχουν και περιπτώσεις όπου ο υμένας μπορεί να είναι παχύτερος από το φυσιολογικό και να αποτελεί ένα φυσικό εμπόδιο. Οι περισσότερες ασθενείς ανταποκρίνονται καλά στο κολπικό μασάζ και τις διατάσεις, την Ελευθέρωση των Εναυσματικών Σημείων του Πόνου και τη χαλάρωση του πυελικού εδάφους. Η χειρουργική επέμβαση σπάνια απαιτείται για αυτή την κατάσταση.

Μου έρχεται στο μυαλό η περίπτωση μιας νεαρής γυναίκας με δυσπαρεύνια. Μας επισκέφθηκε αφού είχε γεννήσει δύο παιδιά. Δεν είχε καμία σεξουαλική επαφή με το σύζυγό της κατά το γάμο τους. Αντίθετα, είχε μείνει έγκυος με εξωσωματική γονιμοποίηση και είχε γεννήσει με καισαρική τομή και τα δύο της παιδιά. Γύρω στα τριάντα πέντε της, τόσο η ίδια, όσο και ο σύζυγός της, αποφάσισαν τελικά να αντιμετωπίσουν την αδυναμία της να έχει σεξουαλικές επαφές. Μετά την πρώτη συνάντηση, όπου εκπαιδεύτηκαν στις τεχνικές του κολπικού μασάζ και της Παράδοξης Χαλάρωσης, το ζευγάρι μπόρεσε τελικά να έχει ολοκληρωμένη επαφή. Τις περισσότερες φορές, ωστόσο, εμπλέκονται περισσότεροι παράγοντες στην εμφάνιση κολεόσπασμου (ή σπασμού και σύσπασης των κολπικών μυών) που απαιτούν την εφαρμογή πιο εκτεταμένης Μυοπεριτονιακής Ελευθέρωσης και Ελευθέρωσης Εναυσματικών Σημείων του Πόνου, καθώς και ψυχολογική και σεξουαλική συμβουλευτική.

Κολεόσπασμος

Ο κολεόσπασμος αναφέρεται συνήθως σε στιγμιαίο, επώδυνο σφίξιμο/σπασμό των μυών γύρω από την είσοδο του κόλπου. Η φυσιολογική κατάσταση των κολπικών μυών είναι να είναι κλειστοί. Φυσιολογικά ο κόλπος μπορεί να ανοίξει όταν είναι χαλαρός, επιτρέποντας στη γυναίκα να έχει ολοκληρωμένες επαφές, να εισάγει ένα ταμπόν, ή να εισχωρήσει ένα δάκτυλο κατά τη διάρκεια μιας ιατρικής εξέτασης. Αυτός ο απότομος κολπικός σπασμός μπορεί να απορρέει από προηγούμενες εμπειρίες στη ζωή τους που αφορούν πολιτισμικές συνθήκες, κάποιο σεξουαλικό τραύμα ή μια αρνητική σεξουαλική εμπειρία. Εκτός του ότι είναι μια επώδυνη κατάσταση που δε μπορεί να ελεγχθεί από τη γυναίκα, μπορεί να επηρεάσει βαθύτατα τη ζωή της επηρεάζοντας την ικανότητα να αναπτύξει μια φυσιολογική ερωτική σχέση, επιτρέποντας της να είναι σεξουαλικά ενεργή ή να κάνει παιδιά. Είναι δύσκολο για κάθε γυναίκα να αδυνατεί σωματικά να αναπτύξει μια σεξουαλική σχέση εξαιτίας αυτής της κατάστασης.

Η διαφορά ανάμεσα στον κολεόσπασμο και στο πυελικό άλγος που αντιμετωπίζουμε είναι ότι συνήθως μια γυναίκα με κολεόσπασμο έχει μόνο κολπικό πόνο και σύσπαση πριν ή κατά τη διάρκεια της σεξουαλικής δραστηριότητας, κατά τη διάρκεια μιας ιατρικής εξέτασης ή της εισαγωγής ενός ταμπόν. Το Πρωτόκολλο Γουάιζ-Άντερσον είναι συνήθως σε θέση να βοηθήσει τη γυναίκα να ξεπεράσει αυτή την κατάσταση εκπαιδεύοντας την στην Ελευθέρωση των Εναυσματικών Σημείων του Πόνου, στην Παράδοξη Χαλάρωση και στις κολπικές διατάσεις, χρησιμοποιώντας μερικές φορές κολπικούς διαστολείς διαβαθμισμένου μεγέθους.

Το Πρωτόκολλο Γουάιζ-Άντερσον έχει καταφέρει να βοηθήσει συγκεκριμένες γυναίκες να ξεπεράσουν τον κολεόσπασμο

Κατά την άποψή μας, ο κολεόσπασμος δεν είναι απλά ένα σωματικό πρόβλημα σφιχτών ή σπαστικών μυών, αλλά μπορεί να περιλαμβάνει αρνητικές εμπειρίες και βιώματα κατά το παρελθόν, όπως συμβαίνει με πολλές καταστάσεις πυελικού άλγους.

Εμμηνόπαυση

Καθώς οι γυναίκες προσεγγίζουν την εμμηνόπαυση και τα επίπεδα των ορμονών τους μειώνονται, περιορίζεται η έκκριση κολπικής βλέννης και ο κολπικός ιστός γίνεται πιο εύθραυστος. Κατά την περίοδο αυτή παρουσιάζεται πόνος κατά την επαφή, επιτακτικότητα, συχνουρία, ή ακόμα και ακράτεια. Η θεραπεία υποκατάστασης οιστρογόνων (ΘΥΟ) ή η τοπική υποκατάσταση οιστρογόνων που εισάγονται διακολπικά μπορεί να αποδειχθούν χρήσιμες. Αυτό ενισχύει την υγεία του κολπικού ιστού και μπορεί να βοηθήσει ακόμη και στην ακράτεια ούρων από προσπάθεια, εάν το πρόβλημα οφείλεται κυρίως στην εξασθένηση του ουρηθρικού ιστού. Ένα πρόγραμμα άσκησης των μυών του πυελικού εδάφους, χρησιμοποιώντας τόσο αργές όσο και γρήγορες συστολές (κάνοντας ακόμα και έξι συστολές διάρκειας 5-10 δευτερολέπτων που ακολουθούνται από 10 γρήγορες κολπικές μυϊκές συσπάσεις μετά από κάθε ούρηση) μπορεί να κάνει τη διαφορά.

Αυτό μπορεί να ωφελήσει όταν συνδυάζεται με ενδοκολπικές διατάσεις και ήπια Ελευθέρωση Εναυσματικών Σημείων Πόνου και Μυοπεριτονιακή Ελευθέρωση και συνήθως δε χρειάζεται κάτι άλλο.

Εστιάζοντας στη γενική εικόνα, χωρίς να πελαγοδρομείτε στα συμπτώματα σας

Είναι εύκολο να «ιατροποιούμε» το θέμα του πυελικού άλγους γενικά και των γυναικών ειδικότερα. Με αυτό τον τρόπο μπορεί να μην αντιληφθούμε τη γενικότερη εικόνα ότι μια γυναίκα που υποφέρει από πυελικό άλγος είναι κάτι περισσότερο από αυτό. Κατά την άποψή μας, συχνά υπάρχουν άλλοι σημαντικοί παράγοντες που εμπλέκονται στο γυναικείο πυελικό άλγος πέρα από τα συγκεκριμένα συμπτώματα που αντιμετωπίζει η συμβατική ιατρική. Το πυελικό άλγος μιας γυναίκας παρουσιάζεται παράλληλα με την αγωνία και το γενικότερο επίπεδο διέγερσης του νευρικού συστήματος, με πρώιμες εμπειρίες, την ποιότητα των σχέσεων τους, την ικανότητα δημιουργίας σχέσεων, και το επίπεδο αντίληψης σχετικά με τον τρόπο σκέψης, τα συναισθήματα και το παρελθόν τους. Το πυελικό άλγος, όπως το αντιλαμβανόμαστε και περιγράφουμε σε αυτό το βιβλίο, μπορεί να αποτελεί συνέπεια, ή μπορεί να επιδεινώνεται από τον τρόπο με τον οποίο ορισμένες γυναίκες (και άνδρες) εκφράζουν τους φόβους τους και καταπιέζουν τα συναισθήματα τους, προκειμένου να διατηρήσουν μια ισορροπία στη ζωή τους. Σε αυτή την ανάλυση δεν αποκλείουμε σε καμία περίπτωση το γεγονός ότι το σύνδρομο μπορεί να έχει προκληθεί από κάποιο τραύμα ή να πηγάζει από κάποιο ιατρικό πρόβλημα.

Μια αρχετυπική αναπαράσταση της σχέσης μεταξύ των συναισθημάτων και του πυελικού άλγους

Κατά τη συγγραφή της τέταρτης έκδοσης του βιβλίου μας, μια φυσιοθεραπεύτρια με την οποία συνεργαζόμαστε στενά, μας περιέγραψε μια συνεδρία με μια γυναίκα με πυελικό άλγος, η οποία είχε βιώσει μια έντονη έξαρση συμπτωμάτων μετά από μια μακρά περίοδο χωρίς πόνο εφαρμόζοντας το πρωτόκολλο μας. Η ασθενής άρχισε να επισκέπτεται τη φυσιοθεραπεύτρια σε μια προσπάθεια να αναστρέψει αυτή την έξαρση.

Κατά τη διάρκεια της φυσιοθεραπευτικής συνεδρίας συνέβη κάτι το αξιοσημείωτο. Ήταν αξιοσημείωτο όχι επειδή ήταν σπάνιο φαινόμενο (στην πραγματικότητα αποτελεί την πιο κοινή εκδήλωση) αλλά επειδή παρουσιάστηκε κατά τη διάρκεια μιας φυσιοθεραπευτικής συνεδρίας. Ακολουθεί το τι συνέβη.

Κατά τη διάρκεια της συνεδρίας, ενώ η φυσιοθεραπεύτρια είχε εισάγει το δάκτυλό της στο εσωτερικό του κόλπου, η ασθενής ανέφερε κάτι που την αναστάτωσε ιδιαίτερα. Καθώς η γυναίκα εξέφραζε τα συναισθήματα της, η φυσιοθεραπεύτρια ένιωσε το δάκτυλο της να συνθλίβεται από μια πυελική μυϊκή σύσπαση της ασθενούς που έμοιαζε με μέγγενη. Η ασθενής ήταν μέσης ηλικίας και η φυσιοθεραπεύτρια εξεπλάγην από τη δύναμη της σύσπασης των μυών του πυελικού της εδάφους - μια δύναμη που δεν παρουσιαζόταν ούτε σε σημαντικά νεώτερες γυναίκες. Τονίζουμε ότι η πυελική σύσπαση που εμφανίστηκε ξαφνικά στη συγκεκριμένη ασθενή ήταν τεράστια.

«Το νιώσατε αυτό;» ρώτησε η φυσιοθεραπεύτρια την ασθενή. «Τι να νιώσω;» απάντησε εκείνη. «Δε μπορείς να νιώσεις το σπασμό της πυέλου σου αυτή τη στιγμή ενώ περιγράφεις όλα αυτά τα ανησυχητικά πράγματα;» ρώτησε η φυσιοθεραπεύτρια. Η ασθενής έμεινε εμβρόντητη. «Δε νιώθω τίποτα» απάντησε. Δεν είχε καμία αίσθηση της σχέσης ανάμεσα στα συναισθήματά της και τις αντιδράσεις των πυελικών της μυών. Κατόπιν αρκετών προσπαθειών από την πλευρά της συναδέλφου μας να βοηθήσει την ασθενή να αναπαράγει τα ανησυχητικά της αισθήματα και ταυτόχρονα να αισθάνεται τη σύσπαση των πυελικών της μυών, η ασθενής κατάφερε να αντιληφθεί τι συνέβαινε στο εσωτερικό της πυέλου της όταν ήταν αναστατωμένη.

Αυτή η ιστορία σχετίζεται επίσης με το φαινόμενο του σπασμού στο παχύ έντερο που διαπιστώθηκε στη μελέτη που έχουμε περιγράψει, την οποία ανέλυσαν ερευνητές τη δεκαετία του 1950. Για να θυμηθούμε, οι ερευνητές ανέλυσαν ένα πείραμα όπου μια ομάδα νεοσύλλεκτων στρατιωτών που υποβάλλονταν σε ορθοσκόπηση αφέθηκε σκόπιμα να ακούει τις συζητήσεις των γιατρών την ώρα της εξέτασης. Ο ένας γιατρός έλεγε στον άλλο, «κοιτάξτε αυτόν τον καρκίνο στο παχύ του έντερο». Στο άκουσμα αυτής της φοβερής είδησης, το ορθό σχεδόν κάθε νεοσύλλεκτου εμφάνιζε σπασμό. Όταν μάθαιναν ότι δεν υπήρχε καρκίνος, και ότι αυτά τα σχόλια ήταν μέρος ενός πειράματος (που δε θα μπορούσε να επιτραπεί σε καμία περίπτωση σήμερα), ο ορθικός σπασμός ελευθερωνόταν αμέσως. Η ιστορία αυτής της γυναίκας και η μελέτη για τον ορθικό σπασμό των νεοσύλλεκτων είναι παραδείγματα αυτού που πιστεύουμε ότι αποτελεί την καθημερινότητα των ανθρώπων με πυελικό άλγος. Επιπλέον, όπως η γυναίκα στην ιστορία μας, οι ασθενείς με πυελικό άλγος κατανοούν ακροθιγώς, στην καλύτερη περίπτωση, τη σύνδεση ανάμεσα στο άγχος, το θυμό, την αγωνία, και τη γενική συναισθηματική αντίδραση, και τις έντονες και συνεχείς συσπάσεις των πυελικών μυών. Πιστεύουμε ότι οι ασθενείς οι οποίοι δεν αντιλαμβάνονται τα σημάδια που δίνει το σώμα τους, συνήθως δεν κατανοούν τη σύνδεση ανάμεσα σε οτιδήποτε συμβαίνει στη ζωή τους και στις εξάρσεις των συμπτωμάτων που βιώνουν.

Πιστεύουμε ότι η συνήθεια της χρόνιας σύσπασης της πυέλου σε συνθήκες στρες ή ως αποτέλεσμα μιας ισχυρής συναισθηματικής αντίδρασης αποτελούν το υπόβαθρο του μυϊκής προέλευσης πυελικού άλγους. Θεωρούμε, όπως φαίνεται και από τα παραδείγματα που παρέχονται από την έρευνα των Γκεβίρτς και Χάμπαρτ (σχετικά με την αύξηση της ηλεκτρικής δραστηριότητας στα εναυσματικά σημεία του πόνου ως αποτέλεσμα άγχους) ότι το πυελικό άλγος πηγάζει τόσο από τη δραστηριότητα των εναυσματικών σημείων πόνου όσο και από τη χρόνια σύσπαση της πυέλου που ενισχύεται από τη διέγερση του νευρικού συστήματος.

Η πύελος, για τους ασθενείς με πυελικό άλγος, μπορεί να θεωρηθεί ως η περιοχή της «ενστικτώδους αντίδρασής τους.» Ίσως αυτό που ονομάζεται ενστικτώδης αντίδραση σε ορισμένα άτομα μπορεί να ονομάζεται πυελική αντίδραση σε εκείνους με πυελικό άλγος. Πιστεύουμε ότι, όποτε κάποιος με πυελικό άλγος αναστατώνεται ή ανησυχεί, αν δεν έχει εκπαιδευτεί για να το χειριστεί, συσπά το πυελικό του έδαφος. Αυτό ισχύει ιδιαίτερα όταν το πυελικό έδαφος είναι υπερευαίσθητο ή ερεθισμένο και πολύ μικρά γεγονότα αρκούν για να πυροδοτήσουν τη σύσπασή του, η οποία διαφορετικά δε θα επιδρούσε στο άτομο αυτό. Κατά συνέπεια, το πρωτόκολλο δίνει ιδιαίτερη έμφαση στην εκπαίδευση των ασθενών στην ανάπτυξη της ικανότητας βαθιάς χαλάρωσης των πυελικών τους μυών και τακτικού περιορισμού του άγχους τους.

Τα Εσωτερικά και Εξωτερικά Εναυσματικά Σημεία Πόνου στο Πυελικό Έδαφος των Γυναικών και τα Σημεία που συνήθως Αντανακλούν Πόνο και Αίσθηση

Στις σελίδες που ακολουθούν έχουμε συγκεντρώσει τα εσωτερικά και εξωτερικά εναυσματικά σημεία πόνου που εμπλέκονται πιο συχνά στο πυελικό άλγος των γυναικών, μαζί με μια περιγραφή των σημείων αντανάκλασής τους.

Οι εικόνες των επόμενων σελίδων δείχνουν εναυσματικά σημεία στους εσωτερικούς και εξωτερικούς πυελικούς μυς

Stanford Protocol
Physical Therapy

Pubic symphysis
Inguinal ligament (Poupart)
Interior pubic ligament
Deep dorsal vein of clitoris
Transverse perineal ligament
Fascia of deep perineal muscles
Urethra
Vagina
Obturator canal
Obturator fascia (over obturator internus muscle)
Puborectalis and pubococcygeus muscles (part of levator ani muscle)
Tendinous arch of levator ani muscle
Rectum
Iliococcygeus muscle (part of levator ani muscle)
Ischial spine
Levator plate (median raphe) of levator ani muscle
(Ischio-)coccygeus muscle
Piriformis muscle
Coccyx
Anterior sacro-coccygeal ligament
Sacral promontory

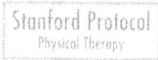

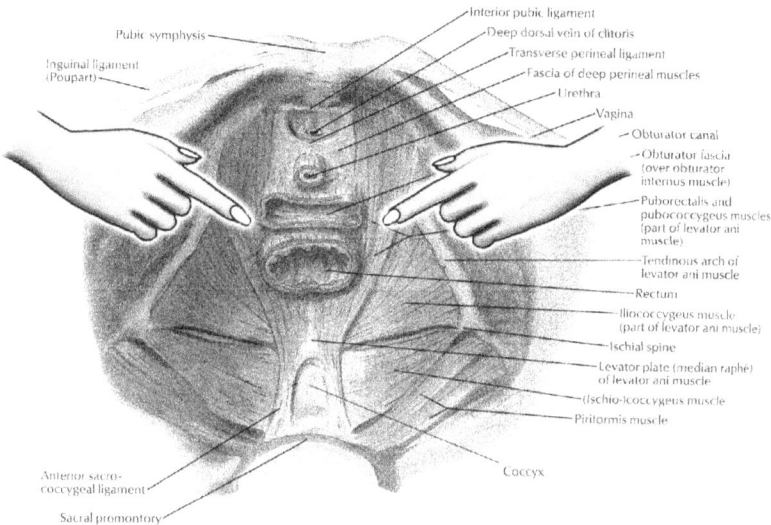

Πρόσθιος ανελκτήρας του πρωκτού (κάτω τμήμα)

Αυτό είναι το τμήμα του μυός που βρίσκεται εγγύτερα στην οπίσθια επιφάνεια του ηβικού οστού. Τα εναυσματικά σημεία πόνου μπορεί να αντανακλούν πόνο στην ουροδόχο κύστη, την ουρήθρα, την κλειτορίδα, το όρος της Αφροδίτης, τα χείλη του αιδοίου (μεγάλα και μικρά) ή το άνοιγμα (είσοδο) του κόλπου. Η ενόχληση που τα εναυσματικά σημεία πόνου αντανακλούν προς την κύστη μπορεί να συνοδεύεται από αίσθηση έπειξης προς ούρηση.

- *Μπορεί να αντανακλούν στο πλάγιο κολπικό τοίχωμα, περίνεο και πρωκτικό σφιγκτήρα ή να εμφανίζουν μοτίβο αντανάκλασης στον πρόσθιο ανελκτήρα του πρωκτού, την κύστη και την ουρήθρα*

Stanford Protocol
Physical Therapy

Clitoris   Suspensory ligament of clitoris

Bulbospongiosus muscle with deep
perineal investingor Gallaudet's)
fascia partially removed

Ischiocavernosus muscle

Bulb of vestibule

Perineal membrane

Superficial perineal space
(pouch or compartm

Ischiopubic ram
cut edge of superi
perineal (Colles') fascia

Greater vestibular
(Bartholin's) Gland

Bulbospongiosus
muscle (cut away)

Perineal membrane

Superficial transverse
perineal muscle

Perineal body

Obturator fascia

Ischial tuberosity

Tendinous arch of
levator ani muscle

Sacro-tuberous
ligament

Inferior facia of
pelvic diaphragm (cut)

Gluteus maximus muscle   Coccyx

Levator ani muscle
External anal sphincter

Ischioanal fossa

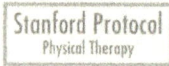

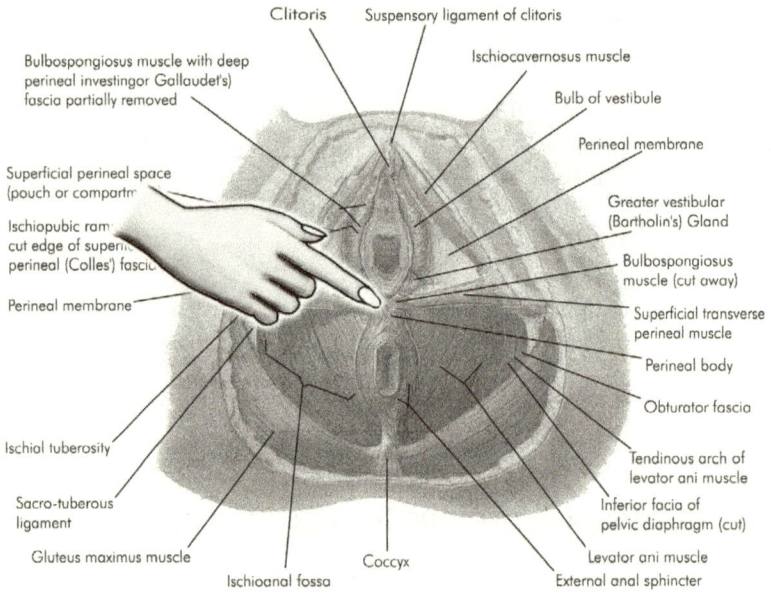

Σώμα Περινέου

- *Τα εναυσματικά σημεία πόνου στο περίνεο είναι δυνατό να αντανακλούν πόνο και αίσθηση στο ορθό, τον κόλπο και το σημείο πίεσης*

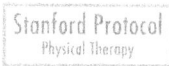

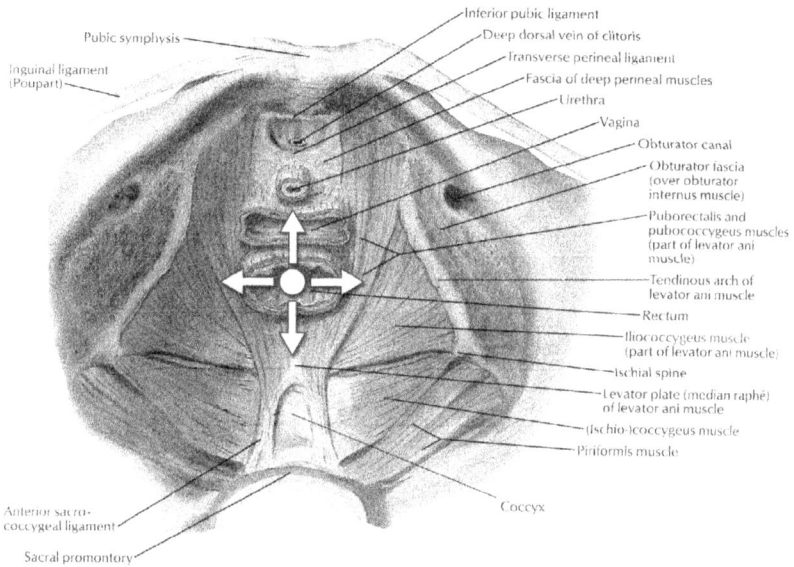

Σφιγκτήρας Πρωκτού (Διάταση)

Τα εναυσματικά σημεία πόνου στην περιοχή αυτή μπορεί να προκαλέσουν πόνο στον πρωκτικό σφιγκτήρα καθώς και πόνο προς τα εμπρός και πίσω του πρωκτικού σφιγκτήρα. Η θεραπεία γίνεται διατείνοντας ήπια το σφιγκτήρα προς τα πάνω στη 12η ώρα του ρολογιού, πλευρικά στην 3η ώρα, κάτω στην 6η ώρα και πλευρικά στην 9η ώρα.

- *Μπορεί να ακτινοβολεί πόνο στον ίδιο τον πρωκτικό σφιγκτήρα καθώς και προς τα εμπρός και πίσω αυτού*
- *Η τεχνική αυτή βοηθά να διατείνεται και ο ανελκτήρας μυς του πρωκτού*

Stanford Protocol
Physical Therapy

Clitoris   Suspensory ligament of clitoris

Bulbospongiosus muscle with deep
perineal investingor Gallaudet's)
fascia partially removed

Ischiocavernosus muscle

Bulb of ves...

...ne

Superficial r
(pouch or con...

Greater vestibular
(Bartholin's) Gland

Ischiopubic ramus wi...
cut edge of superficial
perineal (Colles') fascia

Bulbospongiosus
muscle (cut away)

Perineal membrane

Superficial transverse
perineal muscle

Perineal body

Obturator fascia

Ischial tuberosity

Tendinous arch of
levator ani muscle

Sacro-tuberous
ligament

Inferior facia of
pelvic diaphragm (cut)

Gluteus maximus muscle   Coccyx

Levator ani muscle

Ischioanal fossa

External anal sphincter

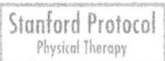

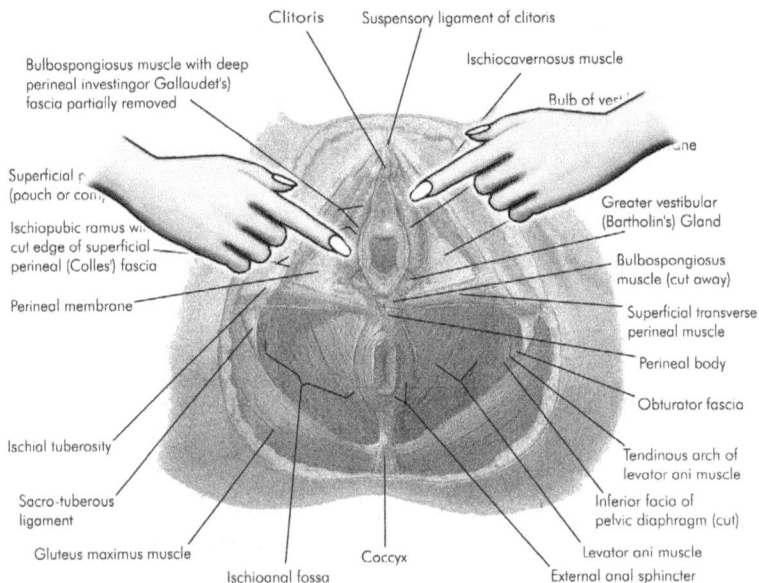

Βολβοσηραγγώδης και ισχιοσηραγγώδης

- *Εναυσματικά σημεία στον βολβοσηραγγώδη και ισχιοσηραγ-
γώδη μπορεί να αντανακλούν πόνο και αίσθηση στη βάση του
πέους και το περίνεο*

Clitoris   Suspensory ligament of clitoris

Bulbospongiosus muscle with deep
perineal investingor Gallaudet's)
fascia partially removed

Ischiocavernosus muscle

Bulb of vestibule

Perineal membrane

Superficial perineal space
(pouch compartment)

Greater vestibular
gland

Isch
cut edge
perineal (C

iosus
(cut away)

Perineal membrane

Superficial transverse
perineal muscle

Perineal body

Obturator fascia

Ischial tuberosity

Tendinous arch of
levator ani muscle

Sacro-tuberous
ligament

Inferior facia of
pelvic diaphragm (cut)

Gluteus maximus muscle

Coccyx

Levator ani muscle

Ischioanal fossa

External anal sphincter

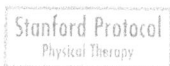

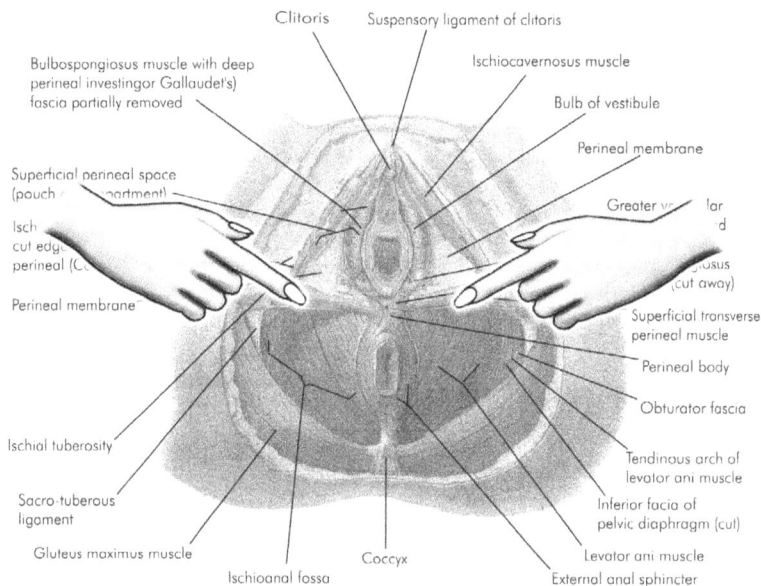

Επιπολής Εγκάρσιος του Περινέου

- *Τα εναυσματικά σημεία πόνου στον επιπολής εγκάρσιο μυ του περινέου μπορεί να αντανακλούν πόνο και αίσθηση στον κόλπο και το σημείο πίεσης*

Stanford Protocol
Physical Therapy

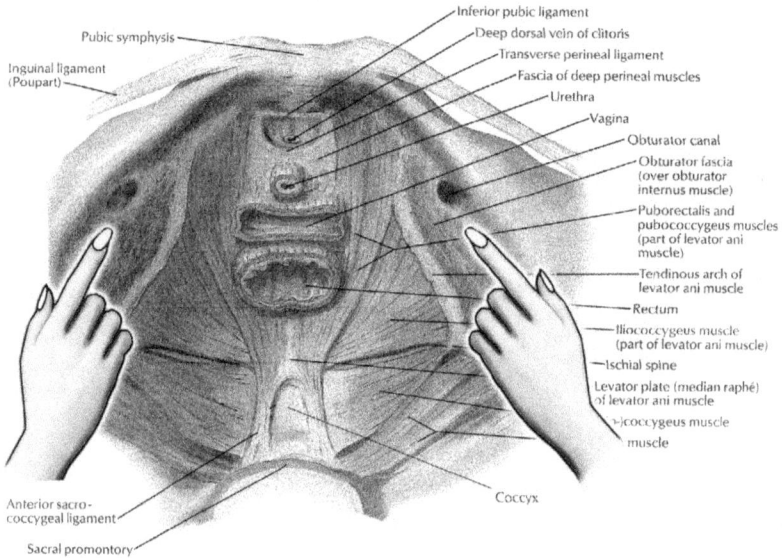

Inferior pubic ligament
Pubic symphysis
Deep dorsal vein of clitoris
Transverse perineal ligament
Inguinal ligament (Poupart)
Fascia of deep perineal muscles
Urethra
Vagina
Obturator canal
Obturator fascia (over obturator internus muscle)
Puborectalis and pubococcygeus muscles (part of levator ani muscle)
Tendinous arch of levator ani muscle
Rectum
Iliococcygeus muscle (part of levator ani muscle)
Ischial spine
Levator plate (median raphé) of levator ani muscle
-)coccygeus muscle
muscle
Anterior sacro-coccygeal ligament
Coccyx
Sacral promontory

Έσω θυροειδής

Triggerpunkte im M. Obturator können Schmerzen zum Dammbereich ausstrahlen, nach außen zur Hüfte hin, zum gesamten Beckenboden hin, sowohl nach vorn als auch nach hinten hin. Der Obturator ist eng mit dem Pudendusnerv verbunden und kann einen dumpfen Schmerz und brennende Empfindungen im Beckenboden auf der Seite, auf der er palpiert wird, auslösen. Triggerpunkte im Obturator können das Golfball-Gefühl im Rektum auslösen sowie Symptome in Richtung Steißbein, rückwärtige Oberschenkel und hintere Oberschenkelmuskeln ausstrahlen. Bei Frauen können Triggerpunkte im Obturator in die Harnröhre, die Scheide, und besonders in den Scheideneingang ausstrahlen. Der M. Obturator ist ein wichtiger Punkt für die Behandlung von Vulvaschmerzen.

> • *Μπορεί να αντανακλούν βύθιο πόνο προς την πλευρά που ψηλαφάται, αίσθημα μπάλας γκολφ στον πρωκτό, πόνο προς τον κόκκυγα, τον οπίσθιο μηρό και τις ιγνυακές χώρες, την ουρήθρα, τον κόλπο, το αιδοίο (σημαντικοί στην αιδοιωδυνία)*

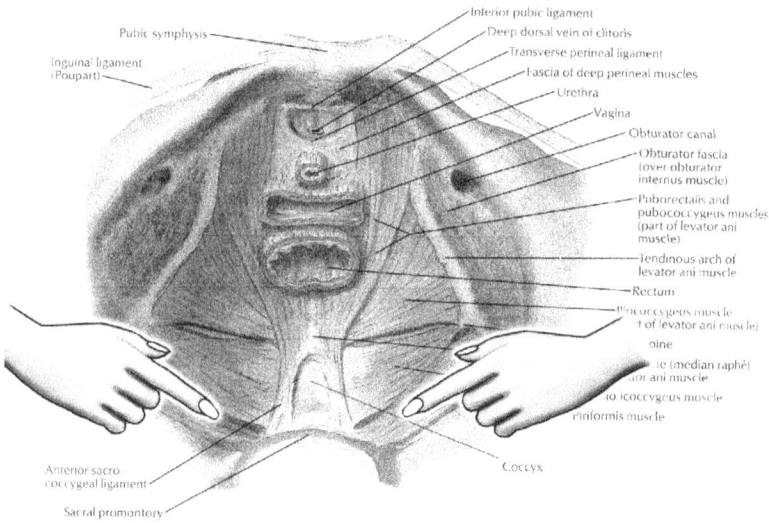

Απιοειδής (εσωτερική πρόσβαση)

Τα εναυσματικά σημεία πόνου μπορεί να αντανακλούν πόνο στην ιερολαγόνιο άρθρωση, την άρθρωση του ισχίου και τις ιγνυακές χώρες. Οι ασθενείς μπορεί να αισθάνονται αυξημένο πόνο στο σημείο ψηλάφησης.

> • *Μπορεί να αντανακλούν πόνο στην ιερολαγόνιο άρθρωση, την άρθρωση του ισχίου, τις οπίσθιες μηριαίες χώρες και να προκαλούν αυξημένο πόνο στο σημείο ψηλάφησης.*

Stanford Protocol
Physical Therapy

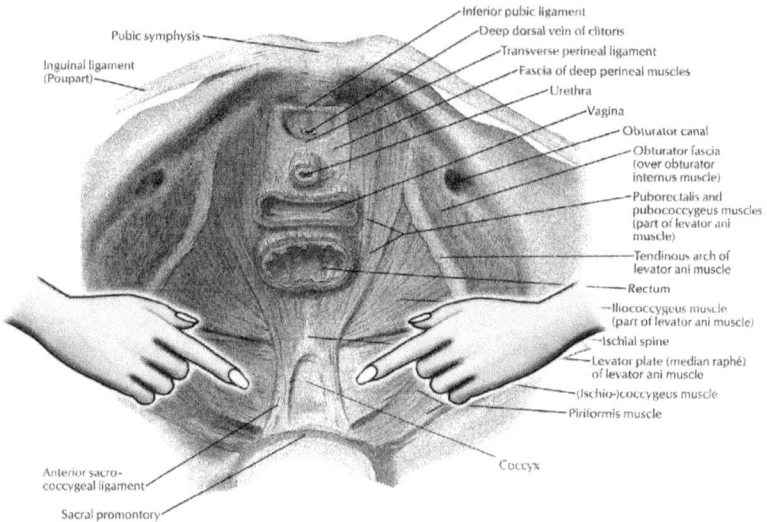

Inferior pubic ligament
Deep dorsal vein of clitoris
Transverse perineal ligament
Fascia of deep perineal muscles
Urethra
Vagina
Obturator canal
Obturator fascia (over obturator internus muscle)
Puborectalis and pubococcygeus muscles (part of levator ani muscle)
Tendinous arch of levator ani muscle
Rectum
Iliococcygeus muscle (part of levator ani muscle)
Ischial spine
Levator plate (median raphé) of levator ani muscle
(Ischio-)coccygeus muscle
Piriformis muscle
Coccyx

Pubic symphysis
Inguinal ligament (Poupart)
Anterior sacro-coccygeal ligament
Sacral promontory

Κοκκυγικός - Ισχιοκοκκυγικός

Εναυσματικά σημεία πόνου σε αυτόν τον μυ τυπικά αντανακλούν πόνο και πίεση που σχετίζονται με την αίσθηση μπάλας γκολφ ή ράβδου στο ορθό, πόνος στον κόκκυγα, τον πρωκτό και τον μείζονα γλουτιαίο. Εμφάνιση πόνου πριν ή μετά από την αφόδευση συχνά σχετίζεται με αίσθηση πληρότητας στο έντερο

- *Μπορεί να αντανακλούν συμπτώματα στον κόκκυγα, το μείζονα γλουτιαίο, να προκαλούν πόνο πριν/μετά την αφόδευση καθώς και αίσθημα πληρότητος εντέρου και ενόχλησης*

Inferior pubic ligament
Deep dorsal vein of clitoris
Transverse perineal ligament
Fascia of deep perineal muscles
Urethra
Vagina
Obturator canal
Obturator fascia (over obturator internus muscle)
Puborectalis and pubococcygeus muscles (part of levator ani muscle)
Tendinous arch of levator ani muscle
Rectum
Iliococcygeus muscle (part of levator ani muscle)
Ischial spine
Levator plate (median raphé of levator ani muscle)
(Ischio-)coccygeus muscle
Piriformis muscle
Coccyx
Pubic symphysis
Inguinal ligament (Poupart)
Anterior sacro-coccygeal ligament
Sacral promontory

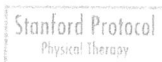

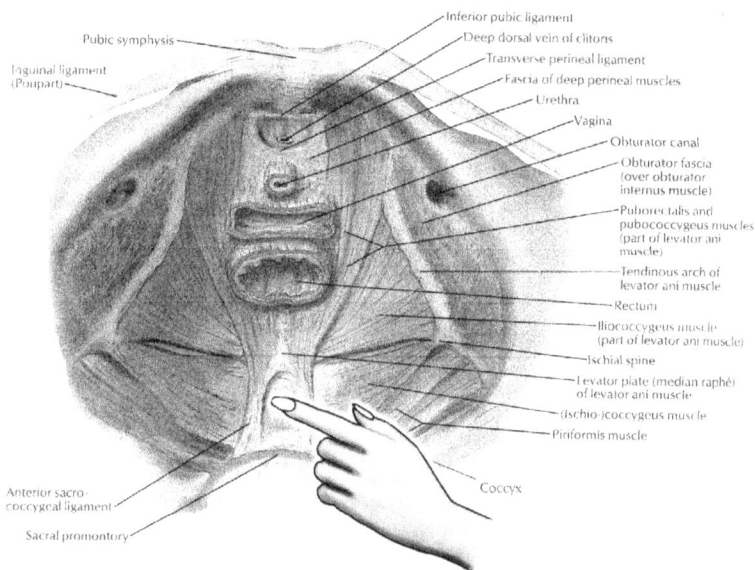

Ψηλαφώντας τον Κόκκυγα

Είναι μια οστική ψηλάφηση. Στη θεραπεία του πυελικού άλγους, αν ο κόκκυγας είναι ακίνητος είναι δυνατόν να αποτελεί παράγοντα που συντηρεί τα εναυσματικά σημεία πόνου που προκαλούν πυελικό άλγος.

- *Ένας ακίνητος κόκκυγας μπορεί να συντηρεί το πυελικό άλγος*

Stanford Protocol
Physical Therapy

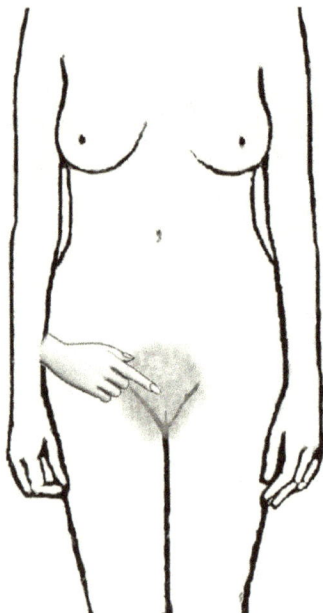

πόνος αισθητός στις σκιασμένες περιοχές

η άκρη του δακτύλου εντοπίζει το εναυσματικό
σημείο πόνου

Πυραμοειδής

- *Ο πυραμοειδής δεν υπάρχει σε ορισμένα άτομα, αλλά εφόσον υπάρχει μπορεί να εμφανίζει εναυσματικά σημεία πόνου που να αντανακλούν πόνο και αίσθηση στην κύστη, το ηβικό οστό και την ουρήθρα*

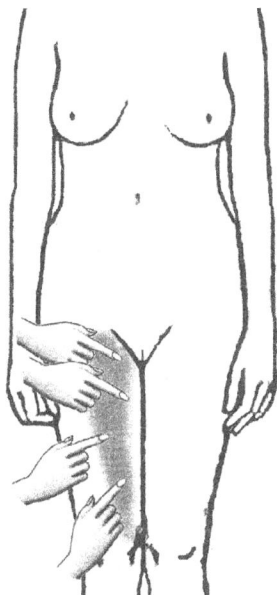

Stanford Protocol
Physical Therapy

πόνος αισθητός στις σκιασμένες περιοχές

η άκρη του δακτύλου εντοπίζει το εναυσματικό σημείο πόνου

Λαγονοψοΐτης

- *Ενασμαυτικά σημεία πόνου στο λαγονοψοΐτη μπορεί να ανтα-νακλούν πόνο στις βουβωνικές χώρες, τα χείλη του αιδοίου, τον πρόσθιο μηρό και την κατώτερη ράχη.*
- *Επί δυσκοιλιότητας, η κένωση μπορεί να προκαλέσει πόνο*

Stanford Protocol
Physical Therapy

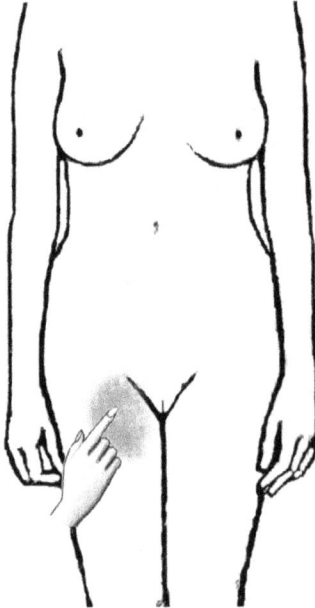

πόνος αισθητός στις σκιασμένες περιοχές
η άκρη του δακτύλου εντοπίζει το εναυσματικό
σημείο πόνου

ΚΤΕΝΙΤΗΣ

- *Εναυσματικά σημεία πόνου στον κτενίτη μπορεί να αντανακλούν πόνο στις βουβωνικές χώρες, ιδιαίτερα σημαντικό σημείο για το βουβωνικό πόνο*
- *Σεξουαλική δραστηριότητα που συνοδεύεται από ισχυρή σύσπαση των μηρών μπορεί να ενεργοποιήσει αυτά τα εναυσματικά σημεία (ειδικά σε γυναίκες)*

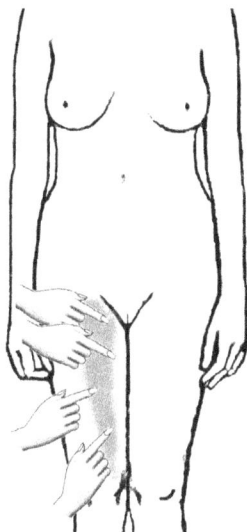

Stanford Protocol
Physical Therapy

πόνος αισθητός στις σκιασμένες περιοχές
η άκρη του δακτύλου εντοπίζει το
εναυσματικό σημείο πόνου

Μείζων Προσαγωγός

- *Ο μυς αυτός διαλάθει της προσοχής πολλών ιατρών*
- *Ο μείζων προσαγωγός είναι ένας κρίσιμος μυς που πρέπει να ελέγχεται για την παρουσία εναυσματικών σημείων πόνου που αντανακλούν πόνο σε ολόκληρο το πυελικό έδαφος, συμπεριλαμβανομένου του περινέου, το ορθό και τον κόλπο (λιγότερο συχνά την κύστη)*
- *Βαθύ βουβωνικό άλγος, που μερικές φορές περιγράφεται ως διάχυτος εσωτερικός πυελικός πόνος*
- *Ο ασθενής δυσκολεύεται να εντοπίσει τον πόνο σε οποιαδήποτε συγκεκριμένη πυελική δομή*
- *Πόνος επί του ηβικού οστού*
- *Ο πόνος μερικές φορές περιγράφεται ότι πυροδοτεί ψηλά εντός της πυέλου*
- *Μερικές φορές τα συμπτώματα εμφανίζονται μόνο κατά τη σεξουαλική επαφή*
- *Όταν τυχόν εναυσματικά σημεία εντός της πυέλου παραμένουν ενεργά, η αιτία μπορεί να είναι μη αντιμετωπισθέντα σημεία στον μείζονα προσαγωγό*
- *Εναυσματικά σημεία στον μείζονα προσαγωγό μπορεί να αντανακλούν την αίσθηση μπάλας γκολφ στο ορθό*

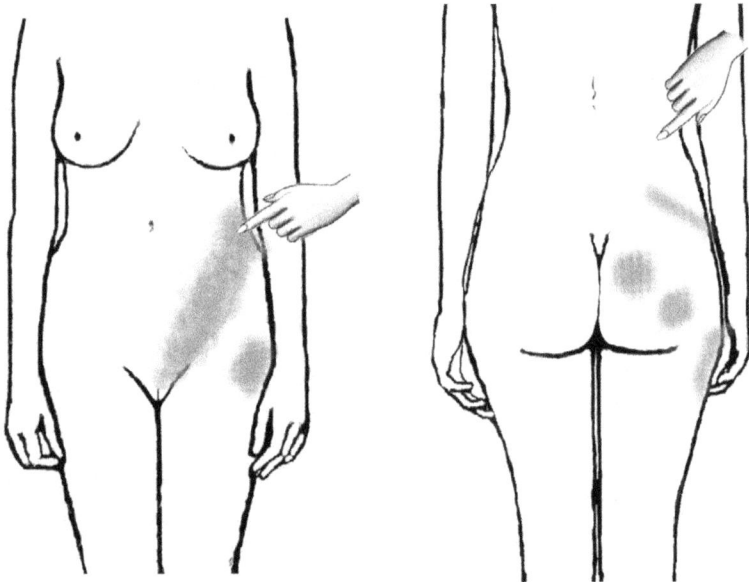

πόνος αισθητός στις σκιασμένες περιοχές
η άκρη του δακτύλου εντοπίζει το
εναυσματικό σημείο πόνου

ΤΕΤΡΑΓΩΝΟΣ ΟΣΦΥΪΚΟΣ

- *Εναυσματικά σημεία σε αυτόν τον μυ αποτελούν από τα συχνότερα παραγνωριζόμενα αίτια πυελικού άλγους. Πρόκειται για σύνθετο μυ με επιπολής και εν τω βάθει ίνες που αντανακλούν πόνο στην ιερολαγόνιο άρθρωση, το ισχίο, το γλουτό, την κοιλιά και τη βουβωνική χώρα*
- *Στη γυναίκα ασθενή, ο πόνος μπορεί επίσης να αντανακλά στον πρόσθιο μηρό, τα χείλη του αιδοίου και τον κόλπο*

Stanford Protocol
Physical Therapy

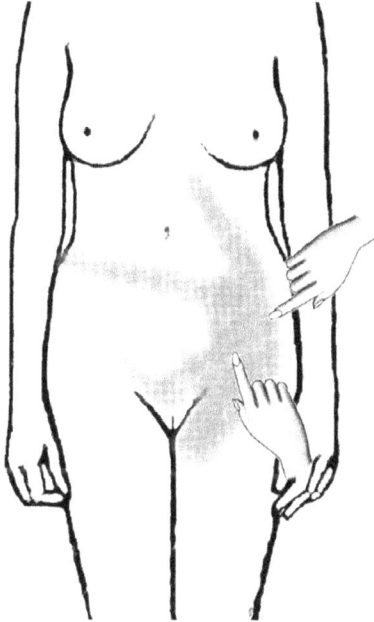

πόνος αισθητός στις σκιασμένες περιοχές

η άκρη του δακτύλου εντοπίζει το εναυσματικό σημείο πόνου

Πλάγιοι Λοξοί Κοιλιακοί

- *Εναυσματικά σημεία πόνου στους πλάγιους κοιλιακούς μπορεί να αντανακλούν πόνο σε ολόκληρο το επιγάστριο, ψηλά στις πλευρές και προς τον κόλπο και τα χείλη του αιδοίου... αποτελούν σημαντική αιτία πόνου στον κόλπο και το αιδοίο*

Stanford Protocol
Physical Therapy

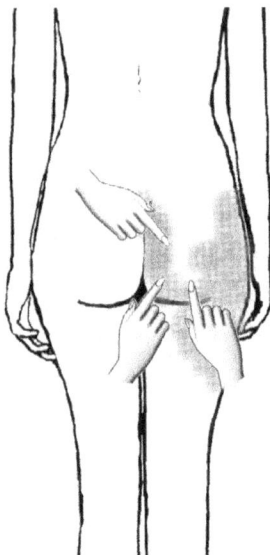

πόνος αισθητός στις σκιασμένες περιοχές
η άκρη του δακτύλου εντοπίζει το
εναυσματικό σημείο πόνου

Γλουτιαίος (Μείζων)

- *Εναυσματικά σημεία πόνου στο μείζονα γλουτιαίο μπορεί να αντανακλούν πόνο και αίσθηση στο ισχίο, τους γλουτούς, τον κόκκυγα, το ιερό οστό και τον οπίσθιο μηρό*
- *Μπορεί να αντανακλούν πόνο σε ολόκληρο το γλουτό και εν τω βάθει ευαισθησία στο γλουτό*
- *Μπορεί να αντανακλούν πόνο που καλύπτει ολόκληρη την περιοχή του ιερού οστού*
- *Το κάθισμα σε σκληρή έδρα μπορεί να δίνει την αίσθηση ενός καρφιού που πιέζει τα ισχιακά κυρτώματα (οστά του καθίσματος)*
- *Πόνος στον κόκκυγα (κοκκυγωδυνία)*
- *Ανησυχία και πόνο σε παρατεταμένο κάθισμα (περισσότερο από 15 - 20 λεπτά)*
- *και αυξημένο πόνο κατά τη βάδιση σε ανηφορική διαδρομή ή κολύμβηση σε ελεύθερο στυλ*
- *Ανάγκη ύπνου με μαξιλάρια ανάμεσα στα γόνατα· κάθισμα με όρθια την πλάτη σε μαλακή επιφάνεια (όχι με μαξιλάρι ντόνατ ή με καμπουριασμένη πλάτη)*

Stanford Protocol
Physical Therapy

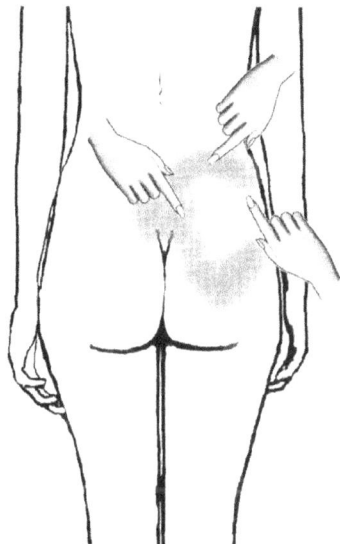

πόνος αισθητός στις σκιασμένες περιοχές

η άκρη του δακτύλου εντοπίζει το
εναυσματικό σημείο πόνου

Γλουτιαίος (Μέσος)

- *Εναυσματικά σημεία πόνου στο μέσο γλουτιαίο μπορεί να ανтανακλούν πόνο και αίσθηση γύρω από τους γλουτούς, την άρθρωση του ισχίου και κάτω προς τα πόδια καθώς επίσης και στον κόλπο*
- *Μερικές φορές αποτελεί αποτελεί αιτία ισχιακού πόνου στα τελευταία στάδια της εγκυμοσύνης*
- *Ανάγκη ύπνου με μαξιλάρι ανάμεσα στα γόνατα και πλάγια προς την υγιή πλευρά (παρά σε ύπτια θέση)· κάθισμα με όρθια την πλάτη σε μαλακή επιφάνεια (όχι με μαξιλάρι ντόνατ ή με καμπου-ριασμένη πλάτη)*

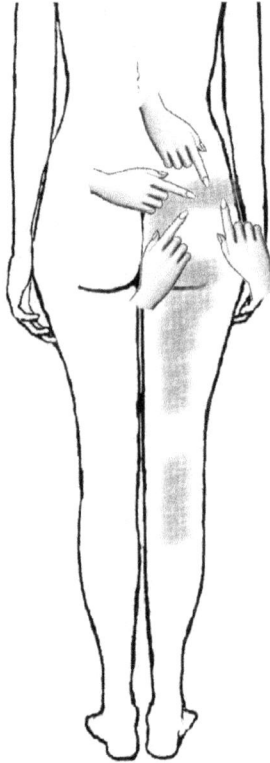

Posterior Portion

πόνος αισθητός στις σκιασμένες περιοχές
η άκρη του δακτύλου εντοπίζει το
εναυσματικό σημείο πόνου

Γλουτιαίος (Ελάσσων)

- *Εναυσματικά σημεία πόνου στον ελάσσονα γλουτιαίο μπορεί να αντανακλούν πόνο και αίσθηση κάτω προς το πόδι και μερικές φορές εντός του κόλπου*
- *Μερικά από αυτά τα εναυσματικά σημεία γίνονται αντιληπτά στην εν τω βάθει ψηλάφηση*

Stanford Protocol
Physical Therapy

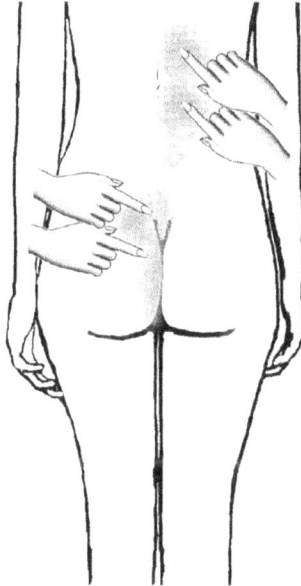

πόνος αισθητός στις σκιασμένες περιοχές

η άκρη του δακτύλου εντοπίζει το
εναυσματικό σημείο πόνου

Παρασπονδυλικοί και πολυσχιδείς

- *Εναυσματικά σημεία πόνου στους παρασπονδυλικούς τείνουν να αντανακλούν πόνο και αίσθηση στην κατώτερη ράχη, ωστόσο ο πόνος αυτός δεν επεκτείνεται δίκην βεντάλιας αλλά μένει περιορισμένος σε μια συγκεκριμένη περιοχή*

Stanford Protocol
Physical Therapy

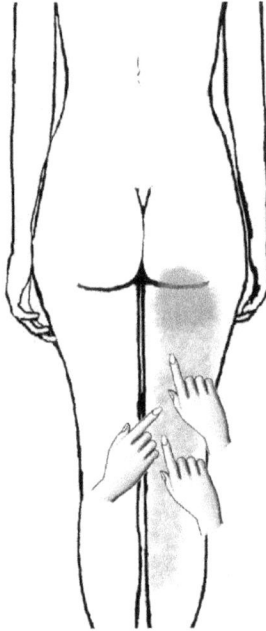

πόνος αισθητός στις σκιασμένες περιοχές

η άκρη του δακτύλου εντοπίζει το
εναυσματικό σημείο πόνου

Οπίσθιοι μηριαίοι

- *Εναυσματικά σημεία πόνου στην οπίσθια μηριαία χώρα μπορεί να αντανακλούν πόνο προς το πίσω μέρος του ποδιού μέχρι την οπίσθια επιφάνεια του γονάτου*
- *Η μεσογλουτιαία πτυχή και το ισχιακό κύρτωμα (μπορεί να προκαλούν δυσκολία στο κάθισμα)*
- *Μπορεί να σχετίζονται με εναυσματικά σημεία στον έσω θυροειδή, τους απιοειδείς και τους γλουτιαίους*
- *Μπορεί να δώσουν την εντύπωση ισχιαλγίας*

10

ΣΥΧΝΕΣ ΑΝΗΣΥΧΙΕΣ

Υπάρχουν ορισμένες ερωτήσεις, μεταξύ άλλων, τις οποίες θέτουν οι ασθενείς σχετικά με θέματα μεταξύ των οποίων το σεξ, η εργασία, οι σχέσεις, η άσκηση, τα αναλγητικά φάρμακα, η ψυχοθεραπεία, και οι εναλλακτικές θεραπείες, καθώς και για το ρόλο που μπορούν να παίξουν τα αγαπημένα τους πρόσωπα. Θα αναφερθούμε σε αυτές σε αυτό το κεφάλαιο. Επιπλέον, μοιραζόμαστε μαζί σας τη θεώρηση που πιστεύουμε ότι θα σας βοηθήσει τα μέγιστα όταν βρίσκεστε στο επίκεντρο του αγώνα με το πυελικό άλγος και τη δυσλειτουργία.

Διατηρώντας την Προοπτική σας και Βοηθώντας τον Εαυτό σας

Όσο πιο σοβαρά είναι τα συμπτώματά σας, τόσο περισσότερο η ζωή σας τείνει να περιστρέφεται γύρω από αυτά. Μία μελέτη ανέφερε ότι η αντιμετώπιση του πυελικού άλγους είχε την ίδια επίδραση στη ζωή του ασθενή με την αντιμετώπιση καρδιακών παθήσεων ή χρόνιων φλεγμονωδών παθήσεων του εντέρου.

Όταν κάποιος αναρρώνει από το πυελικό άλγος, δεν είναι ωφέλιμο να το θεωρεί εχθρό του

Οι περισσότεροι ασθενείς είναι αγχώδεις και καταθλιπτικοί και θεωρούν το πυελικό άλγος μια εξωγήινη πάθηση που έχει εισβάλει στη ζωή τους. Ένας από τους στόχους αυτού του βιβλίου είναι να θεωρήσει το πυελικό άλγος από μια σειρά διαφορετικών οπτικών γωνιών, συμπεριλαμβανομένης και μιας γενικότερης θεώρησης της ύπαρξής μας. Σε αυτό το κεφάλαιο θα συζητήσουμε για τη μεγάλη εικόνα.

Το πυελικό άλγος συνήθως δεν προκύπτει σε κάποιον, ο οποίος αισθάνεται ισορροπημένος, χαλαρός, και χαρούμενος. Συνήθως τείνει να αποτελεί έκφραση του οποιουδήποτε γεγονότος μας φέρνει εκτός ισορροπίας και θέσεως, και μας προκαλεί φόβο. Σύμφωνα με αυτή τη θεώρηση, μπορείτε να θεωρήσετε το πυελικό σας άλγος και δυσλειτουργία ως έναν εσωτερικό σύμβουλο ζωής. *Το πυελικό άλγος δεν είναι εχθρός σας. Θεωρείστε ότι το πυελικό άλγος είναι βασικό μέρος της ζωής σας και όχι ένας περισπασμός από αυτή.*

Θεωρούμε και υπογραμμίζουμε ότι είναι κρίσιμο να αποδεχτείτε ότι πάσχετε από πυελικό άλγος και να δουλέψετε για να το αντιμετωπίσετε με καλοσύνη και υπομονή

Ίσως πρέπει να διδαχθείτε πως να ακούτε το σώμα σας, να αντιμετωπίζετε και να διαχειρίζεστε το άγχος σας, να ελέγχετε τη σκέψη σας, ώστε να μην εξοργίζεστε και να μην απογοητεύεστε εύκολα, να περιορίσετε τη γενικότερη τάση έντονης συναισθηματικής αντίδρασης, να αποδεχτείτε την αγάπη και την ευαισθησία σας, ή να εκφράσετε αυτά που επιθυμείτε αντί να τα κρατάτε μέσα σας. Οποιαδήποτε διδάγματα και αν προκύπτουν για σας, πιστεύουμε ότι η διευθέτηση των παραπάνω θεμάτων μπορεί να επηρεάσει θετικά την ανάρρωσή σας.

Έχετε όντως επιλογή για τον τρόπο με τον οποίο μπορείτε να θεωρήσετε την κατάστασή σας

Ένας νεαρός άνδρας με πυελικό άλγος μας κάλεσε από τη Νέα Υόρκη. Ήταν πολύ λυπημένος σχετικά με τον πόνο και τα άλλα συμπτώματά του. Περισσότερο από οτιδήποτε άλλο, επιθυμούσε να επανέλθει η σεξουαλική του επιθυμία, που είχε εξασθενίσει από τότε που εκδηλώθηκε αυτή η πάθηση. Το άγχος του είχε επικεντρωθεί σε πολλές θεωρίες που είχε διαβάσει στο διαδίκτυο, σύμφωνα με τις οποίες ήταν καταδικασμένος σε αυτή τη ζωή χωρίς να μπορέσει ποτέ να βελτιωθεί.

«Πιστεύετε ότι είναι μια αυτοάνοση ασθένεια;» ρώτησε, επικαλούμενος ορισμένες πληροφορίες που είχε διαβάσει στο διαδίκτυο. Αυτός ο νεαρός άνδρας, όπως και πολλοί από τους ασθενείς μας, προσπάθησε να ανακαλύψει μια λύση στο πρόβλημα του διαβάζοντας τη θεωρία και τις αντικρουόμενες απόψεις και πληροφορίες στο διαδίκτυο. Αυτό είναι ένα θέμα για το οποίο παραθέτουμε μερικές συμβουλές παρακάτω.

Οι θεωρίες που διάβασε σχετικά με την εμπλοκή αυτοανοσίας, κρυπτικών μικροοργανισμών, παγίδευση νεύρων, και νευρολογική παθολογία παρείχαν ελάχιστα αποδεικτικά στοιχεία ή αποτελεσματική θεραπεία. Ήταν σε μεγάλο βαθμό απλά θεωρίες.

Μετά από την ανάγνωση τέτοιων θεωριών έγινε ακόμα πιο ανήσυχος και αβέβαιος απ' ότι πριν. Όσο περισσότερο διάβαζε πράγματα που τον φόβιζαν, τόσο περισσότερο αυξανόταν ο πόνος του. Δεν ήξερε τι να πιστέψει, αλλά το μυαλό του ερμήνευε την κατάστασή του από τη χειρότερη σκοπιά, μια στάση που δεν του προσέφερε τίποτα, ενώ αντιθέτως χειροτέρευε την πάθησή του.

Με την έναρξη του πρωτοκόλλου μας, κάποιοι ασθενείς μας αποφάσισαν να σταματήσουν την ανάγνωση ιδεών που αφορούσαν το πυελικό άλγος. «Όλες αυτές οι θεωρίες και εικασίες για την κατάστασή μου με τρομάζουν», δήλωσε ένας ασθενής. «Έχω αποφασίσει να μην διαβάσω τίποτα περισσότερο προς το παρόν, αλλά να επικεντρωθώ στην εποικοδομητική δράση που αναλαμβάνω, επιλέγοντας να ξεκινήσω αυτή τη θεραπεία.» Με αυτό τον τρόπο, επέλεξαν να αναλάβουν την ευθύνη για τον τρόπο θεώρησης της κατάστασής τους.

Ο πόνος δεν είναι το χειρότερο βάσανο

Ο πόνος δεν είναι το χειρότερο βάσανο, όταν κάποιος παλεύει με το σύνδρομο του χρόνιου πυελικού άλγους. Αν γνωρίζαμε με βεβαιότητα ότι θα βελτιωνόταν η κατάσταση, το πυελικό άλγος και η δυσφορία, αν και δεν είναι κάτι που θα επιλέγαμε, θα ήταν υποφερτά.

Το χειρότερο βάσανο στην αντιμετώπιση του πυελικού άλγους είναι συνήθως οι καταστροφικές σκέψεις, οι αμφιβολίες και ο φόβος

Το πιθανότερο είναι ότι το πυελικό άλγος θα μπορούσε να γίνει ανεκτό, αν δε συνοδευόταν από αυτού του είδους το άγχος. *Αυτό που προκαλεί το αληθινό βάσανο είναι η σημασία που αποδίδει κανείς στα συμπτώματά του.*

Πράγματι, αυτό που είναι πραγματικά δύσκολο στο χειρισμό του πυελικού άλγους είναι η καταστροφική σημασία που αποδίδει κανείς στα συμπτώματα του και ο τρόπος με τον οποίο αλληλεπιδρά με τον πόνο και την ένταση. Αναλογιστείτε την περίπτωση ενός νεαρού άνδρα ο οποίος επικοινώνησε μαζί μας σε κατάσταση μεγάλης ανησυχίας. Ήταν εμφανίσιμος, επιτυχημένος, πλούσιος και τον θαύμαζαν όλοι στον κύκλο του. Οι γυναίκες τον ερωτεύονταν συχνά. Οι φίλοι του τον αγαπούσαν. Είχε μια επιτυχημένη καριέρα. Τα είχε όλα.

Για τρία χρόνια, ένιωθε πόνο στο άκρο του πέους του μαζί με κάποια μετα-εκσπερματιστική ενόχληση, συχνουρία και επιτακτικότητα. Ευτυχώς, οι γιατροί που επισκέφτηκε ανέφεραν ότι δεν μπορούσαν να βρουν κάτι παθολογικό και δεν υπήρχε τίποτα το ανησυχητικό. Τους πίστεψε. Έπεισε τον εαυτό του ότι αυτά τα συμπτώματα ήταν απλά μια ασήμαντη ενόχληση και συνέχισε τη ζωή του χωρίς πολλή ανησυχία.

Το διαδίκτυο συχνά προβάλει ανησυχητικές πληροφορίες στους ασθενείς με πυελικό άλγος που αναζητούν παρηγοριά

Στη συνέχεια έτυχε να ψάξει στο διαδίκτυο και διάβασε τις τρομακτικές ιστορίες εκείνων που υποφέρουν από πυελικό άλγος χωρίς να βλέπουν φως στην άκρη του τούνελ, και τις τρομακτικές θεωρίες βασισμένες σε κάποιες εικασίες σχετικά με το πυελικό άλγος. Ο πόνος χειροτέρευσε γρήγορα και βυθίστηκε σε μια σκοτεινή και έντονα ανήσυχη κατάσταση. Διαταράχτηκε ο ύπνος του. Αποσύρθηκε από την κοινωνική του ζωή. Άρχισε να ανησυχεί ότι οι άλλοι θα τον εγκαταλείψουν εξαιτίας της κατάστασής του. Ο πόνος, από μια μικρή ενόχληση, γινόταν μερικές φορές ανυπόφορος. Η ζωή του μετατράπηκε σε πραγματική κόλαση.

Αυτό συνεχίστηκε για αρκετά μεγάλο χρονικό διάστημα. Τότε ανακάλυψε το βιβλίο μας και όσο γρήγορα βυθίστηκε στο σκοτάδι, τόσο γρήγορα βγήκε από αυτό. Αντιλήφθηκε τι συνέβαινε στην περίπτωσή του και έτσι τα συμπτώματά του και η συμπεριφορά του βελτιώθηκαν δραματικά. Συμμετείχε σε ένα από τα κλινικά μας σχολεία και η κατάσταση του βελτιώθηκε ακόμα περισσότερο. Υπήρξαν μέρες χωρίς να παρουσιάσει καθόλου συμπτώματα. Αντί για έναν αρνητικό φαύλο κύκλο, τον οποίο εμείς αναφέρουμε ως τον κύκλο της τάσης-άγχους-πόνου, ξεκίνησε ένα θετικό που τον έβγαλε από το αδιέξοδό του. Η θεώρηση της πάθησής του και η σημασία που της απέδιδε άλλαξε.

Σταμάτησε τον καταστροφικό τρόπο σκέψης και είδε τη δυνατότητα να ελευθερωθεί από τα συμπτώματά του. Τα σκαμπανεβάσματα στο σωματικό πόνο και στη δυσλειτουργία που ένιωθε επηρεαζόταν σημαντικά από τη σημασία που απέδιδε στα συμπτώματα του.

Ο τρόπος με τον οποίο αντιμετωπίζετε το πυελικό σας άλγος το επηρεάζει σημαντικά

Στο κλασικό του βιβλίο, *Από το Στρατόπεδο Θανάτου στον Υπαρξισμό*, ο ψυχίατρος Βίκτορ Φρανκλ, ενώ βρισκόταν σε ένα ναζιστικό στρατόπεδο συγκέντρωσης κατά τη διάρκεια του Β' Παγκοσμίου Πολέμου, παρατήρησε ότι το μοναδικό πράγμα που οι ναζί δεν μπορούσαν να του αφαιρέσουν ήταν ο τρόπος που επέλεγε να αντιλαμβάνεται τα πράγματα. Ο Φρανκλ πίστευε ακράδαντα ότι ο τρόπος με τον οποίο διάλεγε να αντιλαμβάνεται τα πράγματα τον βοήθησε να επιβιώσει. Παρακάτω θα αναφερθούμε σε μια στρατηγική για την αντιμετώπιση της ποικιλίας θεωριών και των λύσεων που προσφέρονται για την αντιμετώπιση του χρόνιου πυελικού άλγους.

Στο κεφάλαιο 3, αναφερθήκαμε στο φαινόμενο ψευδοδηλητηρίου - στην επίδραση της πεποίθησης ότι κάτι ακίνδυνο μπορεί να σε βλάψει. Οι θεωρίες στο διαδίκτυο που παρουσιάζουν τα συμπτώματα σας ως μη επιδεχόμενα βελτίωσης, αν γίνουν πιστευτές, μπορεί να θεωρηθούν ως μια επίδραση ψευδοδηλητηρίου. Πολλοί άνθρωποι με πυελικό άλγος περιφέρονται σε άθλια κατάσταση για χρόνια επειδή πιστεύουν τις θεωρίες που σκιαγραφούν μια καταστροφική εικόνα των συμπτωμάτων τους.

Η απαισιόδοξη θεώρηση της κατάστασής σας μπορεί κυριολεκτικά να προκαλέσει περισσότερο πόνο

Έχουμε δείξει ότι υπάρχουν επιστημονικά στοιχεία που αποδεικνύουν ότι η θεώρηση της κατάστασής σας επηρεάζει άμεσα τον πόνο. Ο Δρ. Ρίτσαρντ Γκεβίρτς, ένας από τους ερευνητές που ανακάλυψαν ότι το άγχος αυξάνει το επίπεδο της ηλεκτρικής δραστηριότητας (και τον πόνο) στα εναυσματικά σημεία πόνου, τοποθετήθηκε στο θέμα κατά τη διάρκεια μιας τηλεφωνικής συνδιάλεξης. Δήλωσε ότι «όταν οι άνθρωποι έχουν μια ξεκάθαρη εικόνα για το τί τους συμβαίνει και κατανοούν ότι υπάρχει κάτι που μπορούν να κάνουν για να βοηθήσουν τον εαυτό τους, τότε αποβάλλουν τις καταστροφικές σκέψεις σχετικά με το τι τους συμβαίνει. Αυτή η αλλαγή στον τρόπο θεώρησης μπορεί να μειώσει το σωματικό τους πόνο, περιορίζοντας την επίδραση της διέγερσης του συμπαθητικού νευρικού συστήματος στα εσωτερικά εναυσματικά σημεία πόνου. *Η πηγή του πόνου τους δεν είναι ανεξάρτητη από τις σκέψεις και τα συναισθήματα τους.*»

Η σχολή της ψυχολογίας που αποκαλείται συμπεριφορική θεραπεία εστιάζει στην υποβοήθηση ατόμων με άγχος και κατάθλιψη να εντοπίσουν την κατά συνήθεια αρνητική σκέψη τους η οποία πυροδοτεί ή επιδεινώνει την καταθλιπτική ή αγχώδη τους κατάσταση. Από τη σκοπιά της συμπεριφορικής θεραπείας, όταν υπάρχει επιλογή, θα αισθανθείτε καλύτερα όταν δείτε το ποτήρι μισογεμάτι παρά μισοάδειο. Μερικοί αφορισμοί αναδεικνύουν αυτή την άποψη.

* *Η μόνη διαφορά ανάμεσα σε ένα σκαλοπάτι και ένα εμπόδιο είναι αυτό που εσύ νομίζεις*
* *Ένα ποτήρι νερό γεμάτο μέχρι τη μέση μπορεί εξίσου να ειδωθεί ως μισογεμάτο ή μισοάδειο*
* *Όταν σε διώχνουν από την πόλη, σήκωσε τη σημαία και κάνε πως ηγείσαι μιας παρέλασης*
* *Όταν η ζωή σου δίνει λεμόνια, φτιάξε λεμονάδα*

Ένας αισιόδοξος και ένας απαισιόδοξος

Ένας ψυχολόγος θέλησε να μελετήσει μονοωογενή δίδυμα παιδιά, ένα εκ των οποίων θεωρούνταν αισιόδοξο άτομο, ενώ το άλλο απαισιόδοξο. Το απαισιόδοξο παιδί τοποθετούνταν σε ένα δωμάτιο με παιχνίδια. Το αισιόδοξο παιδί σε ένα δωμάτιο γεμάτο με κοπριά αλόγου. Όταν ο ψυχολόγος επέστρεψε μετά από ώρες, διαπίστωσε ότι το απαισιόδοξο παιδί δεν είχε μετακινηθεί από το κάθισμά του. Όταν το ρώτησε γιατί δεν πήγε να παίξει με τα παιχνίδια, το παιδί απάντησε ότι φοβήθηκε μήπως τα σπάσει. Όταν ο ψυχολόγος μπήκε στο δωμάτιο με το αισιόδοξο παιδί, είδε ξαφνιασμένος το παιδί να είναι λερωμένο με κοπριά απ' την κορφή ως τα νύχια και να σκάβει μέσα σ' αυτήν. "Τί κάνεις;" ρώτησε ο ψυχολόγος. Χωρίς δισταγμό, το αισιόδοξο παιδί είπε, "Αν κρίνω απ' όλη αυτή την κοπριά, κάπου πρέπει να υπάρχει ένα αλογάκι πόνι".

Όταν δεν έχουμε σωματικά συμπτώματα, συχνά ανεχόμαστε κατά συνήθεια αρνητικούς τρόπους σκέψης. Όταν υφίσταται μια κατάσταση όπως ο πονοκέφαλος στην πύελο, που είναι τόσο άρρηκτα συνδεδεμένος με τη διέγερση του νευρικού συστήματος και τον τρόπο σκέψης που την πυροδοτεί, οι κατά συνήθεια αρνητικοί τρόποι σκέψης δεν είναι τόσο καλοήθεις. Στην πραγματικότητα αυξάνουν το επίπεδο του πόνου και της ενόχλησης.

Η καταστροφική σκέψη σε κάνει απλά περισσότερο δυστυχή και συνήθως δεν είναι αληθινή

Η καταστροφική σκέψη είναι ένα προσωνύμιο που αποδίδεται στον απαισιόδοξο και αρνητικό τρόπο ερμηνείας ενός γεγονότος όπου συνέχεια φαντάζεστε το χειρότερο. Το ακόλουθο παράδειγμα καταστροφικής σκέψης αναδεικνύει την άποψη αυτή. Φανταστείτε ότι αισθάνεστε μια λίγο μεγαλύτερη ενόχληση στο ορθό όταν κάθεστε. Η συναίσθηση αυτή σας κάνει να πιστεύετε ότι ίσως ο γιατρός δε διέγνωσε κάποιον κακοήθη όγκο. Στη συνέχεια φαντάζεστε ότι υποβάλλεστε σε επέμβαση για την αφαίρεση αυτού του όγκου. Στο τέλος πεθαίνετε παρά την αφαίρεση του όγκου. Φαντάζεστε ότι καθώς πεθαίνετε κανείς δε θέλει να σας φροντίσει και ότι πεθαίνετε ολομόναχοι.

Ο καταστροφικός τρόπος σκέψης σχεδόν πάντα αποτελεί μια άμυνα απέναντι στην απογοήτευση

Αυτό ο τρόπος σκέψης είναι συνηθισμένος σε πολλούς ασθενείς που βλέπουμε. Όταν έχεις την τάση προς έναν καταστροφικό τρόπο σκέψης, συνήθως δεν του αποδίδεις ιδιαίτερη σημασία. Σπάνια μπορεί να αντιληφθεί το άτομο ότι υπάρχει και εναλλακτικός τρόπος θεώρησης των πραγμάτων. Όταν ακολουθείς αυτόν τον τρόπο σκέψης, συνήθως έχεις μόνο μια αμυδρή εικόνα του περιεχομένου των σκέψεών σου, και τις συνειδητοποιείς στην πλήρη τους διάσταση καθώς και τις συνέπειες τους μετά από βαθύτερη εξέταση.

Ο καταστροφικός τρόπος σκέψης είναι μια φθηνή δικαιολογία για την αποφυγή μιας πιθανής απογοήτευσης

Σε αυτόν τον τρόπο σκέψης, πάντα εμφανίζεται ο φόβος. Η σκέψη ότι κάτι σοβαρό συμβαίνει ενεργοποιεί ένα είδους συναγερμό στο σώμα σας απελευθερώνοντας ουσίες έκτακτης ανάγκης, όπως την αδρεναλίνη και την κορτιζόλη, που προετοιμάζουν το σώμα για κάποια πάλη ή φυγή. Ξαφνικά, η σκέψη σας δημιουργεί μια σωματική αντίδραση.

Όταν ξεκινήσατε την καταστροφολογία σχετικά με τον ορθικό σας πόνο, όπως περιγράψαμε παραπάνω, άθελά σας είπατε στον εαυτό σας μια ιστορία. Μεταβήκατε από την παρούσα στιγμή τέσσερα ή πέντε στάδια πιο μακριά στο μέλλον όπου έγινε η διάγνωση του καρκίνου. Όταν υποφέρετε από το είδος του πυελικού άλγους που περιγράφουμε, αυτά τα στάδια που απλά υποθέτετε ότι θα σας οδηγήσουν στη διάγνωση του καρκίνου είναι εξαιρετικά απίθανο να συμβούν.

Ο καταστροφικός τρόπος σκέψης σπάνια είναι αληθινός και δημιουργεί πάντα περιττό πόνο. Ο φόβος για την ύπαρξη καρκίνου ή κάποιου άλλου προβλήματος, το οποίο δεν έχει διαγνωστεί είναι συνηθισμένο φαινόμενο στα άτομα που βλέπουμε με πυελικό άλγος. Αυτή η συνηθισμένη διαδικασία καταστροφολογίας σχετικά με το πυελικό άλγος και τη δυσλειτουργία μπορεί να βυθίσει κάποιον σε μια κατάσταση άγχους κατά την οποία ο φαύλος κύκλος τάσης-άγχους-πόνου χειροτερεύει τον πόνο και επιδεινώνει τον ήδη υπάρχοντα. Θεωρούμε ότι πολλές επισκέψεις στα επείγοντα για πυελικό άλγος συμβαίνουν όταν οι καταστροφικές σκέψεις πυροδοτούν έντονα το φαύλο κύκλο της τάσης-άγχους-πόνου, ο οποίος βγαίνει στη συνέχεια εκτός ελέγχου.

Ο καταστροφικός τρόπος σκέψης των περισσότερων ανθρώπων σπάνια βγαίνει αληθινός

Η ειρωνεία είναι ότι, κατά τη διάρκεια της συγγραφής αυτής της ενότητας του βιβλίου μας, λάβαμε μια κλήση από κάποιον στην ανατολική ακτή που βρισκόταν σην κατάσταση άγχους που περιγράψαμε. Ανέφερε ότι «χάζεψε» διαβάζοντας τις εξιστορήσεις των ασθενών με πυελικό άλγος στο διαδίκτυο οι οποίοι δεν είχαν βρει βοήθεια και ήταν σε μια κατάσταση άθλια και απελπιστική. Ανέφερε επίσης ότι «ο πόνος του είχε χτυπήσει κόκκινο.» Την επόμενη ημέρα, είχαμε την ευκαιρία να συζητήσουμε για το πρωτόκολλο μας και την αντίληψη της θεραπείας για το σύνδρομο του χρόνιου πυελικού άλγους και ανέφερε ότι δεν ένιωθε μόνο ψυχολογική ανακούφιση αλλά ήταν έκπληκτος από τη σημαντική μείωση του πόνου από τη στιγμή της συνομιλίας και μετά. Είναι αρκετά συνηθισμένο στους ασθενείς που βλέπουμε να αναφέρουν μια μείωση του πόνου απλά και μόνο επειδή καθησυχάζονται με την ιδέα ότι κάποιος μπορεί να τους βοηθήσει. Σε μεγαλύτερο ή μικρότερο βαθμό, οι περισσότεροι ασθενείς μας δεν υποφέρουν μονάχα από πυελικό άλγος και δυσλειτουργία αλλά και από μια θεώρηση της πάθησής τους που εντείνει τα συμπτώματα τους.

Η βασική θεραπεία που χρησιμοποιούμε αποσκοπεί στην αποκατάσταση των πυελικών μυών και της καθ' έξη σύσπασής τους. Ωστόσο, είναι πολύ σημαντικό να αντιμετωπιστεί και ο αρνητικός τρόπος σκέψης που προκαλεί άγχος και είναι τόσο συνηθισμένος σε ασθενείς με σύνδρομα χρόνιου πυελικού άλγους. Οι άνθρωποι με πυελικό άλγος που αντιμετωπίζουμε ρέπουν προς έναν καταστροφικό τρόπο σκέψης, ακόμη και πριν από την εκδήλωση των συμπτωμάτων. Η αλλαγή αυτής της ροπής αποτελεί ένα γεγονός μέγιστης σημασίας και κρίνεται απαραίτητη. Στη συνέχεια θα συζητήσουμε θέματα που αφορούν την αντιμετώπιση εκείνης της αρνητικής σκέψης που επιδεινώνει αυτή την κατάσταση.

Η διαχείριση του καταστροφικού τρόπου σκέψης που προκαλεί άγχος/πόνο: η χρήση της γνωστικής θεραπείας

Πώς μπορείτε να σταματήσετε το είδος της σκέψης που προκαλεί άγχος χωρίς λόγο και τροφοδοτεί τον κύκλο της τάσης, πόνου, άγχους; Πρώτα από όλα πρέπει να κατανοήσετε την πραγματική σύνδεση ανάμεσα στα συμπτώματα και στον τρόπο σκέψης σας και να αναλογιστείτε ότι είναι δυνατόν να αλλάξει αυτός ο τρόπος σκέψης.

Όταν αντιληφθείτε ότι δε μπορείτε πάντα να πιστεύετε ό,τι σκέφτεστε , τότε θα αρχίσετε να αναπτύσσετε την ικανότητα να διαχειρίζεστε τον καταστροφικό τρόπο σκέψης σας

Αυτό που γενικά ονομάζεται γνωστική θεραπεία σηματοδοτεί και χαρακτηρίζει τις αρνητικές σκέψεις και βοηθά τον ασθενή να αξιολογήσει την αξιοπιστία αυτού του τρόπου σκέψης, ώστε να μην πέφτει θύμα του. Για παράδειγμα, χρησιμοποιώντας τις αρχές της γνωστικής θεραπείας θα σκεφτεί κάποιος, «δε μπορώ ποτέ να κάνω κάτι σωστό» αντιδρώντας σε μια απογοήτευση που έχει ή σε ένα σφάλμα που έκανε. Όταν το άτομο που επιθυμεί να αποκτήσει τον έλεγχο της καταστροφικής σκέψης αντιληφθεί τη στιγμή που ξεκινάει, τότε θα πρέπει να αναστοχαστεί, «Ας εξετάσουμε την πρόταση "δε μπορώ ποτέ να κάνω κάτι σωστό" και να εκτιμήσουμε κατά πόσον περιέχει κάποιο βαθμό αλήθειας». Ακολουθούν ορισμένες ασκήσεις και μέθοδοι που χρησιμοποιούμε σε ασθενείς.

Καταγραφή αρνητικών σκέψεων

Η καταγραφή αρνητικών σκέψεων που ακολουθεί είναι μια διαδικασία αξιολόγησης που μπορείτε να χρησιμοποιήσετε για να κατανοήσετε την επίδραση των σκέψεών σας στην πάθησή σας. Επιλέξτε μια τρίωρη χρονική περίοδο, όπου τείνετε να νιώθετε χειρότερα και δώστε προσοχή στις σκέψεις σας. Χρησιμοποιήστε ένα μικρό κασετόφωνο για να καταγράψετε τις αρνητικές σκέψεις που θα εμφανιστούν λεπτό-προς-λεπτό. Μετά τη σκέψη, επιλέξτε έναν αριθμό από το 0 έως το 10 ως προς το επίπεδο του πόνου που νιώθετε. Μερικά παραδείγματα σκέψεων θα μπορούσαν να περιλαμβάνουν τις παρακάτω:

- Τι δεν πάει καλά με μένα;

- Ο πόνος χειροτερεύει (ίσως δε θα καλυτερεύσει ποτέ)

- Θα γίνω ποτέ καλά;

- Πώς μπορώ να συνεχίσω ;

- Απλά δε σταματά

- Τι πρόκειται να μου συμβεί ;

- Εμφανίστηκε και πάλι

- Δεν μπορώ να καταλάβω γιατί χειροτέρευσε

- Γιατί σε μένα;

- Γιατί διαφέρω από τον τάδε;

- Θα ξαναγίνω ποτέ καλά;

- Δε θα γίνω ποτέ καλά

- Πώς μπορώ να ζήσω με αυτόν τον τρόπο;

- Κανείς δε θα με αγαπήσει έτσι όπως είμαι

- Ίσως έχω καρκίνο

- Ίσως έχω μια σεξουαλικά μεταδιδόμενη ασθένεια και δεν την έχουν βρει ακόμα

- Ίσως έχω βακτήρια ή μύκητες που ποτέ δε θα βρουν

- Μακάρι να μην είχα κάνει σεξ με την τάδε

- Τι θα κάνω αν δε μπορέσω να λειτουργήσω;

- Και αν απολυθώ;

- Ίσως δε μπορέσω να βιοποριστώ

Κάντε ότι μπορείτε για να καταγράψετε τις αρνητικές σκέψεις και τις επιπτώσεις τους στα συμπτώματά σας. Ίσως να μην είναι η πιο απολαυστική άσκηση, αλλά πιστεύουμε ότι είναι διδακτική, βοηθώντας σας να δείτε τη συχνότητα ορισμένων σκέψεων και την επίδρασή τους. Όταν έχετε καταγράψει δεκαπέντε λεπτά από αυτές τις σκέψεις, ακούστε τις στο τέλος μιας περιόδου χαλάρωσης. Παρατηρήστε το επίπεδο των πυελικών σας συμπτωμάτων όταν τις ακούσετε. Καταγράψτε τις αντιδράσεις και την επίγνωσή σας μετά από αυτή την άσκηση.

Ερευνώντας τις αρνητικές και καταστροφικές σκέψεις με πνεύμα κατανόησης

Το σώμα μας ανταποκρίνεται στις συνθήκες στις οποίες βρισκόμαστε. Επίσης, έχει την τάση να ανταποκρίνεται στις σκέψεις μας σαν να ήταν πραγματικές ακόμα και αν δεν είναι. Ένα άτομο βλέπει ένα σχοινί, το οποίο διεγείρει τη σκέψη ότι το σχοινί είναι ένα φίδι. Αυτό το άτομο πιθανότατα θα αντιδράσει με φόβο και αγωνία καθώς το σώμα προετοιμάζεται ενστικτωδώς για τον κίνδυνο του φιδιού. Όταν βλέπει το σχοινί και απελευθερώνεται από την ιδέα ότι είναι ένα φίδι, ο φόβος του σταματά και το σώμα χαλαρώνει επειδή ανακαλύπτει ότι δεν υφίσταται κανένας κίνδυνος.

Αποτελεί κοινή γνώση εδώ και αιώνες ότι τα περισσότερα βάσανα πηγάζουν από τη σκέψη μας και όχι από τα γεγονότα που παρουσιάζονται στη ζωή μας

Η γνωστική θεραπεία δεν είναι κάτι καινούριο. Είναι ένας γενικός όρος που αναφέρεται στην κατανόηση ότι η σκέψη μας, σε μεγάλο ποσοστό, δημιουργεί την πραγματικότητα στην οποία ζούμε. Οι βασικές αρχές της γνωστικής θεραπείας βρίσκονται σε ένα αρχαίο κείμενο, το *Νταρμαπάντα*, το οποίο αναφέρει ότι δημιουργούμε τον κόσμο που βλέπουμε με τις σκέψεις μας. Αν πιστεύουμε πως είμαστε τα θύματα, καταστρέφουμε τις ζωές μας. Όταν δε θεωρούμε τους εαυτούς μας θύματα, τότε η ζωή μας μεταμορφώνεται.

Η γνωστική θεραπεία εμπεριέχεται στο έργο του Άλμπερτ Έλλις, *Rational Emotive Therapy*, και στο έργο του Άαρον Μπεκ, του πρώην προέδρου της Αμερικανικής Ένωσης Ψυχολόγων, και σε άλλους. Το βιβλίο *A Course in Miracles*, στο οποίο αναφερθήκαμε νωρίτερα, είναι ένα υπαρξιακό εγχειρίδιο και μια ισχυρή μορφή γνωστικής θεραπείας. Για παράδειγμα, σε ένα από τα αρχικά μαθήματα στο *A Course in Miracles*, διδάσκεται ότι η έννοια δεν είναι εγγενής σε τίποτα. Αντιθέτως, εμείς προσδίδουμε νόημα σε όλα όσα βλέπουμε. Η ετήσια αυτή σειρά μαθημάτων προσφέρει καθημερινά μαθήματα για να βοηθήσει τους μαθητές να ξαναπάρουν τον έλεγχο των σκέψεων τους.

Η καλύτερη μορφή γνωστικής θεραπείας, κατά τη γνώμη μας, προσφέρεται στο έργο της Μπάιρον Κέιτι, η οποία παρουσιάζει μια προσέγγιση για τον αφοπλισμό της καταστροφικής λογικής μέσω μιας διαδικασίας που μπορεί κανείς να εκτελέσει αυτόνομα. Αυτή είναι η προσέγγιση που συνιστούμε. Η μέθοδός της, την οποία έχουμε προσαρμόσει στην αντιμετώπιση των αρνητικών σκέψεων σχετικά με το πυελικό άλγος, προσφέρει ένα τρόπο χαλάρωσης της αγκίστρωσης στη συνήθεια των αρνητικών και καταστροφικών σκέψεων.

Πρώτο βήμα: εντοπίζοντας τη βασική σκέψη

Το κλειδί για τον αφοπλισμό των καταστροφικών σκέψεων που σχετίζονται με το πυελικό άλγος και τη δυσλειτουργία, προϋποθέτει πρώτα από όλα τον εντοπισμό της βασικής σκέψης στην οποία βασίζεται ο φόβος και η αγωνία.

Στη γνωστική θεραπεία, η βασική σκέψη είναι η θεμελιώδης σκέψη που μας προκαλεί απελπισία

Οι περισσότεροι γιατροί σπάνια έχουν το χρόνο ή την τάση να ερευνήσουν τα είδη της σκέψης που συνήθως παρουσιάζουν οι άνθρωποι με πυελικό άλγος. Συνήθως, το άτομο με σύνδρομα χρόνιου πυελικού άλγους ζει σε ένα σκοτεινό στερέωμα αρνητικών σκέψεων που σπάνια μοιράζεται με κάποιον άλλο. Κάθε αρνητική σκέψη θεωρείται από το σώμα ως αληθινή καθώς αντιδρά απέναντι στον τρομακτικό κόσμο που δημιουργήθηκε από τη σκέψη του. Αυτές οι τρομακτικές σκέψεις μοιάζουν με βενζίνη στη φωτιά του πυελικού άλγους, αναζωπυρώνοντας τον πόνο και το φαύλο κύκλο της τάσης, άγχους και πόνου.

Διαμορφώνοντας τη βασική σκέψη ως δήλωση και όχι ως ερώτηση

Η καταγραφή αρνητικών σκέψεων είναι μια πλούσια πηγή άντλησης βασικών σκέψεων που πυροδοτούν τα σύνδρομα του πυελικού πόνου. Η διαδικασία της γνωστικής θεραπείας αποδίδει καλύτερα όταν οι βασικές σκέψεις έχουν τη μορφή απλών δηλωτικών προτάσεων. Είναι χρήσιμο να τις σημειώσετε με τη μορφή προτάσεων. Έτσι, η σκέψη «θα γίνω ποτέ ξανά φυσιολογικός;» με επαναδιατύπωση καταλήγει στην πρόταση «δε θα γίνω ποτέ φυσιολογικός.» Με τον ίδιο τρόπο, η σκέψη, «θα καταφέρω ποτέ να ξαναπολαύσω το σεξ;» αναδιατυπωμένη καταλήγει να είναι «δε θα μπορέσω ποτέ να ξαναπολαύσω την επαφή.»

Είναι, επίσης, χρήσιμο να μετατρέψετε τις καταστροφικές σκέψεις που μοιάζουν αβέβαιες σε οριστικές. Η σκέψη «ίσως να πονάω για το υπόλοιπο της ζωής μου» στη συνέχεια μεταρέπεται στο «θα πονάω για το υπόλοιπο της ζωής μου.»

Χρειάζεται θάρρος για να αντιμετωπιστεί μια τρομακτική ή δυσάρεστη σκέψη με μια στάση περιέργειας και ειλικρίνειας

Η μετατροπή των αρνητικών σκέψων σε δηλωτικές και οριστικές προτάσεις, τις διαμορφώνει με τον τρόπο που τις αντιλαμβάνεται το σώμα. Αυτή η επαναδιατύπωση διευκολύνει τον εντοπισμό του σημείου που κεντρίζουν αυτές οι σκέψεις και τη συνακόλουθη αντιμετώπισή του, εφόσον οι σκέψεις τίθενται υπό αμφισβήτηση με αυτή τη διαδικασία.

Δεύτερο βήμα: Αντιμετωπίστε τη βασική σκέψη με ειλικρίνεια και περιέργεια

Όπως και ο πόνος, οι αρνητικές σκέψεις δεν είναι εχθρός σας. Προέρχονται από τον αγώνα ενός φοβισμένου ατόμου να προστατεύσει τον εαυτό του. Η

σκέψη και μόνο της συνειδητής αντιμετώπισης του αρνητικού τρόπου σκέ-
ψης μπορεί να φαίνεται τρομακτική και καταθλιπτική. Αυτή η προσέγγιση,
όμως, με την ξεκάθαρη διατύπωση των βασικών αρνητικών σκέψεων και τη
μετέπειτα εξέταση της εγκυρότητας τους, συνήθως φωτίζει την επίδρασή
τους. Μαθαίνοντας να αντιμετωπίζετε και να αξιολογείτε την εγκυρότητα
των αρνητικών σκέψεων, αποκτάτε συνήθως τη δυνατότητα να χαλαρώσετε
ή και να εξουδετερώσετε αυτού του είδους τις σκέψεις. Είναι προτιμότερο
να αντιμετωπίζετε τις αρνητικές σκέψεις με περιέργεια και ενδιαφέρον για
να διαπιστώσετε αν ισχύουν.

Πώς να αξιολογήσετε την εγκυρότητα των αρνητικών σκέψεων που πηγάζουν από την καρδιά σας

Μερικές φορές είναι χρήσιμο να πειραματιστείτε μεταφέροντας όλη την
προσοχή σας στην αίσθηση του στήθους σας και της περιοχής της καρδιάς.
Αισθανθείτε την αναπνοή σας και την αίσθηση του αέρα στο στήθος σας.
Με τα μάτια σας κλειστά και την προσοχή σας στραμμένη στην καρδιά
και το στήθος σας, πέστε το όνομα σας και νιώστε την αίσθηση στο στή-
θος σας. Για παράδειγμα μπορεί να πείτε, «Το όνομά μου είναι Γιάννης» ή
«Το όνομά μου είναι Λίντσεϊ» και στη συνέχεια νιώστε την αίσθηση στο
στήθος, αφού έχετε πει το αληθινό σας όνομα.

Τώρα επικεντρώστε την προσοχή σας στο στήθος και ολοκληρώστε τη
φράση, «Το όνομά μου είναι _____» αλλά με λάθος όνομα. Εάν το
όνομα σας είναι Γιάννης, δείτε πώς θα αισθανθείτε στο στήθος όταν πείτε
ότι το όνομά σας είναι Γουόλτερ ή Ντένις. Πιθανώς θα νιώσετε λίγο σφίξιμο
ή κάτι παράξενο στο στήθος σας. Πειραματιστείτε λέγοντας το αληθινό
σας επάγγελμα (π.χ. είμαι μηχανικός) και στη συνέχεια παρατηρήστε την
αίσθηση στο στήθος σας όταν δεν έχετε πει την αλήθεια (π.χ. είμαι φούρ-
ναρης ή νηπιαγωγός).

Ο απώτερος στόχος της γνωστικής θεραπείας στην αντιμετώπιση των καταστροφικών σκέψεων είναι να ελευθερώσει τις σκέψεις που σας προκαλούν αδικαιολόγητο πόνο

Ο στόχος αυτής της άσκησης είναι να νιώσετε την αντίδραση του σώματός σας σε ό,τι είναι και ό,τι δεν είναι αληθινό. Το σώμα σας μπορεί να σας βοηθήσει να αντιμετωπίσετε την εγκυρότητα των αρνητικών σας σκέψεων. Προσέξτε την αίσθηση του σώματός σας όταν αντιμετωπίζετε τις παρακάτω ερωτήσεις.

Εξετάζοντας την εγκυρότητα των βασικών σκέψεων

Αφού έχετε εντοπίσει τη βασική σκέψη (είναι χρήσιμο να γράψετε σε ένα χαρτί τις σκέψεις και τις απαντήσεις στις ερωτήσεις), ρωτήστε τον εαυτό σας τις ακόλουθες ερωτήσεις σχετικά με αυτή. Νιώστε την περιοχή μέσα και γύρω από το στήθος σας και απαντήστε στις ερωτήσεις από αυτό το σημείο. Με άλλα λόγια, οι απαντήσεις σας θα πρέπει να συμφωνούν με το συναίσθημα στην περιοχή του στήθους σας.

Ρωτήστε τη βασική σας σκέψη ως ακολούθως :

- Ποιές είναι οι αποδείξεις που έχω για αυτή τη βασική σκέψη;
- Χρησιμοποιώντας αυτά τα στοιχεία, μπορώ να πω με βεβαιότητα ότι αυτή η σκέψη είναι αληθινή;
- Τι μου συμβαίνει σωματικά όταν πιστεύω ότι αυτή η σκέψη είναι αληθινή;
- Τι συμβαίνει στην αυτοεκτίμηση μου όταν πιστεύω ότι αυτή η σκέψη είναι αληθινή;
- Τι συμβαίνει στη δύναμή μου για ζωή, στη γενναιοδωρία και στην αγάπη μου όταν πιστεύω σε αυτή τη σκέψη;

- Ποιό είναι το αποτέλεσμα αυτής ή αυτού του είδους σκέψεων στη ζωή μου
- κατά το παρελθόν;
- Τι θα συνέβαινε στη ζωή μου αν απλά δε σκεφτόμουν με αυτόν τον τρόπο ή με αυτό το είδος σκέψης;
- Ποιο είναι το αντίθετο αυτής της σκέψης;

Ζητάμε από τους ασθενείς μας να παρατηρήσουν την επίδραση αυτών των ερωτήσεων στη διάθεσή τους και την επίπτωση που έχει αυτή η σκέψη πάνω τους. Ο καταστροφικός και αρνητικός τρόπος σκέψης έχει συνήθως εφαρμοστεί για μεγάλο χρονικό διάστημα. Αυτή η διαδικασία των ερωτήσεων χρειάζεται να επαναληφθεί πολλές φορές στη διάρκεια της ημέρας, καθώς οι σκέψεις αυτού του είδους παρουσιάζονται πολύ συχνά. Αυτή η διαδικασία μπορεί να σας βοηθήσει να μειώσετε το επίπεδο του πόνου που συνοδεύει το πυελικό άλγος και δυσλειτουργία.

Ο καταστροφικός τρόπος σκέψης διεγείρει συγκεκριμένες μορφές τάσης. Όταν χαλαρώσετε σωματικά από αυτή την τάση, μπορείτε να μειώσετε την καταστροφική λογική και την επίδρασή της στο σώμα σας

Η περιγραφή αυτής της διαδικασίας συνήθως δεν επαρκεί για να αποκτήσετε ικανοποιητική γνώση για αυτό το θέμα. Αναλύουμε αυτή τη μέθοδο στα μηνιαία μας 6-ημέρα κλινικά σχολεία. Μπορείτε να βρείτε πληροφορίες ειδικά για αυτή τη γνωστική θεραπεία στη διεύθυνση www.thework.org και στα βιβλία της Μπάιρον Κέιτι.

Η προηγμένη χρήση της Παράδοξης Χαλάρωσης: διακρίνοντας τις τρομακτικές σκέψεις που προκύπτουν και τις εντάσεις που σχετίζονται με αυτές τις σκέψεις

Η γνωστική θεραπεία επικεντρώνεται στο περιεχόμενο των σκέψεών σας. Ο Έντμουντ Τζέικομπσον ανακάλυψε ότι κάθε αρνητική σκέψη διαθέτει τη δική της χαρακτηριστική μυϊκή στάση σώματος. Αυτό σημαίνει ότι, για παράδειγμα, όταν σκέφτεστε, «Ίσως δεν ξεπεράσω ποτέ αυτόν τον πόνο», θα ήταν αναμενόμενο να σηκωθούν οι ώμοι σας, να τραβηχτεί προς τα μέσα το διάφραγμά σας, να σφιχτεί το σαγόνι σας και να συσπαστεί ο πρωκτικός σας σφιγκτήρας, να συνοφρυωθεί το μέτωπό σας, και να χαμηλώσετε τα μάτια. Όλες οι σκέψεις που προκαλούν άγχος τείνουν να ενεργοποιούν τις δικές τους χαρακτηριστικές μυϊκές τάσεις.

Ενώ κάθε αρνητική σκέψη τείνει να έχει τη δική της χαρακτηριστική μυϊκή τάση, σε γενικές γραμμές, κάθε σκέψη τείνει να προκαλεί τη δημιουργία μιας οπτικής ψυχικής εικόνας που κάνει τα μάτια να τεταθούν και εμάς να κοιτάξουμε προς μια συγκεκριμένη κατεύθυνση. Για παράδειγμα, όταν έχετε τη σκέψη, «Ίσως δεν ξεπεράσω ποτέ αυτόν τον πόνο,» μπορεί να εμφανίζεται επανειλημμένα στο νου σας μια εικόνα του εαυτού σας όπου είστε ανάπηρος στο κρεβάτι ή ολομόναχος στα γεράματα. Αυτή η ψυχική εικόνα αποτελεί το κλειδί της αρνητικής σκέψης και έχει τις δικές της λεπτές τάσεις στους μικρούς μυς των ματιών.

Η ανακάλυψη του τρόπου χαλάρωσης των αρνητικών σκέψεων που σας προκαλούν μονάχα δυστυχία αλλάζει όλη σας τη ζωή

Καθώς κάποιος προχωρά με την Παράδοξη Χαλάρωση, αρχίζουμε την εκπαίδευση και την αναγνώριση αυτών των μορφών μυϊκών τάσεων που συνδέονται με τη σκέψη. Εξασκούμαστε στη χαλάρωση αυτών των τάσεων.

Η γυναίκα που περιγράψαμε νωρίτερα η οποία φανταζόταν καταναγκαστικά ότι σκότωνε το παιδί της εκπαιδεύτηκε σε αυτή τη διαδικασία αναγνώρισης και χαλάρωσης των μυϊκών τάσεων που σχετίζονται με αυτή τη φρικτή σκέψη. Με αυτόν τον τρόπο απελευθερώθηκε από την ενοχή και το φόβο που προκαλούσε αυτή η σκέψη.

Είναι σημαντικό να συνειδητοποιήσετε και να αποκτήσετε τον έλεγχο αυτής της αρνητικής σκέψης, ιδιαίτερα της σκέψης που είναι μέρος της καθ' έξη σύσπασης των πυελικών μυών. Για ορισμένα άτομα, η ικανότητα να το πράξουν αποτελεί σταθμό στη πορεία της ζωής τους.

Η γνωστική θεραπεία από μόνη της διαθέτει περιορισμένη δυνατότητα χαλάρωσης της καταστροφικής λογικής όταν τα συμπτώματα συνεχίζονται με αμείωτη ένταση και είναι εκτός ελέγχου. Όταν είμαστε σε θέση να κάνουμε κάτι που προφανώς μειώνει ή σταματά τα συμπτώματα μας, οι καταστροφικές σκέψεις σχετικά με τα συμπτώματα συνήθως εξαφανίζονται.

Τι να κάνετε με τις αντικρουόμενες (συχνά τρομακτικές και αποθαρρυντικές) πληροφορίες στο διαδίκτυο σχετικά με την κατάστασή σας

Συχνά μας ρωτάνε για άλλες θεωρίες σχετικά με τη φύση του χρόνιου πυελικού άλγους, ένα θέμα το οποίο θίξαμε νωρίτερα. Πολλά άτομα που ρωτούν σχετικά με τις άλλες θεωρίες βρίσκονται ήδη σε μια κατάσταση άγχους και ψάχνουν κάποιο είδος παρηγοριάς ή καθοδήγησης ως προς τη φύση της κατάστασής τους και την καλύτερη θεραπεία. Όταν στρέφονται στο διαδίκτυο, διαβάζουν διάφορες θεωρίες που υποστηρίζουν ότι το χρόνιο πυελικό άλγος μπορεί να είναι μια αυτοάνοση διαταραχή, μια κατάσταση που προκαλείται από ένα παγιδευμένο νεύρο, μια κατάσταση στην οποία κρυπτικά βακτήρια δεν έχουν ακόμη ανακαλυφθεί, ή μια νευρολογική πυελική πάθηση που θα επιδεινώνεται. Αυτές οι θεωρίες συχνά προάγουν ένα αίσθημα φόβου και ανικανότητας στον πάσχοντα.

Όταν υποφέρετε από πυελικό άλγος, είναι έντονα ενοχλητικό να διαβάζετε θεωρίες που προωθούν το φόβο, την ανικανότητα, και τη σύγχυση ή να

ακούτε ιστορίες ανθρώπων που δεν πάνε καλά με τον πόνο ή τη δυσλει-
τουργία. Όταν υποφέρεις από πόνο και δυσλειτουργία, συνήθως νιώθεις
ένα αίσθημα αγωνίας και δυστυχίας που συχνά επιδεινώνεται από τέτοια
είδη θεωριών. Ορισμένοι ασθενείς μας ρωτούν αν πρέπει να αγνοήσουν
αυτές τις ιδέες που διαβάζουν στο διαδίκτυο ή απλά να αποφεύγουν τις
ιστοσελίδες που αφορούν το πυελικό άλγος. Άλλοι μας ρωτούν αν υπάρχει
κάποιος τρόπος να μάθουν εάν πράγματι έχουν το πρόβλημα που αυτές οι
θεωρίες διακηρύσσουν.

Αν μια θεωρία ή μια ιδέα σχετικά με την πάθησή σας περιέχει ένα πλάνο
δράσης ή μια θεραπεία που θα σας βοηθήσει χωρίς περιττούς κινδύνους,
τότε μπορεί να είναι μια ιδέα που αξίζει μια προσεκτικότερη εξέταση από
σας. Ίσως θελήσετε να ερευνήσετε την αποτελεσματικότητα μιας τέτοιας
θεραπείας μαζί με τους κινδύνους και το κόστος της.

Σε γενικές γραμμές, οι ασθενείς με τις δυσκολότερες εμπειρίες σχετικά με το πυελικό άλγος είναι εκείνοι οι οποίοι απαρνήθηκαν τη διαίσθηση και την κρίση τους, όταν έπρεπε να αποφασίσουν σχετικά με το τι πρέπει να κάνουν γι' αυτό

Αν η θεωρία, από την άλλη πλευρά, δεν περιλαμβάνει (α) *κάποια θεραπεία ή
ενέργειες που πρέπει να γίνουν* για να σας βοηθήσει ή να σας προστατεύσει,
ή εάν η θεραπεία εγκυμονεί κινδύνους που δεν είστε πρόθυμοι να διατρέξετε,
ή (β) προσφέρει κάποια *μη καταληκτικά* επιστημονικά τεκμήρια, και (γ)
δημιουργεί μονάχα φόβο, απορία, και αίσθηση ηττοπάθειας στη ζωή σας,
σας προτείνουμε να πείτε στον εαυτό σας, «Αυτή είναι η θεωρία κάποιου.
Δεν υπάρχει οριστική απόδειξη για αυτή. Δε μου προσφέρει τίποτα για να
με βοηθήσει ή να με προστατεύσει ή ενέχει απαράδεκτους κινδύνους. Μου
δημιουργεί φόβο και αμφιβολία. Δεν υπάρχει πρόβλημα στο να την αγνο-
ήσω ως μια υποθετική ιδέα την οποία θα εξετάσω μόνο εφόσον προκύψουν
σημαντικά στοιχεία και/ή χρειαστεί να κάνουμε κάτι γι' αυτή. Ως εκ τού-
του, μπορώ να την αγνοήσω απλά ως τη μη αποδεδειγμένη ιδέα κάποιου.»

Αυτή η συνομιλία με τον εαυτό μας συνιστά την πρακτική εφαρμογή της γνωστικής θεραπείας. Η χρήση της γνωστικής θεραπείας για τις ιδέες που τείνουν να προωθούν καταστροφικές σκέψεις είναι ιδιαίτερα σημαντική επειδή, όπως έχουμε συζητήσει, το άγχος τείνει να αυξάνει τα συμπτώματα.

Πίστη

Η πίστη είναι κάτι που συνήθως αναφέρεται στην εκκλησία για θέματα τα οποία είναι πνευματικά. Σπάνια αναφέρεται στο γραφείο ενός γιατρού ως τμήμα μιας ιατρικής κατάστασης. Όταν έχετε πίστη, έχετε εμπιστοσύνη ότι κατά κάποιον τρόπο όλα θα πάνε καλά. Όταν έχετε πίστη, ακόμα και αν δεν ξέρετε πως θα εξελιχθούν τα πράγματα, αισθάνεστε μια σιγουριά ότι δε χρειάζεται να το γνωρίζετε. Έχετε εμπιστοσύνη ότι τα πράγματα απλά θα πάνε καλά.

Όταν έχετε έστω και την ελάχιστη πίστη στην πιθανότητα να αναρρώσετε, αυτή η πίστη μπορεί να έχει σημαντικό αντίκτυπο στα συμπτώματά σας

Η πίστη είναι μια κορνίζα την οποία κρατάτε και μέσω της οποίας παρακολουθείτε τη ζωή σας. Είναι μια στάση ζωής που κουβαλάτε απέναντι σε καταστάσεις των οποίων τα αποτελέσματα δεν είναι εξαρχής ξεκάθαρα. Πίστη είναι η διάθεση να πιστέψετε ότι ακόμη και αν δε βλέπετε φως στην άκρη του τούνελ, αυτό υπάρχει. Ο μεγάλος ποιητής Ράινερ Μαρία Ρίλκε έγραψε σε ένα νεαρό ποιητή ο οποίος ήταν αναστατωμένος σχετικά με την έλλειψη ευχέρειας και επιτυχίας στην ποίηση. Ο Ρίλκε είπε στο νεαρό ποιητή να έχει υπομονή με ό,τι δεν είχε επιλυθεί μέσα του και να ενστερνιστεί αυτά τα ερωτήματα και τα άλυτα ζητήματα χωρίς να προσπαθεί να βρει απαντήσεις. Όταν ζεις με τα ερωτήματα, όταν είσαι παρών στο επίκεντρο των δυσκολιών (χωρίς να υποκύπτεις σε καταστροφικές σκέψεις), του έγραψε ο Ρίλκε, τότε μπορείς να βιώσεις τις απαντήσεις.

Το «δώρο» του πυελικού άλγους και τα τέσσερα άλογα

Ενώ κανείς δεν εύχεται σε κανέναν να έχει πυελικό άλγος, αυτό μπορεί να θεωρηθεί ως ένα δώρο που μας σπρώχνει πέρα από αυτά που θα κάναμε κανονικά για να φροντίσουμε τον εαυτό μας. Απαιτεί να κάνουμε ό,τι χρειάζεται για να ανακουφιστούμε. Ακολουθεί η αρχαία τυπολογία των τεσσάρων αλόγων.

Το πρώτο άλογο κινείται αμέσως μόλις ανεβαίνετε στην πλάτη του. Δε χρειά-ζεται μαστίγιο ή κάποια λέξη. Αυτό το άλογο γνωρίζει τι πρέπει να κάνει και ξεκινά αμέσως μόλις το καβαλάτε. *Το δεύτερο άλογο ξεκινά όταν βλέπει τη σκιά του σηκωμένου μαστιγίου σας.* Αν και δεν είναι τόσο πρόθυμο να κινηθεί όσο το πρώτο άλογο, χρειάζεται μόνο την υπόνοια του μαστιγίου για να ξεκινήσει. *Το τρίτο άλογο κινείται όταν αισθάνεται την ελαφριά αίσθηση του μαστιγίου σας* και την πίεση των φτερνών σας στα πλευρά του. Είναι λιγότερο πρόθυμο να κινηθεί και χρειάζεται κάποια σωματική απόδειξη της πρόθεσής σας για να κινηθεί. *Το τέταρτο άλογο θα μετακινηθεί μόνο όταν* νιώθει το μαστίγιο στο μεδούλι των οστών του.

Οι περισσότεροι από εμάς μαθαίνουμε με το σκληρό τρόπο

Οι περισσότεροι από εμάς είμαστε το τέταρτο άλογο. Οι περισσότεροι αγοράζουμε ομπρέλα μόνο όταν βρέχει και λιπαίνουμε τη ρόδα μόνο όταν τρίζει δυνατά. Αυτοί που μας επισκέπτονται με πυελικό άλγος και δυσλει-τουργία συνήθως το κάνουν αφού τα συμπτώματα τους έχουν τρομάξει, ή έχουν αρχίσει να παρεισφρύουν έντονα στη ζωή τους.

Ακόμη και όταν υπάρχει πόνος και δυσλειτουργία, οι περισσότεροι ασθενείς είναι πρόθυμοι να εφαρμόσουν το απαιτητικό μας πρωτόκολλο μονάχα όταν βρίσκονται σε οριακή κατάσταση. Το κίνητρό τους προέρχεται από την αίσθηση ότι δε μπορούν να συνεχίσουν άλλο με τον τρόπο που έχουν κάνει μέχρι τώρα. Όταν ο πόνος είναι διαλείπων ή η επίπτωση των συμπτωμάτων είναι ελάχιστη, οι ασθενείς είναι συνήθως λιγότερο πρόθυμοι να κάνουν αυτό που πιστεύουμε ότι χρειάζεται για να αντιμετωπίσουν τα σύνδρομα του χρόνιου πυελικού άλγους.

Οι ασθενείς αποδίδουν καλύτερα στο πρωτόκολλο μας όταν υιοθετούν τη στάση «θα κάνω ό,τι χρειαστεί»

Όταν οι ασθενείς αναζητούν μια «γρήγορη λύση» τους ενθαρρύνουμε να την αναζητήσουν αλλού και να επιστρέψουν σε εμάς, εάν δε τη βρουν. Οι ασθενείς οι οποίοι δεν έχουν φτάσει σε σημείο αγανάκτησης τείνουν να μην είναι καλοί υποψήφιοι για την προσέγγισή μας, γιατί δεν είναι έτοιμοι να προσπαθήσουν και να επικεντρωθούν στο βαθμό που είναι απαραίτητο, ώστε να καταφέρει το πρωτόκολλό μας να τους βοηθήσει.

Το βάσανο ως θεία χάρη

Ο Ραμ Ντας ήταν ένας πνευματικός δάσκαλος των νέων ανθρώπων τη δεκαετία του 1960 και έκτοτε παρέμεινε μια φωτεινή προσωπικότητα για πολλούς. Τις τελευταίες δεκαετίες, ο Ραμ Ντας εισήγαγε την ιδέα ότι αυτό που σε βασανίζει μπορεί να θεωρηθεί θεία χάρη ή δώρο. Το «βάσανο ως θεία χάρη» σημαίνει ότι έχετε αποδεχτεί το γεγονός ότι αν και δε θα επιλέγατε το βάσανο το οποίο βιώνετε, ίσως αυτό αποδειχθεί κάτι που έχει τη δυνατότητα να σας μεταμορφώσει τη ζωή.

Συνήθως, η συνειδητοποίηση ότι το βάσανο μπορεί να θεωρηθεί ως θεία χάρη γίνεται αντιληπτή αφού αυτό έχει διευθετηθεί. Παρ' όλα αυτά, πολλά άτομα που έχουν ένα ενεργό ενδιαφέρον για την πνευματική τους ζωή ρωτούν σχετικά με το πώς τα βάσανα τους μπορούν να τους βοηθήσουν να εξελιχθούν και να ωφελήσουν τη ζωή τους.

Ο Ραμ Ντας εισήγαγε επίσης μια σχετική ιδέα, που έχουμε θίξει, ότι όποιες και αν είναι οι δυσκολίες που αντιμετωπίζετε μια συγκεκριμένη στιγμή δεν αποτελούν περισπασμούς από το «βασικό πρόγραμμα» της ζωής σας, αλλά είναι το ίδιο το βασικό πρόγραμμα. Οι περισσότεροι άνθρωποι πιστεύουν ότι η πάθηση έχει απομακρύνει την προσοχή τους από αυτό που πραγματικά θέλουν να κάνουν. Όταν θεωρείτε τις δυσκολίες σας ως το βασικό πρόγραμμα της ζωής σας, τις αντιμετωπίζετε με μια εντελώς διαφορετική στάση. Αυτό έχει τη δύναμη να μεταμορφώσει τις δυσκολίες, διότι σταματάτε να τους αντιστέκεστε ή να τις μισείτε.

Το έντονο βάσανο που προκαλεί το πυελικό άλγος αναγκάζει τους ασθενείς να ακολουθήσουν το απαιτητικό κατ' οίκον πρόγραμμά μας

Τι σημαίνει αυτό για εσάς που υποφέρετε από πυελικό άλγος; Πιστεύουμε ότι είναι χρήσιμο να θεωρήσετε την κατάστασή σας ως ένα από τα «κύρια μαθήματα» που έχετε πάρει στο «πανεπιστήμιο» που ονομάζεται η ζωή σας. Σε καμία περίπτωση δεν υπονοούμε ότι έχετε προκαλέσει σκοπίμως με οποιονδήποτε τρόπο αυτό τον πόνο στη ζωή σας, ότι επιθυμείτε την παρουσία του, ή ότι δεν πρέπει να το επιλύσετε το συντομότερο δυνατόν. Αυτό που προτείνουμε είναι ότι εάν υποφέρετε από πυελικό άλγος και δυσλειτουργία πρέπει να το αποδεχτείτε και να θέσετε στον εαυτό σας τα ερωτήματα: Τί μου ζητάει; Τι μάθημα μου διδάσκει η τωρινή μου κατάσταση; Το ακούω;

Βλέποντας τα πράγματα μακροπρόθεσμα: διαχειριζόμενοι τις προσδοκίες σας

Οι ανεδαφικές προσδοκίες θα σας κάνουν να αγωνιάτε και θα αυξήσουν τον πόνο και την ταλαιπωρία σας. Κατά την άποψή μας, το πυελικό άλγος και η δυσλειτουργία δεν εμφανίζεται ξαφνικά, ακόμη και αν σε ορισμένες περιπτώσεις έτσι φαίνεται. Λέγεται ότι το φρούτο πέφτει ξαφνικά έστω και αν απαιτείται χρόνος για την ωρίμανσή του. Θεωρούμε ότι κάποιος μπορεί να έχει μια χρονίως συσπασμένη πύελο για χρόνια χωρίς συμπτώματα και μετά, λόγω ηλικίας ή κάποιου άγχους, τα συμπτώματα ενεργοποιούνται. Όπως τα συμπτώματα πυελικού άλγους δεν εμφανίζονται ξαφνικά, έτσι δεν εξαφανίζονται κιόλας εν μια νυκτί. Σύμφωνα με την εμπειρία μας, ακόμη και με τα πιο επιτυχημένα περιστατικά, τα συμπτώματα χρειάζονται ένα σημαντικό χρονικό διάστημα για να επιλυθούν επειδή οι βραχυμένοι, επώδυνοι μύες απαιτούν πολύ χρόνο και υπομονή μέχρι να επανέλθουν στη φυσιολογική τους κατάσταση.

Συστήνουμε στους ασθενείς οι οποίοι ξεκινούν το πρωτόκολλό μας να δίνουν το χρονικό περιθώριο ενός έτους εφαρμογής του πριν περιμένουν τα συμπτώματά τους να βελτιωθούν. Για όσους βοηθήθηκαν με το πρωτόκολλο μας, τα συμπτώματά τους συνήθως συνεχίζουν να βελτιώνονται καθώς εξασκούνται στη μεθοδολογία μας (αν και συνήθως παρουσιάζονται εξάρσεις ως αντίδραση σε αγχωτικά γεγονότα). Φυσικά, δεν ωφελούνται όλοι από τη θεραπεία, αλλά όσοι το καταφέρνουν συνήθως χρειάζονται ένα μεγάλο χρονικό διάστημα για να ηρεμήσουν τα συμπτώματά τους.

Όταν τα συμπτώματα αρχίζουν να βελτιώνονται στους ασθενείς που ανταποκρίνονται καλά στο πρόγραμμά μας, συνήθως εμφανίζονται «παράθυρα» ανακούφισης των συμπτωμάτων για μια ώρα, ένα απόγευμα , μια ημέρα ή ένα μήνα. Στόχος μας είναι να βοηθήσουμε τους ασθενείς να παρατείνουν τη διάρκεια αυτών των παραθύρων ανακούφισης

Το χρονικό περιθώριο του ενός έτους δε σημαίνει ότι οι ασθενείς δεν θα ωφεληθούν αρκετά σύντομα μετά την έναρξη θεραπείας. Τα παράθυρα ανακούφισης μπορεί να παρουσιαστούν σε σύντομο διάστημα, να συνεχίσουν και να αυξάνονται. Το χρονικό περιθώριο του έτους συνεπάγεται ότι η κατάσταση ενός ασθενή παρουσιάζει φυσιολογικές διακυμάνσεις, ιδίως στην αρχή της θεραπείας.

Συστήνουμε στους ασθενείς να μην πανηγυρίζουν όταν νιώθουν καλύτερα, ή να μην απελπίζονται όταν νιώθουν χειρότερα. Συνήθως κατά τη διάρκεια της θεραπείας, οι ασθενείς μπορεί να παρουσιάσουν είκοσι ή τριάντα εξάρσεις, κάθε μια από τις οποίες να ακολουθείται από μια βελτίωση των συμπτωμάτων. Η ένταση των συμπτωμάτων μπορεί να έχει διακυμάνσεις συχνά διότι είναι σαν να ανακαινίζουμε ένα κτίριο ενώ εξακολουθούμε να ζούμε σε αυτό.

Έχουμε αναφερθεί στην αντιπαράθεση ανάμεσα στη χαλάρωση των πυελικών μυών και στην ανάγκη χρήσης τους για τις καθημερινές δραστηριότητες. Σε έναν ιδανικό κόσμο, θα στέλναμε τους πυελικούς μυς σε ένα τροπικό νησί για διακοπές διαρκείας. Δυστυχώς, αυτό δεν είναι δυνατό. Δε μπορούμε να αποφύγουμε το άγχος και τις πιέσεις που εμποδίζουν την ανάρρωση και ενεργοποιούν τα συμπτώματα. Λέμε στους ασθενείς να δίνουν στο πυελικό έδαφος το χώρο του ενώ κάνουν φυσιοθεραπεία, και τις δύο μορφές *Παράδοξης Χαλάρωσης.*

Γιατί το να μετανιώνουμε και να κατηγορούμε δεν ωφελεί όταν αναζητούμε τα αίτια του πυελικού άλγους

Έχουμε ακούσει πολλές φορές τους ασθενείς μας να εκφράζουν λύπη και μεταμέλεια για την ιδέα ότι εκείνοι προκάλεσαν αυτή την κατάσταση. Αυτοί οι ασθενείς δυστυχούν πιστεύοντας ότι κατά κάποιο τρόπο τους αξίζει αυτή η κατάσταση πόνου επειδή ήταν τόσο «ηλίθιοι» ή «απερίσκεπτοι», ώστε να την προκαλέσουν εξαρχής. Μερικές φορές λένε πράγματα όπως «Δεν έπρεπε να έχω κάνει άρση βαρών. Δεν έπρεπε να έκανα ποδήλατο. Δεν έπρεπε να θέσω τον εαυτό μου σε μια τόσο αγχωτική κατάσταση. Δεν έπρεπε να έχω πειραματιστεί σεξουαλικά,» ανάμεσα σε άλλα για τα οποία έχουν μετανοιώσει.

Δεν είναι ούτε χρήσιμο, ούτε αληθινό σε καμία περίπτωση να πιστεύουν οι ασθενείς με πυελικό άλγος ότι εκείνοι «το προκάλεσαν στους εαυτούς τους»

Αυτές οι συγκεκριμένες σκέψεις δεν είναι χρήσιμες Στο μόνο που χρησιμεύ-
ουν συνήθως είναι στο να προκαλέσουν μια συναισθηματική αντίδραση,
να μειώσουν την αυτοεκτίμηση τους και να δημιουργήσουν αυτο-απέχθεια.
Σας κρατάνε κολλημένους στο παρελθόν, ξοδεύοντας πολύτιμη ενέργεια
στην αρνητικότητα και σε συναισθήματα απελπισίας, διότι το παρελθόν
τελείωσε και ό,τι έγινε, έγινε. Η αλήθεια είναι ότι δεν ξέρουμε πραγματικά
τί προκάλεσε τα συμπτώματα. Στην πραγματικότητα, κανείς δεν μπορεί
να σας πει με βεβαιότητα. Και το πιο σημαντικό, εάν έχετε μυϊκής προελεύ-
σεως πυελικό άλγος, δε χρειάζεται να γνωρίζετε τί σας το προκάλεσε για να
βελτιωθείτε. Όλες αυτές οι ιδέες και οι ενοχές είναι ικανές να διαιωνίσουν
τον πόνο σας ή να τον επιδεινώσουν.

Όλοι μας θέλουμε να είμαστε ευτυχείς. Όλοι μας θέλουμε να είμαστε καλά.
Κανένας από εμάς δεν θα έκανε ποτέ τίποτα στον εαυτό του, αν γνώριζε ότι
επρόκειτο να προκαλέσει μια χρόνια κατάσταση πόνου. Αυτές οι σκέψεις
είναι χρήσιμες για τον εαυτό σας αν έχετε παγιδευτεί σε ένα κύκλο αυτο-λύ-
πησης ή αυτο-κατηγορίας.

Μπορεί να είναι χρήσιμο να πείτε στον εαυτό σας, «αν γνώριζα τότε ότι αυτό
που κάνω θα με οδηγούσε στην κατάσταση που αντιμετωπίζω τώρα, δεν
θα το έκανα ποτέ, αλλά τότε δεν ήξερα αυτό που ξέρω τώρα. Τώρα μπορώ
να κάνω το καλύτερο δυνατό βάσει των πληροφοριών που έχω.» Αυτό που
συνήθως εφαρμόζουμε σε άτομα που έχουν τέτοιες σκέψεις μεταμέλειας,
τύψεων και αυτοκατηγορίας είναι να τους βοηθάμε να κατανοήσουν ότι
έκαναν ό,τι καλύτερο μπορούσαν τη στιγμή που η κατάσταση τους εξελισ-
σόταν. Η στάση αυτο-συγχώρεσης είναι η μόνη στάση που έχει νόημα και
είναι χρήσιμη σε αυτή την κατάσταση. Αν δε μπορείτε να συμμεριστείτε
αυτό τον τρόπο σκέψης, ορισμένες συνεδρίες γνωστικής θεραπείας μπορεί
να σας φανούν χρήσιμες.

Μαθαίνοντας να αντιμετωπίζετε άνευ όρων τον εαυτό σας

Ένα από τα μεγάλα διδάγματα όσων ασχολούνται με το πυελικό άλγος και
τη δυσλειτουργία είναι ότι μαθαίνουν να συμπεριφέρονται άνευ όρων προς

τον εαυτό τους και να κάνουν ό,τι χρειάζεται για να τον βοηθήσουν. Με τη συμπεριφορά άνευ όρων, αναφερόμαστε σε μια στάση «Πρόκειται να βιώνω αυτό το πρόβλημα. Θα μου σταθώ χωρίς περιορισμούς ή όρους και θα κάνω ό,τι χρειαστεί, για όσο διάστημα απαιτείται, για να με βοηθήσω.»

Όταν υιοθετείτε μια συμπεριφορά άνευ όρων απέναντι στον εαυτό σας, που υποφέρει από πυελικό άλγος, σημαίνει ότι καλλιεργείτε την υπομονή, την ευγένεια , την απουσία κριτικής και την αφοσίωση προς τον εαυτό σας με τον ίδιο τρόπο που θα αντιμετωπίζατε το νεογέννητο βρέφος σας

Συνήθως φερόμαστε στον εαυτό μας όπως μας φέρονταν οι γονείς μας. Ελάχιστοι είχαν μια ιδανική παιδική ηλικία κατά την οποία οι γονείς είχαν το χρόνο, την ενέργεια, τη συναισθηματική ισορροπία και τη γνώση να μας συμπεριφέρονται άνευ όρων. Οι περισσότεροι άνθρωποι επιζητούν την άνευ όρων αγάπη, αλλά λίγοι την έχουν γνωρίσει, πέρα από τις εφήμερες στιγμές της νηπιακής ηλικίας. Το να συμπεριφέρεστε άνευ όρων προς τον εαυτό σας ταυτίζεται με τον τρόπο με τον οποίο θα θέλατε να σας συμπεριφέρονται οι οικείοι σας.

Οι περισσότεροι από εμάς δεν έχουμε ποτέ αφιερωθεί ολοκληρωτικά στη φροντίδα του εαυτού μας. *Το πρωτόκολλο που χρησιμοποιούμε απαιτεί χρόνο και υπομονή.* Ενημερώνουμε τους ασθενείς ότι αν και έχουμε μερικές γενικές παραμέτρους για το χρονικό διάστημα που χρειάζεται για να ηρεμήσουν τα συμπτώματα, όταν το πρωτόκολλο αποδίδει, θα διαρκέσει όσο χρειαστεί. Τα άτομα που ακολουθούν τη θεραπεία μας με τη νοοτροπία της συμπεριφοράς άνευ όρων φαίνεται ότι αποδίδουν καλύτερα.

Μαθαίνοντας να βιώνετε ό,τι νιώθει ο εαυτός σας

Όταν υποφέρετε από πυελικό άλγος, συνήθως αυτό μετατρέπεται στο επίκεντρο της ζωής σας. Προηγουμένως, περιγράψαμε πώς εκπαιδεύουμε τους ασθενείς μας στη χαλάρωση ώστε να βιώσουν την τάση και τη δυσφορία τους ως έναν τρόπο για να τη περιορίσουν και να την εγκαταλείψουν. Ο Ντάνιελ Γκόλμαν στο βιβλίο του *Συναισθηματική Νοημοσύνη* περιγράφει τη ικανοτότητα να βιώνεις ό,τι νιώθει ο εαυτός σας ως μια εξελιγμένη ικανότητα διαχείρισης των δικών σου συναισθημάτων και των συναισθημάτων των άλλων.

Η *Παράδοξη Χαλάρωση* που διδάσκεται στο πρωτόκολλό μας προϋποθέτει ότι αφήνεστε στη σωματική σας εμπειρία χωρίς να παρεμβαίνετε με οποιοδήποτε τρόπο. *Όπως έχουμε αναλύσει, το να βιώνετε τον πόνο και τη δυσφορία αποτελεί συνήθως απαραίτητη προϋπόθεση για να χαλαρώσετε.*

Όταν βιώνετε ό,τι νιώθει ο εαυτός σας, μπορείτε να δείτε τον εαυτό σας εκ του μακρόθεν και να αντιληφθείτε τις ενοχλητικές σκέψεις και τις δυσκολίες σας χωρίς επίκριση ή αντίδραση

Το αντίθετο του να βιώνετε τον πόνο ή τη δυσφορία σας είναι να χαθείτε μέσα σε αυτές. Ο Γκόλμαν αναφέρεται σε αυτό το χάσιμο μέσα στα συναισθήματα ως «συναισθηματική ομηρία». Σε αυτή την κατάσταση, τα συναισθήματά σας αποκτούν τον έλεγχο της ζωής σας και επιλέγουν την πορεία της. Για παράδειγμα, όταν είστε συναισθηματικά «όμηροι» του θυμού σας, μπορεί να γρονθοκοπήσετε κάποιον ή να κάνετε ή να πείτε κάτι το οποίο ο λογικός, ηθικός εαυτός σας δε θα το έκανε ποτέ. Όταν είστε θυμωμένοι και όμηροι της οργής σας, αλλά το βιώνετε ως μάρτυρες, νιώθετε το θυμό και το διατηρείτε αλλά δε σας «διαποτίζει.» Δεν αποφασίζει εκείνος για το τί θέλετε να κάνετε. Αποφασίζετε εσείς.

Με τον ίδιο τρόπο, όταν είστε όμηρος της ενόχλησής σας και του φόβου που συχνά συνοδεύει τον πονοκέφαλο στην πύελό σας, ο πόνος και ο φόβος αποκτούν τον έλεγχο της ζωής σας. Χάνεστε στις καταστροφικές σκέψεις που συνδέονται με αυτή την ομηρία. Συσπάστε ακόμα περισσότερο αντανακλαστικά απέναντι στον πόνο προκαλώντας περαιτέρω πόνο. Δυσχεραίνετε μια ήδη δύσκολη κατάσταση.

Όταν οι άνθρωποι πονούν, ξεχνούν ότι κάποτε δεν πονούσαν. Και όταν δεν πονούν, θυμούνται με δυσκολία την περίοδο που πονούσαν. Για αυτό είναι χρήσιμο να καταγράφετε τις περιόδους ύφεσης ή απουσίας των συμπτωμάτων, ώστε να μεταδίδετε στο ασυνείδητό σας το μήνυμα ότι μπορείτε να αναρρώσετε

Έχουμε δει επανειλημμένα ότι ένας ασθενής μπορεί να μην πονά για μήνες. Κατόπιν, ορισμένες συνθήκες συνωμοτούν και πιέζουν τα συμπτώματα στα όριά τους με αποτέλεσμα να επανέρχεται ο γνώριμος πόνος και η δυσλειτουργία. Ο φαύλος κύκλος της τάσης-άγχους-πόνου επαναβεβαιώνεται και χάνεται το παιχνίδι. Σταματούν να βιώνουν ό,τι συμβαίνει.

Όταν τα συμπτώματα απομακρύνονται, οι περισσότεροι ασθενείς θυμούνται με δυσκολία την ένταση των συναισθημάτων τους όταν υπέφεραν. Αντί για καταστροφικές σκέψεις, έχουν αναστροφικές σκέψεις, σκέψεις που λένε ότι «ο πόνος σταμάτησε μια για πάντα- απομακρύνθηκε, χωρίς επιστροφή.»

Η τάση προς την καταστροφική λογική κατά τις περιόδους έξαρσης των συμπτωμάτων και η τάση προς *αναστροφικές* σκέψεις όταν τα συμπτώματα είναι σε ύφεση οδηγούν στην απώλεια της προοπτικής.

Η ικανότητα του να τα βιώνεις χάνεται. Η καταστροφική λογική που μπορεί να προκύψει σε μια έξαρση συνεπάγεται ταλαιπωρία. Ομοίως, η *αναστροφική* λογική ότι ο πόνος έχει απομακρυνθεί για πάντα δημιουργεί έντονο πόνο και απογοήτευση στην περίοδο έξαρσης. Και οι δύο περιπτώσεις χρήζουν προσοχής και δουλειάς, ώστε να μπορείτε να γλυτώσετε περιττό πόνο κατά τη θεραπεία.

Οι απελπισμένοι ασθενείς συνήθως μετανιώνουν για τις αποφάσεις σε στιγμή απελπισίας

Οι ασθενείς μας που στο παρελθόν συμφώνησαν και στη συνέχεια υπέφεραν και μετάνιωσαν από τη λήψη ηρωικών μέτρων, όπως τις χειρουργικές επεμβάσεις στην πύελο, στην πλειονότητά τους επέτρεψαν στα συναισθήματά τους να τους καταβάλλουν. Συναινώντας στις επεμβάσεις αυτού του είδους, συνήθως ήταν σε κατάσταση πανικού και απόγνωσης. «Απλώς κάντε κάτι - οτιδήποτε για να σταματήσουν τα συμπτώματά μου» ήταν το μήνυμα που μετέφεραν στο γιατρό. Δυστυχώς, ορισμένες φορές βρέθηκε γιατρός πρόθυμος να πατήσει στην απελπισμένη τους ανάγκη να κάνουν κάτι και να πειραματιστεί με παρεμβάσεις και χειρουργικές επεμβάσεις που συνήθως τους χειροτέρευαν.

Όταν είστε έτοιμοι να βιώσετε τον πόνο και την αγωνία σας, εκφράζετε την πίστη σας στο γεγονός ότι, κατά κάποιον τρόπο, έχετε συμβιβαστεί με το φόβο και τον πόνο που υφίστασθε. Σύμφωνα με την εμπειρία μας, τη στιγμή που απλά τους επιτρέπετε να υπάρχουν, είναι η στιγμή που χαλαρώνουν. Δεν ισχυριζόμαστε ότι όλα απομακρύνονται αμέσως. Όταν βιώνετε την τάση, την αγωνία και τον πόνο, όμως, η ταλαιπωρία σχεδόν πάντα μειώνεται. Όπως εξετάσαμε στο κεφάλαιο *Παράδοξη Χαλάρωση*, η χαλάρωση παρουσιάζεται με μια στάση αποδοχής της ύπαρξης του πόνου/δυσφορίας/τάσης αυτή τη στιγμή.

Η στιγμή που θα αντιληφτείτε ότι βρίσκεστε σε ένα διανοητικό κλουβί, είναι η στιγμή που θα βγείτε από αυτό

Ο Τζιν Κλάιν, ένας γιατρός και δάσκαλος διαλογισμού, παρατήρησε ότι η στιγμή που αντιλαμβάνεσαι ότι είσαι μέσα σε ένα κλουβί, είναι η στιγμή που βγαίνεις από αυτό. Όταν βιώνεις ό,τι νιώθει ο εαυτός σου, σου επιτρέπει να αντιμετωπίζεις το φόβο αντί απλώς να ανταποκρίνεσαι αντιδραστικά ή να απομακρύνεσαι από αυτόν. Όταν ο Γουόλτερ Κάννον παρατήρησε ότι η αντανακλαστική αντίδραση στον κίνδυνο είναι η υπερδιέγερση του νευρικού συστήματος, αναφερόταν στην αντανακλαστική αντίδραση του ανθρώπου ως θηλαστικού. Όταν είμαστε πρόθυμοι να βιώσουμε την υπερδιέγερση αυτή, τότε προχωράμε πέρα από την αυτόματη ζωώδη εκπαίδευση σε ένα υψηλότερο επίπεδο. Και εκεί υπάρχει μια μεγαλύτερη πιθανότητα επίλυσης της ανησυχίας μας.

Πώς να αξιολογήσετε την πρόοδό σας κατά τη θεραπεία

Όταν βιώνεις και κατανοείς τις εξάρσεις, βοηθάς στο να περιοριστεί ο αντίκτυπός τους. Όταν η θεραπεία μας αποδίδει, μέσα σε ένα σχετικά σύντομο χρονικό διάστημα   παρουσιάζεται συνήθως μια μείωση στην ένταση, τη συχνότητα ή τη διάρκεια των συμπτωμάτων με την εξαίρεση κάποιων εξάρσεων.

Με τις διακυμάνσεις των συμπτωμάτων του πυελικού άλγους, βοηθά να θυμάστε ότι έχετε την δυνατότητα να νιώθετε ό,τι αισθάνεστε στις καλύτερές σας στιγμές . Με άλλα λόγια, αυτό που αισθάνεστε στις καλύτερες στιγμές σας είναι αυτό που είναι δυνατόν για σας

Συνήθως, ο ασθενής παρατηρεί μια χαλάρωση στην ενόχληση του πυελικού άλγους κατά τη διάρκεια ή μετά τη χαλάρωση ή τη φυσιοθεραπευτική αυτο-θεραπεία, αλλά η ενόχληση ή ο πόνος σχεδόν πάντα επιστρέφουν. Οι στιγμές κατά τις οποίες δεν πονάτε αυξάνονται, αλλά η πορεία ανάρρωσης κινείται με τρία βήματα μπροστά και δύο βήματα πίσω.

Εάν κάνετε θεραπεία, μην αξιολογείτε την πρόοδό σας με τον τρόπο «όλα-ή-τίποτα». Συχνά οι ασθενείς αισθάνονται καλύτερα για σύντομες περιόδους και, στη συνέχεια, επιστρέφουν στην παλιά αίσθηση ενόχλησης και δυσλειτουργίας. Καθώς η θεραπεία συνεχίζεται, και καθώς το άτομο μαθαίνει να χαλαρώνει πιο βαθιά, οι περίοδοι χωρίς πόνο και δυσλειτουργία αυξάνονται. Παρατηρήστε αν υπάρχει μια μείωση στην συνολική ένταση, συχνότητα ή διάρκεια των συμπτωμάτων. Αυτή είναι μια πολύ πιο ήπια και ρεαλιστική αξιολόγηση του τρόπου με τον οποίο κινείται η προσωπική ανάρρωση. Λέμε στους ασθενείς μας ότι έχουν την δυνατότητα να αισθάνονται τόσο καλά όσο μπορούν, και ότι η θεραπεία μας στοχεύει στη διατήρηση και αύξηση αυτών των καλών στιγμών.

Η ψυχοθεραπεία μπορεί μερικές φορές να διευκολύνει την αντιμετώπιση της πάθησής σας

Κατά την εμπειρία μας, η ψυχοθεραπεία δε μπορεί από μόνη της να μειώσει σημαντικά ή να εξαλείψει τα συμπτώματα των συνδρόμων του χρόνιου πυελικού άλγους. Με αυτό το δεδομένο, η ψυχοθεραπεία μπορεί να παίξει επικουρικό και υποστηρικτικό ρόλο στην αντιμετώπιση αυτών των συνδρόμων.

Το άγχος σχετικά με το μέλλον, που ταλαιπωρεί τους ανθρώπους με πυελικό άλγος υποβόσκει όταν καταπιέζεται και δεν του δίνεται διέξοδος έκφρασης. Όταν εμφανίζεται πόνος σε καθιστή θέση, στην ούρηση ή κατά την επαφή, πυροδοτούνται πολλές σκέψεις σχετικά με το τι συνεπάγεται όλο αυτό και το τι πρόκειται να συμβεί στο μέλλον. Όταν δεν εκφράζονται, τείνουν να περιστρέφονται γύρω από την καταστροφική λογική που περιγράψαμε νωρίτερα.

Η ψυχοθεραπεία είναι βοηθητική όταν ο ψυχοθεραπευτής είναι εξοικειωμένος και κατανοεί την πάθησή σας και σας υποστηρίζει στη δράση που αναλαμβάνετε για την αντιμετωπίσετε

Πολλές φορές δυσκολευόμαστε να βρούμε φίλους, οι οποίοι να ακούν τους φόβους και τις ανησυχίες μας με κάποιο βαθμό κατανόησης, χωρίς αντιδράσεις. Πολλοί άνθρωποι αισθάνονται αμήχανοι, ανήμποροι, και φοβισμένοι στο άκουσμα τέτοιων περίεργων πράξεων και συναισθημάτων που παρουσιάζονται σε άτομα που πάσχουν από πυελικό άλγος. Αυτός είναι ένας από τους σημαντικότερους λόγους για τους οποίους οι άνθρωποι με αυτή την πάθηση αισθάνονται απομονωμένοι και μόνοι. Αισθάνονται ότι δεν έχουν να μιλήσουν με κανένα. Φοβούνται ότι εάν μοιραστούν τις πραγματικές σκέψεις και τα συναισθήματα τους με οποιονδήποτε, ανεξάρτητα από το πόσο οικείος τους είναι ή πόσο τους νοιάζεται, εκείνος δε θα ξέρει τί να πράξει με αυτές τις πληροφορίες. Έχουν δίκιο σε μεγάλο βαθμό.

Ένα ασφαλές μέρος για να μοιράζεστε τακτικά το βάρος που κουβαλάτε

Η ψυχοθεραπεία εξυπηρετεί την ανάγκη έκφρασης δύσκολων σκέψεων και συναισθημάτων. Ένα από τα οφέλη της ψυχοθεραπείας είναι ότι πληρώνετε κάποιον, ο οποίος δε σας γνωρίζει από παλιά, για να ακούει τί συμβαίνει.

Αυτό το είδος ψυχοθεραπείας μπορεί να σας ελαφρύνει λίγο από το βάρος που κουβαλάτε. Όταν επιλέγετε έναν ψυχοθεραπευτή είναι καλή ιδέα να βρείτε κάποιον που να έχει εμπειρία στη θεραπεία ασθενών με πυελικό άλγος και που σας τον έχουν συστήσει. Προτείνουμε στους ασθενείς να ενημερώνουν τον ψυχοθεραπευτή σχετικά με την κατάστασή τους, δίνοντάς του να διαβάσει το παρόν κεφάλαιο του βιβλίου. Κρίνεται σκόπιμο, μερικές φορές, ο ψυχοθεραπευτής να συμβουλευτεί κάποιον από την ομάδα μας για να μάθει περισσότερα σχετικά με το πρωτόκολλο και τον καλύτερο τρόπο που μπορεί να το υποστηρίξει. Εάν εφαρμόζετε το πρωτόκολλό μας ή σκέφτεστε να το κάνετε, είναι προς όφελός σας να βεβαιωθείτε ότι όλοι όσοι συνεργάζονται μαζί σας βρίσκονται στο ίδιο μήκος κύματος. Κατά την άποψή μας, δεν είναι καλή ιδέα να κάνετε ταυτόχρονα διαφορετικές θεραπείες που είναι ασυντόνιστες ή σε αντιπαράθεση η μια με την άλλη με οποιονδήποτε τρόπο .

Συστήνουμε στους ασθενείς να ενημερώνουν τον ψυχοθεραπευτή τους ότι απλά αναζητούν έναν καλό ακροατή και όχι τη λύση στην πάθησή τους

Οι ψυχοθεραπευτές είναι άνθρωποι. Έχουν τις ίδιες πιθανότητες με οποιο-δήποτε άλλο να ασχοληθούν με τους δικούς τους φόβους, εσωτερικές ενοχλήσεις ή αισθήματα αμηχανίας στο άκουσμα της προβληματικής κατά-στασης κάποιου, προσπαθώντας να «μπαλώσουν» το πρόβλημα, ιδίως αν έχουν μικρή εμπειρία με το πυελικό άλγος. Αυτό μπορεί να εμφανιστεί με τη μορφή παροχής συμβουλών ή γενικευμένων ερμηνειών σχετικά με την έννοια των συμπτωμάτων. Τέτοιες ψυχοθεραπευτικές παρεμβάσεις, κατά την άποψή μας, είναι εντελώς άχρηστες και πρέπει να αποφεύγονται.

Ένα σημείωμα κάποιου που υποφέρει από πυελικό άλγος προς την οικογένεια και τους φίλους του

Δεν είναι εύκολη η κατάσταση για τα αγαπημένα πρόσωπα των ατόμων με πυελικό άλγος. Η στοργική σύζυγος, ο σύζυγος, το παιδί, η μητέρα, ο πατέρας ή ο φίλος συνήθως συμπάσχει συναισθηματικά με το άτομο που αντιμετωπίζει πυελικό άλγος και έχουμε ερωτηθεί πολλές φορές αν έχουμε καμιά συμβουλή για αυτούς. Ακολουθούν μερικές σκέψεις.

Το πυελικό άλγος που περιγράφουμε σε αυτό το βιβλίο δεν είναι απειλητικό για τη ζωή κανενός. Δεν είναι μια προοδευτική ασθένεια που κατατρώει τον ασθενή, όπως ο καρκίνος. Οι άνθρωποι με πυελικό άλγος δεν έχουν μικρότερο προσδόκιμο ζωής. Ενώ τα συμπτώματα μπορεί να είναι έντονα, και σε ορισμένες περιπτώσεις να δυσκολεύουν ακόμα και τις κανονικές δραστηριότητες της εργασίας τους και άλλες πτυχές της ζωής, τα συμπτώματα έχουν εξάρσεις και υφέσεις.

Το πραγματικό βασανιστήριο στα σύνδρομα του χρόνιου πυελικού άλγους είναι η ιδέα ότι ο πόνος δε θα απομακρυνθεί ποτέ

Όπως έχουμε αναλύσει νωρίτερα, εάν οι άνθρωποι με πυελικό άλγος γνώριζαν ότι θα ξεφορτωθούν τον πόνο σε μια εβδομάδα, τότε ο πόνος και η δυσλειτουργία που αντιμετωπίζουν θα ήταν σε γενικές γραμμές πιο ανεκτά. Απλά θα έκαναν υπομονή προσδοκώντας ότι πρόκειται να απομακρυνθεί. Το πραγματικό βασανιστήριο σε αυτή την πάθηση είναι η ιδέα ότι ο πόνος δε θα φύγει ποτέ, ότι θα πονούν για πάντα. Με άλλα λόγια, η καταστροφική λογική αποτελεί το πραγματικό βασανιστήριο. Με τον ίδιο τρόπο, αν το αγαπημένο σας πρόσωπο ή ο φίλος σας γνώριζε ότι η ασθένειά του θα θεραπευτεί, τότε ο σωματικός πόνος και η δυσλειτουργία θα έμοιαζε με ένα κρυολόγημα που είμαστε βέβαιοι ότι θα περάσει. Αλλά όταν οι γιατροί αδυνατούν να βοηθήσουν τον πόνο και τη δυσλειτουργία που συνεχίζεται χωρίς την ελπίδα ότι θα σταματήσει, και το άτομο που πονά είναι βαθιά λυπημένο και αγωνιά, η εμπειρία του πυελικού άλγους μπορεί να αποβεί μια πραγματική ψυχική και πνευματική κρίση τόσο για τον ασθενή όσο και για τους οικείους του. Όταν κάποιος υποφέρει, υποφέρουν ταυτόχρονα και οι οικείοι του.

Το δίλημμα για το άτομο, που βρίσκεται κοντά σε κάποιον με πυελικό άλγος είναι ότι γνωρίζει ότι το άτομο για το οποίο νοιάζεται ταλαιπωρείται και πονά, αλλά νιώθει ότι δε μπορεί να κάνει τίποτα. Αυτή η αίσθηση ότι είσαι ανήμπορος είναι τόσο δύσκολη για τον ασθενή και τους οικείους τους ή τους φίλους του. Μερικές φορές οι οικείοι ή οι φίλοι τους αισθάνονται ότι πρέπει να κάνουν κάτι, ωστόσο διαπιστώνουν ότι δεν υπάρχει κάτι που μπορεί να γίνει. Θέλουν να καθησυχάσουν το άτομο, αλλά δεν κατανοούν πραγματικά το πρόβλημα και δεν ξέρουν τι να πουν. Δεν ξέρουν αν όλα θα πάνε καλά. Όσοι βρίσκονται κοντά σε κάποιον με πυελικό άλγος συχνά αισθάνονται ένοχοι αναλογιζόμενοι ότι ο πόνος του αγαπημένου τους περιορίζει τη δική τους ζωή και του τρόπου που αυτό συμβαίνει. Το βάσανο του πυελικού άλγους είναι συνήθως μοναχικό, χωρίς να κατανοεί κανένας το πρόβλημα και χωρίς κανένας να βοηθά. Το βάσανο των αγαπημένων τους προσώπων είναι εξίσου μοναχικό. Συχνά υποφέρουν χρόνια στο πλευρό του ασθενή χωρίς κάποιον για να μιλήσουν και χωρίς να ξέρουν τί να κάνουν.

Εάν είστε ένα οικείο πρόσωπο ή φίλος ασθενή με πυελικό άλγος, είναι χρήσιμο για όλους τους εμπλεκόμενους να εγκαταλείψετε τη σκέψη ότι κατά κάποιον τρόπο είστε υπεύθυνοι για την επίλυση του προβλήματος

Τί μπορεί να κάνει το αγαπημένο πρόσωπο ενός ασθενή με πυελικό άλγος; Αν και δεν υπάρχει γρήγορη και εύκολη απάντηση σε αυτή την ερώτηση, έχουμε μερικές σκέψεις. Η συμπαράσταση σε έναν ασθενή με πυελικό άλγος απαιτεί μια ορισμένη ψυχολογική και πνευματική ανάπτυξη και ωριμότητα. Αν, με κάποιο τρόπο, σχετίζεστε με κάποιον με πυελικό άλγος, πιστεύουμε ότι είναι χρήσιμο να θυμάστε ότι, τελικά, η επίλυση του προβλήματος δεν είναι στα χέρια σας. Δεν είστε εσείς υπεύθυνοι. Είναι χρήσιμο να υπενθυμίζετε στον εαυτό σας ότι ο ασθενής με πυελικό άλγος πρέπει να βρει το δρόμο του και εσείς απλά μπορείτε να δείχνετε αγάπη και κατανόηση χωρίς να προσπαθείτε να ξεδιαλύνετε ή να επιλύσετε το πρόβλημα. Με άλλα λόγια, είναι συχνά χρήσιμο απλά να αφήνετε τον ασθενή να αντιμετωπίζει το πρόβλημα. Αναμφισβήτητα, αν μπορούσατε να διορθώσετε το πρόβλημα, θα το κάνατε. Αλλά δε μπορείτε. Εν τέλει, δεν είναι ένα πρόβλημα που θα λύσετε εσείς. Αυτή είναι μια αλήθεια δύσκολη να την ακούτε ή να την εφαρμόζετε. Υπό αυτές τις συνθήκες, ωστόσο, είναι πιο χρήσιμο για τον ασθενή με πυελικό άλγος να βρίσκεστε κοντά του χωρίς να αναλώνεστε με αισθήματα απογοήτευσης και κατάθλιψης επειδή δε μπορείτε να βοηθήσετε.

Ο φίλος ενός ασθενή με πυελικό άλγος ανέφερε ότι ήταν στο δωμάτιο του νοσοκομείου μαζί με τον εξάδελφό του που ήταν συνδεδεμένος σε μηχανήματα που παρακολουθούσαν τις ζωτικές του λειτουργίες. Εκείνος παρατήρησε ότι ο φίλος του συσπώνταν εσωτερικά όταν οι ενδείξεις του μηχανήματος δεν ήταν αυτές που ήθελε. Χαλάρωνε όταν οι ενδείξεις του άρεσαν περισσότερο. Συνειδητοποίησε ότι η σύσπαση του ήταν ένα είδος παράλογης προσπάθειας ελέγχου των ενδείξεων. Στην προσπάθεια του να αναρρώσει ο εξάδελφός του, σκέφτηκε υποσυνείδητα, παράλογα, ότι αν ο ίδιος συσπώνταν και αντιστεκόταν στις «κακές» ενδείξεις, ίσως να άλλαζαν σε καλές. Μετά από λίγες ώρες συνειδητοποίησε ότι αυτή η κίνηση τον εξουθένωσε συναισθηματικά και σωματικά. Αντιλήφθηκε την αδυναμία και τον παραλογισμό της προσπάθειας ελέγχου των ενδείξεων του μηχανήματος και ότι αν συνέχιζε το εσωτερικό παιχνίδι σύσπασης ως αντίδραση στις ενδείξεις που δεν του άρεσαν, θα εξαντλούνταν και δε θα μπορούσε να συμπαρασταθεί συναισθηματικά στον εξάδελφό του. Και φυσικά, δε θα συνέβαινε τίποτα θετικό. Αποφάσισε να εγκαταλείψει αυτό το παιχνίδι και αντ’ αυτού να *επιτρέπει στις ενδείξεις των μηχανημάτων να είναι αυτές που είναι*, με μια στάση αποδοχής, χωρίς να αντιστέκεται. Κατέληξε ότι αυτό ήταν το πιο χρήσιμο πράγμα που θα μπορούσε να κάνει για να βοηθήσει τον εξάδελφό του.

Εάν δεν υπάρχει κάτι που μπορείτε να κάνετε για την κατάσταση του αγαπημένου σας προσώπου, το αίσθημα ενοχής, απογοήτευσης ή κατάθλιψης για την κατάστασή του δεν πρόκειται να βοηθήσει ούτε εσάς, ούτε αυτούς

Αυτή η ιστορία μπορεί να φανεί χρήσιμη στα αγαπημένα πρόσωπα των ασθενών με πυελικό άλγος. *Ο καλύτερος τρόπος για την αντιμετώπιση της δύσκολης κατάστασης του πυελικού άλγους είναι να κάνετε ό,τι μπορείτε, αλλά ταυτόχρονα να επιτρέπετε την ύπαρξη αυτής της κατάστασης εσωτερικά, χωρίς να συγκρούεστε με την πραγματικότητα.* Είναι χρήσιμο για τους ασθενείς και για τους οικείους τους να εξασκούνται στην εσωτερική αποδοχή της παρούσας κατάστασης, χωρίς να προεξοφλούν τι θα συμβεί στο μέλλον, χωρίς να αισθάνονται ενοχές ή υπεύθυνοι γι'αυτό, να είναι έτοιμοι να κάνουν ό,τι μπορούν αλλά να αναγνωρίζουν το γεγονός ότι η λύση για το πρόβλημα δεν είναι στα χέρια τους.

Με αυτό τον τρόπο, η σχέση με κάποιον που αγαπάτε και ο οποίος έχει ενοχλήσεις ή πόνο, χωρίς να μπορείτε να αλλάξετε την κατάσταση του, είναι μια πραγματική εξάσκηση της αποδοχής της κατάστασης έτσι όπως είναι. Πρέπει να αντιμετωπίσετε τις δικές σας καταστροφικές σκέψεις για την κατάσταση του αγαπημένου σας προσώπου. Στην πραγματικότητα, ούτε εσείς, ούτε εκείνος ξέρετε τί σας επιφυλάσσει το μέλλον. Αλλά η τάση πολλών ανθρώπων με πυελικό άλγος, καθώς και των οικείων τους, είναι να οδηγούνται προς το καταστροφικό συμπέρασμα ότι δε θα βελτιωθούν ποτέ. Η αντιμετώπιση αυτού του τρόπου σκέψης αποτελεί πρόκληση και για τις δύο εμπλεκόμενες πλευρές. Θα αναλύσουμε την καταστροφική λογική σε αυτό το κεφάλαιο. Αντιμετωπίζουμε το ζήτημα του άλγους ενός συγγενικού προσώπου με τον ίδιο τρόπο που αντιμετωπίζουμε και άλλα πράγματα στη ζωή μας. Οι οικείοι των ατόμων με συμπτώματα πυελικού άλγους οφείλουν να εξασκούνται στον εντοπισμό του καταστροφικού τρόπου σκέψης, στην αξιολόγηση της εγκυρότητας του και στην αποδέσμευση του εαυτού τους από αυτή.

Μπορείτε να εξασκηθείτε στην αποδοχή της πάθησης του αγαπημένου σας προσώπου όπως είναι τη δεδομένη στιγμή χωρίς να προεξοφλείτε ότι θα είναι έτσι για πάντα

Τα περισσότερα άτομα με πυελικό άλγος δεν επιθυμούν να τους ρωτούν διαρκώς πώς νιώθουν. Ένα συνεχές, ανησυχητικό ερώτημα, «Πώς αισθάνεσαι;» μπορεί να πιέσει, να απογοητεύσει και να ντροπιάσει κάποιον που αντιμετωπίζει τα συμπτώματα που περιγράφονται σε αυτό το βιβλίο. Εάν είστε οικείο πρόσωπο κάποιου με πυελικό άλγος, είναι προτιμότερο να συζητήσετε ξακάθαρα αν επιθυμεί τέτοιου είδους ερωτήσεις. Αν σας πουν, «αν θέλω να μοιραστώ τα συναισθήματά μου μια δεδομένη στιγμή, θα το κάνω. Διαφορετικά, είναι καλύτερα να μη με ρωτάς πώς είμαι,» κατά την άποψή μας, το καλύτερο είναι να προσέξετε αυτή την απάντηση. Αφήστε τον ασθενή να αναλάβει την ευθύνη για τη φροντίδα της κατάστασής του και του τρόπου που θέλει να μοιραστεί τα συναισθήματά του. Αυτό το είδος ανοικτού διαλόγου συχνά αποβαίνει χρήσιμο.

Υπάρχουν και άλλα πρακτικά πράγματα που μπορούν να γίνουν. Εάν το οικείο σας πρόσωπο συμμετέχει σε ένα κλινικό σχολείο του *Πρωτοκόλλου Γουάιζ-Άντερσον* και είστε και οι δύο πρόθυμοι, μπορείτε να εκπαιδευτείτε στις μεθόδους *Ελευθέρωσης Εναυσματικών Σημείων του Πόνου* που μάλλον θα ωφελήσουν ιδιαίτερα το σύντροφό σας. Σε γενικές γραμμές, οτιδήποτε ηρεμεί το νευρικό σύστημα κάποιου, τον βοηθά κιόλας. Μπορείτε να κάνετε μασάζ ποδιών ή αυχένα και ώμου. Συνήθως το εκτιμούν ιδιαίτερα οι ασθενείς. Μπορείτε να ακούσετε τους φόβους και την ταλαιπωρία του αγαπημένου σας προσώπου και να εξασκηθείτε στην αποδοχή αυτών των σκέψεων και των συναισθημάτων χωρίς να συμμερίζεστε τη φοβισμένη και καταστροφική σκέψη του αγαπημένου σας.

Αν βρίσκεστε κοντά σε έναν ασθενή με πυελικό άλγος, φροντίστε τον εαυτό σας. Στο αεροπλάνο, μας δίνουν την εντολή να βάλουμε πρώτα εμείς τη μάσκα οξυγόνου πριν την τοποθετήσουμε στα παιδιά μας. Έτσι, πρέπει να βεβαιωθείτε ότι «αναπνέετε» αρκετά. Βεβαιωθείτε ότι προσέχετε τον εαυτό σας. Αν η ζωή σας είναι σε αναστάτωση, μπορεί να αποτελέσετε μια πρόσθετη επιβάρυνση για το αγαπημένο σας πρόσωπο με πυελικό άλγος

Με την άδεια και την ενεργή συμμετοχή των αγαπημένων σας προσώπων, μπορείτε να τους βοηθήσετε να εξασκήσουν ορισμένες διαδικασίες για την αντιμετώπιση της καταστροφικής λογικής που υποκινεί την αγωνία και τη διέγερση του νευρικού συστήματος γενικά. Αυτό μπορεί να γίνει ρωτώντας για το περιεχόμενο των δυσάρεστων σκέψεων που υπάρχουν, και διερευνώντας την εγκυρότητα των εν λόγω καταστροφικών σκέψεων που έχουμε συζητήσει σε αυτό το κεφάλαιο. Η αντιμετώπιση του πυελικού άλγους ενός αγαπημένου προσώπου αποτελεί μια ευκαιρία για να μείνετε δεκτικοί στο άγνωστο αποτέλεσμα και να έχετε πίστη ότι η διαδικασία που περνάτε είναι αποδεκτή, έστω και εάν δε γνωρίζετε το αποτέλεσμα. Αυτό προϋποθέτει ότι ενδιαφέρεστε πραγματικά για τη διαχείριση των σκέψεων και των συναισθημάτων σας.

Έχουμε βοηθήσει πολλούς ανθρώπους με πυελικό άλγος στην παροχή αυτο-βο-ήθειας. Είμαστε πολύ αισιόδοξοι για τη δυνατότητα εκπαίδευσης κάποιου με πυελικό άλγος στη σημαντική μείωση ή επίλυση των συμπτωμάτων του. Μερικές φορές ο πόνος απομακρύνεται αυτόματα. Η κατάσταση αυτή μπορεί να βελτιωθεί. Μπορεί να εξαλειφθεί, και ακόμα και στην περίπτωση μιας έξαρσης συμπτωμάτων, εφόσον ο/η ασθενής ξέρει πώς να θεραπεύσει τον εαυτό του, αυτή μπορεί να αποβεί ένα ασήμαντο γεγονός. Αυτός είναι σίγουρα και ένας από τους στόχους του *Πρωτοκόλλου Γουάιζ-Άντερσον.* Συνοψίζοντας, όταν συμπαραστέκεστε σε κάποιον με πυελικό άλγος, είναι βασικό να φροντίζετε τον εαυτό σας, να αγαπάτε και να είστε διαθέσιμοι για τους αγαπημένους σας και να θεωρήσετε την παρούσα κατάσταση ως μια ευκαιρία να βιώσετε αυτό που συμβαίνει εκείνη τη στιγμή χωρίς να καταλήγετε σε κάποιο συμπέρασμα που δε μπορείτε να γνωρίζετε ότι ισχύει.

AEKO

Εκτός από τη χρήση γνωστικής και υποστηρικτικής ψυχοθεραπείας, η ψυχοθεραπεία μπορεί να παίξει ρόλο σε πιο συγκεκριμένους σκοπούς. Μερικές προσεγγίσεις που μπορεί να βοηθήσουν είναι η *Απευαισθητοποίηση και Επανεπεξεργασία της Κίνησης των Οφθαλμών* (AEKO) για σεξουαλικό και σωματικό τραύμα, θεραπείες κάθαρσης για την αντιμετώπιση καταπιεσμένων συναισθημάτων, και θεραπεία σχέσεως για την αντιμετώπιση διαπροσωπικών δυσκολιών που μπορεί να παρουσιαστούν με τα αγαπημένα πρόσωπα.

Η ΑΕΚΟ είναι μια μέθοδος αντιμετώπισης σωματικής ή σεξουαλικής κακοποίησης που συνδέεται με το πυελικό άλγος

Ένας μικρός αλλά όχι αμελητέος αριθμός ασθενών συσπούν του πυελικούς τους μυς ως αντίδραση σε κάποια σωματική ή σεξουαλική κακοποίηση. Η σύσπαση των πυελικών μυών των ασθενών αυτών ήταν ένας τρόπος αυτοπροστασίας από την επανεμφάνιση της τραυματικής εμπειρίας. «Εάν αφεθώ και χαλαρώσω, θα είναι σα να προσκαλώ κάτι κακό να συμβεί και γι'αυτό παραμένω σε σύσπαση» ή «αν αφεθώ, θα με κατακλύσει ο πόνος που νιώθω μέσα μου» αντιπροσωπεύουν το είδος των ασυνείδητων σκέψεων ορισμένων ανθρώπων που έχουν βιώσει τραυματικές εμπειρίες που σχετίζονται με το πυελικό άλγος.

Γενικά, παραπέμπουμε τους ασθενείς με σεξουαλική ή σωματική κακοποίηση, που μπορεί να συμβάλλει στην εμφάνιση πυελικού άλγους, σε ψυχοθεραπευτές με εμπειρία στην ΑΕΚΟ. Αυτή η μέθοδος στοχεύει στην επίλυση των καθηλωμένων συναισθημάτων και αναμνήσεων της ζωής ενός ατόμου, τα οποία δεν αντιμετωπίστηκαν τη στιγμή που παρουσιάστηκε η κακοποίηση.

Η Δρ. Φρανσίν Σαπίρο ανακάλυψε ότι τα τραυματικά γεγονότα του παρελθόντος τείνουν να χαλαρώνουν όταν τα άτομα που έχουν υποστεί ψυχικά τραύματα, στα πλαίσια ενός θεραπευτικού περιβάλλοντος υπό την καθοδήγηση εκπαιδευμένου θεραπευτή, κινούν τα μάτια τους (ή κατευθύνουν την προσοχή τους) ρυθμικά ενώ μιλούν για το γεγονός. Η ΑΕΚΟ βασίζεται στο γεγονός ότι τα μέρη του σώματος που συνδέονται με την επεξεργασία των εμπειριών τείνουν να αδρανοποιούνται κατά τη διάρκεια ενός τραυματικού γεγονότος και να παραμένουν σε αυτή την κατάσταση.

Η ΑΕΚΟ βοηθά να δραστηριοποιηθεί η αδρανής συνείδηση και οι μηχανισμοί κάθαρσης ενός ατόμου σχετικά με ένα τραυματικό γεγονός, ώστε να καταστεί δυνατή η επεξεργασία και η εσωτερική του επίλυση

Για να γίνει κατανοητό αυτό, θυμηθείτε τι κάνετε όταν έχετε μια δύσκολη συνάντηση στη διάρκεια της ημέρας. Συνήθως θα θέλατε να το συζητήσετε και να το μοιραστείτε με κάποιο κοντινό σας πρόσωπο. Αυτό το κάνετε για να «επεξεργαστείτε» τη δύσκολη εμπειρία, ώστε να μπορέσετε να τη διώξετε και να ελευθερωθείτε από αυτή. Φανταστείτε τι θα συνέβαινε αν μαλώνατε με τον προϊστάμενό σας, τη σύζυγο ή το φίλο σας χωρίς να επιλύσετε τη διαμάχη, ήσασταν πολύ λυπημένοι και δε μπορούσατε να μιλήσετε με κανέναν. Θα νιώθατε ότι κάτι έχει κολλήσει μέσα σας που χρειάζεται να βγει αλλά δε μπορείτε να το βγάλετε. Η αδυναμία να μοιραστείτε τις σκέψεις και τα συναισθήματά σας θα προσέδιδε μια εξαιρετικά άβολη σωματική και συναισθηματική αίσθηση.

Όταν κάποιος έχει πέσει θύμα αιμομιξίας, σεξουαλικού τραυματισμού, ή σωματικής κακοποίησης, το επίπεδο της δυστυχίας που αισθάνεται είναι πολλαπλάσιο συγκριτικά με μια απλή διαπροσωπική αναστάτωση. Η συνείδηση τείνει να αδρανοποιείται σε γεγονότα τέτοιου τύπου σα να προσπαθεί να τα ελέγξει ή να τα περιχαρακώσει. Από τη σκοπιά του ατόμου, το ψυχικό τραύμα που υπέστη γίνεται αντιληπτό ως υπερβολικά μεγάλο για να μπορέσει να το διαχειριστεί. Προκειμένου να προστατευθούν, το σώμα/πνεύμα τείνει να αδρανοποιείται σχετικά με το τραυματικό γεγονός.

Η μεθοδολογία ΑΕΚΟ επιτρέπει την επεξεργασία του γεγονότος με τον ίδιο τρόπο που θα επεξεργαζόσασταν μια διαμάχη με τον προϊστάμενό σας μιλώντας με ένα φίλο σας. Η επεξεργασία, ωστόσο, που πραγματοποιείται κατά την ΑΕΚΟ σχετικά με τραυματικές εμπειρίες, όπως σεξουαλική και σωματική κακοποίηση ή φυσικούς τραυματισμούς, όπως κάποιου είδους οδυνηρή εγχείρηση ή επέμβαση, τείνει να είναι πολύ πιο δραματική από ότι η συζήτηση με το φίλο σας για τη διαμάχη με τον προϊστάμενό σας. Κατά την ΑΕΚΟ μπορεί να εμφανιστούν δάκρυα, ρίγη, θλίψη και οργή. Οι αντιδράσεις τέτοιου είδους είχαν καταπιεστεί κατά το τραυματικό γεγονός. Καθώς το γεγονός επανέρχεται ενώ τα μάτια, τα αυτιά ή οι αισθήσεις επικεντρώνονται σε μια ρυθμική κίνηση, το τραυματικό γεγονός μπορεί να αναλυθεί και επιλυθεί.

Η χρησιμότητα της καθαρτικής ψυχοθεραπείας

Οποιαδήποτε δύσκολη κατάσταση που δεν επιτρέπει την έκφραση έντονων συναισθημάτων μπορεί να οδηγήσει στη χρόνια σύσπαση των μυών του πυελικού εδάφους. Για παράδειγμα, έχουμε δει ασθενείς που είχαν καταπιέσει την οδύνη για το θάνατο ενός συγγενικού προσώπου ή κάποιας άλλης απώλειας. Θεωρούμε ότι οι μύες του πυελικού εδάφους συσπώνται γιατί τα συναισθήματα δεν εκφράζονται και η συνεχής διέγερση του νευρικού συστήματος οδηγεί στη χρόνια έξαρση των εναυσματικών σημείων πόνου στο πυελικό έδαφος.

Η ψυχοθεραπεία προσανατολισμένη προς την κάθαρση μπορεί να χρησιμοποιηθεί για να βοηθήσει στην απελευθέρωση των καταπιεσμένων συναισθημάτων. Με αυτόν τον τρόπο, μπορεί να απομακρυνθεί ένα μεγάλο εμπόδιο της θεραπείας.

Η Θεραπεία του Ράιχ, η Βιοενέργεια , και η Ολοτροπική Αναπνοή

Υπάρχουν πολλές ψυχοθεραπευτικές μέθοδοι που χρησιμεύουν στην έκφραση καταπιεσμένων συναισθημάτων. *Η Θεραπεία Ράιχ*, η βιοενέργεια, η αναγεννητική και η ολοτροπική αναπνοή είναι όλες μέθοδοι που αναπτύχθηκαν παράλληλα με την κλασική ψυχοθεραπεία της «συζήτησης». Οι μέθοδοι αυτές στοχεύουν συγκεκριμένα να προσφέρουν ένα περιβάλλον και μια μεθοδολογία που μπορεί να βοηθήσει ένα άτομο στην άμεση έκφραση των συναισθημάτων που έχουν καταπιεστεί.

Ο γιατρός Βίλχελμ Ράιχ, ο δημιουργός της *Θεραπείας Ράιχ*, ενδιαφερόταν ιδιαίτερα για τη λεγόμενη μυϊκή «θωράκιση» της πυέλου και την επίδραση της παράκαμψης της διοχέτευσης ενέργειας και αίσθησης μέσω αυτής. Ο Ράιχ ανέπτυξε μια ισχυρή ψυχοθεραπεία ικανή να απελευθερώσει τα καταπιεσμένα συναισθήματα.

Οι θεραπείες κάθαρσης, όπως η βιοενέργεια και η Θεραπεία Ράιχ, βοηθούν στην αποκατάσταση της ικανότητας του ατόμου να εκφράζει τα βαθύτερα, οδυνηρά συναισθήματα του

Ο γιατρός Αλεξάντερ Λόβεν, ένας ψυχίατρος από τη Νέα Υόρκη, διέδωσε τη *Θεραπεία Ράιχ* με τη μορφή που ονομάζεται *Βιοενέργεια*. Ο Λόβεν έγραψε πολλά δημοφιλή βιβλία από τη δεκαετία του 1950 μέχρι και του 1990. Η Βιοενέργεια είναι επίσης πολύ αποτελεσματική στην αντιμετώπιση καταπιεσμένων συναισθημάτων.

Ο ιατρός Στανισλάους Γκροφ, ανέπτυξε την *Ολοτροπική Αναπνοή* ως έναν τρόπο ανασύστασης των θεραπευτικών πτυχών της ψυχεδελικής εμπειρίας, χωρίς τη χρήση φαρμάκων. Ο Γκροφ ήταν ένας ερευνητής ο οποίος μελέτησε τις επιδράσεις των ψυχεδελικών ουσιών και επηρεάστηκε βαθιά από τη δύναμη αυτών των φαρμάκων να ασκούν θετικές θεραπευτικές επιδράσεις. *Η Ολοτροπική Αναπνοή* συνήθως πραγματοποιείται σε ομάδες, διαρκεί κάποιες ώρες ανά συνεδρία, και ενθαρρύνει τους ασθενείς να αφεθούν και να επιτρέψουν την ανάδυση και έκφραση των βαθύτερων συναισθημάτων τους. Αυτή είναι επίσης μια ισχυρή μέθοδος.

Η αναλυτική παρουσίαση του θεωρητικού υπόβαθρου και των μεθόδων της *Θεραπείας Ράιχ*, της Βιοενέργειας, και της *Ολοτροπικής Αναπνοής* ξεπερνά τους σκοπούς αυτού του βιβλίου. Πιστεύουμε ότι αυτές οι θεραπευτικές προσεγγίσεις μπορεί να βοηθήσουν στην έκφραση και επίλυση συναισθηματικών δυσκολιών, που ορισμένοι ασθενείς μας ίσως έχουν και οι οποίες παρεμβαίνουν στη χαλάρωση των πυελικών μυών.

Σεξουαλική ντροπή και ενοχή

Τα ζητήματα της ντροπής και ενοχής σε σχέση με την επαφή μπορεί μερικές φορές να σχετίζονται με το πυελικό άλγος και μπορούν να αντιμετωπιστούν με ψυχοθεραπεία που λειτουργεί συμπληρωματικά προς το πρωτόκολλο μας. Πολλές μελέτες έχουν δείξει ότι υπάρχει υψηλότερη συχνότητα εμφάνισης πυελικού άλγους σε γυναίκες που έχουν υποστεί σεξουαλικά τραύματα. Αν και οι μελέτες δεν έχουν επικεντρωθεί τόσο πολύ σε άνδρες, σύμφωνα με την εμπειρία μας, τα θέματα της επαφής συχνά συνδέονται με την έναρξή του πυελικού άλγους. Ας διερευνήσουμε εν συντομία τις πιθανές σχέσεις ανάμεσα στο άγχος για την επαφή, τη ντροπή, την ενοχή και το πυελικό άλγος.

Οι ασθενείς με χρόνια πυελική μυϊκή σύσπαση τείνουν να συσπώνται κατά την επαφή ως τρόπο προστασίας απέναντι στα αισθήματα ευπάθειας και οικειότητας που αναδύονται

Η επιδίωξη της σεξουαλικής απόλαυσης, η απογοήτευση που νιώθουν συχνά στην προσπάθεια επίτευξής της, η αναταραχή που παρουσιάζεται συχνά στις διαπροσωπικές σχέσεις και στις αντιτιθέμενες θρησκευτικές επιταγές, είναι όλα τα θέματα που δεσπόζουν στην ανθρώπινη ζωή.

Η φυσιοθεραπεία από μόνη της, χωρίς την ταυτόχρονη μείωση της νευρικής διέγερσης που τροφοδοτεί τη χρόνια πυελική τάση, είναι σα να πατάς με το ένα πόδι το γκάζι ενώ το άλλο, η συναισθηματική διέγερση που συσπά την πύελο, πατάει το φρένο

Ακολουθούν μερικά παραδείγματα. Είδαμε μια 40 χρονη γυναίκα, η οποία υπήρξε θύμα βιασμού από τον πατέρα της όταν ήταν δεκαπέντε ετών. Η βασική της πεποίθηση ήταν ότι ο μόνος τρόπος για να μπορέσει να είναι ασφαλής ήταν να μην επιτρέψει σε τίποτα να εισέλθει στον κόλπο της ξανά. Μετά από είκοσι πέντε χρόνια μας επισκέφτηκε με κολπικό πόνο. Η θεραπεία μας περιλάμβανε την εκπαίδευσή της στη χαλάρωση της πύελου της. Η τραυματική της εμπειρία, όμως, ανταγωνιζόταν το στόχο της θεραπείας μας.

Υπάρχουν συνήθως βασικές, ασυνείδητες πεποιθήσεις σε άτομα τα οποία, όπως αυτή η γυναίκα, έχουν βιώσει σεξουαλική τραυματική εμπειρία και σχετικό πυελικό άλγος. Αυτές οι πεποιθήσεις πρέπει να αντιμετωπίζονται, ώστε το πρωτόκολλό μας να μπορέσει να είναι πλήρως αποτελεσματικό. Ένας διακεκριμένος θεραπευτής ΑΕΚΟ ανέφερε ότι εργαζόταν με μια νεαρή γυναίκα, η οποία υπήρξε θύμα βιασμού από τον πατέρα της όταν ήταν τριών ετών, και η οποία πίστευε πως αν χαλάρωνε τον κόλπο της θα έπεφταν τα σπλάχνα της. Άλλοι πιστεύουν ότι ο μόνος τρόπος προστασίας από τη ζοφερή εμπειρία του βιασμού ή της σεξουαλικής επίθεσης είναι να ζουν με ένα συσπασμένο και σφιχτό πυελικό έδαφος. Και πάλι, αυτή η ψυχολογική διάσταση πρέπει να αντιμετωπισθεί προκειμένου να επιτραπεί η χαλάρωση των πυελικών μυών.

Η βασική πεποίθηση πολλών ατόμων με σεξουαλικό πόνο σχετιζόμενο με την απιστία είναι ότι για να συγκρατηθούν και να μην απιστήσουν, επιβάλλεται να συσπούν τους πυελικούς τους μύες

Είχαμε την περίπτωση ενός 18χρονου άνδρα, ο οποίος ήταν νευρικός σχετικά με την επαφή. Είναι αξιοσημείωτο ότι, ουδέποτε είχε αυνανιστεί ή είχε οποιαδήποτε σεξουαλική δραστηριότητα στη ζωή του. Άρχισε να έχει έντονα σεξουαλικά όνειρα, που τον φόβισαν, με αποτέλεσμα να συσπά τους πυελικούς του μυς σε μια προσπάθεια να ελέγξει το σύνολο των αισθήσεων και συναισθημάτων που είχαν προκύψει. Μετά από αρκετούς μήνες, επισκέφθηκε τον οικογενειακό του γιατρό και ανέφερε την ύπαρξη συχνουρίας, επιτακτικότητας και πόνου πάνω από το ηβικό οστό. Η βασική πεποίθηση αυτού του ατόμου ήταν ότι αν επέτρεπε στον εαυτό του να αισθανθεί τα έντονα σεξουαλικά αισθήματά του, τότε θα έχανε τον έλεγχο του εαυτού του, κάτι που τον φόβιζε. Αν του ζητούσαμε να χαλαρώσει τους πυελικούς του μυς χωρίς να τον βοηθήσουμε να επιλύσει το σεξουαλικό του άγχος, αυτή η θεραπευτική στρατηγική δε θα είχε κανένα αποτέλεσμα.

Έχουμε δει επίσης αρκετούς άνδρες και γυναίκες, που είχαν εμπλακεί σε εξωσυζυγικές σχέσεις και αργότερα ανέφεραν το πρώτο ξέσπασμα πυελικού άλγους. Αφού πρώτα επισκέπτονταν έναν γιατρό για τον αποκλεισμό σεξουαλικά μεταδιδόμενων ασθενειών, έρχονταν σε μας. Στις συναντήσεις μας, διαπιστώθηκε ότι έπασχαν από ντροπή και φόβο για την εξωσυζυγική τους εμπειρία.

Αυτά τα παραδείγματα αντιπροσωπεύουν ένα μικρό ποσοστό των ασθενών μας. Ωστόσο, για ορισμένους ασθενείς αυτά τα ζητήματα είναι ζωτικής σημασίας, και η επίλυση τους καθιστά δυνατό τον περιορισμό των συμπτωμάτων.

Η αγωνία της απόλαυσης: όταν η αίσθηση ασφάλειας φοβίζει

Η ψυχοθεραπεία αποτελεί ένα χρήσιμο συμπληρωματικό στοιχείο στην αντιμετώπιση του φαινομένου της «αγωνίας της απόλαυσης.» Η αγωνία της απόλαυσης αναφέρεται σε μια αποστροφή προς την απόλαυση, διότι πυροδοτεί έναν υποσυνείδητο φόβο ότι κάτι κακό μπορεί να συμβεί αν κάποιος είναι χαρούμενος και απροετοίμαστος για τον κίνδυνο. Η αγωνία της απόλαυσης συχνά παρατηρείται σε άτομα που έχουν υποστεί κάποιο τραυματισμό που τους άλλαξε τη ζωή, όπως ο θάνατος ενός γονέα.

Η αγωνία της απόλαυσης μπορεί να φτάσει σε επίπεδα τρόμου σε ορισμένα άτομα και το πρωτόκολλο χαλάρωσης πρέπει να τροποποιηθεί για να τους βοηθήσει με αυτή την αγωνία που βιώνουν. Μερικές φορές, καθώς ακολουθούν τις οδηγίες χαλάρωσης και το νευρικό σύστημα αρχίζει να ηρεμεί, παρουσιάζεται μια ταχυκαρδία, οι παλάμες τους αρχίζουν να ιδρώνουν και, προς απογοήτευσή τους, νιώθουν μεγαλύτερη αγωνία κατά τη χαλάρωση. Αυτή η αντίδραση είναι απλά μια ενισχυμένη, ψυχολογική αμυντική αντίδραση στην προοπτική να εγκαταλείψουν τη στάση επαγρύπνησης.

Η αγωνία της απόλαυσης εκφράζει το φόβο ότι η διασκέδαση χωρίς ενεργοποιημένους τους μηχανισμούς άμυνας σε καθιστά τρωτό και απροετοίμαστο για την εμφάνιση άσχημων πραγμάτων

Ενώ αυτό το είδος αντίδρασης ωθεί το άτομο να πρέπει να τη σταματήσει προκειμένου να χαλαρώσει, παραδόξως η διατήρηση αυτής της αντίδρασης είναι ζωτικής σημασίας, αλλά με την υιοθέτηση ήπιας και όχι επιθετικής στάσης. Κάποια στιγμή, είναι αναγκαία η μείωση της διάρκειας της συνεδρίας χαλάρωσης στο ένα ή δύο λεπτά, έτσι ώστε το υποσυνείδητο να αντιληφθεί ότι η χαλάρωση είναι ασφαλής, ακόμα και για αυτό το σύντομο χρονικό διάστημα. Καθώς αυξάνεται η ανοχή σε μεγαλύτερα διαστήματα μειωμένης διέγερσης, αυξάνεται η διάρκεια της συνεδρίας χαλάρωσης. Οι ισορροπίες είναι λεπτές και ο ασθενής χρειάζεται να βασιστεί σε κάποιον που καταλαβαίνει τι συμβαίνει και είναι σε θέση να τον καθοδηγήσει.

Ακολουθεί ένα ενδεικτικό παράδειγμα αγωνίας της απόλαυσης. Μια ασθενής με πυελικό άλγος βίωσε την αυτοκτονία της μητέρας της σε μια περίοδο της ζωής της που ήταν ευχάριστη και ξένοιαστη. Ο θάνατος της μητέρας της προέκυψε ξαφνικά και τη συγκλόνισε. Από εκείνη τη στιγμή παρέμεινε νευρική και επιφυλακτική. Στο μυαλό της η αίσθηση ευχαρίστησης και ξενοιασιάς είχε κατά κάποιο τρόπο συνδεθεί με ένα τρομακτικό συμβάν.

Αυτός ήταν ο λόγος που παραπονιόταν ότι δε θα μπορούσε ποτέ ξανά να χαλαρώσει. Κατά τη διάρκεια της θεραπείας με έναν ψυχοθεραπευτή, αντιλήφθηκε ότι όσο μεγάλωνε και διερευνούσε τη ζωή της αισθανόταν άβολα κάθε φορά που ένιωθε «καλά.» Ανέφερε ότι όταν ένιωθε ικανοποίηση, πάντα παρουσιάζονταν αρνητικές σκέψεις για πράγματα που μπορούσαν να συμβούν στο μέλλον με αποτέλεσμα να εξαφανίζεται η καλή της διάθεση.

Επιπλέον, ανέφερε ότι, όταν το πυελικό της άλγος υποχωρούσε, αισθανόταν παράξενα, σα να ήταν γυμνή. Η θεραπεία της επικεντρώθηκε στην αποδοχή της χαράς και της απουσίας της αγωνίας. Και αυτό δεν ήταν κάτι εύκολο.

Η θεραπεία μας εμποδίζεται από ψυχολογικές διαδικασίες που αντιστέκονται στην άρση της αμυντικής σύσπασης απέναντι στο φανταστικό κίνδυνο

Η βαθύτερη ουσία της θεραπείας μας για το πυελικό άλγος είναι η εκπαίδευση των ασθενών στη βαθιά χαλάρωση των πυελικών τους μυών. *Δε μπορείς να χαλαρώσεις τους πυελικούς μυς χωρίς να χαλαρώσεις όλο το σώμα. Η Παράδοξη Χαλάρωση συνεπάγεται ότι «δεν υπεραμύνεσαι του εαυτού σου». Σημαίνει ότι μπορείς να επιτρέπεις στον εαυτό σου να χαλαρώσει, να νιώσει καλά και να άρει τις άμυνές του.*

Όταν έχει επέλθει μια τελμάτωση στη βελτίωση των συμπτωμάτων των ασθενών, συστήνεται μια συνδιάλεξη ανάμεσα στο κομμάτι του ασθενούς που επιδιώκει τη βελτίωση και σε αυτό που φαίνεται ότι αντιστέκεται. Το αποτέλεσμα που προκύπτει συχνά είναι ο φόβος για την άγνωστη κατάσταση που θα προκύψει αν σταματήσει ο πόνος ή η δυσλειτουργία.

Σεξ και προστατίτιδα

Σε γενικές γραμμές, οι περισσότερες περιπτώσεις προστατίτιδας επηρεάζουν σε κάποιο βαθμό την εμπειρία του σεξ. Στη βακτηριακή προστατίτιδα, ο πόνος και η δυσλειτουργία ούρησης συνήθως επιδρούν στη σεξουαλική λειτουργία ή την απόλαυση. Όταν αυτή η έντονη κατάσταση επιλυθεί, τα βακτήρια εξαλείφονται από τον προστάτη και η μόλυνση θεραπεύεται. Συνήθως δεν υπάρχει καμμία περαιτέρω επίπτωση στο σεξ. Στις χρόνιες βακτηριδιακές προστατίτιδες, διαπιστώσαμε ότι η σεξουαλική ζωή επηρεάζεται στις περιόδους έξαρσης, όπως στις απλές οξείες βακτηριακές προστατίτιδες.

Αυτή η επίδραση τείνει να απομακρύνεται όταν η λοίμωξη /φλεγμονή έχει
θεραπευτεί, όπως γίνεται και με τη βακτηριακή προστατίτιδα. Με άλλα
λόγια, στην οξεία και χρόνια βακτηριακή προστατίτιδα, η σεξουαλικότητα
επηρεάζεται όσο διαρκούν τα συμπτώματα και σταματά να επηρεάζεται
μόλις αυτά εξαφανιστούν.

Η ενόχληση κάποιες ώρες ή μια μέρα μετά την εκσπερμάτιση είναι ένα από τα πιο κοινά συμπτώματα στους άνδρες με σύνδρομο χρόνιου πυελικού άλγους

Στην αβακτηριακή προστατίτιδα/μη βακτηριακή προστατίτιδα/ΣΧΠΑ,
που αντιπροσωπεύουν περίπου το 90-95 % όλων των περιπτώσεων, συνήθως
επηρεάζονται. η σεξουαλική λειτουργία και ικανοποίηση. Εάν τα συμπτώ-
ματα του συνδρόμου του χρόνιου πυελικού άλγους είναι διαλείποντα, σε
γενικές γραμμές, η σεξουαλικότητα επηρεάζεται μόνο όταν υπάρχουν και
τα υπόλοιπα συμπτώματα.

Όταν τα συμπτώματα είναι είτε διαλείποντα ή χρόνια, *πολλοί άνδρες έχουν*
ενόχληση κατά τη διάρκεια ή συνήθως μετά από την εκσπερμάτιση. Συνήθως,
ένας άνθρωπος με διεγνωσμένη αβακτηριακή προστατίτιδα/μη βακτηριακή
προστατίτιδα/ΣΧΠΑ παρουσιάζει έντονη δυσφορία, ενόχληση ή πόνο μετά
την επαφή που μπορεί να διαρκεί από μερικές ώρες έως λίγες ημέρες. Αυτή
η πάθηση έχει το τίμημά της και ενώ οι περισσότεροι άντρες διατηρούν τη
σεξουαλική τους επιθυμία, διακατέχονται από την ιδέα ότι θα ακολουθήσει
πόνος ή ενόχληση.

Ορισμένοι άνδρες διαμαρτύρονται για μείωση του σεξουαλικού τους ενδια-
φέροντος, προβλήματα σεξουαλικής απόδοσης, ή μείωση της διάρκειας της
στύσης τους. Η χρόνια τάση των πυελικών μυών εμπλέκεται με τη διάρκεια
της στύσης, τη δύναμη και την ποσότητα της εκσπερμάτισης. Αν και αυτό
ανησυχεί τους περισσότερους άνδρες, το θετικό στοιχείο είναι ότι είναι μια
αναστρέψιμη κατάσταση. Τα άτομα που έχουν αναρρώσει με τη χρήση της

μεθόδου μας, ανέφεραν ότι η διάρκεια της στύσης, η δύναμη και η ποσότητα της εκσπερμάτισης αποκαταστάθηκαν. Θεωρούμε ότι αυτές οι ενοχλήσεις δεν έχουν παθολογικό υπόβαθρο αλλά οφείλονται στην τάση και το άγχος. Έχουμε δει κατά καιρούς άνδρες, οι οποίοι υποβλήθηκαν σε χειρουργικές επεμβάσεις προκειμένου να αυξηθεί η ροή του αίματος και σε άλλες ριζοσπαστικές μορφές παρέμβασης. Όλοι τους μετάνιωσαν για αυτές. Η σεξουαλική δυσλειτουργία κατά την άποψή μας είναι αναστρέψιμη και αποτελεί προϊόν της στάσης και των συναισθημάτων του εν λόγω ατόμου και της τάσης των μυών του πυελικού εδάφους και/ή της προσμονής του πόνου που μπορεί να έχει μια ισχυρή επίδραση στη μείωση του σεξουαλικού ενδιαφέροντος, της απόλαυσης, και της μυϊκής και αγγειακής λειτουργίας.

Η ψυχαναγκαστική σεξουαλική δραστηριότητα και το πυελικό άλγος

Υπάρχουν ορισμένα άτομα που αντιμετωπίζουν το άγχος και την κατάθλιψη τους με τη ψυχαναγκαστική σεξουαλική δραστηριότητα και αυνανισμό. Το άγχος και η κατάθλιψη εξαφανίζονται προς στιγμή κατά τον οργασμό. Ωστόσο, αυτή η απουσία διαρκεί πολύ λίγο.

Το γεγονός ότι υπάρχει αυξημένη διαθεσιμότητα πορνογραφικού υλικού στο διαδίκτυο μπορεί να αποτελεί έναν παράγοντα που σπανίως λαμβάνεται υπόψη στην αντιμετώπιση του πυελικού άλγους ορισμένων ατόμων. Αυτή τη στιγμή δεν έχουμε προσδιορίσει τον αριθμό των ατόμων που εντάσσονται σε αυτή την κατηγορία, αν και ανεπίσημα δε φαίνεται μεγάλος. Παρόλα αυτά, είναι ένα θέμα που χρήζει συζήτησης.

Το πυελικό άλγος μπορεί να πυροδοτηθεί και να χειροτερεύσει λόγω της ψυχαναγκαστικής σεξουαλικής δραστηριότητας

Είναι γνωστό ότι οι επαναλαμβανόμενοι οργασμοί σε σύντομο χρονικό διάστημα μειώνουν τα επίπεδα της απόλαυσης, η οποία επιφέρει συνακόλουθη μειωμένη ανακούφιση από το άγχος και την κατάθλιψη. Δεν είναι ευρέως γνωστό ότι η ψυχαναγκαστική σεξουαλική δραστηριότητα και η πορνογραφία τείνουν να χειροτερεύουν το άγχος και την κατάθλιψη αντί να τα κατευνάζουν.

Το άτομο που επιδίδεται στον ψυχαναγκαστικό αυνανισμό προσπαθώντας να ανακουφιστεί από το άγχος ή την κατάθλιψη μοιάζει με κάποιον που έχει κερδίζει ένα μεγάλο τζάκποτ στα φρουτάκια στο Λας Βέγκας και συνεχίζει να παίζει ελπίζοντας ότι θα ξαναχτυπήσει τζάκποτ, αν και οι αποδόσεις του ολοένα μικραίνουν.

Ένα από τα πράγματα που συμβαίνουν όταν χρησιμοποιείτε τον οργασμό και την ψυχαναγκαστική σεξουαλική δραστηριότητα εναντίον της κατάθλιψης και του άγχους, είναι ότι το πυελικό έδαφος αναγκάζεται διαρκώς να συσπάται έντονα και να χαλαρώνει κατά τον ηδονικό σπασμό του οργασμού.

Όταν ένα ήδη συσπασμένο και επώδυνο πυελικό έδαφος εξαναγκάζεται να συσπάται συχνά λόγω του ψυχαναγκαστικού αυνανισμού τότε η κατάσταση είναι βέβαιο ότι θα χειροτερεύσει

Συχνά, αυτό καταπονεί τον προστάτη, τις σπερματοδόχους κύστες και τους μυς του πυελικού εδάφους. Όταν η συχνότητα και το επίπεδο αυτής της έντονης μυϊκής σύσπασης διατηρείται πέρα από ένα ορισμένο σημείο, μπορεί να πυροδοτηθεί το πυελικό άλγος. Αν το σύνδρομο υφίσταται, η ψυχαναγκαστική σεξουαλική δραστηριότητα θα το επιδεινώσει.

Οι πολύ συχνοί οργασμοί μπορεί να πυροδοτήσουν ή να επιδεινώσουν το πυελικό άλγος, το άγχος και την κατάθλιψη

Οι πολύ συχνοί οργασμοί μπορούν να πυροδοτήσουν ή να επιδεινώσουν τα συναισθήματα του άγχους ή κατάθλιψης και το πυελικό άλγος, λόγω του ότι εξαναγκάζουν τους μυς του πυελικού εδάφους να επωμίζονται το βάρος της χρήσης του οργασμού σα μια αντικαταθλιπτική αγωγή. Κατά τη διάρκεια του οργασμού, υπάρχει μια παροδική μείωση ή εξάλειψη του πυελικού άλγους, της κατάθλιψης και του άγχους. Όταν τα συμπτώματα της ψυχολογικής παθογένειας επανέλθουν και εμφανιστεί η ανάγκη να αισθανθεί κάποιος καλύτερα μέσω του οργασμού, και καταφύγει στον αυνανισμό, ο οργασμός μπορεί στιγμιαία να κατευνάσει το άγχος και την κατάθλιψη. Ένας από τους ασθενείς μας ανέφερε ότι μπορούσε με βεβαιότητα να εξαλείψει τα συναισθήματα άγχους κατά τη διάρκεια και τα πρώτα λεπτά μετά τον οργασμό.

Στο βιβλίο, *Το Δηλητηριασμένο Βέλος του Έρωτα*, η Μάρνια Ρόμπινσον αναλύει την ιδέα ότι ο αυνανισμός και ο οργασμός επιφέρουν ένα κύμα ντοπαμίνης. Στη συνέχεια περιγράφει τη θεωρία για το πώς, μετά το σύντομο κύμα ντοπαμίνης, εκκρίνεται προλακτίνη και συμβαίνουν ταυτόχρονες εγκεφαλικές διεργασίες, οι οποίες μπορεί να μειώσουν το επίπεδο απόλαυσης του οργασμού και να δημιουργήσουν ένα είδος ανηδονίας ή μιας κατάστασης δίχως απόλαυση. Ωστόσο, η επιθυμία να νιώσει καλύτερα κάποιος ο οποίος καταφεύγει στον ψυχαναγκαστικό αυνανισμό επανέρχεται και ο επαναλαμβανόμενος αυνανισμός επιφέρει λιγότερη απόλαυση και δημιουργεί μεγαλύτερη σωματική και ψυχολογική δυσφορία.

Η διακοπή του εθισμού στην πορνογραφία και τον ψυχαναγκαστικό αυνανισμό μπορεί να βοηθήσει στη μείωση της έντασης των συμπτωμάτων του πυελικού άλγους

Εάν ένα άτομο που επιδίδεται σε ψυχαναγκαστικό αυνανισμό ή σεξουαλική δραστηριότητα ή/και τη χρήση πορνογραφίας, συνειδητοποιήσει τη σημασία της διακοπής αυτής της ψυχαναγκαστικής, εθιστικής συμπεριφοράς, στο *Δηλητηριασμένο Βέλος του Έρωτα* συστήνεται να απέχει από την εκσπερμάτιση για μια περίοδο 2-4 εβδομάδων ή και περισσότερο. Η συγγραφέας θεωρεί ότι αυτό το χρονικό διάστημα βοηθά στην εξισορρόπηση ενός κύκλου διαταραχών διάρκειας 2 εβδομάδων που επέρχεται μετά τον οργασμό. Κατά την άποψή μας, αυτό το διάστημα μπορεί να βοηθήσει να ηρεμήσουν οι πυελικοί μύες που βρίσκονται συνεχώς παγιδευμένοι στην υπερτονικότητα που συνοδεύει τον οργασμό. *Το Δηλητηριασμένο Βέλος του Έρωτα* περιέχει μια εξαιρετική ανάλυση για τις επιπτώσεις της ψυχαναγκαστικής σεξουαλικής δραστηριότητας και τις λύσεις της.

Εάν κάποιος σταματήσει την ψυχαναγκαστική σεξουαλική δραστηριότητα, πώς μπορεί να ηρεμήσει και να νιώσει απόλαυση και απελευθέρωση;

Με τη διακοπή της ψυχαναγκαστικής, εθιστικής σεξουαλικής δραστηριότητας, το άτομο είναι αναγκασμένο να αναζητήσει αλλού την απόλαυση, την ικανοποίηση, την ανταμοιβή και την ευχαρίστηση. Ίσως το πιο σημαντικό είναι να αναζητήσει έναν άλλο τρόπο να ηρεμήσει το άγχος και να περιορίσει τη διέγερση του νευρικού συστήματος. Με τη χρήση του πρωτοκόλλου μας, είναι δυνατή η μείωση του άγχους και της διέγερσης του νευρικού συστήματος τόσο με τη βαθιά χαλαρωτική επίδραση της εσωτερικής και εξωτερικής ελευθέρωσης εναυσματικών σημείων του πόνου όσο και με τη χαλάρωση του διεγερμένου συμπαθητικού νευρικού συστήματος μέσω της *Παράδοξης Χαλάρωσης*. Επίσης, δραστηριότητες οι οποίες δίνουν νόημα και ποιότητα στη ζωή, όπως οι κοινωνικές συναναστροφές, οι φιλίες, διάφορες δημιουργικές ασχολίες και η άσκηση, κρίνονται απαραίτητες, ώστε να αντικαταστήσουν την επιδίωξη της ψυχαναγκαστικής σεξουαλικής συμπεριφοράς.

Απαιτείται η αναζήτηση μιας «μέσης λύσης» που θα αντικαταστήσει την έντονη, αποκλίνουσα διέγερση του οργασμού που προκαλεί η χρήση πορνογραφίας. Η ανακούφιση και η ικανοποίηση της *Παράδοξης Χαλάρωσης* μπορεί να αποτελέσει ένα σημαντικό υποκατάστατο της ανακούφισης από την ψυχαναγκαστική σεξουαλική δραστηριότητα.

*Η ανταμοιβή της εξάσκησης της Παράδοξης
Χαλάρωσης, πέρα από τη συμβολή της στη μείωση
ή στην εξάλειψη των συμπτωμάτων του πυελικού
άλγους, είναι η συνήθεια της βαθιάς αίσθησης
χαλάρωσης που προσφέρει*

Μπορεί να γίνει αυτό που επικαλείστε προκειμένου να νιώσετε ισορροπία και γαλήνη, αυτό που αναζητούσατε μάταια να νιώσετε μέσα από την έντονη σεξουαλική διέγερση. Όπως η Ρόμπινσον περιγράφει στο Δηλητηριασμένο Βέλος του Έρωτα, η απόσυρση του ατόμου είναι ένα συχνό φαινόμενο που παρατηρείται κατά τη διακοπή της εξάρτησης από τον αυνανισμό/πορνογραφία.

Η σοφία του περιορισμού (όχι της διακοπής) της σεξουαλικής δραστηριότητας

Γενικά, συστήνεται ο περιορισμός (αλλά όχι η διακοπή) της σεξουαλικής δραστηριότητας όταν κάποιος υποφέρει από μυϊκής προελεύσεως πυελικό άλγος. Αυτό δεν αποτελεί μια σύσταση στο διηνεκές, αλλά μόνο για τις περιόδους εκείνες όπου το πυελικό έδαφος είναι πολύ επώδυνο και επιρρεπές σε έξαρση των συμπτωμάτων. Επειδή είναι σημαντικός ο περιορισμός, αλλά όχι η διακοπή της σεξουαλικής δραστηριότητας, προκειμένου να περιοριστούν τα συμπτώματα μετά τον οργασμό, υπάρχουν κάποιες προτάσεις που μπορεί να αποδειχθούν χρήσιμες.

*Σε αντίθεση με τη συνηθισμένη συμβουλή ορισμένων
ουρολόγων προς τους ασθενείς τους για αύξηση της
συχνότητας των εκσπερματίσεων, εμείς θεωρούμε
πιο χρήσιμη τη μείωση της συχνότητάς τους μέχρι να
χαλαρώσει η τάση του πυελικού εδάφους*

Μερικές φορές είναι χρήσιμο να πραγματοποιείτε διατάσεις και την Ελευθέρωση των Εναυσματικών Σημείων του Πόνου μετά την επαφή. Ορισμένοι ασθενείς ανέφεραν ότι πραγματοποιούν ήπιες διατάσεις στον πρωκτικό σφιγτήρα, στον κόκκυγα, στο πρόσθιο τμήμα του ανελκτήρα μυός και σε άλλους μυς του πυελικού εδάφους μετά από την επαφή, σε συνδυασμό με χαλάρωση, για να μειώσουν ή να σταματήσουν τα συμπτώματα που έπονται του οργασμού. Ένα ζεστό μπάνιο, η εσωτερική Ελευθέρωση των Εναυσματικών Σημείων του Πόνου και η χαλάρωση κάποια στιγμή μετά το σεξ αποδεικνύονται συχνά χρήσιμες. Μερικές φορές οι σύντροφοι των ασθενών πραγματοποιούν εκείνοι στους ασθενείς την εσωτερική ελευθέρωση εναυσματικών σημείων του πόνου ως τμήμα της τρυφερής τους συνεύρεσης.

Μερικοί ασθενείς γλυτώνουν από την έξαρση της σεξουαλικής δραστηριότητας παίρνοντας 5 ή 10 mg Valium® (διαζεπάμη) πριν ή αμέσως μετά από την επαφή, αν και το Valium® δεν είναι αφροδισιακό και όχι ιδανικό για τη σεξουαλική δραστηριότητα. Το νόημα όλων αυτών των τεχνικών είναι η χαλάρωση της σύσπασης των μυών μετά από τη σεξουαλική δραστηριότητα και η αποκατάσταση την ικανότητάς τους να χαλαρώσουν μετά την έντονη δραστηριότητα του οργασμού. Αυτές οι τεχνικές γίνονται λιγότερο σημαντικές καθώς η πύελος επανέρχεται σε μια γενικότερα πιο χαλαρή κατάσταση.

Γιατί στους άνδρες υπάρχει αυξημένη δυσφορία για λίγες ώρες ή την επόμενη ημέρα μετά από τη σεξουαλική δραστηριότητα

Είναι πολύ σύνηθες στους άνδρες με προστατίτιδα/σύνδρομο χρόνιο πυελικού άλγους και στις γυναίκες με πυελικό άλγος/δυσλειτουργία του πυελικού εδάφους να νιώθουν δυσφορία ή πόνο ώρες ή την επόμενη μέρα μετά από την επίτευξη οργασμού. Ο λόγος για τον οποίο εντείνεται η δυσφορία κατά τη διάρκεια ή μετά από τη σεξουαλική δραστηριότητα σε άνδρες και γυναίκες με σύνδρομα χρόνιου πυελικού άλγους είναι ο εξής. Ο οργασμός προκαλεί έντονες συσπάσεις των μυϊκών ινών της πυέλου, του προστάτη και των σπερματοδόχων κύστεων που διαρκούν περίπου ένα δευτερόλεπτο κατά τον οργασμό.

Ο οργασμός ως ηδονικός σπασμός

Η Δρ. Τζανέτ Ποτς παρατήρησε ότι ο *οργασμός είναι ένας ηδονικός σπασμός*. Η διέγερση του νευρικού συστήματος αυξάνεται σημαντικά κατά τη διάρκεια της σεξουαλικής δραστηριότητας. Ο ηδονικός σπασμός του οργασμού υπό τη μορφή μιας σειράς μυϊκών συσπάσεων αυξανόμενης έντασης οδηγεί σε περαιτέρω σύσπαση των πυελικών μυών. Αυτή η αυξημένη μυϊκή τάση προκαλεί προσωρινά συστολή μιας ήδη συσπασμένης περιοχής που δε χαλαρώνει ικανοποιητικά και οδηγεί τον ασθενή να υπερβεί το κατώφλι εμφάνισης των συμπτωμάτων. Μετά από λίγο, οι μύες χαλαρώνουν και επανέρχονται στο αρχικό τους επίπεδο, ενώ το πυελικό έδαφος επανέρχεται στη βασική του κατάσταση (η οποία περιλαμβάνει κάποιο πόνο ή ενόχληση όταν το άτομο υποφέρει από σύνδρομο χρόνιου πυελικού άλγους). Για αυτό το λόγο δε συνιστούμε έντονη σεξουαλική δραστηριότητα όταν παρουσιάζεται μια έντονη αύξηση των συμπτωμάτων μετά το σεξ.

Όταν εμφανιστεί πόνος μετά από τη σεξουαλική δραστηριότητα, οι διατάσεις και η *Ελευθέρωση των Εναυσματικών Σημείων του Πόνου* μετά το σεξ είναι χρήσιμες. Μερικοί ασθενείς ανέφεραν ότι όταν οι ίδιοι ή οι σύντροφοί τους έκαναν ήπιες διατάσεις του πρωκτικού σφιγκτήρα και άλλων μυών του πυελικού εδάφους μετά το σεξ σε συνδυασμό με χαλάρωση, τότε μειώνονταν τα μεθοργασμικά συμπτώματα. Μερικές φορές αποδεικνύεται χρήσιμο το ρολάρισμα του δέρματος, το αυτο-μασάζ ή η εισαγωγή ενός δακτύλου καλυμμένου με λιπασμένο γάντι στο εσωτερικό του πυελικού εδάφους, με σκοπό την ήπια διάταση του ιστού που βρίσκεται σε σπασμό ή έχει εναυσματικά σημεία πόνου, ώστε να απενεργοποιηθούν όποια επανενεργοποιημένα εναυσματικά σημεία μετά από την επαφή. Η χαλάρωση πριν την επαφή είναι επίσης χρήσιμη, όπως και η χαλάρωση και ένα ζεστό μπάνιο μετά την επαφή. Ορισμένοι ασθενείς αποφεύγουν την έξαρση που προκαλεί η σεξουαλική δραστηριότητα, λαμβάνοντας 5 mg Valium® πριν ή αμέσως μετά από την επαφή. Ο σκοπός όλων αυτών των τεχνικών είναι να χαλαρώσει η σύσπαση των μυών μετά από τη σεξουαλική δραστηριότητα και η αποκατάσταση της ικανότητάς τους να χαλαρώσουν μετά την έντονη δραστηριότητα του οργασμού. Αυτές οι τεχνικές γίνονται λιγότερο σημαντικές καθώς η πύελος επανέρχεται σε μια γενικότερα πιο χαλαρή κατάσταση.

Αυτές είναι ιδιαίτερα σημαντικές συμβουλές για τους άνδρες οι οποίοι επιδίδονται σε ψυχαναγκαστικό αυνανισμό. Αν και η επίτευξη εκσπερμάτισης συνήθως μειώνει την αγωνία και τη δυσφορία για ένα σύντομο χρονικό διάστημα, συχνά δημιουργεί μεγαλύτερη δυσφορία ή πόνο μετά από ώρες ή μία-δύο μέρες. Όταν η θεραπεία είναι αποτελεσματική, καθώς τα συμπτώματα υποχωρούν, η συχνότητα της σεξουαλικής δραστηριότητας μπορεί να επιστρέψει σε φυσιολογικά επίπεδα.

Ενισχύοντας τον αισθησιασμό εν μέσω του πόνου και της δυσλειτουργίας των συνδρόμων του πυελικού άλγους

Οι άνδρες της δικής μας κουλτούρας συνήθως αισθάνονται άβολα να παραδεχτούν είτε προς εαυτούς, είτε προς άλλους την ανάγκη τους για εγγύτητα, επικοινωνία και μη σεξουαλική τρυφερότητα. Στη δική μας κουλτούρα, οι άνδρες συχνά εκφράζονται χτυπώντας ο ένας τον άλλο στην πλάτη ή στον ώμο και με συγκεκριμένους χαρακτηρισμούς. Με αυτό τον τρόπο, οι άνδρες εκφράζουν την τρυφερότητα και τη σύνδεσή τους με τους άλλους διατηρώντας την εικόνα του ανδρισμού τους. Οι αγχώδεις άνδρες χωρίς σεξουαλική σχέση συχνά καταφεύγουν στον αυνανισμό ως τρόπο μείωσης του άγχους τους. *Με μια λέξη, το σεξ χρησιμοποιείται συχνά από τους άνδρες για την αντιμετώπιση αναγκών που δεν είναι σεξουαλικές.*

Για πολλούς άνδρες, οι σεξουαλικές επαφές αποτελούν το μοναδικό τρόπο για να δεχτούν αγάπη, στοργή, εγγύτητα και επιβεβαίωση

Όταν οι άνδρες υποφέρουν από κάποια μορφή συνδρόμου χρόνιου πυελικού άλγους, σηκώνουν πολλά βάρη που δεν τα συζητάνε ποτέ. Οι άνδρες που βλέπουμε στην κλινική μας συχνά παραπονιούνται για μειωμένη σεξουαλική επιθυμία. Ωστόσο, αυτό που συχνά δεν αναφέρεται είναι ότι στην περίπτωση του άνδρα με πυελικό άλγος και δυσλειτουργία, η δυσφορία κατά την επαφή καταστρέφει τη μοναδική του διέξοδο για έκφραση οικειότητας και χαλάρωσης.

Όταν το κόστος της επαφής είναι ιδιαίτερα βαρύ ή επαχθές, συνιστούμε στους ασθενείς μας να προτιμήσουν να αγκαλιαστούν με τη σύντροφό τους χωρίς να επιδιώκουν σεξουαλική επαφή και οργασμό. Προτείνουμε, για παράδειγμα, στον άνδρα να ανταλλάσει μη σεξουαλικά μηνύματα με τη γυναίκα του ή να συμφωνήσει μαζί της απλά να ξαπλώσουν στον καναπέ και να κάνουν μασάζ ποδιών ο ένας στον άλλο. Αυτές οι τρυφερές, ωστόσο μη σεξουαλικές, στιγμές χρησιμεύουν στην αντιμετώπιση του συχνά αυξημένου άγχους του άνδρα και βοηθούν στην επίλυση των δύσκολων στιγμών που συχνά προκύπτουν στον έγγαμο βίο.

Εάν οι επαφές είναι επώδυνες, η μειωμένη σεξουαλικότητα δεν αποτελεί πρόβλημα. Αυτό δε σημαίνει να σταματήσετε εντελώς τις επαφές, αλλά να μειώσετε τη συχνότητα τους μέχρι να είστε σε θέση να περιορίσετε την αυξημένη τάση στο πυελικό έδαφος μετά τον οργασμό

Ορισμένοι άνδρες με προστατίτιδα συχνά πιστεύουν ότι ο ανδρισμός τους εξαρτάται από την ικανότητά τους να έχουν επαφές και να ικανοποιούν τις συντρόφους τους. Όταν προτείνουμε λιγότερες επαφές, οι ασθενείς εκφράζουν δυσφορία και ανησυχία για το πώς θα αντιδράσει η σύντροφός τους.

Μερικές φορές συστήνουμε στον ασθενείς να είναι ξεκάθαροι με τη σύντροφό τους στο ότι είναι σε θέση να της προσφέρουν σεξουαλική ικανοποίηση αλλά ότι εκείνοι θα απέχουν από τον οργασμό. Αυτή η ικανοποίηση μπορεί να έχει τη μορφή ενός σεξουαλικού μασάζ, ή τον οργασμό χωρίς συνουσία. Με αυτό τον τρόπο, η φόρτιση που δέχεται η σχέση του άνδρα και συχνά τον ανησυχεί μπορεί να περιοριστεί, ελαχιστοποιώντας την έξαρση των συμπτωμάτων.

Καμία από αυτές τις κινήσεις δεν είναι ιδανικές

Δε θέλουμε να δώσουμε την εντύπωση ότι τα απλά χάδια, ή η ικανοποίηση της συντρόφου, επιλύει τα σεξουαλικά ζητήματα που προκύπτουν αναφορικά με τα σύνδρομα του πυελικού άλγους. Οι κινήσεις αυτές είναι απλά προσπάθειες να αμβλυνθεί μια κατάσταση υπό συνθήκες οι οποίες, στην καλύτερη περίπτωση, είναι δύσκολες. Κατανοούμε ότι η καλύτερη λύση που μπορούμε να προσφέρουμε στο ζήτημα των επαφών και των προβλημάτων που θα προκύψουν στους άνδρες ή στις γυναίκες με σύνδρομα χρόνιου πυελικού άλγους και στις/στους συντρόφους τους, είναι να μπορέσουν να βοηθηθούν στη μείωση ή την εξάλειψη των συμπτωμάτων τους.

Η χαλάρωση κατά τη σεξουαλική δραστηριότητα μπορεί να βοηθήσει να ηρεμήσει η δυσφορία μετά τον οργασμό

Διαπιστώσαμε ότι, όταν οι πυελικοί μύες είναι χαλαροί στην αρχή και στην ολοκλήρωση της σεξουαλικής δραστηριότητας, η δυσφορία που σχετίζεται με τη σεξουαλική δραστηριότητα μειώνεται. Παρακάτω παρατίθενται μερικές κινήσεις που μπορείτε να ακολουθήσετε για να αλλάξετε τη συχνά ασυνείδητη συνήθεια σύσπασης των πυελικών μυών πριν και κατά τη διάρκεια του οργασμού.

Αναγνωρίζοντας τί συμβαίνει στους πυελικούς σας μυς κατά τη διάρκεια της σεξουαλικής δραστηριότητας

Ακολουθούν μερικές παρατηρήσεις σχετικά με τη χαλάρωση κατά τη σεξουαλική δραστηριότητα.

- Παρατηρείστε εάν είστε ανήσυχοι αναμένοντας να είστε σεξουαλικοί.
- Παρατηρείστε εάν παρουσιάζονται οποιεσδήποτε ανησυχίες κατά τη σεξουαλική δραστηριότητα.

- Παρατηρείστε εάν υπάρχει οποιαδήποτε αίσθηση επιτακτικότητας καθώς πλησιάζετε στον οργασμό ή αν, αντίθετα, υπάρχει μια χαλαρή αίσθηση.

- Παρατηρείστε εάν υπάρχει οποιαδήποτε περιττή σύσπαση των πυελικών σας μυών καθώς εντείνεται η σεξουαλική αίσθηση, ενώ πλησιάζετε ή κατά τη διάρκεια του οργασμού.

- Προσπαθείστε όσο μπορείτε να παρατηρήσετε εάν επιβαρύνετε τη σεξουαλική αίσθηση με περιττή τάση.

- Παρατηρείστε τι συμβαίνει όταν εξασκείστε στη σκόπιμη μείωση της τάσης κατά τη σεξουαλική δραστηριότητα.

- Παρατηρείστε εάν υπάρχει κάποια διαφορά στην ποιότητα του οργασμού ή στη δυσφορία μετά από αυτόν επιβραδύνοντας και χαλαρώνοντας κατά τη σεξουαλική δραστηριότητα.

Παρατηρείστε χωρίς να προσπαθείτε να επηρεάσετε αυτό που συμβαίνει

Η τεχνική της παρατήρησης της δραστηριότητας των πυελικών μυών κατά την επαφή πρέπει να γίνει χωρίς να επεμβαίνετε σε αυτή. Πρώτα από όλα, παρατηρήστε. Μετά αναλογιστείτε τα ακόλουθα:

Η χαλάρωση του πυελικού εδάφους κατά τη σεξουαλική δραστηριότητα σημαίνει συνήθως ότι επιβραδύνετε και χαλαρώνετε για να νιώσετε τη σεξουαλική αίσθηση ξανά και ξανά αν έχετε την τάση να συσπάστε αντανακλαστικά στις στιγμές της κορύφωσης

Οι οδηγίες της *Παράδοξης Χαλάρωσης* μπορεί επίσης να χρησιμοποιηθούν για την αλλαγή της συνήθειας της άσκησης υπερβολικής πίεσης στους πυελικούς μυς κατά την επαφή. *Η εξάσκηση στην Παράδοξη Χαλάρωση αντικατοπτρίζεται στην ικανότητά σας να αποδεχτείτε και να χαλαρώσετε ακόμα και κατά τη διάρκεια μιας ημιτελούς σεξουαλικής εμπειρίας. Οι άντρες συνήθως παγιδεύονται στην παρόρμηση για την επίτευξη οργασμού. Αυτή η παρόρμηση συνήθως συνοδεύεται από πυελική τάση και έλλειψη χαλαρότητας. Η δική μας σύσταση είναι η εξής: αντί να ακολουθείτε τη συνήθεια της σύσπασης των πυελικών σας μυών και να επιταχύνετε τη διαδικασία για την επίτευξη του οργασμού, επιβραδύνετε και νιώστε τις λεπτές αισθήσεις που προκύπτουν. Αρχικά, αυτό δεν είναι εύκολο και απαιτείται συγκεκριμένη πειθαρχία και θέληση προκειμένου να καθυστερήσετε την επιδίωξη της άμεσης ικανοποίησης. Παρακάτω θα ασχοληθούμε με το πώς να μη θεωρείτε το σεξ επείγουσα προτεραιότητα.*

Είναι πολύ χρήσιμο για κάποιον με πυελικό άλγος να μην αντιμετωπίζει τον οργασμό ως επείγουσα κατάσταση

Όταν ένα άτομο υποφέρει από έντονη τάση στους πυελικούς μυς, η σύσπαση κατά τη διάρκεια της επαφής είναι σύνηθες φαινόμενο. Επίσης συνηθισμένο φαινόμενο είναι το άγχος επίδοσης και η βιασύνη για την κορύφωση. Όταν ο άνδρας σφίγγει τους πυελικούς μυς τη στιγμή που εκείνοι φυσιολογικά συσπώνται, η σεξουαλική αίσθηση συχνά μειώνεται και αυξάνεται η πιθανότητα εμφάνισης μετέπειτα δυσφορίας.

Αυτός είναι και ο λόγος για τον οποίο προτείνουμε να μη θεωρείται το σεξ επείγον. Αυτό πρακτικά συνεπάγεται την εφαρμογή της μεθόδου χαλάρωσης του πρωτοκόλλου μας καθ' όλη τη διάρκεια της συνουσίας. Αυτό σημαίνει ότι το άτομο αναγνωρίζει τη συχνά ασυνείδητη τάση σύσπασης των μυών του κατά το σεξ και χαλαρώνει αντί να συσπάται. Αυτή η χαλάρωση κατά τη σεξουαλική δραστηριότητα σημαίνει ότι αφήνεται στη σεξουαλική εμπερία αντί να προσπαθεί να την ελέγξει. Αυτή η πρακτική χαλάρωσης κατά την επαφή είναι άγνωστη για τους περισσότερους άνδρες. Προϋποθέτει μια περισσότερο παθητική και λιγότερο ενεργητική στάση εκ μέρους του άνδρα. Σημαίνει ότι το άγχος δεν κυριαρχεί κατά την επαφή. Η χαλάρωση κατά την επαφή συνοδεύεται από αυξημένη σωματική και συναισθηματική ευαισθησία.

Η ιδέα της σεξουαλικής συνεύρεσης που συνοδεύεται από βαθιά χαλάρωση δεν είναι καινούρια. Αυτή η στάση υφίσταται για χιλιάδες χρόνια και συμπεριλαμβάνεται σήμερα στην πρακτική της λεγόμενης «ταντρικής γιόγκα.» Όπως θα αναλύσουμε στη συζήτησή μας για την αντιμετώπιση των σεξουαλικών δυσλειτουργιών λόγω αιδοιωδυνίας, ενώ η ταντρική γιόγκα έχει πνευματικούς στόχους, μπορεί ενδεχομένως να συμβάλει στην αποκατάσταση της υγείας των πυελικών μυών.

Είναι σημαντικό το σεξ να μην αντιμετωπίζεται ως επείγον. Οι χαλαρές επαφές σε συνδυασμό με την αποκατάσταση και χαλάρωσητων πυελικών μυών, απομακρύνει τους πυελικούς μυς από το αυξημένο επίπεδο τάσης που θεωρούμε υπεύθυνο για την αυξημένη δυσφορία μετά τη συνουσία. Για μια ακόμα φορά, δεν είναι εύκολο για κάποιον να μάθει να είναι βαθιά χαλαρωμένος και δεκτικός στη διάρκεια της σεξουαλικής δραστηριότητας. Η αυθόρμητη κίνηση είναι να κινηθεί γρήγορα.

Χρειάζεται χρόνος , υπομονή και επιμονή για να μάθει κάποιος να είναι βαθιά χαλαρωμένος.. Εκτός από τη μείωση συμπτωμάτων, η πρακτική αυτή προσφέρει και την ανταμοιβή της αυξημένης βιωματικής παρουσίας, της τρυφερότητας και απόλαυσης

Το τάντρα και το πυελικό άλγος

Η αρχαία πρακτική του τάντρα υπαγορεύει την αργή είσοδο του άνδρα στη γυναίκα κατά την επαφή και ελάχιστες κινήσεις από την πλευρά του. Η προσοχή του επικεντρώνεται στην σεξουαλική αίσθηση των γεννητικών του οργάνων και στη σεξουαλική και αισθησιακή σύνδεση με τη σύντροφό του. Ο άνδρας εστιάζει στη χαλάρωση σε συνδυασμό με τη σεξουαλική απόλαυση και την αίσθηση του ανεκπλήρωτου, καθώς καθυστερεί να επιτύχει τον οργασμό.

Η πρακτική του τάντρα επιτρέπει στο ζευγάρι τη συνουσία με ελάχιστες κινήσεις και ερεθισμό του κόλπου. Επίσης, διευκολύνει τη χαλάρωση του πυελικού εδάφους κατά την επαφή τόσο στους άνδρες όσο και στις γυναίκες

Όταν ο άνδρας αρχίζει να χάνει τη στύση του, κινείται για να ερεθιστεί μέχρι να την επανακτήσει. Στη συνέχεια, εξακολουθεί να χαλαρώνει, στρέφοντας την προσοχή του στην επικοινωνία με τη σύντροφό του. Παραμένει δεκτικός και ανοικτός, προκειμένου να νιώσει το σύνολο των αισθήσεων και συναισθημάτων που προκύπτουν από την επαφή με τη σύντροφό του. Καθώς παραμένει σε αυτήν την κατάσταση με τη σύντροφό του, ο οργασμός μπορεί να προκύψει χωρίς την έντονη κίνηση που συνήθως προϋποθέτει η συνουσία. Οι περισσότεροι άντρες που το εφαρμόζουν αναφέρουν μια σημαντικά βελτιωμένη σεξουαλική εμπειρία. Πολλά ζευγάρια, που δεν έχουν ακούσει καν για πυελικό άλγος, εφαρμόζουν το τάντρα.

Η εφαρμογή του τάντρα αρχικά δεν είναι εύκολη. Όπως αναφέραμε, η ταντρική πρακτική προϋποθέτει τη θέληση του άνδρα να ανεχτεί την αίσθηση του ανεκπλήρωτου, σε συνδυασμό με την ικανοποίηση που προέρχεται από το γεγονός ότι δε βιάζεται να έρθει σε οργασμό. Κάποιοι άνδρες δεν ενδιαφέρονται να διερευνήσουν αυτή την πρακτική και τη θεωρούν εισβολή στην ανεξαρτησία και την ελευθερία τους. Άλλοι απεχθάνονται τον αυστηρό έλεγχο που επιβάλλει στην παρόρμησή τους. Υπάρχουν, ωστόσο, πολλοί άντρες που έχουν σχέση με γυναίκες που πάσχουν από αιδοιωδυνία και οι οποίοι είναι πρόθυμοι να δοκιμάσουν κάθε μέσο επίτευξης σεξουαλικής τρυφερότητας. Βέβαια, ακόμα και με την εφαρμογή του τάντρα, οι περισσότερες γυναίκες με αιδοιωδυνία νιώθουν κάποια ενόχληση. Εξαρτάται σε ποιο στάδιο δυσπαρεύνιας βρίσκονται. Το τάντρα, παρά τον περιορισμό του, μπορεί να βοηθήσει μια γυναίκα με αιδοιωδυνία να απολαύσει τη σεξουαλική τρυφερότητα και να ελαχιστοποιήσει τον πόνο.

Πυελικό άλγος και συνουσία χωρίς τη διαπίστωση ΣΜΝ

Υπάρχει μια μικρή αλλά ξεχωριστή ομάδα ανδρών οι οποίοι παραπονούνται για πυελικό άλγος που ταυτίζεται με την τυπική διάγνωση της προστατίτιδας ή του συνδρόμου του χρόνιου πυελικού άλγους και το οποίο παρουσιάζεται μετά από μια συνουσία που χαρακτηρίζεται από ντροπή, ενοχή ή δεύτερες σκέψεις. Στην ανάλυση που ακολουθεί, θα αναφερθούμε στον αγχωτικό ή ενοχικό σεξουαλικό πόνο (ΑΕΣΠ) που έπεται μιας τέτοιας συνεύρεσης.

Συνήθως σε αυτή την περίπτωση, ο άνδρας πληρώνει μια γυναίκα για σεξουαλικό μασάζ ή μια πόρνη για συνουσία ή διατηρεί μια ευκαιριακή ή μακροχρόνια εξωσυζυγική σχέση ή επιδίδεται σε κάποια μορφή σεξουαλικής δραστηριότητας για την οποία εκ των υστέρων αισθάνεται άγχος ή ενοχή.

Συνήθως, μετά τη συνουσία, ο άνδρας φοβάται ότι έχει κολλήσει κάποιο ΣΜΝ λόγω περίεργων συμπτωμάτων. Κάνει όλες τις απαραίτητες εξετάσεις και δε βρίσκεται κανένα ΣΜΝ. Στην ουρολογική και ψυχολογική βιβλιογραφία, δεν υπάρχει καμία εξήγηση για τη σχέση ανάμεσα στα συμπτώματα προστατίτιδας/ΣΧΠΑ και τη σεξουαλική συμπεριφορά που σχετίζεται με αυτά τα συμπτώματα.

Η χρόνια προστατίτιδα/σύνδρομο χρόνιου πυελικού άλγους για ένα μικρό αριθμό ανδρών σχετίζεται με τη σεξουαλική ενοχή ή το άγχος σχετικά με τη σεξουαλική συνεύρεση

Θεωρούμε ότι οι άνδρες οι οποίοι αναφέρουν πυελικό άλγος που εκλύεται λόγω ΑΕΣΠ παρουσιάζουν συνήθως κοινή ψυχολογική αντίδραση στη συμπεριφορά τους που οδηγεί στα περίπλοκα συμπτώματα της προστατίτιδας/ΣΧΠΑ.

Οι ψυχολογικοί μηχανισμοί στο πυελικό άλγος/ δυσλειτουργία λόγω ΑΕΣΠ

Θεωρούμε ότι η γενικότερη στάση και η ψυχολογική κατάσταση μπορεί να οδηγήσει σε σωματική αντίδραση στο άτομο που υποφέρει από πυελικό άλγος/δυσλειτουργία λόγω ΑΕΣΠ. Αυτό το άτομο συνήθως λειτουργεί με μια άκαμπτη ηθική άποψη. Τα γεγονότα της ζωής είναι μόνο άσπρα ή μαύρα, σωστά ή λάθος, καλά ή κακά. Αυτό το ηθικό πρότυπο ισχύει τόσο για τους άλλους όσο και για τον εαυτό τους. Το μυαλό αυτών των ανδρών δεν αποδέχεται γεγονότα, αισθήματα και συμπεριφορές όπως είναι αντικειμενικά, χωρίς να τους βάζει ηθική ταμπέλα. Αυτοί οι άνδρες αποκηρύσσουν τα συναισθήματα ή τις συμπεριφορές που κρίνουν ότι είναι κακές ή λανθασμένες και κοιτούν τους εαυτούς τους με περιφρόνηση και απόρριψη.

Οι άνδρες που εμφανίζουν πυελικό άλγος μετά από μια ενοχική ή αγχωτική σεξουαλική συνεύρεση, συνήθως δυσκολεύονται να συγχωρήσουν τα αισθήματα ή τη συμπεριφορά των ίδιων ή των άλλων την οποία κρίνουν ως κακή ή εσφαλμένη

Τυπικά ο άνδρας με πυελικό άλγος λόγω ΑΕΣΠ μετά τη συνεύρεση μετανιώνει, αισθάνεται ένοχος ή φοβάται ότι έχει παραβεί κάποιον ηθικό κώδικα ή ότι θα αποκαλυφθεί στη σύντροφό του ή ότι έχει κολλήσει κάποιο είδος ασθένειας. Όταν ρωτήσαμε τους άνδρες αυτούς για τους λόγους της συμπεριφοράς τους, επέδειξαν ελάχιστη κατανόηση για το πώς επέτρεψαν αυτή τη συνεύρεση. Στις περιπτώσεις με σχέση, δεν έδειξαν καμία συγχώρεση για τις συνθήκες και το πλαίσιο στο οποίο συνέβη το γεγονός (π. χ. ήταν μόνοι, σεξουαλικά απογοητευμένοι, αποξενωμένοι από τη σύντροφό τους και ήθελαν να καλύψουν την ανάγκη τους για ανακούφιση, επιβεβαίωση, αυτοεκτίμηση, κ.λ.π.). Αντίθετα, όταν ρωτήθηκαν σχετικά με την συμπεριφορά τους, η απάντηση τους ήταν ότι, «ήταν λάθος και δε θα έπρεπε να το έχω κάνει αυτό και νιώθω ένοχος και φοβάμαι εξαιτίας του.» Επίσης, συνήθως αποκρίνονται, «μάλλον μου αξίζει αυτό που παθαίνω.»

Οι άνδρες με πυελικό άλγος/δυσλειτουργία λόγω ΑΕΣΠ δεν αφήνουν πολλά ψυχολογικά περιθώρια λάθους στους εαυτούς τους. Θεωρούμε ότι ο πόνος και η δυσλειτουργία τους είναι το αποτέλεσμα της προσπάθειάς τους αφενός να τιμωρήσουν τους εαυτούς τους και αφετέρου να τους αποτρέψουν από μια τέτοια συμπεριφορά στο μέλλον. Αυτό το κάνουν σφίγγοντας τους μυς του πυελικού εδάφους, ώστε να αποτρέψουν τα σεξουαλικά συναισθήματα να τους κυριεύσουν και να τους κάνουν να χάσουν τον έλεγχο της συμπεριφοράς τους. Σε άλλο σημείο αναλύσαμε τη θεωρία ότι το πυελικό άλγος είναι το αποτέλεσμα της χρόνιας συνήθειας να βάζει κανείς την ουρά στα σκέλια που συνδέεται με αισθήματα φόβου, ντροπής και μεταμέλειας ή ενοχής. Τα σκυλιά συνηθίζουν να βάζουν την ουρά στα σκέλια όταν ο ιδιοκτήτης τους αποδοκιμάζει τη συμπεριφορά τους.

Σε ψυχολογικό επίπεδο, οι άνδρες με πυελικό άλγος που συνδέεται με τη σεξουαλική συνεύρεση είναι καλό να συγχωρέσουν τον εαυτό τους και να κατανοήσουν ότι μπορούν να ελέγχουν τις σεξουαλικές τους παρορμήσεις χωρίς να συσπούν την πύελο τους

Με άλλα λόγια, υποστηρίζουμε ότι ο πρωταρχικός στόχος της αντίδρασης αυτών των ανδρών έναντι της συμπεριφοράς που απορρίπτουν είναι η χρόνια σύσπαση των πυελικών τους μυών προκειμένου να σταματήσουν τη σεξουαλική τους αίσθηση και να ελέγξουν τη συμπεριφορά τους. Όπως και σε άλλους άνδρες με μυϊκής προελεύσεως πυελικό άλγος και δυσλειτουργία, αυτή η χρόνια τάση και προστατευτική σύσπαση δημιουργεί ένα αφιλόξενο περιβάλλον στο πυελικό έδαφος, που καταλήγει σε πυελικό άλγος και δυσλειτουργία. Συνοπτικά, η ενοχή για τη σεξουαλική συνεύρεση οδηγεί σε φόβο για τον αυτο-έλεγχο. Η ενστικτώδης αντίδραση του φόβου και της ντροπής στον άνθρωπο είναι να «βάζει την ουρά στα σκέλια.» Η επακόλουθη ασυνείδητη παρατεταμένη σύσπαση αποσκοπεί στον έλεγχο των σεξουαλικών παρορμήσεων και πράξεων.

Ένας λογιστής με πυελικό άλγος/δυσλειτουργία απευθύνθηκε σε εμάς. Ανέφερε ότι κατά τη διάρκεια της φορολογικής περιόδου που συνοδεύεται από σημαντικά αυξημένο στρες, και ενώ βρίσκεται σε αντιπαράθεση με την τελειομανή και επικριτική σύζυγό του, δημιούργησε μια σχέση με τη γραμματέα ενός συνεταίρου του. Εξέφρασε μεγάλη ντροπή για τη συμπεριφορά του, καθώς θεωρούσε τον εαυτό του ηθικό και θρησκευόμενο άνθρωπο. Δήλωσε ότι οι ηθικές του αξίες δε θα του επέτρεπαν ποτέ την απιστία του, ωστόσο εκείνος ούτως ή άλλως απίστησε. Η εξωσυζυγική σχέση του συνεχίστηκε για λίγο παραπάνω από ένα χρόνο. Η σύζυγός του ανακάλυψε την απιστία του και στη συνέχεια οι δυό τους πέρασαν μια δύσκολη περίοδο. Αναζήτησαν βοήθεια από ένα σύμβουλο γάμου, όπου κατά τη διάρκεια των συνεδριών ο σύζυγος εξέφρασε επανειλημμένα τη μεταμέλεια του, υποσχέθηκε να μην το επαναλάβει ποτέ και παρακάλεσε τη σύζυγό του να τον συγχωρέσει.

Τα πράγματα είχαν σχεδόν αποκατασταθεί, όταν ξεκίνησε το πυελικό άλγος. Αρχικά, ερωτώμενος αν είχε νιώσει τρυφερότητα, μείωση άγχους ή όμορφα μέσα στην εξωσυζυγική του σχέση, δεν της απέδιδε ιδιαίτερη βαρύτητα.

Είχε δυσκολία να απαντήσει στην ερώτηση, αν η εξωσυζυγική σχέση του προσέφερε τελικά κάτι. Φάνηκε να μη θέλει να εκτιμήσει τι αποκόμισε από αυτή τη σχέση και επανερχόταν διαρκώς στην αυτο-κριτική και αυτο-καταδίκη του. Μετά από σκέψη, αποδέχτηκε απρόθυμα ότι του προσέφερε γαλήνη, απόλαυση, αυτοεκτίμηση και μείωση του άγχους του, αλλά γρήγορα επαναλάμβανε ότι αυτά τα οφέλη δεν μπορούσαν να δικαιολογήσουν τη συμπεριφορά του.

Η ντροπή και η ενοχή στους ασθενείς με πυελικό άλγος λόγω ΑΕΣΠ μπορεί να συνοδεύεται από τη σωματική αντίδραση να βάζουν χρονίως την ουρά στα σκέλια

Είχε μεγάλη δυσκολία να πιστέψει ότι μπορούσε να συγχωρέσει τον εαυτό του για αυτή τη συμπεριφορά του. Όταν ρωτήθηκε τί φανταζόταν ότι θα συνέβαινε εάν συγχωρούσε τον εαυτό του για την απιστία του, απάντησε ότι αν συγχωρούσε τον εαυτό του κινδύνευε να το επαναλάβει.

Οι άνδρες με πυελικό άλγος λόγω ΑΕΣΠ που έχουμε δει τείνουν να δυσκολεύονται να διαχωρίσουν τις σκέψεις, τα αισθήματα και τη συμπεριφορά. Όταν προτείναμε ότι μπορεί κάποιος να αφεθεί στα σεξουαλικά συναισθήματα χωρίς να επεμβαίνει σε αυτά, οι άνδρες με πυελικό άλγος λόγω ΑΕΣΠ σάστιζαν. Οι περισσότεροι άνδρες θεωρούσαν περίεργο να αφεθούν στις παρορμήσεις και στα συναισθήματα τους χωρίς να επεμβαίνουν σε αυτά. Ωστόσο, αυτή η διάκριση είναι κρίσιμη σε άνδρες με πυελικό άλγος λόγω ΑΕΣΠ για να επιτρέψουν στον εαυτό τους να χαλαρώσουν το πυελικό τους έδαφος.

Εικάζουμε για το συγκεκριμένο ασθενή και άλλους με πυελικό άλγος λόγω ΑΕΣΠ ότι, νιώθοντας ντροπή και φόβο για τη συμπεριφορά του, έβαζε την ουρά στα σκέλια διαρκώς κα εν τέλει δε μπορούσε να φανταστεί να το σταματά. Αυτή η χρόνια σύσπαση των πυελικών του μυών ήταν ένας τρόπος να σταματήσει να νιώθει τις σεξουαλικές του παρορμήσεις. Το να μην τις νιώθει ήταν πλέον ο δικός του τρόπος να τις ελέγχει και συνεπώς να ελέγχει και πράξεις ορμώμενες από αυτές.

Το *Πρωτόκολλο Γουάιζ-Άντερσον* για το πυελικό άλγος/ δυσλειτουργία λόγω ΑΕΣΠ: μαθαίνοντας να ελέγχετε τις σεξουαλικές παρορμήσεις χωρίς τη χρόνια σύσπαση του πυελικού εδάφους

Θεωρούμε ότι υπάρχει και μια ψυχολογική προϋπόθεση για έναν άνδρα με πυελικό άλγος/δυσλειτουργία λόγω ΑΕΣΠ που επιθυμεί να ξεπεράσει αυτή την πάθηση. Θα έπρεπε να συγχωρέσει τη συμπεριφορά του και να κατανοήσει ότι μπορεί να έχει μια χαλαρή πύελο, να νιώθει σεξουαλικά αισθήματα και ότι δε χρειάζεται να συσπά χρονίως τους μυς του πυελικού εδάφους, προκειμένου να ελέγξει τις σεξουαλικές του παρορμήσεις. Θα βοηθούσε τον εαυτό του να κατανοήσει ότι ένα χαλαρό και μη συσπασμένο πυελικό έδαφος αναπόφευκτα θα είναι δεκτικό σε σεξουαλικά αισθήματα και ότι αυτά τα συναισθήματα είναι φυσιολογικά και δε χρειάζεται να κρίνονται ως λανθασμένα ή κακά προκειμένου να τα ελέγχει.

Συνήθως οι άντρες με πυελικό άλγος/δυσλειτουργία αποκηρύσσουν την εμπειρία τους, καθώς τη θεωρούν άσχημη ή λανθασμένη. Αυτή η ψυχολογική αποκήρυξη παρουσιάζεται ταυτόχρονα με τη σύσπαση των μυών του πυελικού εδάφους. Όταν αυτή η αποκήρυξη προστίθεται στην ιδέα ότι η άσχημη ή λανθασμένη συμπεριφορά τους πρέπει να τιμωρηθεί ωστε να ελεγχθεί στο μέλλον, συσπούν ασυνείδητα το πυελικό τους έδαφος ακόμα περισσότερο.

Μόλις ξεκινήσει αυτή η περίοδος της χρόνιας πυελικής σύσπασης, όπως και σε άλλους άνδρες με μυϊκής προελεύσεως πυελικό άλγος, η κατάσταση αποκτά αυτόνομη ύπαρξη. Αυτή η κατάσταση τροφοδοτείται από τον κύκλο της τάσης, άγχους, πόνου, και προστατευτικής σύσπασης. Σε αυτό το φαύλο κύκλο, ιδίως στους συγκεκριμένους άνδρες, προστίθεται και η προστατευτική σύσπαση απέναντι στα σεξουαλικά αισθήματα που δημιουργούνται στην πύελο. Συνοψίζοντας :

- Οι άνδρες με πυελικό άλγος/δυσλειτουργία λόγω ΑΕΣΠ λειτουργούν σε μια σφαίρα σωστού-λάθους και κρίνουν τη δική τους ανήθικη συμπεριφορά με περιφρόνηση και αποκήρυξη
- Αυτή η αποκήρυξη αποτελεί και ψυχολογική αποβολή και επίκριση της συμπεριφοράς τους, αλλά και σωματική εκδήλωση αυτών των συναισθημάτων με τη χρόνια σύσπαση του πυελικού εδάφους.

Θεραπεία

Η ψυχολογική θεραπεία απαιτεί τόσο την τροποποίηση της αυτο-περιφρόνησης και των σκέψεων που λένε ότι, «Ο μόνος τρόπος για να ελέγξω τον εαυτό μου είναι να συσπώ τους πυελικούς μου μυς, ώστε να ελέγχω τις σεξουαλικές μου πράξεις.» Ο άνδρας πρέπει να νιώθει ότι δεν υπάρχει πρόβλημα να έχει σεξουαλικά αισθήματα, να έχει μια χαλαρή πύελο και να νιώθει σεξουαλική διέγερση, και ταυτόχρονα να κατανοεί ότι μπορεί να ελέγχει τις σεξουαλικές του παρορμήσεις χωρίς να τις καταστρέφει. Είναι αυτονόητο ότι το πλήρες πρωτόκολλο που προσφέρουμε, συμπεριλαμβανομένης της φυσιοθεραπείας και της *Παράδοξης Χαλάρωσης*, αποτελεί αναπόσπαστο μέρος της θεραπείας.

Σωματική Άσκηση και Σύνδρομα Χρόνιου Πυελικού Άλγους

Η σχέση ανάμεσα στην άσκηση και το πυελικό άλγος δεν αναφέρεται συχνά. Δεν υπάρχει πολλή βιβλιογραφία σχετικά με αυτό το θέμα, αν και πολλοί ασθενείς μας αγωνιούν για συμβουλές σχετικά με το εάν πρέπει να ξεκινήσουν, να συνεχίσουν, ή να διακόψουν τη σωματική άσκηση.

Η γενικότερη συμβουλή προς τους ασθενείς μας σχετικά με τη σωματική άσκηση είναι να βρουν μια μορφή καρδιαγγειακής άσκησης που να επιδεινώνει ελάχιστα τα συμπτώματα τους

Ορισμένοι ασθενείς με προστατίτιδα, διάμεση κυστίτιδα και ουρηθρικό σύνδρομο ανέφεραν ότι ορισμένα είδη άσκησης επιδείνωναν τα συμπτώματά τους και άλλα όχι. Άλλοι ανέφεραν ότι αισθάνονται καλύτερα μετά την άσκηση. Κάποιοι άλλοι ανέφεραν ότι η άσκηση δεν είχε καμία επίδραση στα συμπτώματα τους.

Σε γενικές γραμμές, η σωματική άσκηση μειώνει τα επίπεδα άγχους και είναι ευεργετική για το σώμα, με πολλούς τρόπους. Πολλές φορές κάποιες μορφές σωματικής άσκησης αντενδείκνυνται. Οι ασθενείς οι οποίοι τις απολάμβαναν ή είχαν ωφεληθεί από αυτές μας ρωτούν εάν πρέπει να τις ξαναρχίσουν, παρά τον αυξημένο πόνο, ή κατά πόσο θα μπορέσουν ποτέ να τις επαναλάβουν. Η άποψή μας είναι ότι ορισμένα είδη σωματικής άσκησης μπορεί να επιδεινώσουν το πυελικό άλγος, επειδή απαιτούν ισχυρή σύσπαση από τους πυελικούς μυς- μυς που είναι ήδη βραχυμένοι λόγω της χρόνιας μυϊκής τάσης. Αυτοί οι συσπασμένοι, βραχυμένοι μύες δε μπορούν να χαλαρώσουν πολύ καλά. Όταν η σωματική άσκηση τους συσπά ακόμα περισσότερο παραμένουν σε μια κατάσταση αυξημένης τάσης για κάποιο διάστημα. Για λόγους που δε γνωρίζουμε, τα συμπτώματα ορισμένων ατόμων επηρεάζονται ενώ άλλων όχι.

Τα είδη των σωματικών ασκήσεων που ενδέχεται να επιδεινώσουν τα συμπτώματα του πυελικού άλγους και της δυσλειτουργίας όταν κάποιος είναι συμπτωματικός περιλαμβάνουν την άρση βαρών και body building, τους κοιλιακούς, τα ροκανίσματα, και την ποδηλασία

Πιστεύουμε ότι η ποδηλασία επιδεινώνει τα συμπτώματα σε ορισμένα άτομα, διότι πιέζει τα ευαίσθητα, επώδυνα εναυσματικά σημεία μέσα και κοντά στο περίνεο. Αυτές οι ευαίσθητες περιοχές, πλούσιες σε εναυσματικά σημεία πόνου ενοχλούνται από την πίεση που ασκεί η σέλα του ποδηλάτου.

Η άρση βαρών και το body building έχουν συσχετιστεί με την εμφάνιση πυελικού άλγους σε ένα μεγάλο αριθμό ασθενών που έχουμε δει. Μερικοί ασθενείς οι οποίοι υιοθέτησαν ένα εντατικό πρόγραμμα άσκησης για επίπεδη κοιλιά ανέφεραν ότι το πυελικό άλγος άρχισε όταν ξεκίνησαν το πρόγραμμα των 500 κοιλιακών ανά ημέρα. Αν και όλες οι ασκήσεις προκαλούν σύσπαση των πυελικών μυών, οι κοιλιακοί και η άρση βαρών υποβάλλουν τους κοιλιακούς μυς σε έντονη σύσπαση, και τους επιβαρύνουν ιδιαιτέρως. Δεν προκαλεί έκπληξη ότι αυτό το είδος της άσκησης μπορεί να πυροδοτήσει ή να επιδεινώσει το πυελικό άλγος και τη δυσλειτουργία που προκύπτει από τους χρονίως συσπασμένους μυς.

Υπάρχουν κάποιοι γιατροί οι οποίοι επιμένουν ότι όταν το έσω αιδοιϊκό νεύρο είναι συμπιεσμένο, πρέπει να προστατεύεται, αποφεύγοντας μορφές άσκησης, όπως η ποδηλασία ή η κωπηλασία που τείνουν να το επιδεινώνουν.

Αν και η παγίδευση του έσω αιδοιϊκού νεύρου παραμένει μια αμφιλεγόμενη και θεωρητική γενική εξήγηση του χρόνιου πυελικού άλγους, αν κάποιος είναι συμπτωματικός, η αποφυγή άσκησης, όπως η ποδηλασία ή η κωπηλασία είναι μια ακίνδυνη προφύλαξη.

Η Χάθα γιόγκα και οι διατάσεις

Ένα τμήμα του φυσιοθεραπευτικού τμήματος του πρωτοκόλλου μας περιλαμβάνει διατάσεις για να χαλαρώσουν οι βραχυμένοι μύες του πυελικού εδάφους. Αυτά είναι συγκεκριμένα είδη διατάσεων που αποσκοπούν να βοηθήσουν στην αποκατάσταση των πυελικών μυών και τις περιλαμβάνουμε στο κομμάτι της κατ' οίκον θεραπείας του ασθενή.

Οι μύες του πυελικού εδάφους μπορούν να διαταθούν σε ένα περιορισμένο βαθμό. Πιστεύουμε ότι οι διατάσεις που έχουμε περιγράψει στο Κεφάλαιο 6 είναι ο καλύτερος τρόπος χρήσης των εξωτερικών διατάσεων προκειμένου να επιμηκυνθούν και να χαλαρώσουν οι συσπασμένοι πυελικοί μύες. Είναι ένα είδος γιόγκα.

Αν και οι στάσεις της γιόγκα μπορεί να βοηθήσουν στο πυελικό άλγος, οι στάσεις που απαιτούν σύσπαση των πυελικών μυών καλό είναι να αποφεύγονται

Η Χάθα γιόγκα είναι μια αρχαία πρακτική σωματικών «διατάσεων» που ονομάζονται «ασάνας» ή στάσεις και αποσκοπούν στη χαλάρωση του σώματος και στην προετοιμασία του για διαλογισμό. Η δημοτικότητα της γιόγκα έχει αυξηθεί στο δυτικό πολιτισμό και σε πολλές περιοχές τα στούντιο γιόγκα είναι τόσο συνηθισμένα όσο τα καταστήματα για φωτοτυπίες ή ενοικίασης ταινιών. Υποστηρίζουμε τη Χάθα γιόγκα καθώς διαπιστώνουμε ότι βοηθά στη διάταση και επιμήκυνση των μυών όπως και στη χαλάρωση του σώματος. Εάν ο χρόνος είναι περιορισμένος, ενθαρρύνουμε τους ασθενείς μας να κάνουν τις διατάσεις που περιγράφονται σε αυτό το βιβλίο και αποσκοπούν συγκεκριμένα στην επιμήκυνση και χαλάρωση των πυελικών μυών.

Η μόνη προϋπόθεση που θέτουμε σε σχέση με τη γιόγκα είναι να γίνεται όταν υπάρχει άφθονος χρόνος για χαλάρωση ανάμεσα στις στάσεις. Επιπλέον, δε συνιστούμε τη γιόγκα που απαιτεί παρατεταμένες, περίεργες στάσεις που συσπούν το πυελικό έδαφος.

Μασάζ και ενασχόληση με το σώμα

Οτιδήποτε σας ηρεμεί και σας καταπραΰνει είναι καλό για το πυελικό άλγος. Το μασάζ σε όλο το σώμα, αν και δαπανηρό και χρονοβόρο, είναι μια πολύ καλή δραστηριότητα για έναν ασθενή. Το Σουηδικό μασάζ, το Σιάτσου, το Ρόλφινγκ και το Έσαλεν μασάζ, το Ζιν Σιν Ζίτσου, το Ρέικι, η μέθοδος Ρόσεν, Φέλντεκραϊς, Τράγκερ, η Κρανιοϊερή Θεραπεία, το Τουι Να και η ρεφλεξολογία, μέθοδοι ενασχόλησης με το σώμα που συνήθως αποσκοπούν στη χαλάρωση και στην ηρεμία. Κάποιοι ασθενείς μας έχουν εφαρμόσει χωρίς επιτυχία αυτές τις μεθόδους ως βασική μορφή θεραπείας. Κατά την άποψη μας, καμία από αυτές δεν ωφελεί μακροπρόθεσμα το πυελικό άλγος. Ωστόσο, θεωρούμε ότι βοηθούν στην ηρεμία του άγχους και της διέγερσης του νευρικού συστήματος.

Άλλα συναφή θέματα

Φαρμακευτικές αγωγές για το πυελικό άλγος και τη δυσλειτουργία

Δε γνωρίζουμε καμία θεραπευτική φαρμακευτική αγωγή για τα είδη του πυελικού άλγους και της δυσλειτουργίας που περιγράφονται σε αυτό το βιβλίο. Αν και γενικά δεν υπάρχουν αποτελεσματικές φαρμακευτικές αναλγητικές αγωγές, υπάρχουν κάποιες που μπορούν να «αμβλύνουν» τον πόνο προσωρινά σε ορισμένους ασθενείς.

Στην περίπτωση ορισμένων ασθενών με αφόρητα συμπτώματα, απαιτείται η χορήγηση φαρμάκων. Ωστόσο, όλα τα φάρκακα για το πυελικό άλγος έχουν διαφορετικούς βαθμούς αποτελεσματικότητας, συνήθως συνοδεύονται από σημαντικές παρενέργειες και, κατά την άποψή μας, σπανίως προσφέρουν ικανοποιητική ύφεση των συμπτωμάτων

Σε γενικές γραμμές, δεν υπάρχουν πραγματικά αποτελεσματικές φαρμακευτικές αγωγές για την αντιμετώπιση του χρόνιου πυελικού άλγους. Άλφα αναστολείς, όπως ταμσουλοσίνη (Flomax®), τεραζοσίνη (Hytrin®), δοξαζοσίνη (Cardura®) και αλφουζοσίνη (Uroxatral®) μπορεί να προσφέρουν περιορισμένη ανακούφιση σε ορισμένους ασθενείς με πυελικό άλγος, αλλά μπορεί να παρουσιαστούν σημαντικές παρενέργειες, όπως ρινική συμφόρηση, ταχυκαρδία, ξηροστομία, και κόπωση. Η αμιτριπτυλίνη (Elavil®), που αρχικά χρησιμοποιήθηκε ως αντικαταθλιπτικό, συνταγογραφείται μερικές φορές σε μη αντικαταθλιπτικές δόσεις για το πυελικό άλγος.

Ίσως από όλα τα φάρμακα με περιορισμένη αποτελεσματικότητα για την ενόχληση στην πύελο, οι βενζοδιαζεπίνες όπως η διαζεπάμη (Valium®) μπορεί να παρέχουν στον πάσχοντα ένα «διάλειμμα» από τη δυσφορία. Μερικές φορές οι ασθενείς λαμβάνουν 2 με 2½ mg Valium® κάθε τέσσερις ώρες για μια ή δυο μέρες ή 5 ή 10 mg Valium® κάθε τρίτη ημέρα για να βοηθηθούν στον ύπνο και να μειώσουν τη συνεχή ενόχληση ή πόνο. Οι ασθενείς πρέπει να προσέχουν το θέμα του εθισμού και της καταστολής με αυτές τις φαρμακευτικές αγωγές και να συμβουλεύονται το γιατρό τους σχετικά με τη χρήση τους.

Ναρκωτικά φάρμακα

Ενώ τα ναρκωτικά φάρκακα μπορούν να μειώσουν το πυελικό άλγος, υπάρχουν επιπλοκές που περιλαμβάνουν τον εθισμό, μειωμένο επίπεδο αντοχής στον πόνο, ανάγκη αύξησης της δόσης με τον καιρό, δυσκοιλιότητα, και γενικά ψυχική νωθρότητα. Κάποιοι ασθενείς μας δυσκολεύονται περισσότερο να σταματήσουν τα ναρκωτικά φάρμακα από το να αποβάλλουν τον πόνο τους. Γενικά, όταν είναι δυνατόν, αποθαρρύνουμε τη χρήση ναρκωτικών φαρμάκων. Μπορούμε, ωστόσο, να εργαστούμε με τους ανθρώπους που βρίσκονται σε ναρκωτικές φαρμακευτικές αγωγές, αν και τείνουν να περιπλέκουν τη θεραπεία σε κάποιο βαθμό.

Αν και τα ναρκωτικά φάρμακα είναι μερικές φορές ο μόνος τρόπος για να αντέξει κάποιος το πυελικό άλγος, οι γιατροί δε χορηγούν παρόμοια σκευάσματα

Επανεκπαιδεύοντας την κύστη

Όπως έχουμε αναλύσει προηγουμένως, μερικές φορές είναι χρήσιμο να τροποποιηθεί η τάση για συχνή ούρηση σε συμπτωματικά άτομα με σύνδρομο πυελικού άλγους. Η κύστη δέχεται περίπου 1cc ούρων ανά λεπτό. Εάν η ουροδόχος κύστη έχει συνηθίσει τη συχνή ούρηση, η οποία επιμένει ακόμη και μετά την ξεκάθαρη βελτίωση των συμπτωμάτων, η αλλαγή αυτής της συνήθειας κρίνεται σκόπιμη με σταδιακή αναβολή ούρησης για μιά ή δύο ώρες. Απαιτούνται μικρά βήματα, εφόσον αυτή η αναβολή γίνεται δεκτή με άνεση. Κατά το στάδιο της επανεκπαίδευσης, η χωρητικότητα της κύστης μπορεί να αυξηθεί και πρέπει να γίνεται υπό την επίβλεψη γιατρού.

Αν πονώ, συνεχίζω να εργάζομαι ή παίρνω άδεια;

Υπάρχουν πλεονεκτήματα και μειονεκτήματα για κάποιον που εργάζεται με πλήρες ωράριο και επιτελεί όλες τις καθημερινές δραστηριότητες ενώ αντιμετωπίζει το πυελικό άλγος και τη δυσλειτουργία. Το πλεονέκτημα είναι ότι συνήθως διατηρεί την αυτοεκτίμηση του εφόσον λειτουργεί κανονικά ενώ παρουσιάζει συμπτώματα. Τα υπόλοιπα προφανή πλεονεκτήματα έχουν να κάνουν με τη διατήρηση του επαγγελματικού κύρους και της οικονομικής σταθερότητας και τη δυνατότητα ανταπόκρισης στις υποχρεώσεις. Τα μέλη της οικογένειάς σας που στηρίζονται σε σας είναι πολύ πιθανόν να αισθάνονται καλύτερα, όταν ξέρουν ότι συνεχίζετε να λειτουργείτε με τρόπο που τους επιτρέπει να αισθάνονται ασφαλείς. Το μειονέκτημα έγκειται στην επιδείνωση των συμπτωμάτων.

Είναι χρήσιμο να εξετάσουμε τα ακόλουθα ερωτήματα σε ό,τι αφορά την εργασία ή την άδεια από αυτή. Τί εξυπηρετεί με τον καλύτερο δυνατό τρόπο την ανάρρωση μου; Τί εξυπηρετεί με τον καλύτερο δυνατό τρόπο τους μακροπρόθεσμους στόχους μου στη ζωή; Τί εξυπηρετεί με τον καλύτερο δυνατό τρόπο την αυτοεκτίμηση μου; Ποιά πορεία είναι καλύτερο να ακολουθήσω ώστε να αποτελέσω έμπνευση για τον εαυτό μου; Αν ήμουν ενενήντα-πέντε χρονών και βρισκόμουν ήσυχα ξαπλωμένος στο νεκροκρέββατό μου αναπολώντας τη ζωή μου, τί θα συμβούλευα τον εαυτό μου για την παρούσα κατάσταση; Δεν υπάρχουν πολλές καθολικές απαντήσεις σε αυτά τα ερωτήματα.

Ο λόγος για τον οποίο η βιοανάδραση του πυελικού εδάφους δεν αποτελεί αξιόπιστο δείκτη χρησιμότητας του πρωτοκόλλου

Το παρακάτω άρθρο γράφτηκε από τον Ντέιβιντ Γουάιζ, Ph.D., για την 5η έκδοση , ως απάντηση σε μια ερώτηση στο Διαδίκτυο σχετικά με τη χρησιμότητα της βιοανάδρασης του πυελικού εδάφους.

... Απαντώ σε μια παράκληση για σχόλιο σχετικά με την χρησιμότητα των μετρήσεων της ενδοπυελικής βιοανάδρασης προκειμένου να προσδιοριστεί αν το πυελικό άλγος είναι μια διαταραχή τάσης και κατάλληλη για το Πρωτόκολλο Γουάιζ-Άντερσον. Η απάντηση μου εν συντομία είναι ότι η ηλεκτρομυογραφική μέτρηση του πρωκτικού σφιγκτήρα και/ή των μυών κοντά στην είσοδο του κόλπου με αισθητήρα βιοανάδρασης και μόνο, αποτελεί γενικά μια αναξιόπιστη

μέτρηση του τί συμβαίνει στο εσωτερικό του πυελικού εδάφους. Ασήμαντες ενδείξεις του πρωκτικού σφιγκτήρα και/ή της κολπικής εισόδου δε θα πρέπει να χρησιμοποιούνται για να αποκλείσουν πυελικό άλγος σχετιζόμενο με την τάση ή την καταλληλότητα του Πρωτοκόλλου Γουάιζ-Άντερσον.

Ακολουθεί η μακροσκελής απάντηση. Επιτρέψτε μου να πω καταρχάς ότι ήμουν υποστηρικτής της βιοανάδρασης και θεραπευτής για πάνω από 25 χρόνια. Έλαβα την καλύτερη κατάρτιση για πολλά χρόνια από έναν πρωτοπόρο σε αυτόν τον τομέα και συνεργάστηκα με πολλούς ασθενείς με την πάροδο των ετών με πολύμορφη βιοανάδραση για το άγχος, λειτουργικά καρδιακά νοσήματα, καθώς και ακράτεια ούρων μεταξύ άλλων προβλημάτων. Εξακολουθώ να εκπαιδεύομαι στη νευρική βιοανάδραση με το Στιβ Γουόλ, μία από τις ιδιοφυΐες στον τομέα της βιοανάδρασης και σχεδιαστή του αξιοσημείωτου συστήματος biointegrator. Επιπλέον, πραγματοποίησα συνεδρίες και κατάρτιση στην ενδοπυελική βιοανάδραση στο Στάνφορντ για αρκετά χρόνια σε πολλούς ασθενείς.

Διαπιστώσαμε ότι η βιοανάδραση του πυελικού εδάφους δεν είναι συνήθως χρήσιμη για το μυϊκής προελεύσεως πυελικό άλγος και σε ορισμένες περιπτώσεις μπορεί να το επιδεινώσει

Θεωρώ ότι η βιοανάδραση που μετρά τη θερμοκρασία του δέρματος, τη γαλβανική δερματική αντίδραση, τη μυϊκή τάση, την εγκεφαλική δραστηριότητα και την αναπνευστική αρρυθμία για άλλα προβλήματα εκτός από το πυελικό άλγος είναι αξιοσημείωτη και εξαιρετικά χρήσιμη. Αυτό που ακολουθεί αναφέρεται στη βιοανάδραση του πυελικού εδάφους για τα σύνδρομα του χρόνιου πυελικού άλγους που έχουμε συζητήσει στο βιβλίο μας στα οποία ένας αισθητήρας τοποθετείται στον πρωκτό και/ή κολπικά και οι μετρήσεις καταγράφονται σε ένα ηλεκτρομυογράφημα σε μικροβόλτ. Δεν αναφέρομαι στην ενδοπυελική βιοανάδρασηση για την ακράτεια ούρων που τυχαίνει να πιστεύω ότι είναι η καλύτερη και ασφαλέστερη αντιμετώπιση που υπάρχει για την ακράτεια.

Στη δική μου περίπτωση, όταν ήμουν συμπτωματικός, έκανα μια ή δύο ώρες βιοανάδραση του πυελικού εδάφους σε καθημερινή βάση για ένα χρόνο. Μετά από πολλούς μήνες επιμελούς εξάσκησης, η χαλάρωση και ο τόνος του πρωκτικού μου σφιγκτήρα ήταν στο αξιοσημείωτο σημείο μηδέν μετά από περίπου 15 λεπτά χαλάρωσης. Και αναστατώθηκα πολύ, όπως και το άτομο του οποίου το σχόλιο μου στείλατε, όταν διαπίστωσα ότι πονούσα ακόμα και τη στιγμή που ο πρωκτικός αισθητήρας έδειχνε μηδέν. Απογοητεύτηκα και ως γιατρός που βίωσε την επιτυχημένη χρήση της βιοανάδρασης για άλλα προβλήματα όταν διαπίστωσα ότι η μέτρηση της βιοανάδρασης φάνηκε να δείχνει (εσφαλμένα) ότι η τάση δεν αποτελούσε το κεντρικό πρόβλημα στο πυελικό άλγος.

Τότε δεν είχα κατανοήσει αυτό που γνωρίζω σήμερα, ότι δηλαδή η ηλεκτρική δραστηριότητα στον πρωκτικό σφιγκτήρα και/ή στην κολπική είσοδο είναι, κατά το μεγαλύτερο μέρος, η μόνη περιοχή που μετρά ο αισθητήρας βιοανά-δρασης, και συχνά δίνει ελάχιστες πληροφορίες για το τί συμβαίνει με τους άλλους 20 περίπου μυς εντός του πυελικού εδάφους και τους εξωτερικούς μυς που σχετίζονται με το πυελικό άλγος. Επιπλέον, ο αισθητήρας βιοανάδρα-σης μετρά δυναμικές μυϊκές τάσεις, αλλά όχι χρονίως βραχυμένο ιστό χωρίς αυξημένο τόνο.

Είναι πιθανόν ο πρωκτικός σφιγκτήρας και/ή η κολπική είσοδος να είναι σε χαλαρή κατάσταση και να συνδυάζονται με εναυσματικά σημεία πόνου στο εσωτερικό της πυέλου, κάτι που μπορεί να κάνει τον ασθενή να νιώθει πολύ άθλια. Στην περίπτωση αυτή, ο αυξημένος μυϊκός τόνος και τα ενεργά εναυ-σματικά σημεία στο εσωτερικό του πυελικού εδάφους δεν αντικατοπτρίζονται στις μετρήσεις εντός του πρωκτικού σφιγκτήρα και/ ή της κολπικής εισόδου.

Η είσοδος του κόλπου ή του πρωκτού μπορεί να παρουσιάζει φυσιολογικές μετρήσεις στη βιοανάδραση ενώ την ίδια στιγμή να υφίστανται επώδυνα εναυσματικά σημεία στους μυς του πυελικού εδάφους

Αντιμετωπίζουμε με επιτυχία στην πλειονότητα των περιπτώσεων τους αιτιολογικούς παράγοντες του πυελικού άλγους, όπως τους βραχυμένους, συσπασμένους μυς εντός του πυελικού εδάφους, τα εναυσματικά σημεία πόνου που ψηλαφώνται στο εσωτερικό και το εξωτερικό του πυελικού εδάφους και αναπαράγουν τα συμπτώματα, την καθ' έξιν τάση σύσπασης του πυελικού εδάφους σε συνθήκες άγχους ή της προστατευτικής σύσπασης απέναντι στην πυελική δυσφορία και το φαύλο κύκλο τάσης-άγχους-πόνου. Αυτό μπορεί, μερικές φορές αλλά όχι απαραιτήτως πάντα, να περιλαμβάνει ένα χρονίως συσπασμένο πρωκτικό σφιγκτήρα και/ή κολπική είσοδο. Όλοι αυτοί οι παράγοντες είναι σημαντικοί διαγνωστικά. Για παράδειγμα, σύμφωνα με την εμπειρία μου στο Στάνφορντ, τα άτομα με σύνδρομο ανελκτήρα μυός έχουν σχεδόν πάντα έναν εντελώς φυσιολογικό τόνο ηρεμίας του πρωκτικού σφιγκτήρα κατά την ψηλάφηση των επώδυνων εναυσματικών σημείων πόνου στον ανελκτήρα και άλλους εσωτερικούς μυς. Η ελευθέρωση αυτών των εναυσματικών σημείων πόνου και η χαλάρωση στο εσωτερικό του πυελικού εδάφους μπορεί να αντιμετωπίσει αυτόν τον πόνο χωρίς μεγάλη αλλαγή στη μέτρηση του τόνου του πρωκτικού σφιγκτήρα πριν ή μετά τη θεραπεία.

Στην ιστοσελίδα μας, www.pelvicpainhelp.com, υπάρχουν βίντεο κλιπ μιας σημαντικής μελέτης, που έχει αναπαραχθεί πολλές φορές, που δείχνουν ότι σε κατάσταση ηρεμίας η ηλεκτρική δραστηριότητα ενός εναυσματικού σημείου πόνου στον τραπεζοειδή μυ, που καταγράφεται από ένα ηλεκτρομυογραφικό ηλεκτρόδιο βελόνης, είναι αρκετά υψηλή, ενώ η ηλεκτρική δραστηριότητα του ιστού που απέχει λιγότερο από ένα εκατοστό από εκεί είναι στην ουσία ηλεκτρικά σιωπηρή. Εάν χρησιμοποιούσατε έναν τυπικό αισθητήρα βιοανάδρασης για να μετρήσετε το γενικότερο τόνο του τραπεζοειδούς μυός, το πιθανότερο είναι ότι δε θα βρίσκατε τίποτα αξιοσημείωτο, ωστόσο το να βασιστείτε σε αυτά τα δεδομένα είναι τελείως παραπλανητικό διότι έτσι θα παραλείπατε τη θεραπεία που θα μπορούσε να μειώσει ουσιαστικά ή να εξαλείψει τον πόνο και τη δυσλειτουργία που προέρχεται από το ενεργό εναυσματικό σημείο πόνου.

Το καταλληλότερο πρόσωπο για να αξιολογήσει το μυϊκής προελεύσεως πυελικό άλγος, εφόσον έχει αποκλειστεί η ύπαρξη κάποιου παθολογικού ευρήματος, είναι κάποιος θεραπευτής έμπειρος στην Ελευθέρωση των Εναυσματικών Σημείων του Πόνου και στη μυοπεριτονιακή ελευθέρωση εντός και εκτός του πυελικού εδάφους

Το συμπέρασμα που προκύπτει από την εμπειρία μου είναι ότι η μεμονωμένη καταγραφή της ηλεκτρικής δραστηριότητας του πρωκτικού σφιγκτήρα και/ή της εισόδου του κόλπου αποτελεί συχνά ελλιπή ένδειξη του τί συμβαίνει στο εσωτερικό του πυελικού εδάφους. Ενώ πιστεύω ότι η βιοανάδραση πετυχαίνει εξαιρετικά αποτελέσματα σε πολλές άλλες διαταραχές και αποτελεί μια από τις θεραπείες επιλογής για την ακράτεια ούρων και την αιδοιωδυνία, δεν είμαι καθόλου εντυπωσιασμένος από τη χρησιμότητα της στην αντιμετώπιση του πυελικού άλγους.

Ο καλύτερος δείκτης χρησιμότητας του πρωτοκόλλου μας στη θεραπεία του νευρομυϊκού πυελικού άλγους αποτελεί η διεξοδική εξέταση του πυελικού εδάφους για εναυσματικά σημεία πόνου που αναπαράγουν τα συμπτώματα και η ψηλάφηση συσπασμένων και βραχυμένων μυών εντός του πυελικού εδάφους. Αυτό πρέπει να γίνει από κάποιον με σημαντική πείρα στην αντιμετώπιση του πυελικού άλγους και στο είδος της μυοπεριτονιακής Ελευθέρωσης/Ελευθέρωσης Εναυσματικών Σημείων του Πόνου και στις μεθόδους χαλάρωσης που χρησιμοποιούμε. Κάποιος άπειρος σε αυτά θα τα προσπεράσει και έχω δει πολλές φορές ακόμα και γιατρούς που ειδικεύονται στη θεραπεία του πυελικού άλγους να χάνουν τα εναυσματικά σημεία πόνου που εκπέμπουν συμπτώματα εντός και εκτός της πυέλου.

Μερικές φορές η ηλεκτρομυογραφία του πυελικού εδάφους αποδεικνύεται χρήσιμη στις περιπτώσεις με υψηλό μυϊκό τόνο ηρεμίας, διότι παρέχει αντικειμενική συγκριτική ένδειξη για τις μετρήσεις αφότου ο ασθενής έχει χρησιμοποιήσει το πρωτόκολλο μας. Η άποψη ότι οι μετρήσεις βιοανάδρασης του πυελικού εδάφους αποτελούν ένα αξιόπιστο εργαλείο ελέγχου του κατά πόσον το πυελικό άλγος είναι μια διαταραχή τάσης είναι μια διαστρεβλωμένη κατανόηση του προβλήματος και δε θα πρέπει να γίνεται πιστευτή, ιδίως όταν οι τιμές είναι φυσιολογικές. Η ηλεκτρομυογραφική μέτρηση του πυελικού εδάφους που παρακολουθεί τον πρωκτικό σφιγκτήρα και/ή την είσοδο του κόλπου είναι μία ιατρική εξέταση στην οποία ένα θετικό εύρημα μπορεί να σημαίνει κάτι και να υποδεικνύει τη σωστή θεραπεία ενώ ένα αρνητικό εύρημα δεν αποδεικνύει κατ' ανάγκη κάτι.

Σχετικά με την αυτο-θεραπεία 1 ½ ώρας που ζητάμε από τους ασθενείς μας να πραγματοποιούν

Σε τελική ανάλυση, τα άτομα με πυελικό άλγος πειραματίζονται σε μεγάλο βαθμό με το τί αποδίδει και τί όχι. Σχεδόν όλοι οι ασθενείς που βλέπουμε έχουν απευθυνθεί σε πολλούς γιατρούς, έχουν δοκιμάσει μια μεγάλη ποικιλία συμβατικών θεραπειών και δεν έχουν βοηθηθεί.

Το πρόγραμμα μας απαιτεί περίπου 1½ ώρα αυτο-θεραπείας την ημέρα για πολλούς, πολλούς μήνες και όταν αυτό οδηγεί σε σημαντική μείωση ή εξάλειψη των συμπτωμάτων, ένας βαθμός αυτο-θεραπείας κρίνεται απαραίτητος για συντήρηση. Μια τέτοια χρονική δέσμευση συνήθως, δεν είναι εύκολη, αν λάβουμε υπόψη τις γνωστές απαιτήσεις της εργασίας, της οικογένειας και της υπόλοιπης ζωής.

Μας επισκέφθηκε μια γυναίκα από το εξωτερικό η οποία είχε 5 παιδιά που τα δίδασκε κατ' οίκον. Εκτός από αυτό το τεράστιο έργο, εργαζόταν με ημι-απασχόληση. Ο σύζυγός της δεν προσέφερε καμία βοήθεια στο σπίτι. Είχε επιβαρυνθεί με την ευθύνη της ανατροφής και εκπαίδευσης των παιδιών και του συνόλου των οικιακών υποχρεώσεων. Όταν απομακρύνθηκε από την οικογένειά της και είχε το χρόνο να εφαρμόσει το πρωτόκολλό μας, τα συμπτώματά της βελτιώθηκαν. Στην καθημερινή της ζωή, χωρίς καθόλου χρόνο για την ίδια, πάλευε και το επίπεδο των συμπτωμάτων της παρέμενε στάσιμο.

Κατά την άποψή μας, μιάμιση ώρα καθημερινή αυτο-θεραπεία, μέχρις ότου τα συμπτώματα εξαλειφθούν, είναι απαραίτητη για να αντισταθμιστεί η πολυετής κατάσταση χρόνιας σύσπασης των πυελικών μυών

Αντιμετώπιζε μια εσωτερική σύγκρουση στο να αφιερώσει χρόνο για τον εαυτό της. Θεωρούσε ότι ήταν εγωιστικό. Ο εγωισμός ήταν κατακριτέος και έτσι όσο χρόνο αφιέρωνε στον εαυτό της φαινόταν σαν αμαρτία. Υπό αυτές τις συνθήκες, η κατάσταση της δε βελτιώθηκε. Αυτό το είδος στάσης και τρόπος ζωής δίνει στο πρωτόκολλο μας λίγες ελπίδες για να αποδώσει. Η καθημερινή αυτο-θεραπεία είναι το επίκεντρο του πρωτοκόλλου μας. Δεν υπάρχει τρόπος περιορισμού του χρόνου που απαιτείται για την αυτο-θεραπεία, αν θέλετε να επωφεληθείτε από αυτό που έχουμε να προσφέρουμε.

Αυτοί οι οποίοι πετυχαίνουν περισσότερο με τη χρήση του προγράμματός μας να μειώσουν ή να εξαλείψουν τα συμπτώματά τους είναι εκείνοι οι οποίοι έχουν καταστεί ειδήμονες στην θεραπεία

Υπάρχουν ορισμένα άτομα, συνηθισμένα στα προνόμια του πλούτου, που δεν αποδέχονται καλά την ιδέα της αυτο-θεραπείας. Αυτά τα άτομα αντιστέκονται στην αυτο-θεραπεία. Συχνά όταν επιστρέφουν σπίτι τους αναθέτουν σε έναν φυσιοθεραπευτή αυτό το κομμάτι του πρωτοκόλλου. Και συνήθως εφαρμόζουν ελάχιστα το κομμάτι της χαλάρωσης του πρωτοκόλου. Στο βαθμό που αυτά τα άτομα εξακολουθούν να αρνούνται να αναλάβουν την άμεση ευθύνη της αυτο-θεραπείας τους, η δυνατότητα βελτίωσής τους παραμένει περιορισμένη.

Η πλειονότητα των ατόμων με πυελικό άλγος συσπούσαν τους πυελικούς τους μυς για πολύ καιρό πριν παρουσιαστούν τα συμπτώματα.

Αυτή η εσωτερική σύσπαση είναι μια προεπιλεγμένη λειτουργία για την αντιμετώπιση των δυσκολιών της ζωής. Είναι ο τρόπος με τον οποίο ένα άτομο συνειδητά προστατεύει τον εαυτό του από τις διάφορες καταστάσεις αγωνίας ή άγχους.

Το να κατορθώσει ένα άτομο να αντιστρέψει τις συνέπειες αυτής της εσωτερικής στάσης είναι μια δύσκολη υπόθεση. Η ελευθέρωση των μυών του πυελικού εδάφους που έχουν συσπαστεί για πολλά χρόνια είναι ένας πολύ φιλόδοξος στόχος. Η αλλαγή της συνήθειας σύσπασης του πυελικού εδάφους σε συνθήκες στρες, και τα ψυχο σωματικά μονοπάτια που οδηγούν το πυελικό έδαφος στο στρες και το άγχος αποτελούν ένα μείζον γεγονός στη ζωή του ατόμου. Είναι μια εσωτερική διεργασία. Κανένας άλλος δε μπορεί να το κάνει για σας.

Έχουμε τονίσει ότι κανένα φάρμακο ή χειρουργική επέμβαση δε μπορεί να επιτύχει αυτή την αλλαγή. Μπορεί να επιτευχθεί μόνο με μια εναρμονισμένη και αφοσιωμένη προσπάθεια. Αυτός είναι ο λόγος για τον οποίο τα ναρκωτικά και οι χειρουργικές επεμβάσεις δεν καταφέρνουν να βοηθήσουν το μυϊκής προελεύσεως πυελικό άλγος. Αυτός είναι ο λόγος για τον οποίο υποστηρίζουμε 1½ ώρα αυτο- θεραπεία ανά ημέρα.

Όπως το πολυκατάστημα Home Depot, το μήνυμα που περνάμε στους ασθενείς μας είναι το «εσείς μπορείτε να το κάνετε και εμείς μπορούμε να σας βοηθήσουμε »

Η κατανόηση ότι η θεραπεία βαραίνει τους δικούς σας ώμους απαιτεί μια μεταστροφή στην κατανόηση του τρόπου με τον οποίο επισυμβαίνει η ίαση. Αφού σας εκπαιδεύσουμε στην αυτο-θεραπεία, η ευθύνη για τη θεραπεία περνά στα χέρια σας. Η έμφαση δίνεται στο ότι μπορείτε να τα καταφέρετε και το πιθανότερο είναι ότι θα έχετε τα καλύτερα δυνατά αποτελέσματα από το πρόγραμμά μας αναλαμβάνοντας αυτή την ευθύνη.

Ασκήσεις Κέγκελ υπό παρακολούθηση

Πολλοί ασθενείς με τους οποίους μιλήσαμε ανέφεραν ότι πραγματοποίησαν βιοανάδραση πυελικού εδάφους ως μέσο θεραπείας για το πυελικό άλγος. Η βιοανάδραση πυελικού εδάφους συνήθως περιλαμβάνει ασκήσεις Κέγκελ, (σύσφιξη των πυελικών μυών σα να σταματάτε την ούρηση και στη συνέχεια εναλασσόμενη χαλάρωση των πυελικών μυών). Αυτή η εναλλαγή συνήθως γίνεται με 5-12 δευτερόλεπτα σύσφιξης και στη συνέχεια 5 έως 12 δευτερόλεπτα χαλάρωσης.

Γενικά, δε θεωρούμε τις ασκήσεις Κέγκελ χρήσιμες για το πυελικό άλγος, οι οποίες, στην πραγματικότητα, μπορεί να επιδεινώσουν τα συμπτώματα. Οι ασκήσεις αυτές είχαν αναπτυχθεί για να βοηθήσουν τις γυναίκες να επαναφέρουν την εγκράτειά τους μετά τον τοκετό. Είναι ασκήσεις για ενδυνάμωση και σύσφιξη των μυών, και όχι χαλάρωσης. Οι ασκήσεις Κέγκελ συνήθως προσθέτουν τάση σε μια ήδη συσπασμένη περιοχή ενός ασθενή που πάσχει από πυελικό άλγος. Αν και οι ασκήσεις μπορεί να αποβούν πολύ χρήσιμες για τις γυναίκες με αιδοιωδυνία ή ακράτεια, γενικά θεωρούμε ότι αντενδείκνυνται για το πυελικό άλγος.

Η χρήση του Πρωτοκόλλου Γουάιζ-Άντερσον για άλλες εκφάνσεις του πονοκεφάλου στην πύελο: δυσκοιλιότητα, ραγάδα δακτυλίου, αιμορροΐδες, σύνδρομο ευρέθιστου εντέρου, και πόνο μετά την αφόδευση

Οι επιπτώσεις της χρόνιας συσσώρευσης τάσης στο σώμα δεν περιορίζονται στο πυελικό άλγος και τη δυσλειτουργία. Ένα τροποποιημένο Πρωτόκολλο Γουάιζ-Άντερσον μπορεί να χρησιμοποιηθεί και σε άλλες παθήσεις που προκύπτουν από τη χρόνια συσσώρευση τάσης στο σώμα, όπως η δυσκοιλιότητα, οι ραγάδες του δακτυλίου, οι αιμορροΐδες, το σύνδρομο ευερέθιστου εντέρου και ο πόνος μετά την αφόδευση.

Ένα από τους μεγαλύτερα συμπεράσματα αυτού του βιβλίου επεκτείνει την ιδέα που είχαμε αναφέρει νωρίτερα, ότι δηλαδή η εξεύρεση της λύσης κάθε δύσκολου προβλήματος συχνά δε βρίσκεται εντός των ορίων της επιστήμης που το μελετά. Τα βασικά εργαλεία της συμβατικής ιατρικής γενικά και της ειδικότητας της ουρολογίας συγκεκριμένα περιορίζονται στη χορήγηση φαρμακευτικών αγωγών και χειρουργικών επεμβάσεων. Αυτά, φυσικά, έχουν επιφέρει επανάσταση στο σύγχρονο πολιτισμό, και έχουν παρατείνει τη διάρκεια ζωής και την υγεία των ανθρώπων. Στην περίπτωση του πυελικού άλγους, ωστόσο, τα διαγνωστικά μέσα της ουρολογίας για τον αποκλεισμό δομικής παθολογίας είναι αναγκαία, αλλά τα θεραπευτικά εργαλεία των φαρμάκων ή των χειρουργικών επεμβάσεων δεν έχουν βοηθήσει, και μερικές φορές έχουν μάλιστα περιπλέξει ή επιδεινώσει το πρόβλημα.

Το πρωτόκολλο που αναλύεται σε αυτό το βιβλίο μπορεί να χρησιμοποιηθεί για μια ποικιλία παθήσεων που σχετίζονται με την κάτω κοιλιακή χώρα και το πυελικό έδαφος

Με μια λέξη, το πυελικό άλγος που αντιμετωπίζουμε δεν έχει λάβει επαρκή διάγνωση ή θεραπευτική αγωγή από τα εργαλεία και το εννοιολογικό πλαίσιο της συμβατικής ουρολογικής αξιολόγησης και θεραπείας. Το πρωτόκολλο που έχουμε αναπτύξει είναι διεπιστημονικό και ξεφεύγει από τα στενά πλαίσια της συμβατικής ουρολογικής θεώρησης. Κατά τον ίδιο τρόπο, θεωρούμε ότι και άλλες παθήσεις θα μπορούσαν κάλλιστα να επωφεληθούν από τη δική μας διεπιστημονική μεθοδολογία η οποία ξεπερνά τα όρια της συμβατικής διάγνωσης και θεραπείας.

Δυσκοιλιότητα

Η δυσκοιλιότητα συνδέεται συχνά με τα συμπτώματα του πυελικού άλγους και μερικές φορές τα επιδεινώνει

Το κόλον και το ορθό είναι δομές που λειτουργούν σε συνδυασμό με τη δρα- στηριότητα της αφόδευσης. Η φυσιολογική εντερική κένωση περιλαμβάνει ένα πολύπλοκο μηχανισμό αντανακλαστικής χαλάρωσης του εσωτερικού πρωκτικού σφιγκτήρα όταν το ορθό είναι γεμάτο. Αυτός ο αισθητήρας μυς, που ελέγχεται αυτόνομα, μπορεί να διακρίνει τα αέρια από τα κόπρανα και να σηματοδοτήσει τη χαλάρωση των πυελικών μυών, εαν κριθεί σκόπιμη η αφόδευση (μαζί με την κατάλληλη περίσταλση του εντέρου). Ωστόσο, εάν δεν είναι κοινωνικά αναγκαίο ή βολικό, το άτομο μπορεί εκούσια να συσπάσει το πυελικό έδαφος και να συνεισφέρει με αυτό τον τρόπο στην χαλάρωση της αίσθησης της επιτακτικότητας.

Το έντονο άγχος μπορεί να οδηγήσει σε αυξημένη τάση στο πυελικό έδα-φος. Αυτή η τάση εμποδίζει την ικανότητα των μυών να ελευθερωθούν την κατάλληλη στιγμή και ταυτόχρονα διαταράσει το φυσιολογικό περισταλτισμό του εντέρου. Υπάρχουν, επίσης, και άτομα που έχουν μάθει να κάνουν το αντίθετο από αυτό που πρέπει να γίνει, προκειμένου να αφοδεύσουν. Αντί να χαλαρώνουν τους μυς του πυελικού εδάφους, ιδίως τον ηβο-ορθικό μυ, τον συσπούν κατά την προσπάθεια αφόδευσης, προκαλώντας μια δυσάρε-στη κατάσταση που ονομάζεται παράδοξη σύσπαση του ηβοορθικού μυός. Ευτυχώς, αυτή η κατάσταση είναι σχετικά εύκολο να διαγνωστεί και ανα-στρέψιμη με νευρομυϊκή επανεκπαίδευση. Είναι σημαντικό να σταματήσει η συνήθεια αυτής της παράδοξης σύσπασης, καθώς η παρατεταμένη πίεση μπορεί να οδηγήσει σε πρόπτωση της πυέλου ή των κοιλιακών οργάνων.

Ραγάδα δακτυλίου

Οι ραγάδες του δακτυλίου είναι σαν ένα σκίσιμο σε χαρτί πάνω στο βλεν-νογόνο του πρωκτικού σφιγκτήρα. Η ραγάδα ονομάζεται από πολλούς ερευνητές «ισχαιμικό έλκος.» Η ισχαιμία είναι μια πάθηση κατά την οποία υπάρχει μια σημαντική μείωση στη ροή του αίματος στην περιοχή. Η σύγχρονη γνώση σχετικά με τις ραγάδες είναι ότι λόγω της αυξημένης τάσης, η ροή του αίματος στον πρωκτικό σφιγκτήρα είναι μειωμένη, αλλοι-ώνοντας με αυτόν τον τρόπο τον ιστό που στη συνέχεια γίνεται εύθραυστος και ευάλωτος σε τραυματισμό από σκληρά κόπρανα ή από την πίεση κατά την αφόδευση.

Οι ραγάδες συνήθως δημιουργούνται όταν υφίσταται ένας έντονα συσπασμένος πρωκτικός σφιγκτήρας. Ένα από τα πλεονεκτήματα του Πρωτοκόλλου Γουάιζ-Άντερσον είναι ότι μπορεί να βοηθήσει στο να μαλακώσει και να χαλαρώσει ο χρόνια συσπασμένος πρωκτικός σφιγκτήρας χωρίς φάρμακα ή χειρουργείο

Είναι γενικά αποδεκτό ότι η ραγάδα εμπλέκει σε μεγάλο βαθμό το χρόνια συσπασμένο εσωτερικό πρωκτικό σφιγκτήρα. Τόσο οι διαστολές του σφιγκτήρα, όπου διατείνεται ή διαστέλεται ο πρωκτικός σφιγκτήρας υπό αναισθησία, αλλά και η εφαρμογή τοπικών παραγόντων στον εσωτερικό πρωκτικό σφιγκτήρα αποβλέπουν στη χαλάρωση του. Η χειρουργική αρχή που διέπει τη θεραπεία της ραγάδας βασίζεται στην περίεργη ιδέα ότι η διατομή του σφιγκτήρα είναι ο καλύτερος τρόπος για να μειωθεί ο τόνος, η τάση και ο σπασμός του. Αν και το χειρουργείο μπορεί να πετύχει, υπάρχει ο κίνδυνος βραχυπρόθεσμης και άλλοτε μόνιμης ακράτειας κοπράνων.

Οι αναστολείς ασβεστίου, όπως η νιφεδιπίνη ή η διλτιαζέμη σε μορφή κρέμας ή αλοιφής στο εσωτερικό του πρωκτικού σφιγκτήρα, με χρήση αρκετές φορές την ημέρα για 8 εβδομάδες, έχει αποδειχθεί πολύ βοηθητική στη χαλάρωση και στην αγγειοδιαστολή του εσωτερικού πρωκτικού σφιγκτήρα, επιτρέποντας με αυτό τον τρόπο την επούλωση των ραγάδων και αιμορροΐδων.

Αιμορροΐδες

Κάποια στιγμή, πολλοί άνθρωποι εντοπίζουν λίγο αίμα στα κόπρανα, συνήθως μετά από μια ιδιαίτερα δυσκοίλια κένωση. Αυτό το γεγονός μπορεί να προκαλέσει σύγχυση και αναστάτωση. Άλλες στιγμές, οι άνθρωποι πηγαίνουν στο γιατρό με παράπονα για ορθικό πόνο μετά από την αφόδευση χωρίς προφανές αίμα στα κόπρανα. Συχνά ο γιατρός τους διαγιγνώσκει με ραγάδα ή αιμορροΐδες. Οι αιμορροΐδες αποτελούν μια άλλη πάθηση που είναι επώδυνη και μερικές φορές αποτελεί την πηγή του αίματος στα κόπρανα. Η αιμορροΐδα είναι ένα είδος κιρσοειδούς φλέβας, που τείνει να διαστέλεται όταν ο ασθενής πιέζεται στην τουαλέτα.

Μια γαλλική μελέτη έδειξε ότι το ένα τρίτο των γυναικώ παρουσίασε αιμορροΐδες ή ραγάδες μετά τον τοκετό. Αυτό οφείλεται κατά πάσα πιθανότητα στη μεγάλη πίεση που ασκείται κατά την εξώθηση στον τοκετό σε συνδυασμό με τη δυσκοιλιότητα που επικρατεί στη διάρκεια της εγκυμοσύνης. Εκατομμύρια άνθρωποι στη Βόρεια Αμερική υποφέρουν από αιμορροΐδες. Οι ραγάδες και οι αιμορροΐδες είναι συνηθισμένα τόσο στους άνδρες όσο και στις γυναίκες. Αυτές οι παθήσεις συνδέονται συχνά με δυσκοιλιότητα και διάρροια. Η δυσκοιλιότητα έχει σχέση με τη χρόνια τάση στους πυελικούς μυς των ενηλίκων και με την επίμονη δυσκοιλιότητα στα παιδιά σε μια πρόσφατη μελέτη στην κλινική Μάγιο.

Αν και οι περισσότερες ραγάδες δακτυλίου και αιμορροΐδες επιλύονται από μόνες τους μετά την έξαρση τους, ορισμένοι ορθοκολικοί χειρουργοί επιλέγουν μια επιθετική προσέγγιση ή μια χειρουργική επέμβαση για τη θεραπεία τους. Έχουμε δει ασθενείς οι οποίοι ανησυχούσαν για τη δυσφορία στο ορθό να πείθονται για θεραπεία της περιοχής μέσω χειρουργικής επέμβασης.

Η συμβατική θεραπεία της δυσκοιλιότητας, των ραγάδων του δακτυλίου και των αιμορροΐδων τείνει να αγνοεί τη σχέση ανάμεσα στο πνεύμα και το σώμα

Όπως και η συμβατική θεραπεία του πυελικού άλγους, η σχέση ανάμεσα στη νοοτροπία του ασθενή, στο επίπεδο χαλάρωσής του κατά τις κενώσεις, καθώς και στη διαχείριση του στρες έχει αγνοηθεί σχεδόν ολοκληρωτικά από τη βιβλιογραφία σχετικά με την αντιμετώπιση αυτών των παθήσεων. Αντ' αυτού, υπάρχει μια στενή επικέντρωση στην άμεση μείωση των συμπτωμάτων αυτών των παθήσεων. Οι επεμβάσεις, τα χειρουργεία, τα υπακτικά και οι φαρμακευτικές αγωγές είναι οι συνηθέστερες επιλογές.

Οι περισσότεροι ασθενείς μας, οι οποίοι υποβλήθηκαν σε χειρουργική επέμβαση των ραγάδων ή των αιμορροΐδων τους, ανέφεραν ότι οι γιατροί που επισκέφθηκαν τους πρόσφεραν ελάχιστες επιλογές που σχετίζονται με τον περιορισμό του άγχους και της συνήθειας πίεσης και σύσφιξης που σχετίζονται με αυτές τις παθήσεις. Αντί να θεωρείται η ραγάδα, για παράδειγμα, έκφραση του *άγχους και της χρόνιας πυελικής τάσης, η συμβατική θεραπεία θεωρεί τα συμπτώματά της, συμπεριλαμβανομένης και της χρόνιας πρωκτικής τάσης, ως κάτι που πρέπει να εξαλειφθεί είτε μηχανικά είτε φαρμακευτικά. Δε δίνεται η δέουσα προσοχή στη γενικότερη εικόνα της ζωής του ατόμου και στον τρόπο με τον οποίο τα συμπτώματα αποτελούν τον αντικατοπτρισμό αυτής της μεγάλης εικόνας. Κατά την άποψή μας τα συμπτώματα είναι ο τρόπος με τον οποίο το σώμα μας προσπαθεί να επικοινωνήσει μαζί μας. Αν αρνηθούμε να κατανοήσουμε το μήνυμα γιατί δεν κατανοούμε τη γλώσσα του σώματός μας, υποφέρουμε άσκοπα χωρίς να ασχολούμαστε με την ουσία του προβλήματος που προκαλεί το σύμπτωμα.*

Στη συντριπτική πλειονότητα των περιπτώσεων, η χρόνια τάση του πυελικού εδάφους, συμπεριλαμβανομένου του πρωκτικού σφιγκτήρα, σε συνδυασμό με διατροφή, άγχος και επιτακτικότητα στις εντερικές συνήθειες συμβάλλουν στη δημιουργία δυσκοιλιότητας, πρωκτικών συριγγίων και αιμορροΐδων. Όλοι αυτοί οι παράγοντες που σχετίζονται με αυτές τις παθήσεις δεν εμφανίζονται ξαφνικά από τη μια στιγμή στην άλλη. Εν συντομία, το πνεύμα, το σώμα και ο τρόπος ζωής ενός ατόμου συμβάλλουν συνολικά στη δημιουργία και διαιώνιση αυτών των παθήσεων.

Θεωρούμε ότι μια τροποποιημένη μορφή του *Πρωτοκόλλου Γουάιζ-Άντερσον* μπορεί να ωφελήσει σημαντικά στη θεραπεία της δυσκοιλιότητας, των πρωκτικών συριγγίων και των αιμορροΐδων. Η θεμελιώδης αρχή είναι ότι όλες αυτές οι παθήσεις συνήθως αποτελούν αποτέλεσμα της έκφρασης άγχους που εκδηλώνεται με τη σύσπαση του πυελικού εδάφους, και στην περίπτωση της δυσκοιλιότητας, με την αναστολή της φυσιολογικής περισταλτικής κίνησης του εντέρου. *Η σφιγκτηροτομή, ή η μερική διατομή του εσωτερικού πρωκτικού σφιγκτήρα, με στόχο τη μείωση του τόνου του πρωκτικού σφιγκτήρα χρησιμοποιείται συχνά για τις ραγάδες, ωστόσο, πιστεύουμε ότι είναι απολύτως εφικτό να εκπαιδευτεί κάποιος στη χαλάρωση του πρωκτικού σφιγκτήρα χωρίς να υποβληθεί σε καμία απολύτως χειρουργική επέμβαση.*

Αυτό μπορεί να επιτευχθεί μέσω της εκπαίδευσης των ασθενών στα πρωτόκολλα της *Ελευθέρωσης των Εναυσματικών σημείων του Πόνου* και της *Παράδοξης Χαλάρωσης* που χρησιμοποιούμε για τα σύνδρομα του πυελικού άλγους. Θεωρούμε ότι μια αφοσιωμένη προσπάθεια αυτο- θεραπείας του *Πρωτοκόλλου Γουάιζ-Άντερσον που* διδάσκουμε στα 6-ημέρα κλινικά μας σχολεία, θα ήταν κάτι παραπάνω από αρκετή για κάποιον που υποφέρει από δυσκοιλιότητα, πρωκτικά συρίγγια και αιμορροΐδες. Φυσικά, η τροποποιημένη μορφή του *Πρωτοκόλλου Γουάιζ-Άντερσον* θα πρέπει να περιλαμβάνει διατροφή και επανεκπαίδευση στα θέματα τουαλέτας, διδάσκοντας τον ασθενή να μην πιέζεται υπερβολικά και να μην αναβάλει την αίσθηση της επιτακτικότητας για να πάει στην τουαλέτα. Η χρήση τοπικά διλτιαζέμης και λιδοκαΐνης 2-3 φορές /ημέρα για έως και 8 εβδομάδες έχει αποδειχθεί πολύ χρήσιμη στην επούλωση των ραγάδων του δακτυλίου.

Σύνδρομο Ευερέθιστου Εντέρου (ΣΕΕ)

Το ΣΕΕ είναι συνηθισμένο στο γενικό πληθυσμό και ευθύνεται μέχρι και για το 50% των επισκέψεων στο γαστρεντερολόγο. Τα συμπτώματα του ΣΕΕ συνήθως περιλαμβάνουν: κοιλιακό πόνο, φούσκωμα ή αίσθημα κορεσμού, διάρροια ή δυσκοιλιότητα, καούρα ενίοτε, πρώιμο αίσθημα κορεσμού και ατελή κένωση του εντέρου. Συνήθως αντιμετωπίζεται με ορισμένες φαρμακευτικές αγωγές, την αποφυγή ερεθιστικών τροφών και ποτών, την αύξηση κατανάλωσης νερού και ινών, άσκηση, κ.λ.π. Πρόκειται για μια επώδυνη διαταραχή, η οποία επανέρχεται σε περιόδους άγχους.

Μια τροποποιημένη μορφή του *ΠρωτοκόλλουΓουάιζ-Άντερσον* και η θεραπεία του ΣΕΕ

Στα 6-ημέρα κλινικά μας σχολεία για το πυελικό άλγος, ορισμένοι ασθενείς με σύνδρομο ευερέθιστου εντέρου ανέφεραν βελτίωση των συμπτωμάτων του ΣΕΕ. Αυτοί οι ασθενείς ανέφεραν ότι η εν λόγω βελτίωση προέκυψε αφού εφάρμοσαν ένα συγκεκριμένο είδος κοιλιακής αυτο-θεραπείας που αναλύεται παρακάτω, σε συνδυασμό με την *Παράδοξη Χαλάρωση.*

Το σύντομο χωρίο που ακολουθεί αναλύει τη θεραπεία και το προτεινόμενο μηχανισμό για να εξηγήσει την πιθανή αποτελεσματικότητα αυτής της τροποποιημένης μορφής του *Πρωτοκόλλου Γουάιζ-Άντερσον* για το ΣΕΕ. Δε συνιστούμε την εφαρμογή αυτής της θεραπείας χωρίς εκπαίδευση και επίβλεψη από γιατρό. Ο λόγος είναι ότι χωρίς την κατανόηση της κοιλιακής ανατομίας και την άσκηση της κατάλληλης πίεσης, τα αγγεία και οι δομές στην κοιλιακή χώρα κινδυνεύουν από βλάβη.

Το σύνδρομο ευερέθιστου εντέρου παλαιότερα ονομαζόταν σπαστική κολίτιδα

Το ΣΕΕ είναι συνηθισμένο τόσο σε άνδρες όσο και σε γυναίκες ασθενείς με πυελικό άλγος. Ο σκοπός του *Πρωτοκόλλου Γουάιζ-Άντερσον* είναι να εκπαιδεύσει τους ασθενείς σε στοχευμένες μεθόδους αυτο-θεραπείας. Μία από τις μεθόδους αυτές είναι η χρήση μιας συσκευής αυτο-θεραπείας ελευθέρωσης πίεσης που επιτρέπει στους ασθενείς να εφαρμόζουν εύκολα στην κοιλιακή χώρα την *Ελευθέρωση Εναυσματικών Σημείων του Πόνου*. Ορισμένοι ασθενείς με ΣΕΕ παρουσίασαν εντωπωσιακή βελτίωση των συμπτωμάτων της κοιλιακής ή οισοφαγικής δυσφορίας όταν ασκούσαν πίεση Ελευθέρωσης Εναυσματικών Σημείων του Πόνου σε ευαίσθητες ή επώδυνες περιοχές σε όλη την κοιλιακή χώρα. Αυτό γινόταν σε συνδυασμό με τη τακτική εφαρμογή της *Παράδοξης Χαλάρωσης*.

Ο προτεινόμενος μηχανισμός της τροποποιημένης μορφής του *Πρωτοκόλλου Γουάιζ-Άντερσον για* το ΣΕΕ

Στο κλασικό βιβλίο *Το Κόλον* οι Γουλφ και Γουλφ παρατήρησαν σε ασθενείς με κοιλιακά συρίγγια (ανοιχτές οπές στην κοιλιακή χώρα) που επέτρεπαν την άμεση οπτική εξέταση του παχέος εντέρου σε διαφορετικές συναισθηματικές καταστάσεις, ότι τα παχέα έντερα των ασθενών έτειναν να επιβράδυνουν και να συσπώνται (υποδυναμικά), σταματώντας τις ρυθμικές τους κινήσεις, σε περιόδους φόβου, κατήφειας, ματαιότητας ή ηττοπάθειας, δυσαρέσκειας, πλήξης, έντασης και ήπιας κατάθλιψης. Το παχύ έντερο των ασθενών υπερλειτουργούσε (υπερδυναμικό) σε στιγμές θυμού, απογοήτευσης, ενοχής, ταπείνωσης, άγχους και σύγκρουσης. Όταν η συναισθηματική κατάσταση αυτών των ατόμων ηρεμούσε, η συμπεριφορά του παχέος εντέρου γινόταν και αυτή φυσιολογική και η ρυθμική περισταλτική κίνηση και το χρώμα επανερχόταν. Οι Γουλφ και Γουλφ ανέφεραν:

«Στους ασθενείς που περιγράφονται, ήταν συνήθης η ανεύρεση λειτουργικών διαταραχών του κόλου που χαρακτηρίζονταν είτε από υπερδυναμική αντίδραση με διάρροια, είτε από υποδυναμική αντίδραση και δυσκοιλιότητα. Η υπερλειτουργικότητα χαρακτηριζόταν από υπεραιμία, σύσπαση των επιμήκων μυϊκών ινών σε συνδυασμό με βράχυνση του παχέος εντέρου και αύξηση του ρυθμικού περισταλτισμού των κυκλοτερών μυϊκών ινών στο τυφλό, ανιόν και εγκάρσιο κόλον, ενώ το κατιόν και το σιγμοειδές δεν παρουσίασε κυκλικές, ρυθμικές περισταλτικές κινήσεις αλλά έλαβε ένα άκαμπτο σωληνοειδές σχήμα εξαιτίας της επιμήκους μυϊκής δραστηριότητας, με συνοδό ωχρότητα του βλεννογόνου. Στην περίπτωση της υπολειτουργικότητας του παχέος εντέρου με δυσκοιλιότητα, οι ορθικοί, πρωκτικοί και περιορθικοί μύες ήταν συνήθως συσπασμένοι, έτσι ώστε να εμποδίσουν μια περαιτέρω κένωση.

...Η υποδυναμική αντίδραση παρουσιαζόταν όταν οι ασθενείς αντιδρούσαν... με αισθήματα φόβου, κατήφειας, ματαιότητας, ή ηττοπάθειας, δυσαρέσκειας, πλήξης, έντασης και ήπιας κατάθλιψης... η διαρκής ή περιοδική υπολειτουργία του παχέος εντέρου βρέθηκε ότι σχετίζεται με δυσκοιλιότητα... μπορεί να εκλαμβάνεται ως μέρος μιας γενικής αντίδρασης "σθεναρής αντίστασης" όταν ένα άτομο απειλείται.

Η υπερδυναμική αντίδραση του παχέος εντέρου, από την άλλη πλευρά ... (συνδεόταν με) συμβολικές επιθέσεις που περιλάμβαναν την έκφραση οργής, πικρίας, ενοχής, ταπείνωσης, άγχους και συγκρούσεων. Οι καταστροφικές ή τρομακτικές καταστάσεις ή εκείνες που προκαλούσαν ένα χείμαρρο συναιθημάτων επίσης είχαν ως αποτέλεσμα την υπερλειτουργία του παχέος εντέρου... (αυτό μπορεί να ονομαστεί) το μοτίβο εξαγωγής – απαλλαγής της υπερλειτουργικότητας του παχέος εντέρου.»

Στις αρχές του 20ου αιώνα ο Γουόλτερ Κάννον, δημιουργός των όρων «*μάχη,φυγή,ακινητοποίηση*» και «*ομοιόσταση*» παρατήρησε μια παρόμοια αντίδραση στο παχύ έντερο μιας γάτας το οποίο κινούνταν ρυθμικά όταν ήταν ανενόχλητη αλλά σταματούσε όταν ένα σκυλί έμπαινε στο δωμάτιο. Τα συμπτώματα του ΣΕΕ συμπεριλαμβανομένων και της κοιλιακής δυσφορίας ή πόνου, φουσκώματος και κορεσμού, καύσου, δυσκοιλιότητας και διάρροιας, είναι γνωστό εδώ και καιρό ότι συνδέονται με την υπερ - ή υπό- διέγερση του αυτόνομου νευρικού συστήματος.

Η βασική ιδέα του βιβλίου είναι ότι υπάρχει ένας αυτο-τροφοδοτούμενος φαύλος κύκλος τάσης-άγχους-πόνου που εκδηλώνεται στο πυελικό άλγος. Θεωρούμε ότι αυτός ο κύκλος μπορεί να υφίσταται επίσης και στο ΣΕΕ. Επιπλέον, η παρέμβαση που προτείνουμε, μια τροποποιημένη μορφή του *Πρωτοκόλλου Γονάιζ-Άντερσον*, μπορεί να βοηθήσει στη διάσπαση αυτού του κύκλου τάσης -άγχους-πόνου στο ΣΕΕ.

Το σύνδρομο ευερέθιστου εντέρου, όπως και το χρόνιο μυϊκής προελεύσεως πυελικό άλγος, μπορεί να θεωρηθεί ότι αποτελεί έναν αυτο-τροφοδοτούμενο κύκλο τάσης , άγχους, πόνου και προστατευτικής αντίδρασης

Παρατίθεται μια μικρογραφία της πρότασής μας για τη χρήση του *Πρωτοκόλλου Γονάιζ-Άντερσον* με τροποποιημένη μορφή για αυτή την πάθηση. Ο ασθενής που έχει διαγνωστεί με ΣΕΕ εκπαιδεύεται στην ήπια αλλά σταθερή Ελευθέρωση Εναυσματικών Σημείων του Πόνου, με αυξανόμενη πίεση εντός μερικών εβδομάδων, σε όλη την κοιλιακή χώρα όπου έχουν εντοπιστεί εναυσματικά σημεία. Η άσκηση πίεσης ελευθέρωσης δεν ξεπερνά τα 90 δευτερόλεπτα για κάθε περιοχή. Το επίκεντρο της πίεσης ακολουθεί το ανιόν, εγκάρσιο και κατιόν κόλον. Αυτό γίνεται ενώ ο ασθενής χαλαρώνει κατά τη διάρκεια της πίεσης ελευθέρωσης και στη συνέχεια εφαρμόζεται η *Παράδοξη Χαλάρωση*.

Η απλότητα και η σχέση κόστους/ωφέλειας αυτής της μεθόδου είναι προφανής. Δε χρησιμοποιούνται φάρμακα. Οι ασθενείς ενδυναμώνονται, ώστε να βοηθούν τον εαυτό τους. Οι κίνδυνοι είναι ελάχιστοι. Δε συνιστούμε στους αναγνώστες του βιβλίου την εφαρμογή των προτεινόμενων μεθόδων για δυσκοιλιότητα, ραγάδες, αιμορροΐδες, ή το σύνδρομο ευερέθιστου εντέρου χωρίς ιατρική επίβλεψη. Συνεχίζουμε την υποστήριξη μιας πειραματικής αξιολόγησης της μεθόδου αυτής για τα συμπτώματα του ΣΕΕ.

Πόνος μετά την αφόδευση

Ένα δυσάρεστο σύμπτωμα του πυελικού άλγους παρουσιάζεται όταν το πυροδοτεί η κένωση του εντέρου. Υπάρχει ελάχιστη βιβλιογραφία για αυτό το σύμπτωμα όταν παρουσιάζεται χωρίς την ύπαρξη αιμορροΐδων ή ραγάδων, αλλά σύμφωνα με την εμπειρία μας είναι συνηθισμένο.

Σε αυτό το κεφάλαιο, προτείνουμε μια εξήγηση του μηχανισμού που είναι υπεύθυνος για αυτό το σύμπτωμα καθώς και μια θεραπευτική παρέμβαση. Ο μηχανισμός της αφόδευσης συνήθως προϋποθέτει την πληρότητα του ορθού με κόπρανα, το οποίο στη συνέχεια στέλνει σήμα στον έσω πρωκτικό σφιγκτήρα και τον ηβο-ορθικό μυ να χαλαρώσουν και έτσι ενεργοποιεί την αίσθηση της επιτακτικότητας για αφόδευση. Μόλις τα κόπρανα διαπεράσουν το χαλαρό πρωκτικό σφιγκτήρα και βγουν από το σώμα, ο έσω πρωκτικός σφιγκτήρας κλείνει αντανακλαστικά.

Όταν κάποιος παρουσιάζει πυελικό άλγος και όξυνση των συμπτωμάτων μετά από μια κένωση, θεωρούμε ότι ο έσω πρωκτικός σφιγκτήρας τείνει να «παρακλείνει». Γίνεται, δηλαδή, πιο σφικτός από ότι πριν την κένωση και μερικές φορές φαίνεται να υφίσταται έναν επώδυνο μυϊκό σπασμό. Για αυτό το λόγο, θεωρούμε ότι ορισμένοι άνθρωποι εμφανίζουν πιο έντονο πόνο μετά από μια κένωση.

Η δυσφορία που ακολουθεί την αφόδευση συνήθως παρουσιάζεται λόγω του ότι ο πρωκτικός σφιγκτήρας κλείνει υπερβολικά σφιχτά με ένα είδος σπασμού μετά από μια κένωση σε άτομα με χρόνια συσπασμένη πύελο

Οι ασθενείς με πόνο μετά από κένωση συχνά εισάγουν ένα δάκτυλο καλυμμένο με γάντι και λιπαντικό στον πρωκτικό σφιγκτήρα για να βοηθήσουν τη χαλάρωση του υπερσυσπασμένου σφιγκτήρα. Αυτή η κίνηση μπορεί να μειώσει τον πόνο που ακολουθεί την εντερική δραστηριότητα και κάποιες φορές μπορεί να μειώσει ή να εξαλείψει την εμφάνισή του με την πάροδο του χρόνου.

Ο πόνος μετά από κένωση εμφανίζεται λιγότερο συχνά όταν το άτομο είναι ξεκούραστο και χαλαρό, και ό,τι συμβάλλει σε μια πιο χαλαρή κατάσταση κατά τη διάρκεια της επίσκεψης στην τουαλέτα μπορεί να μειώσει αυτό το σύμπτωμα. Η εταιρεία κατασκευής λεκανών τουαλέτας Τότο έχει δημιουργήσει ένα θερμαινόμενο κάθισμα τουαλέτας που ονομάζεται Washlet® που εκτοξεύει ένα θερμό πίδακα νερού και στη συνέχεια αέρα, για να καθαρίσει την πρωκτική είσοδο μετά από την αφόδευση. Αυτό το είδος φροντίδας μετά την εντερική δραστηριότητα μπορεί επίσης να φανεί χρήσιμο για αυτό το σύμπτωμα.

11

ΠΕΡΙΣΣΟΤΕΡΑ ΑΠΟ ΟΣΑ ΘΑ ΘΕΛΑΤΕ ΠΟΤΕ ΝΑ ΜΑΘΕΤΕ ΣΧΕΤΙΚΑ ΜΕ ΤΗΝ ΙΑΤΡΙΚΗ ΕΠΙΣΤΗΜΗ ΤΟΥ ΧΡΟΝΙΟΥ ΠΥΕΛΙΚΟΥ ΑΛΓΟΥΣ

Αυτό το κεφάλαιο παρέχει μια εικόνα αναφορικά με τη γνώση που έχουν αποκομίσει οι γιατροί και οι επιστήμονες από τις επιστημονικές έρευνες για τα σύνδρομα του χρόνιου πυελικού άλγους (ΣΧΠΑ), εστιάζοντας περισσότερο στην περίπτωση των ανδρών ασθενών. Πολλοί γιατροί και ιατρικά κέντρα δείχνουν ιδιαίτερο ενδιαφέρον για το πρόβλημα αυτό και τη δυστυχία των πασχόντων. Το Εθνικό Ινστιτούτο Υγείας (ΕΙΥ) έλαβε μια ντιρεκτίβα από το Κογκρέσο πριν μερικά χρόνια να επιδιώξει την εξεύρευση μιας αποτελεσματικής θεραπείας για το ΣΧΠΑ και, μέσα από μια κοινοπραξία εθνικών ιατρικών κέντρων, έχει καταβάλλει μια σημαντική προσπάθεια για νέες επιστημονικές μελέτες με αυτό το στόχο. Το 2008, το ΕΙΥ εξέδωσε μια ανοιχτή επιστολή για κατάθεση προτάσεων μελέτης με μεγαλύτερη βασική βιολογική λεπτομέρεια των παραγόντων που προκαλούν και εκδηλώνουν αυτές τις παθήσεις.

Το ΣΧΠΑ αποτελεί έναν καλοήθη πόνο που προέρχεται από δομές γύρω και μέσα στην πύελο. Δεν υπάρχουν καθιερωμένες αντικειμενικές εξετάσεις που να θέτουν τη διάνωση του ΣΧΠΑ. Κανείς δεν μπορεί να επιβεβαιώσει και να υπολογίσει την ποσότητα και την ένταση του πόνου. Μόνο λίγοι και επίμονοι γιατροί και επιστήμονες επιχείρησαν να αποκαλύψουν την πιθανή βιολογική βάση της νόσου προσπαθώντας να βρουν κάποια λογική ιατρική θεραπεία.

Αν και πραγματοποιούνται περισσότερες από δύο εκατομμύρια ιατρικές επισκέψεις το χρόνο στις Ηνωμένες Πολιτείες λόγω προστατίτιδας, και οι διάφορες μορφές αυτής της διαταραχής απαρτίζουν σχεδόν το 10 % των επισκέψεων ενός τυπικού ουρολόγου, οι ασθενείς με αυτό το νόσημα δεν είναι σίγουρα από τους πιο ευπρόσδεκτους επειδή δεν υπάρχουν θεραπείες που να τους θεραπεύουν οριστικά. Οι γιατροί θέλουν να βοηθήσουν τους ασθενείς, αλλά όταν έχουν θεραπευτικές αγωγές που είναι αναποτελεσματικές, όχι μόνο οι ίδιοι αλλά και οι ασθενείς τους, αισθάνονται απογοητευμένοι και δυσαρεστημένοι. Σε αυτό το κεφάλαιο εξετάζουμε την τρέχουσα γνώση που έχει προέλθει από πολλές επιστημονικές μελέτες αφιερωμένες στον χαρακτηρισμό και την αντιμετώπιση των συνδρόμων του χρόνιου πυελικού άλγους. Παρουσιάζουμε επίσης μερικές προοδευτικές σκέψεις που μπορεί να εξελίξουν τις γνώσεις μας σχετικά με τα ΣΧΠΑ και να οδηγήσουν στην ανάπτυξη νέων θεραπευτικών προσεγγίσεων.

Αν κάποιος ανατρέξει στην ιστορία της ιατρικής, η πυελική διαταραχή της προστατίτιδας περιγράφεται για πρώτη φορά μόλις τον 19ο αιώνα. Καθόσον γνωρίζουμε, η συντριπτική πλειοψηφία των περιστατικών προστατίτιδας ποτέ δεν έτυχε ικανοποιητικής αντιμετώπισης

Φανταστείτε όλους αυτούς τους άνδρες που υποφέρουν εδώ και αιώνες χωρίς να ξέρουν τί συμβαίνει. Στις αρχές του 20ου αιώνα κάποιος εισήγαγε τη θεωρία του πιθανού ρόλου των βακτηρίων και εξέτασε το προστατικό υγρό με μικροσκόπιο. Το προστατικό έκκριμα υποβλήθηκε σε καλλιέργεια για πρώτη φορά το 1913.

Μόλις το 1968, ωστόσο, ο Δρ. Τόμας Στάμεϊ και ο Δρ. Έντγουιν Μίαρς στο Πανεπιστήμιο του Στάνφορντ δημιούργησαν μια κατάλληλη, λεπτομερειακή εξέταση των ασθενών που επέτρεπε στους ουρολόγους να τεκμηριώσουν επιστημονικά σε ποιές περιπτώσεις τα βακτήρια προέρχονταν πραγματικά από τον προστάτη και όχι από την ουρήθρα ή την ουροδόχο κύστη, ή εάν δεν υπήρχαν καθόλου βακτήρια.

Η προστατίτιδα είναι μια λάθος ετικέτα που τίθεται στις περισσότερες περιπτώσεις ανδρών με πυελικό άλγος και ενθαρρύνει την αναποτελεσματική χρήση αντιβιοτικών

Σύντομα μάθαμε ότι τα βακτήρια σπάνια αποτελούσαν την αιτία των ΣΧΠΑ, αλλά όταν ήταν, η θεραπεία της πραγματικής βακτηριακής προστατίτιδας ήταν σχετικά εύκολη. Η χρόνια προστατίτιδα είναι ένας λάθος όρος· έχουμε να κάνουμε με ένα μεταβλητό σύνολο αλγεινών καταστάσεων χωρίς αντικειμενικούς δείκτες νόσου και με μεταβλητά συμπτώματα.

Η διαταραχή συνήθως δεν παρουσιάζει προστατοκεντρική συμπτωματολογία και οι περιοχές πόνου εδράζονται στην περιοχή ανάμεσα στον ομφαλό έως και άνω της μεσότητας του μηρού. Η ευρωπαϊκή ουρολογική κοινότητα έχει προωθήσει τη χρήση του όρου σύνδρομο προστατικού άλγους (ΣΠΑ) ως έναν πιο γενικό όρο από την κατηγοροποίηση της χρόνιας προστατίτιδας/ σύνδρομο χρόνιου πυελικού άλγους (ΧΠ/ΣΧΠΑ). Ωστόσο, και οι δυο θυμίζουν μια προστατοκεντρική προσέγγιση, η οποία πιθανόν πρέπει να αποφεύγεται λόγω της έλλειψης αποδεικτικών στοιχείων, καθώς η διάγνωση ενθαρρύνει τους γιατρούς να χρησιμοποιούν αντιβιοτικά ως τυπική θεραπεία που προφανώς στερείται αποτελεσματικότητας.

Εξ ορισμού, το σύνδρομο του προστατικού πόνου είναι μια επίμονη δυσφορία ή πόνος στην πυελική περιοχή με στείρες καλλιέργειες και είτε σημαντική, είτε μη σημαντική παρουσία λευκών αιμοσφαιρίων στα προστατικά εκκρίματα – σπέρμα, προστατικό υγρό που συλλέγεται μετά από μάλλαξη προστάτη ή ούρων που συλλέγονται μετά τη μάλλαξη του προστάτη.

Η ύπαρξη στοιχείων φλεγμονής στον προστάτη από μόνη της και χωρίς να υπάρχει λοίμωξη προσφέρει λίγη βοήθεια στον καθορισμό οποιασδήποτε αποτελεσματικής θεραπείας για τα συμπτώματα του πυελικού άλγους και δυσλειτουργίας στους άνδρες

Δεν φαίνεται να υπάρχει οποιοδήποτε διαγνωστικό ή θεραπευτικό όφελος από τη διαφοροποίηση ανάμεσα στους ασθενείς με σημαντική ή μη σημαντική παρουσία λευκοκυττάρων στο προστατικό υγρό. Το αξιοσημείωτο είναι ότι, σύμφωνα με την εμπειρία των συγγραφέων, οι άνδρες *χωρίς φλεγμονή του προστάτη* φαίνεται να πλήττονται κατά μέσο όρο από πιο έντονο και μακροχρόνιο πυελικό άλγος.

Θεωρούμε ότι ο χρόνιος πόνος στους όρχεις και η λεγόμενη παγίδευση του έσω αιδοιϊκού νεύρου θα έπρεπε να συμπεριληφθούν στο γενικό όρο του συνδρόμου του χρόνιου πυελικού άλγους ή ΣΧΠΑ. Οι γυναίκες με πυελικό άλγος, ιδιαίτερα με πόνο τύπου διάμεσης κυστίτιδας, κατάτασσονται σε μια γενική διαγνωστική ονομασία που αποκαλείται σύνδρομο επώδυνης κύστης (ΣΕΚ). Στο κεφάλαιο αυτό χρησιμοποιούμε το σύνδρομο προστατικού άλγους ή ΣΠΑ ως μοντέλο για να αναλύσουμε τις επιστημονικές έρευνες και θεραπείες.

Η ανατομία: τα όργανα, οι μυς και τα νεύρα

Η δική μας άποψη σχετικά με την προστατίτιδα/ΣΧΠΑ διαφέρει από τη συμβατική πρακτική της, ως ρουτίνα, αναγνώρισης και αντιμετώπισης του ανδρικού πυελικού άλγους ως λοίμωξης του προστάτη. Δε θεωρούμε τον προστάτη ως την πηγή του προβλήματος στο πυελικό άλγος στους άνδρες. Αυτό που έχουμε προτείνει εδώ και πολλά χρόνια έχει να κάνει με τη θεωρία μας για τις ανατομικές περιοχές της πυέλου που στην πραγματικότητα προκαλούν τον πόνο και τον τρόπο που ο πόνος δημιουργείται.

Εντοπίζοντας τον ένοχο του πελικού άλγους

Όλα τα μηνύματα πόνου μεταδίδονται μέσω *αισθητικών νευρικών υποδοχέων, και στη συνέχεια συγκλίνουν σχηματίζοντας λεπτού ιστούς νεύρων που καταλήγουν στη σπονδυλική στήλη και, τελικά, διαβιβάζονται στον εγκέφαλο όπου γίνονται αντιληπτά με υποκειμενικούς τρόπους και ερμηνεύονται* διαφορετικά από κάθε ασθενή. Οι γιατροί παραδοσιακά θεωρούν υπεύθυνα για τον πόνο τα διάφορα όργανα της πυέλου. Τα γεννητικά όργανα, όπως η μήτρα, ο κόλπος, οι όρχεις, το πέος, ο προστάτης και τα απεκκριτικά όργανα, όπως είναι το ορθό και η ουροδόχος κύστη, είναι οι συνήθεις ένοχοι. Αποδίδουμε πόνο σε αυτά τα όργανα αντί να υποψιαζόμαστε την υποστηρικτική δομή αυτών των οργάνων- τους συνδετικούς ιστούς όπως τους συνδέσμους και τους τένοντες, τους μυς, τα αγγεία και νεύρα που υπηρετούν αυτές τις δομές.

Υπάρχει, επίσης, το φαινόμενο που είναι γνωστό ως «αντανάκλαση», βάσει του οποίου ο πόνος που προέρχεται από ένα όργανο δε γίνεται αισθητός στο όργανο αυτό καθαυτό αλλά σε απομακρυσμένες περιοχές, συμπεριλαμβανομένου και του δέρματος. Λόγω της στενής σχέσης ανάμεσα στα νεύρα, ένα ισχυρό σήμα από μία περιοχή μπορεί να ερεθίσει ένα γειτονικό νεύρο, έστω και αν αυτό δεν είχε ερεθιστεί από το ερέθισμα. Αυτό αντιπροσωπεύει τη μέθοδο με την οποία οι μυς γίνονται τεταμένοι μολονότι δε συνδέονται με την πηγή του ερεθισμού.

Υπάρχουν πάνω από 20 διαφορετικοί μυς και μια ανεξάντλητη κατανομή νεύρων μέσα και γύρω από την πύελο που συνδέονται με τις οστικές δομές και τα όργανα. Αυτοί οι μύες προφανώς διαδραματίζουν ένα βασικό ρόλο σε συνεργασία με τα όργανα που υποστηρίζουν.

Κατανοώντας τους μυς του πυελικού εδάφους

Καθώς μυριάδες νεύρα διαπλέκονται σε ολόκληρη την πύελο, τα διεγερτικά νεύρα που είναι υπεύθυνα για την ομαλή μυϊκή σύσπαση και τη λειτουργία των οργάνων, καθώς και τα κινητικά νεύρα που ελέγχουν τους υποστηρικτικούς μυς, εξισορροπούν και αλληλοσυμπληρώνουν το ένα το άλλο. Διαχωρίζουμε τους μυς σε *λείους* και *γραμμωτούς*. Οι λείοι μύες υπάρχουν στα τοιχώματα του εντέρου και παρέχουν τη ζωηρότητα της εντερικής λειτουργίας· επίσης η ουροδόχος κύστη, η μήτρα, οι εκσπερματιστικοί πόροι, ο προστάτης και η καρδιά ακόμα λειτουργούν με διάφορες μορφές λείου μυός.

Είναι δύσκολο να κατανοήσουμε τη βύθια και διάχυτη φύση του πελικού άλγους χωρίς την κατανόηση του τρόπου λειτουργίας των νεύρων και της ύπαρξης επικοινωνίας μεταξύ τους (αλληλεπίδραση) καθώς και της εναλλαγής σημάτων από τα διάφορα νεύρα που μπορεί να προκαλέσουν σύγχυση στον προσδιορισμό της πηγής του πόνου

Οι σκελετικοί ή γραμμωτοί μύες είναι υπεύθυνοι για τις εκούσιες κινήσεις μας και προσφέρουν στήριξη και ισορροπία στις πυελικές δομές. Η αδρεναλίνη, με τη βιοχημική της μορφή που ονομάζεται νορεπινεφρίνη, διεγείρει τους λείους μυς μέσω των υποδοχέων αδρεναλίνης που είναι ενσωματωμένοι σε αυτούς τους μυς. Αυτοί οι υποδοχείς *είναι εξαιρετικά ευαίσθητοι σε μικρές δόσεις νορεπινεφρίνης.* Ορίζουμε αυτούς τους λείους μυϊκούς υποδοχείς ως άλφα και βήτα-υποδοχείς. Η καρδιά είναι γεμάτη από βήτα υποδοχείς, για παράδειγμα, και όταν ένα άτομο ενθουσιάζεται, έστω και νοητικά, η αδρεναλίνη οδηγεί σε μια αγωνιστική ρύθμιση. Οι *λείοι μυς στην πύελο, αν και περιορίζονται κατά κύριο λόγο στα όργανα, αποκρίνονται με τον ίδιο τρόπο στα νοητικά σήματα που απελευθερώνουν αδρεναλίνη* και προκαλούν μια αντίδραση στους πυελικούς μυς. *Υπάρχουν επίσης υποδοχείς αδρεναλίνης και στους συσπώμενους ή γραμμωτούς μυς της πυέλου που μπορεί να διε-γερθούν από την απελευθέρωση* διεγερτικών βιοχημικών ουσιών, όπως της αδρεναλίνης-αυτές είναι υπεύθυνες για την αντίδραση «μάχης και φυγής» που μας δίνει έξτρα ενέργεια. Αυτός είναι ο λόγος που οι άνθρωποι μπορούν να εκτελούν ορισμένες φορές ηρωικές πράξεις υπό αγχωτικές συνθήκες.

Ο Δρ. Στίβεν Κάπλαν και οι συνάδελφοι του στο Πανεπιστήμιο Κολούμπια ανέφεραν ότι η απρόσφορη σύσπαση του εξωτερικού ουρηθρικού σφιγκτήρα κατά την ούρηση μπορεί να διαγνωστεί λανθασμένα ως χρόνια προστατί-τιδα. Μια ενδιαφέρουσα παρατήρηση στη δημοσίευσή τους περιλάμβανε το γεγονός ότι το 91% των ατόμων στη συγκεκριμένη μελέτη ήταν πρωτότοκοι γιοί. Η ομάδα του Δρ. Κάπλαν έκρινε ότι η τροποποίηση συμπεριφοράς και η βιοανάδραση για την διδασκαλία της κατάλληλης χαλαρωτικής προσέγγισης στην ούρηση αποτελούσε μια καλή θεραπευτική επιλογή.

Ο εσφαλμένος χαρακτηρισμός χρόνιας προστατίτιδας ως μοντέλο πυελικού άλγους στους άνδρες

Υπάρχουν τρία βασικά συμπτώματα που σχετίζονται με τη διάγνωση της χρόνιας προστατίτιδας- πυελικό άλγος και δυσφορία, διαταραχές στην ούρηση, και διαταραγμένη σεξουαλική λειτουργία

Η χρόνια προστατίτιδα σημαίνει διαφορετικά πράγματα για τους ασθενείς και τους γιατρούς. Είναι μια συνηθισμένη διάγνωση, αλλά σαφώς εσφαλμένη. *Το κύριο σύμπτωμα το οποίο γίνεται χρόνιο είναι ο πόνος ή η δυσφορία.* Επίσης, οι ασθενείς μπορεί να έχουν ή να μην έχουν συνοδά ουρολογικά και σεξουαλικά προβλήματα. Ο πόνος κατά την ούρηση, κατά τη διάρκεια ή μετά την εκσπερμάτιση συχνά συσχετίζεται με ουρολογικά ή σεξουαλικά προβλήματα. Ο γιατρός και ο ασθενής πρέπει να κατανοήσουν τις συνθήκες που επικρατούν τη χρονική στιγμή της εμφάνισής τους, το διάστημα και τις συγκυρίες της εμφάνισης της δυσφορίας, το βαθμό έντασής του, και το σημείο που εντοπίζεται ο πόνος. Επίσης, αξιολογούμε τη στάση του ασθενούς απέναντι στον πόνο, αν ο πόνος είναι μεταβλητός ή σταθερός, και αν παρουσιάζονται διαστήματα χωρίς πόνο.

Η δεύτερη ομάδα συνηθισμένων συμπτωμάτων περιλαμβάνει *διαταραχές στην ούρηση·* συνήθως μια αίσθηση επιτακτικότητας και συχνουρίας, επίσχεση ούρων, μια αίσθηση καψίματος ή «δυσουρία» κατά την κένωση της κύστης, και χαμηλή ροή- συμπτώματα του κατώτερου ουροποιητικού. Μπορεί να παρουσιαστούν σταγόνες ούρων στο τέλος της κένωσης της ουροδόχου κύστης εξαιτίας της κακής ισορροπίας ανάμεσα στους μυς του σφιγκτήρα και στη σύσπαση της ουροδόχου κύστης, που συχνά οδηγεί στην «παγίδευση» των ούρων εντός της ουρήθρας καθώς διασχίζουν τον προστάτη.

Στους άνδρες, μερικές φορές μπορεί να υπάρχει μια δυσφορία σαν σπασμός αμέσως μετά την εσπερμάτιση ή μια δυσφορία που διαρκεί σαν ενόχληση ή επώδυνη αίσθηση για αρκετές ώρες ή ημέρες

Η τρίτη ομάδα συμπτωμάτων είναι η *διαταραχή στην σεξουαλική λειτουργία*, *η οποία* μπορεί να περιλαμβάνει την απώλεια της ερωτικής επιθυμίας ή σεξουαλικής ορμής, αδυναμία επιίτευξης στύσης, ή διατήρησης της για την ολοκλήρωση της επαφής και, το σημαντικότερο, δυσφορία κατά την εκσπερμάτιση. Μπορεί να υπάρχουν αλλαγές στο σπερματικό υγρό, όπως μείωση της ποσότητας, περιστασιακή εμφάνιση αίματος, και υδαρές ή κολλώδες, αποχρωματισμένο σπέρμα.

Ιατρικό Ιστορικό

Ο τυπικός ασθενής είναι ένας νεαρός έως μεσήλικας άνδρας με μεταβλητά συμπτώματα χρόνιας, ερεθιστικής και αποφρακτικής ούρησης που συνοδεύονται από μέτριο έως ισχυρό πόνο στην πύελο, χαμηλά στην πλάτη, στο περίνεο και στα γεννητικά όργανα. Για να χαρακτηρισθεί μια πάθηση ως χρόνιο πυελικό άλγος θα πρέπει να υφίσταται για περισσότερο από 6 μήνες, και για ερευνητικούς σκοπούς, συνεχώς μέσα στους προηγούμενους 3 μήνες. *Αποτελεί μια από τις συνηθέστερες ουροποιογεννητικές διαγνώσεις σε άνδρες κάτω των πενήντα ετών.*

Ο ασθενής είναι εύλογα σε ένταση, επιφυλακτικός και αμυντικός έχοντας γευτεί την προηγούμενη απογοήτευση και απόρριψη. Ο γιατρός οφείλει να ακούσει τις ενοχλήσεις του ασθενή και να καταγράψει με ακρίβεια τις συνθήκες έναρξης της διαταραχής-αισθητηριακές περιγραφές, λεπτομέρειες διαφόρων θεραπειών και αποτελεσμάτων, σημειώνοντας ιδιαίτερα τη χρονική εξέλιξη των γεγονότων και των σχετικών εναυσμάτων που μπορεί να προκάλεσαν μια έξαρση στα συμπτώματα. Η Αμερικάνικη εθνική μελέτη κοόρτης του ΕΙΥ ανέφερε ως τυπική διάρκεια των ενοχλήσεων του ασθενή τα 4 χρόνια κατά μέσο όρο.

Η άμεση προτεραιότητα ενός ουρολόγου όταν του παραπέμπεται ένας ασθενής με προστατίτιδα/ σύνδρομο χρόνιου πυελικού άλγους είναι να πάρει την πρόκληση στα σοβαρά και να αντιμετωπίσει τον ασθενή που πάσχει από αυτή την κατάσταση με σεβασμό, ενδιαφέρον και συμπόνοια

Η ουρολογική αξιολόγηση του πυελικού άλγους σε έναν άνδρα πρέπει να αποκλείσει οποιεσδήποτε συγγενείς παθήσεις της ουροδόχου κύστης ή του προστάτη. Αν δεν πραγματοποιηθεί μια συστηματική αξιολόγηση θα προκύψουν εσφαλμένες διαγνώσεις και ακατάλληλες θεραπευτικές αγωγές. Οι λανθασμένες διαγνώσεις «χρόνιας προστατίτιδας» μπορεί να αποκρύψουν καρκίνο του προστάτη και της ουροδόχου κύστης, όπως και την ύπαρξη λίθων στο ουροποιητικό. Είναι σημαντικό να επιδεικνύουμε συναισθηματική κατανόηση προς τον πάσχοντα ασθενή, καταγράφοντας τη δική του περιγραφή των σωματικών χαρακτηριστικών του πόνου: τί τον χειροτερεύει, τί βοηθάει, το σημείο αντανάκλασης του πόνου, και ποιές συνδέσεις υφίστανται με τη σεξουαλική λειτουργία; Η ψυχοσεξουαλική συμπεριφορά και η επίδραση των σεξουαλικών σχέσεων παίζουν σημαντικό ρόλο. Πώς έχει επηρεάσει το χρόνιο άλγος το γενετήσιο ένστικτο, την ικανότητα διατήρησης ικανοποιητικής στύσης, την επιτυχή επίτευξη σεξουαλικής επαφής και οργασμού και ευχάριστης εκσπερμάτισης;

Οι συνοδές ενοχλήσεις του πεπτικού, όπως το σύνδρομο ευερέθιστου εντέρου και η δυσκοιλιότητα, οι διαιτητικές παρεκτροπές, και η εντερική λειτουργία μπορεί να υποδείξουν επιπλέον διαφωτιστικές πλευρές της όλης διαταραχής. Επιπλέον, το ψυχοκοινωνικό ιατρικό ιστορικό πρέπει να οδηγήσει στη διερεύνηση των γενετικών ή επίκτητων τύπων προσωπικότητας: μοτίβα άγχους, αγωνίας, χρόνιας κατακρατούμενης έντασης, πιθανές περιπτώσεις σεξουαλικής ή σωματικής κακοποίησης κατά την παιδική ηλικία, τραυματική εμπερία κατά την εκπαίδευση στη χρήση της τουαλέτας, παθολογικά εντερικά μοτίβα, εφηβικά σεξουαλικά προβλήματα, υπερβολικό αυνανισμό, καταπιεσμένη ομοφυλοφιλία, υπερβολική άρση βαρών, γυμναστικών ασκήσεων και δραστηριοτήτων, όπως η εκπαίδευση στο χορό.

Στην έρευνα μας έχουμε χρησιμοποιήσει ερωτηματολόγια συμπτωμάτων και έγκυρα μέσα για τη λεπτομερή καταγραφή των ψυχολογικών θεμάτων του ασθενή. Αυτά τα εργαλεία βοηθούν στην ποσοτικοποίηση της βασικής κατάστασης, της κλινικής εξέλιξης και έκβασης των τεχνικών αντιμετώπισης. Το πιο ευρέως χρησιμοποιούμενο εργαλείο έρευνας είναι ο δείκτης συμπτωματολογίας χρόνιας προστατίτιδας των Εθνικών Ινστιτούτων Υγείας (ΕΙΥ-ΔΣΧΠ). Αυτή η ευρέως χρησιμοποιούμενη κλίμακα συμπτωμάτων αναλύει τον πόνο, τα συμπτώματα του ουροποιητικού συστήματος και την ποιότητα ζωής σε τρεις επιμέρους τομείς. Σχεδόν όλες οι ουσιαστικές κλινικές μελέτες θεραπείας έχουν χρησιμοποιήσει αυτό το σύστημα βαθμολόγησης στην αξιολόγηση της έκβασης αποτελεσματικότητας. Δηλώνουμε το ποσοστό βελτίωσης της κλίμακας ΔΣΧΠ όταν είναι διαθέσιμο στις μελέτες θεραπείας που περιγράφονται παρακάτω. Ο ΔΣΧΠ έχει επίσης τροποποιηθεί από τον Δρ. Κλέμενς από το Μίσιγκαν για να επιτρέπει τη βαθμολόγηση συμπτωμάτων σε γυναίκες. Ένας εναλλακτικός τύπος ερωτηματολογίου προς το ΔΣΧΠ - η Βαθμολογία Συμπτωμάτων Πυελικού Άλγους του Στάνφορντ (ΒΣΠΑ) -έχει επίσης αποδειχθεί χρήσιμος για μας, αν και συνήθως δεν αναφέρεται σε επιστημονικές μελέτες. Η ΒΣΠΑ επεκτείνει την περιγραφή των περιγραφόμενων από τον ασθενή επώδυνων ανατομικών περιοχών και βαθμολογεί τη σοβαρότητα του πόνου σε κάθε σημείο (0 έως 4)· περιλαμβάνει τα συμπτώματα του ουροποιητικού συστήματος μιμούμενο τη Διεθνή Βαθμολογία των Συμπτωμάτων του Προστάτη (ΔΒΣΠ), και βαθμολογεί τις διάφορες πτυχές της σεξουαλικής δυσλειτουργίας της πάθησης του ασθενούς ως ξεχωριστούς τομείς. Η ομάδα μας χρησιμοποιεί και τα δύο ερωτηματολόγια βαθμολόγησης συμπτωμάτων για την ανάλυση του αποτελέσματος της θεραπείας του ΣΧΠΑ.

Η εξέταση του γιατρού

Όταν οι γιατροί εξετάζουν ένα ασθενή *συνήθως επικεντρώνονται στα όργανα της πυέλου, πραγματοποιούν μια πρωκτική ή κολπική εξέταση και προσπαθούν να ψηλαφήσουν τη μήτρα, τις ωοθήκες, το ορθό, τον προστάτη, την ουροδόχο κύστη και τους όρχεις, αλλά συνήθως αγνοούν τη σημαντική σύνδεση των μυών και των περιτονιών ή των συνδέσμων που συγκρατούν αυτά τα όργανα.*

Είναι καθήκον μας να διαπιστώσουμε κατά την εξέταση του ασθενή τι αυτός βιώνει και να προσπαθήσουμε να συσχετίσουμε τα ευρήματα μας με κάθε πιθανή ανωμαλία που μπορεί να υφίσταται είτε στα όργανα ή στους πυελικούς μυς. Αυτό δεν είναι ένα απλό εγχείρημα. Η πλειονότητα των ασθενών που πάσχουν από χρόνιο πυελικό άλγος δεν έχουν τα κλασικά ευρήματα που μπορούν εύκολα να εντοπιστούν. Υπάρχουν, ωστόσο, ορισμένες βασικές ουρολογικές αξιολογήσεις που πρέπει να γίνουν καθώς και μια προσεκτική νευρολογική εξέταση του κατώτερου σώματος, ανάλυση ούρων, και εξέταση PSA στους άνδρες πάνω από τα πενήντα.

Η άποψη μας είναι ότι κατά την αξιολόγηση ενός ασθενή με χρόνιο πυελικό άλγος είναι επιτακτική η λεπτομερειακή αξιολόγηση των μυών και του συνδετικού ιστού του πυελικού εδάφους

Στη δική μας αξιολόγηση, στο Στάνφορντ, όπως κάνουν οι περισσότεροι ουρολόγοι, εξετάζουμε το προστατικό υγρό για μικροοργανισμούς και φλεγμονώδη λευκοκύτταρα. Ο ασθενής καλείται να ουρήσει μια μικρή ποσότητα πριν από την εξέταση, συγκρίνουμε αυτό το δείγμα με μικροσκόπιο με αυτό που πιθανόν να βρεθεί στο δείγμα ούρησης μετά τη μάλλαξη του προστάτη. Ψηλαφούμε τους πυελικούς μυς αναζητώντας υπαρκτά εναυσματικά σημεία πόνου ή συγκεκριμένες περιοχές δυσφορίας, ιδιαίτερα γύρω από τον προστάτη. Έπειτα ψηλαφούμε τον προστάτη, καθορίζουμε τη σύστασή του, αν είναι μαλακός ή συμφορημένος, αν υπάρχουν περιοχές πάχυνσης ή σκληρίας- αυτό μπορεί να αποτελεί ίνωση ή ουλές από προηγούμενη φλεγμονή- αλλά πρέπει να παραμένουμε συνεχώς σε επιφυλακή για την ύπαρξη καρκίνου.

Κάνουμε μια μεθοδική μάλλαξη του προστάτη, ξεκινώντας από τη βάση και συνεχίζοντας προς το κέντρο από κάθε πλευρά για να φθάσει το προστατικό υγρό στην ουρήθρα. Ο προστάτης αδένας αποτελείται από 20-30 μικροσκοπικές κοιλότητες (αδενοκυψέλες) που ξεκινούν από το την περιφέρεια του προστάτη. Κάθε αδενική μονάδα επικοινωνεί με τον έξω κόσμο με έναν νηματοειδή πόρο που εκβάλλει μέσα στην ουρήθρα στα πλάγια του σπερματικού λοφιδίου, το οποίο βρίσκεται στη μεσότητα της προστατικής ουρήθρας και όπου εκβάλλουν οι εκσπερματιστικοί πόροι των σπερματοδόχων κύστεων. Αυτοί οι μικροσκοπικοί αγωγοί εξωθούν το πλούσιο σε ένζυμα προστατικό έκκριμμα μέσω συσπάσεων των λείων μυϊκών ινών του προστάτη κατά τη στιγμή της εκσπερμάτισης.

Ο ευκολότερος τρόπος για να πραγματοποιήσουμε μια πυελική εξέταση είναι με τον ασθενή ξαπλωμένο σε ύπτια θέση και τα πόδια ανοιχτά πάνω σε αναβολείς (γυναικολογική θέση). Αυτό επιτρέπει στον εξεταστή να έχει κατάλληλη στήριξη και άμεση πρόσβαση στο πέος και το στόμιο της ουρήθρας ώστε να συλλέξει προστατικό υγρό. Θεωρούμε πιο βολική τη συλλογή του υγρού με μια πολύ λεπτή αποστειρωμένη γυάλινη πιπέτα, με την οποία οι σταγόνες του προστατικού εκκρίμματος συλλέγονται με τη βοήθεια της επιφανειακής τάσης όταν εμφανίζονται στο ουρηθρικό στόμιο, ιδιαίτερα όταν υπάρχουν μόνο μία ή δύο σταγόνες που είναι πολύτιμες για εξέταση και καλλιέργεια.

Μόλις το προστατικό υγρό συλλεγεί, ο ασθενής ουρεί μια μικρή ποσότητα για να ληφθεί ένα έκπλυμα προστατικού υγρού, το οποίο μπορεί να διαχωριστεί, αναλυθεί και υποβληθεί σε βακτηριακή καλλιέργεια. Αυτό είναι ιδιαίτερα σημαντικό όταν δεν εξέρχεται προστατικό υγρό. Συνιστούμε στους ασθενείς να απέχουν από οποιαδήποτε σεξουαλική εκσπερμάτιση για επτά ημέρες πριν από την εξέταση για να μεγιστοποιήσουν τη συλλογή προστατικού υγρού. Οι ηλικιωμένοι άνδρες έχουν συνήθως περισσότερο προστατικό υγρό γιατί ο αδένας τους είναι μεγαλύτερος. Οι νεότεροι άνδρες θεωρούν πρόκληση το να απέχουν από το σεξ για μια εβδομάδα.

Δυστυχώς, η εκτέλεση μια ενδελεχούς ανάλυσης του προστατικού υγρού συνήθως γίνεται μόνο σε ακαδημαϊκά ή πανεπιστημιακά ιατρικά κέντρα όπου κυριαρχεί το επιστημονικό πνεύμα

Μεταφέρουμε το προστατικό υγρό του ασθενή στο κλινικό μας εργαστήριο όπου με απλή μικροσκόπηση (μετά από χρήση του υγρού με χρωστική ουσία) εντοπίζονται τα λευκοκύτταρα και γίνεται καλύτερη ανάλυση. Υπολογί-ζουμε τον αριθμό των λευκών αιμοσφαιρίων στο προστατικό υγρό για να το συγκρίνουμε με τις μετρήσεις φυσιολογικών, ασυμπτωματικών ανδρών και να παρατηρήσουμε τις μεταβολές καθώς ξεκινά ένα πρόγραμμα θεραπείας.

Πόσο κοινή είναι η λοιμώδης προστατίτιδα;

Η οξεία βακτηριακή προστατίτιδα, όπως έχει περιγραφεί προηγουμένως, είναι μια αρκετά εύκολη διάγνωση. Συνδέεται με πόνο στον προστάτη, δυσκολία στην ούρηση, υψηλό πυρετό, ρίγη και αδυναμία. Πρόκειται για μια σοβαρή κατάσταση διότι τα βακτηρίδια μπορεί να εξαπλωθούν στη συστηματική κυκλοφορία προκαλώντας σηψαιμία ή θάνατο. Η οξεία βακτη-ριακή προστατίτιδα απαιτεί επιθετική αντιμικροβιακή θεραπεία και μερικές φορές απαιτείται καθετηριασμός και παροχέτευση του ουροποιητικού. Η πλημμελής θεραπεία μπορεί ενδεχομένως να οδηγήσει σε μια λανθάνουσα μορφή της νόσου που αποκαλείται υποτροπιάζουσα χρόνια βακτηριδιακή προστατίτιδα. Συνήθως αντιμετωπίζουμε την οξεία προστατίτιδα για συνολικά 28 ημέρες με ισχυρά αντιβιοτικά. Χορηγούμε αντιβιοτικά για 6 περίπου εβδομάδες όταν η ύπαρξη αληθούς χρόνιας βακτηριακής λοίμωξης επιβεβαιώνεται εργαστηριακά.

Η χρόνια προστατίτιδα προκαλείται από βακτήρια μόνο στο 5 % των περιπτώσεων πυελικού άλγους

Υπάρχει μεγάλη αντιπαράθεση σχετικά με το αν το χρόνιο πυελικό άλγος αποτελεί μια μολυσματική ασθένεια. *Σήμερα επικρατεί ομοφωνία ανάμεσα στους ειδικούς ότι η χρόνια προστατίτιδα, ως ιατρική διαταραχή, προκαλείται πιθανόν από μικροβιακούς παράγοντες μόνο στο 5% των περιπτώσεων.* Μεταξύ των επεισοδίων βακτηριακής προστατίτιδας τα περισσότερα άτομα δεν παρουσιάζουν συμπτώματα. *Τα άτομα που παραπονιούνται για χρόνιο πυελικό άλγος και έχουν διαγνωστεί με προστατίτιδα μπορεί να παρουσιάζουν αυξημένο αριθμό βακτηρίων στο προστατικό υγρό. Ωστόσο, ορισμένα βακτήρια αποτελούν φυσιολογική χλωρίδα ή ανευρίσκονται φυσιολογικά στην ουρήθρα και αποικίζουν τα προστατικά αδένια σε χαμηλή ανάπτυξη, όπως ακριβώς συμβαίνει στον κόλπο, στο στόμα, στο ορθό και σε άλλα μέρη του σώματος. Τα ουροπαθογόνα, ωστόσο, είναι βακτήρια που δεν εντοπίζονται υπό φυσιολογικές συνθήκες στην ουροποιογεννητική οδό και είναι γνωστό ότι αναπτύσσονται επιθετικά προκαλώντας φλεγμονή του προστάτη και της ουροδόχου κύστης. Αυτά τα βακτήρια είναι μικροοργανισμοί του εντερικού σωλήνα.* Όταν ο γιατρός εντοπίσει ένα σημαντικό αριθμό βακτηρίων στην ουροποιογεννητική οδό, είτε στην ουρήθρα, είτε στην ουροδόχο κύστη, είτε στον προστάτη, θεωρεί τα βακτήρια αυτά ως το αίτιο των συμπτωμάτων. Μήπως τελικά δεν προσπαθούμε αρκετά σκληρά ώστε να εντοπίσουμε δύσκολα εντοπιζόμενους μικροοργανισμούς που μπορεί να ευθύνονται για αυτή την κατάσταση; Ορισμένοι συνιστούν ότι τα σωματικά υγρά θα πρέπει να αφήνονται σε καλλιέργεια για μεγαλύτερο χρονικό διάστημα ώστε να εντοπίζονται βακτήρια που αργούν να αναπτυχθούν και μπορεί να προστατεύονται από βιομεμβράνες. Ο δρ. Κοέν, ένας παθολογοανατόμος από την Αυστραλία, απέδειξε ότι οι μικροοργανισμοί που προκαλούν την ακμή μπορεί να ανιχνευθούν στο προστατικό υγρό, αν αυτό υποβληθεί σε προσεκτική καλλιέργεια. Αποδείχτηκε ότι τα βακτήρια πράγματι υπήρχαν εκεί διότι εντοπίστηκαν μέσω ιχνηλάτησης του DNA τους. Φαίνεται ότι οι ασθενείς που υποφέρουν από ΣΧΠΑ έχουν πράγματι μια υψηλότερη συχνότητα ανίχνευσης αποτυπωμάτων DNA βακτηρίων σε προστατικό βιοψιακό υλικό, σε σύγκριση με άνδρες οι οποίοι δεν είχαν ποτέ ΣΧΠΑ, αλλά όπως θα αναλύσουμε παρακάτω, αυτό δε φαίνεται να σχετίζεται με τα συμπτώματα.

Σοβαροί ερευνητές έχουν εξετάσει πολλούς μικροοργανισμούς που ενδέχεται να προκαλούν τη χρόνια προστατίτιδα, συμπεριλαμβανομένων και μικροβιακών τύπων όπως τα *Χλαμύδια*, το *Ουρεόπλασμα*, ακόμη και παράσιτα ή πρωτόζωα, όπως η *Τριχομονάδα*.

Αν και σε ένα πολύ μικρό ποσοστό ασθενών (3-10%) ανιχνεύτηκαν ορισμένοι άτυποι μικροοργανισμοί, δεν έχουν υπάρξει μέχρι σήμερα πειστικές μελέτες που να αποδεικνύουν ότι οι αυτοί αποτελούν ειδικούς αιτιώδεις παράγοντες της προστατίτιδας

Ο Δρ. Άντριου Ντόμπλ και οι συνεργάτες του από την Αγγλία πραγματοποίησαν μια εξαντλητική αναζήτηση λοιμωδών παραγόντων σε ασθενείς με σύνδρομα χρόνιας προστατίτιδας χρησιμοποιώντας βιοψίες προστάτη κατευθυνόμενες με υπέρηχο. Διαπίστωσαν ότι το 88 % των ασθενών εμφάνιζαν χρόνια φλεγμονή των ιστών, αλλά μόνο στο 15% των ασθενών βρέθηκαν μικροοργανισμοί σε καλλιέργεια ή ανάπτυξη από τον προστατικό ιστό, που στην πράξη θεωρήθηκαν επιμολύνσεις από το δέρμα. *Αυτή η πληροφορία και πάλι ενισχύει την άποψη ότι έχουμε να κάνουμε με μια επώδυνη διαταραχή χωρίς κάποιο επιβεβαιωμένο μικροοργανισμό ως αίτιο. Δυστυχώς, οι περισσότεροι γιατροί και ασθενείς θεωρούν τη χρόνια προστατίτιδα μια λοιμώδη οντότητα και συνεχίζουν την αναζήτηση του Ιερού Δισκοπότηρου της αντιμικροβιακής θεραπείας που θα καταφέρει να εξαλείψει μια για πάντα όλους αυτούς τους ενοχλητικούς οργανισμούς από τον οργανισμό. Πιστεύουμε ότι αυτό είναι μια άκαρπη αναζήτηση.* Μια άλλη διαμάχη που εξακολουθεί να μαίνεται μεταξύ ουρολόγων και μικροβιολόγων είναι σχετικά με το αν οι *gram θετικοί μικροοργανισμοί* (μια εργαστηριακή ταξινόμηση με βάση τη χρώση κατά Gram) όπως ο *Σταφυλόκκοκος* και ο *β-αιμολυτικός στρεπτόκοκκος*, που συνήθως αποτελούν τμήμα της φυσιολογικής χλωρίδας της ουρήθρας, μπορεί όντως να ενεργούν ως παθογόνα ή να διηθούν και να προκαλούν φλεγμονή. Αυτά τα gram-θετικά μικρόβια συνήθως εντοπίζονται στο δέρμα και στο στόμα, σε αντιδιαστολή με τα gram-αρνητικά μικρόβια που προέρχονται από το παχύ έντερο. Αν και μερικοί ασθενείς μπορεί να εμφανίζουν μεγάλη ανάπτυξη αυτών των μικροοργανισμών στην ουρήθρα και αποικισμό του προστάτη, η χρήση αντιμικροβιακών ουσιών για την εξάλειψή τους δε φαίνεται να επιφέρει βελτίωση στα συμπτώματα και συνεπώς παρέχει ελάχιστο τεκμήριο αιτιώδους σχέσης.

Ο Δρ. Βόλφγκανγκ Βάιντνερ από το Πανεπιστήμιο Γκίσσεν της Γερμανίας έχει συνεισφέρει σημαντικά στην αξιολόγηση της παρουσίας μικροοργανισμών και φλεγμονής στο ΣΧΠΑ. Δημοσίευσε μια εργασία το 1991 παρουσιάζοντας μια εμπεριστατωμένη έρευνα για μικροοργανισμούς σε εκατοντάδες διαδοχικούς ασθενείς. Εντόπισε μεγάλο αριθμό βακτηρίων και πολλά υπο-είδη βακτηρίων *Ουρεοπλάσματος* σε ένα τυπικό κλινικό σύνδρομο προστατίτιδας που συνδεόταν με αυξημένο αριθμό λευκών αιμοσφαιρίων στο προστατικό υγρό. Τότε αντιλήφθηκε ότι υπήρχε μια σημαντική διαφορά μεταξύ των ασθενών που κατηγοροποιούνταν στις κατηγορίες με και χωρίς φλεγμονή στο προστατικό υγρό, και ότι υπήρχαν διαφορές στα συμπτώματα των ασθενών που δεν εμφάνιζαν καθόλου λευκά αιμοσφαίρια και πόνο στον προστάτη (η διαφορά των κατηγοριών ΙΙΙΑ και ΙΙΙΒ κατά ΕΙΥ).

Η δική μας αδημοσίευτη εμπειρία υποδεικνύει μια διαφορά μεταξύ των δύο κατηγοριών τόσο όσον αφορά τα συμπτώματα, όσο και την ανταπόκριση στη θεραπεία. Ωστόσο, μια προσεκτική μελέτη χρηματοδοτούμενη από το ΕΙΥ κατέληξε στο ότι δεν υπάρχει συσχετισμός μεταξύ των ενδείξεων λοίμωξης ή φλεγμονής στον προστάτη και στα συμπτώματα της προστατίτιδας/χρόνιου πυελικού άλγους. Η ακριβής σχέση της φλεγμονής του προστάτη και του χρόνιου πυελικού άλγους παραμένει αδιευκρίνιστη.

Η διαμάχη σχετικά με τη φλεγμονή

Καταρχήν, έχουμε ελάχιστα αποδεικτικά στοιχεία για το ότι ο πόνος στο ΣΧΠΑ μπορεί να προέρχεται από φλεγμονή. Ακόμη λιγότερες αποδείξεις υπάρχουν σχετικά με το ποιος σωματικός ή βιολογικός παράγοντας προκαλεί τη φλεγμονή. Σε μερικές περιπτώσεις ασθενών, έχει ληφθεί δείγμα ιστού-από την ουροδόχο κύστη, τον προστάτη, το ορθό, τον κόλπο- και δεν υπάρχει καμία προφανής μικροβιολογική ουσία που να ενοχοποιείται ως εκλυτικός παράγων. Επιπλέον, η παρουσία και ο βαθμός της φλεγμονής δε συσχετίζεται ποσοτικά με το βαθμό του πόνου.

Τα εργαστηριακά ευρήματα λοίμωξης/φλεγμονής στη χρόνια προστατίτιδα/ΣΧΠΑ δε είναι σε συνοχή με τα κλινικά ευρήματα και δε βοηθούν από διαγνωστικής άποψης. Ο Δρ. Τζον ΜακΝίλ, ένας αφοσιωμένος ερευνητής παθολογοανατόμος στο Πανεπιστήμιο του Στάνφορντ, δούλεψε πάνω στις παθήσεις του προστάτη, ιδιαίτερα στον καρκίνο, ολόκληρη την επαγγελματική του ζωή· ανακάλυψε πολλά χρόνια πριν ότι το 5-15% των ανδρών ηλικίας άνω των 60 παρουσιάζουν φλεγμονή στον προστατικό ιστό που φαίνεται με μικροσκοπική εξέταση χωρίς καμία απολύτως ενόχληση πυελικού άλγους.

Μια μελέτη του ΕΙΥ διαπίστωσε ότι δεν υπάρχει κανένας συσχετισμός μεταξύ της λοίμωξης / φλεγμονής και της σοβαρότητας του πόνου και δυσλειτουργίας στην προστατίτιδα

Οι γιατροί μπορούν να τεκμηριώσουν την ύπαρξη φλεγμονής στα προστατικά αδένια κατά την εξέταση του προστατικού εκκρίμματος στο μικροσκόπιο με μεγέθυνση επί 400 φορές. Ωστόσο, δεν είναι πάντα δυνατή η εξαγωγή υγρού με μάλλαξη προστάτη σε κάθε ασθενή. Σε αυτή την περίπτωση πρέπει να βασίσουμε τη διάγνωση σε ένα δείγμα ούρων μετά τη μάλλαξη, από όπου διαχωρίζεται το προστατικό υγρό από τα ούρα με φυγοκέντρηση. Και πάλι, οι άνδρες ασθενείς με προστατίτιδα και υψηλό αριθμό φλεγμονωδών λευκοκυττάρων στο προστατικό έκκριμα φαίνεται πράγματι να έχουν λιγότερο πόνο κατά μέσο όρο από εκείνους με λίγα ή καθόλου λευκοκύτταρα που προέρχονται από τα προστατικά αδένια. Δεν υπάρχει επί του παρόντος καμία επιστημονική πληροφορία που να εξηγεί γιατί συμβαίνει αυτό.

Καθώς δεν υπάρχει απόδειξη ύπαρξης λοιμωδών παραγόντων που να προκαλούν το σύνδρομο χρόνιου πυελικού άλγους, το αναπάντητο ερώτημα που παραμένει είναι, ποιά είναι η αιτία της φλεγμονής; Πολλοί ερευνητές πιστεύουν ότι έχει να κάνει με τη *δυσλειτουργία του μηχανισμού ούρησης*, μια ανισορροπία του ελέγχου των μυών του ουροποιητικού συστήματος που προκαλεί παλλινδρόμηση ή αυξημένη πίεση των ούρων με αποτέλεσμα οι τοξικές ουσίες των ούρων να εισέρχονται στους πόρους των προστατικών αδενίων με αποτέλεσμα τη δημιουργία μια φλεγμονώδους και ερεθιστικής κατάστασης. Με απλά λόγια, η αυξημένη τάση στους πυελικούς μυς μπορεί να εμποδίζει την ελεύθερη ροή των ούρων, προκαλώντας ενδοπροστατική παλλινδρόμηση.

Η Δρ. Λίντα Σόρτλαϊφ, μια ουρολόγος στο Στάνφορντ, ανέλυσε τις πρωτεΐνες του προστατικού υγρού σε μια προσπάθεια εντοπισμού των διαφορών μεταξύ των ανδρών με βακτηριακή και μη βακτηριακή προστατίτιδα. Ανέφερε ότι ακόμη και ασθενείς χωρίς βακτηριακή προστατίτιδα μπορούσαν να έχουν υψηλά επίπεδα προστατικών ανοσοσφαιρινών, που συνιστούν την αντίδραση του οργανισμού στη λοίμωξη ή τη φλεγμονή. Το 1995, ο Δρ. Ρόμπερτ Νάντλερ δημοσίευσε την επίδραση της φλεγμονής στα επίπεδα του ειδικού προστατικού αντιγόνου (PSA)--την ενζυμική εξέταση αίματος που χρησιμοποιείται για τον έλεγχο της πιθανής παρουσίας καρκίνου του προστάτη. Η παρουσία της φλεγμονής ήταν αρκετά συνηθισμένη, και σχεδόν όλοι οι άνδρες με υψηλά επίπεδα PSA είχαν τουλάχιστον ένα δείγμα βιοψίας θετικό για χρόνια φλεγμονή. Αυτό που έκανε πιο πολύπλοκο το θέμα, ωστόσο, ήταν ότι το 77% των ατόμων με φυσιολογικά επίπεδα PSA παρουσίασαν επίσης μικρές περιοχές φλεγμονής στη βιοψία. Σε πολλές περιπτώσεις, η οξεία και η χρόνια φλεγμονή κυριαρχούσαν περισσότερο στην ομάδα με υψηλό PSA (63 %, έναντι 27% στην ομάδα με φυσιολογικό PSA). *Κατέληξαν στο συμπέρασμα ότι η ποσοτική ανάδειξη οξείας και χρόνιας φλεγμονής στον ιστό δε συνδεόταν αναγκαστικά με κλινικά έκδηλη βακτηριακή προστατίτιδα, ή έστω με συμπτώματα, αλλά μπορεί να συνεισφέρει σημαντικά στα υψηλά επίπεδα PSA στο αίμα.*

Η πιθανή απάντηση του ανοσιακού συστήματος μπορεί να συμβεί με την απελευθέρωση αυξητικών παραγόντων των νεύρων και συναφείς φλεγμονώδεις παράγοντες που είναι γνωστοί ως κυττοκίνες και αυτό ανοίγει ορισμένες ενδιαφέρουσες προοπτικές. Πρώτον, μπορεί να αποκαλύψει βιολογικούς δείκτες που θα μπορούσαν να αναλυθούν για να αναδείξουν μια παθολογική οντότητα και να παράσχει πιθανούς θεραπευτικούς αναστολείς της φλεγμονώδους εξεργασίας. Πολύ μικρές ποσότητες αυξητικών παραγόντων των νεύρων, που ίσως ελευθερώθηκαν λόγω μιας πρωτογενούς νευρικής βλάβης του προστάτη, μπορεί να αυξήσει την ευαισθησία στη θερμική και μηχανική διέγερση. Αυτές οι χημικές μεταβολές σχετίζονται με τη μεταβλητή ευαισθησία στον πόνο και θα μπορούσαν να ευθύνονται για τη δυναμική της διακύμανσης του συνδρόμου χρόνιου άλγους.

Η αδυναμία ανεύρεσης ενός δυσδιάκριτου διεγερτικού φλεγμονώδους παράγοντα ή ευρημάτων εμφανούς φλεγμονής δεν αναιρεί την πεποίθηση μας και τα αποδεικτικά στοιχεία ότι το κεντρικό νευρικό σύστημα -ο εγκέφαλος και ο νωτιαίος μυελός- σε συνδυασμό με ισχυρούς ανοσορρυθμιστικούς μηχανισμούς που είναι γνωστοί ως άξονας υποθαλάμου-υπόφυσης-επινεφριδίων (ΥΥΕ) μπορεί να σχετίζεται στενά με τη τροποποίηση των φλεγμονωδών εξεργασιών που συνδέονται με το ΣΧΠΑ.

Η Νευρογενής φλεγμονή (η φλεγμονή που προκύπτει από την τοπική έκκριση βιοχημικών ουσιών από τα νεύρα) είναι ένα φαινόμενο που έχει αποδειχθεί σε πολλά πειραματικά μοντέλα. Είναι σαφές ότι το αυτόνομο νευρικό σύστημα, ιδιαίτερα το αδρενεργικό ή συμπαθητικό σύστημα, παίζει ένα πολύ σημαντικό ρόλο. Οι αισθητικές νευρικές απολήξεις είναι ενεργοποιημένες και στη συνέχεια ελευθερώνουν κυττοκίνες και πολλές άλλες μεσάζουσες ουσίες της φλεγμονής, οι οποίες με τη σειρά τους επηρεάζουν τους γύρω ιστούς.

Τα μικρά τριχοειδή αγγεία διαστέλλονται και γίνονται διαπερατά, η αυξημένη ροή του αίματος (που προκαλεί ερυθρότητα) και το εξαγγειούμενο πλάσμα προκαλεί συσσώρευση λευκών αιμοσφαιρίων στον ιστό. Αυτή είναι η οξεία φλεγμονή. Αυτή η φλεγμονώδης διαδικασία μπορεί, με τη σειρά της, να προκαλέσει ή να ενεργοποιήσει το σύστημα άγχους, προκαλώντας αγωνία και ανακυκλώνοντας τη νευρογενή φλεγμονή. Το χαρακτηριστικό της χρόνιας φλεγμονής είναι η διήθηση του ιστού με μονοπύρηνα μακροφάγα κύτταρα της φλεγμονής («μονοπύρηνα κύτταρα», «στρογγυλά κύτταρα», δηλαδή μονοκύτταρα, λεμφοκύτταρα, ή/και πλασματοκύτταρα). Γενικά, ο υγιής ιστός έχει καταστραφεί (και συνεχίζει να καταστρέφεται), και εμφανίζονται κάποια σημεία επούλωσης (ουλές, αύξηση ινοβλαστών, αύξηση νεοαγγείωσης). Αποκαλούμε αυτό το γνωστικό αντικείμενο και τα σχετικά φαινόμενα Ψυχονευροανοσολογία. Πρέπει, ωστόσο, πάντα να συγκρατούμαστε όσον αφορά τις νέες πεποιθήσεις μας και να παραμείνουμε στον όρο Ψυχονευροενδοκρινολογία. Το παρόν βιβλίο δε μπορεί να χρησιμεύσει ως φόρουμ ερμηνείας των πολλαπλών επιστημονικών μελετών που υποδεικνύουν αυτές τις σχέσεις και οφείλουμε να παραμένουμε ανοιχτόμυαλοι στη διερεύνηση των πιθανών παθοφυσιολογικών μηχανισμών στην προσπάθειά μας να κατανοήσουμε την ασθένεια του ΣΧΠΑ.

Η απεικόνιση του προστάτη στη χρόνια προστατίτιδα

Ο καλύτερος τρόπος για να δούμε τον ιστό του προστάτη αδένα είναι η χρήση διορθικού υπερήχου (TRUS). Αυτή η διαγνωστική μέθοδος μπορεί συχνά να αποβεί πολύ χρήσιμη στην απεικόνιση του φλεγμαίνοντος ιστού, προστατολίθων (που συνιστούν ιζήματα αλάτων στην ουροφόρο οδό), οιδήματος και πάχυνσης των σπερματοδόχων κύστεων (όργανα αποθήκευσης σπέρματος πίσω από τον προστάτη) και στην ακριβή μέτρηση του μεγέθους του αδένα. Ιάπωνες ερευνητές χρησιμοποίησαν ψηφιακή ακτινολογική απεικόνιση και αγγειογραφία ή έγχυση σκιαστικού στα αγγεία για να αξιολογήσουν το χρόνιο πυελικό άλγος. Δημιούργησαν εξαιρετικές τρισδιάστατες απεικονίσεις των φλεβών πέριξ του προστάτη και διαπίστωσαν σημαντική συμφόρηση στις φλέβες πίσω από την κύστη και κατά μήκος των πλαγίων πλευρών του προστάτη σε ασθενείς που υπέφεραν από πυελικό άλγος. Οι φλέβες στην επιφάνεια του προστάτη ήταν πολύ πιο παχιές σε διάμετρο από ότι στα άτομα χωρίς άλγος. Αυτές ουσιαστικά αντιπροσωπεύουν κιρσοειδείς φλέβες του προστάτη. Αυτό υποδεικνύει αυξημένη τάση στους μυς του πυελικού εδάφους και υποστηρίζει την άποψή μας ότι τα σύνδρομα του χρόνιου πυελικού άλγους σχετίζονται με τη μυϊκή τάση.

Σπάνια υφίσταται, αν υφίσταται, κάποια ξεκάθαρη φλεγμονή στην επιφάνεια της προστατικής ουρήθρας στην πάθηση της προστατίτιδας

Οι ουρολόγοι συνηθίζουν να ελέγχουν το εσωτερικό της ουρήθρας, του προστάτη και της ουροδόχου κύστης σε ασθενείς που πάσχουν από αυτή τη διαταραχή με μια τεχνική που ονομάζεται *κυστεοσκόπηση*. Πραγματοποιείται με την προώθηση μέσω της πεϊκής ουρήθρας ενός εύκαμπτου ενδοσκοπίου, διαμέτρου όσο ένα μολύβι, που περιέχει μεγεθυντικούς οπτικούς φακούς, και υψηλής ευκρίνειας οπτικές ίνες συνδεδεμένες με βιντεοκάμερα και φωτεινή πηγή. Ωστόσο, *η κυστεοσκόπηση συνήθως είναι η λιγότερο παραγωγική ιατρική πράξη που μπορεί να εκτελεστεί.* Ορισμένοι ουρολόγοι λένε στους ασθενείς τους «Α, ναι, διακρίνω κάποια φλεγμονή στον προστάτη.» Αυτό είναι ανατομικά αδύνατον επειδή ελέγχουν μονάχα την επιφάνεια της ουρήθρας και όχι τον ίδιο τον προστατικό ιστό.

Ουροδυναμικός έλεγχος

Ένα διαγνωστικό εργαλείο για την αξιολόγηση της λειτουργικής κατάστασης του ουροποιητικού και του προστάτη αποτελούν οι βιολογικές καταγραφές που λαμβάνονται με μια εξέταση που ονομάζεται *ουροδυναμικός έλεγχος*. Αυτή η εξέταση θα πρέπει να συστήνεται μόνο στην περίπτωση που θα βοηθήσει το γιατρό να κατανοήσει και να αντιμετωπίσει συγκεκριμένες ανωμαλίες. Αυτή η εξέταση αξιολογεί τη φυσιολογική λειτουργία των λείων και γραμμωτών μυών στην ουροδόχο κύστη, τον προστάτη και τον ουρηθρικό σφιγκτήρα. Τοποθετούμε έναν μικρό μανομετρικό καθετήρα στην κύστη για να ανιχνεύσει τις μεταβολές στην πίεση της κύστης· ο καθετήρας ελέγχει ταυτόχρονα την πίεση του βουλητικού σφιγκτήρα της ουρήθρας και τη σχετική δραστηριότητα του πυελικού εδάφους. Ένα σημαντικό τμήμα αυτής της εξέτασης αποτελεί ένας καθετήρας με μπαλόνι που εισάγεται στο ορθό και ελέγχει την κοιλιακή πίεση. Χρησιμοποιούμε ηλεκτρικούς αισθητήρες που επικολλώνται στο δέρμα γύρω από τους πρωκτικούς μυς για να εντοπίσουμε την ηλεκτρική δραστηριότητα εντός του πυελικού εδάφους, κατά τη χαλάρωση και την εκούσια σύσπαση, αλλά κυρίως για να προσδιορίσουμε πόση χαλάρωση θα επιτευχθεί κατά την ούρηση. Η σύγκριση των συμπτωμάτων, των μορφολογικών, μικροβιολογικών και ουροδυναμικών ευρημάτων σε ασθενείς με ΣΧΠΑ υφίσταται εδώ και δεκαετίες. Η κοινή διαπίστωση που προκύπτει είναι ενδεικτική *λειτουργικής απόφραξης* στο επίπεδο του αυχένα της ουροδόχου κύστης και του έξω σφικτήρα, υψηλή αισθητικότητα κατά την πλήρωση της κύστης, και κακή ή διαλείπουσα ροή ούρων. Παθολογικά χαμηλή ροή ούρων ανευρίσκεται στο 65% των ασθενών. Μερικοί ασθενείς ανταποκρίνονται στη χορήγηση άλφα αδρενεργικών αναστολέων ως θεραπεία για το ΣΧΠΑ, αλλά όχι η πλειονότητα.

Μυϊκή τάση και σύνδρομο χρόνιου πυελικού άλγους

Λόγω της έλλειψης στοιχείων για την αιτία του χρόνιου πυελικού άλγους, οι θεωρίες και κάποια ψήγματα τεκμηρίωσης συζητούνται ακατάπαυστα. Σαφώς, χρειαζόμαστε περισσότερα στοιχεία για μια αγωγή ειδική για τη νόσο, αλλά ακόμα κυριαρχεί η πολυπαραγοντική θεραπεία ως λύση ανάγκης. Πολλοί ερευνητές δημοσιεύουν άρθρα ανασκοπώντας τα μέχρι τώρα στοιχεία σχετικά με τις υποκείμενες διαταραχές και πιθανές θεραπευτικές προσεγγίσεις αλλά για να υπάρξει πρόοδος απαιτούνται ισχυρές επιστημονικές μελέτες. Ευτυχώς, το ΕΙΥ, μέσω του παραρτήματος του Εθνικού Ινστιτούτου για το Διαβήτη, Γαστρεντερικών και Νεφρικών Παθήσεων (ΕΙΔΓΝ), χρηματοδοτεί τη διεπιστημονική βασική και μεταγραφική έρευνα και ελπίζουμε ότι αυτή η επιστημονική συνάθροιση των επαϊόντων θα αποφέρει καρπούς. Η σύγκριση συμπτωμάτων, μορφολογικών, μικροβιολογικών και ουροδυναμικών ευρημάτων σε ασθενείς με ΣΧΠΑ υπάρχει εδώ και δεκαετίες.

Μια μελέτη που δημοσιεύτηκε το 1987 από τον Δρ. Γουέιν Χέλστρομ και τους συναδέλφους του από το Πανεπιστήμιο της Καλιφόρνια στο Σαν Φρανσίσκο, προώθησε αυτή τη θεωρία μελετώντας ενδιαφέρουσες περιπτώσεις. Οι μελέτες φυσιολογίας που διεξήγαγαν έδειξαν αυξημένη ουρηθρική πίεση στη μεσότητα της προστατικής ουρήθρας, προκαλώντας παλινδρόμηση αλάτων των ούρων και τοξικών μεταβολιτών στην περιφερειακή ή εξωτερική ζώνη του προστάτη, την περιοχή όπου κυρίως εντοπίζεται η φλεγμονή. Οι εκφορητικοί πόροι των αδενίων της περιφερικής ζώνης είναι κάθετοι προς την πορεία της ουρήθρας και είναι ευαίσθητοι στις υψηλές ενδοπροστατικές πιέσεις. Ειδικές μετρήσεις της ενδο-προστατικής πίεσης έχουν πραγματοποιηθεί σε ασθενείς που πάσχουν από χρόνιο προστατικό άλγος και σε μία σειρά 42 ασθενών φάνηκε σημαντική αύξηση της υδροστατικής πίεσης του προστάτη.

Όσον αφορά τη φλεγμονή του προστάτη, η άποψη μας είναι ότι η μυαλγία τάσεως και τα σύνδρομα χρόνιου πυελικού άλγους διαταράσσοντας την ισορροπία της λειτουργίας της ούρησης μπορούν να προκαλέσουν ήπια φλεγμονή του προστάτη. Για το λόγο αυτό η θεραπεία της φλεγμονής βοηθά ελάχιστα, διότι η φλεγμονή είναι το αποτέλεσμα και όχι αιτία

Ο Δρ. Γεώργιος Μπαρμπαλιάς από την Ελλάδα έχει προτείνει μια μηχανιστική θεωρία για την αιτιολογία της χρόνιας προστατίτιδας. Υποστήριζε εδώ και πολύ καιρό τη χρήση ισχυρών άλφα-αναστολέων ως μέθοδο θεραπείας. Χρησιμοποιούσε ηλεκτρόδια βελόνης για την καταμέτρηση των ηλεκτρικών σημάτων από τον έξω σφιγκτήρα της ουρήθρας. Αν και εντόπισε φυσιολογικά ηλεκτρικά δυναμικά των κινητικών μονάδων στην πλειονότητα των ασθενών και ανακάλυψε ότι υπήρχε μια συντονισμένη λειτουργία της ουροδόχου κύστης και του εξωτερικού σφιγκτήρα κατά την κένωση χωρίς καμία διαφορά ανάμεσα στους ασθενείς με και χωρίς φλεγμονή, και οι δυο ομάδες είχαν μειωμένη ροή ούρων. Θεώρησε ότι αυτό ήταν μια λειτουργική ουρηθρική αλλά όχι πραγματική ανατομική απόφραξη. Η λειτουργική ουρηθρική απόφραξη αποτελεί τη χρόνια πυελική μυϊκή τάση.

Ο Δρ. Ντιρκ Ζέρμαν και οι συνάδελφοί του στο Πανεπιστήμιο του Κολοράντο στο Ντένβερ, έδειξαν ότι στους άνδρες με χρόνιο πυελικό άλγος υπήρχε μια ισχυρή συσχέτιση ανάμεσα στη νευρομυϊκή και μυοσκελετική (μύες και συνδετικός ιστός) δυσλειτουργία. Σε μια κλινική αξιολόγηση 103 ασθενών στην κλινική τους, 91 άνδρες (88,3 %) είχαν μη φυσιολογική ευαισθησία των ραβδωτών ή εκούσιων μυών της πυέλου, και αυτή η μυοσκελετική ευαισθησία συνδεόταν σχεδόν πάντα με αδυναμία αποτελεσματικής χαλάρωσης του πυελικού εδάφους. Η Νταϊάν Χέτρικ, φυσιοθεραπεύτρια, και η ομάδα του Δρ. Ρίτσαρντ Μπέργκερ από το Πανεπιστήμιο της Ουάσινγκτον στο Σιάτλ επιβεβαίωσαν πρόσφατα την άποψη ότι η μυοσκελετική δυσλειτουργία πράγματι υφίσταται στους άνδρες με σύνδρομο χρόνιου πυελικού άλγους.

Οι ασθενείς με ΣΧΠΑ παρουσίασαν σε υψηλότερο ποσοστό αυξημένο μυϊκό τόνο του πυελικού εδάφους, πόνο κατά την εσωτερική ψηλάφηση, αυξημένη τάση και πόνο κατά την εξωτερική ψηλάφηση σε σύγκριση με τα υγιή άτομα

Επιπλέον, αυτοί οι ερευνητές στην Ουάσιγκτον απέδειξαν ότι υφίσταται υπεραισθητικότητα των πυελικών (περινεϊκή περιοχή) αισθητηρίων νεύρων των ασθενών. Χρησιμοποίησαν ένα θερμικό φλας για να δημιουργήσουν ένα επώδυνο θερμικό ερέθισμα στο περίνεο. Κατά τη σύγκριση με υγιείς εθελοντές υπήρχε σαφώς μεγαλύτερη ευαισθησία στο θερμικό άλγος στους ασθενείς που πάσχουν από σύνδρομο χρόνιου πυελικού άλγους.

Πολλοί ειδικοί γιατροί (ρευματολόγοι/ανοσολόγοι) που εργάζονται πάνω στην αρθρίτιδα πιστεύουν ότι η πρωταρχική ανωμαλία που οδηγεί στην έκφραση των συμπτωμάτων της ινομυαλγίας και συναφών παθήσεων προκαλείται από αποκλίνουσα λειτουργία του κεντρικού νευρικού συστήματος. Αυτή η άποψη προωθεί την ιδέα ότι ίσως να υπάρχουν διαταραχές των σκελετικών μυών σε ασθενείς με άλγος.

Το Στρες του Κεντρικού Νευρικού Συστήματος και το ΣΧΠΑ

Στην πορεία των ετών, πολλοί γιατροί σημείωσαν τα χαρακτηριστικά του στρες και/ή της αγωνίας που συμβάλλουν στα σύνδρομα του πυελικού άλγους. Το 1986 μια ομάδα από τη Σουηδία (Λαρς Γκάτενμπεκ) μελέτησε ποντίκια που είχαν διεγερθεί και αγχωθεί με ή χωρίς ορμονικά πρόσθετα. Ερεύνησαν τις μικροσκοπικές αλλαγές του προστάτη υπό αυτές τις συνθήκες. Η φλεγμονή του αδένα θεωρείτο ότι προκαλούνταν εξαιτίας των αντιδράσεων άγχους που αύξαναν την εκροή αδρεναλίνης και άλλων βιοχημικών νευροδιαβιβαστών.

Στα πειράματα τους, τα ποντίκια υποβλήθηκαν σε ερεθίσματα άγχους για δέκα ημέρες. Η εξέταση του προστατικού ιστού μετά από αυτό το είδος δραστηριότητας επέδειξε μέτρια διήθηση φλεγμονώδων κυττάρων-υπήρχε μια σημαντική διαφορά ανάμεσα στα ποντίκια που διεγέρθηκαν και σε αυτά που δεν είχαν διεγερθεί, τα οποία παρουσίασαν ελάχιστη ή μηδενική φλεγμονή. Ταυτόχρονα, διαπίστωσαν μειωμένα επίπεδα τεστοστερόνης ορού, αλλά δεν ήταν σαφές ποια ήταν η επίπτωση ή η σημασία αυτής της ορμονικής αλλαγής. Το άλλο εύρημα που σημειώθηκε ήταν ότι οι λοβοί του προστάτη των ποντικών που είχαν το λιγότερο προηγμένο αποχετευτικό σύστημα είχαν τη μεγαλύτερη συμμετοχή στη φλεγμονώδη διαταραχή. Αυτό είναι ένα από τα ελάχιστα παραδείγματα πειραματικών μελετών που προσπάθησαν να αποδείξουν την επίδραση της συμπεριφοράς σε μεταβολές τόσο φυσιολογικές, όσο και ιστολογικές.

Η ψυχολογική προσέγγιση του Δρ. Μίλερ από μόνη της βελτίωσε το 86% των ασθενών του που έπασχαν από προστατίτιδα

Το 1988 ο Δρ. Χάρυ Μίλερ μελέτησε 218 άνδρες με ενοχλήσεις που είναι τυπικές του ΣΧΠΑ. Το εξήντα τοις εκατό ή οι 134 των ασθενών αυτών ήταν υπό στενή παρακολούθηση και αντιμετωπιζόταν μόνο για τον έλεγχο του άγχους τους. *Αυτή η ψυχολογική προσέγγιση από μόνη της βελτίωσε το 86% των ασθενών οι οποίοι ανέφεραν ότι πήγαιναν καλύτερα, πολύ καλύτερα ή ότι είχαν θεραπευτεί εντελώς. Το πιο σημαντικό στοιχείο ήταν ότι δε χρησιμοποιήθηκαν ούτε καλλιέργειες, ούτε προστατικές μαλλάξεις, ούτε άλλα εργαλεία ή φάρμακα σε αυτή την ομάδα των ασθενών καθώς ο θεράπων γιατρός βασίστηκε αποκλειστικά στη διαχείριση του άγχους.*

Η μελέτη του Στάνφορντ για την κορτιζόλη και το ΣΧΠΑ

Πρόσφατα μελετήσαμε μια ομάδα 45 ανδρών με ΣΧΠΑ και 20 υγιών συνομηλίκων τους και ανακαλύψαμε ότι οι ασθενείς είχαν σημαντικά υψηλότερο ποσοστό άγχους και αγωνίας. *Αυτοί οι άνδρες επίσης παρουσίασαν πιο ταχεία αύξηση του πρωινού επιπέδου κορτιζόλης στο σάλιο τους.* Παρακολουθήσαμε το φαινόμενο και καλέσαμε αυτούς τους ασθενείς να εξεταστούν για την παρουσία οξέος άγχους στο εργαστήριο. Συγκριτικά με τους υγιείς άνδρες, η ομάδα των ασθενών παρουσίασε μια *πτωτική ικανότητα* του εγκεφάλου κατά τις απογευματινές ώρες να παράγει το πρόδρομο μόριο (κορτικοεκλυτίνη, ACTH) για την παραγωγή κορτιζόλης από τα επινεφρίδια. Ίσως η άμβλυνση της παραγωγής κορτιζόλης στους άνδρες με ΣΧΠΑ κατά το απόγευμα αντιπροσωπεύει την κόπωση του μηχανισμού ευόδωσης παραγωγής κορτιζόλης από τον εγκέφαλο.

Θεραπείες και κλινικές ερευνητικές δοκιμές

Τα Εθνικά Ινστιτούτα Υγείας (ΕΙΥ) προάγουν την κλινική έρευνα σχετικά με τη διαδεδομένη διαταραχή της χρόνιας προστατίτιδας και του συνδρόμου χρόνιου πυελικού άλγους. Επιδιώκουν την εξεύρεση μιας ικανοποιητικής θεραπείας. Η πρόοδος της θεραπείας απαιτεί των εξαγωγή αποτελεσμάτων με ισχυρά επίπεδα τεκμηρίωσης που να αποδεικνύουν την αποτελεσματικότητα της όποιας θεραπείας. Το καλύτερο επίπεδο τεκμηρίωσης προκύπτει όταν στους ασθενείς χορηγείται ένα ενεργό φάρμακο ή μια θεραπευτική μέθοδος ενώ σε μια αντίστοιχη ομάδα χορηγείται ένα εικονικό φάρμακο ή υποβάλλονται σε εικονική θεραπεία χωρίς να το γνωρίζουν. Αυτό το ονομάζουμε διπλή τυφλή κλινική μελέτη έναντι ομάδας ελέγχου. Πρόκειται για δαπανηρές και δύσκολες στην εκτέλεση κλινικές δοκιμές. Μερικές φορές είναι αδύνατο να αποκρύψεις από τους ασθενείς ότι δεν τους χορηγείται η αληθινή ουσία.

Τα φάρμακα σιπροφλοξασίνη (Cipro®), ταμσουλοσίνη (Flomax®), πρεγαβαλίνη (Lyrica®) και αλφουζοσίνη (Uroxatrol®) δε αποδεικνύονται ανώτερα του εικονικού φαρμάκου για το ΣΧΠΑ

Ένα καλό παράδειγμα σε μια πρόσφατη εθνική μελέτη αξιολόγησε τις δύο πιο κοινές θεραπευτικές φαρμακευτικές αγωγές για τη διαταραχή: από του στόματος σιπροφλοξασίνη (Cipro®), ένα ισχυρό αντιβιοτικό της κατηγορίας των φθοριοκινολονών, ή/και από του στόματος ταμσουλοσίνη (Flomax®), ένα ισχυρό α-αδρενεργικό αναστολέα για το λείο μυϊκό ιστό του προστάτη και της ουρήθρας. Αυτά τα δύο φαρμακευτικά σκευάσματα δοκιμάστηκαν τυφλά έναντι εικονικού φαρμάκου ή χαπιού ζάχαρης ως θεραπεία αυτών των συνδρόμων. Αυτή ήταν μια σημαντική μελέτη, γιατί κανείς δεν είχε ποτέ αξιολογήσει συστηματικά τις επιπτώσεις των αντιβιοτικών σε αυτές τις «μη βακτηριακές» παθήσεις, αν και πολλοί γιατροί και ασθενείς ισχυρίστηκαν ότι βελτιώθηκαν.

Τα αποτελέσματα αυτής της μελέτης έδειξαν ότι το επίπεδο των συμπτωμάτων βελτιώθηκε ελαφρά ανεξάρτητα από το αν οι ασθενείς έλαβαν το αντιβιοτικό, τον α-αναστολέα ή το εικονικό φάρμακο. Η συμβολή του μυοχαλαρωτικού α-αναστολέα εξακολουθεί να αμφισβητείται ως προς την αποτελεσματικότητά του. *Από την κλινική εμπειρία μας, σχεδόν όλοι οι ασθενείς που μας επισκέπτονται έχουν προηγουμένως υποβληθεί σε θεραπεία είτε με ισχυρά αντιβιοτικά και/ή α-αναστολείς, αλλά εξακολουθούν να έχουν υποτροπιάζουσες ενοχλήσεις.* Περαιτέρω μελέτη ασθενών με ΣΧΠΑ βραχύτερης διάρκειας μέσω μιας πρόσθετης τυχαιοποιημένες κλινικής μελέτης ενός άλλου α-αναστολέα-- της αλφουζοσίνης (Uroxatral®) δεν επέδειξε καμία διαφορά έναντι του εικονικού φαρμάκου. Και τέλος, μια πρόσφατη μελέτη της πρεγαβαλίνης (Lyrica®) ως θεραπευτικής αγωγής από του στόματος για το ΣΧΠΑ δεν απέδειξε ότι είναι καλύτερο από το εικονικό φάρμακο ζάχαρης όταν λαμβανόταν επί πολλές εβδομάδες.

Τα φάρμακα από του στόματος για το ΣΧΠΑ συνεχίζουν να αποδίδουν απογοητευτικά αποτελέσματα

Ο Δρ. Ντάνιελ Σόσκες μελέτησε τη χρήση ενός φυτικού συμπληρώματος διατροφής γνωστό ως βιοφλαβονοειδές. Η κερσετίνη χορηγήθηκε σε ασθενείς με χρόνια προστατίτιδα/ΣΧΠΑ με τυφλή μεθοδολογία για ένα μήνα. Οι ασθενείς που πήραν την ουσία παρουσίασαν μείωση στη βαθμολογία συμπτωμάτων από 21 σε 13 (67% βελτίωση). Αυτή η θεραπεία φαίνεται να είναι καλά ανεκτή και προσφέρει σημαντική βελτίωση των συμπτωμάτων σε πολλούς άνδρες με σύνδρομο χρόνιου πυελικού άλγους. Χρειάζεται να πραγματοποιηθούν μεγαλύτερες εθνικές μελέτες για τη δημιουργία υψηλού επιπέδου επιστημονικής τεκμηρίωσης. Μια άλλη φυτική προσέγγιση από την Ευρώπη δείχνει ότι ένα παράγωγο γύρης σίκαλης (Cernilton®) διαθέτει κάποιες αντιφλεγμονώδεις ιδιότητες και αποτελεί μια δημοφιλή θεραπεία για τη μη βακτηριακή προστατίτιδα. Μια καλοσχεδιασμένη μελέτη από τη Γερμανία αξιολόγησε την κύρια έκβαση της θεραπείας (την αλλαγή του πυελικού άλγους) σε μια περίοδο άνω των 12-εβδομάδων. Σε μια ομάδα 139 ασθενών, από του οποίους οι μισοί λάμβαναν γύρη και οι υπόλοιποι ψευδοφάρμακο, η ομάδα με τη γύρη κατάφερε μείωση στη βαθμολογία πόνου κατά μέσο όρο 45% και η ομάδα του ψευδοφαρμάκου κατά μέσο όρο 29 %.

Τί γίνεται με το βελονισμό και τη θεραπεία ηλεκτροδιέγερσης; Οι Δρ Τσεν και Νίκελ ανέφεραν το 2003 ότι η θεραπεία βελονισμού δύο φορές την εβδομάδα για 6 εβδομάδες βελτίωσε τη συνολική βαθμολογία ΣΧΠΑ και πόνου κατά 70 % κατά μέσο όρο. Επρόκειτο ωστόσο για μικρή μελέτη σε 12 άνδρες χωρίς να χορηγηθεί εικονικό φάρμακο. Μια πιο πρόσφατη κλινική μελέτη πραγματοποιήθηκε στην Τουρκία το 2010. Ενενήντα επτά ασθενείς έκαναν 6 εβδομαδιαίες θεραπείες βελονισμού και μετά την πάροδο 24 εβδομάδων η συνολική βαθμολογία ΣΧΠΑ βελτιώθηκε κατά 57% και η βαθμολογία πυελικού πόνου κατά 45%. Μια άλλη μελέτη με χρήση διαδερμικής βελόνας, επίσης από την Τουρκία, εξέτασε την αποτελεσματικότητα της διέγερσης του οπίσθιου κνημιαίου νεύρου (στον αστράγαλο) στο ΣΧΠΑ. Συμμετείχαν

89 ασθενείς με τυχαιοποίηση της χρήσης ηλεκτρικής διέγερσης με βελόνα ή εικονική χρήση για 30 λεπτά μία φορά την εβδομάδα για 12 εβδομάδες. Η μείωση του πόνου κατά 50% στο 66% των ασθενών στο τέλος των 12 εβδομάδων θεωρήθηκε ως επιτυχημένο αποτέλεσμα. Φυσικά, η θεραπεία ηλεκτροδιέγερσης όπως αυτή δε μπορεί να γίνει εύκολα σε μακροπρόθεσμη βάση. Το ίδιο ισχύει και για την ενδοπυελική υψίσυχνη τοπική ηλεκτρο-διέγερση που εφαρμόστηκε σε 88 ασθενείς στην Ελβετία. Καθετήρες με ηλεκτρόδια τοποθετήθηκαν στην προστατική ουρήθρα καθώς και στον πρωκτό. Η διέγερση εφαρμόστηκε για 30 λεπτά δύο φορές την εβδομάδα για 5 εβδομάδες. Η συνολική βαθμολογία CPSI και πόνου βελτιώθηκε κατά 52% στο τέλος της θεραπείας αλλά τα συμπτώματα υποτροπίασαν 3 μήνες αργότερα.

Προφανώς, ο πιο πρακτικός τρόπος για να εφαρμοστεί η ηλεκτροδιέγερση είναι η επιφανειακή ή διαδερμική ηλεκτροδιέγερση περιφερικού νεύρου (TENS). Η τεχνική αυτή εφαρμόστηκε σε 24 ασθενείς, τοποθετώντας ηλεκτρόδια στην ηβική και περινεϊκή χώρα για 20 λεπτά κάθε μέρα, 5 φορές την εβδομάδα για 4 εβδομάδες, και οι βαθμολογίες CPSI βελτιώθηκαν κατά 45%. Οι ασθενείς που λάμβαναν αντιβιοτικά βελτίωσαν τη βαθμολογίες τους κατά 22%. Αυτή η μελέτη απαιτεί τη χορήγηση εικονικής θεραπείας και πιο μακροπρόθεσμη παρακολούθηση.

Τι ισχύει, όμως, με την ηλεκτροδιέγερση με μόνιμα εμφυτευμένα ηλε-κτρόδια; Ο Δρ. Σίγκελ από τη Μιννεσότα εμφύτευσε μικρά ηλεκτρόδια (Medtronic Interstim ®) μέσω του δέρματος της ιεροκοκκυγικής χώρας και των ιερών τρημάτων για τη διέγερση των ιερών νεύρων σε 9 γυναίκες και 1 άνδρα. Κατέγραψε μια μείωση στο επίπεδο πόνου κατά μέσο όρο 53% στην κλίμακα απλού πόνου, αλλά υπήρξαν 27 μικρές επιπλοκές σχετικές με τη διαδικασία εμφύτευσης.

Θερμοθεραπεία του προστάτη

Ενώ δεν υποστηρίζουμε την προσέγγιση της θερμοθεραπείας (υπερθερμία), ορισμένες μελέτες έχουν αναφέρει θετικά αποτελέσματα. Η θερμοθεραπεία συνίσταται σε διάφορες μορφές θερμικής επαγωγής- με μικροκύματα, ραδιοσυχνότητες, λέιζερ, και υπερήχους -όπου αντί να «κόβεται» ιστός όπως στο χειρουργείο, ο ιστός του προστάτη θερμαίνεται σε μια θερμοκρασία που μπορεί να προκαλέσει την καταστροφή του. Μια δημοσίευση του 1993 περιέγραψε 54 ασθενείς οι οποίοι είχαν έντονα συμπτώματα προστατίτιδας για χρονικό διάστημα άνω των δύο ετών παρά τις αντιμικροβιακές ή αντιφλεγμονώδεις θεραπείες χωρίς κανένα αξιοσημείωτο κλινικό όφελος. Η θεραπευτική μέθοδος χρησιμοποιούσε διορθική υπερθερμία και η επιθυμητή θερμοκρασία στο στόχο ήταν ρυθμισμένη χαμηλά στους 42,5 °C, επομένως δεν προκαλούσε σημαντική φθορά των ιστών. Το διορθικό υπερηχογράφημα δε διαπίστωσε αλλαγές στον όγκο ή το σχήμα του προστάτη μετά τη θεραπεία. Συνολικά, το 50% των ασθενών ανέφεραν σημαντική βελτίωση ως προς την ποιότητα της ζωής ενώ το 47% δεν ανέφερε καμία αλλαγή. *Αυτό θα συμβάδιζε με μια ισχυρή επίδραση εικονικού φαρμάκου.* Το 1994 ο Δρ. Κέρτις Νίκελ ανέφερε τη χρήση διουρηθρικής θεραπείας με μικροκύματα σε υψηλότερες θερμοκρασίες που κυμαίνονταν από 45- 60 °C που προκαλούν νέκρωση του προστατικού ιστού. Οι ασθενείς με μη βακτηριακή προστατίτιδα παρουσίασαν σημαντική μείωση στους δείκτες σοβαρότητας των συμπτωμάτων τους, ενώ το 47% παρουσίασε μια αισθητή βελτίωση σε τρεις μήνες. Μια παρόμοια μελέτη χρησιμοποίησε ψυχόμενη διουρηθρική θερμοθεραπεία σε 35 άνδρες το 2004 στο Ηνωμένο Βασίλειο. Οι ερευνητές διαπίστωσαν 51% βελτίωση στη συνολική βαθμολογία ΔΣΧΠ και 60% βελτίωση μετά από 12 μήνες παρακολούθησης. *Ωστόσο, αυτό και πάλι δεν απέχει πολύ από αυτό που θα περίμενε κανείς από μια απλή επίδραση εικονικού φαρμάκου* αλλά συνοδεύεται και από τους κινδύνους που συνδέονται με την τοποθέτηση μιας συσκευής μικροκυμάτων στην προστατική ουρήθρα και την καταστροφή προστατικού ιστού. Άλλες αναφορές διαφόρων ερευνητών από το 2002 μέχρι και το 2004 αρχικά δεν έδειξαν βελτίωση του ΣΧΠΑ με τη χρήση διουρηθρικής θεραπείας με ραδιοκύματα δια βελόνας σε σύγκριση με μια εικονική επέμβαση. Μια μελέτη από την Ταϊβάν σχετικά με τη θεραπεία 32 ασθενών στους οποίους είχε χρησιμοποιηθεί αυτή η τεχνική το 2004 ανέφερε μια βελτίωση 68% σε μια μη τυποποιημένη κλίμακα πόνου.

Προστάτης και πυελική μάλλαξη

Οι προστατικές μαλλάξεις έχουν χρησιμοποιηθεί από πολλές γενιές ουρολό-γων, ιδιαίτερα πριν από την έλευση των αντιβιοτικών. Σε μια δημοσίευση από μια μελέτη στις Φιλιππίνες, οι επαναλαμβανόμενες προστατικές μαλλάξεις αποκάλυψαν την ύπαρξη λανθάνοντων οργανισμών. Αυτή η μελέτη προσέλκυσε προσοχή και δημοτικότητα παρουσιάζοντας το θεραπευτικό όφελος των μαλλάξεων στην έκκριση περιεχομένων που δεν απεκκρίνονταν διαφορετικά. Αυτή η θεραπεία μπορεί να μειώσει την προστατική συμφόρηση. Η βέλτιστη συχνότητα προστατικών μαλλάξεων είναι δύο φορές την εβδομάδα.

Ο Δρ. Ντάνιελ Σόσκες πρότεινε τις προστατικές μαλλάξεις σε συνδυασμό με αντιβιοτική θεραπεία. Οι ασθενείς του υποβάλλονταν σε προστατικές μαλλάξεις μαζί με τη χορήγηση αντιβιοτικών για 2 έως 8 εβδομάδες και το 40% είχαν πλήρη ανάρρωση από τα συμπτώματα, το 20% παρουσίασε σημαντική βελτίωση, και το 40% δεν είχε καμία βελτίωση. Δεν υπήρχε κανένας συσχετισμός μεταξύ φλεγμονώδους προστατικού εκκρίματος και βακτηριακών καλλιεργειών. Η άποψη μας που προέρχεται από την έρευνα στο Στάνφορντ και έχει παρουσιαστεί σε ένα ανασκοπικό άρθρο στο επιστημονικό περιοδικό *Techniques in Urology*, υποστηρίζει τις επα-ναλαμβανόμενες προστατικές μαλλάξεις, όχι με στόχο την εκκένωση του αδένα, αλλά την εκτόνωση της πυελικής τάσης και της ελευθέρωσης των μυοπεριτοναικών εναυσματικών σημείων.

Εξακολουθούμε να είμαστε ιδιαίτερα επιφυλακτικοί σχετικά με την ύπαρξη λανθάνοντων βακτηρίων που πρέπει να «εξαχθούν με μαλλάξεις»

Η απλή ανάλυση των επαναλαμβανόμεων προστατικών μαλλάξεων είναι μια «τυφλή» προσέγγιση στην θεραπεία της πάθησης, όπου περιστασιακά εντοπίζεται το σωστό εναυσματικό σημείο πόνου ή η μυοσκελετική εστία του πόνου.

Αν και δεν υποστηρίζουμε τη βιοανάδραση, αναφαίνεται ενδιαφέρον για τη χρήση τεχνικών αποκατάστασης του πυελικού εδάφους με συμπεριφορικά μοντέλα για την αντιμετώπιση του ΣΧΠΑ στους άνδρες. Μια ομάδα της Ιατρικής Σχολής του Πανεπιστημίου Νορθγουέστερν του Σικάγο προωθεί τη χρήση της βιοανάδρασης στην επανεκπαίδευση του πυελικού εδάφους και στην εκπαίδευση της ουροδόχου κύστης για αυτή τη διαταραχή. Αναγνωρίζουν ότι η μυαλγία τάσεως του πυελικού εδάφους συμβάλλει στην ύπαρξη των συμπτωμάτων. Εξέτασαν μια μικρή ομάδα 19 ανδρών, μέσης ηλικίας 36 ετών, και χρησιμοποίησαν αυτή τη μη επεμβατική μέθοδο αντιμετώπισης. Οι άνδρες παρουσίασαν βελτίωση, ιδιαίτερα στις βαθμολογίες που σχετίζονται με την ούρηση, αλλά και σημαντική μείωση στη βαθμολογία του μέσου πόνου, από 5 έως 1 σε μια κλίμακα από το 0 (χωρίς συμπτώματα) έως 10 (τα πιο έντονα συμπτώματα). Αυτή ήταν μονάχα μια προκαταρκτική μελέτη, αλλά επιβεβαιώνει ότι μια μεθοδική νευρομυϊκή επανεκπαίδευση των μυών του πυελικού εδάφους ωφελεί ορισμένους ασθενείς.

Δεν αποτελούμε τους πρώτους γιατρούς που σκέφθηκαν τη θεραπεία που περιγράφεται σε αυτό το βιβλίο. Ήδη από το 1934 υπήρχαν κάποιοι γιατροί οι οποίοι κατανόησαν ότι το πυελικό άλγος σχετίζεται με την τάση ή το σπασμό των πυελικών μυών. Ο γατρός Τζόρτζ Τίλε, MD, ήταν πρωκτολόγος (ο σύγχρονος τίτλος είναι ορθοκολικός χειρουργός), ο οποίος ανέπτυξε μια θεραπεία για το πυελικό άλγος που γενικά ονόμαζε κοκκυγοδυνία (πόνο του κόκκυγα ή της ουράς). Τα ευρήματα του Τίλε επιβεβαιώθηκαν αργότερα από τον Σαπίρο το 1937, ο οποίος αναφέρθηκε στο πόνο γύρω από τον κόκκυγα ως το σύνδρομο Τίλε. Σε ένα άρθρο του 1963, ο Τίλε αναφέρθηκε σε 324 ασθενείς οι οποίοι είχαν πυελικό άλγος μέσα και γύρω από τον πρωκτό και το ορθό. Επιπλέον, αναγνώρισε ότι δεν υπήρχε κανένα αποδεικτικό στοιχείο ύπαρξης κάποιας νόσου του κόκκυγα ή των γύρω περιοχών.

Η κοκκυγεκτομή (η χειρουργική αφαίρεση του κοκκυγικού οστού) δεν έχει καταφέρει να βοηθήσει κανέναν με πυελικό άλγος εκτός από εκείνους που είχαν σοβαρό τραύμα στον κόκκυγα

Η συμβολή του Τίλε στην εφαρμογή μάλλαξης του ανελκτήρα του πρωκτού και των κοκκυγικών μυών απέδωσε εξαιρετικά καλά αποτελέσματα. Σε κάποια άρθρα στις ορθοκολικές μελέτες που ακολούθησαν, η θεραπεία του αναφέρονταν ως μάλλαξη του Τίλε. Ανέφερε ότι πάνω από το 90 % των ανθρώπων που είχε αντιμετωπίσει ο ίδιος βελτιώθηκαν μετά από μια τέτοια θεραπεία. Ήταν πρωτοπόρος στον τομέα αυτό, και ενώ είχε δημοσιεύσει τα αποτελέσματά του ώστε να τα επεξεργαστούν οι συνάδελφοί του στο γνωστικό του αντικείμενο, το έργο του κατά κάποιο τρόπο εξαφανίστηκε και αναφέρεται σπάνια στη βιβλιογραφία του πυελικού άλγους. Ο λόγος μπορεί να είναι οικονομικός αλλά και ιδεολογικός. Δεν υπάρχει σημαντικό οικονομικό κίνητρο για την πραγματοποίηση μαλλάξεων Τίλε εκ μέρους των ορθοκολικών χειρουργών. Επιπλέον, η ορθοκολική χειρουργική, όπως υποδεικνύει και η ονομασία της, τείνει να είναι επεμβατική, και οι μαλλάξεις των πυελικών μυών μπορεί να θεωρούνται χάσιμο χρόνου για το χειρουργό. Εναλλακτικά, αυτή η μορφή θεραπείας για ασθενείς με ΣΧΠΑ είναι πιο πιθανό να χρησιμοποιηθεί από άλλους ειδικούς ή φυσιοθεραπευτές. Ο ιατρός Μερσίντ Σινάκι ήταν γιατρός στην κλινική Μάγιο στο τμήμα φυσικής ιατρικής και αποκατάστασης σχεδόν όλη τη δεκαετία του 1970. Ο γιατρός εξέτασε τα ιατρικά αρχεία των ασθενών με διάγνωση πυελικού άλγους γενικά, που εκείνη την εποχή περιγραφόταν πιο συχνά με τους όρους σύνδρομο απιοειδούς μυός, κοκκυγοδυνία, σύνδρομο σπασμού του ανελκτήρα μυός του πρωκτού, σύνδρομο διαλείπουσας πρωκταλγίας, ή απλά ορθικό άλγος. Δεν υπήρχαν αναφορές για συμπτώματα του ουροποιητικού συστήματος ή διαγνώσεων συμπεριλαμβανομένων της προστατίτιδας, διάμεσης κυστίτιδας, ή κάποιων άλλων παθήσεων που περιλαμβάνονται σε αυτό το βιβλίο.

Αναγνώρισε ότι οι παθήσεις αυτές ήταν θολές με πολλά ασαφή και χρόνια ενοχλήματα. Επιπλέον, διαπίστωσε, όπως κι εμείς σήμερα, ότι οι εξετάσεις ρουτίνας, μια γενικού χαρακτήρα κλινική εξέταση, οι εργαστηριακές εξετάσεις και οι ακτινογραφίες δεν απέδιδαν ευρήματα. Ο Σινάκι πίστευε ότι η καθοριστική εξέταση για τις παθήσεις που αναθεωρούσε ήταν η δακτυλική εξέταση από το ορθό κατά την οποία ο γιατρός εισάγει ένα δάκτυλο καλυμμένο με λιπασμένο γάντι στο ορθό για να ψηλαφήσει την κατάσταση των μυών. Παρατήρησε, ωστόσο, ότι η τυπική δακτυλική εξέταση δεν αρκούσε για να αξιολογηθεί η ευαισθησία των μυών.

Ο Σεγκούρα και άλλοι συνάδελφοι του Σινάκι από την κλινική Μάγιο αναπαρήγαγαν τις απόψεις του στο περιοδικό The Journal of Urology το 1979. Ανέφεραν ότι, «*οι ασθενείς με συμπτώματα που υποδηλώνουν την ύπαρξη προστατίτιδας ή προστατισμού χωρίς παθογόνα βακτήρια στις προστατικές εκκρίσεις μπορεί στην πραγματικότητα να μην αντιμετωπίζουν προβλήματα με τον προστάτη τους. Πρέπει να ληφθεί υπόψη η πιθανότητα ύπαρξης μυαλγίας τάσεως του πυελικού εδάφους.*»

Τα εναυσματικά σημεία πόνου και το πυελικό άλγος

Οι Δρ Χάμπαρντ και Μπέρκοφ, του Τμήματος Νευροεπιστημών του Πανεπιστημίου της Καλιφόρνια στο Σαν Ντιέγκο, ανακάλυψαν ότι τα εναυσματικά σημεία πόνου, τα οποία συνήθως εντοπίζονται μέσα στο πυελικό έδαφος των ασθενών, παρουσιάζουν παθολογική αυθόρμητη ηλεκτρική δραστηριότητα. Οι Δρ. Τραβέλ και Σάιμονς, οι οποίοι εισήγαγαν την έννοια των μυϊκών εναυσματικών σημείων πόνου και της μυοπεριτονιακής ελευθέρωσης, καθόρισαν τους παράγοντες εντοπισμού των εναυσματικών σημείων.

Οι παράγοντες αυτοί ήταν οι ακόλουθοι:

- Ψηλαφητές και σφιχτές περιοχές μυών, που συνήθως αναφέρονται ως συσπασμένες δέσμες

- Στις συσπασμένες δέσμες, ένα μικρό σημείο έντονης ευαισθησίας και αισθητικότητας, ειδικά με την άσκηση πίεσης με τα χέρια

- Ένα μοτίβο αίσθησης που περιλαμβάνει πόνο, σε συνδυασμό μερικές φορές με μερμύγκιασμα ή μούδιασμα κατά την δακτυλική ψηλάφηση της περιοχής

- Η επονομαζόμενη «τοπική αναπήδηση» αυτού του σημείου σύσπασης κατά την πίεση του εναυσματικού σημείου

Μέχρι την εποχή αυτής της μελέτης, τα εναυσματικά σημεία πόνου μπορούσαν να εντοπιστούν μόνο δακτυλικά και δεν υπήρχε αντικειμενική μονάδα μέτρησης του εναυσματικού σημείου. Το γεγονός ότι τα εναυσματικά σημεία πόνου μπορούσαν να εντοπιστούν μόνο με μια εξατομικευμένη ψηλάφηση και όχι με αντικειμενικά κριτήρια μέτρησης υποβάθμιζε τη σημασία αλλά έθετε σε αμφισβήτηση και την ίδια την ύπαρξη τους. Οι Χάμπαρντ και Μπέρκοφ τοποθέτησαν ηλεκτρόδια βελόνης στα εναυσματικά σημεία πόνου των ασθενών της μελέτης τους. Τοποθέτησαν, επίσης, ηλεκτρόδια βελόνης ακριβώς δίπλα στο εναυσματικό σημείο στον ίδιο μυ. Συνέδεσαν τα ηλεκτρόδια σε έναν ηλεκτρομυογράφο (EMG), το οποίο είναι ένα πολύ ευαίσθητο μηχάνημα μέτρησης ηλεκτρικής δραστηριότητας. Η ηλεκτρική δραστηριότητα στους μυς θεωρείται ότι είναι μονάδα μέτρησης του επιπέδου δραστηριότητάς τους.

Τα αποτελέσματα τους ήταν αξιοσημείωτα γιατί εντόπισαν ένα σταθερό επίπεδο αυξημένης ηλεκτρικής δραστηριότητας στο εναυσματικό σημείο, ενώ δεν υπήρχε αυξημένη ηλεκτρική δραστηριότητα στον ιστό δίπλα ακριβώς από το εναυσματικό σημείο πόνου. Θεώρησαν ότι αυτή η παρατεταμένη αύξηση στην ηλεκτρική δραστηριότητα γίνεται επώδυνη επηρεάζοντας την μυϊκή άτρακτο (η μυϊκή άτρακτος είναι ένα μικροσκοπικό μέρος του μυϊκού ιστού που οι συγγραφείς υπέθεσαν ότι επηρεάζεται από την αυξημένη ηλεκτρική δραστηριότητα και αποτελεί την πηγή του πόνου). Αυτή η αυξημένη ηλεκτρική δραστηριότητα φαινόταν να σχετίζεται με τον πόνο που ένιωθε το κάθε άτομο, είτε κατά την πίεση του εναυσματικού σημείου είτε χωρίς την άσκηση πίεσης.

Διαπιστώσαμε την παρουσία εναυσματικών σημείων πόνου στη μεγάλη πλειονότητα των ασθενών με πυελικό άλγος και δυσλειτουργία. Μπορούμε συχνά (όχι όμως πάντα) να αναπαράγουμε τα συμπτώματα των ασθενών που βλέπουμε όταν πιέζουμε αυτά τα εναυσματικά σημεία. Διαπιστώνουμε επίσης ότι κατά την ολοκλήρωση του κύκλου μιας μυοπεριτονιακής θεραπείας, τα εναυσματικά σημεία συνήθως εξαφανίζονται μαζί με τον πόνο και την έντονη ευαισθησία.

Η μείωση της ευαισθησίας των εναυσματικών σημείων πόνου συχνά έχει άμεση σχέση με την υποκειμενική βελτίωση των συμπτωμάτων των ασθενών

Τα ευρήματα αυτής της μελέτης, με την επιβεβαίωση αντικειμενικής και μετρήσιμης ηλεκτρικής δραστηριότητας ειδικά εντός του εναυσματικού σημείου πόνου, καθώς και η δική μας κλινική εμπειρία προσφέρει αδιάσειστα στοιχεία ότι τα εναυσματικά σημεία εντός του πυελικού εδάφους πιθανόν να διαδραματίζουν καίριο ρόλο στον τρόπο που το άτομο βιώνει τον πόνο σε άλλα σύνδρομα χρόνιου πυελικού άλγους.

Οι Κρούζε και Κρίστιανσεν εξέτασαν τη θερμοκρασία του δέρματος στην περιοχή που πονούσε μετά την ψηλάφηση του εναυσματικού σημείου. Αυτή η μελέτη παρέχει κάποια αντικειμενική βάση επιβεβαίωσης των αναφορών από ασθενείς για αντανάκλαση πόνου από ένα εναυσματικό σημείο. Διαπίστωσαν ότι η περιοχή όπου ο ασθενής ανέφερε την αντανάκλαση πόνου είχε χαμηλότερη θερμοκρασία από παρακείμενες περιοχές. Υποθέτουμε ότι η ψυχρότερη θερμοκρασία της περιοχής προκαλείται από τη μείωση της ροής του αίματος. Επομένως αυτή η διαφορά θερμοκρασίας στη συγκεκριμένη περιοχή υποστηρίζει την άποψη ότι η ισχαιμία (η μειωμένη ροή αίματος) ενδέχεται να εμπλέκεται στον πόνο και τη δυσλειτουργία που βλέπουμε στους ασθενείς με σύνδρομο χρόνιου πυελικού άλγους.

Σε μια συνομιλία με το Δρ. Ρίτσαρντ Γκεβίρτς, ο οποίος ερεύνησε τη σχέση ανάμεσα στα εναυσματικά σημεία πόνου και τη συναισθηματική αντίδραση, μας αποκάλυψε ότι η ώθηση για την έρευνα που ανακάλυψε τη σχέση ανάμεσα στην αυξημένη ηλεκτρική δραστηριότητα των εναυσματικών σημείων πόνου και το άγχος ή την αγωνία προήλθε αρχικά από Ιταλούς ερευνητές και το έργο τους στις αρχές και στα μέσα της δεκαετίας του 1990. Υποστήριξαν ότι η δραστηριότητα του συμπαθητικού νευρικού συστήματος επηρεάζει άμεσα τους σκελετικούς μυς και κυρίως τη μυϊκή άτρακτο. Ο Γκεβίρτς και ο Χάμπαρντ έδειξαν στα μέσα της δεκαετίας του

1990 ότι η δραστηριότητα των εναυσματικών σημείων αυξανόταν σημαντικά όταν το άτομο βίωνε άγχος, και ότι μειωνόταν όταν απουσίαζε κάποια συναισθηματική διέγερση. Τα ηλεκτρόδια βελόνης παρακολουθούσαν την ηλεκτρική δραστηριότητα των εναυσματικών σημείων στα άτομα που τους είχε ζητηθεί να κάνουν αριθμητικούς υπολογισμούς (ένας τυπικός τρόπος πρόκλησης άγχους). Εξετάζοντας τα αποτελέσματα αυτής της μελέτης, που συνδέει την αγωνία με τη δραστηριότητα των εναυσματικών σημείων πόνου, αρχίζουμε να συνειδητοποιούμε τη στενή σχέση ανάμεσα στο άγχος και στα συμπτώματα πυελικού άλγους και δυσλειτουργίας που αναφέρουν πολλοί ασθενείς μας.

Στο δικό μας έργο, αρχικά υπολογίζαμε το επίπεδο της μυϊκής τάσης στο ορθό και τον κόλπο των ασθενών που μας επισκέφθηκαν για πυελικό άλγος και δυσλειτουργία πριν την έναρξη θεραπείας. Οι άντρες με προστατίτιδα παρουσίαζαν αυξημένο επίπεδο μυϊκής τάσης στο πυελικό τους έδαφος. Το επίπεδο αυτό μειωνόταν μετά τη συμμετοχή τους στο πρόγραμμα θεραπείας που πλέον έχει εξελιχθεί στη σημερινή του μορφή. Ο Δρ. Χάουαρντ Γκλέιζερ στο Πανεπιστήμιο Κορνέλ της Νέας Υόρκης ανέφερε ότι οι άνδρες με προστατοδυνία είχαν υψηλότερα των φυσιολογικών επίπεδα ορθικής τάσης και ότι το επίπεδο τάσης τους κατά την ηρεμία ήταν «ασταθές» σε σχέση με τα υγιή άτομα.

Ο Γκλέιζερ επίσης διαπίστωσε ως σταθερό εύρημα αυξημένα επίπεδα κολπικής τάσης στις γυναίκες με κολπικό πόνο. Θεωρούσε αδύναμη την ισχύ συστολής των γυναικών αυτών όταν τους ζητούσε να εκτελέσουν ασκήσεις Κέγκελ υπό συνεχή ηλεκτρομυογραφική καταγραφή. Η εστίαση του Γκλέιζερ στην επιτυχή θεραπευτική προσέγγιση του κολπικού πόνου ήταν η υποβοήθηση της χαλάρωσης, η ενδυνάμωση και σταθεροποίηση των πυελικών τους μυών.

Το *Πρωτόκολλο Γουάιζ-Άντερσον*

Μετά από πολλά χρόνια θεραπείας ασθενών με ΣΧΠΑ αξιοποιώντας τόσο την χειρονακτική φυσιοθεραπεία όσο και την εκπαίδευση στη χαλάρωση μέσω γνωστικής συμπεριφοράς, καταλήξαμε ότι η εντατική ή θεραπεία εμβάπτισης σε βάθος αρκετών ημερών είναι η ιδανική μέθοδος για τη διακοπή μακροχρόνιων φαύλων κύκλων πόνου και την εκπαίδευση ασθενών στην ατομική τους φροντίδα. Οι ασθενείς αξιολογούνται από έναν ουρολόγο και, στη συνέχεια, εμπλέκονται ολοκληρωτικά στην καθημερινή φυσιοθεραπεία και στην εκπαίδευση στην *Παράδοξη Χαλάρωση* για ένα 6ήμερο. Έχουμε διεξάγει πάνω από 80 μηνιαίες συνεδρίες αυτού του τύπου, και η μετέπειτα παρακολούθηση για αρκετούς μήνες (3 έως 24 μήνες) φαίνεται ότι ωφελεί σημαντικά ένα μεγάλο ποσοστό ασθενών.

Στη μελέτη μας, υποθέσαμε ότι η ψηλάφηση ορισμένων μυοσκελετικών εναυσματικών σημείων θα αναπαρήγαγε την αίσθηση πόνου που βιώνουν οι ασθενείς. Και έτσι φάνηκε τυπικά να συμβαίνει

Δημοσιεύσαμε μία μελέτη περιπτώσεων αυτο-παραπεμφθέντων σε μας ανδρών με μακροχρόνιο ΣΧΠΑ και προσπάθησαμε να περιγράψουμε τη σχέση μεταξύ των θέσεων των μυοσκελετικών εναυσματικών σημείων (ΕνΣμ) ή του περιορισμένου μυϊκού ιστού, εντός και εκτός της πυέλου, και στις περιοχές πόνου που αρχικά είχαν περιγραφεί από τους ασθενείς κατά την αξιολόγησης τους.

Ο ίδιος φυσιοθεραπευτής πραγματοποίησε μυοσκελετική ψηλάφηση του ιστού σε όλους τους ασθενείς. Το παραδοσιακό επίπεδο ισχύος ψηλάφησης για τα ευαίσθητασημεία (που συνιστάται για την εξέταση της ινομυαλγίας) χρησιμοποιήθηκε για την αξιολόγηση του πόνου. Ο πόνος αξιολογήθηκε σε μια κλίμακα από 0 (καθόλου) μέχρι 3+ (σοβαρός) για κάθε περιοχή που εξετάστηκε. Μόνο τα επίπεδα πόνου 2+ ή 3+ υπολογίστηκαν ως «Ναι-υπάρχει πόνος", ενώ η βαθμολογία 0 ή 1+ υπολογίστηκε ως «Χωρίς πόνο.» Οι μυϊκές ομάδες που τυπικά αναπαρήγαγαν την αίσθηση του πόνου σε συγκεκριμένες περιοχές αντανάκλασης από εναυσματικά σημεία επιλέχθηκαν για την έρευνα.

Η μέση ηλικία των 72 ανδρών με ΣΧΠΑ στην ανάλυση αυτή ήταν 40 ετών (εύρος 20-72 · IQR=32,49) με μέση διάρκεια συμπτωμάτων τους 44 μήνες (εύρος 4-408 μήνες). Η σοβαρότητα των συμπτωμάτων κατά την αρχική εξέταση υπολογίστηκε με βάση τη βαθμολογία πόνου οπτικής αναλογικής κλίμακας (VAS) και τη βαθμολογία ΕΙΥ-ΔΣΧΠ με τις υψηλότερες βαθμολογίες να αντιπροσωπεύουν τη μεγαλύτερη σοβαρότητα. Η μέση VAS βαθμολογία κυμαινόταν στο 5 από 10 (εύρος 1-9). Η μέση συνολική βαθμολογία ΕΙΥ-ΔΣΧΠ ήταν 27 (43 η μέγιστη δυνατή) με μια μέση βαθμολογία πόνου στο 13 (μέγιστη=21), ενοχλήσεις ούρησης στο 5 (μέγιστη δυνατή = 10) και βαθμολογία ποιότητας ζωής στο 10,5 (μέγιστη=12). Ο μέσος συνολικός αριθμός των αυτο-αναφερόμενων περιοχών πόνου ήταν 4 από 7 πιθανές προ-καθορισμένες περιοχές. Δεν υπήρχε συσχετισμός ανάμεσα στη βαθμολογία του πόνου και στο συνολικό αριθμό των επώδυνων περιοχών. Ωστόσο, διαπιστώσαμε ότι η ευαισθησία στους ηβοορθικούς και/ή ηβοκοκκυγικούς μυς συνδεόταν με υψηλότερη βαθμολογία πόνου.

Το ενενήντα τοις εκατό των ανδρών δήλωσαν ότι ένιωσαν πόνο που συνδεόταν με την ψηλάφηση των ηβοορθικών και/ή ηβοκοκκυγικών μυών

Η ψηλάφηση των ηβοορθικών και/ή ηβοκοκκυγικών μυών προκάλεσε πόνο στο πέος στο 93% των ασθενών. Τουλάχιστον 2 από τα 10 εναυσματικά σημεία παρουσίασε ή αντανάκλασε πόνο σε κάθε μία από τις ανατομικές περιοχές σε μεγάλο αριθμό ασθενών και κάθε εναυσματικό σημείο μπορούσε να αναπαράγει πόνο σε τουλάχιστον μία περιοχή. Οι πιο αντιδραστικοί μύες ήταν οι ορθός κοιλιακός και ο έξω λοξός- η ψηλάφηση των εναυσματικών σημείων σε αυτούς τους μυς προκάλεσε πόνο σε 4 από τις 7 περιοχές. Ο περινεϊκός πόνος ήταν αυτός που αναπαραγόταν πιο συχνά σε 8 από τα 10 εναυσματικά σημεία.

Η συχνότητα με την οποία η ψηλάφηση των εναυσματικών σημείων προκαλούσε πόνο στη δηλούμενη από τον ασθενή περιοχή χρόνιου πόνου ήταν αξιοσημείωτη. Η στατιστική εκτίμηση του σχετικού κινδύνου έδειξε ότι αυτοί οι ασθενείς είχαν 32 φορές περισσότερες πιθανότητες να βιώσουν πόνο στο πέος κατά την ψηλάφηση του ηβοοκοκκυγικού μυός από τους ασθενείς χωρίς πόνο στο πέος. Αυτά τα ευρήματα της κλινικής εξέτασης μπορούν να οδηγήσουν σε βαθύτερη κατανόηση των παθολογικών μηχανισμών και σε πιο εστιασμένη θεραπεία. Δεν εξετάστηκαν ασυμπτωματικοί άνδρες ως ομάδα ελέγχου, συνεπώς, δεν είμαστε σε θέση να συγκρίνουμε τον τρόπο με τον οποίο οι ασθενείς χωρίς ΣΧΠΑ θα αντιδρούσαν σε αυτές τις ψηλαφήσεις. Ωστόσο, ο σκοπός της μελέτης ήταν να να εξετάσει ασθενείς με ΣΧΠΑ και όχι να συγκρίνει τις αντιδράσεις υγιών ατόμων. Τέλος, η αντικειμενική μέτρηση του πόνου είναι ένα δύσκολο εγχείρημα και έτσι βασιστήκαμε στις απαντήσεις που περιγράφηκαν από τους ίδιους τους ασθενείς. Εάν μια επώδυνη περιοχή δεν αναφερόταν στο αρχικό ιστορικό, δεν την αξιολογούσαμε στις μετέπειτα αναλύσεις μας.

Αναγνωρίζουμε ότι ορισμένα άτομα μπορεί να είναι από τη φύση τους πιο ευαίσθητα στη μυϊκή ψηλάφηση και πίεση που θα μπορούσε να προκαλέσει πόνο στην πυελική περιοχή παρόλο που δεν πάσχουν από ΣΧΠΑ.

Το Ραβδί Εσωτερικών Εναυσματικών Σημείων για το χρόνιο πυελικό άλγος

Ο ιδανικός θεραπευτικός συνδυασμός παρόχων υγειονομικής φροντίδας στο ΣΧΠΑ πρέπει να περιλαμβάνει έναν ουρολόγο που προβαίνει σε αξιολόγηση των ουρολογικών σημείων και συμπτωμάτων με συστηματικό τρόπο, έναν πεπειραμένο ψυχολόγο που να παρέχει ψυχοκοινωνική ερμηνεία, ψυχολογική υποστήριξη και γνωσιακή συμπεριφορική εκπαίδευση, όπως στη θεραπεία προοδευτικής χαλάρωσης και πιθανώς ιατρική ύπνωση, και έναν ικανό φυσιοθεραπευτή ο οποίος να κατανοεί τα μυοπεριτονιακά εναυσματικά σημεία πόνου, πώς να τα ελευθερώσει και πώς να εκπαιδεύσει τον ασθενή στην αυτο-θεραπεία του.

Έχουμε εισάγει και εκπαιδεύσει τους ασθενείς στην αυτο-θεραπεία χρησιμοποιώντας ένα ατομικό θεραπευτικό ραβδί που τοποθετείται στο ορθό ή τον κόλπο για να αναζητήσει και να ελευθερώσει εναυσματικά σημεία (Σχήμα

1). Οι προηγούμενες συσκευές αυτο-θεραπείας δεν κατόρθωναν να προσεγγίσουν τα κατάλληλα εναυσματικά σημεία με ακρίβεια και ασφάλεια. Οι ασθενείς εκπαιδεύονται προσεκτικά σχετικά με τη θέση των εναυσματικών σημείων τους και στη συνέχεια τους παρατηρούμε και τους καθοδηγούμε στη χρήση του ραβδιού εντός προκαθορισμένων επιπέδων άσκησης πίεσης για να αποφευχθούν τυχόν τραυματισμοί του βλεννογόνου ή πρόκληση βλάβης των εσωτερικών ιστών. Τα επίπεδα πιέσεως κυμαίνονται μεταξύ 2 έως 6 λίβρες ανά τετραγωνική ίντσα. Η εξέταση των ευαίσθητων σημείων της ινομυαλγίας συνήθως εκτελείται σε 4 χιλιόγραμμα ανά τετραγωνικό εκατοστό. Σε ορισμένες περιπτώσεις είχαμε τη δυνατότητα να εκπαιδεύσουμε ένα σύζυγο ή κάποιο σύντροφο για να βοηθήσει στην εφαρμογή του θεραπευτικού ραβδιού. Πέρα από ένα ή δύο περιορισμένης διάρκειας αιμοραγικά επεισόδια, εξαιτίας της άσκησης υπερβολικά ενθουσιώδους πίεσης από το χρήστη του ραβδιού, δεν έχουν αναφερθεί σημαντικές παρενέργειες.

Το Ραβδί είναι σημαντικό επειδή οι ασθενείς συχνά αδυνατούν να βρουν συνεχιστή της φυσιοθεραπείας μετά την παρακολούθηση του κλινικού μας σχολείου και με το Ραβδί μετατρέπονται σε θεραπευτές του εαυτού τους

Κάποιοι ασθενείς είναι τώρα εγγεγραμμένοι σε μια κλινική δοκιμή υπό την έγκριση του Θεσμικού Συμβουλίου Αναθεώρησης και παρακολουθούνται για μια περίοδο 6 μηνών, με στόχο την αξιολόγηση της ασφάλειας και αποτελεσματικότητας. Ο στόχος είναι η εγγραφή και η αξιολόγηση 100 ασθενών. Μέχρι σήμερα 64 ασθενείς ολοκλήρωσαν την 6μηνη αξιολόγηση, αλλά 26 ασθενείς αποχώρησαν για διάφορους λόγους. Η μέση ευαισθησία στους πυελικούς μυς μειώθηκε με το ραβδί κατά 40% στους 6 μήνες και το 85 % των ασθενών έκρινε ότι το ραβδί ήταν αποτελεσματικό χωρίς σχεδόν καμία ανησυχία ή επιπλοκή. Σκοπεύουμε να δημοσιεύσουμε σύντομα όλες τις λεπτομέρειες αυτής της μελέτης στην ιατρική βιβλιογραφία.

Η θεωρία του έσω αιδοιϊκού νεύρου

Οφείλουμε να αναφερθούμε στην έννοια του συμπιεσμένου, υπερδιατεταμένου ή παγιδευμένου έσω αιδοιϊκού νεύρου στην πύελο ως ενδεχόμενη αιτία του χρόνιου πυελικού άλγους. Προτείνονται 5 βασικά κριτήρια διάγνωσης: (1) πόνος κατά μήκος της ανατομικής κατανομής του έσω αιδοιϊκού νεύρου, 2) ο πόνος επιδεινώνεται από την καθιστή θέση· (3) η ασθενής δεν ξυπνά τη νύχτα από τον πόνο· (4) δεν υπάρχει αντικειμενική αισθητηριακή απώλεια στην κλινική εξέταση · και (5) ο πόνος βελτιώνεται με τον αποκλεισμό του έσω αιδοιϊκού νεύρου με έγχυση αναισθητικού. Νευροφυσιολογικές εξετάσεις όπως η εξέταση της κινητικής αδράνειας του έσω αιδοιϊκού νεύρου και EMG μπορεί να χρησιμεύσουν ως συμπληρωματικά μέτρα διάγνωσης.

Οι αντιφατικές χειρουργικές επεμβάσεις για το πυελικό άλγος δεν διαθέτουν επαρκή επιστημονικά δεδομένα που να αποδεικνύουν την αποτελεσματικότητα τους

Οι ασθενείς με αυτό το σύνδρομο βιώνουν συνήθως έντονο πόνο στην καθιστή θέση και ανακουφίζονται εντελώς όταν σηκώνονται. Ανακουφίζονται επίσης όταν κάθονται στο κάθισμα της τουαλέτας, παρά το γεγονός ότι και τα δύο αυτά κριτήρια υφίστανται σε κάποιο βαθμό στο ΣΧΠΑ. Σύμφωνα με κάποιες θεωρίες οι συμμετοχές σε αθλητικές δραστηριότητες μπορεί να έχουν προκαλέσει στρέβλωση του νευρικού μονοπατιού. Με τον ίδιο τρόπο, η χρόνια δυσκοιλιότητα μπορεί να συμβάλει στην υφιστάμενη κατάσταση.

Αν και σπάνια συνιστούμε ενέσεις στο έσω αιδοιϊκό νεύρο, ούτε συνιστούμε χειρουργικές επεμβάσεις, απαιτούνται αρκετές διαγνωστικές ενέσεις στο έσω αιδοιϊκό νεύρο που να περιγράφουν την εστία του πόνου και την ανακούφιση από αυτόν πριν από οποιαδήποτε χειρουργική επέμβαση. Οπωσδήποτε, οποιαδήποτε χειρουργική προσέγγιση με στόχο την ανακούφιση αυτής της κατάστασης θα πρέπει να βασίζεται σε τεκμηρίωση της νευρικής δυσλειτουργίας όπως καταγράφεται από νευροφυσιολογικές μελέτες. *Φαίνεται ότι λιγότερο από το 50 % των ασθενών νιώθουν κάποια μείωση στον πόνο μετά από τη χειρουργική επέμβαση.*

Από την εμπειρία μας, οι περισσότεροι ασθενείς που υποβάλλονται σε χειρουργικές επεμβάσεις για το πυελικό άλγος το μετανιώνουν, τα αποτελέσματα που έχουν είναι λιγότερο από ικανοποιητικά, παρουσιάζουν υψηλό επίπεδο νέων συμπτωμάτων και μειωμένη σταθερότητα πυελικού εδάφους

Δεν έχουμε δει ποτέ ασθενή με πλήρη ύφεση των συμπτωμάτων του μετά από εγχείρηση αποσυμπίεσης του έσω αιδοιϊκού νεύρου. Θεωρούμε ότι το πρωτόκολλό μας μπορεί να προσφέρει σημαντική ανακούφιση και πρέπει να εφαρμόζεται πριν καν αναλογιστεί κανείς να υποβληθεί σε χειρουργική επέμβαση.

Μεμονωμένη ορχεωδυνία στους άνδρες (πόνος στο όρχεις)

Η χρόνια ορχεωδυνία ή πόνος στους όρχεις προσβάλει πολλούς νεαρούς άνδρες που διστακτικά απευθύνονται στο γιατρό τους. Ο πόνος αυτός παρουσιάζεται συχνότερα σε νέους άνδρες, στη δεκαετία των 20 και 30, και απαιτεί προσεκτική λήψη ιστορικού και σωματική εξέταση, διότι αυτή είναι και η ηλικιακή ομάδα, όπου συνηθέστερα εκδηλώνεται ο καρκίνος των όρχεων. Συνήθως η εξέταση είναι αρνητική, με ενοχλήσεις εντοπισμένες στη μία ή την άλλη πλευρά, και όταν η κεφαλή του οργάνου της επιδιδυμίδας πιέζεται, αναπαράγει τον πόνο στον ασθενή. Η βαζεκτομή σπάνια οδηγεί σε τέτοια ευαισθησία ή χρόνια ορχεωδυνία.

Είναι σημαντική η κατανόηση της νευρικής παροχής στους όρχεις, ώστε η διαγνωστική αξιολόγηση να έχει λειτουργική αξία. Το πυελικό πλέγμα αποτελεί την είσοδο των ερεθισμάτων, και ο πόνος μπορεί να προέλθει από τα αισθητικά αλλά και τα αυτόνομα νεύρα. Αυτές οι ίνες μεταφέρονται με κλάδους του αιδοιομηρικού και λαγονοβουβωνικού νεύρου. Ευρήματα ύπαρξης υγρού γύρω από τον όρχι, κιρσοκήλης, ή σπερματοκηλών, είναι συνήθως τυχαία και δεν αποτελεί ποτέ την αιτία της χρόνιας ορχεωδυνίας. Αυτός ο πόνος είναι σχεδόν πάντα νευραλγία του σπερματικού τόνου/ επιδιδυμικού νεύρου και όχι ορχικός πόνος.

Η αφαίρεση της επιδιδυμίδας με στόχο τη θεραπεία του χρόνιου άλγους στους όρχεις έχει αποβεί αποτυχημένη

Όταν όλες οι υπόλοιπες κινήσεις αποτυγχάνουν, αυτό που αποδεικνύεται ελάχιστα πιο επιτυχημένο είναι η διατομή των νεύρων, χρησιμοποιώντας μια μικροσκοπική μέθοδο, ώστε να αφαιρεθούν όλες οι νευρικές ίνες από το σπερματικό τόνο που εκπορεύεται από τον ορχικό ιστό ή το οσχεϊκό περιεχόμενο. Πραγματοποιούμε πάντα έναν επιλεκτικό νευρικό αποκλεισμό με αναισθητικό του σπερματικού τόνου ως διαγνωστική και ενίοτε θεραπευτική διαδικασία, κατά πρώτον προσθέτοντας ένα διάλυμα κορτιζόνης σε ένα αναισθητικό μακράς διάρκειας. Πολλοί από αυτούς τους νευρικούς αποκλεισμούς ανά διαστήματα μπορούν μερικές φορές να ανακουφίσουν από την κυκλική φύση αυτού του συνδρόμου. Μια πρόσφατη έκθεση του Δρ. Μάγκντι Χασσούνα από τον Καναδά προτείνει ότι η ηλεκτρική διέγερση της ρίζας του ιερού νεύρου μπορεί να αποβεί ευεργετική για αυτούς τους ασθενείς και, σε ορισμένες περιπτώσεις, έχει βοηθήσει και η ηλεκτρική διέγερση της επιφάνειας του δέρματος.

12

ΕΠΙΛΟΓΟΣ

Τα καλύτερα ιατρικά μυαλά έχουν επιδιώξει να βρουν τρόπους βελτίωσης ή ίασης του πυελικού άλγους που αντιμετωπίζουμε για πάνω από έναν αιώνα. Οι περισσότεροι άνθρωποι που διαβάζουν αυτό το βιβλίο δε θα το διάβαζαν, εάν είχαν βρεί βοήθεια στο πλαίσιο της συμβατικής θεραπείας. Είναι σύνηθες στα άτομα με πυελικό άλγος είτε να το έχουν σε συνεχή βάση, είτε να βιώνουν εξάρσεις και υφέσεις για πολλά χρόνια και να πηγαίνουν από γιατρό σε γιατρό παίρνοντας ελάχιστη βοήθεια. Μέχρι σήμερα, δεν υπάρχει απλή λύση σε αυτό το πρόβλημα και γενικότερα, ελάχιστα πράγματα έχουν βοηθήσει. Αυτό είναι το πλαίσιο στο οποίο βρίσκονται οι άνθρωποι με το είδος του πυελικού άλγους που αντιμετωπίζουμε.

Το βιβλίο μας προσφέρει ένα νέο μοντέλο ή παράδειγμα θεραπείας για αυτό το πρόβλημα. Αντί να θεωρούμε το πυελικό άλγος το αποτέλεσμα μιας μόλυνσης, ενός παγιδευμένου νεύρου, μιας αυτοάνοσης διαταραχής, ή εκφυλιστικών ασθενειών, ο σημαντικότερος παράγοντας που συμβάλλει στις παθήσεις που αναλύουμε είναι μια χρόνια σφιχτή, συσπασμένη πύελος- ένα είδος συνεχούς κράμπας. Αυτή η χρόνια σύσπαση τροφοδοτείται από το άγχος, τη δυσλειτουργική προστατευτική μυϊκή σύσπαση και τις παρελθοντικές συνήθειες του ατόμου που τον/την ωθεί να συσπά τους πυελικούς μυς σε συνθήκες άγχους. Αυτή είναι μια νέα θεώρηση του προβλήματος αυτού που ποιοτικά απέχει από τα συμβατικά ιατρικά μοντέλα.

Ένα από τα κυριότερα σημεία αυτού του βιβλίου είναι ότι η θεραπεία που θεωρούμε πιο αποτελεσματική αντιμετωπίζει τις πολύ δύσκολες και ανθεκτικές στη θεραπεία πηγές του προβλήματος. Οι πηγές του προβλήματος είναι οι ακόλουθες:

636 ΕΝΑΣ ΠΟΝΟΚΕΦΑΛΟΣ ΣΤΗΝ ΠΥΕΛΟ

1. το πυελικό άλγος που προέρχεται από εναυσματικά σημεία πόνου εντός και εκτός των μυών του πυελικού εδάφους·

2. ο χρόνια αυξημένος μυϊκός τόνος στους πυελικούς μυς που το άτομο έχει συνηθίσει.

3. η συχνά μακροχρόνια και καθ' έξη τάση σύσπασης της πυέλου σε συνθήκες άγχους·

4. η ενστικτώδης προστατευτική μυϊκή σύσπαση στον πόνο·

5. το δύσκολο ζήτημα του ανησυχητικού, αγωνιώδους και συχνά καταστροφικού τρόπου σκέψης σε σχέση με τη συγκεκριμένη κατάσταση και σε σχέση με τη ζωή γενικότερα·

6. το γεγονός ότι ζούμε σε ένα κόσμο στον οποίο κατακλυζόμαστε από αγχωτικές πληροφορίες, πιεζόμαστε χρονικά και καλούμαστε να εκτελέσουμε πολλές δραστηριότητες ταυτόχρονα.

Η αντιμετώπιση αυτών των βασικών πτυχών του πυελικού άλγους είναι το λιγότερο τρομακτική. Ακόμα και αν προσφέρουμε την καλύτερη θεραπεία που μπορούμε, η ανάρρωση από το πυελικό άλγος αποτελεί πρόκληση και αναπόφευκτα αδυνατούμε να βοηθήσουμε ορισμένα άτομα, έστω κι αν το καταφέρνουμε για τη μεγάλη πλειονότητα των ασθενών. Ωστόσο, αυτή είναι η πραγματικότητα που αντιμετωπίζουν τα άτομα με με πυελικό άλγος.

Μπορεί η ανάγνωση αυτού του βιβλίου να καταστήσει δυνατή την αυτόνομη εφαρμογή του *Πρωτοκόλλου Γουάιζ-Άντερσον*;

Υπάρχουν κάποιοι αναγνώστες του βιβλίου μας οι οποίοι ανέφεραν ότι η ανάγνωση τους βοήθησε να μειώσουν σημαντικά τα συμπτώματα τους, και στη συνέχεια να εφαρμόσουν τις μεθόδους που περιγράφονται. Με αυτό που λέμε, δε συνιστούμε την εφαρμογή των μεθόδων που περιγράφουμε στον εαυτό μας ή σε άλλους χωρίς τη σωστή επίβλεψη από κάποιο άτομο εξειδικευμένο σε αυτές.

Και πάλι, κάποιοι αναγνώστες σχεδίασαν το δικό τους πρόγραμμα χρησιμοποιώντας ως βάση το μοντέλο μας και βοηθήθηκαν. Επικοινώνησαν μαζί μας εκφράζοντας την ευγνωμοσύνη τους για την κατεύθυνση που τους προσφέραμε. Άλλοι δεν το κατάφεραν με τόση επιτυχία.

Μερικές φορές μας τηλεφωνούν διάφορα άτομα που θέλουν να μάθουν αν μπορούν να βοηθηθούν απλά και μόνο διαβάζοντας το βιβλίο μας. Σε αυτό το σημείο, θα θέλαμε να θέσουμε αυτό το ζήτημα.

Δε γνωρίζουμε με ποιό τρόπο ο αναγνώστης σχετίζεται με το σώμα του και δεν επιθυμούμε να είμαστε υπεύθυνοι για τις πράξεις άλλων σχετικές με το σώμα τους, τις οποίες δεν είμαστε σε θέση να επιβλέπουμε και να διορθώνουμε όταν χρειάζεται. Όταν πιέζουμε ένα εναυσματικό σημείο πόνου στο σώμα ενός ατόμου για κάποιον μπορεί να ασκούμε πολύ λίγη πίεση, για κάποιον άλλο τη σωστή, ενώ για κάποιον άλλο τόσο πολλή που να μελανιάζει. Η αποδοχή και χαλάρωση με την τάση, όπως περιγράφουμε στην *Παράδοξη Χαλάρωση*, σε κάποιο άτομο μπορεί να προκαλεί σημαντική χαλάρωση της τάσης και των συμπτωμάτων, ενώ σε κάποιο άλλο μπορεί να παρανοηθεί τελείως και να οδηγήσει σε τάση που αυξάνει και προκαλεί στο άτομο πόνο με τη χρήση της μεθόδου. Υπάρχουν συχνά αρκετές παράμετροι που εμπλέκονται στη θεραπεία μας και είναι ανοικτές σε παρανοήσεις χωρίς επαρκή καθοδήγηση.

Και πάλι, με δεδομένα όλα αυτά κάποιοι αναγνώστες σχεδίασαν τα δικά τους προγράμματα χρησιμοποιώντας το μοντέλο μας και βοήθησαν του εαυτούς τους. Μας έγραψαν εκφράζοντας την ευγνωμοσύνη τους για τον οδικό μας χάρτη. Κάποιοι άλλοι υπήρξαν λιγότερο επιτυχημένοι σε αυτό.

Μερικές φορές δεχόμαστε κλήσεις από άτομα που θέλουν να μάθουν αν μπορούν να βοηθήσουν τους εαυτούς τους απλά διαβάζοντας το βιβλίο μας. Σε αυτό το χωρίο, επιθυμούμε να ασχοληθούμε με αυτό το ερώτημα.

Ο βασικός σκοπός του Πρωτοκόλλου Γουάιζ- Άντερσον είναι να εκπαιδεύσει τους ασθενείς, ώστε να εξειδικευθούν στη μείωση ή διακοπή των συμπτωμάτων τους

Διαπιστώσαμε ότι όταν η θεραπεία για το πυελικό άλγος από κάποιον επαγγελματία περιορίζεται σε επισκέψεις μία ή δύο φορές την εβδομάδα, τότε αποτελεί μια άνευρη παρέμβαση χωρίς τη δέσμευση ενός καθημερινού προγράμματος χαλάρωσης του πυελικού εδάφους, διατάσεων και αποτελεσματικής φυσιοθεραπευτικής αυτο-θεραπείας. Το *Πρωτόκολλο Γουάιζ-Άντερσον* θεωρεί τη θεραπεία του πυελικού άλγους μια εσωτερική διεργασία.

Για ευνόητους λόγους που σχετίζονται με χρονικούς περιορισμούς στη συμβατική θεραπεία, η εκπαίδευση των ασθενών στην αυτο-θεραπεία τείνει να είναι δευτερεύουσα προτεραιότητα στις περισσότερες θεραπείες. Υποστηρίζουν την καθημερινή αυτο-θεραπεία των ασθενών αφιερώνοντας ελάχιστο χρόνο στην εκπαίδευση τους ή στην υποστήριξή τους. Στο *Πρωτόκολλο Γουάιζ-Άντερσον* η εκπαίδευση των ασθενών στην αυτο-θεραπεία τους αποτελεί πρωταρχικό στόχο. Αντί να είναι ένα δευτερεύον στοιχείο, είναι το βασικό. Το ερώτημα είναι σε ποιο βαθμό μπορεί κάποιος να εκπαιδευθεί στην αυτο-θεραπεία από ένα βιβλίο ή από μια σύντομη ολιγόλεπτη καθοδήγηση στο τέλος μιας θεραπευτικής συνεδρίας μία ή δύο φορές την εβδομάδα. Υποστηρίζουμε σθεναρά κάθε θεραπεία για το πυελικό άλγος που υιοθετεί αυτή την αρχή.

Δεν είναι εύκολο να αφιερώνει κανείς μιάμιση ή και περισσότερη ώρα αυτο-θεραπείας

Οι περισσότεροι από εμάς αντιστεκόμαστε στις αλλαγές της ρουτίνας μας. Σύμφωνα με την εμπειρία μας, μιάμιση ή και περισσότερη ώρα καθημερινής εφαρμογής του κατ' οίκον προγράμματός μας για πολλούς μήνες είναι το ελάχιστο δυνατό για να καταστεί αποτελεσματικό το πρωτόκολλό μας.

Ξεκλέβοντας μιάμιση ώρα περίπου από την καθημερινότητα των περισσότερων ανθρώπων είναι μια πρακτική που συναντά πραγματικά εμπόδια. Αυτά τα εμπόδια περιλαμβάνουν μια σημαντική έλλειψη διάθεσης για αλλαγή της ρουτίνας που έχουν διαμορφώσει οι απαιτήσεις της δουλειάς, της οικογένειας και της επιθυμίας για χαλάρωση που δημιουργεί συχνά την αίσθηση ότι δεν υπάρχει περιθώριο για οποιαδήποτε άλλη δραστηριότητα. Οι ασθενείς μας συνήθως τηρούν την κατ' οίκον εφαρμογή του προγράμματος μακροπρόθεσμα όταν βλέπουν ότι τα συμπτώματα τους βελτιώνονται.

Σύμφωνα με την εμπειρία μας, μόνο η επιθυμία διαφυγής από τον πόνο και τη σχετική ταλαιπωρία των συνδρόμων του πυελικού άλγους είναι ένα κίνητρο αρκετά ισχυρό για τους ασθενείς, ώστε να προσαρμοστούν στις απαιτήσεις της αυτο-θεραπείας που περιγράφουμε

Τι χρειάζεται για να μάθει κανείς την κατ' οίκον αυτο-θεραπεία, η οποία είναι απαραίτητη για την επιτυχία οποιασδήποτε θεραπείας για το πυελικό άλγος;

Το ερώτημα τί απαιτείται για να μάθει κανείς αποτελεσματικές μεθόδους αυτο- θεραπείας είναι ένα κρίσιμο ζήτημα που αναλύουμε εδώ. Δεν υπάρχει μια ενιαία απάντηση σε αυτό το ερώτημα. Υπάρχουν ορισμένα άτομα με ισχυρή θέληση και πειθαρχία που καταφέρνουν να βοηθήσουν τον εαυτό τους με λίγη βοήθεια ή εκπαίδευση από ειδικούς. Κατάφεραν να διερευνήσουν τη μεθοδολογία μας προσεκτικά και να βοηθήσουν τα συμπτώματα τους.

Η πλειονότητα των ατόμων, σύμφωνα με την εμπειρία μας, αγωνίζονται προσπαθώντας να μάθουν τη μεθοδολογία μας απλά διαβάζοντας το βιβλίο. Το καλύτερο σενάριο είναι να μάθουν τις μεθόδους που περιγράφουμε από κάποιον εξειδικευμένο σε αυτές.

Η μεγαλύτερη συνεισφορά μας είναι μια νέα θεώρηση του προβλήματος του πυελικού άλγους και μια κατευθυντήρια γραμμή για τη βελτίωσή του. Αν το έχουμε κατορθώσει γράφοντας αυτό το βιβλίο, τότε έχουμε πετύχει κάτι σημαντικό. Θέλουμε να είμαστε ρεαλιστές σχετικά με το τί είναι δυνατό και τί όχι. *Αν και πολλοί άνθρωποι αναφέρουν βελτίωση των συμπτωμάτων τους μετά την ανάγνωση του βιβλίου μας, για τους περισσότερους ανθρώπους (αλλά όχι για όλους) η απλή ανάγνωση αυτού του βιβλίου δεν επαρκεί για να εφαρμοστεί το πρωτόκολλο με επιτυχία.* Με οποιοδήποτε τρόπο και αν χρησιμοποιηθεί αυτό το βιβλίο, ελπίζουμε ότι το *Πρωτόκολλο Γουάιζ-Άντερσον* θα μπορέσει να ρίξει φως στο μονοπάτι της ίασης από το πυελικό άλγος.

Για ερωτήματα σχετικά με επαγγελματίες εκπαιδευμένους στο Πρωτόκολλο Γουάιζ-Άντερσον μπορείτε να επικοινωνήσετε μαζί μας στη διεύθυνση :

Email: dovidl@sonic.net
              ahip@sonic.net
              namaste@sonic.net

Τηλέφωνο: 1 (707) 332-1492
              1 (707) 874-2225
              1 (415) 550-6455

Χωρίς χρέωση: 1 (866) 874-2225 (μόνο Η.Π.Α.)

Fax: 707-874-2335

Ιστοσελίδα: www.pelvicpainhelp.com

Ταχυδρομική Διεύθυνση:
              National Center for Pelvic Pain Research
              (Εθνικό Κέντρο για την Έρευνα του Πυελικού Άλγους)
              P.O. Box 54
              Occidental, CA 95465   USA

Αποποίηση ευθυνών

Πολλοί αναγνώστες διαπίστωσαν ότι η ανάγνωση αυτού του βιβλίου τους βοήθησε να μειώσουν τα συμπτώματά τους. Αυτό το βιβλίο, ωστόσο, δεν προορίζεται για χρήση ως ένα αυτόνομο βιβλίο αυτο- βοήθειας και δεν αποσκοπεί στην αντικατάσταση της εξειδικευμένης ιατρικής ή ψυχολογικής ή φυσιοθεραπευτικής διάγνωσης, εκπαίδευσης ή εποπτείας στην κατ' οίκον αυτο-θεραπεία. Ο στόχος του *Πρωτοκόλλου Γουάιζ-Άντερσον* *είναι να* βοηθήσει τους ασθενείς να ανεξαρτητοποιηθούν και να κατορθώσουν να μειώσουν ή να επιλύσουν τα συμπτώματα τους μόνοι τους, χωρίς να εξαρτώνται από άλλους. Αυτή η ανεξαρτησία απαιτεί εκπαίδευση και καθοδήγηση από άτομα εξειδικευμένα στην *Παράδοξη Χαλάρωση* και στην *Ελευθέρωση των Εναυσματικών Σημείων του Πόνου*. Η δική μας προσέγγιση χρησιμοποιείται όταν η ιατρική αξιολόγηση έχει αποκλείσει την ύπαρξη κάποιας σωματικής ασθένειας και παθολογίας.

Σχετικά με τους συγγραφείς

Ο Ντέιβιντ Γουάιζ, PhD, εργάστηκε επί 8 χρόνια στο Τμήμα Ουρολογίας της Ιατρικής Σχολής του Πανεπιστημίου Στάνφορντ ως Επισκέπτης Επιστημονικός Συνεργάτης συνεργαζόμενος με το Δρ. Ρόντνεϊ Άντερσον στην ανάπτυξη μιας νέας θεραπείας για την προστατίτιδα και τα σύνδρομα του χρόνιου πυελικού άλγους. Είναι ψυχολόγος με άδεια ασκήσεως επαγγέλματος στην Καλιφόρνια και τα ερευνητικά του ενδιαφέροντα εστιάζονται στη συμπεριφορική ιατρική και στην αυτόνομη αυτορρύθμιση. Παίζει πιάνο, κιθάρα και μαντολίνο, και απολαμβάνει να παίζει μουσική, από Μπίτλς μέχρι Πουτσίνι. Έχει παίξει Ιταλική μουσική για πολλά χρόνια στο Καφέ Trieste στο Σαν Φρανσίσκο. Βοήθησε στην δημιουργία του τσιγγάνικου συγκροτήματος *Ένας Περιφερόμενος Εβραϊκός Γάμος*. Αυτή την περίοδο παίζει με το συγκρότημα Ελιξίρ στο Καφέ Τεργέστη στο Σαν Φρανσίσκο. Ζωγραφίζει υδατογραφίες, του αρέσει η ξυλουργική και απολαμβάνει να φτιάχνει γαμήλιες τούρτες. Έχει βγάλει 5 μουσικά CD και έχει γράψει αρκετές μουσικές παραστάσεις.

Ο Ρόντνεϊ Άντερσον, MD, FACS, είναι καθηγητής Ουρολογίας (Ομότιμος Καθηγητής εν ενεργεία) στην Ιατρική Σχολή του Πανεπιστημίου του Στάνφορντ. Η κλινική εξειδίκευσή του είναι στην υπο-ειδικότητα της Νευρο-Ουρολογίας και της Γυναικολογικής Ουρολογίας. Το επιστημονικό του ενδιαφέρον επικεντρώνεται στα σύνδρομα του χρόνιου πυελικού άλγους, στη δυσλειτουργία του πυελικού εδάφους, στη διάμεση κυστίτιδα, στην καλοήθη υπερπλασία του προστάτη, στην ακράτεια ούρων, στην επίσχεση ούρων, στους τραυματισμούς της σπονδυλικής στήλης, στη δισχιδή ράχη, στη σκλήρυνση κατά πλάκας, στη νόσο Πάρκινσον και στα αγγειακά εγκεφαλικά επεισόδια. Έχει επίσης διευθύνει ένα ειδικό ιατρείο σχετικά με το πρόβλημα της γυναικείας σεξουαλικής δυσλειτουργίας. Συνεχίζει να συμμετέχει ενεργά στην κλινική έρευνα στο Στάνφορντ για το *Πρωτόκολλο Γουάιζ-Άντερσον* και σε άλλες έρευνες. Παίζει κλασικό πιάνο, και απολαμβάνει τη ζωγραφική και το γκολφ.

www.ingramcontent.com/pod-product-compliance
Lightning Source LLC
Chambersburg PA
CBHW030632270326
41929CB00007B/41